— 全国高等职业教育医学影像技术专业新形态规划教材 —

医学影像诊断学

（供医学影像技术、放射治疗技术等专业使用）

主　编　沈孝翠　宿连政

U0823724

中国协和医科大学出版社
北　京

内容提要

本教材是“全国高等职业教育医学影像技术专业新形态规划教材”之一，系根据本套教材的编写指导思想和原则要求，结合专业培养目标和本课程要求的教学目标编写而成，内容涵盖了总论、呼吸系统影像诊断、循环系统影像诊断、消化系统影像诊断、泌尿生殖系统影像诊断、骨骼肌肉系统影像诊断等。此外，本教材还增加了丰富的数字资源，包括教学课件、微课、思维导图、岗位对标考试等知识点总结、能力测试等，丰富了教材内容，增强了线上和线下教学的联动性，以提升学生学习的主动性和积极性。

本教材主要供医学影像技术、放射治疗技术等专业使用。

图书在版编目（CIP）数据

医学影像诊断学 / 沈孝翠，宿连政主编. -- 北京 ：中国协和医科大学出版社，2025. 7. --（全国高等职业教育医学影像技术专业新形态规划教材）. -- ISBN 978-7-5679-2610-3

Ⅰ. R445

中国国家版本馆 CIP 数据核字第 2025N213L3 号

主　　编　沈孝翠　宿连政
策划编辑　刘　婷
责任编辑　沈紫薇
封面设计　邱晓俐
责任校对　张　麓
责任印制　黄艳霞
出版发行　**中国协和医科大学出版社**
（北京市东城区东单三条 9 号　邮编 100730　电话 010-65260431）
网　　址　www.pumcp.com
印　　刷　北京中科印刷有限公司
开　　本　889mm×1194mm　1/16
印　　张　29
字　　数　750 千字
版　　次　2025 年 7 月第 1 版
印　　次　2025 年 7 月第 1 次印刷
定　　价　88.00 元

（版权所有，侵权必究，如有印装质量问题，由本社发行部调换）

全国高等职业教育医学影像技术专业新形态规划教材建设指导委员会

主 任 委 员 朱忠军（陕西能源职业技术学院）

副主任委员 （按姓氏笔画排序）

伊芃芃（山东医学高等专科学校）

李　蕊（陕西能源职业技术学院）

杨　路（齐鲁医药学院）

张　慧（江苏医药职业学院）

郭树榜（菏泽医学专科学校）

傅玉峰（江苏护理职业学院）

游晓功（泰山护理职业学院）

委　　员 （按姓氏笔画排序）

石庚生　巩贯忠　朱丽娜　刘　芳　李小东

李圣军　杨义耀　吴义满　邱建星　沈孝翠

宋玉娟　张　多　张丙星　张益兰　陈　涛

赵　星　姜金龙　袁宪顺　宿连政　韩晓磊

编者名单

主　　编　沈孝翠　宿连政

副 主 编　王　娇　马洪祥　王　飞

编　　者　(按姓氏笔画排序)

马洪祥（青海卫生职业技术学院）

王　飞（襄阳职业技术学院）

王　娇（沧州医学高等专科学校）

王　澍（盐城市第三人民医院）

甘　甜（泰山护理职业学院）

杨萌萌（江苏医药职业学院）

沈孝翠（江苏医药职业学院）

高　鑫（安阳职业技术学院）

宿连政（齐鲁医药学院）

蒋广亮（海口市骨科与糖尿病医院）

数字教材编者名单

主　　编 沈孝翠　宿连政

副 主 编 王　钒　董　杰

编　　者（按姓氏笔画排序）

王　钒（齐鲁医药学院）

王　澍（盐城市第三人民医院）

杨萌萌（江苏医药职业学院）

沈孝翠（江苏医药职业学院）

宿连政（齐鲁医药学院）

董　杰（山东第一医科大学第一附属医院）

蒋广亮（海口市骨科与糖尿病医院）

出版说明

随着医学影像技术在现代医疗中的核心地位日益凸显，行业对高素质应用型人才的需求持续攀升。当前，我国医学影像技术领域呈现“设备智能化加速升级”与“复合型人才结构性短缺”并存的现状，人工智能、多模态影像融合、精准医疗等技术的广泛应用，使得传统教材已难以匹配快速迭代的行业需求。高等职业教育作为技术技能型人才培养的主阵地，其新型教材体系的建设，不仅是实现职业教育类型化发展的关键举措，更是推动医学影像技术国产化进程、助力“健康中国2030”目标达成的重要基石。

本套教材以实践科学发展观为指导思想，以服务教学、指导教学、规范教学、适应我国医学教育改革为宗旨，立足高等职业教育教学实际，以胜任能力培养为目标，使课程设置与理论实践紧密衔接，突出教材内容的实用性、先进性、科学性和通用性。本套教材为新形态教材，具体体现为：体现教育改革精神与职业教育特色；注重产教融合，突出实践教学；以实际操作技能为导向，融入新技术、新方法；融合思政，强化价值引领；以学生为中心，丰富模块设计；纸质教材与数字教材融合；教材编写在贯彻职业教育理念的同时，亦充分体现现代化的教育思想和方法，以全面提升学生的创新精神、人文素养、胜任能力等综合素质，培养适应医疗卫生体制改革的复合型和应用型人才。

同时，本套教材的编写遵循教材编写的基本规律，秉持“三基、五性、三特定”的原则，注重基础理论、基本知识和基本技能的培养，内容深度和广度适应全国高等职业教育的需求。教材编写以医学影像技术专业的培养目标为导向，着重培养学生的职业技能，满足职业岗位需求、学生学习需求和社会需求。教材内容涵盖了医学影像技术领域工作岗位所需的知识、技能和素质，帮助学生全面理解工作岗位，培养学生科学的临床思维和学习方法，以满足社会对学生知识和技能的要求，强调培养学生的创新能力、信息获取技能和终身学习能力，确保教材的启发性。在编写过程中，我们充分考虑到高等职业教育的多样性，确保教材既能适应不同院校的需求，又能满足学生毕业时的知识和技能要求。

本套教材涵盖医学影像解剖学、医学影像诊断学、X线摄影检查技术等12门课程，定位清晰、特色鲜明，具有以下特点。

一、构建高质量、互动性强的创新形态教材体系

本系列教材为创新形态教材，教材所有内容，均实现数字化呈现；同时，为纸质教材提供配套教学视频、微课、思维导图、教学课件、在线练习等丰富教学资源，学生可直接获取与教材内容相关联的课程资源；支持多媒体资源嵌入与实时更新；配套的数字教材平台，支持在线教学、资源共享、数据分析等功能，实现教学全流程数字化管理，满足多样化教学需求。这种创新的学习方式，不仅提高了教学效果，也丰富了学习体验，使学习更加便捷，提升了学生的学习积极性和主动性。

二、强化价值引领，助推专业教育与思政教育相融合

本套教材以专业知识为载体，以思政教育为引领，深度挖掘专业课程蕴含的思政资源，巧妙融入教材内容，全方位助推专业教育与思政教育深度交融，培育德技兼修人才。在教材编写中，我们注重以影像案例为切入点，将社会主义核心价值观、医者仁心的职业精神、中华优秀传统文化等思政元素自然融入专业知识点。引导学生树立正确的职业价值观，具备社会责任感，在实践教学环节强化人文关怀培养，使学生在掌握专业技能的同时，自觉践行“健康所系，性命相托”的医者担当。

三、体现教育改革精神与职业教育特色

本套教材深入贯彻国家职业教育改革精神，坚持以人为本、能力为重，强调实践操作和技能培训，注重培养学生的职业素养和实际工作能力。内容贴近职业实践，力求使学生能够顺利进入职业领域，成为胜任基层医疗机构或医学影像相关岗位的高级技术型专业人才。编写过程中，我们注重教材内容与实际工作岗位匹配，确保教材内容符合基层实际工作的需求。

四、注重产教融合，突出实践教学

高等职业教育强调产教深度融合，创新培养模式，这是职业教育的重要发展方向。本套教材的建设始终把提高人才培养质量放在首位，密切联系实际，突出实践教学，将专业内容设置与行业需求对接；推动教学与行业技术发展同步，使课程内容与职业标准对接；完善职业教育教学过程机制，使教学过程与实际工作过程对接。

五、贴合考试，对接行业需求

本教材严格遵循《国家职业教育改革实施方案》及职业教育规划教材建设要求，以医学影像技师职业标准为核心，将岗位技能、职业技能竞赛、职业资格考试内容有机融入教材，实现“岗课赛证”融通，助力学生无缝对接行业需求。

六、以学生为中心，丰富模块设计

考虑到职业教育学生的年龄和学习特点，本套教材的模块设置丰富多样，包括案例导入、思维导图、考试知识点总结、习题等模块。这种结构不仅有助于学生理解和记忆知识点，还能提高学生的学习兴趣和学习效果。每个模块设计精细，既有理论讲解，又有实践应用，旨在全面提升学生的综合素质。

希望本套教材的出版，能够推动高质量医学影像技术专业人才的培养，促进我国医学影像技术专业领域的教材建设与教育发展，为促进我国医学影像事业的发展和保障人民健康作出积极贡献。

前 言

教育、科技、人才是全面建设社会主义现代化国家的基础性、战略性支撑。这一论断为医学教育指明了方向，强调了培养高素质技能型人才的重要性。特别是在临床诊疗领域，医学影像以其独特的价值占据了举足轻重的地位。据统计，75%~85%的临床信息来源于影像图像，医学影像技术已从昔日的临床辅助检查手段，跃升为当今临床诊断疾病的主要方法。“医学精准，影像先行”，医学影像诊断作为医学领域的重要分支，其重要性日益凸显，成为现代医学不可或缺的一部分。

本教材紧密围绕全国高等职业教育医学影像技术专业的培养目标，深入剖析放射技士（师）的典型工作任务，并巧妙融入医学影像技术专业实践技能大赛的要求，同时紧密结合全国放射医学技术资格考试大纲，遵循教材的“三基”（基本理论、基本知识、基本技能）、“五性”（思想性、科学性、先进性、启发性、适用性）和“三特定”（特定的对象、特定的要求、特定的限制）原则，由全国多所高等职业院校及医疗机构中从事医学影像教学及临床工作的一线教师、医生悉心编写而成。

作为医学影像技术专业的一门专业核心课程教材，本教材旨在为学生后续的临床岗位实践、医学影像诊断工作及相关医学影像领域的科研工作奠定坚实的理论基础和实践技能基础。它全面系统地介绍了医学影像诊断学的基本理论、基本知识和基本技能，内容广泛覆盖了 X 线检查、CT、MRI、超声检查等多种医学影像技术的操作规范、正常影像学表现、异常影像学表现，以及常见病、多发病的影像诊断和鉴别诊断。同时，本教材还结合了大量临床案例，旨在培养学生的临床思维能力和综合诊断能力，使他们能够在未来的临床实践中，准确、迅速地解读医学影像，为疾病的诊断和治疗提供有力支持。

本教材每章均设置了学习目标，以明确学生的学习方向。通过案例导入，以真实、生动的临床案例激发学生的学习兴趣。核心知识拆解部分则深入剖析医学影像诊断学知识点的精髓，确保学生能够扎实掌握。知识拓展部分紧跟医学影像技术前沿，融入最新发展动态与典型思政案例，拓宽学生视野，深化专业素养。每章末尾的小结部分则对本章内容进行高度概括和总结，帮助学生形成完整的知识体系。全国放射医学技术资格考试考点部分为学生的备考提供了有力支持。

本教材将纸质教材与数字资源充分融合，包括教学课件、微课、思维导图、知识点总结、能力测试等素材，满足了数字化教学的应用和需求，极大地方便了学生的自主学习和巩固提高。

在此，我们要特别感谢所有参与本教材编写的教师、医生的辛勤付出和无私奉献。尽管力臻完善，教材中难免存在不足之处。我们恳请广大师生在使用过程中提出宝贵的意见和建议，以便我们不断改进和完善。

编　者

2025 年 4 月

目　录

第一章 总 论

教学课件

学习目标

素质目标

（1）具有服务意识、质量意识、安全意识、工匠精神、创新思维。

（2）具有较强的集体意识和团队合作精神。

知识目标

（1）掌握：医学影像诊断的原则及步骤。

（2）熟悉：各种影像检查技术的临床应用价值。

能力目标

（1）能正确分析影像诊断报告。

（2）能正确辨认人体组织结构的影像学特征；能规范使用影像学术语进行报告书写。

案例导入

【案例】

患者，男，18 岁，车祸致左下肢局部红肿、压痛，活动障碍 2 小时入院。体格检查：左膝关节明显肿胀，压痛（+），可触及骨摩擦感，肢体局部畸形。行膝关节 X 线检查，结果如图 1-1 所示。

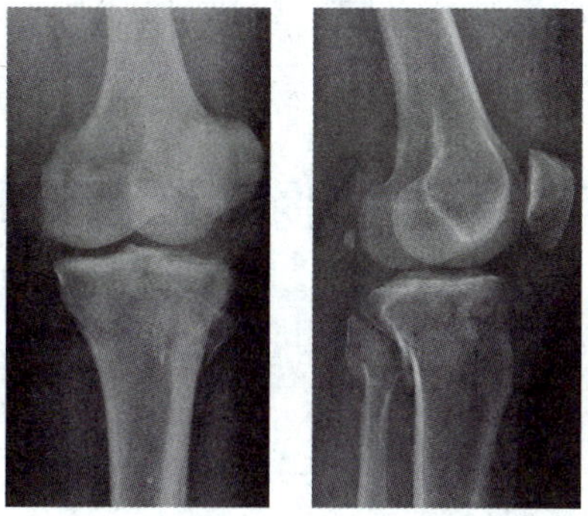

（a）　　（b）

图 1-1　膝关节 X 线检查

注：（a）正位；（b）侧位。

【问题】

1. 此患者首选什么影像检查方法？
2. 针对生成的影像图像（如上），试述医学影像诊断的原则和医学影像诊断的步骤。

·核心知识拆解·

第一节　医学影像学发展史

1895 年 11 月 8 日，德国著名物理学家威廉·康拉德·伦琴在实验室内进行阴极射线管放电实验时，意外发现射线管附近的荧光屏上发出微光，经过研究，他确定这些微光是由于射线管中发出的某种射线所致，因不知其性质，所以命名为 X 线，并应用 X 线为他的夫人拍下了世界上第一张手部 X 线照片，照片清楚显示了骨骼结构和金戒指的轮廓。发现 X 线后不久，X 线就开始应用于医疗领域，进行疾病诊断，形成了放射诊断学，奠定了医学影像学的基础。随着科学技术水平的不断提高，成像技术和检查方法获得了迅速发展，20 世纪 50 年代到 20 世纪 60 年代开始应用超声与核磁扫描进行人体检查，出现了超声成像（USG）和 γ 闪烁成像。随着信息技术的蓬勃发展，计算机科学、应用数学、材料学及制造业也都得到了快速发展，20 世纪 70 年代后又相继出现了计算机体层扫描（computed tomography，CT）、磁共振成像（magnetic resonance imaging，MRI）和发射计算机断层显像（emission computed tomography，ECT），包括单光子发射计算机断层成像（single photon emission computed tomography，SPECT）和正电子发射体层仪（positron emission tomography，PET）等新的成像技术，多种成像技术的临床应用，形成了医学影像诊断学。虽然各种成像技术的成像方法和成像原理不同，诊断价值各异，但都属于人体内部结构和器官成像，以便了解人体器官和组织的解剖位置、生理功能，以及病理变化，从而达到疾病诊断的目的。20 世纪 70 年代迅速发展的介入放射学，即在影像设备导向下应用介入器材对疾病进行诊断和治疗的学科，介入放射学的兴起使得影像诊断学走向诊断加治疗的全新领域，发展成为医学影像学，促进了临床各学科的发展。

微课：X线成像原理

第二节　医学影像诊断原则和步骤

一、医学影像诊断原则

医学影像诊断是临床诊断的重要环节，诊断结论的正确与否直接关系到患者能否获得及时、合理、有效的治疗。医学影像诊断的基本原则是熟悉正常影像学表现、辨认异常影像学表现、异常表现的分析归纳和结合临床资料进行综合诊断。

1. 熟悉正常影像学表现 在进行医学影像诊断时，熟悉不同成像技术和检查方法的正常影像学表现是辨认异常表现的前提，因此需要对人体的正常解剖、先天变异及影像学表现有正确的认识。一是要熟悉正常解剖，例如，儿童和青少年 X 线检查时，应特别注意骨骺的发育情况，避免将未愈合的骨骺误认为是骨折；膝关节前后位或轻度外旋时，胫骨粗隆在胫骨外侧形成丘状骨性凸起，易误认为骨瘤；胸部后前位 X 线片上，女性乳房在两下肺野形成对称性密度增高影，不要误认为相应部位肺的渗出性病变。二是要熟悉正常发育变异，头颅 X 线检查时，勿将永存额缝误认为骨折线；CT 和 MRI 检查时，勿将副脾误认为病变。三是要熟悉图像伪影，在头颅 MRI 检查时，侧脑室里脑脊液流动伪影可在侧脑室内形成结节影，不要误诊为病灶。

2. 辨认异常影像学表现 辨认图像上的异常影像学表现是医学影像诊断的关键。一是要全面观察：阅片时应当全面、有序、系统地进行观察和分析，按一定顺序进行，形成良好的习惯，防止遗漏病变，切忌无顺序乱观察或只注意醒目病变。例如，观察骨骼系统时，应依次观察骨组织、周围软组织和邻近关节组织；观察骨组织时，应依次观察骨干、干骺端和骨骺；每个部位再依次观察骨髓腔、骨皮质和骨膜等。又如，CT 图像和 MRI 图像是多幅断层图像，要了解某一器官的全部情况，则需一组连续系列多幅图像，常为几幅或者几十幅，需逐幅仔细全面观察分析，然后通过思维重构形成某一器官或结构的立体图像。二是要重点观察：在全面观察的基础上，还要对异常影像学表现进行有重点的观察和分析，详细分析它的密度（信号）特点、位置、分布、大小、形态、边缘、数目、周围情况、功能变化及动态变化情况，运用病理学等方面的知识，具体分析异常表现所代表的病理意义。例如，对于疑似梗阻性黄疸患者的 CT 图像，要重点观察和分析胆系有无扩张、扩张的范围、梗阻的部位，以及梗阻端表现等。此外，还要观察和分析邻近淋巴结有无肿大、胰管有无扩张，以及相邻组织和脏器表现，这些均有助于梗阻性黄疸的正确诊断。三是要对比观察：同一张片内，将对侧对称部位图像进行比对，易于发现病变，例如，判断小儿肘关节有无骨骺分离常需两侧对比。两次以上的影像图片采用前后对比观察，不仅利于发现病变，还可以动态观察以确定病变性质，判断治疗效果。同时应对不同成像技术和检查方法获得的图像进行对比观察，以便发现和确定异常表现。

3. 异常表现的分析归纳 当确定图像上的表现为异常时，需对异常表现进行分析和归纳，运用病理学等方面的知识，具体分析异常表现所代表的病理意义。

分析要点如下。①病变的位置和分布：不同病变有一定的好发部位。例如，血道转移的病变多见于两肺的中下部分，表现为多发或弥漫性的粟粒状、结节状病灶。淋巴性转移则常表现为从肺门向肺野呈放射状、线网状、条索状改变。②病变的数目：单发或多发对诊断有一定价值。肺内单发结节可能为肿瘤或结核瘤，而多发结节常见于转移瘤。③病变的形状和边缘：反映病变特性和侵袭性。良性肿瘤常呈圆形或椭圆形肿块，边缘清楚；恶性肿瘤往往表现为不规则的肿块，边缘模糊，周围组织侵犯明显。慢性炎症或病变愈合期，边缘锐利；而急性炎症或病变进展期，边缘模糊。④病变的密度和信号强度：反映病变的组织类型。如囊性病变，CT 为低密度，MRI 呈长 T_1、长 T_2 信号表现。⑤邻近器官和组织改变：有助于定性诊断。如当恶性肾上腺肿瘤侵犯至腹膜后间隙时，会导致此线条消失，这表明肿瘤已经突破了正常的解剖界限，向周围扩散，要考虑恶性肾上腺肿瘤的可能。⑥器官功能的改变：观察器官功能改变。如心脏大血管的搏动、胃肠道蠕动、膈的呼吸运动等，对诊断有帮助，有时甚至是疾病早期的唯一表现。如在胸膜炎早期，可能只出现患侧膈肌运动受限。

归纳就是将所有异常的影像学表现进行综合分析，评估所代表的病理变化及意义，并明确是否存在反映病变性质的特征性表现。此外，归纳还包括综合同期不同成像技术或同一种成像技术不同检查方法的影像学表现，目的是通过归纳分析，筛选出一种或几种能够反映病变病理特征的异常表现，以利于病变的诊断和鉴别诊断。例如，患者进行超声、CT或MRI等多种成像技术检查，均发现肾上腺区有类圆形肿块，边缘清楚锐利，呈均匀的回声、密度和信号强度，MRI反相位检查显示肿块信号强度明显减低，以上所有表现均与肾上腺腺瘤的大体病理表现相符合，其中最有诊断意义的是反映肾上腺腺瘤富含脂肪特征的MRI反相位检查表现。

4. 结合临床资料进行综合诊断 通过对异常影像学表现进行分析、归纳、总结后，可提出初步的影像学诊断，最终的诊断还须结合临床资料进行综合诊断。这是因为病变的异常表现常常缺乏特异性，不同性质的疾病在某一时期的影像片上会有同样的表现，即“异病同影”，例如，胸片或CT上絮状、密度均匀、边缘模糊的阴影，可见于肺炎、浸润型肺结核、早期周围型肺癌；此外，同一疾病不同类型或不同时期也会有不同的异常表现，此即“同病异影”，例如，周围型肺癌多数表现为肺内结节或肿块，但有时也表现为空洞病变。

临床资料对正确的影像学诊断具有重要意义，主要包括以下内容。①年龄和性别：对病变类型有一定影响。例如，肝细胞腺瘤好发于女性，而肝细胞癌好发于男性；肺门区肿块，儿童常考虑淋巴结结核，而老年人常考虑中央型肺癌。②职业史和接触史：作为职业病和某些疾病诊断的主要依据。例如，粉尘相关职业史有助于尘肺的诊断。③生长和居住地：对地方病诊断有重要意义。例如，肝棘球蚴病多发生在西北牧区，而肝血吸虫病则以华东地区和中南部地区多见。④家族史：对遗传病诊断有价值。例如，多发性内分泌腺肿瘤、多囊肾等遗传性疾病常有阳性家族病史。⑤临床症状、体征和实验室检查：是影像学诊断的主要参考内容。例如，CT检查时，早期肝脓肿与肝细胞癌可有许多相似的异常表现，但两者的临床症状和实验室检查所见有很大差别，结合这些临床资料，不难作出诊断。

二、医学影像诊断步骤

1. 了解患者基本情况及病史 阅片之前，应详细了解患者基本情况、病史及临床诊断，阅片要既全面又有重点，作出正确的影像诊断。

2. 核对患者信息 影像检查的图像上大多标有患者的相关信息，应核对患者的姓名、性别、年龄、检查号是否与照片所示一致，核对照片与患者申请单中要求检查的部位、项目是否相符，是否与申请单所记录的照片数目一致。避免在图像观察和分析中出现错误，导致医疗差错，甚至重大医疗事故。

3. 了解技术条件及检查方法 在分析CT图像前重点观察扫描层厚、是平扫还是增强扫描、窗技术情况、兴趣区大小及CT值等；MRI图像为多参数成像，同一组织在不同的加权图像上，其信号表现是不同的，在分析MRI图像前，首先应明确图像的扫描序列，是T_1WI图像还是T_2WI图像等，这是影像阅片的基础。

4. 明确所分析的图像是否正常 在确定所分析图像上是否有异常前，要掌握以下几方面的基本知识。①熟悉各种器官或器官内各种组织的密度或信号特点。②熟悉基本解剖知识：需注意不要将正常影像学表现误认为异常表现，例如，不要把正常后颅凹的颈静脉骨性结节当成异常征象，不要把肝门、肺门的大血管断面当成异常征象；也不要将异常影像学表现误认为正常，例如，将后前位胸片的下肺野内结节误为正常乳头影像。③了解部分容积效应对影像检查的影响：在头颅CT扫描中，勿把容积效应导致的脑室周围的低密度区域误认为脑积水。④熟悉各种图像上不同形式的伪影：例如，颅底骨质密度高且形态不规则，CT 图像上易产生骨性伪影，会影响颅底脑组织结构的辨认；又如皮肤皱褶的边界会误以为气胸导致的白色脏层胸膜线。

疾病的发生与发展是互相联系的，图像只是机体病变的瞬间记录，且各种检查手段显示病变的能力也不完全一样，某些早期病变或隐匿病变在某一影像检查时可能表现为阴性。

5. 分析病灶的详细情况 包括病灶的密度、信号、位置、大小、数目、分布、形态、边缘、功能变化、动态变化情况及邻近器官结构改变等。

6. 结合临床资料，综合分析，作出影像学诊断 影像学诊断包括以下内容。①肯定性诊断：经过检查发现典型的影像学表现，据此可作出与病理学一致的结论，此种情况下可作出肯定诊断。②否定性诊断：在充分考虑影像检查限度和疾病发展进程的情况下，能够排除临床所怀疑的疾病，此种情况可以作出否定诊断。③可能性诊断：经过检查，能够明确病灶的存在，但难以明确病变的性质，此时可以提出几种可能的诊断，建议做进一步的相关检查或进行某种治疗后复查，如有必要还可建议患者做活检或外科探查。

影像学诊断也存在一些局限性：急性病毒性肝炎、急性肾盂肾炎和急性膀胱炎等疾病影像检查多不能发现异常表现；部分疾病自发生至影像检查发现异常表现需要一定的时间，检查时机选择不当可能难以发现异常；影像学异常表现通常反映的是大体病理改变而不是组织学改变，有时定性诊断困难。

第三节 医学影像诊断技术的临床应用价值

一、常规 X 线检查的临床应用价值

1. 透视 传统荧光透视已经很少使用，目前多使用平板探测器与影像增强电视系统相结合的数字化透视方法，主要用于胃肠道钡剂造影检查、介入治疗、骨折复位等。介入治疗主要应用于血管狭窄或闭塞、血管畸形及急性出血的诊断与治疗，肝癌、肾癌、膀胱癌、子宫肌瘤等经导管栓塞的治疗，先天性心脏病、冠心病的诊断与治疗。

2. X 线摄影 DR 是 X 线摄影最主要检查方法，具有成像速度快、检测效率高、辐射剂量低等优点。主要用于骨折的初步诊断，评估关节疾病、外伤，筛查肺部疾病，检测胃肠道阻塞、肾结石、胆结石，以及牙科检查。

3. 软组织摄影 钼靶 X 线软组织摄影的辐射剂量很低，已经成为乳腺检查的首选方法，主要用于高危妇女乳腺癌的筛查和引导乳腺病变的穿刺活检。

二、 CT 检查的临床应用价值

1. CT 平扫及增强扫描 CT 平扫提供了人体内部组织和器官的详细结构信息，可以用于检测各种疾病和病变，特别是对中枢神经系统、头颈部、呼吸系统、消化系统、泌尿系统和内分泌系统病变的检出和诊断具有优势。CT 平扫在某些情况下可能无法提供足够的信息来作出准确诊断，这时就需要

借助 CT 增强扫描。CT 增强扫描则适用于需要更详细血管成像和功能评估的情况，如肝血供动力学评估、肾动态 CT、心脏 CT 等。在某些情况下，CT 平扫和 CT 增强扫描也可以结合使用，以提供更全面和准确的诊断。

2. CT 血管成像（computed tomography angiography，CTA） 主要用于检查全身各大动脉，如头颈部等动脉瘤、动脉夹层、壁间血肿、动脉栓塞、动脉粥样硬化、附壁血栓及相关疾病、动脉变异等。CTA 是动脉疾病的首选检查项目，尤其是临床上怀疑动脉瘤、肺动脉栓塞、主动脉夹层时。此外，冠状动脉 CTA 可以很好地观察冠状动脉是否存在硬化、钙化、狭窄、闭塞。

3. 能谱 CT 利用物质在不同 X 线能量下产生的不同吸收这一性质来提供新的诊断信息。CT 能谱成像主要应用于肿瘤的术前评估和良恶性肿瘤的鉴别诊断，去金属伪影，测量肝脏脂肪含量，识别脂肪肝的严重程度，痛风尿酸盐含量分析，泌尿系结石成分分析，提高细微骨折、韧带及肌腱损伤的检出，增强 CTA 中血管的对比度等。

4. CT 后处理技术 能多角度、多方位、立体显示器官及其病变。①多层面重建（multi-planar reconstruction，MPR）：可以多角度观察病变的位置、形态、大小，以及与周围组织器官的关系，还可以显示腔性结构的横截面以观察狭窄程度、评价血管受侵情况等。②曲面重建（curved planar reconstruction，CPR）：可将不同层面的结构重新构建在同一层面，展现曲面结构的全貌。③最大密度投影（maximum intensity projection，MIP）：反映组织的密度差异，可显示血管壁上的钙化与对比剂充盈的血管腔，观察血管狭窄、扩张、充盈缺损等情况。④表面阴影遮盖（surface shaded display，SSD）：可立体显示颅骨、骨盆、脊柱等器官。⑤容积重现技术（volume rendering technique，VRT）：使组织器官显示出立体的视觉效果，主要应用于骨骼、心脏、血管、泌尿系统及肿瘤等。⑥虚拟内镜（computed tomography virtual endoscopy，CTVE）：能显示出空腔脏器内表面的立体图像，常用于气管、胃肠道、血管等，对管腔内异物、新生物、钙化及管腔狭窄显示良好。

5. CT 功能性评价 ①CT 灌注成像可反映组织器官和病灶的血流灌注，了解其血流动力学及功能变化。②电影检查模式能够捕捉到器官或组织的动态变化，适用于心脏、肺部等需要观察动态变化的部位。

6. CT 的急诊医学应用 ①急性脑卒中，可以快速发现脑内出血或梗死灶，判断病变的部位和范围，为治疗提供依据。②颅脑外伤，如颅骨骨折、脑挫裂伤、硬膜下血肿等。CT 检查可以清晰地显示颅内出血，发现颅脑外伤的病变，判断损伤的程度，为手术治疗提供参考，在颅脑外伤的诊断中具有重要价值。对于疑似颅脑外伤的患者，应尽快进行 CT 检查，以便及时发现并进行治疗。③胸痛，联合主动脉、肺动脉及冠状动脉 CTA 检查可及时明确心绞痛、主动脉夹层和肺动脉栓塞的诊断。④急腹症，有利于快速明确病因，为及时、合理、有效的治疗提供可靠依据。

三、 MRI 检查的临床应用价值

MRI 检查具有多参数、多序列、多方位成像的特点，软组织分辨力高、无电离辐射等优势，目前已广泛应用于人体各系统和各部位疾病的检查和诊断。

首先，MRI 在神经学领域的应用十分广泛。通过 MRI 检查，可以清晰地观察脑部结构、脊髓和周围的神经组织，可用于诊断脑卒中、脑瘤、神经退行性疾病等重大疾病。尤其是对于癫痫、帕金森病等疾病的诊断具有重要意义，能够及时发现病变部位并制订精准的治疗方案。其次，MRI 在心脏病学领域的应用也备受青睐。通过心脏 MRI 检查，可以全面地观察心脏结构、功能和灌注情况，准确评估心脏壁运动、心室容积和射血分数等指标，可用于诊断心肌梗死、心肌病、心肌炎等心脏疾病。心脏 MRI 检查还可以评估冠状动脉狭窄程度、心肌缺血程度，为冠心病患者的治疗提供重要依据。最后，MRI 还在肿瘤学、骨科学、妇产科学等多个领域有着广泛的应用。在肿瘤学中，MRI 可以确定肿瘤的部位、大小、边界，评估肿瘤对周围组织的浸润程度，指导手术切除和放疗方案的制订；在骨科学中，MRI 对骨折、软组织损伤、关节疾病等病变的检测有着独特的优势，可以提供多个平面的立体影像，全面展示骨骼和软组织的解剖结构；在妇产科学中，MRI 对妇科肿瘤、子宫内膜异位症、输卵管堵塞等疾病的诊断和评估有着独特的价值，为妇科疾病的监测和治疗提供了重要支持。

随着 MRI 软硬件技术的不断发展和进步、成像新序列的不断开发及人们对病变影像学表现认识的逐步深化，MRI 的应用领域得以进一步拓宽。例如，磁敏感成像（susceptibility weighted imaging，SWI）具有区分钙化和出血的能力，区分动脉和静脉的能力，广泛应用于急性脑卒中、脑外伤、血管畸形及脑微出血；磁共振波谱成像（magnetic resonance spectroscopy，MRS）能够分辨更多的代谢物谱峰，有利于病变的诊断和鉴别诊断；磁共振全身弥散加权成像（whole body diffusion weighted imaging，WB-DWI）能够提供高分辨率的全身弥散成像，快速、精准地发现肿瘤异常信号，进而实现早期筛查和诊断；磁共振血管成像（magnetic resonance angiography，MRA）可以发现血管狭窄、闭塞、畸形等问题，对诊断脑血管疾病、心血管疾病、血管炎等疾病具有重要价值。

四、常用成像方法的选择原则与综合应用

随着医学影像检查技术的飞速进步，已构建起一套涵盖 X 线、CT、MRI、超声成像及核素显像等在内的多元化影像技术体系，且每种成像技术内还细分了多种检查手段。尽管如此，这些技术与手段均各具优势与局限，没有一种能够普适于所有人体器官检查或疾病诊断，亦无法相互替代。实际工作中往往需要融合单一技术的多种检查方法，或是综合应用多种成像技术来明确诊断。因此，在选择影像检查方法时，应首先掌握各类影像技术的适用范围、价值及局限，随后基于患者的临床症状、体征及初步临床检查结果，遵循有效性、安全性、经济性和便捷性的原则，制订影像检查方案，旨在以最少的时间和成本，实现对疾病的准确诊断。

1. 不同成像技术和方法的比较　不同的成像技术在应用领域及诊断效能上展现出显著差异。鉴于它们各自的成像原理与图像特征的不同，加之不同系统与解剖部位的组织结构特性各异，故在进行医学影像检查时，需精准选取那些能有效显示病灶，诊断价值高的成像技术。例如，四肢、关节、胸廓、骨盆外伤，首选 DR 平片，怀疑细微骨折选择 CT 或 MRI 检查；脊柱外伤首选 CT，鉴别椎体新鲜或陈旧压缩骨折，需选择 MRI 检查。

同一种成像技术中不同检查方法的诊断效果及适用范围有很大差异。对某一系统和解剖部位的检查，在选用特定的成像技术后，还要根据具体情况，进一步选用最佳的检查方法。例如，肝低密度灶通过 CT 平扫很难判断具体的性质，需要进一步通过 CT 增强扫描明确病变的性质；呼吸系统疾病主要选用 CT 检查，而对于孤立性肺结节，还应选用高分辨率 CT 检查，以显示结节内部、边缘及周围肺组织的细节，以利于结节的定性诊断。

2. 不同成像技术和方法的综合应用　为了更敏感地发现病变、明确病变范围、显示病变特点、提高病变诊断准确性，需要将不同成像技术和方法综合应用，这种综合运用涵盖了两大层面：一是不同

成像技术间的整合应用，二是同一成像技术内部不同检测手段的联合使用。例如，急性脑血管病患者通常先行 CT 平扫，确定颅内有无急性出血。如发现急性出血，需再行血管造影检查，除外动脉瘤、脑血管畸形所导致的出血；如未发现急性出血，需进行 CT 灌注检查或 MRI 检查，以明确超急性期脑梗死的诊断，其中 MRI 检查时除常规序列外，应行对超急性期脑梗死检出敏感的 DWI 序列。在选用某一种成像技术进行检查时，必要时还要综合应用该成像技术中的不同检查方法。例如，对于颅内肿瘤病变，首选 MRI 平扫加增强扫描，部分肿瘤需要进行鉴别诊断，还需行 MRS、PWI、DTI 等特殊序列扫描。实质脏器，如肝、胆、脾、胰，首选检查为超声检查，如果需要进一步确诊病变，则选择 CT 和 MRI 平扫与增强。

第四节　医学影像诊断报告的规范书写

在撰写医学影像诊断报告时，应确保采用医学专业术语，保持用词的规范性、语句的流畅性、逻辑的严密性，并正确运用标点符号。一般而言，影像诊断报告需涵盖以下五个核心组成部分。

1. 一般资料　诊断报告书应包含患者基本信息，包括姓名、性别、年龄、科别、门诊号、住院号、检查号、检查部位、检查日期和报告日期等。务必仔细核对这些信息，确保其与检查申请单及影像资料中的相应内容完全一致。

2. 检查方法　检查的具体名称和使用的技术或方法。

3. 影像检查表现　①对检查部位的总体描述，如胸廓是否对称。②对重要器官和脏器的描述，如腹部扫描者应重点描述肝、胆囊、胰腺等脏器。③对异常表现的描述，如病变的位置、形态、大小、密度是否均匀，有无空洞、脂肪、钙化等，边沿征象、与邻近结构的关系，增强后表现，强化限度等，如为复诊患者应描述病变的变化，如病变大小的变化。④对临床关注问题的描述，有无临床关注的病变，如病变的存在与否、病变与大血管的关系、肿瘤有无转移等。

4. 印象或诊断　即诊断意见或结论。应按照以下原则书写：①对于判断为正常或诊断十分明确者，应给予肯定的结论。②对病变肯定，性质范围大体肯定的情况，应按照由大范围到小范围，由肯定诊断到不肯定诊断，由形态到病理的顺序书写结论，对不能肯定的部分要留有余地。③病变表现无特异性，可有多种可能性，应按照概率大小写出几种可能的疾病。④所见表现不能肯定为病变，也许为正常变异或各种因素导致假象，要说明这些表现与正常解剖结构的差异。⑤需要患者补充检查，如建议 CT 增强扫描或 MRI 其他序列检查等。⑥务必确保用词精准无误，疾病名称需严格遵循规定标准，避免出现错别字、遗漏字词及左右侧标识错误等情形。

5. 报告签发　医生在完成报告撰写后，需细致审阅所有内容，确保其准确无误，随后将报告递交给复核医生。复核医生的任务是全面复审报告中的每一项内容，同时再次比对申请单、影像资料与报告中患者的姓名、性别、年龄及检查项目是否一致，确认无误后，复核医生签字批准并发布报告。

▶知识拓展

X 线发现过程

1895 年 11 月 8 日，伦琴在实验室中摆弄当时最奇特的光学仪器——真空的“克鲁克斯管”。傍晚时分，当他再次接通用黑纸包住的管子的电源以研究其产生的阴极射线时，偶然发现约 2m 远的凳子上出现一片亮光。原来，那儿放着一块做别的实验用的涂有铂氰化钡（一种荧光物质）的硬纸板。他敏锐地猜测，很可能是管子发出的某种“东西”到达纸板使铂氰化钡发光，但不会是阴极射线，因为它仅能穿透几厘米的空气。伦琴关闭电源，亮光消失，如此反复几次，证实了他的猜测。由于管子发出的“东西”性质不确定，伦琴就把这种现象命名为“X 光”，X 是数学上通常采用的未知数符号。随后，他投入了几周的时间，深入研究这种未知的射线，并取得了关于 X 光重要性质的成果。

—• 考试知识点总结 •—　　**—• 本章小结 •—**

—• 协和云课堂……　拓展练习及参考答案 •—

（王　娇）

教学课件

第二章　呼吸系统影像诊断

学习目标

素质目标

（1）具有良好的医学影像技师职业道德与医德。

（2）具备科学严谨、踏实认真的工作态度，怀揣“医者仁心”，尊重患者、关怀患者。

（3）培养较强团队合作意识与协作精神，能与多科室顺畅沟通。

（4）具备一定呼吸系统疾病诊断分析及解决问题的能力，遇到疑难影像可自主钻研探索。

知识目标

（1）掌握：呼吸系统正常影像解剖结构表现及基本病变影像特征。

（2）熟悉：肺炎、肺结核、肺癌、气胸、胸腔积液等常见病症的影像学表现。

（3）了解：呼吸系统常见疾病发病机制对应的影像特点；呼吸系统影像检查方法的选择及综合应用；肺硬化性血管瘤、间质性肺病等少见疾病的影像学表现，能区分其与常见病影像差异。

能力目标

（1）能胜任医学影像技术岗位工作，熟练操作呼吸系统相关影像设备，精准采集影像。

（2）能对呼吸系统常见疾病影像准确诊断、鉴别诊断，为临床提供可靠依据。

（3）能借助网络资源及专业书籍，快速提升自身业务水平解决实际问题。

案例导入

【案例】

患者，男，42 岁，5 天前发热，最高体温 40℃，伴咳嗽，咳少量黄痰，活动后气急，于附近诊所就诊，行胸部 X 线检查，结果如图 2-1 所示。

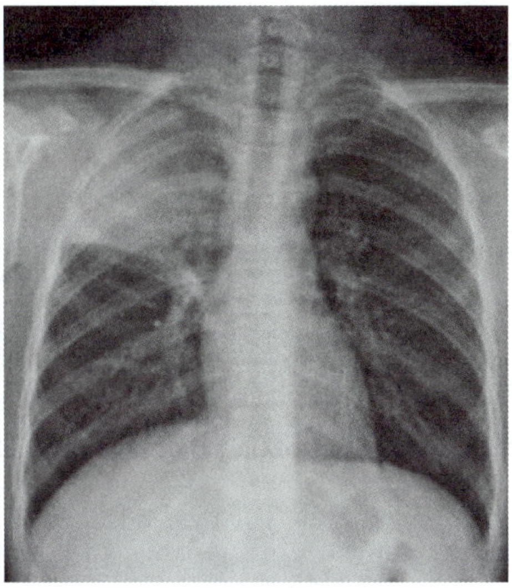

图 2-1　胸部正位 X 线片

【问题】

1. 患者的胸部 X 线片有无异常？

2. 患者需要拍摄肺部 CT 做进一步检查吗？

核心知识拆解

呼吸系统影像诊断主要包含以下 3 个方面。

1. 影像检查方法　①胸部透视：多作为胸部摄影的辅助检查手段，可动态观察呼吸运动，能够实时捕捉到呼吸过程中的各种变化。②X 线检查：呼吸系统诊断的基础手段，胸部 X 线片便捷、成本低，能快速呈现胸廓、气管与肺部大致形态，初步排查实变、气胸、胸腔积液等异常，为后续诊断指引方向。如胸痛、呼吸困难患者，X 线片可快速排查气胸。③CT 检查："王牌"检查法，高分辨率可清晰展现肺叶、肺段细微结构，精准定位结节、肿块，三维重建能立体呈现气管、支气管形态，对肺癌、肺炎、肺结核诊断意义重大，对于早期肺癌筛查敏感度高。④磁共振成像（MRI）：肺部气体多，区域受限，但在纵隔、胸壁软组织处，凭高软组织分辨率捕捉异常信号辅助定性诊断。

2. 呼吸系统正常影像学表现　胸廓骨骼在 X 线、CT 下呈规则架构，气管、支气管分支如有序树枝，肺纹理均匀分布，显示通气灌注良好。在呼吸气相的动态影像中，可观察到细微的影像改变，这要求影像诊断人员充分掌握其特征，以避免出现误判情况。

3. 常见疾病影像诊断要点　后续聚焦常见疾病影像要点。肺炎因病原体不同，X 线、CT 表现各异，细菌性肺炎多为实变影，病毒性肺炎常呈磨玻璃样改变；肺结核呈多形性，结节、空洞、条索影共存；肺癌从早期小结节发展为中晚期伴转移灶，影像动态演变含关键信息。

微课：呼吸系统影像检查技术

第一节　呼吸系统影像检查技术

一、胸部透视

可动态观察呼吸运动，能够实时捕捉到呼吸过程中的各种变化。但是空间分辨率较低，导致图像细节不够清晰，难以精确识别细微的解剖结构，且辐射量较大，影像资料无法完整保留，在一定程度上限制了其应用范围。目前它主要被用作胸部摄影的辅助检查手段，通常不会作为首选的检查方法。

二、胸部 X 线检查

胸部 X 线检查是一种操作简便、成像速度快的医学影像技术，广泛应用于疾病的初步筛查、复查对比、定位及胸部健康体检等多个方面。与其他影像检查方法相比，胸部 X 线检查的费用相对较低，通常被视为呼吸系统疾病的首选影像检查方法。

三、 CT 检查

目前胸部 CT 检查在呼吸系统疾病的诊断中占据着重要的地位。由于其具有较高的密度分辨率，能够非常清晰地显示肺内部的细微结构，有效地发现直径>2mm 的微小病灶，对于肺实质、肺间质、肺血管、纵隔和胸膜等组织结构能够提供较高的检出率，在临床检查中具有一定的优势，帮助医生更准确地诊断和评估各种呼吸系统疾病。

（一）CT 平扫

CT 平扫属于无须运用对比剂的一般性断层扫描手段。在实际操作时，通常会让患者处于胸部仰卧位来开展常规性扫描工作，其扫描的区间能够完整覆盖从肺尖到肺底整个范围，获取胸部各个断面的图像，包括肺窗和纵隔窗。肺窗侧重于观察肺组织及其病变情况，可清晰地观察肺部的结构，包括肺泡、支气管等细微结构，精确识别病变是否存在肺部病变，如肺炎、肺结核、肺癌等。肺窗对于诊断肺部疾病具有非常重要的意义。纵隔窗适用于观察纵隔结构，包括心脏、大血管、气管、食管等重要器官及其病变。此外，纵隔窗图像还可以清晰地显示出骨性结构及其病变，如肋骨骨折、胸椎病变等。纵隔窗对于诊断纵隔及骨性结构的疾病具有重要的参考价值。总的来说，CT 平扫作为一种无创、高效的影像检查方法，对于呼吸系统常见疾病的检出率具有显著的优势。通过肺窗和纵隔窗图像的综合分析，医生可以更准确地诊断出各种呼吸系统疾病，为患者提供更为精准的治疗方案。

（二）高分辨率 CT

高分辨率 CT（high resolution CT，HRCT）通过运用薄层扫描技术、高分辨力算法重建及小视野（field of view，FOV）显示等先进技术手段，能够非常清晰地观察到肺部的细小病变。这种检查方法在评估急性或弥漫性呼吸系统疾病、肺泡病变及肺间质性病变方面具有非常显著的效果，是临床诊断中不可或缺的重要工具。

（三）CT 增强扫描

CT 增强扫描作为一种影像检查方式，是在完成常规平扫之后，给受检者注射相应的对比剂，待对比剂在体内充分分布达到适宜状态后，再次启动扫描程序，从而获取更为清晰、全面，且包含更多细节信息的影像资料。对于肺部的实质性病变，良性和恶性肿瘤的鉴别诊断，胸膜病变、纵隔病变，以及其他相关结构的定性诊断和鉴别诊断具有极其重要的价值，能够为临床医生提供更为详细和准确的诊断依据。

（四）CT 血管成像（CTA）

CTA 能够非常清晰地显示胸部较大血管的主干及其分支结构。通过这种成像技术，可以从多个不同的角度仔细观察血管的走向，以及与周围组织的关系，从而更准确地评估血管病变的具体情况。为诊断各种血管性疾病提供了重要的参考依据，有助于医生制订更为精确的治疗方案。

（五）胸部低剂量扫描

胸部低剂量扫描通过采用较低的辐射剂量和优化的扫描参数，能够有效地对肺部疾病进行筛查。这种技术目前在肺部体检中得到了广泛的应用，特别是在早期筛查肺部肿瘤方面，展现出了极高的检出率。通过这种扫描方法，医生能够在早期阶段发现肺部的微小病变，从而为患者提供及时的诊断和治疗，大大提高了治疗的成功率和患者的生存质量。

四、MRI 检查

MRI 通常不被推荐作为诊断肺部病变的首选影像学方法。因为肺部组织中含有大量的空气，在扫描过程中会产生信号缺失，导致肺实质在图像上显示为黑色或无信号区域。此外，MRI 对于骨质结构的显示效果也不如其他影像技术。但 MRI 在某些特定情况下仍有一定的应用价值，例如，在评估肺部血管病变或某些软组织病变时，MRI 可能提供有用的信息。

（一）MRI 平扫

通常采用横断面扫描，有时也会采用冠状位扫描或矢状位扫描，以获取肺组织的多方位图像，从而更全面地评估肺部病变情况。通常会选择 SE 序列中的 T_1 加权成像（T_1WI）、T_2 加权成像（T_2WI）及质子密度加权成像（PDWI）来对肺组织进行成像。

（二）MRI 增强

采用钆（Gd-DTPA）作为对比剂的 T_1 加权成像增强扫描，在临床上的应用相对较少。主要用于增强肺部组织的对比度，以便更清晰地显示病变区域或血管结构。但由于肺部组织的特殊性，肺组织空气的存在和呼吸运动的影响，MRI 增强扫描在肺部的应用受到了一定的限制。

五、各种检查方法的选择

对于肺部病变的诊断，胸部 X 线检查因其能清晰显示病变而成为最常用的检查手段。然而，由于胸部 X 线片存在解剖结构重叠的问题，某些隐蔽部位的病变，如心脏后方或奇静脉食管隐窝区域，往往难以被捕捉。此外，由于其密度分辨率相对较低，胸部 X 线检查对于肺部的微小病变或早期病变的检出能力有限。相比之下，CT 检查对于发现肺内微小病灶或早期病变更为敏感，并且在显示病变细节方面具有显著优势。因此，在诊断肺部病变时，建议首先进行胸部 X 线检查，随后根据需要进行 CT 检查；如果经济条件允许，也可以直接选择 CT 检查。通常情况下，MRI 检查不作为肺部病变的首选方法。

▶知识拓展

锥形束计算机断层扫描在机器人导航支气管镜检查中的应用

锥形束计算机断层扫描（cone beam computed tomography，CBCT），通过医生的遥控操作，能够灵活地进入肺部深处，通过电磁定位技术和虚拟支气管镜相结合对病变部位进行精确的检查和治疗。这种高科技手段不仅提高了诊断的准确性，还大大降低了手术风险。该技术能够到达纵隔淋巴结和肺部深处病灶，建立一条经人体自然通道直达肺内病灶的多功能精准诊疗工作通道（图 2-2）。这一技术为“微创介入、精准医疗”平台的搭建添加了新利器。

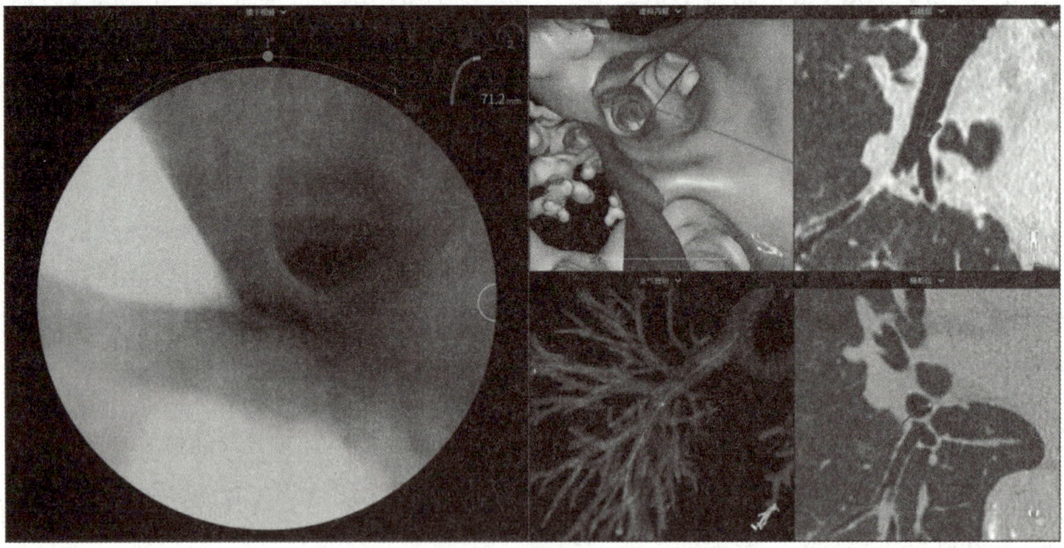

图 2-2　CBCT

扫码看彩图

第二节　呼吸系统正常影像学表现

微课：呼吸系统正常影像学表现

一、正常 X 线表现

胸部常规摄影包括正位（后前位）和侧位拍摄，因此正常 X 线影像主要指的是正位（图 2-3）和侧位胸片上（图 2-4）的影像学表现。

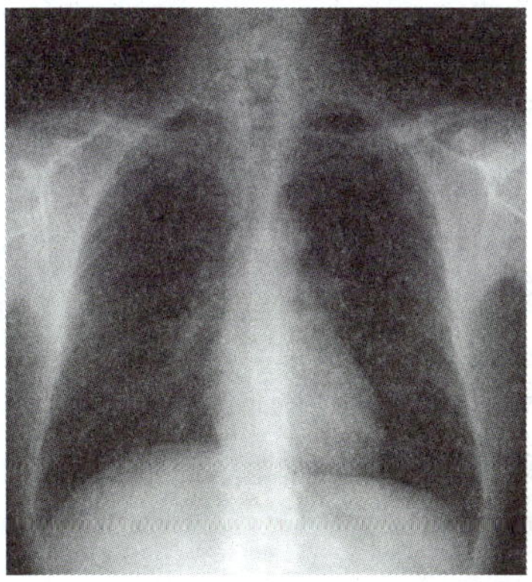

图 2-3　胸部正位 X 线表现

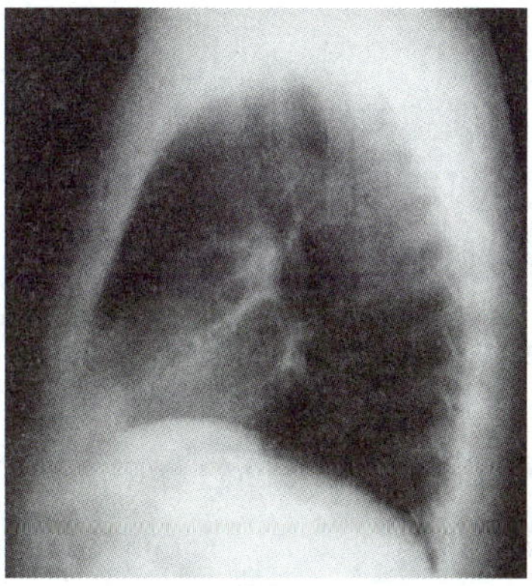

图 2-4　胸部侧位 X 线表现

（一）胸廓

胸廓由骨骼和软组织构成，其两侧在正常情况下是对称的。

1. 骨骼　骨性胸廓由肋骨、肩胛骨、锁骨、胸椎及胸骨构成。

（1）肋骨：由肋骨和肋软骨组成，起于胸椎两侧，共 12 对，总体呈高密度，在 X 线片上通常能见到，第 10、11、12 对肋骨不易显影。肋骨前段以肋软骨与胸骨相连，形成肋弓，走形自外上向内下倾斜；肋骨后段与胸椎相连，走形自由内向外水平走行。相邻两根肋骨之间所留存的空间部位称作肋间隙。肋骨和肋间隙常作为肺部病变的影像定位。大约在 25 岁之后，第 1 肋软骨开始出现钙化现象，随后钙化过程会按照由下向上的顺序逐渐发生。在 X 线影像中，这种钙化表现为斑点状或片状的高密度影像。在诊断时，需要特别注意将其与肺部的病灶进行鉴别。此外，肋骨在标准的正位胸片影像中，存在多种先天性变异，主要包括颈肋、叉状肋、肋骨联合等情况，因此在诊断过程中也应留意与肺内病变的鉴别。

（2）肩胛骨：其内侧边缘可能与肺野的上外侧区域发生重叠，勿误诊为胸膜病变。当个体成长发育到达青春期这一特殊阶段时，肩胛骨下角部位通常会形成次级骨化中心，这属于正常的生长发育现象，在进行影像观察或诊断时，千万要留意，勿将其错误判定为骨折情况，以免造成误诊。

（3）锁骨：作为上肢带骨的重要组成部分，起着连接肩峰与胸骨柄的关键作用，由此构建起肩锁关节及胸锁关节。当我们观察 X 线正位片时，会发现一个明显的特征，即人体两侧胸锁关节至身体中线的距离理论上是完全相等的，这一点在影像诊断中常作为判断胸廓对称性及骨骼位置关系是否正常的重要依据。另外，锁骨内端下缘存在一处呈半月形的凹陷区域，称为“菱形窝”，是菱形韧带在骨骼上的附着之处。由于其形状相对特殊，边缘呈现不规则状，可能被误认为骨质破坏。

（4）胸椎：在正位影像中，仅第1胸椎至第4胸椎能够清晰显示，其他胸椎因与纵隔重叠而无法展现。偶尔，胸椎的横突突出至纵隔影像范围以外，并且该横突又恰好与肺门的影像相互重叠时，就极易给人造成一种视觉上的错觉，误诊为肿大的淋巴结。

（5）胸骨：自上而下可分为胸骨柄、胸骨体和剑突三部分，胸骨柄与胸骨体连接处形成隆起的胸骨角，其前方平对第2肋软骨，在正位胸片中，胸骨影像大体上与纵隔影近乎完全重合，唯有在胸骨柄两侧靠外的上角落区域，能够分辨出些许向外突出的部分。在侧位片或斜位片中，胸骨柄的形态、胸骨体的走向，剑突的模样，都能清晰可辨。

2. 软组织

（1）胸锁乳突肌：一端与颈根部的软组织相连，这一肌肉结构在两肺尖的内侧区域，会呈现出边缘十分锐利且密度均匀致密的阴影形态。倘若个体的颈部出现偏斜，那么其两侧的胸锁乳突肌在影像学表现上就极有可能呈现出不对称的态势，这是由于颈部姿势改变引发肌肉牵拉程度不同所导致的，在影像诊断时切勿误判为异常病变。

（2）锁骨上皮肤皱褶：实则是锁骨上皮肤及皮下组织在影像上的投影呈现。具体位置处于锁骨的上缘处，它会与胸锁乳突肌的影像相互连接，共同勾勒出一条宽度在3~5mm的薄层软组织影像轮廓，该影像特征在医学影像诊断过程中，可作为识别正常人体解剖结构、辅助判断有无异常病变的一项重要参照依据。

（3）胸大肌：常见于肌肉发达的男性，双侧肺野中外带会呈现扇形致密影，下缘锐利如斜线，并与腋前皮肤皱褶相连。因个体锻炼、习惯不同，两侧胸大肌发育有别，影像中阴影多不对称，属正常生理差异，诊断时需精准辨别，勿误判为病变。

（4）乳房及乳头：女性乳房于影像中处于两肺下野上方，呈半圆形阴影，下缘清晰，上缘渐模糊、密度减弱，且与腋部皮肤相接。因个体差异，两侧乳房阴影多不对称，属正常，诊断时需精准辨别。当乳头在第5前肋附近时，勿误诊为肺内小结节病灶。

（二）气管

1. 气管 起于环状软骨下缘，气管长10~13cm，宽为1.5~2.0cm，呈低密度影，在第5~6胸椎水平，分为左、右主支气管，气管分叉处称为气管隆突，角度为60°~85°，一般不超过90°。

2. 支气管及分支 主支气管为气管杈到肺门之间的管道，左右各一，右侧主支气管较短、粗、陡直，长1~4cm，与中线的夹角为20°~30°；左侧主支气管较细、长，长为4~7cm，与中线交角为40°~55°。两侧主支气管逐级分出叶支气管、肺段支气管、终末细支气管，构建肺部气体传输通路。

（三）肺门

1. 肺野 影像学术语。在正位胸片上充满气体的两肺表现为均匀一致透明的密度区域。透亮度与肺的含气量成正比，为了便于指明病变的部位，通常将两侧肺野在第2~4前肋下缘作水平线将肺划分为上、中、下3个野，纵向均匀划分内、中、外3个带，共9个区域。临床上，将第1肋骨以内的部位称为肺尖区，锁骨以下至第2肋骨以内的部分称为锁骨下区（图2-5）。

2. 肺叶 解剖学术语，是依据叶间胸膜来分隔界定的。右肺由叶间胸膜分隔为上、中、下3个肺叶，左肺则被分为上、下 2 个肺叶。在 X 线正位胸片上，存在一定的影像重叠情况，上肺叶的下部会同下肺叶的上部相互交叠，中肺叶也会与下肺叶的下部出现重叠。在侧位胸片上，各肺叶位置清晰可辨，上肺叶处于前上部，中肺叶位于前下部，下肺叶则在后下部，此时三者之间并无重叠现象。此外，还有副叶这一特殊结构，它是因副裂深入肺叶内部而形成的，属于肺叶先天性变异范畴。常见的副叶类型有奇叶及下副叶（心后叶）等，这些副叶结构在影像学诊断及肺部疾病研究中都有着特殊意义。

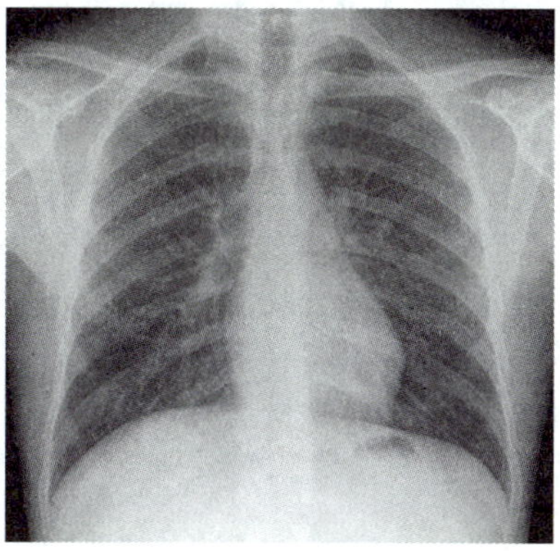

图 2-5　肺野分区

3. 肺段　是肺部结构的重要组成部分，各肺叶由 2~5 个肺段组合而成。每一个肺段均具备独立的肺段支气管，其形态通常呈圆锥形，特点为尖端指向肺门方向，底部则面向肺的外周部位。需要注意的是，肺段与肺段之间不存在清晰、分明的界限。并且，肺段的命名规则与其所对应的支气管名称相同。

4. 肺门　由肺动脉、肺静脉、支气管与淋巴组织投影而成，称为肺门影，位于两肺中野内带，左肺门比右肺门高 1~2cm，二者均可分上下部。右肺门上下部相交成钝角，即肺门角。侧位胸片时，两肺门多重叠呈逗号形，右肺门略前，前缘为上肺静脉干，后上缘是左肺动脉弓，“尾巴”由两下肺动脉干构成。

5. 肺纹理　主要源自肺动脉与肺静脉，在胸片中呈现为以肺门为中心、向外放射的树枝状影像。其中，肺动脉影像密度偏高，分支由粗至细，锐角分叉，呈规则放射状；肺静脉影像与之不同，密度较低，分支分布不均，分叉角度大，走向稍显水平。

6. 肺实质和肺间质　肺组织由肺实质和肺间质构成。肺实质为有气体交换功能的含气组织，直接作用于呼吸；肺间质是肺泡间、终末支气管上皮外的支持组织，起稳固肺泡、保障换气顺畅之效，二者协同维持肺功能。

（四）胸膜

胸膜分为脏、壁两层，包裹肺及叶间的是脏层，与胸壁、纵隔、膈肌相贴的为壁层，两层间为潜在的胸膜腔。正常胸膜很薄，胸部 X 线片通常无法显示其影像。

（五）纵隔

纵隔位于两肺之间，包含心脏、大血管、气管、主支气管、食管、淋巴组织、胸腺、神经及脂肪等诸多组织。对纵隔合理分区，有利于判断纵隔病变的源头与性质，现阶段广泛应用的是六分区法：

于侧位胸片上，从胸骨柄与胸骨体的交接处至第 4 胸椎下缘画一条水平线，纵隔由此被分为上纵隔与下纵隔；再把气管、升主动脉及心脏前缘连线，以此区分前纵隔和中纵隔；最后以食管前壁及心脏后缘连线划分中纵隔和后纵隔。这样，上、下纵隔各自又被细分为前、中、后 3 个区，总共 6 个区域（图 2-6）。

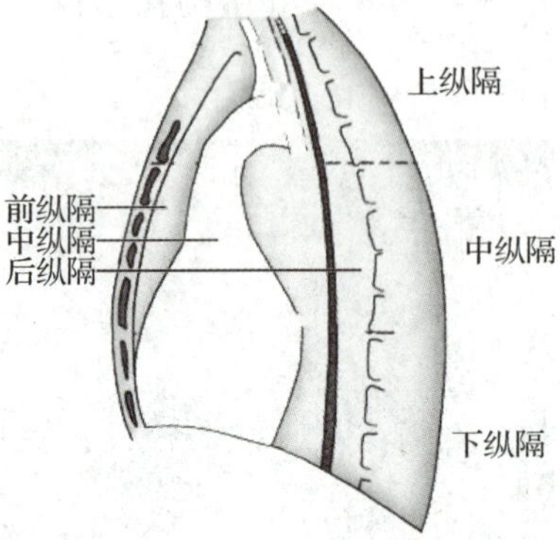

图 2-6　纵隔分区

（六）横膈

在正位片中，两侧的横膈呈现出圆顶形状，内侧较高而外侧较低。膈的内侧与心脏之间形成心膈角，外侧与胸壁之间形成尖锐的肋膈角。在侧位片上，横膈的前面比后面高，其前端与前胸壁形成了前肋膈角，后部则明显向后下方倾斜，与后胸壁形成了后肋膈角，位置较低且较深。横膈通常位于第 9、10 后肋水平，相当于第 6 前肋间隙，一般右侧横膈比左侧高 1～2cm。在平静呼吸时，横膈的运动幅度为 1. 0～2. 5cm，深呼吸时，横膈运动幅度 3～6cm，两侧的横膈运动大致对称。当横膈的局部发育较弱或张力不均匀时，它会向上凸起形成半圆形，称为局限性膈膨升，通常发生在前内侧，右侧较为常见，并且在深吸气时更为明显，属于正常变异。有时，在深吸气的状态下，横膈可能会呈现出波浪状，被称为“波浪膈”，这是由于膈肌附着在不同的肋骨前端，在深吸气时受到肋骨牵引的结果。

二、正常 CT 表现

胸部正常 CT 表现见图 2-7。

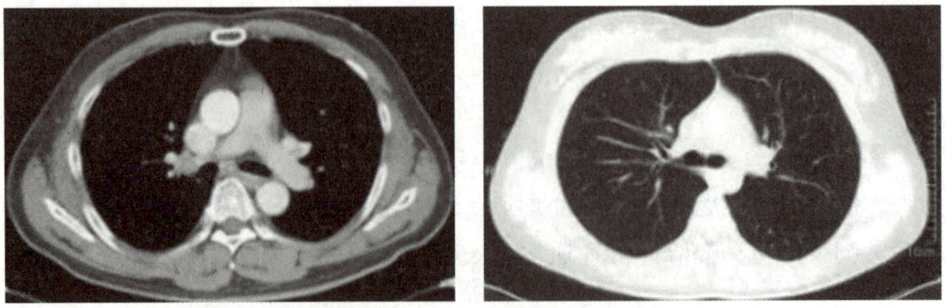

（a）　　　　（b）

图 2-7　胸部正常 CT 表现

注：（a）纵隔窗；（b）肺窗。

（一）胸壁

1. 女性可呈现出乳房影，同时，胸壁的各组肌肉也能够清晰显示，并且在各肌肉之间还可以看到呈薄层状的脂肪影存在。

2. 骨骼方面，CT 横断面可同时呈现多根肋骨的部分断面，其中第 1 肋软骨的钙化影有可能会突入肺野内部，要注意避免误认成肺部病变。肩胛骨位于胸廓背侧，在 CT 影像上表现为长形的斜条状结构，其前方能看到喙突，后方则可观察到肩峰及肩关节盂的一部分。通过螺旋 CT 三维重组技术，能够以立体的形式全方位展示胸部的骨骼结构。

（二）胸膜

正常情况下，胸膜极为纤薄，叶间胸膜呈现为无肺纹理的透明区域，常规 CT 扫描中难以显现。而在高分辨率 CT 扫描中，则可表现为高密度的线状影，叶间胸膜是 CT 图像上区分肺叶的标志。

（三）气管与支气管

CT 图像上，胸部的气管呈圆形或椭圆形，并且与周边组织的界限分明。通常在 40 岁以后气管软骨可出现钙化现象。右侧主支气管较为短粗，直径约为 15mm，左侧主支气管相对细长，直径约为 13mm。支气管的走行与 CT 扫描水平面平行时，在肺窗上会显示出条状的低密度影像；垂直时，则呈现为圆形影像；斜交时，则呈现为卵圆形的低密度影像。

（四）肺

双肺区域呈现出对称的密度减低影，能看到从中心朝向外延伸的高密度肺血管分支影像，这些影像会由粗变细，此即肺纹理，其血管纹理呈现上下或斜向走行，还有圆形或椭圆形的断面影。而且肺动脉与同级支气管是并行分布的。两侧的主支气管、叶支气管、段支气管及部分亚段支气管，展现出管状或条状的含气低密度影，可作为识别肺叶和肺段位置的重要标志之一。

肺门分为右肺门和左肺门，主要由肺动脉、肺叶动脉、肺段动脉及相伴的支气管、肺静脉构成。其中，右肺动脉在纵隔内先是分为上、下肺动脉，而后进一步细分出肺段动脉分支；左肺动脉跨越左主支气管后，会分出左上肺动脉，之后延伸为左下肺动脉。肺静脉包含两上肺静脉干和两下肺静脉干，它们最终都会汇入左心房。

肺叶的位置由叶间裂、肺叶支气管及伴随的动脉来界定。肺段的位置依靠肺段支气管及其相伴的血管来明确。肺段支气管与伴随的肺动脉处于肺段中心部位，肺段静脉则分布在相邻肺段之间，且肺段相互之间并无显著界限。

肺小叶是肺组织的最基本构成单位，包含小叶核心、小叶实质、小叶间隔三个部分。小叶核心主要由叶肺动脉和细支气管组成，其直径大致为 1mm。小叶实质以肺腺泡结构为主，而小叶间隔由结缔组织和小静脉构成，每个肺小叶的直径为 10~25mm。在高分辨率 CT 图像上，肺小叶呈多边形或锥体形，其底面朝着胸膜方向，尖端则指向肺门（图 2-8）。

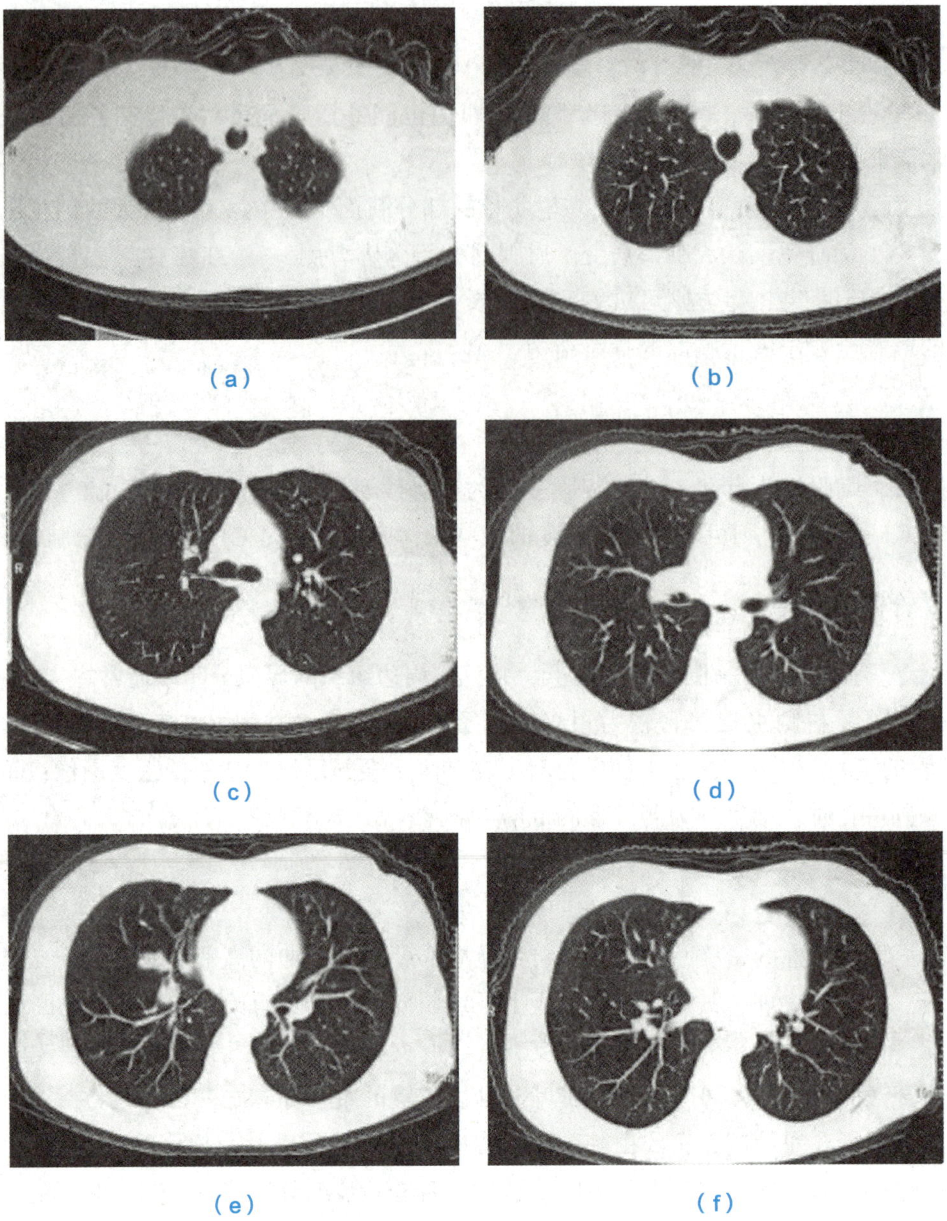

图 2-8 正常肺窗 CT

注：(a)(b) 气管；(c) 右上叶支气管；(d) 右中间段支气管，左上叶支气管；(e) 右中叶支气管；(f) 左下叶支气管。

（五）纵隔

纵隔分为前、中、后三部分，主要通过纵隔窗来观察。

1. 前纵隔 位处胸骨后方、心脏大血管之前，含胸腺、淋巴、脂肪与结缔组织。胸腺居上纵隔血管前间隙，分左右两叶，呈箭头状。10 岁下胸腺外缘多隆起，上外缘常凹陷；20～30 岁平直，密度低于肌肉；30～40 岁密度大降；60 岁后基本被脂肪替代。

2. 中纵隔 是心脏、主动脉与气管所占的区域，其主要结构涵盖气管与支气管、大血管及其分支、膈神经、喉返神经、迷走神经、淋巴结及心脏等。从 CT 表现来看，心脏四腔具有特定的位置关系：左心房处于心脏的后上方，右心房位于右侧，右心室处于前方，左心室则在前下偏左的位置。此外，在左、右心膈角区，偶尔能够观察到呈三角形的心包脂肪垫影。CT 检查可显示淋巴结，正常情况下，淋巴结<15mm，若≥15mm 视为病理性，≥20mm 视为恶性或转移性。

3. 后纵隔 位于心包与脊柱胸段之间，主要结构有食管、胸主动脉、奇静脉、半奇静脉、副半奇静脉、胸导管、迷走神经等。

（六）横膈

前连胸骨，侧边与肋骨相连，后与脊柱贴近。在 CT 图像上呈光滑或波浪状线行影。

三、正常 MRI 表现

（一）胸壁

在 T_1WI 和 T_2WI 图像中，胸壁的肌肉呈低信号。肌腱、筋膜和韧带中含有的氢质子相对较少，因此在 T_1WI 和 T_2WI 序列上均为低信号。在肌肉间隙中，血管表现为“流空”影，还可看到线样的脂肪信号。脂肪组织在 T_1WI 序列呈高信号，显示为白影，在 T_2WI 序列上则呈现为较高的信号，显示为灰白影。胸骨、胸椎、锁骨及肋骨的骨皮质在 T_1WI 和 T_2WI 上均表现为低信号，而其中心的骨松质含有脂肪，因此在图像上显示为较高的信号。肋软骨的信号低于骨松质但高于骨皮质。

（二）肺和气管

正常的肺野基本呈“黑影”，因 MRI 流空效应，在自旋回波序列里，肺动静脉及肺门部的支气管都呈现为管状无信号影；而在快速自旋回波序列中，动、静脉则表现为高信号，支气管为低信号，故可鉴别。

（三）纵隔

纵隔胸腺呈现出较为均匀的信号，在 T_1WI 上，其信号强度低于脂肪；而于 T_2WI 时，信号强度则与脂肪相近。因流空效应，血管呈现无信号状态。胸段食管由于受周围组织干扰较少，所以通常能较好地显示出来，其食管壁的信号强度和胸壁肌肉的信号强度较为相似。另外，淋巴结大多比较容易被显示，在 T_1WI 和 T_2WI 上，淋巴结均表现为呈中等信号的小圆形或椭圆形结构。

（四）横膈

横膈四周的肌腱和膈顶的大部分区域呈现较弱的信号，通过矢状面和冠状面可清晰显示膈的形状与高度，膈肌呈弧形线影，与肝脾相比呈低信号；在水平面上可清晰显示膈角，呈向后凹陷的较细的曲线状软组织信号影，走行路径为前方绕过主动脉，止于第 1 腰椎外侧缘。

第三节 呼吸系统基本病变影像学表现

微课：呼吸系统基本病变影像学表现

一、气管、支气管病变

（一）阻塞性肺气肿

阻塞性肺气肿是一种肺组织被气体过度充盈而膨胀的状态，主要分为局限性阻塞性肺气肿与弥漫性阻塞性肺气肿两种。

1. X 线表现

（1）局限性阻塞性肺气肿：一般是由支气管异物、肿瘤及慢性炎症引发较大支气管狭窄而造成的。这种情况大多会形成一个肺叶或者一侧肺出现肺气肿。在胸部 X 线片上表现为有一个肺叶或者一侧肺的透亮度增高，肺纹理变得稀疏。而横膈和纵隔位置是否发生移位，则是由肺气肿的范围大小及严重程度来决定的（图 2-9）。

（2）弥漫性阻塞性肺气肿：通常是由慢性支气管炎、支气管哮喘等疾病，致使两肺末梢的细支气管由于炎症刺激或者痉挛，进而出现类似瓣膜样的狭窄情况。胸部 X 线片表现为两侧肺野的透明度提高，肺纹理稀疏，胸廓前后径变大，肋骨走向变平，肋间隙变宽，膈肌位置低且活动性减弱，心脏的影像狭长，呈现出“垂位心”的形态（图 2-10）。

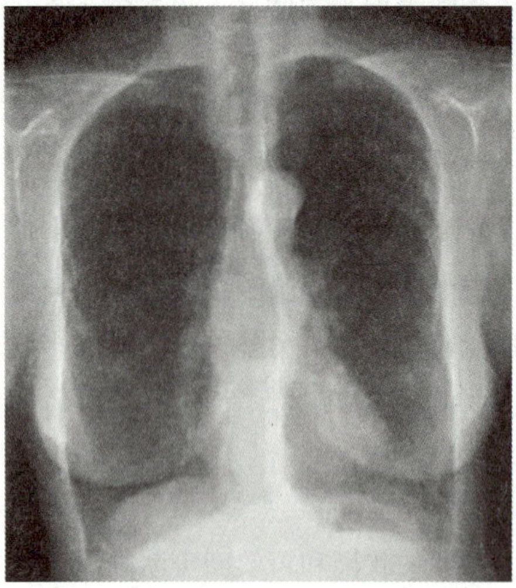

图 2-9　局限性阻塞性肺气肿 X 线表现

注：肺野局限性透明度增加，肺纹理稀疏。

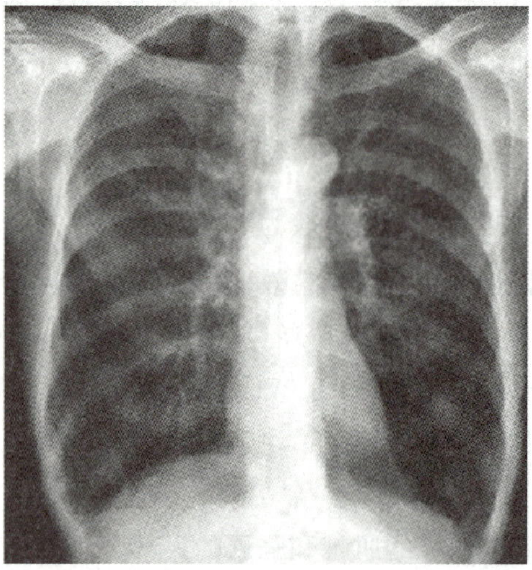

图 2-10　弥漫性阻塞性肺气肿 X 线表现

注：两下肺野透明度增加，肺纹理减少，肋间隙增宽，膈肌低平。

2. CT 表现　可分辨出全小叶型（图 2-11）、小叶中心型（图 2-12）、肺大疱型（图 2-13）、间隔旁型（图 2-14）、瘢痕型（图 2-15）的肺气肿。典型影像学表现为肺内密度降低，肺血管变细，肺纹理稀疏。

3. MRI 表现　显示不佳。

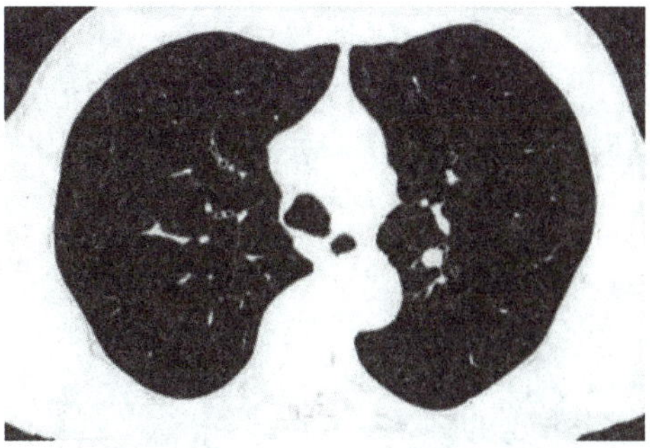

图 2-11 全小叶型肺气肿 CT 表现

注：肺泡管与肺泡均扩张失去原来形态。

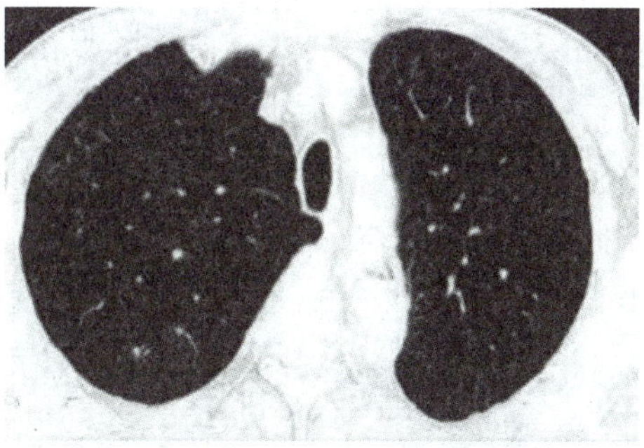

图 2-12 小叶中心型肺气肿 CT 表现

注：散在分布的类圆形气体密度灶，中心可见小叶中心动脉的分支，周围有正常的肺组织间隔。

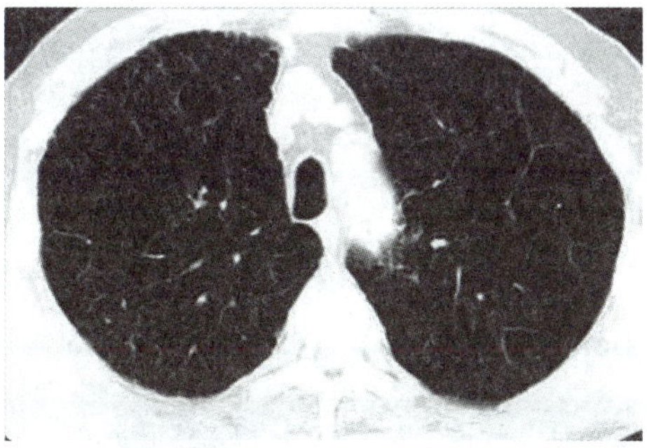

图 2-13 肺大疱型肺气肿 CT 表现

注：肺大疱直径>1cm。

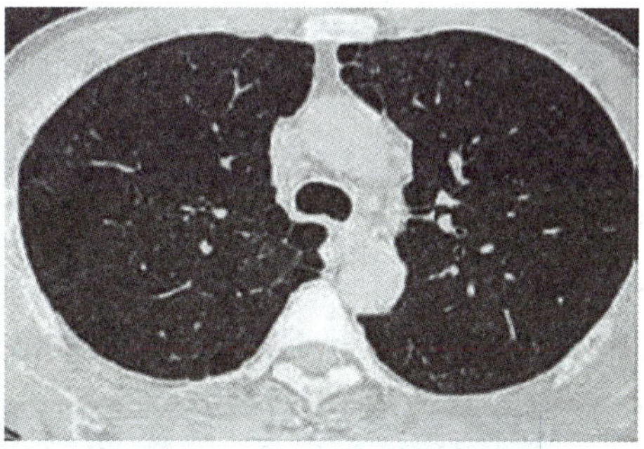

图 2-14 间隔旁型肺气肿 CT 表现

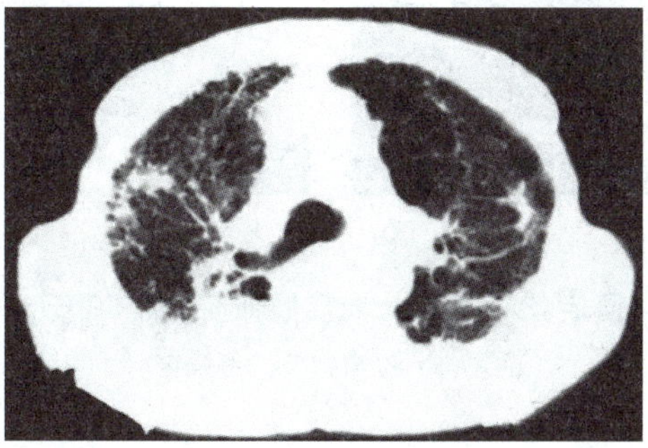

图 2-15 瘢痕型肺气肿 CT 表现

注：肺疤痕区周围发生肺气腔增大和肺破坏，透光，无肺纹理低密度区。

（二）阻塞性肺不张

阻塞性肺不张常因病变导致气管完全堵塞，肺内无气，肺泡无法膨胀，肺体积随之缩小。多由支气管异物、肿瘤、浓稠分泌物等堵塞气管引发。

1. X 线表现

（1）一侧肺不张：患侧肺野均匀高密度，肋间隙变窄，纵隔移向患侧，健侧代偿性肺气肿（图 2-16）。

（2）肺叶不张：肺叶不张的表现各不相同，通常表现为不张肺叶区域密度增高，肺叶体积缩小，叶间裂呈向心性移位，临近肺叶可出现代偿性肺气肿（图 2-17）。

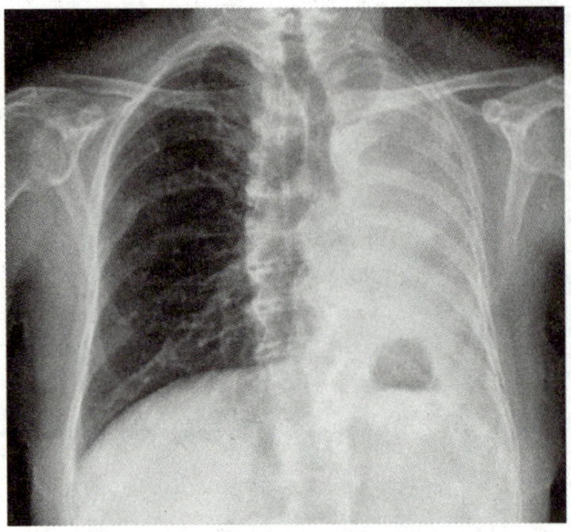

图 2-16　左侧肺不张 X 线表现

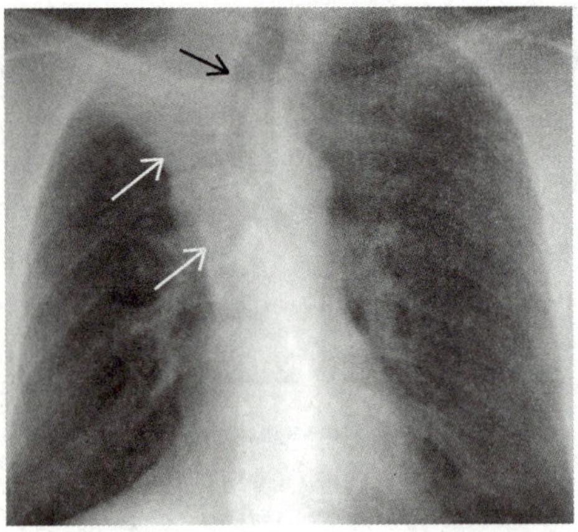

图 2-17　右肺上叶不张 X 线表现

注：气管右移（黑色箭头），水平裂上移（上方白色箭头），右肺门增大上移（下方白色箭头），这一系列表现被称为反 S 征。

2. CT 表现

（1）一侧肺不张：肺叶体积缩小，边缘清晰，增强扫描可见明显强化。

（2）肺叶不张：各肺叶不张表现虽有区别，但总体上，不张的肺叶区域密度增高、肺叶体积变小，叶间裂向心移位，邻近肺叶多出现代偿性肺气肿（图 2-18）。

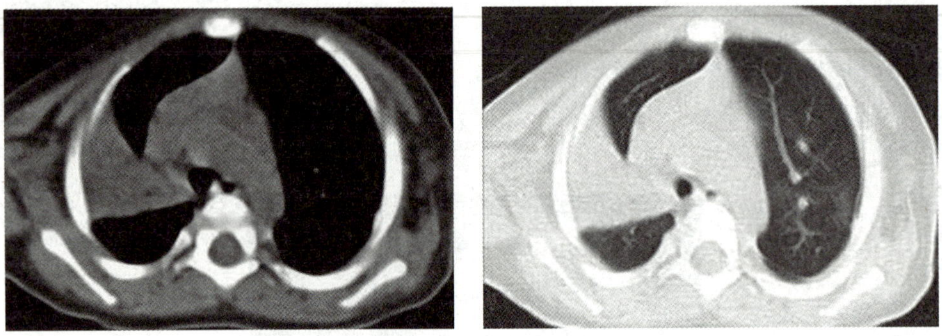

（a）　　（b）

图 2-18　右肺上叶后段肺不张 CT 表现

注：（a）肺窗；（b）纵隔窗。

3. MRI 表现　T_1WI 多呈等或低信号，T_2WI 呈高信号，T_2WI 可区分肺门区肿块与肺不张，后者的信号较高于肿块，并且在 T_1WI 增强图像中，肺不张强化程度比肿块更明显。

二、肺部病变

（一）渗出性病变

即肺泡腔内气体被血管渗出的液体与细胞成分替换，引发肺部实变现象。

1. X 线表现 病变区域呈现片状、密度增高影，边缘不清晰；当病变波及叶间裂时，靠近叶间裂区域边界清晰锐利；若病变向肺门扩展，在实变阴影中能够呈现出含气的支气管影像，也就是所谓的空气支气管征；若病变变化较快，治疗方式恰当，一般会在 1～2 周内吸收，常见于各种急性炎症、肺水肿、肺出血和渗出性肺结核等情况（图 2-19）。

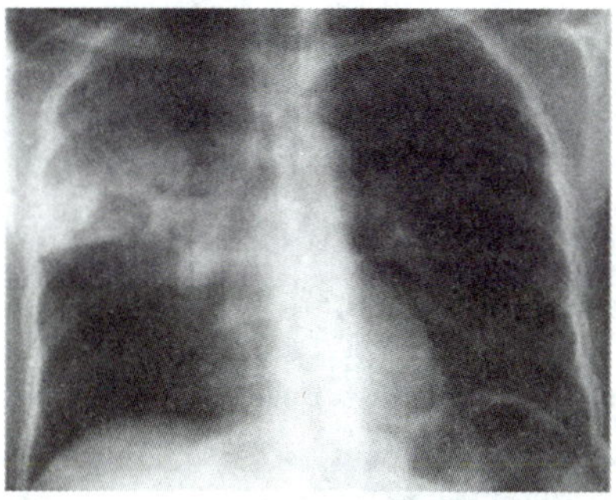
（a）

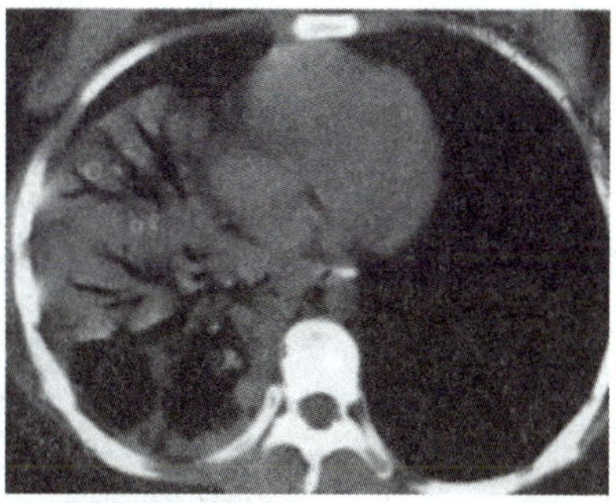
（b）

图 2-19 渗出性病变 X 线与 CT 表现

注：（a）胸部 X 线片，右肺上叶肺实变，其中可见空气支气管征；（b）CT，右下叶肺实变，可见空气支气管征。

2. CT 表现 肺窗呈磨玻璃样略高密度影，呈小片状、大片状、肺段性、大叶性或弥漫性血及肺水肿等，纵隔窗上病灶可完全不显示。肺实变为均匀性高密度影，可见支气管气像。靠近叶间裂区域边界清晰，原叶间裂区域边缘模糊。

3. MRI 表现 T_1WI 呈略高信号边缘不清，T_2WI 呈较高信号。

（二）增殖性病变

肺部慢性炎症在肺组织内形成的肉芽组织，其主要病理特征是成纤维细胞、血管内皮细胞和组织细胞的增生。

1. X 线表现 病灶多呈现小结节状，密度较高，边缘清晰，无融合趋势，病变发展缓慢。这类病变常见于各种慢性肺炎和肺结核。

2. CT 表现 呈密度较高圆形或类圆形小结节灶，大多为数毫米至 1 厘米，边界清楚，有时似梅花瓣状。

3. MRI 表现 呈中等信号度，形态表现与 CT 类似。

（三）纤维性病变

纤维性病变源于肺部慢性炎症或增殖性病变在修复阶段，纤维成分逐步取代细胞成分，进而形成瘢痕组织，也就是常说的纤维化，它可划分为局限性纤维化与弥漫性纤维化两类。

1. X 线表现 局限性纤维化的 X 线表现为结节、斑块或索条及线样僵直的致密影；弥漫性纤维化的 X 线表现为弥漫分布的网状、线状及蜂窝样影，还可见到网状结节病变。

2. CT 表现 条索状高密度影，走行及分布均与肺纹理不同，弥漫性纤维化表现为自肺门向外伸展的线条、网状或蜂窝状影。

3. MRI 表现 在 T_1WI 和 T_2WI 上较大的条索状纤维化病灶均呈中等或略低信号。形态表现与 CT 类似。

（四）钙化

钙化指组织中有钙离子以磷酸钙或者碳酸钙的形式进行沉积的过程，属于变质性病变，一般在退行性变或者坏死组织中出现。

1. X 线表现 钙化密度高，其边缘清晰、锐利，不同病变引发钙化灶的形态各异，例如，肺结核及其淋巴结钙化大多呈斑点状或片状；错构瘤钙化呈现如同“爆米花”样；硅沉着病淋巴结钙化则是呈蛋壳样形态（图 2-20）。

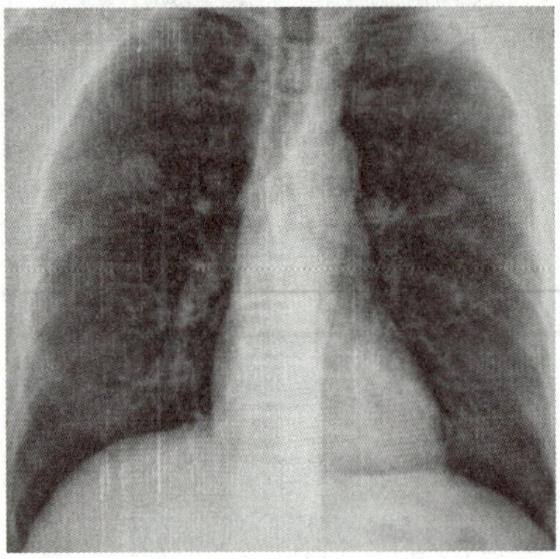

图 2-20 钙化灶 X 线表现

2. CT 表现 对于钙化灶显影有独特的优势，可呈细颗粒状、结节状、层状或斑块状等形态多样、边界清楚高密度影，CT 值≥100HU。HRCT 检查更有助于小钙化灶的显示（图 2-21）。

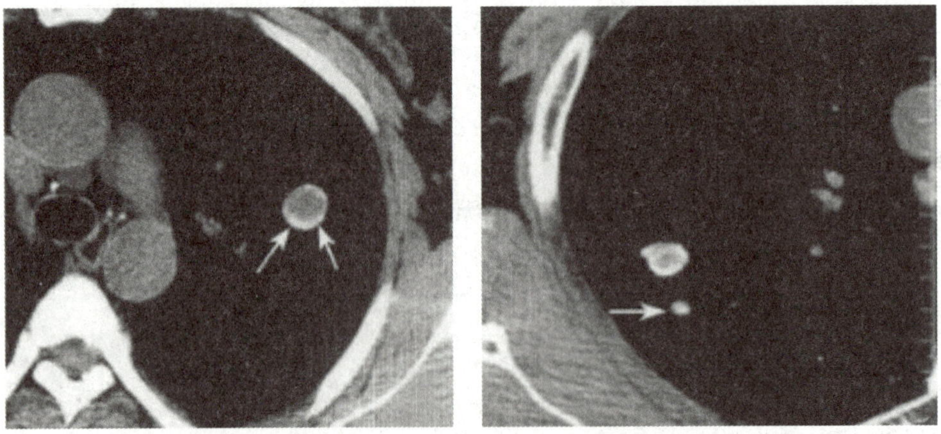

（a） （b）

图 2-21 钙化灶 CT 表现

注：（a）环形钙化灶；（b）钙化性“卫星灶”；（c）肺错构瘤，“爆米花”样钙化；（d）肺转移癌，多发颗粒状钙化。

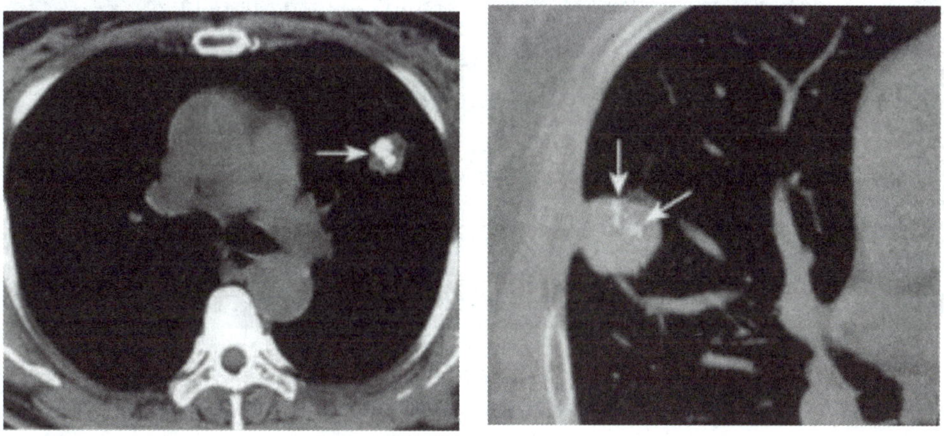

（c）　　（d）

图 2-21　（续图）

3. MRI 表现　对于病变钙化灶不敏感，较大的钙化灶病变可见信号缺损区。

（五）结节与肿块

肺内病灶直径<3cm 者称为结节，直径>3cm 者为肿块。结节和肿块可单独或同时出现。单发结节或肿块可能为肺癌、结核球或炎性假瘤，多发常见于肺转移瘤。良性肿块通常有清晰边界，形态规则，多见于肺结核球、肺良性肿瘤、炎性假瘤、肺囊肿等。

1. X 线表现　形态规则，与周围组织分界清楚的密度增高影，结节大小<3cm。恶性肿块 X 线表现为边界模糊，形状不规则，可有分叶、毛刺或胸膜凹陷等特征。中心可见由坏死液化形成的空洞，这一现象在鳞癌中比较常见。而结核球与之不同，它可能会出现钙化情况，并且其周围会有卫星灶环绕。

2. CT 表现　呈圆形、椭圆形，边缘清楚光滑，无毛刺，少有分叶；密度多均匀，有时可出现钙化（如结核球）、脂肪（如错构瘤）、液体（如肺含液囊肿）和气体（如肺液气囊肿）等。增强扫描可不强化或轻度均匀性强化（图 2-22）。

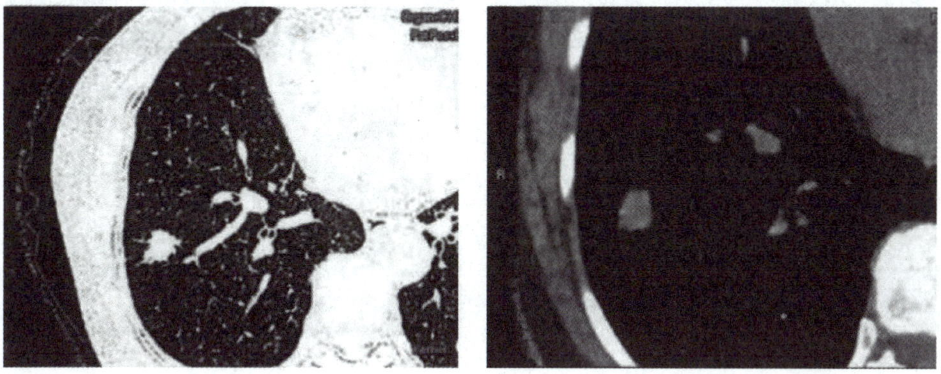

（a）　　（b）

图 2-22　结节与肿块 CT 表现

注：（a）（b）肺窗与纵隔窗，显示肺内结节，边缘不规则，短毛刺，结节内密度不均匀；（c）（d）肺窗与纵隔窗，显示肺内肿块，边缘光整，肿块内可见钙化和脂肪密度。

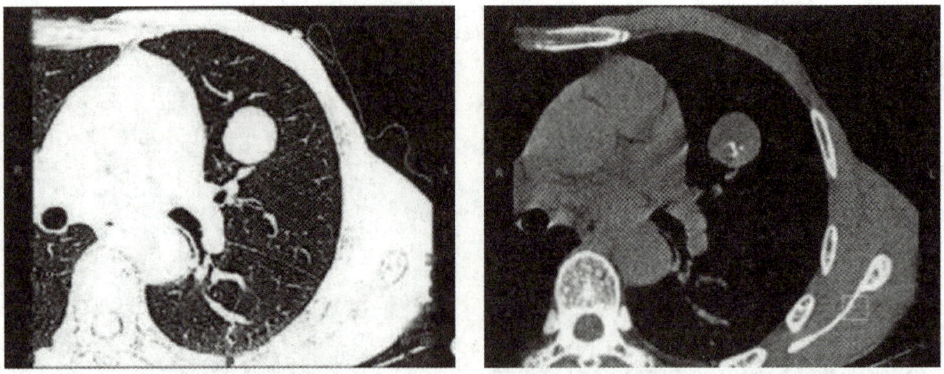

（c）　　　　（d）

图 2-22 （续图）

3. MRI 表现　MRI 信号受肿块成分影响，如纤维和钙质丰富的肿块在 T_1WI 和 T_2WI 上呈低信号。恶性病变如肺癌在 T_2WI 上呈高信号。肿块内坏死区域在 T_1WI 上呈低信号，在 T_2WI 上呈高信号。血管性肿块如动静脉瘘在 MRI 上无信号。

（六）空洞与空腔

肺部的空洞是由于组织坏死之后形成的透亮区，一般由纤维组织、肉芽组织、坏死组织或肿瘤组织构成。这种现象在肺结核、肺癌和肺脓肿中较为常见。根据空洞壁的厚度，空洞可以被分类为无壁空洞、薄壁空洞和厚壁空洞。

1. X 线表现

（1）空洞：具体如下。①无壁空洞：也被称为虫蚀样空洞。它在影像上呈现为在一大片致密阴影中，存在着许多边缘不规则的、类似被虫蚀过后的透亮区域。这种空洞类型在干酪性肺炎中较为常见（图 2-23）。②薄壁空洞：厚度<3mm，可为椭圆形、圆形或不规则的薄壁透亮影，内壁多光整，常见于肺结核。③厚壁空洞：厚度≥3mm，空洞周边可见高密度实变影，内壁光滑或凹凸不平，常见于肺结核、肺脓肿及周围型肺癌等。

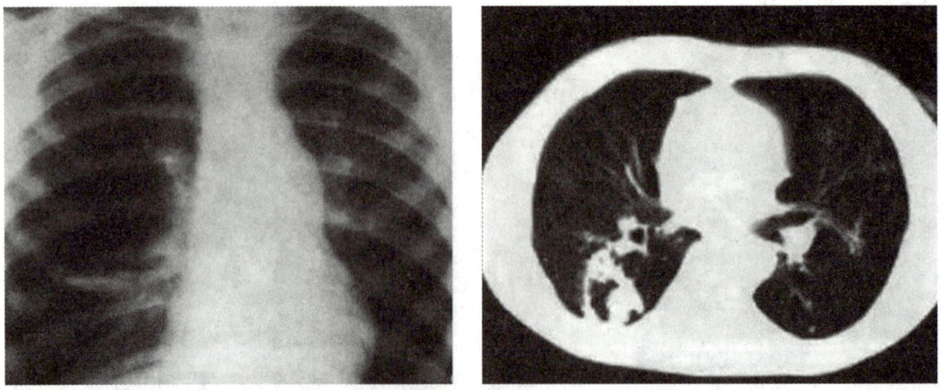

（a）　　　　（b）

图 2-23　空腔与空洞 X 线与 CT 表现

注：（a）胸部 X 线片，右肺野空腔影；（b）CT，肺窗，形态不规则空洞影。

（2）空腔：指肺内部的自然空腔异常增大，如肺含气肺囊、肿大泡和肺气囊等。X 线表现：薄壁，腔内一般没有液体，囊壁周边肺野没有实质性的变化。

2. CT 表现 CT 表现与 X 线表现相同。一般腔内无液平面，周围无渗出。

3. MRI 表现 对于空洞与空腔的表现不及 CT，在 T_1WI 和 T_2WI 上，空洞内因有气体均呈低信号影，空洞壁的信号因性质而异。

三、胸膜病变

（一）胸腔积液

胸腔积液是一种常见的临床症状，其特点是胸膜腔内出现病理性的液体聚集。胸膜腔是处于脏层和壁层胸膜之间的潜在间隙。正常情况下，人体胸膜腔内存在 5～15ml 的液体，这些液体在呼吸运动过程中起到润滑的作用。并且，胸膜腔内每天会有 500～1000ml 液体的形成与吸收过程。当病理因素致使胸膜腔内液体产生过多或者吸收过少时，胸腔积液就会产生。从发生机制来划分，胸腔积液可分为漏出性和渗出性两类。

1. X 线表现 胸腔积液可通过 X 线明确检测，并对其进行定位和定量分析，然而，对于积液的具体性质则难以作出判断（图 2-24）。

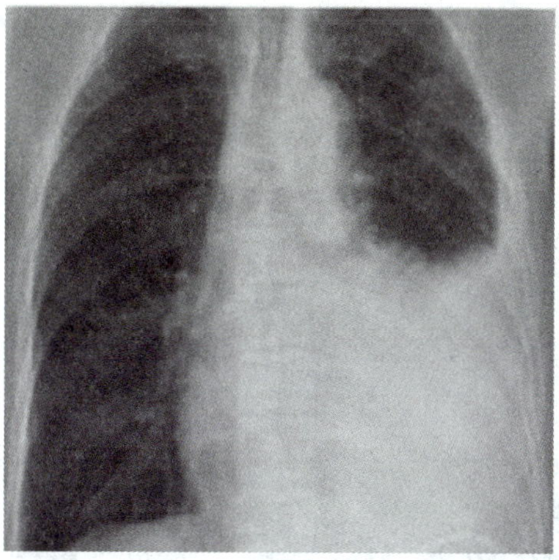

（a）

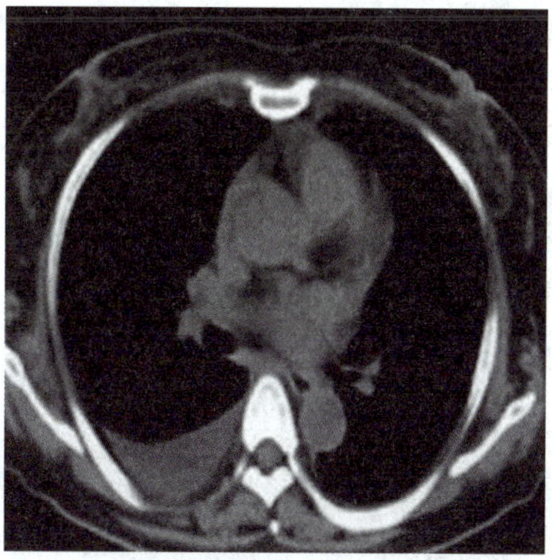

（b）

图 2-24 游离性胸腔积液 X 线与 CT 表现

注：（a）胸部 X 线片，左侧胸腔显示外高内低的弧形致密影；（b）CT，右侧后壁下弧形新月形水样密度影。

（1）游离性胸腔积液：不包括局限在某一部位或不局限在叶间裂、肺底部的积液。根据液体量分为少量、中等量、大量 3 种。①少量积液：液体的上缘位于第 4 前肋下方。液体最初会积聚在后肋膈角，身体中位置最低的区域。当积液量达到约 250ml 时，站立并进行前后位检查时，仅能观察到肋膈角变钝。透视下观察，液体随着体位和呼吸的变化而移动，可与轻微胸膜粘连进行区分。随着积液量的增加，外侧肋膈角可能会依次被闭塞，膈顶可能会显示不清。②中等量积液：积液的上缘位于第 4 前肋平面以上，第 2 前肋平面以下。在站立位胸片中，由于胸腔负压、液体重力、肺组织弹性和液体表面张力等多种因素综合作用，积液上缘呈现出外侧高、内侧低且边缘模糊的弧线形状，这种“渗液曲线”是胸腔积液典型的 X 线特征。③大量积液：积液上缘达到第 2 前肋骨以上，患侧肺野表现为均匀的致密阴影，有时只有肺尖部分是透亮的。同时，还会出现肋间隙增宽、横膈下降，以及纵隔向健侧移位的现象。

（2）局限性胸腔积液：积液积聚于胸腔某一局部。可分为包裹性胸腔积液、叶间胸腔积液和肺下胸腔积液。①包裹性胸腔积液：当出现胸膜炎时，脏层胸膜与壁层胸膜之间粘连，可致积液局限于胸膜腔的某一区域。常见于侧后胸壁，胸下部次之。X 线表现为自胸壁向肺野突出的半圆形或扁丘状高密度影，边缘清楚。②叶间胸腔积液：局限于水平裂或斜裂。可单独发生，也可与胸腔游离积液同时出现。胸部正位 X 线片一般不能诊断，侧位胸片观察更佳，可见叶间裂部位的梭形阴影，密度均匀，边缘清楚，尖端指向上方的三角形密度增高影。③肺下胸腔积液：右侧多见。肺下缘呈圆顶形状，肋膈角深且锐利，取站立位向一侧倾斜 60°，取仰卧位可见游离性积液的征象，不同于真正的横膈升高。

2. CT 表现

（1）游离性胸腔积液：纵隔窗显示佳。①少量积液：胸壁内缘与胸壁平行呈窄带装液体密度影。②中等量积液：后胸壁内缘可见弧形液体密度影，肺组织轻度受压。③大量积液：整个胸腔都会呈现出液体密度影，由于大量积液产生的压力，纵隔会向对侧发生移位，而肺组织则会被挤压，一直挤压到肺门附近，被压缩的肺组织类似肿块，仔细观察内部可见支气管影（图 2-24）。

（2）包裹性胸腔积液：纵隔窗显示佳。表现为自胸壁向肺野突出形成的液体密度影，基底宽而紧贴胸壁，与胸壁夹角多呈钝角，边缘光滑，临近胸膜增厚形成“胸膜尾征”。

（3）叶间胸腔积液：叶间呈片状或带状高密度影，多为液体密度，有时呈梭状或球状高密度影，积液量增多时与肿块表现类似，还可见叶间胸膜增厚。

3. MRI 表现　MRI 信号高低与液体成分有关。常见液体在 T_1WI 呈低信号，T_2WI 呈高信号（图 2-25）。

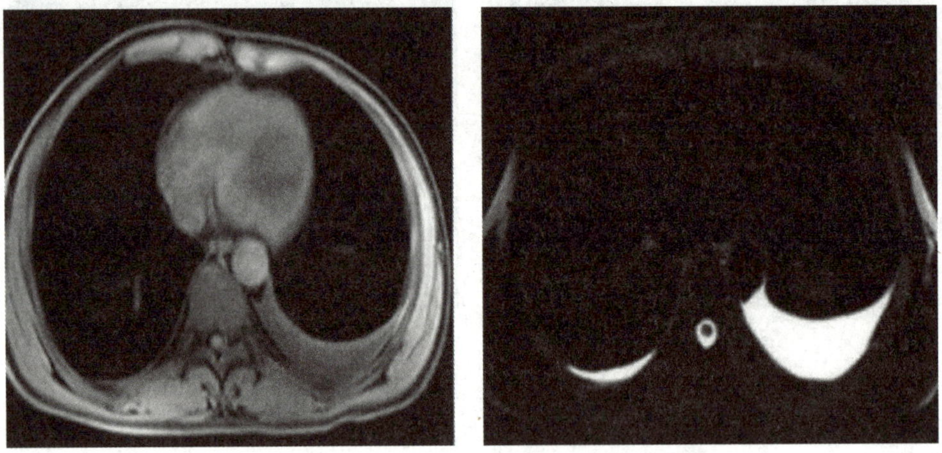

（a）　　　　　　　　　　（b）

图 2-25　游离性胸腔积液 MRI 表现

注：（a）T_1WI，低信号；（b）T_2WI，明显高信号。

（二）气胸及液气胸

气体进入胸膜腔即为气胸。气体进入胸腔会改变胸膜腔内的负压环境，导致肺部分或完全塌陷。气体渗透胸膜腔的途径包括壁层胸膜和脏层胸膜的破裂。壁层胸膜破裂通常由胸壁穿透伤、胸部手术或胸腔穿刺操作引起；脏层胸膜破裂的发生可能由于肺部病变或无肺内疾病的情况下，如因突然用力或剧烈咳嗽导致胸膜腔内压急剧上升，造成胸膜破裂，空气进入胸腔形成气胸。常见于患有严重肺气肿、胸膜下肺大疱或肺脓肿的患者。气胸在 X 线影像上表现为胸腔内无肺纹理的透亮区域。

1. X 线表现

（1）出现少量气体时，肺部被压缩的边缘呈线条状高密度影。随着气体量的增加，肺部可能被完全压缩，肺门区域出现密度均匀的团块状软组织影。此外，纵隔可能向健侧移位，患侧横膈下降，肋间隙变宽。

（2）液气胸：当胸膜腔内同时存在液体和气体称为液气胸。由胸腔积液并发支气管胸膜瘘、外伤、手术后遗症或胸腔穿刺时气体意外进入导致。此外，液气胸也可先表现为气胸，随后液体出现，液体与气体也可同时出现。在标准立位后前位胸片上，液气胸典型表现可见胸腔内出现液平面，液平面上方是被压缩的肺组织和气体（图 2-26）。

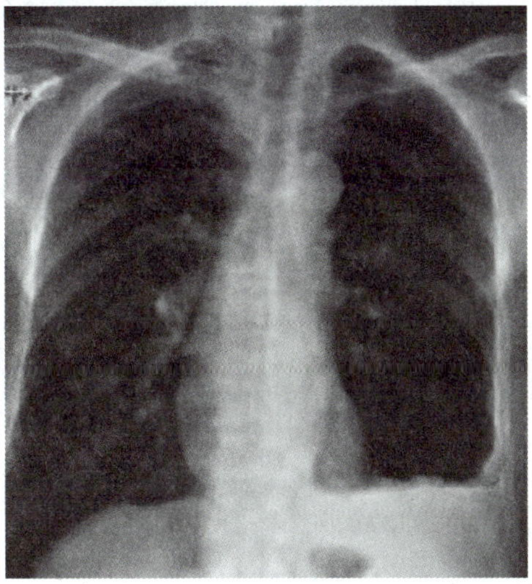

（a）

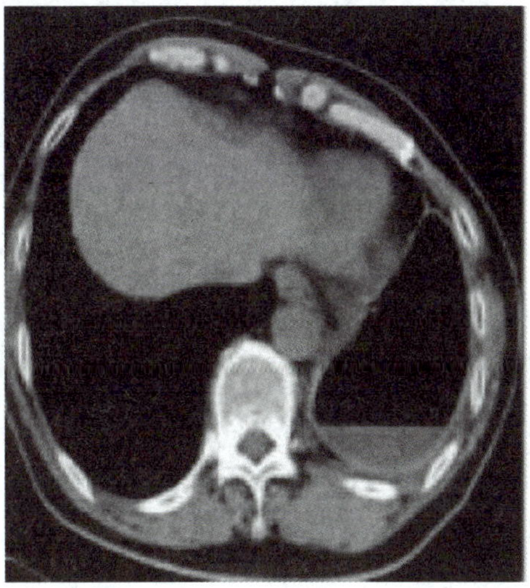

（b）

图 2-26 左侧液气胸 X 线和 CT 表现

注：（a）胸部 X 线片，气胸，左肺野外带无肺纹理透亮区，其下方可见气–液平面；（b）CT，左胸腔外周无肺组织低密度区，其下方可见气–液平面。

2. CT 表现 在肺窗上，可见肺外侧带状的低密度透亮区，其中无肺纹理，其内侧则呈现出与胸壁平行的弧形脏层胸膜，表现为细线状的软组织密度影。肺组织显示出不同程度的萎缩，严重情况下，整个肺可能被压缩至肺门，形成球状，并伴有纵隔向对侧移位。液气胸由于重力作用，液体主要分布在背侧，而气体则位于腹侧，形成清晰的气–液平面，以及萎陷的肺边缘。此外，液气胸可能由于胸膜粘连而局限于胸腔的一侧。

3. MRI 表现 MRI 无法显示气胸，仅能展现液气胸中的液体信号。MRI 能够检测到胸腔积液，其信号强度与液体成分相关。非出血性积液在 T_1WI 上通常表现为低信号，T_2WI 呈高信号，结核性胸膜炎积液，因为其蛋白质含量较高，在 T_1WI 上表现为高信号。

（三）胸膜增厚、粘连与钙化

胸膜炎可导致纤维素沉积、肉芽组织生长或因外伤导致的出血机化，这些情况均会引起胸膜的增厚、粘连及钙化（图 2-27）。

1. X 线表现 胸膜的增厚和粘连通常相伴出现。轻度的胸膜增厚和粘连多表现于肋膈角区域，X 线上表现为肋膈角变钝，透视时可见呼吸时膈肌活动受限，膈顶部平直。当胸膜广泛增厚时，患侧肺野的密度不同程度地增高，胸廓内侧出现条带状致密影，肋间隙变窄，膈肌上升，纵隔向患侧偏移。胸膜钙化 X 线表现为不规则斑片状高密度影，有时包绕于肺表面呈壳状，与骨性胸壁间有一透明间隙相隔。

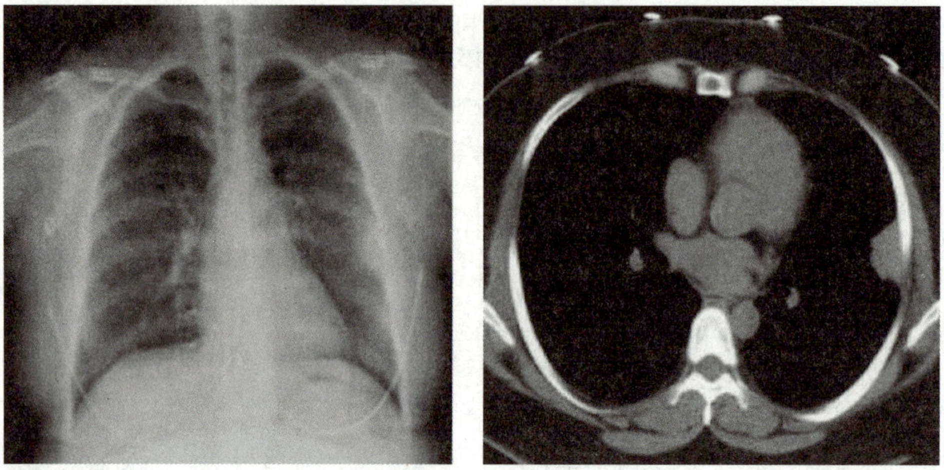

(a) (b)

图 2-27 胸膜肿块 X 线和 CT 表现

注：(a) 胸部 X 线片，左肺野外带见半圆形致密影，与胸壁呈钝角相交；(b) CT，纵隔窗，左侧胸壁见肿块影。

2. CT 表现

(1) 胸膜增厚：沿胸壁的带状软组织影，厚薄不均匀，表面粗糙。当胸膜增厚达 2cm 及纵隔胸膜增厚均提示恶性病变。胸膜粘连常与胸膜增厚同时发生。

(2) 胸膜钙化：CT 值接近骨骼。多呈星点状、弧形或带状高密度影。

3. MRI 表现 MRI 对胸膜增厚、粘连与钙化的显示不如普通 X 线和 CT。胸膜肿块在 T_1WI 上呈中等信号，T_2WI 上呈不同程度高信号。

(四) 纵隔改变

常表现为纵隔形态、密度和位置改变。

1. X 线表现

(1) 形态改变：纵隔影增大，通常由于炎症、出血、肿瘤或血管异常等引起，纵隔肿瘤是最常见原因。

(2) 密度改变：当纵隔中发现牙齿（如畸胎瘤）或钙化（如淋巴结结核）时，X 线片显示纵隔区域出现高密度影；当纵隔中出现气体（如纵隔气肿或腹内空腔器官疝入）时，X 线片显示纵隔区域低密度阴影。

(3) 位置改变：纵隔移位可由胸腔、肺部或纵隔的病变引起。如肺部塌陷或胸膜广泛增厚会引起纵隔移向患侧，胸腔积液、单侧生长的纵隔肿瘤或肺部巨大肿瘤则会压迫纵隔移向健侧。此外，主支气管内有异物会导致纵隔摆动。

2. CT表现

（1）形态改变：同X线表现。

（2）密度改变：纵隔病变依据CT值可被划分为以下4种：脂肪密度病变、实性病变、囊性病变，以及血管性病变。①脂肪密度病变：脂肪瘤较常出现在右心膈角区域。②实性病变：涵盖良性肿瘤和恶性肿瘤、淋巴结肿大等情形。③囊性病变：在CT上呈现为圆形或类圆形的液体密度影，如心包囊肿多位于右心膈角处，而气管囊肿常发生于支气管周围、气管旁或肺门区域。④血管性病变：主动脉瘤具有特征性表现，可观察到在血管内存在的弧形钙化。CT增强扫描有助于鉴别血管性与非血管性、良性与恶性肿块。血管性病变增强扫描强化程度与其他血管一样，可明确显示瘤、动脉夹层及附壁血栓。实性病变CT平扫值为50～70HU，增强扫描良性病变多均匀强化，恶性病变多不均匀较明显强化。囊性病变CT平扫值为-10～10HU，增强扫描仅见囊壁轻度强化。脂肪密度病变CT平扫值为-120～-30HU，增强扫描仅见其内的血管强化。

3. MRI表现　实性肿瘤在T_1WI上信号强度常略高于正常肌肉，T_2WI上进一步升高，若发生变性、坏死，信号不均，坏死区T_1WI呈低信号、T_2WI为高信号。畸胎瘤在T_1WI与T_2WI可见脂肪信号。单纯性浆液性囊肿T_1WI低信号、T_2WI显著高信号；黏液性或富含蛋白囊肿，T_1WI和T_2WI均高信号，囊内有胆固醇结晶、出血时，T_1WI也为高信号。脂肪性肿块T_1WI和T_2WI高信号，脂肪抑制序列下则为低信号。动脉瘤瘤壁弹性差，致血流慢、有涡流，信号不均。动脉夹层依血流速度可辨真假腔，假腔常大于真腔，且血流慢、信号高，多有附壁血栓致腔壁增厚，真腔血流快，常规成像难显信号。

第四节　支气管疾病影像诊断

一、慢性支气管炎

微课：支气管疾病影像诊断

1. 概述　慢性支气管炎是指支气管黏膜及其周围组织的慢性非特异性炎症，是在临床上由多种病因诱发的常见呼吸道病症。其显著特点为病情容易反复、频繁发作，多见于老年人。疾病早期，主要表现为咳嗽、咳痰，痰液呈白色黏液泡沫状，质地黏稠难咳出。并发感染时，痰液量增多、变黄，呈脓性，偶带血丝，冬季病情易加重，咳嗽、咳痰反复频发。病情发展至晚期，常继发阻塞性肺气肿或肺源性心脏病，患者会出现气急、呼吸困难、心悸等症状，严重时甚至无法平躺。支气管的炎症变化最初影响较大的支气管，随着病情进展，炎症会自上而下逐渐影响到细小的支气管。

2. 影像学表现

（1）X线表现：早期常无异常征象，病情进展缓慢，当病变发展到一定阶段，胸片可出现某些异常表现。主要表现为：①肺纹理增多、紊乱、扭曲，两肺中下野最为显著。②随着病情发展支气管增厚，当其走行与X线垂直时，表现为平行的线状致密影，形如双轨，称为“轨道征”。③肺组织纤维化表现为条索状或网状影。④合并肺气肿时，胸腔内压力增高，气管两侧壁受挤压，气管呈刀鞘状。部分表现为近肺门的肺纹理增粗，四周减少。⑤合并肺实质炎症，可见两肺呈多发的斑片状影（图2-28）。

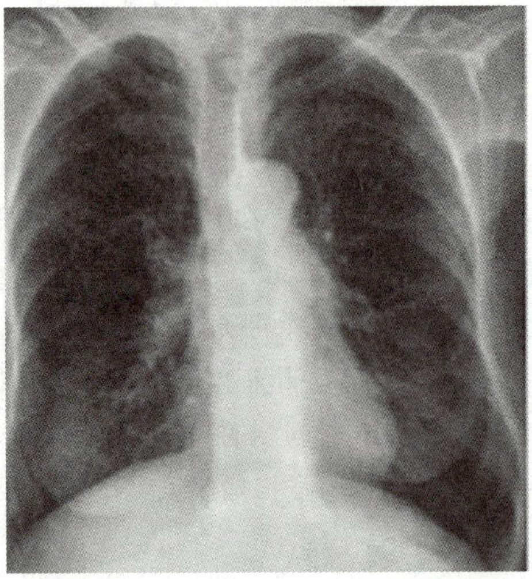

图 2-28　慢性支气管炎 X 线表现

注：肺纹理增多、增粗、紊乱，肺动脉段凸出。

（2）CT 表现：①支气管壁变厚，容易观察到“轨道征”，管腔出现不同程度的狭窄或扩张，肺纹理扭曲。②伴有肺气肿时，肺组织密度低且不均匀，小血管影稀疏、细小，胸膜下区域常可见肺大疱影，气管呈现刀鞘状变化。间质纤维化时，可见弥漫性网状影像。③伴有肺动脉高压时，近肺门区域的肺动脉扩张明显，而外围小动脉影明显减少，呈“残根征”（图 2-29）。

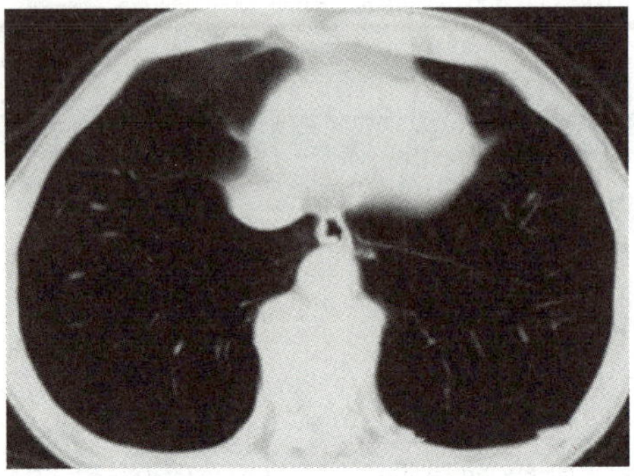

图 2-29　慢性支气管炎合并肺气肿 CT 表现

注：两肺纹理稀疏，透亮度增高。

3. 诊断与鉴别诊断　慢性支气管炎影像学表现缺乏特征性，但结合临床病史、症状，一般不难作出提示性诊断。需与支气管扩张、间质性肺炎等相鉴别。

（1）支气管扩张：当肺组织体积缩小或出现囊状阴影时提示支气管扩张可能。

（2）间质性肺炎：以两肺门区附近及下肺野分布为主，呈弥漫分布的网状影、小片影、小结节影及小叶间隔增厚等改变。

二、支气管扩张

1. 概述 临床上常见的一种慢性支气管疾病，表现为支气管内径的异常扩张。该病症既可为先天性，亦多见于后天性因素所致。其发病群体以儿童及青少年为主，且通常累及左肺下叶、左肺上叶舌段及右肺下叶，亦存在两肺同时受累的情况。该疾病主要表现为咳嗽、咳痰及咯血这三大症状。约半数患者会出现咯血现象，表现为从痰中带血到大咯血不等。咯血症状在成人中较为多见，而在小儿中相对较少。有少数患者以大咯血作为首发症状，或仅反复出现大咯血，不伴随咳嗽或咳痰。当合并感染时，患者可伴有发热、胸痛等症状；若病变范围广，还可能出现呼吸困难、发绀及杵状指等体征。

（1）先天性支气管扩张的病理特征：先天性结缔组织异常及管壁薄弱，引起软骨发育不全或弹性纤维缺失，造成局部管壁脆弱或弹性减弱，从而导致扩张现象。

（2）后天性支气管扩张的病理特征：慢性感染所致支气管壁组织毁损，支气管内分泌物积聚与长期剧烈咳嗽，引发支气管内部压力上升，以及肺不张与肺纤维化对支气管施加的外在牵引力。依据支气管扩张的形态特征，可将其划分为以下 3 种类型。①柱状支气管扩张：其远端与近端宽度大致相当。②囊状支气管扩张：其远端呈现为球囊状形态改变。③静脉曲张型支气管扩张：其扩张程度略超柱状，支气管形态不规则，类似曲张静脉。此 3 种类型既可单独存在，亦可混合并存，或以某一类型为主导。

2. 影像学表现

（1）X 线表现：轻度支气管扩张胸部 X 线片无异常；较严重支气管扩张可有：①肺纹理增多、增粗、排列紊乱。②囊状或蜂窝状影。表现为多个圆形或卵圆形薄壁透亮区，直径多为 0.5~3.0cm，其内可有气-液平面，提示支气管囊状扩张。③继发感染改变。呈斑片状模糊稍高密度影（图 2-30）。

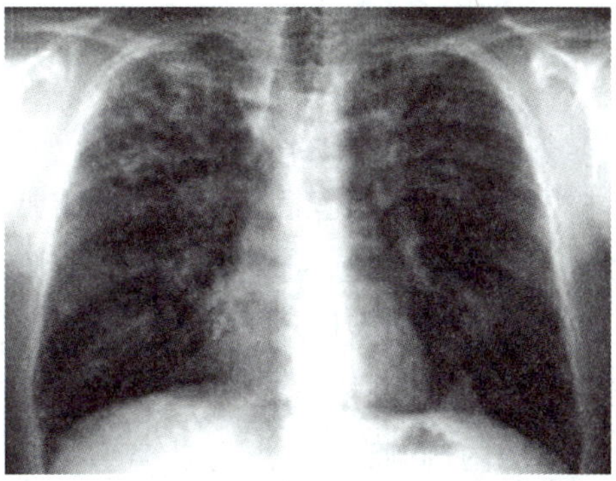

图 2-30 支气管扩张 X 线表现

注：可见“卷发样”改变。

（2）CT 表现：临床上，常使用 HRCT 作为诊断支气管扩张的有效检查方法。表现为：①支气管管腔增宽，内径大于其伴行动脉，管壁增厚。②当支气管走行平行于 CT 扫描层面时，呈“轨道状”。③当支气管走行与 CT 扫描层面垂直时，表现为增厚的圆形透影，与伴行的肺动脉构成印戒状，称为“印戒征”。④囊状支气管扩张表现为支气管远端呈球囊状膨大，多发囊腔阴影呈蜂窝状或葡萄串状改变。⑤合并感染时，囊径增厚，囊内可见气-液平面。⑥静脉曲张型支气管扩张表现为增粗的支气管管径粗细不均，管腔形态不规则，呈串珠状（图 2-31）。

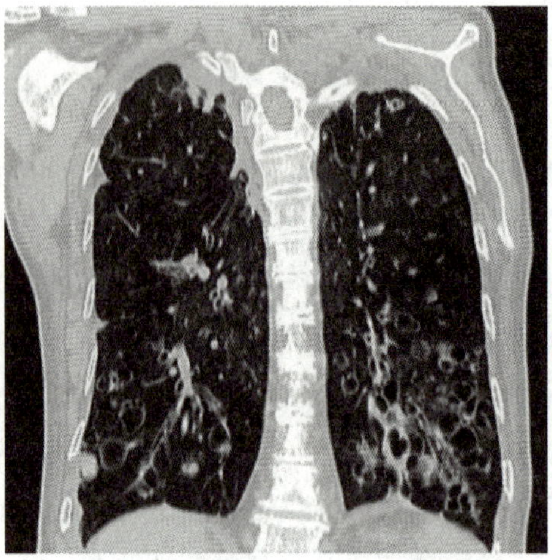

图 2-31　支气管扩张 CT 表现

注：支气管管径呈粗细不均的囊状改变，管壁不规则，可呈串珠状。

3. 诊断与鉴别诊断　HRCT 能够清晰地显示出支气管的细微结构，能够在早期阶段发现病变，目前已成为支气管扩张的主流检查方法。临床上需要与肺囊肿和肺气囊相鉴别。

（1）肺囊肿：囊肿往往是多发性的，囊肿体积通常较大，囊壁相对较薄，较少见到液平面。由于囊壁较薄，可能引起囊肿破裂，导致并发症，影响其肺功能。

（2）肺气囊：通常与金黄色葡萄球菌引起的肺炎有关。气囊呈现出多个类圆形的薄壁空腔，其形态和大小变化迅速。金黄色葡萄球菌肺炎患者常常伴有肺内浸润病灶或脓肿，随着炎症的吸收和消退，肺气囊通常也会随之消失。

三、支气管异物

1. 概述　外部物体经由气管侵入并滞留于支气管内部，其中，以右下肺支气管内的滞留情况较为普遍。临床上多见于儿童患者，常见的滞留物体包括花生、瓜子等非金属类异物，以及义齿、金属等金属类异物。临床早期大多无症状，不易被察觉。随着病情的逐渐发展，患者可能会表现出阵发性刺激性呛咳的症状。病情严重者，还可能出现呼吸困难、发绀，以及窒息等症状。当并发肺部感染时，患者可出现发热、咳嗽等症状。由支气管异物导致的病理变化主要包括机械性堵塞、异物造成的损伤，以及由此引发的感染。异物在管腔内的刺激可能导致支气管黏膜出现充血、水肿、肉芽组织的纤维增生。同时，也可能导致阻塞性肺气肿、阻塞性肺炎和阻塞性肺不张等状况。

2. 影像学表现

（1）X 线表现：X 线透视检查可分别进行深吸气相与深呼气相检查，具有一定的优势，透视下对比观察病变位置、形态更加容易。当一侧支气管遭受不完全性阻塞时，呼气相与吸气相期间，两侧胸腔内的压力将失去平衡状态，导致纵隔两侧摆动。随着病情的逐渐发展，可出现“三阻征”（图 2-32）。具体包括以下 3 种情况。①阻塞性肺气肿：该症状表现为受影响区域的肺野透亮度显著提升，肺纹理变得稀疏，且在呼气相时，这一表现尤为明显。②阻塞性肺炎：若异物阻塞的时间过长，则相应的肺叶或肺段将发生炎性病变，表现为密度不均匀的斑片状高密度影像，边缘呈现模糊状态。③阻塞性肺不张：当支气管被异物完全阻塞时，将引发患侧肺、肺叶或肺段的不张现象。表现为受影响的一侧肺或肺叶、肺段的透亮度降低，密度增加，以及肺叶体积的缩小，同时纵隔受到患侧肺部的牵拉而发生移位。

此外，对于金属异物，X 线片可直接显示其位置、形态和大小；而对于非金属异物，可呈现纵隔摆动的征象。

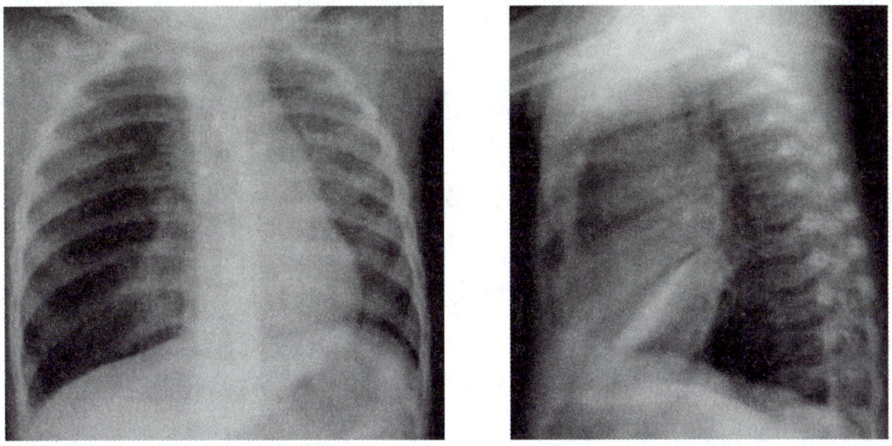

（a）　　　　（b）

图 2-32　支气管金属异物 X 线表现

注：（a）正位；（b）侧位。

（2）CT 表现：CT 横断面扫描，密度分辨力高，常能发现 X 线透视或胸片不能显示的异物影像，螺旋 CT 检查时间短，比较适合儿童支气管异物的急诊检查。CT 扫描后处理功能强大，多曲面重建、仿真内镜技术能在无创情况下对支气管异物作出定位和诊断。

3. 诊断与鉴别诊断　需与支气管炎及肺炎疾病进行鉴别。气胸表现为肺野透亮度增加，无异物影，无纵隔摆动等改变。还需与临床表现相结合，肺炎常有上呼吸道感染史，无异物吸入史。

第五节　肺部疾病影像诊断

一、大叶性肺炎

1. 概述　大叶性肺炎系细菌所致的急性肺部炎症，在细菌性肺炎中是最为常见的类型，其主要致病菌为肺炎链球菌。该病通常影响整个肺叶或多个肺段。根据病理变化的不同，大叶性肺炎可分为 4 个阶段。

（1）充血期：发病后 1~2 天，肺部毛细血管扩张充血，肺泡内有少量浆液渗出。

（2）红色肝样变期：发病后 3~4 天，肺泡内充斥着大量纤维蛋白及红细胞等渗出成分，使得肺组织在进行切面观察时，呈现出如同肝的红色外观。

（3）灰色肝样变期：发病后 5~6 天，肺泡内红细胞数量持续递减，大量白细胞逐渐占据主导地位。此时对肺组织进行切面观察，可见其呈现出类似肝的灰色外观。

（4）消散期：发病 7 天后，肺泡内先前积聚的纤维性渗出物逐步发生溶解，并陆续被机体吸收。与此同时，肺泡再度恢复充气状态，肺功能也随之慢慢趋向正常，逐步恢复至患病前水平。

大叶性肺炎多见于青壮年人群，冬季和春季发病率较高。临床上，患者常表现为起病急，伴寒战、高热、胸痛、咳嗽及咳出铁锈色痰等特征。不同时期的体征略有不同。叩诊时可出现浊音，听诊时出现语颤增强及肺部啰音等。此外，实验室检查通常显示白细胞总数增多及中性粒细胞比例明显升高，提示机体正在积极应对感染。

大叶性肺炎的早期识别和及时干预对于改善患者预后至关重要。影像检查，尤其是胸部 X 线和 CT 扫描，能够帮助明确病变的范围和性质，从而为制订有效的治疗方案提供依据。通过适当的抗生素治疗和支持性护理，大多数患者能够在短时间内恢复健康。

微课：大叶性肺炎影像诊断

2. 影像学表现

（1）X 线表现：X 线片能够有效地反映大叶性肺炎在病理上 4 个不同阶段的大体形态变化，这对于临床诊断具有重要意义（图 2-33）。

1）充血期：在此阶段，X 线检查可能会出现阴性表现，或仅可观察到病变区域肺纹理的增多和透亮度的轻微降低。这一阶段的影像变化往往不够典型，因此在临床上容易被忽视。

2）实变期（含红色肝样变期与灰色肝样变期）：X 线片可见大片均匀致密阴影，形态贴合肺叶或肺段轮廓，叶间裂侧界线清晰平直，其余边缘模糊。因实变肺组织与含气支气管对比鲜明，影像常现透亮支气管影，即“空气支气管征”。近年来，抗生素的广泛使用使大叶性肺炎典型表现受抑，病变多局限于肺叶局部或某一肺段，加大了临床诊断难度。

3）消散期：实变区的密度逐渐降低，影像学表现为密度不均匀的斑片状阴影。这是由于病变的消散过程不均匀所致。炎症可能会完全吸收，或仅留下少量的条索状阴影，偶尔会演变为机化型肺炎，形成更复杂的影像学表现。

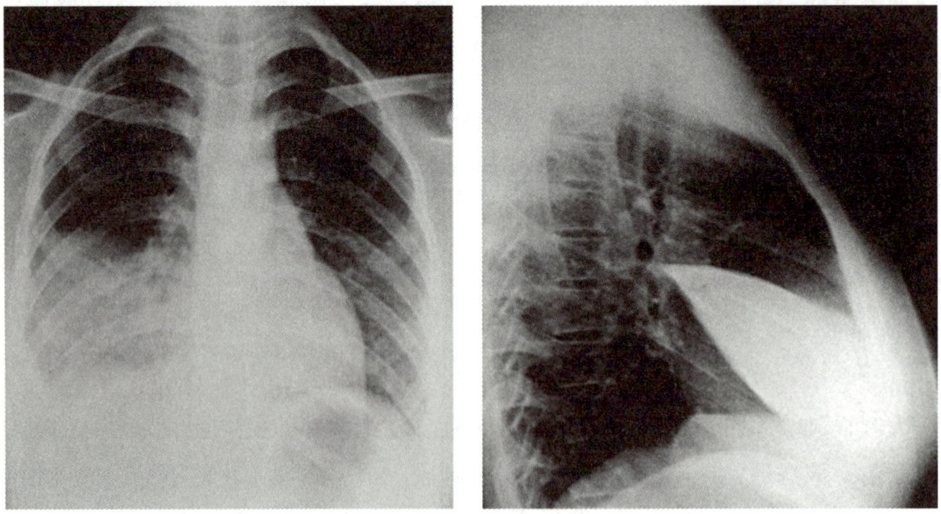

（a）　　　　　　（b）

图 2-33　大叶性肺炎 X 线表现

注：（a）正位；（b）侧位。

（2）CT 表现：CT 扫描在评估大叶性肺炎的影像学表现方面提供了更为清晰和细致的信息（图 2-34）。

1）充血期：在 CT 影像上，病变区可见磨玻璃样阴影，边缘模糊，且其内的血管结构隐约可见。这种影像特征有助于早期识别肺部炎症。

2）实变期：在这一阶段，CT 影像显示肺叶或肺段分布的致密阴影，空气支气管征在 CT 图像上表现得更加清晰和明显。通过 CT 扫描，可以更直观地观察到肺部的结构变化，为临床决策提供依据。

3）消散期：随着病变的吸收，实变阴影的密度逐渐降低，表现为散在的、大小不等的斑片状阴影。这种变化反映了炎症的逐步消退和肺组织恢复的过程。

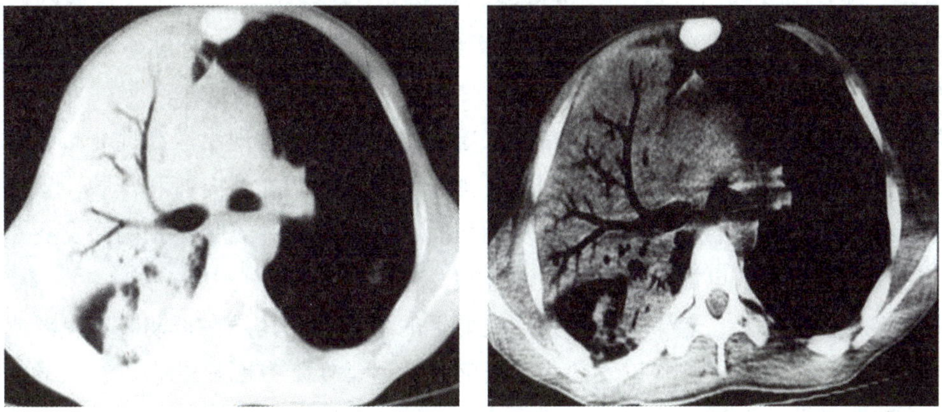

（a）　　（b）

图 2-34　大叶性肺炎 CT 表现

注：（a）CT 肺窗；（b）CT 纵隔窗。

通过对 X 线片和 CT 影像的综合分析，能够更全面地了解大叶性肺炎的病理变化及其发展过程，从而为患者制订个体化的治疗方案。影像检查在早期诊断、监测病情进展及评估治疗效果方面均发挥着至关重要的作用。

3. 诊断与鉴别诊断　在临床实践中，通过胸片或 CT 影像观察到某一肺叶或肺段的大片实变，并且伴随体积不变的表现，结合患者突发的寒战、高热、胸痛、咳嗽，以及咳出铁锈色痰的病史，可以明确诊断为大叶性肺炎。然而，在消散期，若影像显示密度逐渐降低，或内部出现稀疏区，则需要与其他疾病，如肺结核、肺不张等进行鉴别。以下是鉴别诊断的要点。

（1）肺结核：具体如下。大叶性肺炎需与干酪样肺炎进行鉴别。大叶性肺炎在影像学上通常表现为密度均匀的阴影，且一般在 2 周内能够吸收；而干酪样肺炎则表现为密度不均匀的阴影，其影像中隐约可见不规则的小透光区，且动态变化相对缓慢。这种差异在影像学上是非常重要的，有助于进行准确的诊断。肺炎消散期的表现与继发性肺结核相似，因此，了解患者的发病过程、临床症状、体征及实验室检查结果对于鉴别诊断至关重要。例如，患者的咳嗽持续时间、痰液的特征、体温变化及影像学表现都应被纳入考虑。

（2）肺不张：肺不张的影像学表现通常与大叶性肺炎有显著不同。肺不张的肺叶会表现为体积缩小，叶间裂凹陷，邻近组织器官向患叶移位。而在大叶性肺炎中，肺炎区域的体积基本保持不变，通常不会出现明显的移位现象。通过对比这些影像学特征，可以更准确地判断病变的性质。

在进行鉴别诊断时，除了依赖影像检查外，临床还需要综合考虑患者的病史、体格检查结果及实验室检查。对于大叶性肺炎的患者，临床表现如咳嗽、呼吸困难、胸痛等症状的出现，以及病程的变化都能为鉴别提供重要线索。同时，实验室检查如痰液培养和血液检查也能为最终诊断提供辅助信息。通过这些综合措施，能够更全面地评估患者的病情，制订出更为合理的治疗方案。

二、支气管肺炎

1. 概述 支气管肺炎（bronchopneumonia）亦称小叶性肺炎（lobular pneumonia），是一种常见的肺部感染性疾病，通常由多种病原菌引起，包括链球菌、葡萄球菌等。此外，病毒（如流感病毒、呼吸道合胞病毒）和真菌（如白念珠菌）也可能导致支气管肺炎的发生。这种疾病的病理变化主要集中在支气管周围的肺实质，表现为以小叶支气管为中心的炎症，炎症通过终末细支气管扩展至肺泡，导致肺部的炎性渗出物积聚。

在组织病理学上，支气管肺炎的病变通常局限于肺小叶范围，呈现出散在性分布的特点，但在某些情况下，这些病变也可能融合成大片状的阴影。由于细支气管的炎性充血和水肿，支气管的通畅性受到影响，可能导致不同程度的支气管闭塞，从而引发小叶性肺气肿或肺不张的并发症。这种病理变化使得支气管肺炎的临床表现更加复杂，需引起重视。

支气管肺炎多见于婴幼儿、老年人及免疫功能低下的患者，尤其是在长期卧床患者或行手术后患者中更为常见。临床上，支气管肺炎以发热为主要症状，通常伴随有明显的胸痛、咳嗽等症状。患者在咳嗽时可能会咳出黏液泡沫样痰或脓痰，严重病例可能出现呼吸困难和发绀等危急症状，提示病情的加重。

在临床评估中，患者的体温升高，通常伴随全身不适感和乏力。胸痛的性质可能是刺痛或钝痛，通常与呼吸动作相关，深呼吸或咳嗽时疼痛加重。咳嗽是支气管肺炎的一个重要症状，患者可能会感到咳嗽频繁且难以缓解，伴随痰液的产生，这些痰液的颜色和性质可能会随着病情的变化而有所不同。

由于支气管肺炎的症状可以与其他呼吸道疾病相似，因此在临床诊断时需要进行详细的病史采集和体格检查。影像检查（如胸部 X 线或 CT）也有助于确认诊断，显示出肺部的炎症和渗出情况。通过综合评估患者的临床表现、影像学特征，以及实验室检查结果，可以更准确地诊断支气管肺炎，并制订相应的治疗方案，以提高患者的康复率。

2. 影像学表现

（1）X 线表现：在 X 线片上，支气管肺炎的病灶通常呈现为多发的斑片状影，大小不一，边缘模糊且密度不均匀。密集的病变有时会融合成较大的片状影，形成更为明显的阴影区域。这些病变主要分布在两肺的中下野，尤其是在内、中带区域，并且沿肺纹理的走向分布，体现出支气管炎症对周围肺组织的影响（图 2-35）。

影像学上还可见肺纹理增多、增粗且模糊，这一征象通常是支气管炎和支气管周围炎的表现，提示支气管及其周围组织发生了炎症反应。这种变化在影像上可能导致肺部结构的模糊不清，影响临床对病变的评估。

当支气管肺炎合并肺气肿时，影像学表现为两肺野的透亮度增高，胸廓扩大，肋间隙增宽，膈肌呈现低平状态。这些变化反映了肺气肿导致的肺通气功能障碍。此外，伴随有阻塞性小叶肺不张的情况下，不张的小叶形态可能与小叶渗出影相似，造成影像学鉴别的困难，因此在判断时需要特别注意。

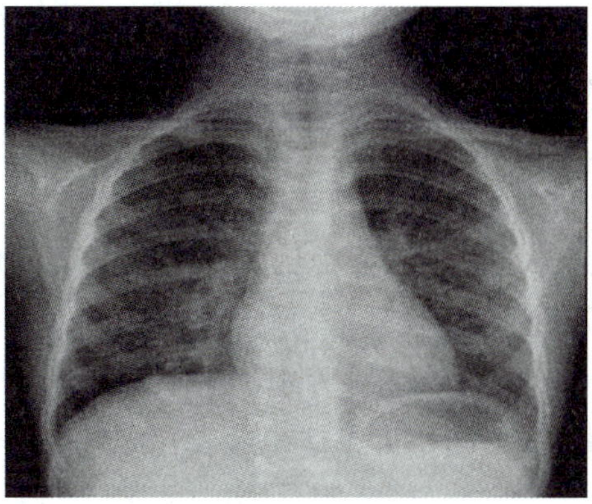

（a）

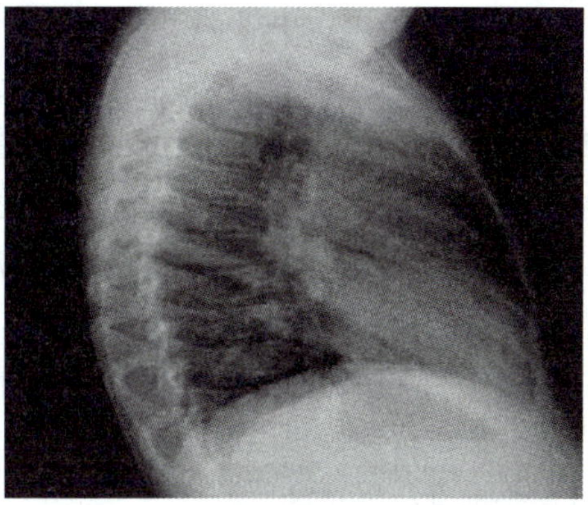

（b）

图 2-35 支气管肺炎 X 线表现

注：（a）正位；（b）侧位。

（2）CT 表现：虽然支气管肺炎的主要诊断依赖于 X 线检查，但 CT 扫描在某些情况下也显得尤为重要，特别是在判断病变内部是否存在空洞及胸腔积液方面。这对于确定是否合并肺脓肿及支气管扩张等并发症具有重要意义（图 2-36）。

1）在 CT 影像上，大多数散在的片状病灶符合肺腺泡或肺小叶的实变形态，表现为不规则的高密度影，提示局部肺组织的炎症渗出。影像学特征的识别有助于临床对病变的性质进行更准确的评估。

2）CT 影像上还可观察到两肺中下部的支气管血管束增粗且模糊，这一表现反映了支气管及其周围血管的炎症变化，提示可能存在支气管周围炎或支气管扩张等病理状态。

有时在小片状影之间，可以看到小圆形透亮阴影，这通常是由于小叶支气管活瓣阻塞引起的肺小叶过度充气所致。这种影像特征在临床上具有重要的指示意义，能够帮助更好地了解患者的病理生理状态。

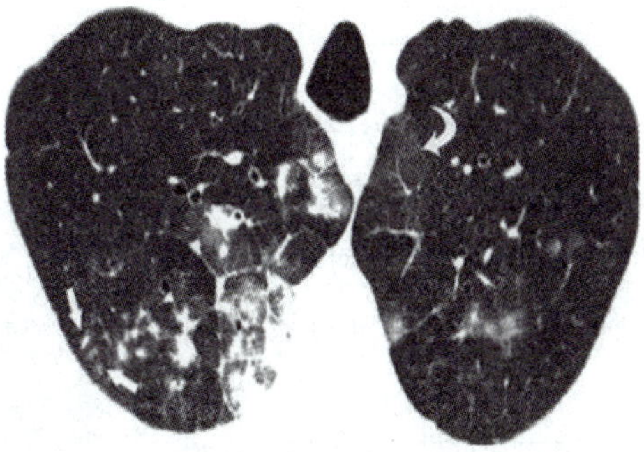

图 2-36 支气管肺炎 CT 表现

通过对支气管肺炎的影像学表现进行全面分析，可以更准确地识别疾病的性质和严重程度，从而为后续的治疗决策提供重要依据。影像检查不仅有助于确认诊断，还能帮助监测疾病的进展和治疗效果，确保患者得到及时和有效的医疗干预。

3. 诊断与鉴别诊断 在诊断支气管肺炎时，影像学表现通常包括两肺中内带的纹理增粗和小斑片状实变，结合临床上以发热为主要症状，可以初步确诊为本病。然而，为了确保诊断的准确性，还需与其他相似疾病进行鉴别，特别是节段性阻塞性肺炎和支气管扩张伴感染。CT 扫描在这一过程中发挥着重要作用，能够提供更详细的影像信息，帮助作出准确判断。

（1）节段性阻塞性肺炎：患者的近端相应支气管可能存在狭窄或阻塞的情况。影像检查显示，受影响的肺段会出现相应的实变影，通常伴有肺纹理的改变。应注意，在经过抗感染治疗和对症处理后，如果病变未能好转或反复发作，便可以考虑为节段性阻塞性肺炎。这种情况可能与支气管内的肿瘤、异物或炎症性病变有关，导致支气管通畅性受限，从而引发肺炎表现。

（2）支气管扩张伴感染：支气管扩张伴感染的患者在影像学上常见"双轨征"或"印戒征"等典型的支气管扩张改变。这些影像学特征表明支气管壁的结构发生了明显的改变，通常与慢性支气管炎或反复感染相关。患者的病史通常较长，且常有反复发作的表现，伴随咳嗽、咳痰等症状。影像学上，支气管扩张的表现可能与支气管肺炎相似，但通过 CT 扫描可以清楚地看到支气管的扩张程度和形态变化，从而帮助进行准确的鉴别。

三、间质性肺炎

1. 概述 间质性肺炎是一种以肺间质炎症为主要特征的肺炎。其病因多样，常见的诱因包括病毒感染、细菌感染及其他致病性微生物的感染，尤其是某些毒性较强的病原体。主要的病理变化包括细支气管壁及肺泡壁的浆液渗出和炎症细胞浸润，肺泡腔内可能伴有轻度渗出。在慢性间质性肺炎的情况下，患者常常会出现增殖性及纤维性病变，这可能导致肺组织的结构改变，影响肺功能。此外，小支气管壁的炎症、充血及水肿可能引起管腔的部分性或完全性阻塞，从而影响气体交换。炎症还可能沿淋巴管扩散，引起淋巴管炎和淋巴结炎，进一步加重病情。

间质性肺炎多见于抵抗力下降或免疫抑制的患者，尤其是小儿，常继发于麻疹、百日咳或流行性感冒等急性传染病。临床表现除原发病的症状外，患者通常会出现发热、咳嗽、气促及发绀等症状。发热通常为中等程度，咳嗽多为干咳，气促则可能随着病情的加重而加重，严重者可能出现呼吸困难。由于炎症的扩散，患者在体格检查时可能会发现肺部听诊时有干啰音或湿啰音，提示肺部存在炎性渗出物。

2. 影像学表现

（1）X 线表现：在 X 线检查中，间质性肺炎的典型表现为肺纹理增粗、模糊，常呈现交织成网状的特征，并伴有小点状影（网织结节影）。这种病变通常以双肺广泛性分布为特征，尤其在肺门区及中下肺野表现得更为明显（图 2-37）。

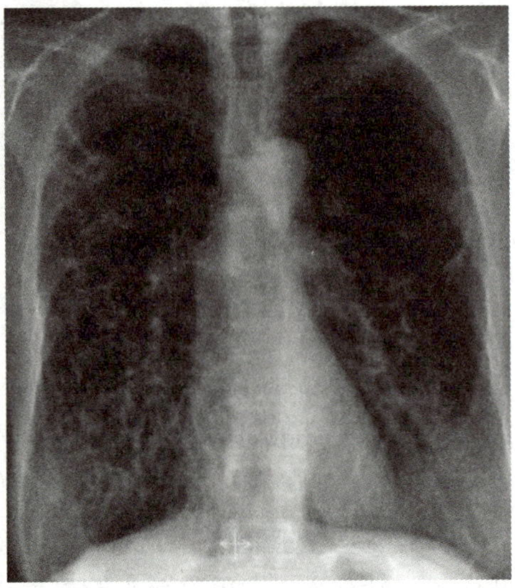

图 2-37 间质性肺炎 X 线表现

在肺门周围，间质内的炎性浸润可能导致肺门阴影的密度增高，轮廓模糊，结构不清晰。这种改变提示肺门区域的炎性反应，可能影响到支气管和血管的结构。

对于婴幼儿急性间质性肺炎，由于细支气管的部分性阻塞，影像学上可见弥漫性肺气肿的表现，肺野透亮度增加，显示出气体交换受阻的情况。

（2）CT 表现：尤其是高分辨率 CT（HRCT），能够更清晰地显示间质性肺炎的影像学特征。在病变早期，HRCT 可见肺内出现片状磨玻璃密度阴影，同时伴随小叶内间质增厚及小叶间隔增厚。这些影像学特征提示早期的炎性反应和肺组织的水肿。随着病变的发展，影像学上表现为小叶间隔及支气管血管束的增粗且不规则，显示出间质的持续炎症及纤维化过程。在病变严重阶段，肺间质纤维化表现为广泛的网状或蜂窝状阴影，通常伴随牵拉性支气管扩张或肺大疱的形成。此外，可能还会观察到小叶性实变，这表明肺组织的结构已经发生了显著改变。CT 扫描还可能显示肺门及纵隔淋巴结的增大，提示可能存在的淋巴系统反应，进一步反映出全身炎症的状态（图 2-38）。

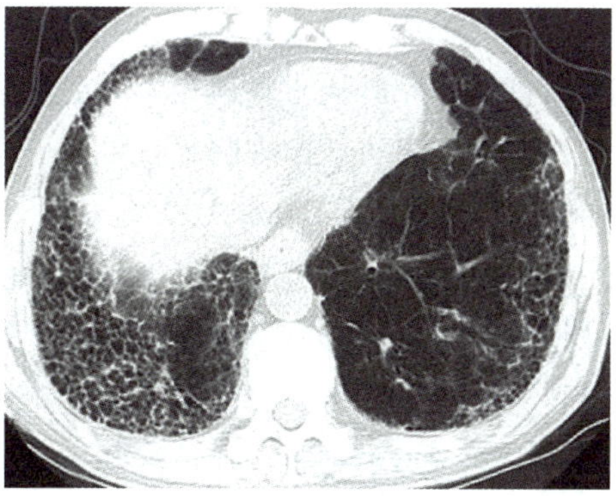

图 2-38 间质性肺炎 CT 表现

3. 诊断与鉴别诊断 间质性肺炎的影像学表现通常呈现为广泛分布的病变，表现为沿支气管和血管周围间质分布的纤维条状、斑点状和小片状密度增高影，伴有胸膜下网格状影。这些特征提示了本病的可能性。然而，由于间质性肺炎的影像学表现与其他多种肺部疾病相似，因此在诊断时需要进行仔细的鉴别诊断。

（1）结缔组织病：如系统性硬化症、类风湿关节炎等，这些疾病常伴随间质性肺炎，影像学上可能出现类似的纤维化改变。

（2）肺尘埃沉着病（尘肺）：如硅肺、煤工肺等，尘肺的影像学表现也可能显示间质性改变，但通常伴随特征性的颗粒影。

（3）组织细胞增生症：如嗜酸性肉芽肿病（Langerhans 细胞组织细胞增生症），影像学上可见小结节和间质性改变。

（4）结节病：影像学上可表现为肺门淋巴结肿大和肺内小结节，需结合临床症状和实验室结果进行鉴别。

（5）细支气管炎：其影像学表现可能与间质性肺炎相似，但通常更集中于细支气管的炎症表现。

（6）血行播散型肺结核：当影像学上出现粟粒样结节时，需与血行播散型肺结核进行鉴别。血行播散型肺结核的典型特点为“三均匀”或“三不均匀”的分布，通常表现为多发性小结节，且这些结节分布较为均匀。而间质性肺炎的粟粒样结节则主要分布在两肺的中带及下肺野，且这些结节通常位于网格状影之间，呈现出一定的分布特征。

四、肺脓肿

1. 概述 肺脓肿是由化脓性细菌感染致使肺组织发生坏死而形成的。其常见致病菌有金黄色葡萄球菌、肺炎链球菌，以及厌氧菌等多种类型。这些细菌可以通过多种途径引发感染，主要包括吸入性感染、血源性感染，以及直接蔓延感染。右肺肺脓肿的发生率较左肺更高，尤其是右肺上叶后段及下叶背段为肺脓肿的高发区域。

化脓性细菌一旦经分泌物或异物被吸入支气管，便会诱发肺组织出现化脓性炎症。一般在感染发生 1 周后，病灶中心会逐步发生坏死和液化，进而积聚形成脓肿。之后，随着坏死液化物顺着支气管排出，可能在肺内形成空洞。在某些情况下，肺脓肿可能破裂并蔓延至胸腔，导致脓胸或脓气胸。

急性肺脓肿若治疗及时恰当，脓腔可能会缩小直至消失。但若脓肿引流不通畅，或治疗不及时、效果不理想，脓肿壁会有大量肉芽组织和纤维组织增生，进而转变为慢性肺脓肿，使病程变得更为复杂且迁延难愈。

急性肺脓肿通常表现为起病急，患者主要症状为高热、剧烈咳嗽、咳出带有臭味的脓痰，以及胸痛，部分患者可能出现咯血。此外，全身中毒症状明显，白细胞总数通常显著增多，提示存在严重感染。

相较于急性肺脓肿，慢性肺脓肿的主要症状则以持续的咳嗽、咳脓痰和咯血为特征，可能伴随不规则发热、贫血和体重减轻等全身表现。这些症状的出现通常与脓肿的持续存在及慢性炎症过程密切相关。慢性肺脓肿患者的生活质量可能受到显著影响，因此及时的诊断与治疗至关重要。

2. 影像学表现

（1）X 线表现

1）化脓性炎症期：在此阶段，肺脓肿通常表现为大片状模糊阴影，类似大叶性肺炎。病变主要集中在上叶后段和下叶背段，提示炎症的广泛性和严重性。

2）空洞形成期：此时影像学表现为大片阴影中伴有低密度区和气–液平面，空洞的壁较厚，且空洞壁的内缘通常光滑。外缘则显得模糊不清，这是急性肺脓肿的典型 X 线片表现。在吸入性感染的病例中，通常会观察到单发空洞，而多发空洞则可能提示存在血源性感染的风险。

3）慢性期：进入慢性阶段后，脓肿空洞周边的炎性浸润大多已被吸收，取而代之的是纤维结缔组织增生，由此形成边界清晰的厚壁空洞。在此阶段，空洞内可能有气–液平面出现，也可能并无此现象。而多房空洞的影像学表现为存在多个大小不一的透亮区。另外，空洞周围往往可见紊乱分布的索条状或斑片状影，邻近胸膜常常会有局限性增厚及粘连的情况发生（图 2-39）。

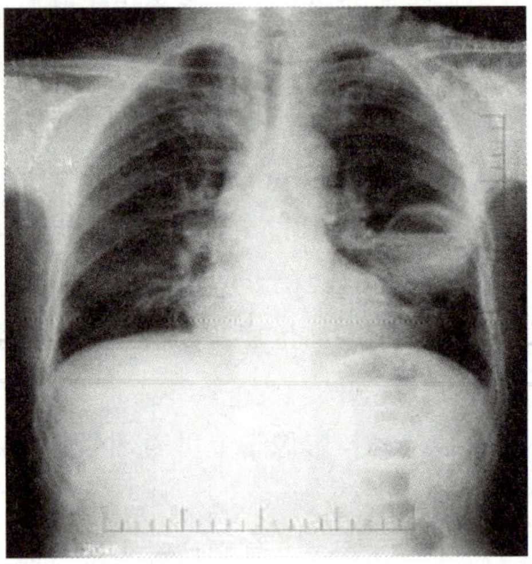

图 2-39　左肺脓肿（气–液平面）X 线表现

（2）CT 表现

1）化脓性炎症期：在 CT 影像上，肺脓肿呈现为大片状模糊阴影，实变阴影中可见低密度的坏死和液化灶（图 2-40）。这些影像特征能够在早期提示肺脓肿的可能性，有助于临床及时作出诊断。

2）空洞形成期：此时 CT 表现为类圆形的厚壁空洞，常伴有气–液平面。空洞壁的内缘通常光滑，而外缘则常显得模糊不清。周围可能出现片状渗出性病变，CT 增强扫描显示脓肿壁有明显的强化，这为判断病变的性质和严重程度提供了重要依据。

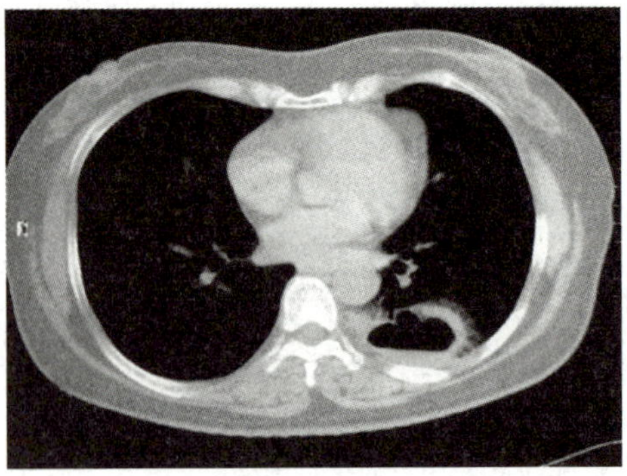

图 2-40　肺脓肿 CT 表现

3）慢性期：在慢性阶段，CT 影像学表现为空洞内外壁界限清晰，洞内可见气–液平面。空洞周围可能伴随大量的纤维条索状影，且可能合并脓胸或广泛的胸膜增厚。这些影像学特征不仅有助于评估病情的进展，还能为进一步的治疗决策提供重要参考。

3. 诊断与鉴别诊断 在肺脓肿的诊断过程中，影像检查与临床症状的结合至关重要。根据胸片和CT的影像学发现，若观察到肺内厚壁空洞，伴有气-液平面，且洞壁内缘光滑、外缘模糊，同时CT增强扫描显示脓肿壁明显强化，再结合患者的临床症状如发热、咳嗽、咳脓臭痰和胸痛，以及实验室检查中白细胞总数明显增多，则可作出肺脓肿的诊断。然而，还需与其他疾病进行鉴别，以确保诊断的准确性。

（1）结核性空洞：通常好发于上叶尖后段和下叶背段，空洞相对较小，且壁较薄。与肺脓肿不同，结核性空洞内常缺乏气-液平面，周围组织常可见卫星灶，这些特征有助于在影像学上进行区分。

（2）肺癌空洞：多见于老年患者，其影像学特征表现为空洞壁较厚，且呈现偏心型。空洞的内壁通常凹凸不平，外缘则可能出现分叶状和毛刺等征象，这些特征与肺脓肿的光滑壁和模糊外缘形成鲜明对比。

（3）肺囊肿继发感染：肺囊肿在继发感染后可能表现为囊壁增厚并伴有气-液平面。然而，与肺脓肿不同的是，肺囊肿周围通常缺乏明显的炎性浸润。在治疗后，囊肿壁可能变薄且均匀，甚至在某些情况下，囊肿会完全消失而不留痕迹。

五、肺结核

肺结核是由结核分枝杆菌引起的感染性疾病，主要影响肺部，但也可以波及气管、支气管及胸膜等部位。肺结核可分为以下 5 种主要类型。

1. 原发性肺结核 包括原发复合征和胸内淋巴结结核。在儿童患者中，原发性肺结核还包括干酪样肺炎及气管、支气管结核。原发性肺结核通常是初次感染后出现的病变，可能表现为局部炎症、淋巴结肿大及相应的影像学改变。

2. 血行播散型肺结核 根据病程的不同可分为急性、亚急性和慢性血行播散型肺结核。血行播散型肺结核是指结核分枝杆菌通过血液传播至全身各个脏器，导致广泛的结核性病变。其临床表现可能包括全身症状，如发热、乏力和多脏器损害，严重者可出现脓毒血症。

3. 继发性肺结核 包括浸润性肺结核、结核球、干酪样肺炎、慢性纤维空洞性肺结核和毁损肺等。继发性肺结核通常发生在原有肺结核病灶的基础上，表现为慢性或急性炎症，可能导致肺组织的破坏和功能障碍，影像学上可见空洞或浸润影。

4. 支气管结核 此类型涉及支气管的黏膜及黏膜下层的结核病变。支气管结核可能引起气道狭窄、咳嗽及呼吸困难等症状，严重时可影响气道通畅，导致呼吸功能受限。

5. 结核性胸膜炎 包括干性胸膜炎、渗出性胸膜炎和结核性脓胸。结核性胸膜炎常表现为胸痛、呼吸困难及胸腔积液，严重时可能导致胸膜增厚和粘连，影响肺的扩张与肺功能。

（一）原发性肺结核

1. 概述 原发性肺结核是指人体首次感染结核分枝杆菌后所引发的结核病，仅有少数病例（5%～10%）发展为临床活动性结核病。儿童常见，少数可见于青少年。结核分枝杆菌通过呼吸道吸入后进入肺泡，导致急性渗出性病变，形成原发病灶。与此同时，病菌可通过淋巴管扩散，进而诱发结核性淋巴管炎和结核性淋巴结炎。肺部的原发灶、局部淋巴管炎及淋巴结炎三者合称为原发复合征。此时，患者的病变附近可能会出现胸膜反应，表现为胸膜增厚或渗出，进一步加重患者的临床症状。

原发性肺结核的临床表现常常不明显，许多患者可能没有显著的呼吸道症状。部分患者可能会出现不规则发热、慢性咳嗽、消瘦和乏力等全身症状。少数患者也可出现压迫症状，如呼吸困难、刺激性咳嗽和哮喘等症状，这通常是由于肺门或纵隔肿大淋巴结压迫较大支气管所致。影像检查可见肺部病灶、淋巴结肿大及胸膜改变等特征。

原发性肺结核的早期诊断和治疗至关重要，能够有效降低疾病的传播风险并改善患者的预后。

2. 影像学表现

（1）X 线表现

1）原发复合征：原发病灶、淋巴管炎与肿大的肺门淋巴结相互连接，呈典型的哑铃状征象。肺野中原发病灶呈云絮状或斑片状模糊阴影，易被吸收。肺门和/或纵隔淋巴结的肿大表现为向同侧肺野突出的致密影，而原发病灶与肿大淋巴结之间的淋巴管炎则表现为线状或条索状的模糊阴影（图 2-41）。这种影像学特征有助于早期识别原发性肺结核的存在。

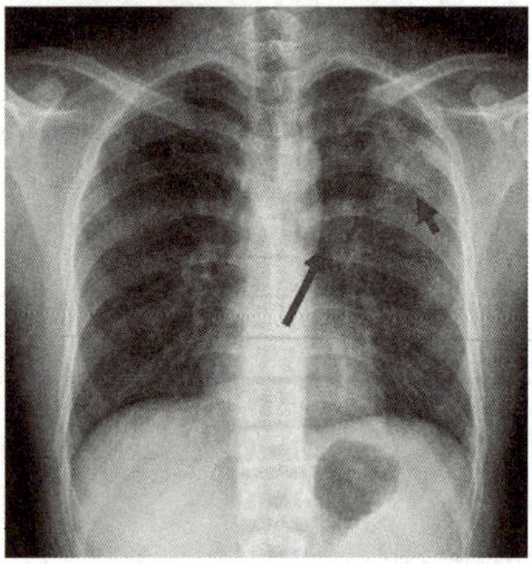

图 2-41　原发性肺结核 X 线表现

2）胸内淋巴结结核：表现为肺门或纵隔区向肺野突出的类圆形高密度阴影，边缘可以模糊或清晰。此类影像特征提示淋巴结受累，需进一步评估其性质和可能的临床影响。

（2）CT 表现

1）CT 平扫：能够清晰地显示肺内的原发病灶、引流的淋巴管炎及肿大的肺门淋巴结。其形态学表现与 X 线片影像相似，但 CT 扫描具有更高的分辨率，能够更准确地显示肿大淋巴结的具体位置、分布情况及其是否存在钙化现象（图 2-42）。这种详细的影像学信息为临床提供了更为精准的诊断依据，帮助识别潜在的结核感染，评估病变的严重程度。

2）CT 增强扫描：可以更清晰地观察肿大淋巴结的内部结构与范围。常见的影像学表现包括环形强化或分隔样强化，中央区域可能出现无强化的干酪坏死区。这些特征不仅有助于评估结核性淋巴结的活跃性，还能揭示其对周围组织的影响程度。增强扫描的结果对于制订治疗方案和监测疾病进展具有重要的临床意义。

3. 诊断与鉴别诊断　儿童或青少年，X 线片或 CT 上见到由原发病灶、淋巴管炎与肿大的肺门淋巴结连接形成的哑铃状征象，或出现单纯肺门淋巴结肿大，结合临床不规则发热、慢性咳嗽、乏力、消瘦等症状，即可诊断为本病。但需要与大叶性肺炎、支气管肺癌、淋巴瘤等鉴别。

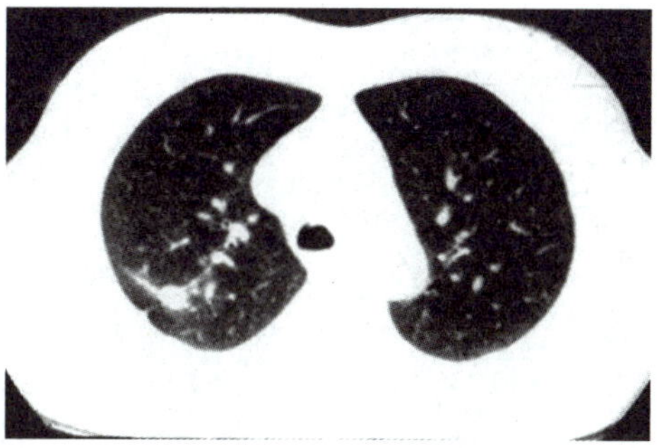

（a）

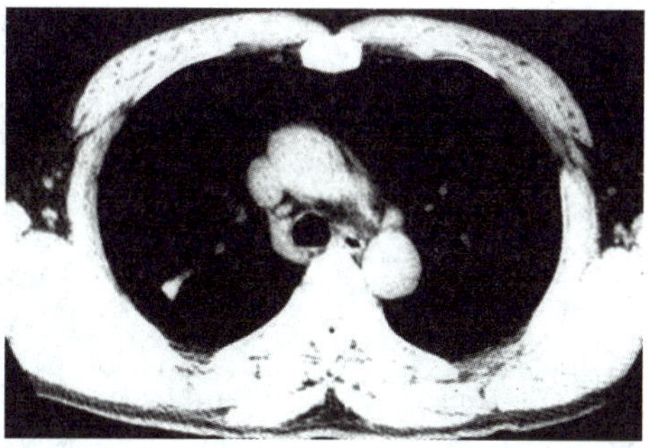

（b）

图 2-42 原发性肺结核 CT 表现

注：（a）肺窗；（b）纵隔窗。

（1）肺内原发病灶与大叶性肺炎鉴别：前者多呈云絮状或斑片状，伴肺门淋巴结肿大；后者病灶范围较大或呈整个大叶范围分布，肺门淋巴结一般不增大。

（2）胸内淋巴结结核与支气管肺癌鉴别：后者发病年龄较大，肺内病灶可有分叶和毛刺征象，一般无淋巴管炎的线状影，肿大淋巴结多有融合，易侵犯周围血管或气管，引起压迫症状较重，如上腔静脉梗阻、哮喘与呼吸困难等，纤维支气管镜检查有助于鉴别。

（3）胸内淋巴结结核与淋巴瘤鉴别：后者常为两侧肺门淋巴结肿大，内部较少坏死，一般无肺结节。

（二）血行播散型肺结核

1. 概述 血行播散型肺结核又称为粟粒型肺结核，是由于结核分枝杆菌通过血液循环进入全身并播散至肺部，导致病灶在双肺呈现弥漫性分布。这种情况通常发生在结核分枝杆菌大量侵入血液循环后，可能是一次性或在短时间内多次侵入，形成大小为 1~2mm 的米粒样病灶，称为急性粟粒性肺结核。若结核分枝杆菌数量较少，并在较长时间内反复侵入血液循环，可能导致大大小小不等的病灶，主要以增殖性病灶为主，这种情况被称为亚急性或慢性血行播散型肺结核。

急性血行播散型肺结核一般起病急骤，患者中毒症状显著，如高热、寒战、盗汗、周身乏力、咳嗽咳痰，以及胸痛等表现较为常见，还有部分患者会伴有消化道不适症状，甚至出现脑膜刺激征。与之不同的是，亚急性或慢性血行播散型肺结核，其症状表现相对隐匿，多呈现程度各异的畏寒、低热，还常伴随盗汗、失眠、乏力、身体消瘦及咳嗽等症状。实验室检查，结核抗体试验呈阳性，提示结核感染。

2. 影像学表现

（1）X 线表现：①急性血行播散型肺结核。发病早期，影像特征较为细微，往往只能见到肺纹理稍增粗或两肺野出现磨玻璃样密度影。随着病情进展，约 2 周后，可见典型的“三均匀”表现，即两肺野分布均匀、大小一致（直径 1~2mm）、密度均匀的弥漫性小结节状病灶（图 2-43）。这些小结节的出现通常会导致肺纹理被掩盖，使得辨认肺部其他结构变得困难。②亚急性或慢性血行播散型肺结核。X 线片表现一般呈现“三不均匀”的特点，即两肺病灶在大小、密度和分布上均不一致。病灶多以中上肺野为主要分布区域，而下肺野的病灶相对较少。这种不均匀性反映了病变的复杂性，提示临床可能需要进行进一步的评估和干预。

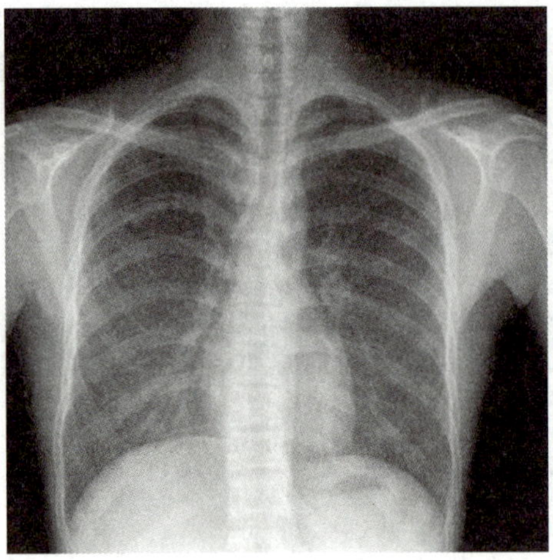
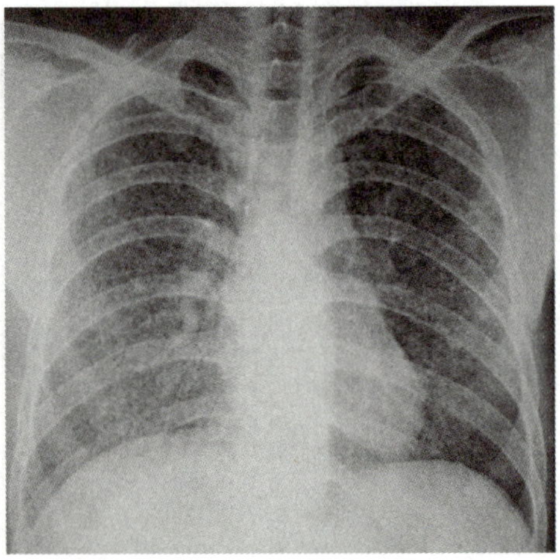

（a）　　（b）

图 2-43　血行播散型肺结核 X 线表现

注：（a）急性血行播散型肺结核；（b）亚急性血行播散型肺结核。

（2）CT 表现：CT 表现与 X 线片相似，但 CT 扫描能更清晰地显示急性血行播散型肺结核在发病初期时，X 线胸片可能难以识别的粟粒性病灶。CT 扫描可以更好地揭示这些小结节的细微结构变化，并且能够更准确地显示亚急性或慢性血行播散型肺结核结节内的钙化现象。这种钙化通常提示病变的慢性化或愈合过程，对于疾病的评估和治疗方案的制订具有重要意义（图 2-44）。

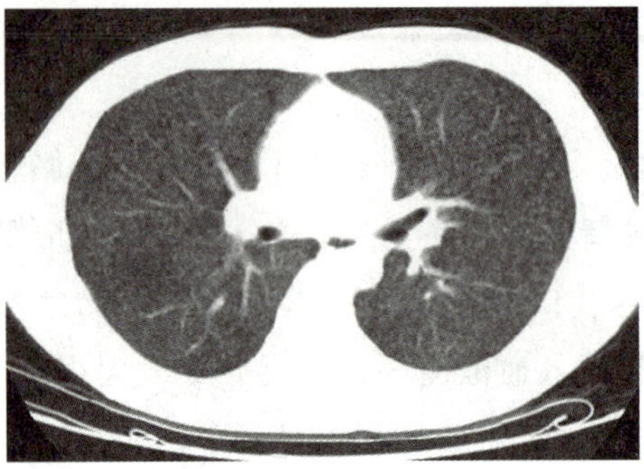
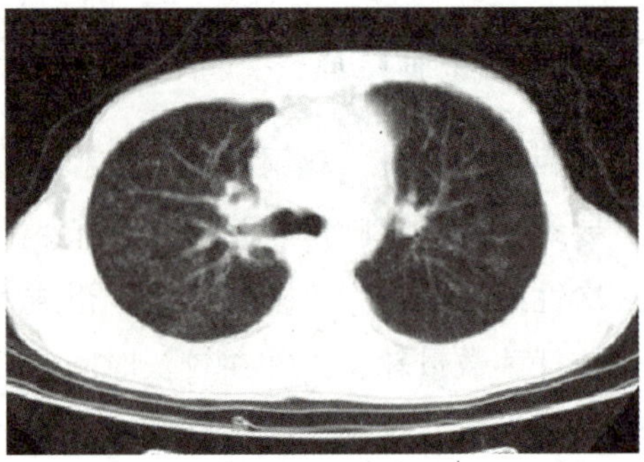

（a）　　（b）

图 2-44　血行播散型肺结核 CT 表现

注：（a）急性血行播散型肺结核；（b）亚急性血行播散型肺结核。

3. 诊断与鉴别诊断　在诊断血行播散型肺结核时，影像检查显示两肺野弥漫性小结节病灶，结合患者的临床表现，如畏寒、发热、盗汗、乏力、消瘦及咳嗽等症状，这些都为疾病诊断提供了重要的线索。但确诊之前，必须与其他可能的疾病进行细致的鉴别。

（1）肺弥漫性转移瘤：是常见的肺部恶性肿瘤转移表现，影像学上可见两肺病灶大小不一，主要分布在中下肺野。这些结节在短时间内（通常 1～2 个月）可能会迅速增大，且患者往往有明确的原发性肿瘤病史。临床上，患者常表现为消瘦、虚弱、胸痛等症状，提示肿瘤的存在和进展。因此，若患者有肿瘤病史，应特别注意这一点。

（2）弥漫型肺泡细胞癌：此种类型的肺癌在影像学上表现为上肺的病灶多于下肺，且肺内病灶数量通常多于外带。病灶的大小不一，有时可融合成较大的结节或片状团块。此外，弥漫型肺泡细胞癌常伴随肺间质的改变、胸腔积液及胸壁的骨质破坏等恶性征象，这些特征在影像学上十分明显。临床症状可能包括咳嗽、呼吸困难等，且患者往往会有体重下降和全身乏力的表现。

（3）硅肺：确诊硅肺时，患者通常有明确的硅尘接触史。影像学上，病灶多集中于中肺野，而肺尖一般无病灶。硅肺的病灶通常大小较一致，通常为 2～3mm，边缘较为清晰。患者可能伴有较严重的肺气肿，影像上可见两肺门增大、增浓，结构模糊不清。硅肺患者的临床表现往往包括咳嗽、呼吸困难、乏力等，且可能有明显的职业病史。

（三）继发性肺结核

1. 概述　继发性肺结核是指在肺内已有的原发病灶处于静止状态时，因内源性因素导致病灶重新活动，或因外源性再次感染结核分枝杆菌而引发的肺结核。这种类型的肺结核是最常见的，尤其在成人中发病率较高。其基本病理改变主要包括渗出性病变、增殖性病变和变质性病变（如干酪样坏死）。这 3 种病理变化并非孤立存在，而是同时出现，并且在治疗和疾病进展过程中可以互相转化，从而导致肺结核病变的复杂多样。

继发性肺结核的发病过程一般比较缓慢，患者的临床表现可分为呼吸系统症状和全身中毒症状两大类。呼吸系统症状则表现为持续性咳嗽、咳痰（有时伴有血痰）、胸痛及呼吸困难等，随着病情的进展，症状可能逐渐加重。全身中毒症状主要包括午后低热、盗汗、乏力、食欲缺乏及体重减轻等，患者常常感到全身不适，精神状态不佳。

2. 影像学表现

（1）X 线表现：继发性肺结核的一个显著特点是病变的好发部位和多形性。好发部位主要指肺结核病变常见于肺上叶的尖段、后段及下叶的背段，且往往涉及多个肺段。多形性则表现在肺结核病灶内可能出现渗出、增殖、纤维化、干酪样坏死、钙化、空洞及其他肺野播散病灶等多种表现（图 2-45）。

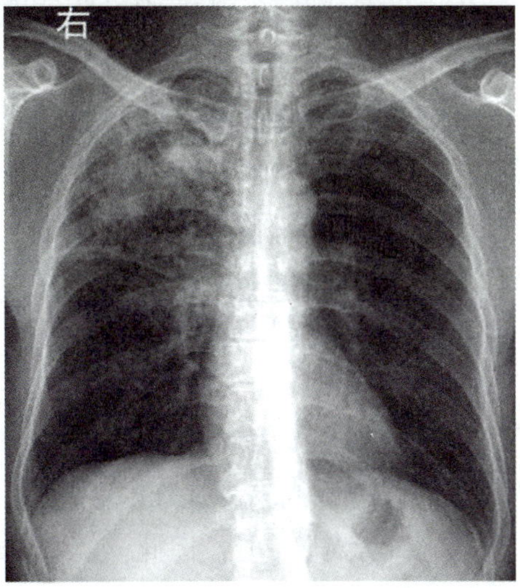

图 2-45　继发性肺结核 X 线表现

1）渗出浸润为主型：此类型病灶表现为多发的大小不等的斑片阴影，边缘模糊，部分病灶内可能出现空洞影，有时还可见同侧肺门的引流支气管影像，提示可能的支气管受累。

2）干酪为主型：此型的主要特征是以干酪样病变为主。

3）干酪样肺炎：表现为肺段或肺叶的实变影，内部密度可能不均匀，有时可见支气管播散的斑点或斑片状病灶。

4）结核球：是由干酪样病变被纤维组织环绕包裹，进而形成的球形病理病灶，在肺部的分布存在一定规律，多见于上叶尖后段及下叶背段区域。结核球一般呈单发状态，外观形状为圆形或者椭圆形，其边界轮廓清晰可辨，直径大多处于 2～3cm，内部物质密度偏高，并且时常伴有环形或大面积的钙化现象，少数情况下还能观测到厚壁空洞。与此同时，留意其周边肺野，常常会发现零散分布的增殖性、纤维性或钙化性的病灶，这些被统称为卫星灶，卫星灶与结核球相伴出现（图 2-46）。

5）空洞为主型：以多发的纤维性厚壁空洞为突出表现，并伴有广泛的纤维条索病灶及支气管播散病灶，此外还可见继发的支气管扩张及胸膜增厚等改变（图 2-47）。

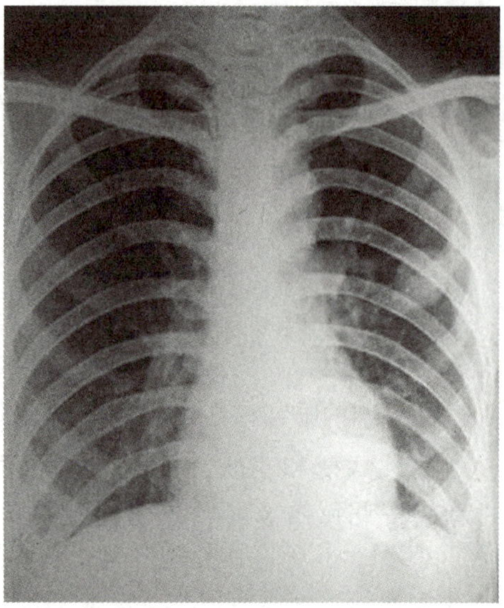

图 2-46　结核球 X 线表现

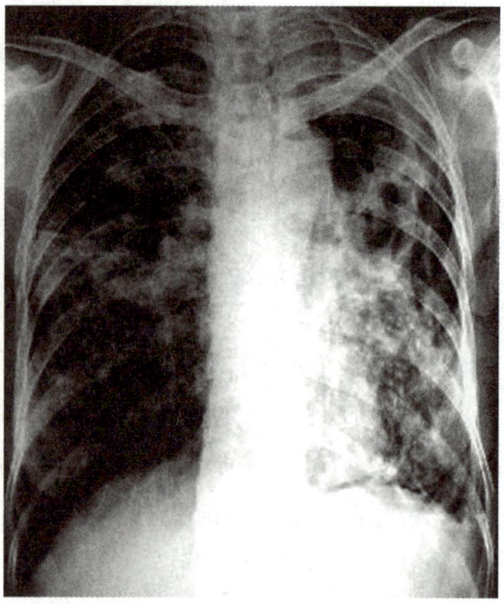

图 2-47　继发性肺结核（慢性纤维空洞型）X 线表现

（2）CT 表现：与 X 线片基本一致，但由于 CT 具备更高的密度分辨率和无重叠的优势，相较于 X 线片，CT 能够更清晰地显示病灶的形态和范围。CT 扫描可发现病灶内较小的空洞，轻微的病灶内钙化，支气管播散，支气管扩张，以及结核球周围的卫星灶。在肺结核的早期发现、活动性判定和治疗随访中，CT 扫描的地位越加凸显，成为临床诊断和评估肺结核病情的重要工具。

3. 诊断与鉴别诊断　继发性肺结核的诊断主要依据影像学表现及临床症状。通过观察病变在好发部位（如两肺上叶尖后段及下叶背段）及多形性影像特征，结合患者的全身中毒症状（如午后低热、盗汗、乏力、食欲缺乏和体重减轻）及呼吸系统症状（如咳嗽、咳痰、咯血、胸痛和呼吸困难），可以较为准确地诊断此病。然而，继发性肺结核的不同类型需要与以下疾病进行鉴别。

（1）干酪样肺炎与大叶性肺炎的鉴别

1）干酪性肺炎：病灶内通常可见不规则虫蚀样空洞，以及同侧或对侧肺野可出现支气管播散病灶。病灶表现为不规则的浸润影，边缘模糊。

2）大叶性肺炎：病灶密度较均匀，部分病例可见空气支气管征，且在叶间裂处边缘清晰，通常无其他肺野播散病灶。因此，X 线片或 CT 影像上，干酪样肺炎的病变往往呈现更为复杂的形态和分布特点。

（2）空洞为主型肺结核与肺脓肿的鉴别

1）空洞为主型肺结核：主要表现为多发的厚壁空洞，同时伴有广泛的纤维化病变及支气管播散病灶。影像学上，空洞的边缘相对清晰，且常伴随其他结核相关的病变。

2）肺脓肿：在急性期，肺脓肿多表现为厚壁空洞，且伴有气-液平面，边缘模糊不清。慢性期可能出现多发空洞和纤维化改变，但通常不伴随支气管播散病灶。因此，空洞的特征及伴随病变的存在与否是鉴别的关键。

（3）结核球与周围型肺癌的鉴别

1）结核球：形态呈圆形或椭圆形，边缘清晰，密度较高，且可出现较大的钙化。结核球通常表现为孤立的病灶，周围组织结构相对正常。

2）周围型肺癌：常见的影像学特征包括空泡征、分叶征、边缘毛糙，以及胸膜凹陷征，增强扫描时强化程度显著高于结核球。因此，影像检查中结节的形态、边缘特征及增强表现是重要的鉴别依据。

（四）支气管结核

1. 概述 支气管结核，又称支气管内膜结核，是指结核分枝杆菌感染发生在气管、支气管黏膜及其下层组织的病变。根据流行病学研究，肺结核患者中支气管结核的发生率可达10%～20%。支气管结核的主要病理变化包括支气管管壁增厚、管腔狭窄，甚至可能导致气管完全闭塞。这些病理改变常常导致气道的通气功能受损，从而影响患者的呼吸状况。

支气管结核的发病机制与其他类型的肺结核相似，主要是由于结核分枝杆菌通过气道传播，侵入支气管黏膜，随后引发局部炎症反应。炎症过程可导致支气管壁的结构变化，伴随有纤维化和干酪样坏死。由于支气管结核的病变可以造成气道的狭窄或阻塞，患者可能会出现不同程度的呼吸困难、咳嗽及咳痰等症状。

支气管结核与继发性肺结核相似，患者常表现出持续的咳嗽、咳痰、咯血、胸痛及全身中毒症状（如低热、盗汗、乏力和食欲缺乏）。因此，在临床诊断中，需要结合患者的病史、临床症状及影像检查结果，以便准确识别和诊断支气管结核。

2. 影像学表现 CT扫描在支气管结核的诊断中具有重要意义，其主要影像学表现包括以下几个方面。

（1）支气管内膜高低不平：CT影像显示支气管内膜的表面不规则，可能出现肿胀或增厚的现象，反映了局部炎症和病理变化。

（2）管腔不规则狭窄：受累的支气管管腔可能出现不规则的狭窄，且这种狭窄通常范围较长，可能涉及多支支气管。这种变化会影响气流的通畅性，导致呼吸困难等症状。

（3）狭窄与扩张共存：在同一支支气管内，狭窄与扩张现象可以同时存在，表现为局部区域的气道狭窄与其他区域的扩张。这种情况常常与支气管内的炎症及损伤有关。

（4）肺叶病变表现：在受累支气管所辖的肺叶内，CT影像可见斑片状浸润性病灶、空洞等播散病灶，甚至可能导致肺叶或肺段不张。这些病变反映了结核感染的扩散和影响，可能导致肺功能的进一步下降。

气道重建图像通过CT气道重建技术，更清晰地显示支气管的病变情况。这种技术能够提供三维视图（图2-48），使得对支气管形态及病理变化的评估更加直观，有助于提高诊断的准确性。

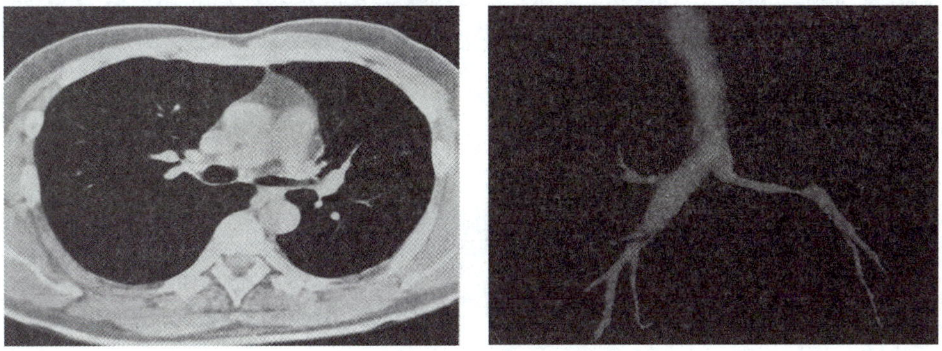

（a） （b）

图2-48 支气管结合CT及CT三维重建后图像

注：（a）CT；（b）CT三维重建后图像。

扫码看彩图

（五）结核性胸膜炎

1. 概述 结核性胸膜炎是由结核分枝杆菌及其代谢产物引发的胸膜炎症，通常发生在对结核分枝杆菌高度敏感的个体中。根据病理表现的不同，结核性胸膜炎可分为干性和渗出性两类。

（1）干性结核性胸膜炎：该类型不出现明显的渗出液，主要表现为胸膜的炎症反应。患者可能会存在轻微的症状，如微热和轻度胸痛，但有时也可能出现较为明显的症状，如高热和尖锐的针刺样胸痛。

（2）渗出性结核性胸膜炎：机体对结核分枝杆菌产生强变态反应，这一反应促使胸腔内部出现渗出液。这种渗出液的分布大多是单侧的，主要为浆液性或者血性。这些渗出液在胸腔内存在的状态也有所不同，它们有可能以游离的形式存在，也会局限于胸腔内的某一特定区域，进而形成包裹性胸腔积液。

结核性胸膜炎的发病机制与结核分枝杆菌感染的扩散密切相关，结核分枝杆菌通过血液或淋巴系统传播至胸膜，进而引发炎症反应、形成渗出液。这种病理变化不仅会影响患者的呼吸功能，还可能导致胸膜的纤维化和粘连。

结核性胸膜炎在临床上较常见于儿童和青少年群体。其临床表现因类型而异：①干性结核性胸膜炎：症状可能不明显，部分患者可能仅表现为微热和轻度胸痛。另一些患者则可能经历较为剧烈的症状，如高热和显著的胸痛，疼痛常呈尖锐的针刺样痛。②渗出性结核性胸膜炎：发病往往比较急骤，患者会出现典型的结核中毒症状，如高热、全身不适、乏力、盗汗和食欲缺乏等。当胸腔积液量较大时，患者可能会出现气急和呼吸困难，严重影响生活质量。

2. 影像学表现

（1）X 线表现

1）干性结核性胸膜炎：在 X 线片上，干性结核性胸膜炎可能表现为胸膜增厚和胸腔内气体的分布不均。由于缺乏明显的液体积聚，影像上可能仅显示局部的胸膜增厚或钙化（图 2-49）。

2）渗出性结核性胸膜炎：X 线片上可见单侧胸腔内液体积聚，表现为胸腔透明度降低。胸腔积液量从少量（表现为小的水平面）至大量（表现为明显的浸润影），并可能导致肺野的压迫、移位或不张。若积液大量存在，可能出现“扁平胸”的表现，即肺野的轮廓变得平坦。

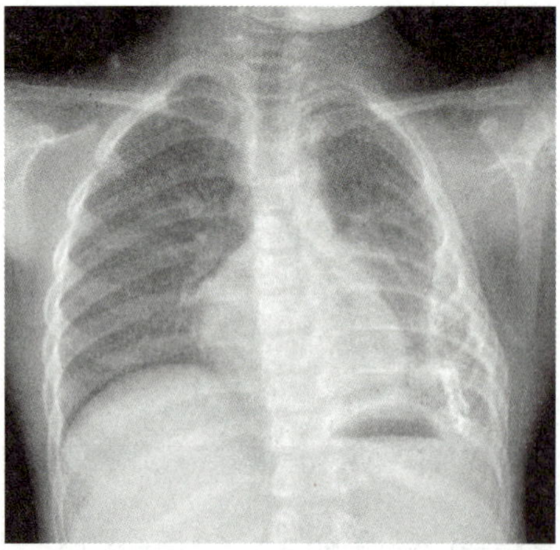

（a）

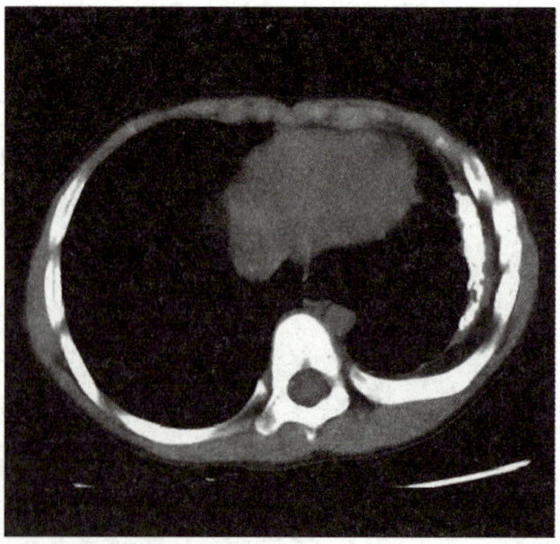

（b）

图 2-49 结核性胸膜炎 X 线和 CT 表现

注：（a）X 线表现；（b）CT 表现。

（2）CT 表现：CT 扫描能够更清晰地显示胸膜的病变，干性结核性胸膜炎可表现为胸膜增厚及局部的炎症反应。CT 图像可见胸膜的高密度区，提示炎症或纤维化（图 2-49）。

对于渗出性结核性胸膜炎，CT 扫描能够详细评估液体的分布和性质。液体通常呈现为低密度区，可能伴随胸膜的增厚和粘连。当液体被包裹时，可能形成包裹性胸腔积液，CT 影像上可见液体被膜包围的特征。

3. 诊断与鉴别诊断　儿童与青少年，出现胸腔积液，多为渗出性结核性胸膜炎所致。中老年患者出现胸腔积液，特别是积液量较多时，需要与胸膜转移瘤与恶性间皮瘤相鉴别；胸膜的恶性肿瘤多表现为大量积液，肋胸膜及纵隔胸膜环行增厚，有胸膜肿块或结节。

六、肺肿瘤

（一）支气管肺癌

1. 概述　支气管肺癌是指起源于支气管上皮、腺体或细支气管及肺泡上皮的原发性恶性肿瘤。肺癌的病因尚不完全明确，但研究表明，与吸烟、空气污染、长期接触放射性物质等因素密切相关。根据组织学特征，肺癌可分为鳞状细胞癌（鳞癌）、腺癌、鳞腺癌、大细胞癌、小细胞癌及类癌等类型。此外，根据肺癌的发生部位也可分为中央型、周围型和弥漫型。

（1）中央型肺癌：发生于主支气管、叶支气管和肺段支气管。依据肿瘤生长的方式，中央型肺癌可进一步分为管内型、管壁型和管外型。肿瘤的生长会引起支气管腔不同程度的狭窄，导致支气管支配区域的阻塞性肺气肿、阻塞性肺炎及阻塞性肺不张等并发症出现。

（2）周围型肺癌：指起源于肺段支气管以下的一类肿瘤，病理表现通常为肺内结节或肿块，且生长方式以浸润性生长为主。当肿瘤体积较大时，肿瘤组织可能因血供不足等原因出现组织坏死，进而形成癌性空洞。

（3）弥漫性肺癌：多发生于细支气管以下，呈现弥漫性生长和分布。肿瘤表现为双肺的弥漫性结节，也可能沿肺泡壁蔓延，导致大块肺组织的实变，这种类型也被称为肺炎型肺癌。

肺癌的主要转移途径如下。①淋巴转移：肺门和纵隔淋巴结是最常见的淋巴转移部位。②血行转移：会造成肺内转移结节，还可能转移至脑、骨骼、肾上腺等部位。③胸膜转移：转移至胸膜后，可能引发胸腔积液、胸膜结节、胸膜不规则增厚。

在早期阶段，支气管肺癌通常无明显症状。然而，随着疾病的进展，患者可能会出现咯血、刺激性咳嗽和胸痛等表现。肿瘤一旦发生转移，患者可能会出现相应的临床症状和体征，如体重减轻、乏力、食欲缺乏等，这些症状可能会严重影响患者的生活质量。

支气管肺癌是一种高度异质性的恶性肿瘤，病因涉及遗传、环境及行为因素。早期发现是改善预后的关键。建议高风险人群（年龄≥50 岁且符合吸烟史、职业暴露、慢性肺病或家族史中任一条件）每年接受 1 次低剂量螺旋 CT（low-dose computed tomography，LDCT）筛查，避免使用胸部 X 线检查等敏感性不足的方法。

2. 影像学表现

（1）X 线表现

1）中央型肺癌（图 2-50）：具体如下。①直接征象：早期小病灶可能表现为肺门轻度增大或肺门结构模糊不清。随着肿瘤的进展，肺门区可出现不规则高密度肿块影，提示肿瘤的增大。②间接征象：癌组织的生长会导致支气管的阻塞，表现为支气管部分狭窄，进而引发阻塞性肺气肿和阻塞性肺炎。后者的特点是病变在同一部位反复发作且不易吸收。当支气管被肿瘤组织完全阻塞时，可能出现阻塞性肺不张。以右上叶肺不张为例，肺叶体积缩小，水平裂向上内移，凹面向下，与肺门区肿块的下缘相接，形成反置或横置的 S 状影，称为“反 S 征”或“横 S 征”。③转移征象：肺门淋巴结转移可导致肺门影增大，而纵隔淋巴结转移可引起纵隔阴影增宽。其他转移表现包括肺内结节、胸腔积液及肋骨破坏等。

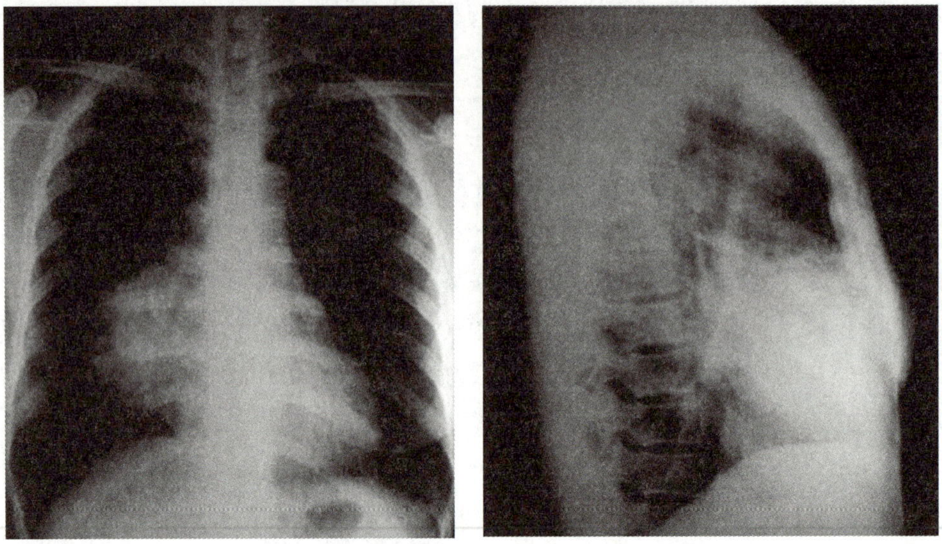

（a）　（b）

图 2-50　中央型肺癌 X 线表现

注：（a）正位；（b）侧位。

2）周围型肺癌：具体如下。①瘤体表现：直径<2cm 的肺癌通常呈现为模糊边缘的结节阴影，有时类似斑片状阴影。②进展期表现：随着肿瘤的增大，肿块的边缘可能呈现凹凸不平的分叶征或长短不一的毛刺征。肿瘤侵犯胸膜时可能引起胸膜凹陷征。肿块密度一般较均匀，部分病例可形成不规则厚壁空洞，尤其以鳞癌为多见。③转移征象：表现为肺内多发结节或弥漫性小结节影，伴随胸腔积液及肋骨破坏等。

3）弥漫型肺癌：该类型肺癌通常表现为两肺弥漫性分布的结节状阴影，呈现颗粒状，主要集中在两肺的中下野。

（2）CT 表现

1）中央型肺癌：具体如下。①直接征象：CT 扫描可显示肺门区分叶状肿块或支气管腔内的结节或息肉样影，且支气管壁的不规则增厚会导致支气管腔的狭窄乃至截断。②间接征象：CT 平扫能够清晰呈现因支气管狭窄引起的阻塞性肺气肿、阻塞性肺炎或阻塞性肺不张。CT 增强扫描有助于区分肺门区的肿块与远端的阻塞性肺不张，有助于甄别肺门区肿块和远端阻塞性肺不张，当阻塞远端支气管扩张并充满黏液时，因黏液不强化，会出现 V 形或 Y 形阴影，即黏液支气管征。③转移征象：主要表现为肺门和纵隔的淋巴结肿大、融合，常见于气管分叉下、主动脉弓旁、上腔静脉后及主肺动脉窗等部位，增强扫描显示更为明显。

2）周围型肺癌：具体如下。①瘤体形态：较大肿瘤常表现为分叶征，边缘凹凸不平，深分叶现象较为明显。②瘤体密度：直径<2cm 的肺癌多表现为实性结节、磨玻璃样结节或磨玻璃样与实性混

合结节。磨玻璃密度影是指结节病灶中，部分或大部分区域密度较淡，如同磨玻璃样，这种影像不会将肺纹理遮盖住，并且其边缘大多比较清晰，能够较为容易地与周围组织进行区分。在结节病灶内可见直径<5mm 的小透亮区，称为空泡征。CT 能够清晰显示肿瘤空洞及钙化，空洞多为厚壁，内壁凹凸不平，伴有壁结节，钙化多呈斑片状或结节状。增强扫描时，肿瘤的增强幅度较大，CT 值比平扫增加 15~80HU，表现为均匀或不均匀性强化（图 2-51）。③瘤体边缘与邻近结构征象：多数肿瘤边缘表现为毛糙且有毛刺征，毛刺征表现为结节或肿块边缘的短细而僵直的放射状细线影。肿瘤周围的血管向其聚集，有时血管在肿瘤边缘中断，或穿过肿瘤形成血管聚集征。肿瘤与邻近胸膜之间可出现三角形阴影，其尖端与肿瘤周边的线状影相连，称为胸膜凹陷征。

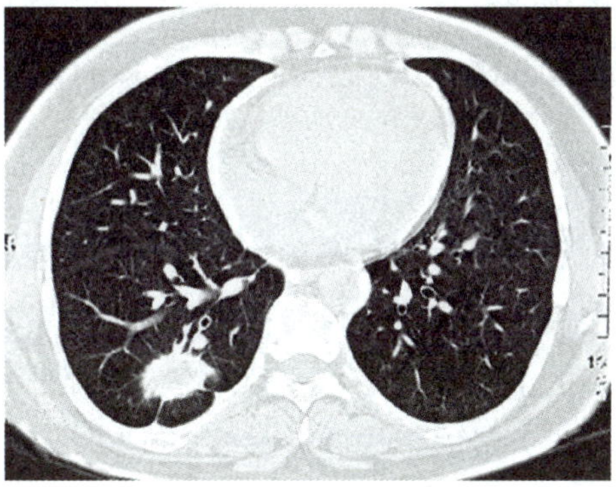

图 2-51　周围型肺癌 CT 表现

3）弥漫型肺癌：该类型肺癌表现为两种情况，一是两肺分布的小结节或小斑片影，内含小泡状透亮区（空泡征或小泡征）；二是肺段或肺叶分布的多发肺实变影，常伴随空气支气管征，支气管表现为不规则狭窄，管壁扭曲、僵硬，呈枯树枝状，有时可出现蜂窝征。CT 增强扫描时，肺实变的病灶中可见强化血管影，称为血管造影征。

（3）MRI 表现

1）中央型肺癌：MRI 平扫不仅能够显示肿块的形态、大小及支气管狭窄等征象，还能清楚地显示肺门与纵隔淋巴结的增大，以及肿瘤对血管和心脏的侵犯情况。肿瘤在 T_1WI 上表现为略低信号，而在 T_2WI 上则表现为不均匀高信号。

2）周围型肺癌：MRI 在显示肺结节与肿块的征象方面不如 CT 清晰，但其三维成像能力有助于肿块的准确定位，尤其是在肺尖和靠近纵隔的病灶。同时，MRI 也能帮助判断纵隔淋巴结、胸壁及心脏与大血管的受侵情况。在 T_1WI 上肿瘤多呈略低或中等信号，而在 T_2WI 上则呈不均匀高信号，增强表现与 CT 增强扫描相似。

3. 诊断与鉴别诊断　在肺癌的影像学诊断中，X 线片和 CT 扫描提供了重要的依据，能够帮助明确病变的性质与类型。

（1）中央型肺癌：根据 X 线片的表现，若出现肺门区肿块、阻塞性肺不张或阻塞性肺炎，结合 CT 扫描中支气管壁增厚、腔内或腔外肿块的影像特征，可以考虑诊断为中央型肺癌。这类肿瘤通常影响支气管，导致其狭窄或阻塞，进而引发相应的肺部并发症。

鉴别诊断：需要与支气管内膜结核进行鉴别。支气管内膜结核的病变范围较广，通常表现为支气管的狭窄后再扩张现象，且远端肺组织可能出现支气管播散灶。此外，结核病变常伴随有淋巴结肿大和全身症状，这些特征有助于与中央型肺癌进行区分。

（2）周围型肺癌：根据 X 线片或 CT 表现，若在肺内发现形态不规则的软组织肿块，并伴有毛刺征、分叶征、空洞及胸膜凹陷征等影像学特征，可以明确诊断为周围型肺癌。这类肿瘤的边缘通常较为复杂，可能侵犯周围结构，表现出不同的影像特征。

鉴别诊断：需要与结核球和炎性假瘤进行鉴别。结核球通常可见多种形态的钙化，并可能伴随卫星灶的出现，而炎性假瘤则呈卵圆形，边界光滑清楚，且纵隔内通常无肿大淋巴结。此外，需排除细支气管及肺泡上皮的原发性恶性肿瘤，这些肿瘤可能在影像学上表现出与周围型肺癌相似的特征，但临床背景和病理检查结果可能有所不同。

影像检查在肺癌的诊断和鉴别中具有不可替代的作用。通过对不同影像特征的分析，能够更准确地判断病变的性质，进而制订个体化的治疗方案。结合临床症状、病史及其他辅助检查，能够提高诊断的准确性，确保患者获得及时有效的治疗。

（二）肺转移瘤

1. 概述 肺转移瘤是指原发性恶性肿瘤通过各种途径转移至肺部形成的肿瘤。转移的途径主要包括血行转移、淋巴转移和肿瘤直接侵犯，其中血行转移是最为常见的方式。具体机制为肿瘤细胞通过血流形成瘤栓，随血液循环到达肺的小动脉及毛细血管。在这些微小血管中，肿瘤细胞会浸润并穿过血管壁，随后在肺间质或肺泡内生长，最终形成肺转移瘤。

肺转移瘤的病理特点通常与原发肿瘤的组织类型相似，因此在组织学上可以通过细胞形态、排列方式及特殊染色等方法进行鉴别。常见的原发肿瘤包括肺癌、乳腺癌、结肠癌、肾癌及黑色素瘤等，而这些肿瘤转移至肺部则可能导致不同的影像学表现。

肺转移瘤在早期阶段常表现为无明显症状，患者可能并未察觉到任何不适。然而，随着病情的进展，患者通常会出现一系列症状，主要包括：①咳嗽：可为干咳或伴有痰液，常常是患者最早出现的症状之一。②呼吸困难：随着肿瘤的增大或肺功能的下降，患者可能感到呼吸急促，尤其在活动时。③胸痛：可能为钝痛或刺痛，常因肿瘤对周围组织的侵犯或胸膜的刺激所致。④咯血：部分患者可能出现咯血现象，提示肺部血管受到侵犯或破坏。⑤消瘦：由于肿瘤的代谢需求和食欲缺乏，患者可能出现体重减轻和全身乏力。

2. 影像学表现

（1）X 线表现

1）血行转移：在 X 线片上，血行转移通常表现为两肺弥漫分布的结节状或肿块阴影，这些阴影的大小不一，边界清晰，尤其在两肺的中下野区域更为常见。较小的转移灶可能呈小片状或粟粒结节影，其边界较为模糊。在某些不典型的情况下，影像可能显示为肺内单发结节或肿块阴影，且伴随出现空洞或钙化等特征（图 2-52）。

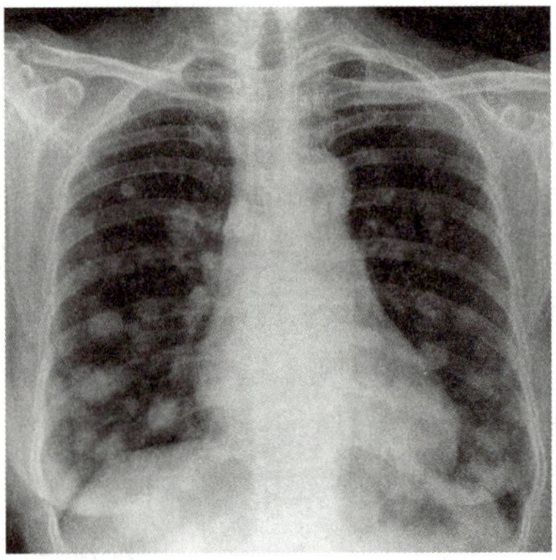

图 2-52 肺转移瘤 X 线表现

2）淋巴转移：淋巴转移则表现为网状及多发细小结节影，通常分布较为均匀，可能在 X 线片上难以明确识别。此类转移的影像学特征通常与肺部的淋巴引流路径密切相关。

（2）CT 表现

1）血行转移：在 CT 扫描中，血行转移的表现为两肺内随机分布的大小不等的结节状或肿块影，通常为球形，且边缘清楚，密度均匀。部分病例中可能出现空洞或钙化现象，特别是在成骨肉瘤的肺转移中，钙化现象更为常见，提示肿瘤的成骨特性。

2）淋巴转移：在 CT 影像上表现为沿淋巴管分布的结节，通常伴随支气管和血管束的增粗，边缘出现结节状突起。此外，小叶间隔增厚会呈现出串珠状改变，且在叶间裂和胸膜下区域也可能出现结节影。此类转移常合并胸腔积液，且多伴有肺门及纵隔淋巴结的肿大，这些影像学特征有助于在临床上进行鉴别诊断（图 2-53）。

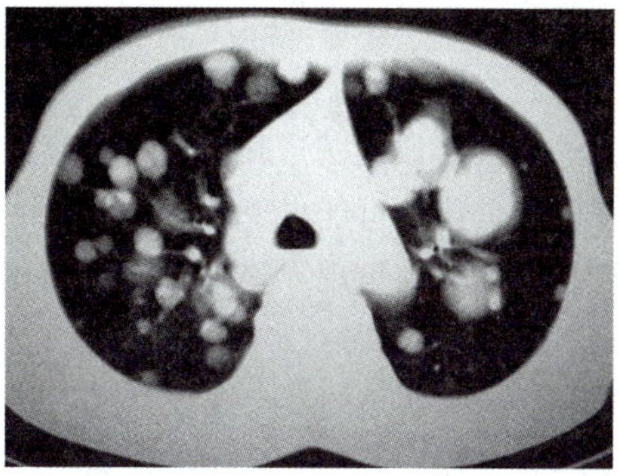

图 2-53　肺转移瘤 CT 表现

（3）MRI 表现：尽管肺转移瘤通常不采用 MRI 检查，但在肿瘤侵犯纵隔或胸壁的情况下，MRI 能够提供有价值的信息。MRI 有助于观察肿瘤的范围及其对周围组织结构的侵犯情况，尤其是在评估肿瘤与重要血管、神经及其他组织的关系时，MRI 的软组织对比度优势显得尤为重要。因此，在特定情况下，MRI 可以作为辅助检查手段，以帮助制订更为精准的治疗方案。

3. 诊断与鉴别诊断　根据 X 线片或 CT 表现，肺内出现多个大小不等的结节或肿块影，结合临床具有原发性恶性肿瘤病史，可直接诊断为肺转移瘤。X 线片或 CT 扫描中表现为肺部网状结节病变伴肺门纵隔淋巴结肿大，结合临床存在原发性恶性肿瘤病史，也可诊断为肺转移瘤。

肺转移瘤需与急性血行播散型肺结核鉴别。急性血行播散型肺结核表现为肺内结节大小、分布与密度均匀一致，同时结合临床典型症状即可鉴别。

七、肺良性肿瘤

（一）肺错构瘤

1. 概述　肺错构瘤是一种由于正常肺组织的发育异常而形成的良性肿瘤，主要源于内胚层与间胚层的发育不良。根据其发生的部位，肺错构瘤可分为周围型和中央型。周围型肺错构瘤通常发生在肺段以下的支气管及肺内，表现为肺内的结节或肿块；而中央型肺错构瘤则发生在肺段及肺段以上的支气管腔内。周围型肺错构瘤较为常见，其组织学特征主要由软骨、纤维结缔组织、平滑肌和脂肪等成分构成。这些组织的异常增生导致了肺错构瘤的形成，但其生长速度通常较慢。

周围型肺错构瘤通常无明显的临床症状，常在影像检查中偶然发现。较大者可能会出现一些非特异性的症状，如咳嗽、咯血或气急等。相较之下，中央型肺错构瘤则可能因肿瘤的生长导致支气管阻塞，进而引发阻塞性肺炎，患者可能会出现咳嗽、咳痰、发热及胸痛等症状。这些症状的出现与肿瘤的大小、位置及生长速度密切相关，因此在临床上需要对肺错构瘤进行仔细的评估与监测。

2. 影像学表现

（1）X 线表现：周围型肺错构瘤在 X 线检查中通常表现为肺内的类圆形结节或肿块状阴影，边缘清晰，且多无分叶征象，偶尔可见切迹。部分病变可能出现钙化，典型的钙化模式呈现为“爆米花”样钙化，这种特征性钙化有助于与其他类型的肺部病变进行鉴别。相较之下，中央型肺错构瘤则多表现为阻塞性肺炎的征象，支气管腔内的小肿瘤病灶在 X 线片中往往难以清晰显示，可能仅表现为肺部感染的影像学特征（图 2-54）。

（2）CT 表现：在 CT 扫描中，周围型肺错构瘤的直径通常在 2.5cm 以下，少数病例可达 5cm，表现为位于肺野周边的圆形或类圆形肿块。大多数情况下，其边缘光滑清晰，部分病灶可能出现分叶或切迹的表现。典型的影像学特征是瘤体内呈现“爆米花”样钙化，并伴有脂肪组织成分，CT 值通常在-120～-30HU。CT 增强扫描时，绝大多数肺错构瘤无明显的强化现象，这一特征有助于进一步确认其良性性质。对于中央型肺错构瘤，薄层 CT 图像上有时可见支气管腔内的结节状阴影，边缘光滑，提示可能有肿瘤存在（图 2-55）。

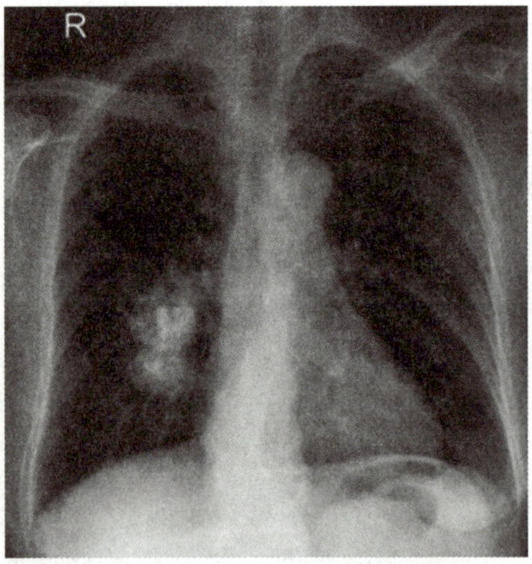

图 2-54　肺错构瘤 X 线表现

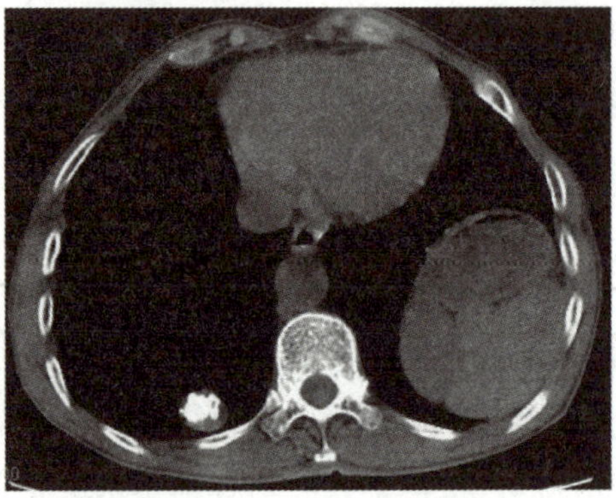

图 2-55　肺错构瘤 CT 表现

3. 诊断与鉴别诊断　在 X 线检查中，如果发现肺内边缘光滑的类圆形软组织块影，并且伴随“爆米花”样的钙化特征，首先需要考虑肺错构瘤的可能性。这种钙化模式在影像学上具有较高的特异性，有助于与其他病变进行鉴别。若进一步的 CT 扫描显示瘤体内存在脂肪密度，这一特征可以明确诊断为肺错构瘤，因为脂肪成分是肺错构瘤中常见的组织成分之一。

在临床实践中，钙化的肺错构瘤需要与结核球进行鉴别。结核球通常伴随有空洞形成和卫星灶，这些特征在影像学上与肺错构瘤有明显区别。结核球的空洞表现为内部密度降低的区域，且周围常有炎症反应或其他病灶，而肺错构瘤则通常呈现为均匀的钙化且无空洞形成。此外，结核球的患者往往有相关的临床症状，如咳嗽、咯痰、发热等，而肺错构瘤则多为偶然发现，临床症状较少。

因此，在影像学诊断过程中，结合患者的临床表现、影像学特征，以及病史，能够更准确地区分这两种病变。对于疑似肺错构瘤的病例，进行定期复查和监测是必要的，可以确保肿瘤的稳定性并及时发现任何可能的变化或并发症。

（二）肺硬化性血管瘤

1. 概述　肺硬化性血管瘤是一种相对少见的肺部良性肿瘤，其确切病因尚不明确。当前的研究表明，肺硬化性血管瘤可能起源于不成熟的肺泡上皮细胞，这些细胞具有向肺泡细胞、克拉拉（Clara）细胞及支气管上皮分化的潜能。这种多向分化能力可能与肿瘤的生物学行为和组织学特征密切相关。组织学上，肺硬化型血管瘤通常表现为血管丰富的肿瘤，伴有纤维化和囊性变，肿瘤内可见多种细胞成分，组织结构复杂。

肺硬化性血管瘤在临床上多见于中年女性，且大多数患者在早期阶段常无明显的临床症状。部分患者可能会出现轻微的咳嗽、胸痛或咯血等症状，但这些症状往往不具特异性，容易被误认为其他肺部疾病。由于其良性特性，许多病例在影像检查中被偶然发现，常常在进行胸部影像学筛查或其他原因的检查时被诊断。因此，肺硬化性血管瘤的临床表现较为隐匿，且需要结合影像学及病理学检查进行综合评估，以确保准确诊断和合理管理。

2. 影像学表现

（1）X 线表现：通常表现为肺内单发的结节或肿块，大小可有差异，病变多呈圆形或类圆形。其边缘光滑、规则，边界清晰，大多数病灶无明显的分叶和切迹，且无毛刺现象。影像学上，肿瘤内部的密度均匀，少数情况下可见钙化灶，周围通常无卫星灶。这些特征使得肺硬化性血管瘤在影像学上具有较高的特异性。

（2）CT 表现：表现为类圆形的结节或肿块影，边缘光滑，密度均匀且形态规则。该病变通常无毛刺、空洞及卫星灶，偶尔可见钙化现象，且无胸膜凹陷征。CT 影像中，“空气新月征”被认为是肺硬化性血管瘤的特征性表现，表现为肿瘤某一周边区域出现弧形含气空腔。由于肺硬化性血管瘤是一种富血管的良性肿瘤，在增强扫描时，病灶一般呈现中等程度的均匀强化。此外，增强后可见“贴边血管征”，即肿瘤周围明显强化的点线状血管影（图 2-56）。这种现象通常发生在病灶早期强化之前，与肺动脉的增强程度相近，推测其原因可能是肿瘤对周围血管结构的推挤和压迫，导致血管聚拢和包绕，从而形成这一影像学特征。

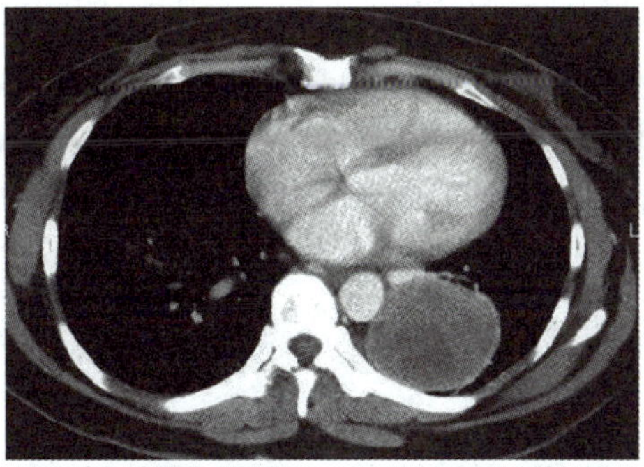

图 2-56　肺硬化性血管瘤 CT 增强扫描表现

3. 诊断与鉴别诊断　在 X 线片和 CT 平扫中，肺硬化性血管瘤通常表现为肺部孤立性结节或肿块，边缘光滑，边界清晰。在这种情况下，应考虑到肺硬化性血管瘤的可能性。CT 增强扫描时，病灶通常表现为明显的强化，伴随“空气新月征”和“贴边血管征”。在确诊时，需要排除周围型肺癌、结核球、肺错构瘤等其他疾病。

（1）周围型肺癌：通常表现为肺内孤立肿块影，其边缘毛糙，常伴有分叶、毛刺征及胸膜凹陷征。CT 增强扫描时，病灶的强化程度可能不均匀，且常伴有淋巴结肿大。

（2）结核球：边缘较为清晰，通常伴有卫星灶。CT 增强扫描时，结核球的强化不明显，且可见到肺部其他结核病变的迹象。

（3）肺错构瘤：边缘较为光滑，且可能出现典型的“爆米花”样钙化及脂肪密度影等影像学特征。CT 增强扫描时，肺错构瘤的强化模式与肺硬化性血管瘤有所不同。

微课：纵隔疾病影像诊断

第六节　纵隔疾病影像诊断

一、胸内甲状腺肿

1. 概述　胸内甲状腺肿是指甲状腺组织位于胸腔内的病变，主要包括胸骨后甲状腺肿和先天性迷走甲状腺。胸骨后甲状腺通常是颈部甲状腺肿向胸骨后的延伸，依然与颈部甲状腺相连。而先天性迷走甲状腺则是指在胚胎发育过程中，甲状腺组织未能正常上移至颈部，导致其位于胸腔，与颈部甲状腺没有任何解剖连接。从病理性质上看，胸内甲状腺肿可以表现为甲状腺增生、囊肿、腺瘤或甲状腺癌等多种形式。这些病理变化可能导致甲状腺功能亢进或减退，进而影响患者的身体健康。

胸内甲状腺肿多见于40岁以上的女性人群，临床表现因个体差异而异。部分患者可能在早期阶段无明显症状，常常是在体检时偶然发现。而随着肿块的增大，可能会因肿物对纵隔结构的压迫而出现相应症状，如气急、咳嗽、吞咽困难等。在体格检查时，通常可以在颈部触及肿大的甲状腺，尤其是在胸骨后甲状腺肿的情况下，颈部肿块的存在可能与胸腔内的病变相互关联。患者如出现上述症状，应及时进行影像检查，以评估肿瘤的性质和对周围结构的影响，从而为临床治疗提供依据。

2. 影像学表现

（1）X线表现：在胸部X线检查中，胸内甲状腺肿常表现为上纵隔增宽，肿块可能向两侧或单侧肺野突出。该肿块通常与颈部甲状腺肿相连，侧位影像可显示胸骨后软组织阴影。气管可能受到压迫，表现为移位和变形，通常向对侧及后方偏移。在透视下，肿块可随吞咽动作而上下移动，提示其与颈部甲状腺之间的连接关系（图2-57）。

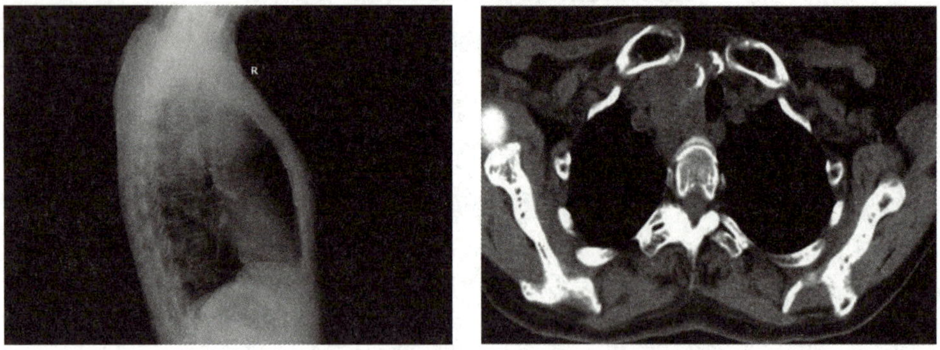

（a）　　（b）

图2-57　胸内甲状腺肿X线和CT表现

注：（a）X线表现；（b）CT表现。

（2）CT表现：胸内甲状腺肿多位于气管的前方和侧方，邻近结构可能因肿块的存在而受到压迫并发生移位。多平面重组技术能够清晰显示肿块与颈部甲状腺的连接关系。肿瘤的密度通常稍高于周围软组织密度，常见囊变、出血和钙化等表现。在CT增强扫描中，肿瘤实质部分通常会出现明显的强化，且这种强化的持续时间较长。右上纵隔的增宽和气管向对侧偏移是CT表现中的重要特征（图2-57）。

（3）MRI 表现：胸内甲状腺肿呈现不均匀的长 T_1 和长 T_2 信号。通过冠状面及矢状面成像，可以清晰地显示肿块与甲状腺下极的连接关系。MRI 增强扫描时，肿块的实质部分通常会出现明显的强化，而钙化及囊变区域则表现为不强化。这些影像学特征有助于提高对胸内甲状腺肿的诊断准确性，并为后续的临床管理提供重要依据。

3. 诊断与鉴别诊断　根据胸部 X 线表现，前上纵隔占位性病变通常表现为肿块与颈部甲状腺相连，并且在吞咽动作时，病灶可随之上下移动。这一特征在影像学上具有重要的诊断价值。CT 扫描则显示气管旁高密度影，CT 增强扫描时肿块呈现持续明显的强化，这些影像学特征均支持胸内甲状腺肿的诊断。

在进行诊断时，需要注意与其他疾病的鉴别，具体如下。①甲状腺腺瘤：通常表现为均匀的高密度肿块，可能伴有囊性变，但通常没有明显的吞咽运动相关性。②囊性甲状腺病变：可能在影像学上表现为低密度区，尤其在 CT 和 MRI 中，囊肿内部液体信号较为明显。囊性甲状腺病变的肿块通常不具备随吞咽而移动的特征。③甲状腺癌：可能表现为不规则边缘、内部坏死或钙化等特征，CT 增强扫描时可能出现不均匀强化。鉴别甲状腺癌时，需特别关注肿块的形态、边缘特征及周围组织的侵犯情况。

二、胸腺瘤

1. 概述　胸腺瘤是最常见的纵隔肿瘤之一，其起源于未完全退化的胸腺组织。根据统计，胸腺瘤约占前纵隔肿瘤的 50%，主要发生于成人，尤其是中老年人群体。胸腺瘤可分为侵袭性和非侵袭性两种类型。侵袭性胸腺瘤通常表现为边缘不规则，且可能侵犯邻近的结构，如胸膜、心包或肺部等组织；而非侵袭性胸腺瘤则被完整的包膜包围，轮廓光滑、整齐，通常预后较好。

胸腺瘤多为偶然发现的纵隔肿物。随着肿瘤的逐渐增大，患者可能会因肿物对周围组织的压迫而出现胸痛、胸闷、咳嗽及胸前部不适等症状。此外，研究显示 30%～50% 的胸腺瘤患者合并重症肌无力，这是一种由自身免疫引起的神经肌肉接头病变，表现为肌肉无力和疲劳。并发症的出现不仅影响患者的生活质量，也可能对胸腺瘤的治疗策略产生重要影响。

2. 影像学表现

（1）X 线表现：胸腺瘤通常位于前纵隔的中上部。在正位胸片上，肿瘤可导致纵隔影增宽，较大的肿瘤可能向纵隔的一侧或两侧突出，呈现圆形、椭圆形或分叶状的影像。少数病例可能出现钙化现象。在侧位胸片中，可以观察到前纵隔内的肿块影，进一步支持胸腺瘤的诊断。这些影像学特征为临床提供了重要的初步诊断依据（图 2-58）。

（2）CT 表现：在 CT 扫描中，胸腺瘤通常位于升主动脉或上腔静脉的前方或一侧，表现为圆形、卵圆形或分叶状的肿块，边缘光滑。部分肿瘤可能伴有囊变或钙化现象。大型胸腺瘤可能位于中线两侧，形成显著的影像学表现。侵袭性胸腺瘤，其生长方式呈现浸润性，边缘毛糙不整，与邻近器官之间的脂肪间隙消失，可能侵犯胸膜，导致胸膜面出现多发结节及胸腔积液。在 CT 增强扫描中，肿瘤通常表现为中度均匀强化，而坏死或囊变区域则不显著强化。这一特征有助于区分肿瘤的性质及其侵袭性（图 2-59）。

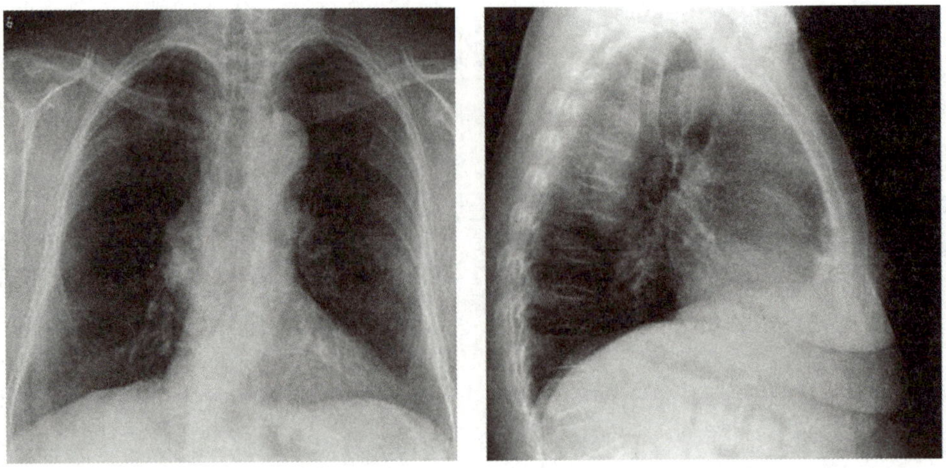

（a）　　　　　（b）

图 2-58　胸腺瘤 X 线表现

注：（a）正位；（b）侧位。

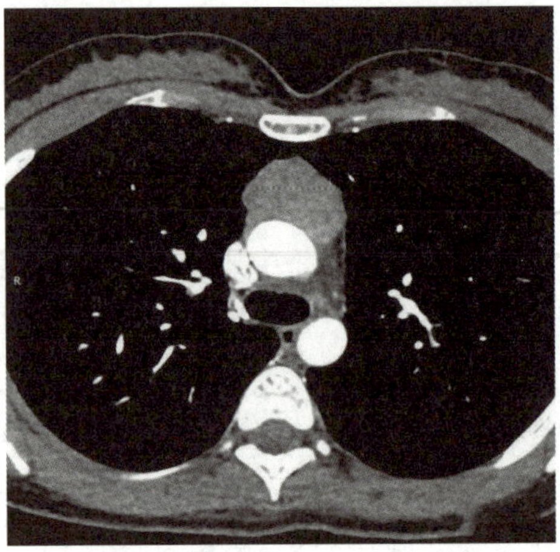

图 2-59　胸腺瘤 CT 增强扫描

（3）MRI 表现：在 MRI 检查中，T_1 加权成像通常显示肿瘤为中等或略低信号，而 T_2 加权成像则多呈中等略高信号。肿瘤内的囊变区则表现为长 T_1 和长 T_2 信号影。需要注意的是，MRI 无法有效显示肿瘤内的钙化现象。对于侵袭性胸腺瘤，其影像学表现为肿瘤与周围组织结构之间的分界不清，提示可能存在局部浸润或侵犯其他组织的风险。

3. 诊断与鉴别诊断　胸腺瘤的诊断主要依赖于影像检查和临床表现。根据胸部 X 线表现，前纵隔可见软组织块影，而 CT 扫描则显示大血管前方的类圆形或分叶状软组织影像，增强扫描时肿瘤通常呈现中度强化。这些影像学特征提示胸腺瘤的可能性较大。如果患者伴随有重症肌无力的临床表现，则可进一步支持胸腺瘤的确诊。

在进行诊断时，需与其他可能的疾病进行鉴别，尤其是胸腺增生。胸腺增生通常表现为胸腺体积增大，但其形态保持正常，且在影像学上与胸腺瘤的特征存在一定差异。胸腺增生的边缘光滑，且通常无明显的浸润性生长或侵犯邻近结构。此外，还需考虑以下几种鉴别诊断。

（1）胸腺囊肿：通常为单一囊性病变，边界清晰，内部液性成分明显，CT 增强扫描时囊肿壁可见轻度强化。

（2）淋巴瘤：在影像学上可能表现为前纵隔的肿块，但通常伴随淋巴结肿大，且边缘不规则，增强扫描时可能出现明显的强化。

（3）前纵隔脂肪瘤：通常为良性病变，表现为低密度的脂肪组织影像，且边缘光滑，CT 增强扫描时不强化。

（4）肺癌转移：若存在纵隔肿块，需考虑肺癌的转移可能，通常伴随有肺部病灶及淋巴结肿大。

三、畸胎类肿瘤

1. 概述　畸胎类肿瘤是纵隔常见的肿瘤类型，主要来源于原始生殖细胞。这类肿瘤的形成与胚胎发育过程中第 3 对鳃弓的异常发育密切相关。在胚胎发育阶段，部分多潜能组织和细胞可能由于发育不良而脱落，随后随着心血管系统的发育而进入胸腔，从而形成肿瘤。畸胎类肿瘤可以分为两种主要类型：皮样囊肿（囊性畸胎瘤）和实性畸胎瘤。皮样囊肿通常为良性病变，而实性畸胎瘤则可表现出良性或恶性特征。值得注意的是，畸胎类肿瘤内可能含有多种组织成分，包括皮脂样物质、脂肪、牙齿、骨骼和软骨等，这些成分的存在反映了胚胎来源的复杂性。

较小的畸胎类肿瘤通常在常规影像检查中被意外发现，而较大的肿瘤则可能引发明显的压迫症状。这些症状包括胸痛、咳嗽和呼吸困难等，严重时可影响患者的生活质量。患者在咳嗽时，可能会咳出毛发、钙化物等异物，这种现象在临床上具有一定的特征性。值得一提的是，随着肿瘤的增大，可能会导致邻近结构的压迫或侵犯，从而引发更为复杂的临床表现，如食管压迫引起的吞咽困难或气管压迫导致的喘息等。因此，及时的影像学评估和临床检查对于早期发现和诊断畸胎类肿瘤至关重要。

2. 影像学表现

（1）X 线表现：畸胎类肿瘤通常位于前纵隔的中部，呈现圆形或椭圆形的影像，边缘光滑，部分病例可见多房性囊肿，表现为分叶状结构。肿块影的密度往往不均匀，其中皮样囊肿的囊壁可能出现蛋壳样钙化现象，这是其特征性表现之一。此外，如果肿瘤内部出现牙齿或骨骼影像，则进一步支持其为畸胎类肿瘤的诊断。这些影像学特征为临床提供了重要的诊断线索，有助于区分畸胎类肿瘤与其他类型的纵隔肿瘤。

（2）CT 表现：在 CT 扫描中，皮样囊肿通常表现为圆形或椭圆形的单房或多房囊性肿块，囊内显示均匀一致的液性密度。囊内可能存在脂肪密度区域，而囊壁则可能出现蛋壳状钙化。实性畸胎瘤则呈现混杂密度的肿块，其实性部分通常为软组织密度，而囊变部分则表现为水样密度。这些肿瘤内的脂肪、牙齿、骨骼和钙化成分是其特征性表现（图 2-60）。如果肿瘤呈现浸润性生长，则提示其可能为恶性肿瘤。在 CT 增强扫描中，肿瘤的实性部分及囊壁均可显示不同程度的强化，而囊性部分及脂肪则不表现强化，进一步帮助鉴别肿瘤的性质。

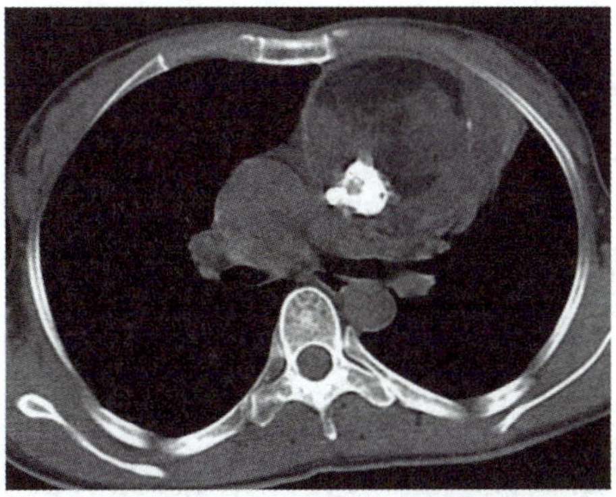

图 2-60　畸胎瘤 CT 表现

（3）MRI 表现：在 MRI 检查中，畸胎类肿瘤的信号特征表现为混杂信号，实性畸胎瘤的信号分布不均匀。脂肪在 T_1 加权成像及 T_2 加权成像中均呈现高信号，而钙化则表现为无信号区。这种信号特征的差异有助于在影像学上进行准确的诊断，并为后续的治疗方案提供依据。MRI 的高分辨率成像能力使其在评估肿瘤的大小、位置及与周围组织的关系方面成为重要的辅助工具。

3. 诊断与鉴别诊断 在影像检查中，前纵隔肿块的存在是畸胎类肿瘤的重要指征。根据X线片表现，如果肿块内可见钙化或骨骼影，并且在CT扫描中发现脂肪成分，则可以明确诊断为畸胎瘤。这是因为畸胎类肿瘤的特征性成分包括多种组织类型，如脂肪、牙齿和骨骼，而这些成分在其他类型的肿瘤中通常不常见。

在进行诊断时，需特别注意与其他肿瘤的鉴别，尤其是胸腺瘤。胸腺瘤在影像学上可能也表现为前纵隔肿块，并且可以出现钙化。但胸腺瘤的关键特征在于其肿瘤内通常不含有脂肪组织。因此，在CT扫描中，如果未发现脂肪成分，而是观察到均匀的软组织密度或其他类型的成分，则更可能是胸腺瘤而非畸胎类肿瘤。

四、淋巴瘤

1. 概述 淋巴瘤是一类源于淋巴结或结外淋巴组织的恶性肿瘤。根据其病理特征，淋巴瘤主要分为两大类：霍奇金淋巴瘤和非霍奇金淋巴瘤。霍奇金淋巴瘤主要通过侵犯淋巴结而表现，通常以颈部淋巴结的肿大为首发症状，随后向纵隔淋巴结扩散。与之相比，非霍奇金淋巴瘤的表现更为多样，常呈现跳跃式的病变，且可广泛累及结外器官，如肝、脾和骨髓等。在病理机制上，霍奇金淋巴瘤的肿瘤细胞主要为里-施（Reed-Sternberg）细胞，而非霍奇金淋巴瘤则由多种不同类型的淋巴细胞组成，病理类型繁多，包括弥漫大B细胞淋巴瘤、滤泡性淋巴瘤等。因此，淋巴瘤的分类不仅影响其临床表现和预后，也对治疗方案的选择有重要意义。

淋巴瘤可发生于任何年龄段，但青少年和年轻人更为常见。早期阶段，患者往往无明显症状，仅在体检中发现浅表淋巴结的肿大。这些淋巴结通常无痛，且可在颈部、腋下或腹股沟等部位触及。随着病情的发展，尤其是进入中晚期，患者可能会出现一系列全身症状，包括持续性发热、乏力、食欲缺乏及体重下降等。这些症状常伴随肝脾增大，可能导致患者感到腹部不适或压迫感。此外，夜间盗汗和瘙痒也是淋巴瘤患者常见的症状，尤其是在霍奇金淋巴瘤中更为突出。

2. 影像学表现

（1）X线表现：在X线检查中，淋巴瘤通常表现为纵隔及肺门区多组淋巴结的同时侵犯，导致纵隔向两侧增宽。此时，纵隔的边缘通常清晰可见，且可能呈现分叶状的外观。气管及大支气管可能受到压迫，导致其腔道变窄，影响气流通畅。这些影像学特征提示了纵隔淋巴结的病变，尤其是在早期发现时，能够为临床提供重要的诊断线索。

（2）CT表现：CT在淋巴瘤的诊断中起着至关重要的作用。纵隔内通常会出现多发淋巴结肿大，这些肿大的淋巴结可能会融合形成较大的团块，或分散存在于不同的解剖区域。较大的肿块中心可能发生坏死，导致肿块不均匀的密度变化，且纵隔的正常结构可能受到压迫并出现移位。在增强扫描中，肿大的淋巴结通常呈现轻度至中度的强化，这为评估淋巴结的活性提供了重要信息。此外，CT扫描还可能发现胸腔积液、心包积液及胸膜结节等肿瘤侵犯的征象，这些都提示了肿瘤的广泛性和侵袭性（图2-61）。

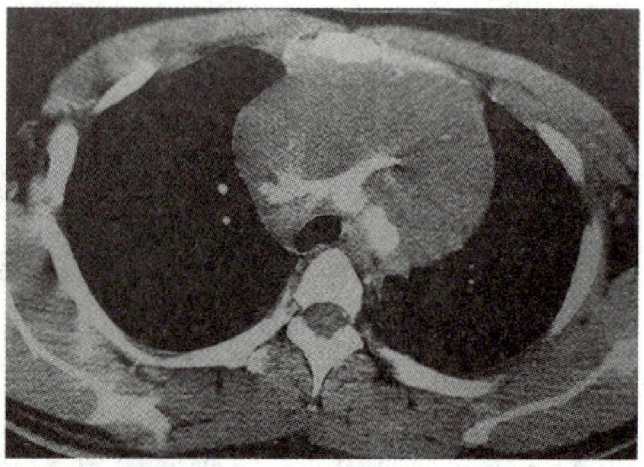

图2-61 淋巴瘤CT表现

（3）MRI 表现：MRI 能够清晰显示肿大淋巴结的分布情况，并通过流空效应有效区分淋巴结与周围血管。肿大淋巴结在 T_1 加权成像中通常呈现等信号，而在 T_2 加权成像中则表现为中高信号。这种信号特征的差异，有助于在影像学上更准确地评估淋巴结的性质及其与周围组织的关系。MRI 的高对比度分辨率使其在评估纵隔病变及周围组织的浸润程度方面，成为不可或缺的影像学工具。

3. 诊断与鉴别诊断　在淋巴瘤的诊断过程中，影像学表现与临床症状的结合至关重要。根据 X 线片所见，纵隔影像两侧增宽，气管受到压迫，CT 扫描显示纵隔内多发淋巴结肿大或融合成块，CT 增强扫描时肿大的淋巴结呈现轻度至中度强化，这些特征结合患者的临床表现如发热、乏力等症状，提示可能为淋巴瘤。然而，淋巴瘤的诊断需要与其他疾病进行鉴别，以避免误诊。以下是主要的鉴别诊断。

（1）结节病：结节病的淋巴结肿大通常表现为对称性，且主要集中在肺门区域。影像学上，结节病的淋巴结肿大常呈现“米粒状”分布，且伴随肺部的其他特征，如支气管肺门淋巴结的增大和肺实质的浸润。此外，结节病患者常无明显的全身症状，而淋巴瘤患者则可能伴有明显的全身症状，如发热、盗汗和体重减轻。

（2）淋巴结核：淋巴结核的影像学表现多为单侧淋巴结肿大，且在增强扫描中常表现为环形强化，中心可能出现坏死。与淋巴瘤不同，淋巴结核患者常有慢性咳嗽、咳痰、发热等呼吸系统症状，且可伴随其他结核感染的表现，如肺部病灶。

（3）转移性淋巴结肿大：转移性淋巴结肿大通常伴随原发性肿瘤的存在，尤其是在老年患者中更为常见。影像学上，转移性淋巴结肿大可表现为不规则形状，边界模糊，且在 CT 增强扫描中可能表现出明显的强化。与淋巴瘤相比，转移性淋巴结肿大常伴随原发肿瘤的影像学证据，且患者可能有相关的全身症状，如体重减轻和食欲缺乏。

五、神经源性肿瘤

1. 概述　神经源性肿瘤是纵隔肿瘤中较为常见的一类，占所有纵隔肿瘤的 14%～25%。这些肿瘤大多数位于后纵隔，尤其是在脊柱旁沟区域。神经源性肿瘤根据其来源可分为以下几类。①交感神经来源的肿瘤：包括节神经细胞瘤、节神经母细胞瘤和交感神经母细胞瘤。这些肿瘤通常起源于交感神经系统的神经细胞，具有不同的生物学行为和临床表现。②周围神经来源的肿瘤：主要包括神经鞘瘤、神经纤维瘤和恶性神经鞘瘤。这些肿瘤源于周围神经的支持细胞，可能表现为良性或恶性，且其生长速度和侵袭性各异。神经源性肿瘤的发病机制尚不完全明确，但与遗传因素、环境因素及个体的生理特征等多种因素有关。部分肿瘤与神经纤维瘤病等遗传性疾病有显著关联。

神经源性肿瘤的临床表现因其大小、位置及生长速度而异。大多数患者在早期并无明显症状，常常在体检或影像检查中偶然发现纵隔肿块。少数患者可能会出现压迫症状，如胸痛、肩背疼痛、呼吸困难等，这些症状通常是由于肿瘤对周围组织和器官的压迫所致。肿瘤还可能导致神经功能障碍，表现为肢体麻木、感觉减退或运动障碍等。此外，若肿瘤较大并伴随出血或感染，患者可能出现急性胸痛、发热等全身症状。

2. 影像学表现

（1）X 线表现：神经源性肿瘤在 X 线检查中通常位于后纵隔的脊柱旁沟，表现为圆形或椭圆形肿块向一侧纵隔突出。肿瘤的边缘光滑，通常与周围组织分界清晰。在侧位影像中，肿瘤可能与脊柱重叠，且可见椎间孔的扩大。此外，邻近的骨质可能出现吸收或破坏现象，这种改变提示肿瘤的侵袭性特征（图 2-62）。

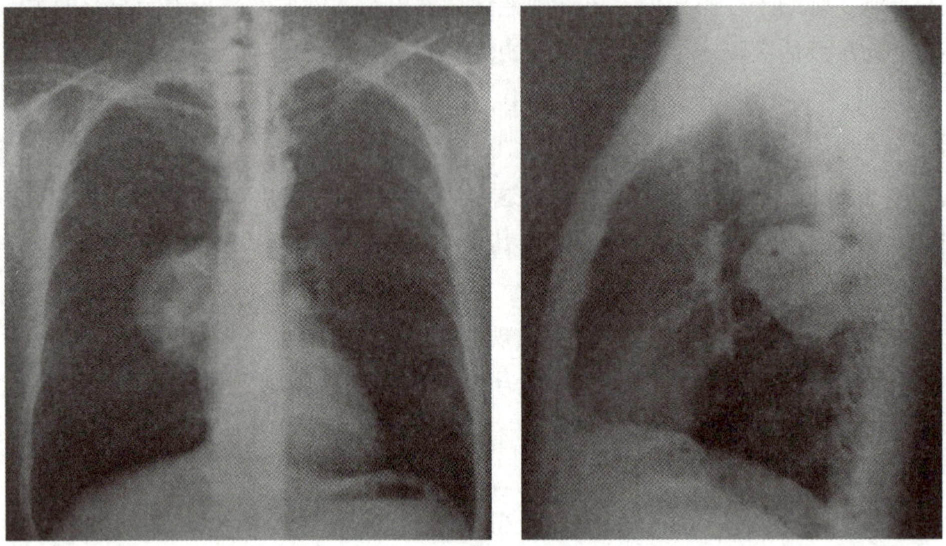

图 2-62　神经源性肿瘤 X 线表现

（2）CT 表现：在 CT 扫描中，神经源性肿瘤同样位于后纵隔脊柱旁沟，通常呈现为类圆形实性肿块，密度较为均匀。若肿瘤侵及椎管，CT 影像可显示病变呈哑铃状，同时伴随椎间孔的扩大。附近的肋骨和椎体显示压迫性骨质缺损，这种表现可能与肿瘤的生长和周围组织的受压有关。对于恶性肿瘤，其生长方式呈现浸润性，边界模糊，且邻近骨质可能出现侵蚀性破坏。在 CT 增强扫描中，肿瘤通常表现为轻度至中度的强化，这一特征有助于区分良性与恶性病变（图 2-63）。

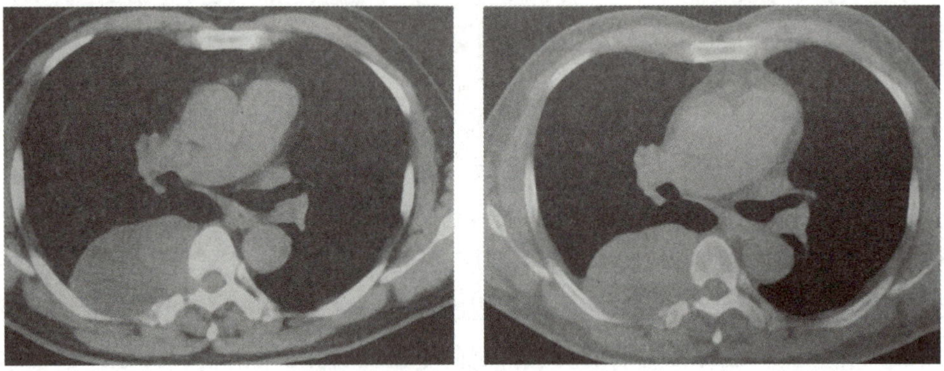

图 2-63　神经源性肿瘤 CT 表现

（3）MRI 表现：在 MRI 检查中，后纵隔的神经源性肿瘤通常表现为长 T_1 和长 T_2 信号，增强扫描时肿瘤会显示明显的强化。MRI 能够清晰地显示椎管内外哑铃状生长的肿瘤，并且在观察脊髓受压情况方面，相较于 CT 具有更大的优势。这种影像学特征不仅有助于评估肿瘤的大小和位置，也为后续的治疗方案提供了重要的参考依据。

3. 诊断与鉴别诊断　在影像检查中，后纵隔实性肿块的出现首先提示可能为神经源性肿瘤。然而，为了确保准确诊断，必须与其他可能的病变进行鉴别，尤其是椎旁脓肿。

在影像学上，神经源性肿瘤通常呈现为均匀的实性肿块，边界清晰，生长方式相对规则，且常位于后纵隔脊柱旁沟。肿瘤的信号特征在不同影像检查中也表现出一定的规律性，如在 CT 上可见轻度至中度强化，而在 MRI 上则表现为长 T_1 和长 T_2 信号。椎旁脓肿则在影像学上呈现为梭形或不规则形状的肿块，常伴随中心液化性坏死。其边界通常模糊，且可能与周围组织有明显的浸润性改变。椎旁脓肿常与椎体破坏相结合，表现为椎体的溶骨性病变。通过对比，脓肿的液化特征和椎体的破坏表现有助于与神经源性肿瘤进行鉴别。

第七节 胸膜与胸壁疾病影像诊断

微课：胸膜与胸壁疾病影像诊断

一、气胸

1. 概述 气胸是一种常见的胸膜疾病，其病因复杂，涉及多种因素，主要由于气体进入胸膜腔，导致胸腔内压力变化，进而影响肺的扩张与功能。根据病因的不同，气胸可分为自发性气胸、外伤性气胸，以及继发于其他疾病的气胸。气胸的病理变化主要包括胸膜腔内气体积聚，形成气胸后，导致肺部萎缩，肺组织的缺氧和损伤，肺部的通气功能受限，导致缺氧和呼吸困难。此外，气体进入胸膜腔后，可能引发胸膜的炎症反应，形成胸膜炎，进一步影响肺的通气功能。这些病理变化不仅影响患者的呼吸功能，还会导致严重的并发症，需及时诊断和处理。

气胸的临床表现多样且复杂，主要包括以下几个方面。

突发性胸痛是气胸最常见的症状，通常表现为单侧胸部的刺痛或压迫感，疼痛可能向肩部、背部或腹部放射，患者常常在活动时加重。呼吸困难是另一个显著症状，患者在体力活动时感到明显的气急，严重的气胸可能导致即使在静息状态下也感到呼吸困难，这主要是由于气体的积聚导致肺部萎缩，减少了有效的通气面积，造成氧气供应不足。

咳嗽是气胸患者常见的表现，通常为干咳或伴有少量痰液，咳嗽的频率和程度因人而异，可能与胸膜的刺激、气道的反应或伴随的肺部疾病有关。患者在某些体位下（如平卧或弯腰）可能感到症状加重，表现为胸痛和呼吸困难加重，这与气体在胸膜腔内的分布变化有关。

在体格检查中，可能发现患侧的呼吸音减弱或消失，尤其在完全气胸的情况下，叩诊时可能呈现“鼓音”或“空音”，这表明胸腔内存在气体。同时，患侧胸廓的运动可能减少，呼吸时胸廓扩张不如健侧明显。患者还可能出现焦虑与恐慌，由于突发的呼吸困难和胸痛，患者常感到不适和恐惧，尤其是在急性气胸的情况下。此外，心率加快也是常见表现，缺氧和疼痛可能导致心动过速，严重时可出现皮肤苍白或发绀，提示缺氧的存在。在继发性气胸的患者中，可能还会伴随其他基础疾病的症状，例如，慢性阻塞性肺病患者可能出现慢性咳嗽、咳痰及反复呼吸道感染的症状，肺结核患者可能伴随咯血、体重下降及夜间盗汗等全身症状。

2. 影像学表现

（1）X 线表现：X 线胸片是气胸的首选影像检查方法。其主要表现具体如下。①气体影像：在 X 线片上，气胸的典型表现为患侧胸膜腔内可见一条清晰的气-液平面，气体通常呈现为黑色阴影，显示出肺组织的边缘。气体的分布可能呈局限性或弥漫性，具体取决于气胸的类型（原发性或继发性）。②肺萎缩：气胸发生时，受影响侧的肺部可能出现萎缩，肺纹理变得模糊或消失，特别是在完全气胸的情况下，肺部可能被完全压缩。③胸廓形态变化：在严重气胸的情况下，可能会看到患侧胸廓的扩张，胸腔容积增大，导致胸廓不对称（图 2-64）。

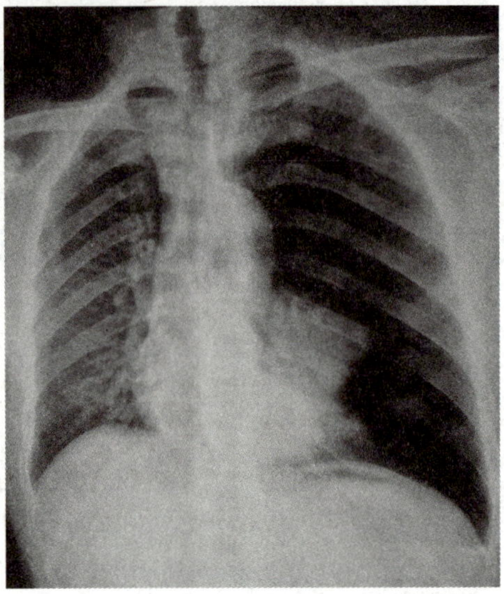

图 2-64　左侧气胸 X 线表现

（2）CT 表现：CT 扫描在气胸的诊断中具有更高的敏感性和特异性，能够提供更为详细的信息。CT 表现如下。

1）气体分布：CT 能够更清晰地显示气体在胸膜腔内的分布，通常表现为患侧胸膜腔内的低密度区，气体与肺组织之间的界面清晰可见（图 2-65）。

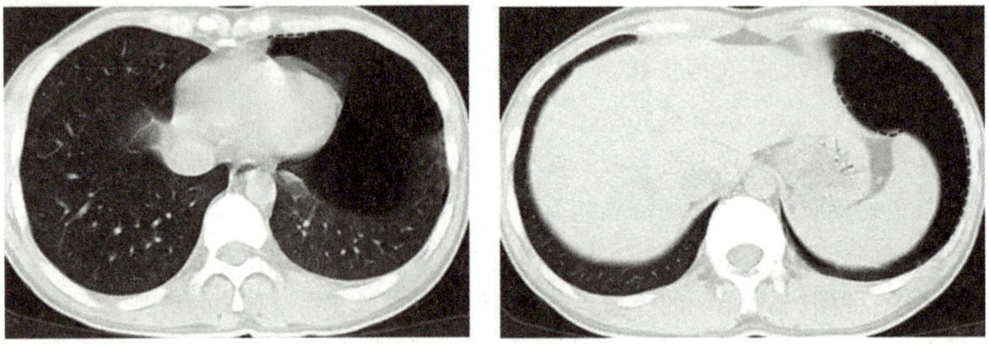

图 2-65　左侧气胸 CT 表现

2）肺组织变化：CT 扫描还可以评估肺组织的状态，观察是否存在肺不张、肺部病变（如肿瘤、感染等）或其他并发症。①胸膜增厚：某些情况下，CT 扫描可能显示胸膜增厚或粘连，提示慢性气胸或基础疾病的存在。②气道和血管评估：CT 扫描也可用于评估气道及血管的状态，排除其他可能导致呼吸困难的病变。

（3）MRI 表现：虽然 MRI 在气胸的诊断中应用较少，但在某些特殊情况下仍然可以提供有价值的信息。MRI 的表现具体如下。①气体信号：在 MRI 中，气体通常呈现为低信号区，能够清晰区分气体与周围组织。②软组织评估：MRI 在评估肺部周围软组织（如胸膜、纵隔和胸壁）病变方面具有优势，尤其是在排除肿瘤或其他病变时。

3. 诊断与鉴别诊断

（1）肺不张：肺不张表现为肺组织密度增加，可能伴随胸腔内液体积聚。

（2）胸腔积液：在 X 线和 CT 上表现为液体的高密度影像，且气体与液体的界面不同于气胸的表现。

（3）肺炎或肿瘤：这些疾病可能在影像学上表现出肺部的病灶，需结合临床症状与其他检查进行综合判断。

二、胸膜间皮瘤

1. 概述　胸膜间皮瘤是一种起源于胸膜的恶性肿瘤，主要由间皮细胞构成。胸膜是覆盖在肺部和胸腔内壁的薄膜，负责分泌润滑液以减少呼吸时的摩擦。胸膜间皮瘤的主要病因是长期接触石棉，石棉纤维通过吸入或摄入进入体内，导致间皮细胞的慢性炎症和变性，最终诱发恶性肿瘤的形成。其他可能的病因包括遗传因素、环境因素、既往疾病。

（1）胸膜间皮瘤的病理特征主要包括如下内容。①细胞类型：胸膜间皮瘤可分为腺型（腺样间皮瘤）和纤维型（纤维性间皮瘤）。腺型通常预后较好，而纤维型则更具侵袭性，预后较差。②细胞增生：肿瘤细胞表现出明显的增生，伴有纤维化和炎症细胞浸润。③胸膜浸润：肿瘤细胞可沿胸膜表面扩散，导致胸膜厚度增加和胸腔积液。④组织学特征：在显微镜下，胸膜间皮瘤通常表现为肿瘤细胞的不规则排列，细胞核增大，核质比增高，可能伴随坏死和钙化现象。

（2）胸膜间皮瘤的临床表现通常在发病后数月或数年才会显现，主要症状如下。①胸痛：胸膜间皮瘤患者常常感到持续性钝痛或刺痛，疼痛可能随呼吸加重。②呼吸困难：随着肿瘤的进展，可能因胸腔内积液或肿瘤压迫肺组织而导致呼吸困难。③咳嗽：可表现为干咳，或伴有少量痰液，可能因肿瘤刺激气道引起。④胸腔积液：多数患者在确诊时会伴有胸腔积液，可能导致胸部不适和呼吸困难。⑤全身症状：患者可能出现体重下降、乏力、食欲缺乏等全身症状，通常与肿瘤的恶性生长有关。

2. 影像学表现

（1）X 线表现：在胸膜间皮瘤的早期阶段，X 线片可能显示出以下特征。①胸腔积液：大多数患者在确诊时会伴有胸腔积液，X 线片上可以看到液平面，表现为心影偏移、肋膈角模糊。②胸膜增厚：随着病情的进展，胸膜可能出现增厚，表现为胸膜线的模糊和不规则，尤其在肋膈角处。③肿块影：在某些情况下，肿瘤可能在胸膜上形成肿块，X 线片上可见不规则的肿块影，可能与胸膜增厚相伴随。④肺部表现：由于肿瘤的生长，可能会引起肺组织的压迫，导致肺不张或肺部结构的改变，表现为肺野的透亮度降低。

需要注意的是，X 线片在早期胸膜间皮瘤的诊断中可能不够敏感，特别是对于小肿瘤或处于早期病变时。

（2）CT 表现：CT 扫描是评估胸膜间皮瘤的重要工具，能够提供更为清晰的图像和更详细的信息，主要表现如下。①胸膜增厚：CT 图像上，胸膜增厚通常表现为不规则的厚度，肋膈角处的增厚尤为明显。②肿瘤浸润：肿瘤通常沿胸膜表面生长，CT 可见肿瘤浸润邻近的肺组织和胸壁，表现为不规则的肿块。③胸腔积液：CT 可以更准确地评估胸腔内的液体积聚，显示液体的分布和特征（如单侧或双侧积液）。④淋巴结肿大：在某些病例中，CT 显示纵隔淋巴结的肿大，提示肿瘤的转移。⑤肿瘤的密度：肿瘤的密度通常较高，表现为低密度区（坏死、液化）和高密度区（钙化）。

CT 扫描的高分辨率使其成为诊断胸膜间皮瘤的金标准，能够帮助准确评估肿瘤的大小、位置及其对周围结构的影响（图 2-66）。

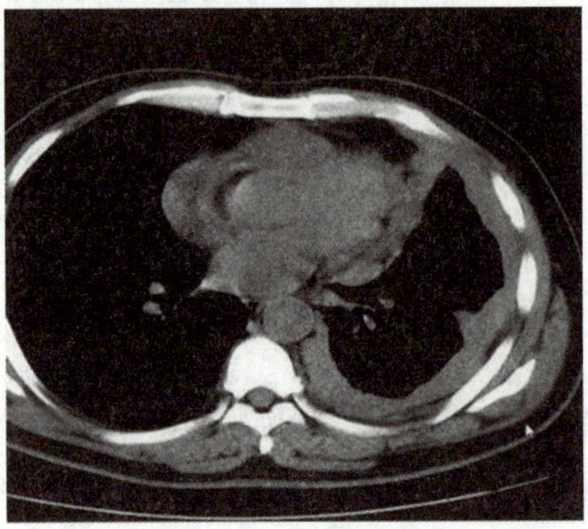

图 2-66　左侧胸膜间皮瘤 CT 表现

（3）MRI 表现：MRI 在胸膜间皮瘤的评估中逐渐受到重视，特别是在评估肿瘤对周围结构的侵犯时，主要表现如下。①肿瘤的边界：MRI 能够清晰显示肿瘤的边界，与周围组织的关系，肿瘤通常表现为低信号强度，周围组织可能出现水肿。②胸膜增厚：MRI 可显示胸膜的增厚和肿瘤的浸润情况，特别是在评估肿瘤对胸壁和纵隔的侵犯时，显示更为清晰。③胸腔积液：MRI 能够准确评估胸腔内的液体特征，显示液体的分布及其与肿瘤的关系。④组织成分：MRI 在评估肿瘤的组织成分方面具有优势，能够通过不同的序列（如 T_1 加权成像、T_2 加权成像）提供不同的组织对比度。

虽然 MRI 在胸膜间皮瘤的评估中具有一定的优势，但由于其成本较高和检查时间较长，通常在 CT 结果不明确或需要进一步评估时使用。

3. 诊断与鉴别诊断　胸膜间皮瘤的影像诊断通常依赖于多种影像检查的综合分析，CT 扫描被认为是诊断的金标准，其能够清晰显示胸膜的增厚、肿瘤的浸润及胸腔积液的特征。通过 CT 影像，可以评估肿瘤的大小、形态及与周围结构的关系，帮助判断其恶性程度。影像学表现如不规则的胸膜增厚、肿块影及淋巴结肿大等特征，均有助于胸膜间皮瘤的诊断。然而，影像学表现并非特异性，需与其他疾病进行鉴别诊断。

在鉴别诊断中，需考虑的疾病包括转移性胸膜肿瘤、良性胸膜病变（如胸膜纤维瘤）、肺癌及肺部感染（如肺炎、结核）。转移性胸膜肿瘤通常表现为多发性胸膜结节，且可能伴随有其他部位的肿瘤病灶；而良性胸膜病变（如胸膜纤维瘤）则通常表现为较规则的肿块，且生长缓慢。肺癌的影像学表现可能与胸膜间皮瘤相似，但通常伴有肺部原发病灶。感染性病变则可能伴有明显的炎性反应，影像上可见液体积聚及肺部浸润影。综合考虑患者的病史、临床症状及影像学表现，结合必要的组织活检，能够有效提高胸膜间皮瘤的诊断准确性和鉴别能力。

三、胸壁畸形

1. 概述　胸壁畸形是指胸壁的结构和形态发生异常，可能影响到呼吸功能、心脏功能及外观美观。胸壁畸形可以是先天性的，也可以是后天性因素导致的。常见的胸壁畸形包括漏斗胸、鸡胸、胸壁畸形综合征（如马方综合征）等。这些畸形不仅影响患者的外观，还可能对其生理功能造成一定的影响，尤其是在儿童和青少年时期，可能影响其心理健康和自信心。

（1）先天性因素：许多胸壁畸形是由于胚胎发育过程中胸骨、肋骨或软骨发育异常引起的。例如，漏斗胸通常是由于胸骨和肋软骨的发育不良，导致胸骨向内凹陷，形成凹陷的胸部外观。鸡胸则是由于胸骨向前突起，造成胸部隆起。

（2）后天性因素：后天性胸壁畸形可能由外伤、手术、感染或肿瘤等因素引起。例如，肋骨骨折后愈合不良，可能导致胸壁的畸形。此外，某些疾病如脊柱侧凸也可能伴随胸壁的形态改变。

（3）遗传因素：部分胸壁畸形与遗传有一定关系，如马方综合征等遗传性疾病可能导致胸壁的畸形。

胸壁畸形的临床表现因畸形类型而异，常见的临床表现如下。

（1）外观变化：漏斗胸患者的胸部凹陷明显，而鸡胸患者则表现为胸部隆起，这些外观变化可能影响患者的自尊心和心理健康。

（2）呼吸困难：严重的胸壁畸形可能压迫肺组织，导致呼吸功能受限，患者可能出现呼吸困难、气急等症状。

（3）心脏功能受损：胸壁畸形可能影响心脏的正常位置，导致心脏功能受损，患者可能出现心悸、乏力等症状。

（4）运动耐力下降：由于呼吸功能的影响，患者在进行体力活动时可能感到疲劳，运动耐力下降。

（5）并发症：部分患者可能出现肺部感染、气胸等并发症，尤其是在进行剧烈运动或外伤后。

2. 影像学表现

（1）X 线表现

1）漏斗胸：表现为胸骨向内凹陷，形成凹陷的胸部轮廓。胸骨的角度通常小于正常范围，可能导致心脏和大血管的位移。可能伴随有肋骨的异常形态，如肋骨的扭曲或增生。纵隔的形态可能因胸骨的凹陷而发生改变，导致纵隔向一侧偏移。

2）鸡胸：X 线片上可见胸骨向前突起，形成明显的隆起外观。肋骨的外侧可能呈现出向外扩展的趋势。纵隔可能因胸骨的突出而向后移位，心脏的轮廓可能相对正常，但位置可能受到影响。

3）其他畸形（如肋骨发育不良）：在 X 线片上可能表现为肋骨的缺失或变形，整体胸腔形态的改变。

（2）CT 表现（图 2-67）

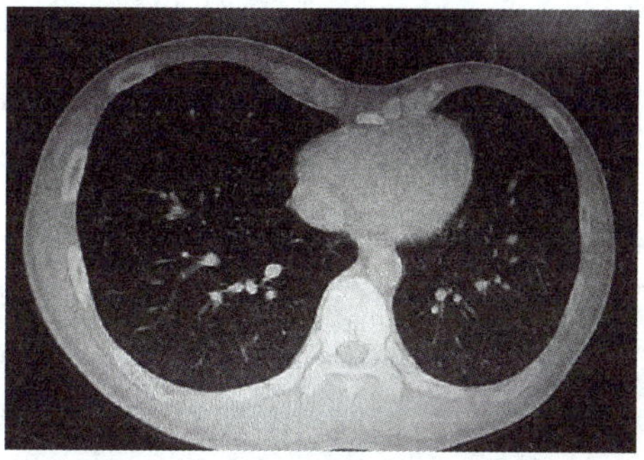

图 2-67　胸壁畸形 CT 表现

1）漏斗胸：CT 扫描能够更清晰地显示胸骨和肋骨的形态变化，通常表现为胸骨后方的凹陷程度和肋软骨的异常。通过三维重建，可以更直观地观察胸壁的畸形程度及其对肺部和心脏的影响。

2）鸡胸：CT 影像上可见胸骨前突的程度，评估其对周围结构的压迫情况。CT 扫描还可显示肋骨的形态变化，帮助判断是否存在其他相关畸形。

3）其他畸形：CT 扫描可以清晰显示肋骨的发育异常、肋间隙的变化及胸腔内其他结构的状态，为综合评估提供重要信息。

（3）MRI 表现

1）漏斗胸：MRI 能够提供胸壁软组织的详细成像，显示胸壁畸形对心脏及大血管的影响。通过 MRI，可以评估心脏的形态和功能，判断是否存在心脏压迫或功能障碍。

2）鸡胸：MRI 可用于评估胸骨和肋骨的软组织结构，帮助判断是否存在并发症，如胸壁肌肉的异常发育。

3）其他畸形：MRI 在评估胸壁畸形时，能够提供更为详细的软组织成像，帮助识别与畸形相关的其他结构异常。

3. 诊断与鉴别诊断 胸壁畸形的影像诊断主要依赖于 X 线、CT 和 MRI 等影像检查结果，结合临床表现进行综合评估。影像检查能够明确胸壁的解剖结构及其异常变化，帮助判断畸形的类型和严重程度。对于漏斗胸，影像学表现为胸骨的凹陷和可能的心脏位移，这些特征在 CT 和 MRI 中尤为明显，能够清晰显示对肺部和心脏的压迫情况。鸡胸则表现为胸骨的前突，影像检查可以帮助评估其对呼吸和心脏功能的影响。

在进行影像诊断时，需与其他胸壁病变进行鉴别诊断。例如，胸壁肿瘤（如肋骨肿瘤或软组织肿瘤）可能表现为局部肿块，影像学上可见肋骨的破坏或软组织的增生；而胸壁感染（如脓肿或骨髓炎）则可能伴随局部炎症表现，影像学上可见软组织肿胀和液体积聚。脊柱侧凸等脊柱畸形也可能影响胸壁的形态，需通过影像检查综合判断。对于其他先天性畸形，如肋骨缺失或发育不良，影像学表现可能与胸壁畸形相似，但通常伴随其他系统的异常。通过综合影像学特征及临床表现，能够准确诊断胸壁畸形，并制订合理的治疗方案，以改善患者的生活质量和预后。

第八节　胸部外伤影像诊断

微课：胸部外伤影像诊断

一、肋骨骨折

1. 概述 肋骨骨折是胸壁创伤中常见的疾病，尤其多见于第 3~10 肋骨的腋部及背部区域。其发生通常与外部暴力因素密切相关，包括直接撞击、挤压或剧烈扭转等不同的外力作用方式。这些外力作用会导致肋骨的不同类型骨折，具体表现可能有所不同。肋骨骨折可分为不完全性骨折和完全性骨折，其中完全性骨折常伴随骨片移位，可能导致胸廓的塌陷，从而影响胸腔的结构和功能。多根肋骨骨折的情况尤为严重，可能引起呼吸困难、疼痛加剧及肺部并发症的风险增加。

肋骨骨折的主要症状为剧烈胸痛，尤其在呼吸、咳嗽或活动时会明显加重。这种疼痛通常是局部的，患者可能会因为疼痛而限制呼吸深度，导致通气不足，进一步引发一系列并发症。临床上，患者可能还会出现气急、咳嗽及胸部压痛等症状。在严重的情况下，骨折可能导致血管或脏器损伤，引发气胸、血胸等危急情况，需及时进行影像检查以评估损伤的严重程度和范围。

2. 影像学表现

（1）X 线表现：在 X 线检查中，肋骨骨折通常表现为骨皮质的断裂及断端的移位，常见于第 3~10 肋骨的肋弓部位。此类骨折常伴随其他并发症，如气胸、液气胸、皮下气肿及纵隔气肿等，这些并发症的存在可能会增加临床诊断的复杂性。需要特别注意的是，不完全性骨折或断端无移位的骨折往往容易被漏诊，因此在进行 X 线检查时，应仔细观察肋骨的所有角度，确保不遗漏任何潜在的骨折情况（图 2-68）。

（2）CT 表现：CT 扫描不仅可以准确显示肋骨的骨折情况，还能检测到肋软骨的骨折，提供更全面的损伤评估。此外，CT 扫描能够同时评估肺部、胸膜腔及周围软组织的损伤情况，帮助了解外伤后可能出现的变化。通过三维重建技术，CT 能够清晰地显示肋骨骨折的类型及具体部位。

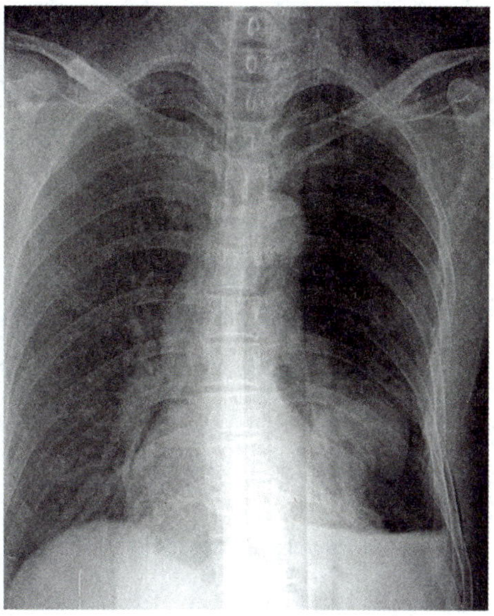
图 2-68　左侧多发肋骨骨折 X 线表现

3. 诊断与鉴别诊断　肋骨骨折的诊断主要依赖于影像检查结果，通常通过 X 线或 CT 来识别骨折的影像学表现，并结合患者的明确胸部外伤史进行确诊。然而，不完全性骨折及无移位的骨折在影像学上可能表现不明显，容易被漏诊，因此对于疑似肋骨骨折的患者，建议进行 CT 薄层扫描以提高诊断的敏感性。此外，在鉴别诊断时，需考虑肋软骨损伤、胸膜损伤（如气胸或血胸）、肺部损伤（如肺挫伤）及其他部位的骨折（如锁骨或胸椎骨折）等情况。因此，肋骨骨折的诊断与鉴别诊断不仅依赖于影像检查结果，还需结合患者的临床表现及外伤史，以确保及时发现并处理相关并发症，为患者提供有效的治疗。

二、肺挫伤

1. 概述　肺挫伤是指由于外部撞击胸部或爆炸气体的冲击波传导至肺组织而导致的肺部损伤。这种损伤通常是由于强烈的机械力作用，导致肺泡破裂或肺内血管受到冲击而破裂。肺挫伤的病理改变主要表现为肺血液和血浆渗入肺间质及肺泡腔内，造成局部的出血和水肿，进一步影响肺的功能。肺挫伤患者常会出现胸痛、咯血及呼吸困难等症状。胸痛通常是由于肺组织的损伤和胸膜的刺激引起的，咯血则可能是由于肺泡破裂后，血液渗入气道而导致的。呼吸困难则与肺部功能受损、气体交换能力下降及肺部的出血和水肿有关。由于肺挫伤可能伴随其他胸部损伤，如肋骨骨折或气胸，因此在评估患者时需进行全面的检查，以确保及时发现并处理潜在的并发症。

2. 影像学表现

（1）X 线表现：在 X 线片上，肺挫伤通常表现为不规则的斑片状或大片状高密度影。其边缘模糊且不遵循肺叶或肺段的分布，通常与受伤部位密切相关。若在伤后 48 小时内，病变未见吸收反而出现进一步发展，这可能提示存在继发感染的风险，需引起临床的高度重视（图 2-69）。

（2）CT 表现：CT 扫描对肺挫伤的诊断同样具有重要价值，其表现与 X 线片相似。CT 能够更清晰地显示肺部的细微损伤，对于轻微的肺挫伤，CT 表现为边缘模糊的磨玻璃样密度影，这种影像特征通常提示肺组织的水肿或出血。CT 的高分辨率能够帮助识别肺挫伤的范围及其严重程度，为临床治疗提供重要的影像学依据（图 2-70）。

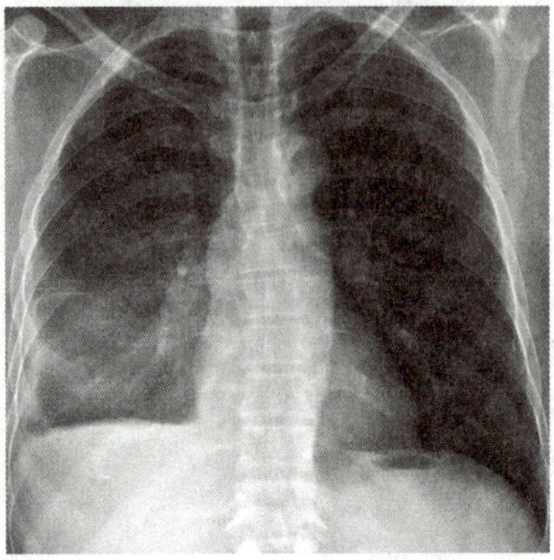

图 2-69　右侧肺挫伤 X 线表现

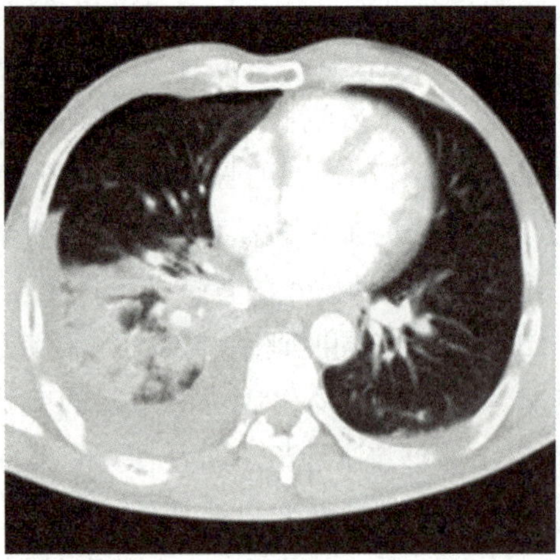

图 2-70　右侧肺挫伤 CT 表现

3. 诊断与鉴别诊断　肺挫伤的诊断主要依赖于影像检查结果，结合患者的临床病史进行综合评估。根据 X 线或 CT 的表现，肺内可见形态不规则的高密度影，且其边缘模糊不清，这些影像特征通常与胸部外伤史密切相关。因此，在有明确外伤史的情况下，结合影像学表现，可以较为准确地确诊肺挫伤。

在某些情况下，肺挫伤的影像学表现可能与感染性病变相似，因此需要进行鉴别诊断。感染性病变（如肺炎或肺脓肿）通常伴随其他临床症状，如发热、咳嗽、咳痰等，并且影像学表现可能呈现出不同的特征。临床病史的详细询问和体格检查能够为鉴别诊断提供重要线索。例如，若患者有近期感染的病史或伴随全身症状，可能提示感染性病变而非单纯的肺挫伤。

实验室检查（如血常规、C 反应蛋白等）和微生物学检查（如痰培养）也可以帮助进一步明确诊断，排除感染的可能性。综上所述，肺挫伤的诊断与鉴别诊断需要综合考虑影像学表现和临床病史，以确保准确的诊断和及时的治疗。

三、肺撕裂伤

1. 概述　肺撕裂伤是指由于外力作用导致肺组织的破裂。这种损伤通常发生在剧烈的胸部外伤中，如交通事故、跌倒或枪伤等。肺组织一旦撕裂，在肺的弹性作用下，撕裂的边缘会回缩，从而形成一个气囊腔。该腔壁主要由肺间质及萎陷出血的肺泡组成，伴随着大量巨噬细胞和纤维组织的浸润。当血液完全充盈撕裂腔时，会形成血肿；而如果气体与血液同时存在，则会形成液气囊腔。此时，囊腔的体积在初期可能会逐渐增大，直到囊内的压力与周围肺组织的压力达到平衡。需要注意的是，肺撕裂伤的严重程度和其临床表现与撕裂的程度、位置及伴随的其他损伤密切相关。

患者在发生肺撕裂伤后，常会出现明显的胸痛，疼痛感可能会随呼吸加重。此外，患者可能会出现咳嗽，咳嗽时痰中带有血液，这通常是由于肺组织破裂导致的出血所致。在严重的情况下，患者可能会出现昏迷、休克等危急症状，这表明损伤可能已经影响到生命体征的稳定。其他临床表现还可能包括呼吸困难、气急、心率加快等，这些症状提示肺功能受损或存在大出血。

2. 影像学表现

（1）X 线表现：在肺撕裂伤的早期阶段，损伤部位通常会被出血阴影遮盖，导致影像检查难以清晰显示撕裂的具体情况。在 X 线片上，撕裂部位可能呈现为不规则的高密度影像。如果伴随血肿的形成，影像学表现可呈现为类圆形的高密度影。值得注意的是，当外伤性肺气囊形成时，X 线片上会显示出薄壁的囊腔，囊腔内可能存在液平面，这提示了肺组织的严重损伤。

（2）CT 表现：肺撕裂伤的 CT 表现根据损伤机制、影像特征及是否伴随肋骨骨折等情况，通常分为四型。①Ⅰ型：该类型的 CT 表现为肺内含气或气-液平面的囊腔，部分病例可见肺内的含气裂隙。这种撕裂伤多由外力直接作用于肺泡，导致其破裂。②Ⅱ型：在 CT 上，表现为脊椎旁肺野内的含气或气-液平面的囊腔，通常是多发且聚集成簇。这种类型的撕裂伤是由于外力作用下，肺组织绕椎体旋转引起的剪切伤。③Ⅲ型：此型表现为肋骨骨折处的胸壁下肺野出现小囊腔或裂隙，通常为单发。这种撕裂伤的发生主要是由于肋骨骨折刺破肺组织所致，提示外伤的直接影响。④Ⅳ型：该类型肺撕裂伤较为少见，通常发生于胸膜增厚或粘连的情况下引起的肺撕裂。CT 影像可能显示出肺组织的异常变化，需结合临床症状进行综合评估。

3. 诊断与鉴别诊断 肺撕裂伤的诊断主要依赖于影像检查结果及患者的临床病史。根据 X 线或 CT 表现，通常可以观察到不规则的高密度影、类似含气影或气-液平面影，这些影像特征结合患者重度胸部钝性损伤史，能够明确诊断为肺撕裂伤。在诊断过程中，需特别关注影像学表现、临床病史及伴随损伤，表现严重的情况下，肺撕裂伤可能伴随支气管断裂、膈肌破裂等外伤性改变。此外，在确诊肺撕裂伤时，还需与其他胸部损伤或病理状态进行鉴别，如肺挫伤、气胸、血胸、肋骨骨折及支气管损伤等。通过仔细的鉴别诊断，可以确保准确识别肺撕裂伤及其相关并发症，从而为患者提供及时有效的治疗。

四、外伤性膈疝

1. 概述 外伤性膈疝是一种由膈肌破裂引起的病理状态，通常由直接穿透性损伤或严重的闭合性胸腹部损伤所致。这种损伤可能导致腹腔内脏器的部分或全部移位至胸腔内，从而形成膈疝。外伤性膈疝的发生可以归因于多种因素，包括直接损伤（如刀刺伤、枪弹伤或膈肌手术后的并发症）及间接暴力（如爆震伤、挤压伤或坠落伤害）。在临床上，左侧膈肌的损伤更为常见，可能是由于解剖结构的原因。疝入胸腔的脏器中，胃肠道器官（如胃、肠）最为常见，这些器官的移位可能会引起一系列的并发症。

外伤性膈疝的临床表现主要包括剧烈的胸部疼痛和明显的呼吸困难。患者在受伤后可能会感受到胸腔内的压迫感，呼吸时会出现不适或疼痛加剧。此外，腹部可能出现腹膜刺激征，如压痛、反跳痛等，提示腹腔内可能存在炎症或出血等并发症。严重情况下，患者可能会出现肠梗阻的表现，表现为腹胀、呕吐、排便和排气困难等症状。因此，及时识别和诊断外伤性膈疝对于患者的预后至关重要，必要时应进行影像检查以确认膈肌的完整性及疝入的脏器情况。通过综合评估，可以为患者制订合理的治疗方案，确保其安全与健康。

2. 影像学表现

（1）X 线表现：在 X 线检查中，外伤性膈疝的典型表现包括膈肌的升高，这是由腹腔内脏器的移位所致。此外，膈上可能出现异常阴影，左侧胸腔见类圆形透亮区，常含气-液平面，且气体经膈肌缺损区与腹腔连续（特异性征象），同时可见肠道气-液平面或肠袢影。心脏和纵隔可能会向健侧移位，这种现象是由患侧的压力变化引起的。同时，患侧的肺部可能出现萎陷或盘状肺不张的情况，显示出肺组织的塌陷。此外，部分患者可能伴有肋骨骨折的影像学征象（图 2-71）。

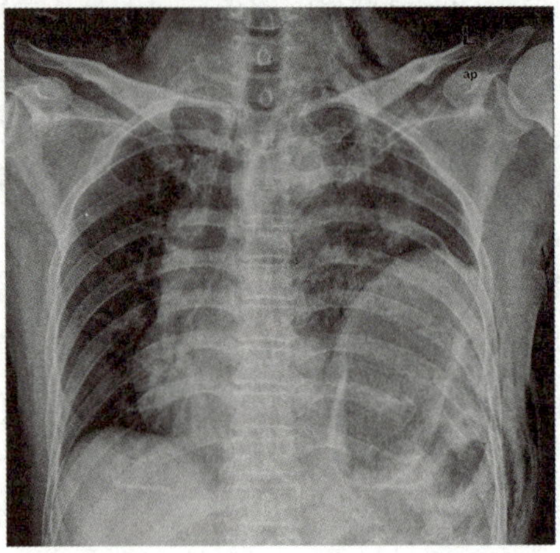

图 2-71　外伤性膈疝 X 线表现

在急性期的患者中，若怀疑存在外伤性膈疝且无禁忌证，可以通过鼻腔插入胃管进行进一步的评估。在 X 线透视下，如果观察到胃管位于膈肌正常平面以上并呈现盘旋状，或者通过胃管注入 60~90ml 的碘剂后发现胃部在胸腔内，则可明确诊断为外伤性膈疝。这些影像学特征为临床提供了重要的诊断依据。

（2）CT 表现：CT 扫描能够清晰地显示膈疝的位置及其相关脏器的性质。CT 扫描可表现出膈肌连续性的中断，并显示出腹腔内脏器向胸腔的疝入现象。在仰卧位的 CT 扫描中，可以观察到因膈肌破裂而失去支撑的腹腔脏器，可能会坠落并与后胸壁相贴，从而形成明显的影像学特征（图 2-72）。

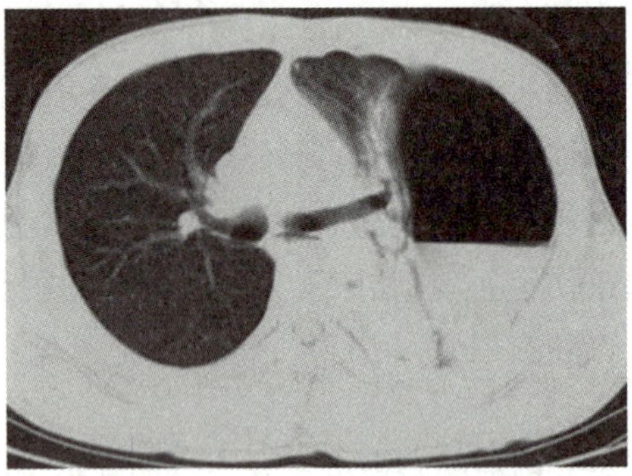

图 2-72　外伤性膈疝 CT 表现

CT 扫描不仅有助于确认膈疝的存在，还能评估伴随的损伤情况，如肺部的损伤、胸腔内液体的积聚等。这些信息对于制订治疗方案、评估患者的预后具有重要意义，发挥着关键作用。

3. 诊断与鉴别诊断　外伤性膈疝的诊断主要依赖于影像检查的结果，结合患者的外伤史，当 X 线检查和 CT 扫描显示胸腔内存在胃肠道影像并且有明确的外伤史时，通常可以直接确诊。然而，部分患者可能在外伤后数年才进行影像检查，这可能导致外伤性膈疝被误诊为先天性膈疝，因此详细的病史询问尤为重要，应仔细询问患者的受伤经历，包括受伤的时间、方式及随后的症状变化等。此外，在进行鉴别诊断时，还需考虑其他情况，如先天性膈疝、膈肌肿瘤或病变、胸腔内脏器的其他病变

（如肺部或胸膜的病变）、肋骨骨折及其并发症等，这些情况可能在影像学上出现类似的表现，但缺乏腹腔脏器的移位现象。因此，外伤性膈疝的诊断需综合影像学表现和详细的病史。

—• 考试知识点总结 •—

—• 本章小结 •—

—• 协和云课堂……　拓展练习及参考答案 •—

（高　鑫　马洪祥）

教学课件

第三章　循环系统影像诊断

学习目标

素质目标

（1）培养学生精准诊断与临床推理能力，结合血流动力学与病理机制进行逻辑推导，减少“同影异病”误诊，提升对循环系统常见病的早期识别准确率。

（2）具有医者责任与患者沟通能力，平衡技术严谨性与人文关怀，培养“以患者为中心”的责任感与共情力。

知识目标

（1）掌握：循环系统正常和基本病变的影像学表现及先天性心脏病、后天性心脏病、心肌病、心包疾病及大血管病变等常见病变的影像学表现。

（2）熟悉：循环系统影像检查方法的选择和应用。

（3）了解：先天性心脏病、大血管位置异常的影像学表现。

能力目标

（1）具有对心脏大血管常见疾病典型影像特征诊断和鉴别诊断的能力。

（2）具有对急性胸痛三联征等急危重症的快速识别与鉴别诊断的能力。

案例导入

【案例】

患者，女，75 岁，有高血压病史十余年，服用“常用降压片”控制血压，未监测血压，有血糖偏高病史，“突发胸痛 4 小时余”。早餐后突然出现胸骨后烧灼样疼痛，无窒息感、呼吸困难，疼痛呈持续性，无缓解趋势，伴头晕、全身出汗，疼痛部位向腹部蔓延，左下肢麻木无力，不能站立，未见昏迷、晕厥，无大小便失禁。入院后查体：左上肢 BP 180/60mmHg，右上肢 BP 120/60mmHg，两肺呼吸音清，无干、湿啰音，心率 48 次/分，律齐，主动脉瓣第一听诊区闻及舒张期叹息样杂音，腹软，肝脾肋下未及，双下肢皮温低、末梢循环差，双下肢不肿，双侧巴氏征阴性。行胸腹主动脉 CTA 检查，图像见图 3-1。

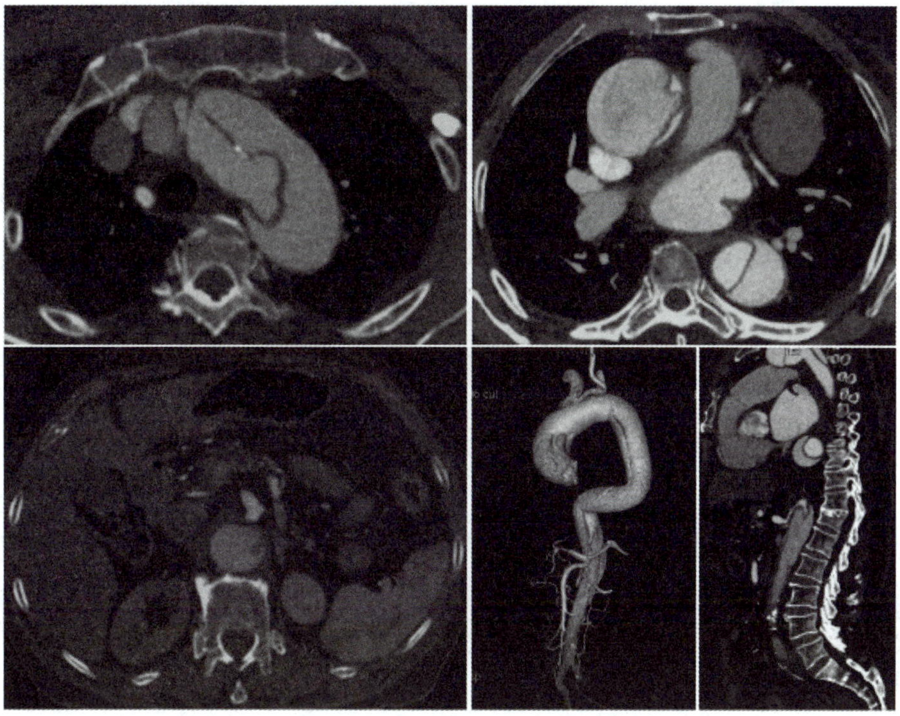

图 3-1　胸腹主动脉 CTA

扫码看彩图

【问题】

1. 该患者影像诊断结果是什么？
2. 该患者属于哪种分型？

· 核心知识拆解 ·

第一节　循环系统影像检查技术

一、X 线检查

X 线检查是观察心脏各房室大小异常最简单的方法，可以测量心胸比例（图 3-2），可用于观察心脏、大血管的位置形态及肺循环的情况，但是无法定量测量各房室的大小，且无法观察心脏瓣膜及冠状动脉。

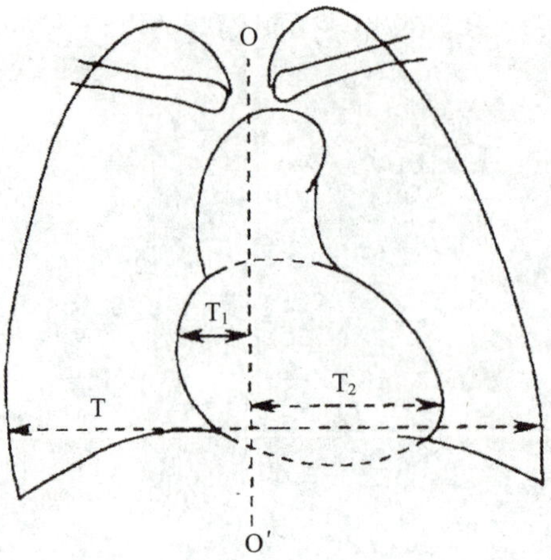

图 3-2　心胸比例测量示意

注：心胸比例=$\frac{T_1+T_2}{T}\times100\%$。$T_1$ 为右心缘至胸廓中线最大径，T_2 为左心缘至胸廓中线最大径，T 为胸廓最大横径。

二、血管造影检查

心血管造影（digital subtraction angiography，DSA）是使用介入导管技术将对比剂快速注入心腔或大血管腔内，显示心脏和血管腔形态及运动异常；可观察全身大、中血管，冠状动脉等各级分支的形态走行，血流方向（图 3-3）。可分为右心造影、左心造影、主动脉造影和冠状动脉造影等，由于 DSA 不能任意角度观察血管，且属有创性的检查，需要使用对比剂、辐射剂量较大，目前主要用于复杂先心病、冠状动脉检查及介入治疗。

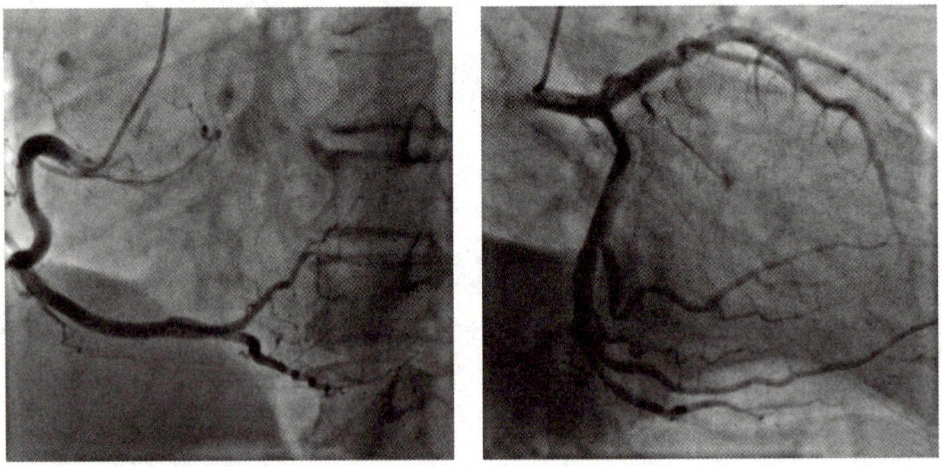

（a）　　　　（b）

图 3-3　冠状动脉造影

注：（a）右侧冠状动脉；（b）左侧冠状动脉。

三、 CT 检查

CT 检查分为平扫及增强扫描，平扫只能显示心脏大血管的轮廓和管壁的钙化斑块，64 层及以上的多层螺旋 CT（multi-slice computed tomography，MSCT），可做冠状动脉 CT 血管成像（coronary computed tomography angiography，CCTA）（图 3-4），尤其是宽体探测器（≥16cm）及双源 CT 辅以对比剂增强和心电门控，由于扫描速度快、成像时间短，对心率、心律等条件要求较低，可获得高质量轴位及三维重建图像，且可通过高级分析软件进行后处理，尤其是近几年人工智能（artificial intelligence，AI）技术的广泛应用，可应用于心脏大血管形态学、功能学及血流动力学的检查，现已广泛应用于冠状动脉及血管检查。

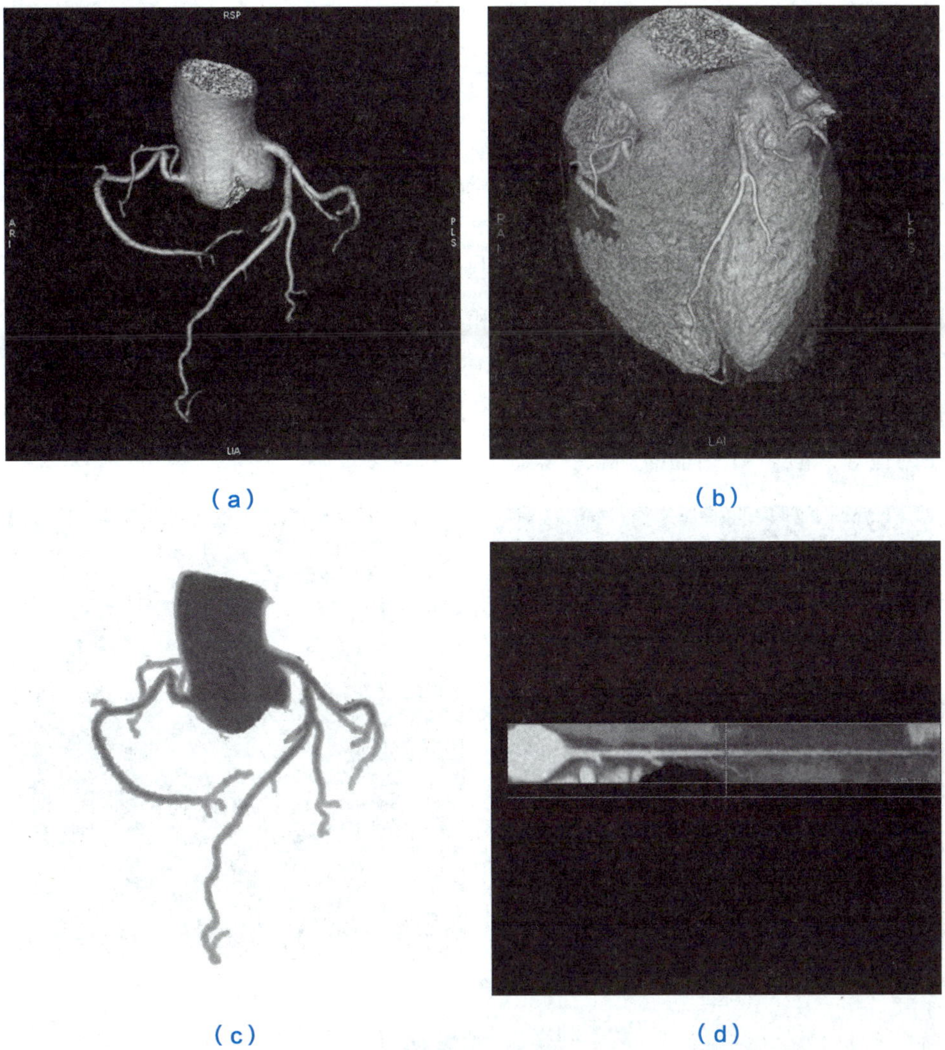

扫码看彩图

图 3-4　冠状动脉 CT 血管成像

注：(a)(b)(c) 冠状动脉 VR 重建；(d)(e)(f) 左冠前降支曲面重建。

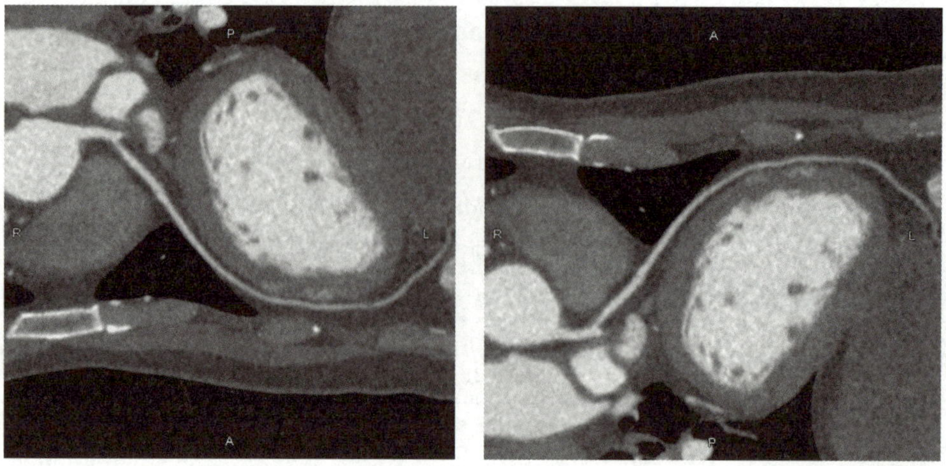

（e）　　（f）

图 3-4 （续图）

四、 MRI 检查

自旋回波（SE）序列，腔内血流因流空效应呈黑的信号区；梯度回波（GRE）序列，流动的血液产生高信号；黑血和白血序列（图 3-5），心肌和血管壁组织与血流的信号之间存在良好的天然对比。MRI 能够清晰地观察及测定心脏房室结构，MRI 电影可动态显示心脏收缩和舒张的心脏瓣膜运动、心肌功能、冠脉斑块及狭窄情况。磁共振还可用于无对比剂的全身血管成像。MRI 为无电离辐射、无创伤性的检查，但 MRI 扫描时间长，禁忌证相对较多。

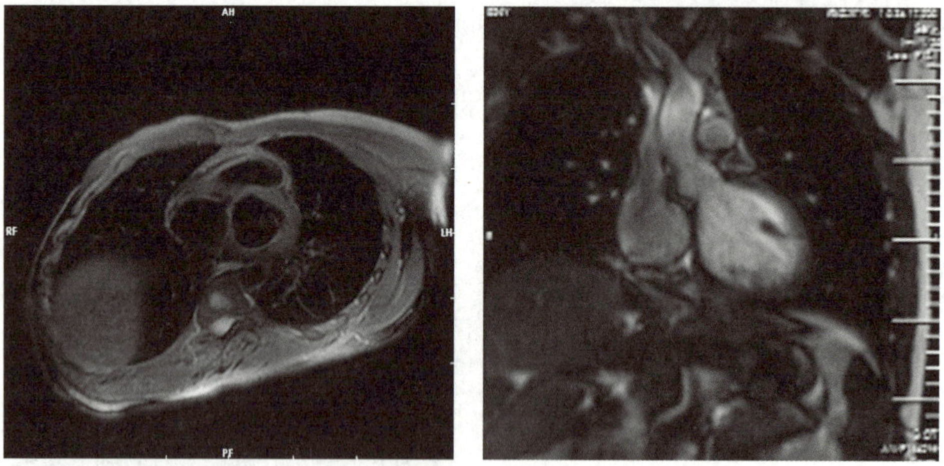

（a）　　（b）

图 3-5 心脏 MRI

注：（a）黑血序列；（b）白血序列。

五、各种检查方法的选择

（一）先天性心脏病、大血管异常

以 X 线检查为基础，辅以超声检查，多可以明确诊断。复杂的畸形可选择 MSCT 或 MRI，必要时行心血管造影检查。

（二）后天性心脏病

以 X 线检查为基础，辅以超声检查，多可以明确诊断，必要时可再行 MSCT 或 MRI 检查。冠心病现在逐渐采用 CT 血管成像进行筛查和术后随访，MRI 检查可以判断心肌梗死后是否有存活心肌，对治疗方案的选择有重要价值。

（三）大血管疾病

X 线检查对诊断主动脉瘤、主动脉夹层、肺动脉栓塞没有价值，选择 CT 或 MRI 增强扫描可明确诊断，一般只有需要介入治疗时才进行心血管造影。

（四）心包疾病

超声、CT 或 MRI 检查心包积液均较敏感，可发现少量的积液。中量或大量心包积液时 X 线片才有典型表现。对于缩窄性心包炎，只有出现心包钙化时 X 线检查才能诊断，而 CT、MRI 可以直接显示心包的增厚情况。

循环系统仅根据影像学表现时常难以作出正确诊断，必须结合临床表现与病理生理学理解影像学的表现。虽然检查方法众多，且各具优势和特点，但仍应遵循简单、有效、少创、经济的原则合理选择检查方法。

第二节　循环系统正常影像学表现

一、正常 X 线表现

1. 后前位　心脏右缘上方为上腔静脉，向下进入右心房，右心房构成心脏大血管右缘的下 1/2；近膈面处有时可见下腔静脉，向上内方向斜行。左缘上方向外突起的部分为主动脉结，其下方为肺动脉段，此处向内凹入，称为心腰；肺动脉段与左心室缘之间为左心耳，正常情况下 X 线片上不能显示；左心室缘向外下方延伸然后向内，转弯处称为心尖。

2. 右前斜位　前方的心缘为右心室，向上与肺动脉段相接，分成左、右肺动脉；在肺动脉段后方为升主动脉，升主动脉向上后行，形成主动脉弓；右前斜位主动脉弓并非充分显示，升、降主动脉前后重叠。心影的后缘，左、右心房呈上下排列，难以分清其界限，最下端有时可见下腔静脉影。食管吞钡时受主动脉、左主支气管及左心房压迫形成3个压迹。心前缘与胸壁之间有三角形透亮区，称为心前间隙或胸骨后区。

3. 左前斜位 前方为右心室构成心缘，向上为肺动脉主干与主动脉，肺动脉主干弯向后，分为左、右肺动脉，右肺动脉表现为圆形较高密度影。心影内主动脉从左心室向上升，越过肺动脉主干向上并向后形成主动脉弓，与左肺动脉围成主动脉窗，其内可见气管分叉及左、右主支气管，主动脉弓在左前斜位上显示为最佳。主动脉弓向后向下为降主动脉，与脊柱相重叠。心后缘上为左心房，下为左心室，此位置亦可见心前间隙。

4. 侧位 常规摄左侧位，胸廓正前方为胸骨侧位。心影的前下缘为右心室，向上向后为右心室流出道与肺动脉主干，然后与主动脉重叠；心后缘上方为左心房，下方为左心室。左心室与横膈连接处可见凹面向前的下腔静脉影。当食管吞钡时于左心房处有一轻度压迹，向下食管与左心室及横膈构成一三角形透亮的心后食管前间隙。胸骨后与右心室之间有一倒三角形透亮区，即心前间隙。

心脏大小的评估：最常用的方法为心胸比例，即心脏最大横径与胸廓最大横径的比例，心脏横径是指胸廓正中线分别至左、右心缘各自最大径之和，胸廓横径是指最大胸廓处的内缘的距离（图3-2）。充分吸气屏气后摄片，正常成人这一比例不超过0.5，未成年人则可能较大些。

心脏大小与年龄及体型关系密切，如儿童心胸比例高，老年人心脏则比同样体型的年轻人大，运动员横膈较高，心胸比例可能>0.5。另外，收胸比率偏低常可见瘦长体型的正常人，心影偏小，横膈较低。此外，摄片时适逢心室收缩或舒张期，或不同呼吸气相，或不同体位时，也可显示略有差别，以上情况均为正常。

二、正常心血管造影表现

1. 冠状动脉造影 左、右冠状动脉分别起自左、右冠状窦，约85%个体为右冠优势，即右冠状动脉供应后降支及心室的后、下壁；10%~12%个体为左冠优势，由左冠状动脉回旋支供应后降支及心室的后、下壁；4%~5%个体为两侧均势。

左冠状动脉发出主干（0.5~1.5cm）在左心耳下方分出前降支，向前在室间沟内行走，左冠状动脉分出另一支为回旋支，在左心耳下方沿侧后方行走于房室沟内，偶尔左冠状动脉有第三支称为中间支，成为第一对角支或第一钝缘支；前降支发出数个间隔支穿入间隔，发出一支或几支对角支伸向前外侧壁，偶尔一个圆锥支在第一间隔支之后走向肺动脉圆锥和右心室漏斗部；回旋支则发出一支或几支钝缘支，供应左心室的外侧壁。

右冠状动脉在肺动脉与右心房之间走行向前右方，其第一支为圆锥支，走向肺动脉圆锥，第二支为窦房结支，另有一个较小的分支走向右心房，肌支走向右心室心肌，在后侧发出一大的锐缘支向前走向右心室的膈面，右冠优势者右冠状动脉随后向后，在房室沟内形成一达90°的转弯，走行在后室间沟内而成为后降支，并发出分支到膈面心肌与室间隔的后1/3处。

2. 心腔造影

（1）右心造影

1）前后位：右心房腔表面光滑、肌层薄，在心房的右外上和右外下象限分别可见上、下腔静脉。右心耳充满对比剂时，在上腔静脉与右心房交界处向内侧伸展。三尖瓣在中线的垂直方向，有时候显示为分隔右心房、右心室的浅淡的透亮线影。右心室壁较右心房壁厚，在中线稍偏左，腔的表面为不规则形状，尤以左外缘有乳头肌而显示更明显。右心室流入道很短，在三尖瓣向心室尖部方向，流出道则较长，垂直地从心尖向肺动脉处并略向内弯。肺动脉瓣为一较淡的弧线，分隔右心室与肺动脉，位于左肺门下方的水平处。心室收缩期，肺动脉瓣与主动脉瓣充分打开，与动脉壁平行；心室舒张期，肺动脉瓣和主动脉瓣向下突，关闭心室流出道。心室收缩时，室间隔移向中线并于稍左处分隔为左、右二室，而在舒张时，室间隔移向左侧，因此，右心室占据心影的大部分。室间隔与矢状位成斜面，所以在侧位或斜位较好观察。冠状位时，肺动脉在瓣上短距离处分为左、右肺动脉。

2）侧位：右心房位于中间，呈卵圆形，上腔静脉从上方与心房连接，其下方为下腔静脉，右心房的前方为右心室，其间有薄的凹面透亮线，为三尖瓣。

（2）左心造影

1）前后位：左心房呈卵圆形，表面光滑，位于气管分叉下方，两侧与肺静脉相接。二尖瓣的后瓣可见于左心房与左心室之间，为浅淡的透亮影，瓣缘光滑的弧形线条凸向心室，其位于中线的左侧。左心室壁较厚，其游离缘较光滑，与右心室不同，外形类卵圆状，在前后位上左心室流出道与流入道重叠，心尖处室壁最薄，然后沿着下缘和外侧缘进行性增厚。在肺动脉瓣水平下方主动脉瓣位于中线，与左心房重叠，主动脉瓣三叶有时可在舒张期见到，凸缘朝向心室。

2）侧位：左心房位于后方，处于膈面上方，外形光滑呈卵圆形，心肌薄弱。二尖瓣见于房室间，为透亮的向下向前凸向心室光滑的分隔线。左心室为厚壁腔，大体为三角形，其中一角向前向下指向心尖，一角指向头侧的主动脉瓣，另一角向后向下位于二尖瓣的下缘。左心室前方被室间隔与右心室分开，左心室外缘与前后位上一样光滑（图 3-6）。主动脉瓣为细的半环形透亮线，右冠瓣在前，左冠瓣在后，无冠瓣位于二者之间的稍低处。

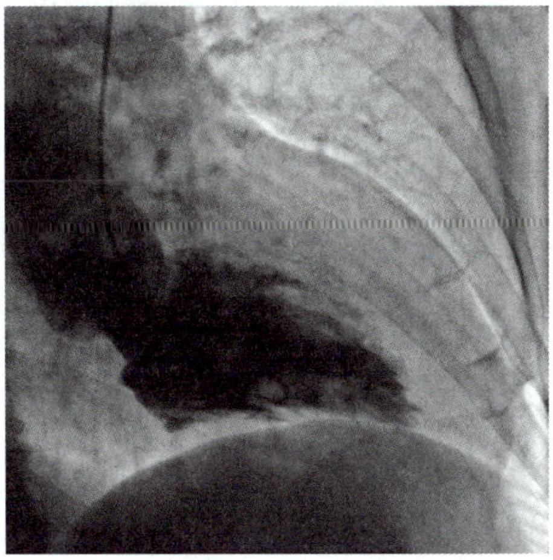

图 3-6　左心室造影

三、正常 CT 表现

（一）心脏

普通胸部 CT 平扫由于时间分辨力和密度分辨力的限制，难以用于心血管诊断。利用对比剂和心电门控，MSCT 可用于心脏的 CT 检查。正常心脏大血管 CT 扫描具有代表性的横轴位层面为主动脉弓层面、主-肺动脉窗层面、左心房层面、四腔心层面和心脏长轴位及短轴位层面。

1. 主动脉弓层面　主动脉弓呈从右前向左后斜行，位于气管的左前方，约 10%的正常人在此层面可见奇静脉弓，主动脉弓前方前纵隔呈三角形，尖端向前，为脂肪密度，部分成人内有胸腺的残余。奇静脉内侧可见气管前腔静脉后间隙，除包含脂肪和一些结缔组织外，还可包含数个小的淋巴结。

2. 主-肺动脉窗层面　主-肺动脉窗上界为主动脉弓下缘，下界为左肺动脉，前方为升主动脉，内后方为气管，其内可包含脂肪、小淋巴结和一些结缔组织。主肺动脉向左向后延伸为左肺动脉，左上肺静脉位于左肺动脉的外后方；主肺动脉向后、向右延伸为右肺动脉，其走行于上腔静脉和中间段支气管之间，右上肺静脉则位于右肺动脉的外侧。此层面主肺动脉与两侧肺动脉呈“人”字形排列，正常主肺动脉直径不应超过29mm，在此层面可同时观察升主动脉和降主动脉，两者比例（2.2~1.1）∶1。奇静脉弓多位于此层面，其自后向前越过右上叶支气管上缘汇入上腔静脉。

3. 左心房层面 左心房位于主动脉根部及右心耳后方，奇静脉、食管及降主动脉前方。左心房前后径30~45mm。此平面常可显示冠状动脉主干及主要分支的近段，食管奇静脉隐窝也可见于此层面。

4. 四腔心层面 可显示左、右心房和左、右心室，心腔和心肌壁，如果不注射对比剂则无法区分。

5. 心脏长轴位及短轴位层面 是经过后处理的MPR图像，为心脏特有的成像体位。可用于观察心腔的大小、心肌厚度、瓣膜和乳头肌等。结合电影技术可动态观察心脏的运动功能。

（二）心包

心包位于低密度的纵隔与心外膜脂肪层之间的光滑的细线影，通常显示的是壁层心包，正常厚度为1~4mm。CT平扫时几乎均能显示心包，可见于不同的层面和部位。

CT扫描是心包检查较为敏感而又无创伤性的检查方法。

（三）血管

1. 体循环、肺循环大血管的显示 在心脏扫描时，同时可显示两侧锁骨下动、静脉，颈总动脉及头臂动、静脉，并可见奇静脉弓，主动脉弓和升、降主动脉及两侧肺动、静脉，还可显示上、下腔静脉。上述血管结构CT平扫即可显示，使用CT增强扫描并行MPR、MIP及VR等后处理则可以更清楚、更直观地显示。

2. 冠状动脉的显示 行冠状动脉CTA检查，可清楚显示冠状动脉主干及其主要分支。

四、正常MRI表现

（一）心脏

MRI扫描为多方位成像，可获得任意平面的断层图像，能清晰显示心脏、大血管的解剖结构，常用扫描体位及正常表现如下。

1. 横轴位 为最基本的心脏截面，呈不典型的四腔心断面，并可为其他的心脏MRI检查体位提供定位像。左心室平均直径为45mm，室壁及室间隔厚度约为10mm，右心室平均直径为35mm，室壁厚度约为5mm。

2. 冠状位 可较好显示左心室腔及左心室流出道、主动脉窦和升主动脉的形态、走行，并能显示左、右心房后部上腔静脉入口的形态。

3. 矢状位 不同心型的心脏矢状切面，心腔及心壁的形态结构差异较大，因此矢状位可用于心脏MRI扫描的定位。

除上述三种体位外，其他常选用的扫描体位如下。①长轴位（右前斜位），定位根据横轴位断面上四腔心层面，扫描轴线平行于左心室长轴及室间隔，此切面主要用于观察左心室长轴收缩期和舒张期的径线改变及二尖瓣的功能，同时可显示右心房和上、下腔静脉，还可观察右心室流入、流出道和三尖瓣关闭不全的情况。②短轴位（左前斜位），定位根据横轴位断面上四腔心层面，扫描轴线垂直于室间隔，此切面主要用于心室功能的评估、计算射血分数等，同时也是观察右心室流出道末端的最佳层面。③左心室流出道体位，扫描平面通过左心室顶部和升主动脉中部，主要用于观察主动脉的反流情况，可测定左心室射血分数，并可观察室间隔膜部缺损等。④右心室流出道体位，扫描平面通过右心室和肺动脉主干，主要用于观察右心室流出道狭窄和肺动脉瓣关闭不全的情况。

（二）心包

心包因壁层纤维组织的质子密度低，T_1WI、T_2WI 均表现为低信号，正常心包厚度为1～4mm。

（三）血管

磁共振血管成像（MRA）基于血管内血液的流动，其信号的强弱取决于血液的流速及方向。近年来，磁共振血管成像除用于观察血管的走行、形态及内径等，还可用于测量血流速度和观察血流特征。磁共振血管成像的基本技术包括时间飞跃法和相位对比法。MRA 与常规血管造影相比，其具有无创伤性、无电离辐射、无须注射对比剂等特点。

磁共振于不同扫描体位和层面在冠周脂肪的衬托下，可显示冠状动脉及其主要分支。

第三节　循环系统基本病变影像学表现

一、异常 X 线表现

X 线（心脏平片）检查时，循环系统的异常表现往往反映的是各房、室大小和形态、体循环或肺循环的改变，但其不能直接显示病变本身（如房、室间隔的缺损，瓣膜的狭窄或关闭不全），而只能观察这些病变引起的房、室大小和形态的改变及肺血的改变，因此需要结合病理生理，以及血流动力学，予以综合分析判断，逻辑推测可能存在的病变。因此，必须充分掌握各房、室及大血管的异常表现。

（一）心脏及各房、室增大

心脏病变主要表现为心脏增大，包括心肌肥厚与心腔扩大，或两者兼有。

1. 心肌肥厚　体循环或肺循环阻力增加，使心肌负荷过重，病理上首先发生心肌纤维的增长增粗，继而出现心肌纤维数量的增加，使心肌肥厚，在代偿期内可以为单纯性的心肌肥厚，心脏横径并无明显增加。

2. 心腔扩大　由于血流异常（如间隔缺损或异位引流）与血液反流（如瓣膜关闭不全）使心腔容量负荷额外增加，这种容量负荷的增加一方面可以促进心肌增生引起心肌肥厚，另一方面主要表现为心腔的扩张。

仅依据 X 线片不易区别心肌肥厚与心腔扩大。肥厚使心室含肌量增加，对容积的改变影响不大，不容易引起可察觉的心影增大，它只引起心脏形态的改变，X 线片上所见的心室增大通常是由扩张引起。在心室增大时，还会引起心脏的旋转，这一点对解释心脏形态的改变有重要的意义。

心脏各房室增大的常见病因如下。

1. 左心室增大 常见的病因为高血压病、主动脉瓣狭窄或关闭不全、二尖瓣关闭不全及某些先天性心脏病（如动脉导管未闭）等。

2. 右心室增大 常见的病因为二尖瓣狭窄、慢性肺源性心脏病、肺动脉高压及某些先天性心脏病（如法洛四联症）等。单纯的右心室肥厚也可无明显增大表现。

3. 左心房增大 左心房增大常伴肺静脉高压，常见的病因有二尖瓣病变、左心室衰竭及某些先天性心脏病（如动脉导管未闭）等。

4. 右心房增大 常见的病因为右室衰竭、先天性心脏病（如房间隔缺损），以及右心房黏液瘤等。

5. 左、右心室同时增大 常见于器质性的心脏病（如扩张型心肌病），表现为普大型心。

（二）主动脉异常

40 岁以下，升主动脉在 X 线后前位片不超出上腔静脉影。如升主动脉延长或扩张则可接近或超过心右缘。升主动脉单纯扩张时并不影响主动脉弓及降主动脉，而延长则会累及整个主动脉，使升主动脉、主动脉弓及降主动脉都发生改变。主动脉弓可出现弧形钙化，正常降主动脉的外侧缘是平滑的，动脉硬化可使其弯曲，如有狭窄或扩张，会有局限的凹入或凸出，如主动脉弓或降主动脉边缘不规则可提示主动脉夹层。

（三）肺血流异常

影响肺血流的因素包括右心搏出量、肺血管阻力、肺泡内压与肺动、静脉压之间的关系及肺静脉压（或左心房压力）。因此，了解肺部 X 线表现对肺、心功能与疾病的诊断及预后具有重要的价值。

1. 肺充血 是指肺动脉内血流量增多，主要见于左向右分流的先天性心脏病。X 线表现为肺动脉段膨隆，肺门影增大，右下肺动脉干增粗超过 15mm，周围肺血管纹理也成比例地增粗、增多，扩张血管边缘较清楚。肺动脉段与两侧肺门血管搏动增强，透视下呈“肺门舞蹈征”。

2. 肺血减少 是指肺动脉血流量减少，亦称为肺缺血，主要见于右心室流出道受阻或兼于右向左分流畸形，如肺动脉瓣狭窄、法洛氏四联症等。典型的 X 线表现为肺血管纹理纤细，肺门影变小，肺动脉段平直或凹陷，当肺动脉瓣狭窄时，由于瓣后血液涡流，导致肺动脉段直立凸出。在观察肺血减少时需两侧比较，有时主要表现在左侧，左肺门及部分肺野因心影重叠而易漏诊。肺血减少，为了维持生命，肺组织须通过侧支循环得到血液，侧支循环可来自降主动脉或主动脉分支，包括支气管动脉。侧支动脉与肺动脉连接处可从肺动脉到肺内动脉分支，表现为血管纹理粗细分布不均匀，上叶肺血管比下叶粗大，呈不规则的条状或网状。

3. 肺淤血 是指肺静脉回流受阻，使血液滞留在肺静脉系统内，与肺充血同属肺多血。X 线表现为肺静脉普遍扩张，呈模糊条索状影，以中、下肺野为著，有时呈网状或点状，肺野透亮度降低，两侧肺门影增大。当肺静脉内压力进一步升高时则会出现肺静脉高压。

4. 肺高压 包括肺动脉与肺静脉高压，许多情况可能会引起其中之一或二者同时存在。

（1）肺动脉高压：肺动脉压力升高，收缩压和平均压分别超过 30mmHg 和 20mmHg，但肺毛细血管和肺静脉压可正常，称肺动脉高压或毛细血管前高压。由于肺血流量增加引起的称为高流量性肺动脉高压；由于肺小血管和毛细血管痉挛、狭窄所致肺循环阻力增高而引起者称为阻塞性肺动脉高压；前者可由左向右分流引起，后者可由肺静脉高压引起。

X 线表现：肺动脉段突出，肺门影增大，肺动脉及其二、三级分支扩张，阻塞性肺动脉高压的远侧至整个肺野肺血管纹理减少，这种突然改变会造成“残根征”（图 3-7）。高流量性肺动脉高压早期远侧分支仍然扩张，且与肺动脉及各级分支保持正常比例，肺门透视下搏动增强，常伴右心室增大。

（2）肺静脉高压：肺静脉压轻到中度升高时可无任何征象，重度高压（超过 25mmHg）时上肺野的静脉扩张，而下肺野的静脉收缩。随着液体的渗出，在肺泡内有液体聚积，表现为肺水肿，分为肺泡性肺水肿与间质性肺水肿，肺静脉压的慢性升高主要表现为间质性肺水肿，急性左心衰引起的以肺泡性肺水肿为主。

1）间质性肺水肿：表现为肺间质改变，典型者呈周围肺间隔线，又称“Kerley B”线，呈下肺野近胸膜处长 20~30mm、宽 1mm 的横行线影，此为小叶间隔水肿，中肺野少见。有时可见融合较长的小叶间隔水肿，呈周围肺野向肺门集中的细线影，由于肺门部有大的血管与支气管，水肿聚积在间质间隙内，表现为磨玻璃样密度影（图 3-8）。

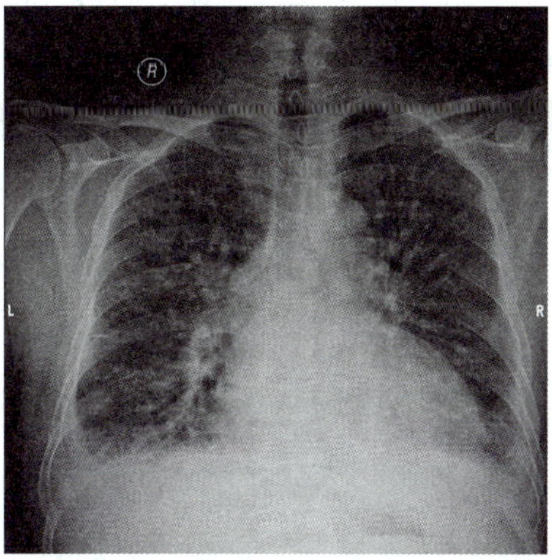

图 3-7 肺动脉高压 X 线表现

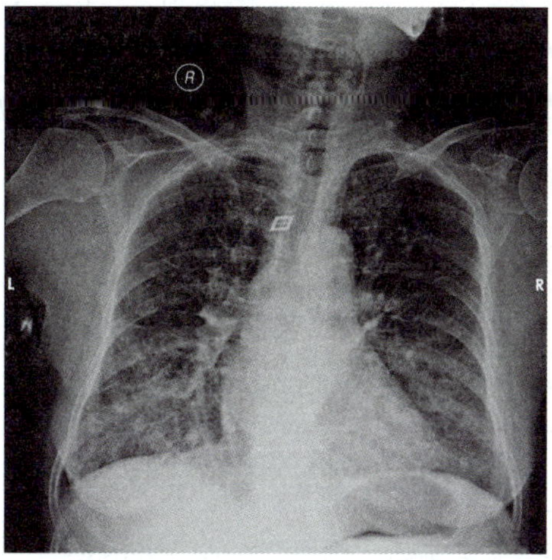

图 3-8 间质性肺水肿 X 线表现

2）肺泡性肺水肿：表现为片状均匀的较高密度影，其边缘不清晰，呈非特异性分布，有时与肺炎或肺梗死不易区分，但它的特征为水肿的出现与消散是易变的。肺泡性肺水肿的分布可与患者体位有关，主要在肺的低垂部位，此处的肺静脉压力高，肺底或背侧分布较多。典型者表现为“蝶翼征”，即两肺门周围呈蝶翼样分布的云絮状较高密度影（图 3-9）。

（四）心脏造影异常

1. 体积异常 表现为心房或心室的增大或缩小，各房室的增大往往还可从解剖位置与形态改变来观察，如右心房增大表现为三尖瓣左移而离开胸椎。右心室肥厚可表现为舒张早期及收缩晚期心肌小梁所产生的明显类圆形充盈缺损影。

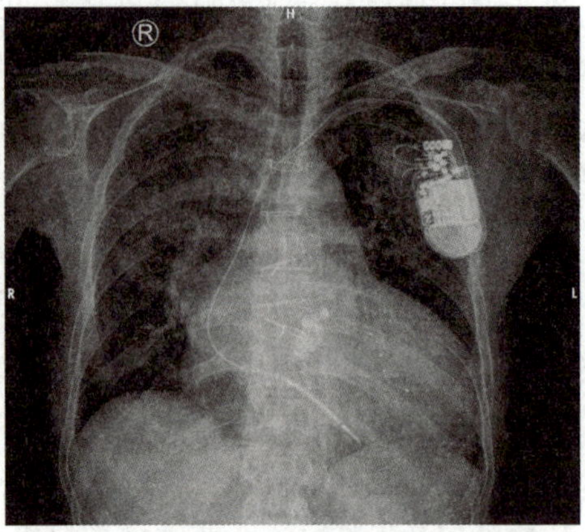

图 3-9　肺泡性肺水肿 X 线表现

注：二尖瓣、三尖瓣及心脏起搏器置换术后，心功能不全。

2. 交通异常　在房间隔缺损、室间隔缺损及动脉导管未闭等左向右分流或静脉的异常引流及动脉开口异常时，可见异常交通血管或某房、室的提前显影。

3. 瓣膜异常　包括瓣膜狭窄或关闭不全，如主动脉瓣狭窄时，左心室收缩不可能将对比剂完全喷入主动脉内，并见主动脉瓣环不能完全打开；而关闭不全时可见已进入主动脉的对比剂在心脏舒张期时又返流入左心室。

4. 形态异常　肥厚型心肌病时，左心造影舒张期呈芭蕾舞足样变形，左心房黏液瘤可见左心房内充盈缺损，室壁瘤则出现反向运动。

5. 位置异常　见于右位主动脉弓、镜面右位心、主动脉骑跨等。

（五）冠状动脉造影异常

冠状动脉造影异常包括开口异常、交通异常、血管狭窄和闭塞等病变。

二、异常 CT 表现

（一）心脏

1. 心肌的异常表现

（1）心肌厚薄的改变：CT 平扫不能观察心肌厚度的变化，增强扫描可显示心肌的厚度。在肥厚型心肌病时，可见非对称性心肌肥厚和肌小梁肥大的特点；心肌梗死可见心肌局部变薄及室壁瘤的形成。MSCT 通过 MPR 可直接显示房、室间隔的缺损，甚至复杂心脏畸形。

（2）心肌密度的改变：冠状动脉病变会导致心肌血供的改变，最终导致心肌缺血或梗死，坏死心肌被结缔组织所取代；CT 增强扫描表现为局部心肌密度减低或出现无强化区。而心肌原发或继发性肿瘤均表现为与正常心肌不同的强化表现，增强后肿瘤的密度根据其性质不同可高于或低于正常心肌。

（3）心肌运动的异常：MSCT 可反映局部心肌缺血等病变所致的运动异常，如心肌梗死时局部心室壁的反常运动。采用 CT 电影模式扫描可以反映心室容积的变化，并可以测定射血分数，测量由心肌运动异常所致的心输出量的变化。

2. 心腔的异常表现

（1）心腔大小的改变：CT 增强扫描可直观显示心腔内径的变化，如心腔扩大（扩张型心肌病），心腔狭小（肥厚型心肌病）；心肌梗死后左心室室壁瘤可见心室腔局部向外凸出。

（2）心腔密度的改变：CT 增强扫描心腔内肿块或血栓可表现为心腔内低密度的充盈缺损。

（二）心包

1. 心包缺损　大多数缺损是部分性的，完全性缺损只占 9%左右，约 70%缺损在左侧，4%在右侧；膈心包的缺损约占 17%。约 1/3 心包缺损的患者常合并有其他的先天性变异，包括房间隔缺损、动脉导管未闭、二尖瓣狭窄和法洛四联症等。CT 扫描可显示心包缺损并可能合并的其他畸形。当膈心包缺损时，可显示腹腔脏器或脂肪组织疝入心包。

2. 心包积液　正常的心包腔含有 20～30ml 浆液样液体。引起心包积液的病因很多，积液的性质亦有不同。CT 扫描容易发现心包积液，50ml 及以上的液体即可检出。常规仰卧位检查时，少量的积液聚积在左心室与右心房的后外方，大量积液时形成水样低密度带环绕心脏，而使壁层心包与心脏的距离加大，此时心包积液量约 200ml 以上。

3. 心包增厚和钙化　结核性或放射性心包炎常引起心包增厚，心包厚度可达 5～20mm，也可呈局限性增厚，引起两侧心室舒张功能障碍。部分增厚的心包内可出现钙化，钙化提示炎症的后期，CT 扫描因良好的密度分辨力而成为检测钙化最敏感的方法，并能准确定位钙化的部位和范围。

4. 心包新生物　原发性心包肿瘤极少见，常见的良性肿瘤为畸胎瘤、脂肪瘤、纤维瘤和血管瘤，恶性肿瘤为间皮瘤和肉瘤。转移性心包肿瘤要多于原发性肿瘤，以淋巴瘤、乳腺癌和肺癌的转移最为常见。无论是原发性还是转移性肿瘤均可出现心包局限性或弥漫性增厚，CT 增强扫描有利于观察心包肿瘤的大小和范围，并能区分是大量渗出所致的心包积液还是由于肿瘤直接侵犯心包所致。

此外，心包囊肿表现为心包局限性肿块影，CT 扫描呈均匀水样密度，而不同于心包肿瘤性病变（图 3-10）。

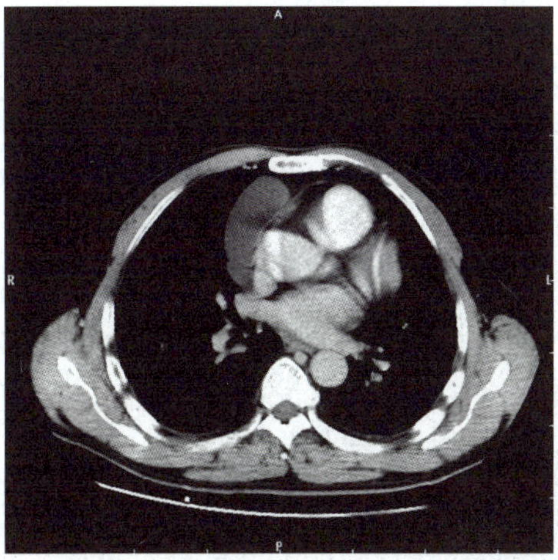

（a）

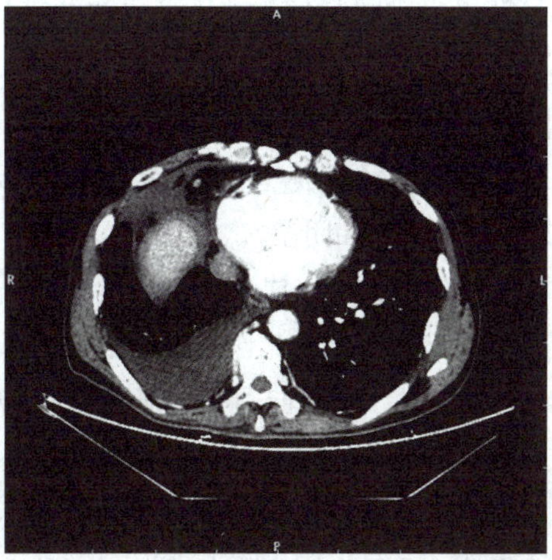

（b）

图 3-10　胸部增强 CT

注：（a）右侧心包囊肿；（b）右侧心包转移瘤、右侧胸腔积液。

（三）冠状动脉

1. 冠状动脉粥样硬化斑块 根据 CT 值不同可判断冠状动脉斑块的成分，将斑块分为钙化和非钙化性斑块（纤维斑块及脂质性软斑块）。大的钙化斑块和纤维斑块多为稳定性斑块，易损斑块多为偏心分布的脂质性软斑块，因此对非钙化斑块成分的进一步分析判断更具有意义。评估方法包括平扫钙化积分和增强 CTA 两种技术分析方法。

（1）钙化斑块：钙化是冠状动脉粥样硬化发展到一定阶段的结果，也是重要的病理学标志，钙化的检出证实了冠状动脉粥样硬化斑块的存在。钙化在 CT 平扫上表现为易于辨识的高密度影，借此原理引出了冠状动脉钙化积分扫描。目前使用最广的是 Agatston 积分法，将密度 CT 值≥130HU、面积≥$1mm^2$ 的病灶定义为钙化灶，由钙化灶密度积分与钙化面积之积求得冠脉钙化积分。经专用软件自动设定钙化的密度积分：1 分 = 130～199HU，2 分 = 200～299HU，3 分 = 300～399HU，4 分≥400HU。当患者冠脉钙化积分>100 分时，常提示临床患心血管事件的风险率增加。

尽管冠状动脉钙化的程度、范围与冠状动脉粥样硬化的程度及范围呈正相关，但冠脉钙化积分并非诊断冠心病或冠状动脉狭窄的单一因素，后者同时受多种危险因素（包括高脂血症、高血压、糖尿病、吸烟、年龄、性别等）的影响。此外，在行冠状动脉 CTA 检查时，条状或弥漫性钙化斑块所形成的高密度影常常遮盖管腔，易造成高估管腔狭窄程度。

（2）非钙化斑块：斑块分析专用软件能够对冠状动脉 CTA 图像进行自动分析，通过预设不同 CT 值范围代表斑块不同成分赋予不同的色阶，以伪彩显示。对斑块的体积和构成进行定量的分析同时还可选择斑块横截面，定量分析血管截面积、管腔截面积、斑块负荷等指标。近年来，基于冠脉 CTA 数据应用高级计算流体力学和深度学习等方法获得的冠状动脉 CT 血流储分数（CT-FFR）能在单次检查期间同时提供冠状动脉的解剖和生理学信息，成为临床研究和应用的新热点。

由于非钙化斑块中不同组织学成分的 CT 值范围存在重叠，目前对脂质和纤维成分依据 CT 值进行准确可靠的定量分析仍较困难。

（3）混合性斑块：同时存在钙化斑块与非钙化斑块。

2. 冠状动脉狭窄 按照病变的形态将狭窄分为向心性和偏心性；按照病变的范围将狭窄分为局限性（累及范围<10mm）、节段性（累及范围 10～20mm）和弥漫性（累及范围>20mm）；按照狭窄的程度将病变分为无狭窄、轻微狭窄（1%～24%）、轻度狭窄（25%～49%）、中度狭窄（50%～69%）、重度狭窄（70%～99%）和闭塞/次全闭塞。通过对同一病变血管进行多角度 MPR 及 CPR 等方法，经目测或计算机自动分析软件完成狭窄程度的定量分析。当狭窄程度≥50%时可诊断冠心病，MSCT 以此作为显著狭窄的标准，也以此作为是否需进一步行冠状动脉造影的标准；当冠状动脉粥样硬化导致管腔直径狭窄≥70%时，会引起冠状动脉血液供应与心肌耗氧之间严重失衡，影响心脏功能和冠状动脉血流储备，从而出现心肌缺血的临床症状（图 3-11）。

3. 冠状动脉扩张 指先天性或获得性因素破坏了冠状动脉管壁的结构，引起管壁扩张性改变，血管直径>7mm 或超过近侧动脉节段直径的 50%称为瘤样扩张，扩张性病变男性多于女性，大多发生于冠状动脉主干的近心段。老年性冠状动脉瘤或扩张多见于动脉粥样硬化；儿童、青少年病因多考虑为动脉炎（如川崎病）、先天性冠状动脉瘘等。

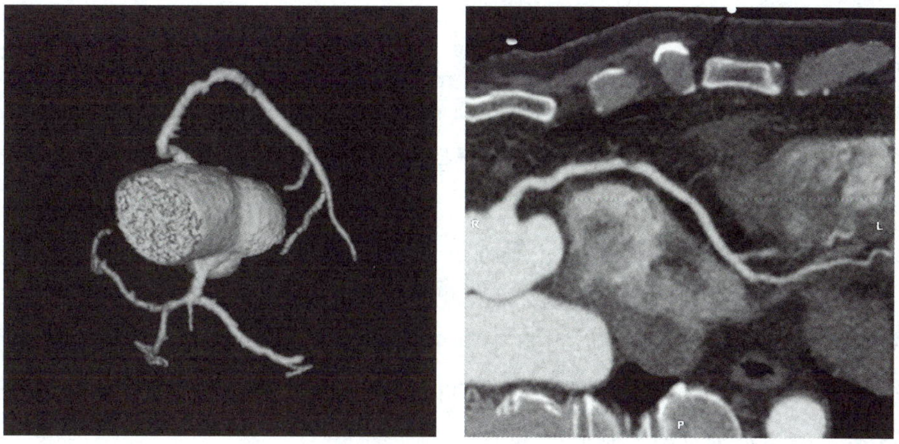

（a）　　（b）

图 3-11　冠状动脉 CTA 示右冠近段非钙化斑块伴管腔重度狭窄

注：（a）VR；（b）CPR。

（四）大血管

1. 位置的异常　CT 平扫和增强扫描可显示大血管位置的异常。如迷走右锁骨下动脉，CT 表现为环绕气管后方和右侧方的血管，连续层面可发现其延伸至右腋窝。右位主动脉弓表现为主动脉弓位于气管的右侧且常合并迷走的左锁骨下动脉。

2. 管径的异常　轴位收缩期升主动脉内径为 24~30mm，降主动脉内径为 18~22mm，两者比例为（2.2~1.1）：1。主动脉瘤时，CT 扫描可直接显示主动脉内径增大，累及部位、范围和程度；主动脉缩窄表现为管腔内径缩小。

3. 密度的异常　血管壁钙化，CT 表现为高密度影，CT 值可达 200HU 以上。CT 增强扫描时可以发现管壁的不规则增厚，甚至可以根据 CT 值的大小分析评判粥样硬化斑块性质。CT 在判别斑块性质方面仍需要与超声、MRI 等进一步做比较影像学研究。在主动脉夹层时，CT 平扫时可见内移钙化的内膜片，CT 增强扫描可区分真、假腔及内膜片，增强后表现为真假腔的密度差异，假腔的强化及廓清均较真腔稍延迟，真腔往往受压变窄、变形或移位。

三、异常 MRI 表现

（一）心脏

1. 心肌的异常表现

（1）厚度的改变：MRI 可直接显示心肌壁的厚度，如陈旧心肌梗死，可见局部心肌变薄，肥厚型心肌病时，可见心室壁增厚。

（2）信号的改变：具体如下。①信号强度的改变：不同原因致心肌缺血时的 MRI 信号主要与心肌的含水量和供血动脉的完整性有关。局部缺血心肌在心肌灌注首过图像上表现为信号正常或降低；心肌梗死时，在心肌灌注延迟期坏死心肌呈高信号；原发性心肌病时，MRI 增强扫描心肌内可见一个或多个异常信号区。②信号连续性的异常：MRI 在多个成像方位上若同时观察到房、室间隔心肌信号的连续性中断，则提示有房、室间隔的缺损。SE 序列表现为房、室间隔缺损处局部无信号，GRE 电影序列可见缺损处有异常高速血流信号。

(3) 运动异常：电影序列可动态显示心肌壁运动的情况。如心肌梗死时，局部心室壁变薄，甚至形成室壁瘤，表现为无运动或伴有反向运动。

(4) 占位性改变：心肌肿瘤在 T_1WI、T_2WI 上呈异常信号肿块。

2. 心腔的异常表现

(1) 大小的改变：MRI 在标准心脏长、短轴位可准确测量心腔的径线，如扩张型心肌病表现为心腔内径普遍扩大。各种先天性、后天性心脏病表现为以不同的房室腔增大为主的心脏增大。

(2) 信号的改变：心腔内异常信号可见于左房黏液瘤，T_1WI 上呈均匀或不均匀的中等信号，T_2WI 上呈不均匀的较高信号，其形态可随心动周期而改变。此外，心腔内的异常信号还可见于心腔内血栓，瓣膜狭窄、关闭不全及房、室间隔缺损。

（二）心包

1. 缺损 多为局限性缺损，常位于左侧。MRI 可见心包壁层缺如，心包外脂肪局限性消失，有时可见心脏自缺损部凸出并成角。左侧心包缺损时可见升主动脉与主肺动脉之间有楔形的肺组织嵌入。

2. 渗出 多为渗出性心包炎所致，心包腔内液体增多，使得心包脏、壁层间距增大。少量积液时主要位于右心房侧壁及左心室后侧壁的外方，SE 序列 T_1WI 呈低信号，而在出现血性积液或心包积血时，呈中、高信号，T_2WI 上呈高信号。

3. 增厚及钙化 常见于缩窄性心包炎，MRI 显示心包脏、壁层界限不清，心包腔呈不规则增厚，其厚度>4mm，甚至超过 20mm。增厚的心包在 SE 序列 T_1WI 上呈中等或低信号，其中少数斑块状极低信号影为心包钙化。少数增厚心包呈高信号，提示为肉芽组织。除心包增厚钙化外，还可见右心房、上下腔静脉和肝静脉扩张，左右心腔缩小变形及室间隔变平僵直。

4. 肿块 心包原发肿瘤少见，以间皮瘤最多，在心脏肿瘤的发病率中仅次于黏液瘤和肉瘤。MRI 心包腔内见异常团块信号影，SE 序列 T_1WI 表现为混杂信号，T_2WI 呈高信号，另外可见心包腔扩大，合并血性心包积液。

（三）大血管

1. 管径的改变 可表现为局限性的管腔扩张或缩小，MRI 可获得沿血管走行方向的断层图像，可观察到血管全程管径的变化及主要分支受累的情况。主动脉瘤 MRI 可测量其径线、瘤壁的厚度并显示附壁血栓。冠状动脉 MRA 则可显示其主要分支的局限性狭窄，主动脉缩窄时 MRI 可直接显示管腔狭窄的部位及程度。

2. 腔内信号的改变 血流信号改变的根本原因是血流速度的变化，大血管近瓣膜处的信号异常可提示局部有反流，GRE 序列及电影序列表现为高信号的血池内出现条索状低信号影。SE 序列可见血管内流空信号的改变，如主动脉夹层时因真假腔血流速度的不同而出现腔内信号差异，腔静脉内的瘤栓致管腔内出现异常软组织信号影等。

3. 管壁改变 SE 序列血流为流空的无或低信号，因此可以清晰显示血管壁的变化，如管壁增厚、斑块形成等。利用专用线圈，可以分析粥样硬化斑块的性质，但磁共振成像对管壁的钙化显示欠佳。

第四节　先天性心脏、大血管位置异常影像诊断

微课：先天性心脏、大血管位置异常

一、镜面右位心

1. 概述　镜面右位心是指全内脏转位，犹如照镜子一样，全部内脏器官反转。此时除心尖指向右侧以外，胃与脾从左转向右，肝右叶在左侧，肺的左、右叶也相反。这类变异多无症状，但其并发心内畸形较正常位心脏者增多。

2. 影像学表现

（1）X 线表现：心尖指向右侧，心脏的 2/3 在右侧，1/3 在左侧。水平叶间裂在左侧，左主支气管比正常粗短，胃泡位于右侧。

（2）CT 和 MRI 表现：心脏各房、室和大血管的位置完全反转，如同映在镜面上的影像，多合并内脏反位（图 3-12）。各房室与大血管的连接及血液循环均属正常。心脏长轴指向右前下方，心影大部在中线的右侧。MRI 电影序列可清楚显示房、室及大血管之间的血液循环关系，可与大动脉转位及其他畸形相鉴别，MRI 还可以显示部分合并的畸形。

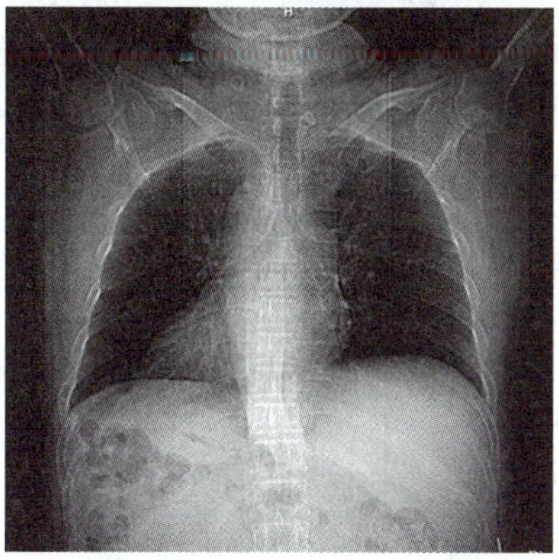

（a）

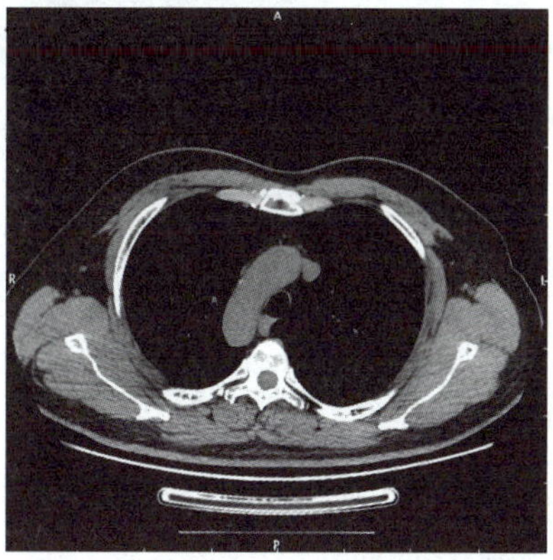

（b）

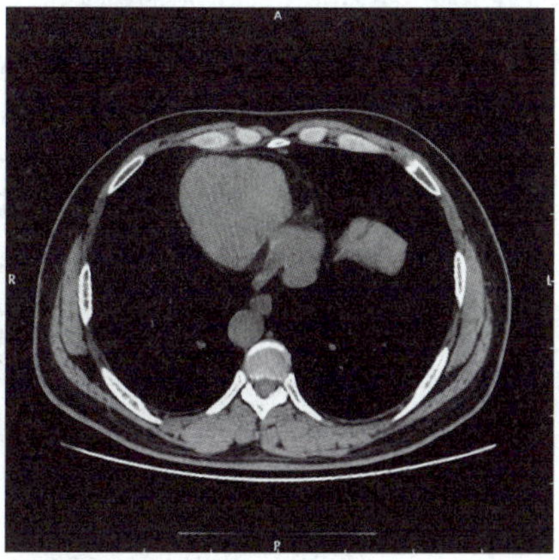

（c）

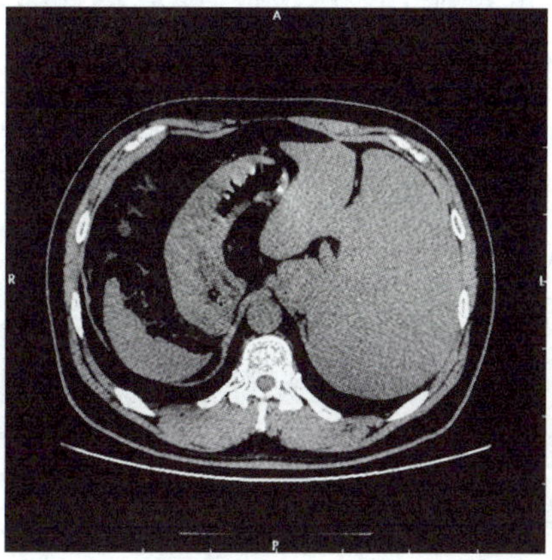

（d）

图 3-12　镜面右位心 CT 平扫

注：（a）定位像；（b）主动脉弓层面；（c）心尖层面；（d）肝脏层面。

3. 诊断与鉴别诊断 临床常无明显症状。X 线片为全内脏转位，注意心脏转位同时，肺叶间裂、左右肺门、肝、脾与胃泡均同时转位。其他影像检查也与正常人相同，仅表现为左、右转位。镜面右位心应与右旋心相鉴别。

二、左旋心和右旋心

当心尖指向左侧，其他内脏转位，如胃泡在右侧，肝右叶在左侧，而脾在右侧，则为左旋心。如心尖指向右侧，而其他内脏不转位，胃泡、肝与脾均在通常位置，称为右旋心（图 3-13）。上述情况几乎都伴有其他心脏异常，影像上显示相应的转位征象。

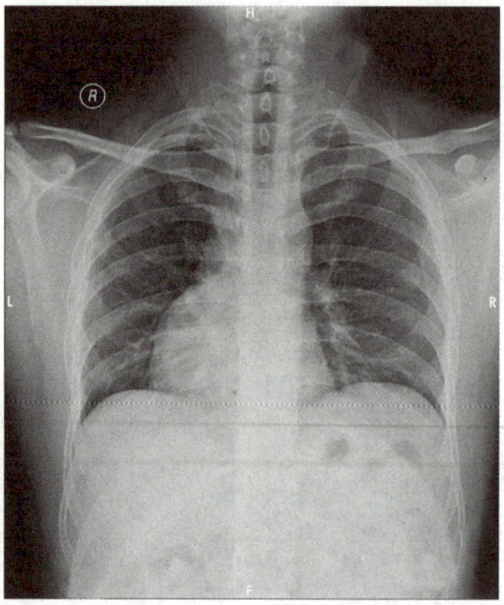

图 3-13　右旋心 X 线表现

三、右位主动脉弓

1. 概述 正常人为左位主动脉弓，对食管前方与左侧产生压迹。右位主动脉弓相反并按降主动脉位置分成两型，降主动脉在脊柱右侧为Ⅰ型（镜面型右弓），在脊柱左侧为Ⅱ型（左位降主动脉）。Ⅰ型多伴其他先天性心脏畸形，Ⅱ型多无伴发异常。

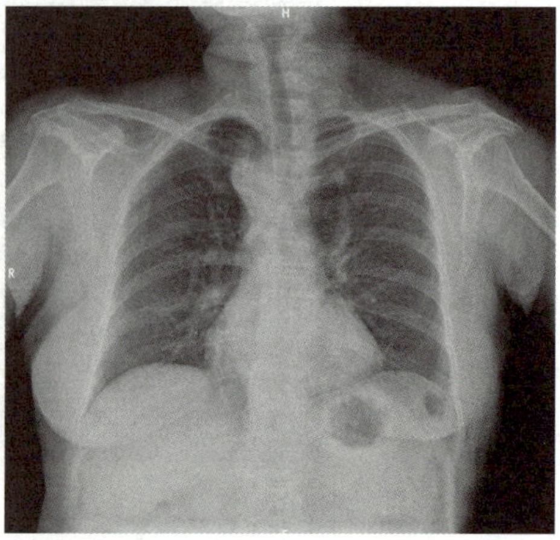

图 3-14　右位主动脉弓（Ⅰ型）X 线表现

2. 影像学表现

（1）X 线表现：后前位左上纵隔无正常主动脉结，而位于右上纵隔。诊断右位降主动脉往往需要高千伏摄影，以观察降主动脉位置；食管吞钡摄片可做进一步检查，一般Ⅰ型对食管无明显推移（图 3-14），Ⅱ型可将食管向前向左推移。

（2）CT 表现：可见主动脉弓位于食管右侧。主动脉弓跨越右主支气管后，降主动脉位于右侧胸腔内，常合并迷走左锁骨下动脉，在其起始部血管可局限性扩张。主动脉弓上层面可见右锁骨下动脉、右颈总动脉和左侧无名动脉。可同时并存右位心和内脏反位。

（3）MRI 表现：横轴位可见主动脉弓位于右上纵隔气管的右侧方，呈前后方向走行，降主动脉位于右侧胸腔，右前斜矢状位扫描可全貌显示右位主动脉弓和主动脉弓。对于右位主动脉弓常合并的迷走左锁骨下动脉，MRI 可清晰地显示其发自降主动脉起始部并局部憩室样的扩张。MRI 还有容易发现并存的其他畸形，如法洛四联症、永存动脉干及三尖瓣闭锁等。

3. 诊断与鉴别诊断　Ⅰ型者往往因其他畸形就诊，Ⅱ型者多无临床症状。X 线片可明确显示主动脉弓的位置，CT 扫描与 MRI 对细节的显示更加清楚。本病影像学表现具有特征性，鉴别诊断不难。本病需与主动脉缩窄、主动脉弓中断、双主动脉弓相鉴别。

四、迷走右锁骨下动脉

1. 概述　迷走右锁骨下动脉是一种主动脉弓部的先天性血管畸形，主要与胚胎发育过程中主动脉弓的发育异常有关，导致右锁骨下动脉异位或移位。其最常见的是主动脉弓畸形。

2. 影像学表现

（1）X 线表现：主要观察纵隔和钡餐造影食管压迹的改变。迷走右锁骨下动脉为主动脉弓的最后一支头臂血管发出，从下方自左向右上行穿过后纵隔，在食管后壁形成一斜的螺旋状压迹，极少数在气管与食管之间穿过。右位主动脉弓伴迷走左锁骨下动脉除所有压迹相反外，也很少伴先天性心脏畸形。

（2）CT 表现：平扫表现为气管右侧的类圆形结节样影，易误认为肿瘤或肿大的淋巴结。连续层面观察时，可见此类圆形结节走行于食管后方，沿着气管的右侧向腋窝方向延伸，其边缘见到钙化或行增强扫描均有利于正确诊断（图 3-15）。

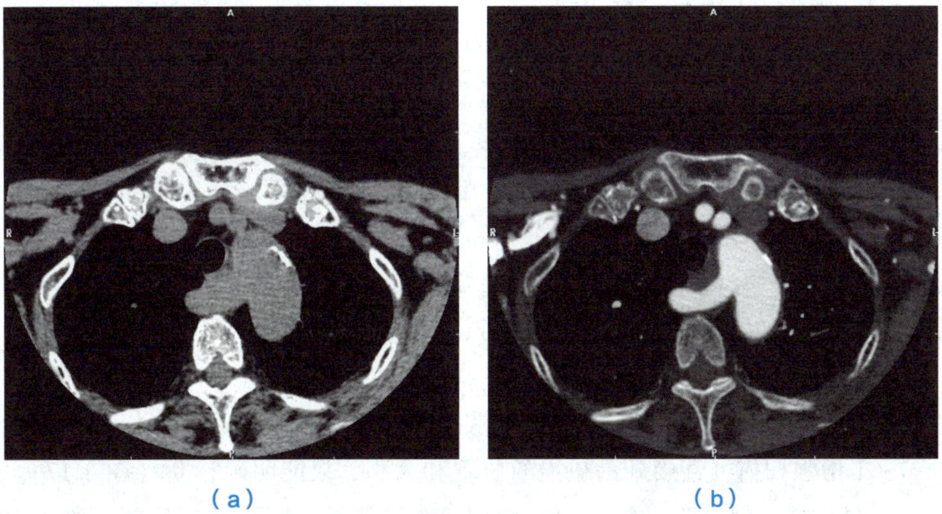

图 3-15　迷走右锁骨下动脉 CT 表现

注：（a）CT 平扫；（b）CT 增强。

（3）MRI 表现：横轴位和冠状位观察最佳，迷走右锁骨下动脉常起始于主动脉弓和降主动脉的连接部，走行于食管的后方并向右上方斜行。MRI 的优势是可发现合并的其他畸形如主动脉缩窄等。

胸部 MRA 亦可全面显示血管的异位起源和走行，有较好的诊断价值。

3. 诊断与鉴别诊断 最常用的检查方法是食管钡餐造影；CT 增强扫描可明确诊断；而 MRA 或增强 MR 可直接显示迷走右锁骨下动脉，是重要的补充；血管造影为创伤性检查，一般无特殊症状时不必行造影检查。本病需与其他血管畸形（如主动脉缩窄）相鉴别。

第五节　先天性心脏病影像诊断

微课：先天性心脏病影像诊断

一、房间隔缺损

房间隔缺损（atrial septal defect，ASD），简称房缺，按缺损部位分为第一孔（原发孔）型、第二孔（继发孔）型及其他少见类型。原发孔型缺损位于房间隔下部，往往合并心内膜垫缺损，继发孔型位于卵圆窝区域，其他还有上腔型或静脉窦型（位于房间隔的上部）、冠状窦型（位于正常冠状窦位置）与下腔静脉型（位于卵圆窝与下腔静脉之间）。缺损的数目通常是 1 个，偶尔可有多个，大小为 1~4cm，大可以完全缺损，称共心房，小可以至针孔状。

1. 概述 正常情况下血流流向阻力低的方向，且正常右心室壁比左侧薄，容易扩张，所以有缺损时左心房的血优先通向房间隔缺损，构成左向右分流。分流量的多少决定于两个心房的顺应性与缺损的大小。患者可以无症状，形体正常，发育稍差，劳累后出现气短、心悸，易患呼吸道感染。体格检查胸骨左缘第 2 肋间可闻及收缩期杂音。心力衰竭常出现于 30 岁以后。

2. 影像学表现

（1）X 线表现：决定于分流量，婴儿期或年龄较大而分流量很少可以表现为正常。达到一定分流量时，右心房、室因容量的过负荷而增大，肺血增多，而左心房大致正常，左心室相对发育较差，主动脉正常或缩小。在不同位置上表现如下。①后前位：心脏左移，右上纵隔及右心缘影不明显，主动脉结缩小，肺动脉段突出，心尖上翘，肺血增多（图 3-16）。②左、右前斜位：肺动脉段隆起，心前间隙缩小，左心房不大，右心房段延长或隆起。③侧位：心前缘与胸骨接触面增加，心后三角形透亮区存在。

透视时，除上述表现外，还可见肺动脉搏动增强，呈“肺门舞蹈征”。

右心造影时，导管可经层间隔缺损进入左心房，当右心房压力增高且大于左心房时，右心房造影可见分流，左心房提前显影。

（2）CT 和 MRI 表现：CT 平扫难以直接显示缺损的部位和大小，诊断价值不大，但可显示心脏径线的增大。MSCT 增强扫描可直接显示缺损的位置和大小，故能明确诊断（图 3-17）。MRI 通常采用横轴位和心室长轴成像，辅以四腔心位，SE 序列可直接显示房间隔的不连续，对于常见的继发孔型房缺，诊断时需在同一方位两个以上层面或不同方位层面均显示房间隔有中断。这是由于此型房缺位于卵圆孔区，正常时该处就菲薄而呈低信号或无信号，易出现假阳性。房间隔缺损的残留边缘常变钝，厚度增加，呈火柴头样。MRI 电影能在 SE 序列拟诊缺损的层面更清楚显示有无左向右的分流，鉴别真性房缺与卵圆孔未闭。真性房缺时，可见在高信号的血液内，有起自房间隔缺损的低信号血流束，除准确显示其部位外，还能直接显示其大小和分流量。此外，MRI 还可显示房间隔缺损产生的继发性改变，如右心房和右心室的增大，肺动脉的扩张等。

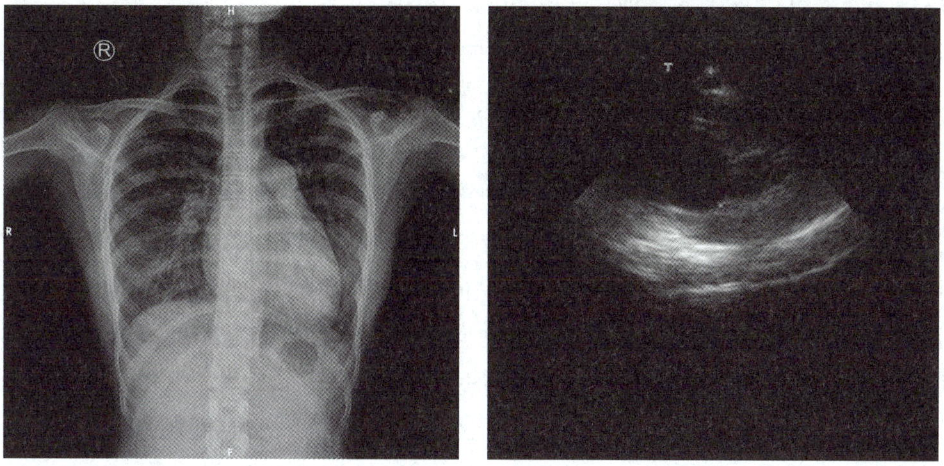

（a）　　　　（b）

图 3-16　房间隔缺损 X 线和超声表现

注：（a）胸部后前位 X 线片；（b）心脏超声。

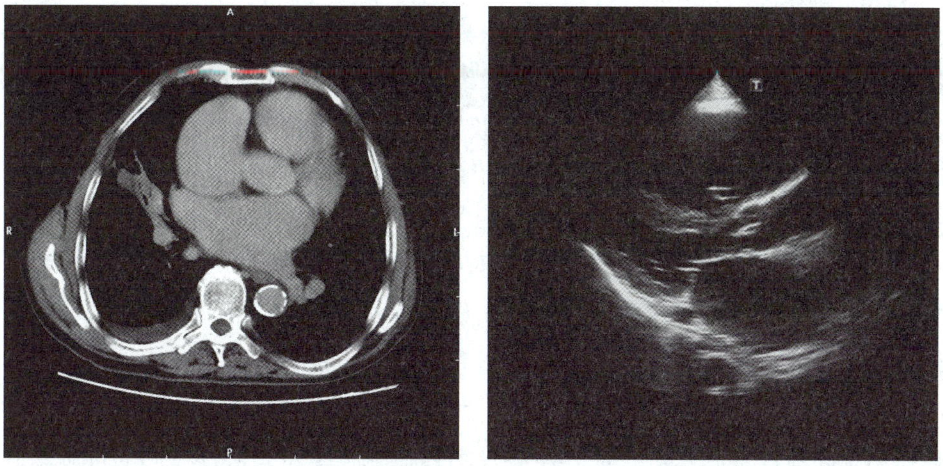

（a）　　　　（b）

图 3-17　继发孔型房间隔缺损 CT 和超声表现

注：（a）胸部增强 CT；（b）心脏超声。

3. 诊断与鉴别诊断　症状较轻，临床无发绀，杂音较典型，可先行 X 线检查，显示右心房室增大，肺血量增多。心脏超声检查能进一步明确诊断，通常不必行 CT 与 MRI 检查。本病诊断不难。如房间隔缺损同时有二尖瓣狭窄，则称为卢滕巴赫综合征。当患者体征不明显时，应与正常生理情况相区分。

二、室间隔缺损

1. 概述　室间隔缺损（ventricular septal defect，VSD），简称室缺，根据发生部位分为膜部、肌部及其他类型缺损。根据缺损的大小分为小孔、中孔与大孔型室缺。

室缺的血流动力学异常取决于缺损孔大小及肺血管的阻力，孔的大小随年龄增大而变小，而肺血管阻力则可随年龄增大而增高。

根据血流动力学，可以分以下 4 种。

（1）小孔型室缺：缺损孔直径在 2~8mm，左向右分流量小，肺动脉与右心室压力正常或轻度升高，故不会引起或只有轻度功能障碍。因为右心室壁比左心室壁薄，故有较大的顺应性，收缩期因左右心室的压力差有左向右分流，这一分流使肺循环、左心室及左心房有容量过负荷。右心房无分流，所以不增大。因为分流主要在收缩期，左心室的血液进入右心室后立即传入肺动脉，所以右心室无容量的过负荷，也就没有明显增大。

（2）中孔型室缺：缺损孔直径在 8~15mm，左向右分流量增多，肺动脉压轻至中度升高，但肺血管阻力仍在正常范围。此时收缩期与舒张期均有左向右分流，右心室有容量的过负荷，不过仍以左心室为主。而肺动脉压的升高使右心室增加了压力的过负荷。

（3）大孔型室缺：缺损孔较大，缺损孔直径在 15~20mm，使肺循环压力升至体循环压力的 75%~100%。右心的压力过负荷明显，加之舒张期也有大量左向右分流，右心室容量的过负荷也明显，所以右心室肥厚与扩张兼有。

（4）双向或右向左分流：这时肺血管阻力达到或超过体循环阻力，分流方向改变使左心不再有容量过负荷，左心室功能相对趋于正常。但右心室却有相当的压力过负荷，即出现艾森门格（Eisenmenger）综合征。

小孔型室缺患者常无症状，胸骨左缘出现全收缩期的杂音。大孔型室缺有大量的左向右分流而出现震颤，婴儿期即可有充血性心力衰竭，患儿生长发育差，反复呼吸道感染、多汗、喂养困难、心悸、气急、乏力，当出现右向左分流时可有发绀。

2. 影像学表现

（1）X 线表现：由血流动力学异常所决定：①小孔型室缺的 X 线表现可在正常范围，肺动脉段平直或稍隆起，心脏稍大，以左心室为主。②中孔型室缺有肺血多，肺动脉段隆起，从肺门动脉到肺野最外侧的血管纹理成比例增粗。左、右心室均增大，以左心室增大为主，因左心房也存在容量过负荷，所以右心房也增大，但因与左心室同时增大，所以表现并不明显。③大孔型室缺时右心室增大比左心室更明显，由于高灌注性肺水肿，加之左心衰竭致肺静脉高压，常伴有间质性肺水肿及肺泡性肺水肿的 X 线征象，仍以肺充血征象为主。④双向分流时出现 Eisenmenger 综合征，其主要特点为肺动脉干及肺门动脉显著扩张，而肺外围的动脉纤细，肺门出现残根状表现，心脏大小可基本正常或轻度增大。

（2）CT 和 MRI 表现：诊断单纯室缺，CT 与 MRI 临床价值相近。MRI 以横轴位及左心室长轴“四腔心”层面显示最佳，亦可选用平行于室间隔的层面，能够显示 VSD 的形态大小，并可测量其面积和径线（图 3-18）。对室间隔缺损中膜部和肌部的缺损显示较好，而位于漏斗部的缺损易漏诊，此时需采用左前斜位心室短轴位层面及冠状位层面有助于诊断。MRI 还可进一步显示室间隔缺损的伴随畸形如大血管转位等，较超声心动图更为敏感而直观。SE 序列可直接显示缺损的部位及左、右心室扩大和心室壁增厚，对于肌部较小的缺损，在收缩期显示较清楚；合并有肺动脉高压者，显示主肺动脉扩张，右心室壁增厚。MRI 电影序列可显示左、右心室间的分流，表现为高信号血池中的低信号血流束，有利于发现小或多发的 VSD 病变。对合并有主动脉瓣脱垂或关闭不全者，可直接显示心室内反流束及其程度。

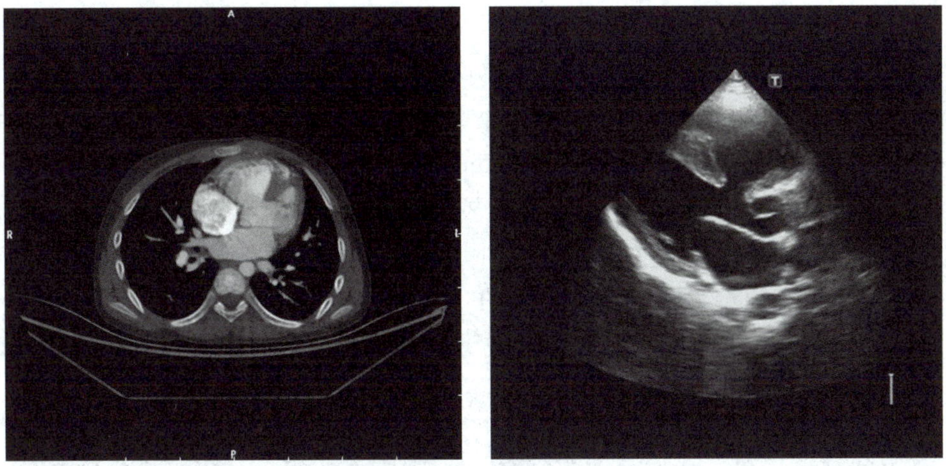

（a）　　（b）

图 3-18　膜周部室间隔缺损 CT 与超声表现

注：（a）胸部增强 CT；（b）心脏超声。

3. 诊断与鉴别诊断　室间隔缺损症状较房间隔缺损明显，杂音较粗糙，一般无发绀。影像检查，依据为 X 线片上肺血增多，左、右心室增大，常以左心室增大为主，大量分流时右心室增大明显，可出现肺动脉高压，此时临床出现发绀。超声、MSCT 和 MRI 可显示室间隔缺损，但检查费用较高。本病需与房间隔缺损、动脉导管未闭、肺动脉狭窄等病相鉴别，鉴别时需要结合临床表现、体格检查和影像检查等多方面的信息。

三、动脉导管未闭

1. 概述　动脉导管是胎儿期肺动脉与主动脉的交通血管，出生后不久即闭合，如不闭合，称动脉导管未闭（patent ductus arteriosus，PDA），它可单独存在或合并其他畸形，未闭导管长 6~20mm，宽 2~10mm，可呈管型、漏斗型或窗型。

在动脉导管未闭时，整个心动周期，主、肺动脉间都存在压力差，使血液不断地从主动脉流向肺动脉。分流量大小与动脉导管的阻力及肺血管阻力相关。导管口越小、管越长则阻力越大，分流量少；导管口越大则阻力低，分流量增大。当分流量较大时，使左心负荷增加，而右心射血的阻力增加，右心负荷也大，左心较右心严重，因为分流的血经肺循环后，仍经左心房回到左心室，所以左心的容量与压力负荷均增大。当导管口更大时，主动脉压直接传至肺动脉，从而产生肺动脉高压及右心压力过负荷。当肺血管阻力高于体循环时，则发生右向左为主的双向分流，出现发绀。患者随分流量大小可以表现为无症状，或活动后心悸、气急，直至发绀。胸骨左缘第 2 肋间可闻及连续性杂音，伴震颤，向颈部传导，脉压增大，出现周围血管搏动征。

2. 影像学表现

（1）X 线表现：右心房不增大，右心室可增大或不增大，当有肺动脉高压或心力衰竭时，右心出现不同程度的增大。肺血增多，左心房不大或稍大，左心室增大，主动脉结增大。有时可见漏斗征，即主动脉在动脉导管附着处呈漏斗状膨出，其下方主动脉细小而内收。

血管造影检查：左心室造影可见肺动脉提前显影，主动脉与左肺动脉干之间可见动脉导管存在。

（2）CT 和 MRI 表现：MSCT 增强可显示未闭的动脉导管（图 3-19）。MRI 采用横轴位、冠状位及左前斜位心短轴位，可显示未闭的动脉导管，主要表现为主动脉弓降部内下壁与左肺动脉起始段上外壁的直接连接。SE 序列 PDA 常呈两者之间管状或漏斗状的低信号或无信号影，MRI 根据 PDA 形态将其分为管型、漏斗型和窗型，并可测量未闭导管的内径和长度。较细窄的未闭动脉导管在 SE 序列成像上常不能直接显示，此时需采用薄层（3~5mm）扫描，导管附着主动脉侧可有局限性扩张可作为间接征象。GRE 序列对发现细小的动脉导管较敏感，狭窄的动脉导管内的高速血流呈高信号，并能显示血流的喷射方向，从而确定左、右分流的类型。MRI 还可显示左心房、室扩大，以左心室壁增厚为主，晚期亦可出现肺动脉高压，右心室腔扩大和右心室壁增厚，进而右心房及腔静脉亦可扩张。

扫码看彩图

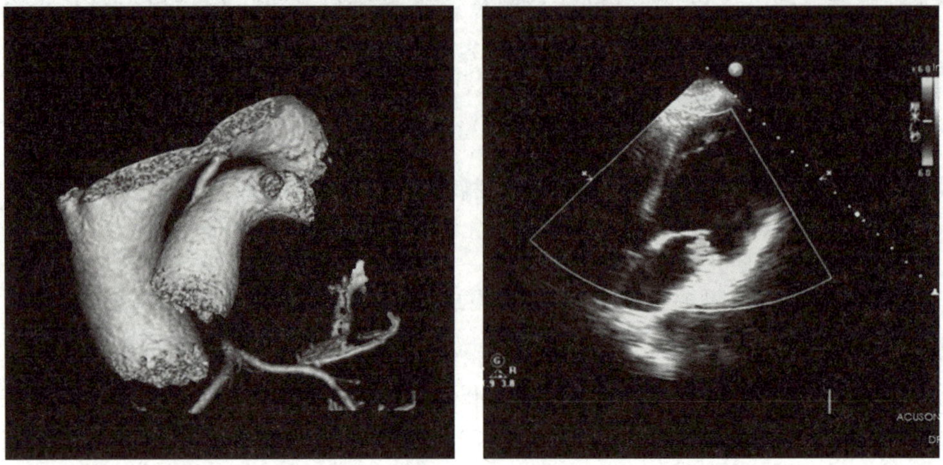

（a）　　　　（b）

图 3-19　动脉导管未闭 CTA 与超声表现

注：（a）冠状动脉 CTA；（b）心脏超声。

3. 诊断与鉴别诊断　本病需与室间隔缺损相鉴别，主动脉导管未闭的主动脉结较大，主动脉结下可见漏斗征，临床杂音典型。超声心动图有助于诊断。MSCT 和 MRI 在左前斜位矢状位成像上可显示未闭导管。

四、法洛四联症

1. 概述　法洛四联症是由先天性的室间隔缺损、主动脉骑跨、肺动脉狭窄及继发的右心室肥厚组成，在先天性心脏病中占 50%左右。

法洛四联症中，主要病理生理改变为室间隔缺损与肺动脉狭窄。室间隔缺损多在膜部，一般较大，达 10~25mm；肺动脉狭窄使右心室漏斗部肌肉肥厚呈管状或环状狭窄；主动脉向前、向右方移位，又因肺动脉狭窄，心脏收缩期大部分血液射向主动脉，使主动脉管径增粗，为肺动脉的 3~4 倍；右心室因流出道梗阻而肥厚。由于主动脉接受含氧少的静脉血而出现发绀，肺动脉狭窄的轻重决定发绀的程度，且随年龄增大病情加重，使右向左分流增加，所以刚出生时发绀症状可能不明显，随后渐加重并出现杵状指与蹲踞，发育迟缓，时有晕厥。胸骨左缘可闻及收缩期杂音及震颤，肺动脉第二心音减弱或消失。

2. 影像学诊断

（1）X 线表现：由于 25%患者伴有右位主动脉弓，故右上纵隔处有突出的主动脉结，心影呈靴形，肺动脉段凹陷，右心室增大，左下缘为向上翘起的心尖，左、右心房无明显改变，肺动脉纤细。

血管造影检查：右心造影收缩期左心室及主动脉提早显影，可见双向分流，主动脉骑跨在室间隔上，升主动脉扩张。漏斗部狭窄多较长，呈管状，如为瓣膜狭窄，在收缩期呈鱼口状突向肺动脉，肺动脉干及左右分支常较细小。

（2）CT 和 MRI 表现：MSCT 增强扫描 MPR 可显示主动脉转位及心脏房室的大小及心内各种畸形（图 3-20）。MRI 以横轴位及左前斜位垂直于室间隔的心室短轴位显示最佳，辅以矢状位观察。SE 序列横轴位及斜冠状位可清晰显示右心室流出道狭窄，常在漏斗部狭窄，并和肺动脉瓣狭窄间形成第三心室；右心室壁明显肥厚，甚至达到和超过左心室壁的厚度；升主动脉扩张、前移，骑跨于室间隔之上，矢状位扫描常可显示增大前移的主动脉、狭小的肺动脉瓣环、漏斗部狭窄和室间隔缺损。MRI 较超声的优势在于可显示严重狭窄和闭锁的肺动脉及扩张的支气管动脉。MRI 电影序列对肺动脉瓣的狭窄与闭锁的显示极有价值。磁共振血管造影可显示体-肺动脉的侧支循环的大致情况。

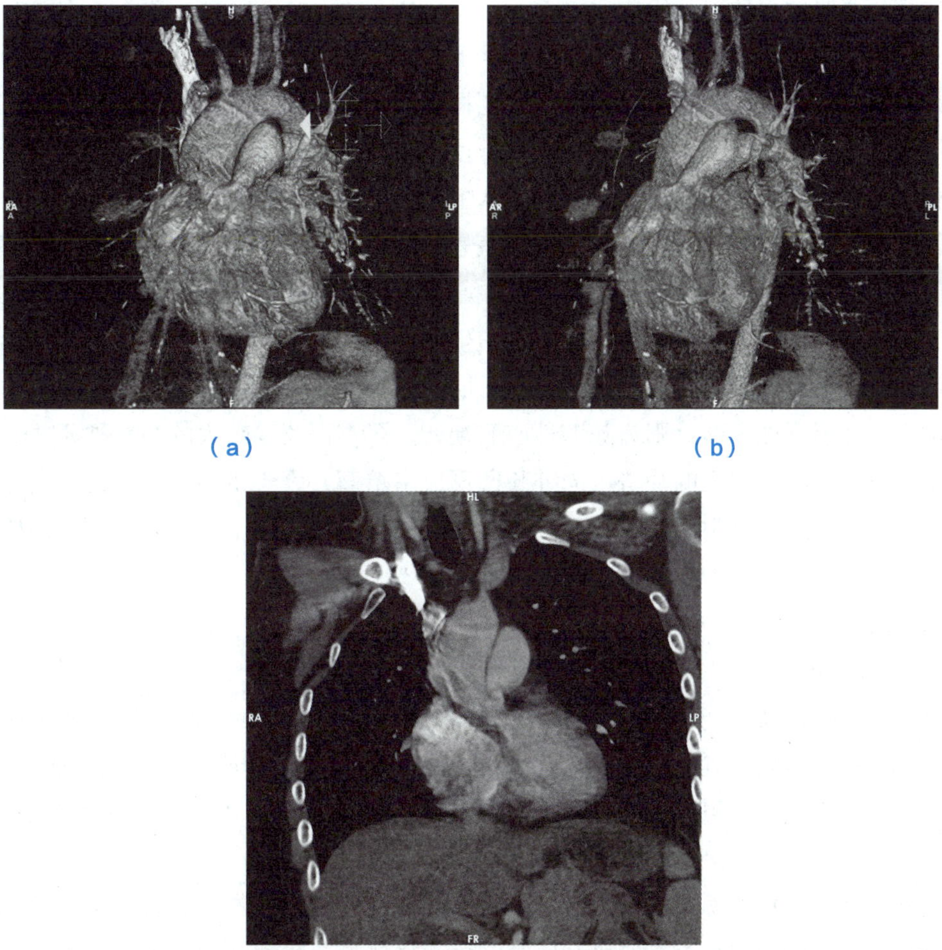

（a）　（b）

（c）

图 3-20　法洛四联症 CT 三维重建

注：（a）（b）VR 重建；（c）MPR 重建。

扫码看彩图

3. 诊断与鉴别诊断　X 线片示肺血少，右心室增大，肺动脉段多凹陷，1/4～1/3 伴有右位主动脉；超声心动图可部分取代造影；MRI 可见右心室肥厚、室间隔缺损与主动脉移位，据此可明确诊断。本病需与右心双出口、大动脉转位、单心室等鉴别。

第六节　后天性心脏病影像诊断

微课：后天性心脏病影像诊断

一、冠状动脉粥样硬化性心脏病

1. 概述　冠状动脉粥样硬化性心脏病又称冠心病（coronary heart disease，CHD），指冠状动脉粥样硬化使血管狭窄或阻塞和/或因冠状动脉功能性改变（痉挛）导致下游心肌缺血缺氧或坏死引起的心脏病，是临床上常见病、多发病，是后天性心脏病最常见的类型。冠状动脉粥样硬化主要侵犯主干及大分支，如前降支的近心段、右冠状动脉和左回旋支。病变主要发生在冠状动脉的内膜，导致冠状动脉狭窄，由于血流受阻，心肌出现缺血、梗死，严重者出现室壁瘤。所以冠心病或缺血性心脏病是由冠状动脉狭窄与心肌缺血两部分组成。

在病理上，早期冠状动脉内膜下有脂质沉着，形成轻微突起的黄色斑，继而内膜结缔组织细胞增生、肿胀和纤维化，管壁增厚，并有突向腔内的粥样斑块，引起狭窄和阻塞。内膜深层组织可因营养障碍而发生崩解，可向表面破溃、形成粥样溃疡，使内膜面变粗糙，易形成血栓，导致管腔进一步阻塞。不规则狭窄可造成局限性或蚯蚓状扩张。临床上可出现心绞痛、心律失常。

冠状动脉狭窄可产生心肌缺血，左前降支缺血累及左心室前壁、前侧壁和室间隔前部，左回旋支缺血累及左侧壁甚至后壁，右冠状动脉缺血累及左心室后壁、室间隔后部及右心室壁。缺血的心肌可见心肌萎缩，心肌纤维之间有灶性或较轻的纤维增生。慢性缺血可有较广泛的间质纤维化，甚至可伴有散在的小坏死灶。严重狭窄使管腔闭塞者发生心肌坏死和室壁运动异常，为急性心肌梗死。在修复中纤维组织增生，逐渐形成瘢痕，则为陈旧性心肌梗死。严重而范围较大的心肌梗死及其后遗的纤维化，使心肌壁变薄，经心腔内压的冲击可向外膨凸形成室壁瘤，为心肌梗死重要的并发症。

心肌梗死后，室壁运动异常区除坏死心肌外，还可能有不同病理生理状态的存活心肌存在，影像检查的重要内容之一是发现顿抑或冬眠心肌。

2. 影像学表现

（1）冠状动脉狭窄

1）X线表现：冠状动脉钙化表现为两条平行的线状影，与血管外径一致，其切面呈小环状钙化影。

2）冠状动脉造影表现：目前仍为冠心病诊断的金标准。可见病变段有狭窄或闭塞（图3-21），管腔不规则或有瘤样扩张。侧支形成发生于较大分支的严重狭窄或阻塞。狭窄近端血流缓慢，狭窄远端显影和廓清时间延迟；闭塞近端管腔增粗及血流改道，闭塞远端出现空白区及逆行充盈的侧支血管影。

3）CT表现：随着扫描技术和设备的完善，冠状动脉CT造影扫描的三维重组技术及曲面重组技术可良好的显示冠状动脉内腔是否有狭窄和闭塞，可直接测量冠状动脉的直径和狭窄程度；运用专用分析软件能评估粥样斑块及其成分；通过对冠状动脉钙化的定量分析还可对冠心病的发展及其程度进行预测。此外还能进行冠状动脉支架或搭桥的术后随访。支架内再狭窄是经皮冠状动脉介入治疗术后随访的重点，发生机制与冠状动脉的内膜增厚、弹性回缩和血管重塑有着密切关系。支架内及支架边缘5mm内管腔狭窄达50%以上时被诊为支架内再狭窄，小于50%为支架内膜增厚，狭窄达100%称支架内闭塞。冠状动脉造影是诊断支架内再狭窄的金标准，但自身有一定的创伤性和危险性。冠状动脉CTA除显示冠状动脉支架外，亦能显示原有血管，尤其是支架远端血管情况（图3-22）。由于支架自身的金属性高密度影，常影响支架内腔的观察。

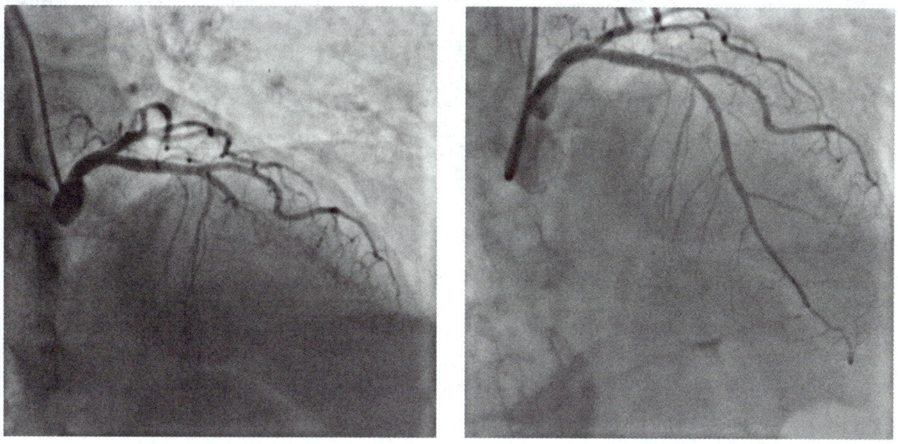

（a）　　　　　　　　（b）

图 3-21　冠状动脉造影

注：（a）左冠前降支中段闭塞；（b）左冠前降支中段支架置入管腔通畅。

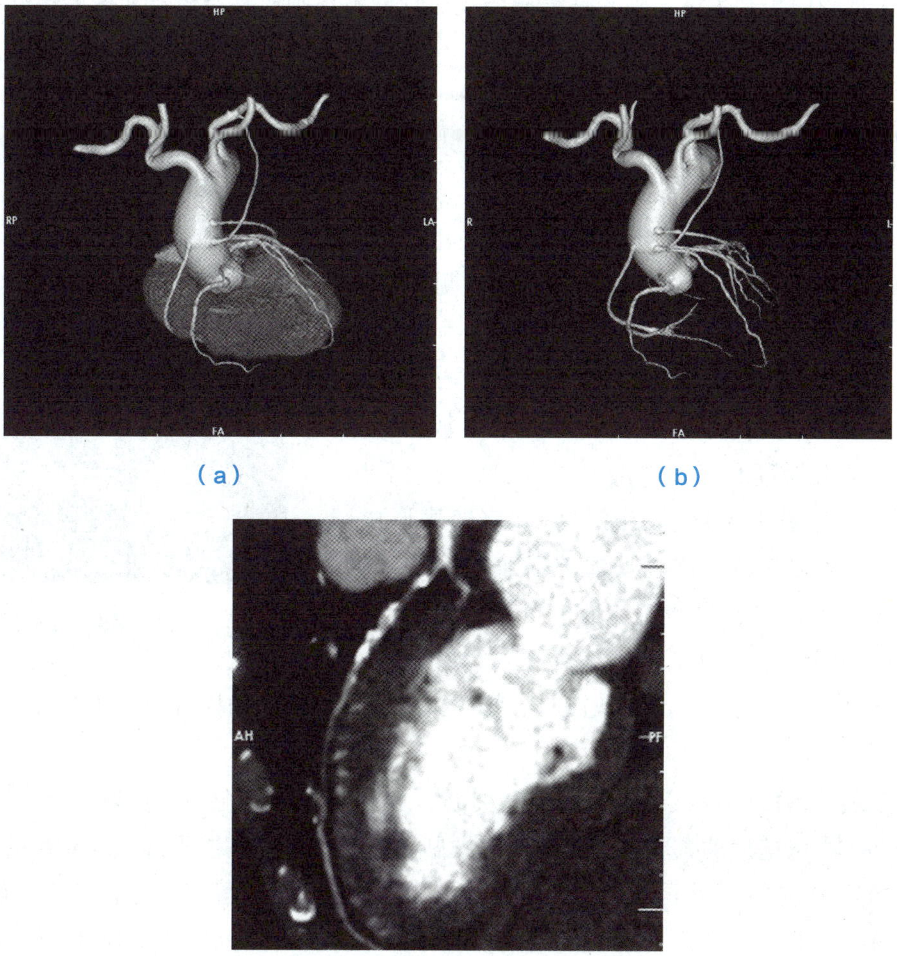

（a）　　　　　　　　（b）

（c）

图 3-22　冠状动脉旁路移植术后冠状动脉 CTA

注：（a）（b）VR 重建；（c）CPR 重建。

扫码看彩图

冠状动脉旁路移植术（coronary artery bypass grafting，CABG）或冠状动脉搭桥术指通过外科手段，将自体血管如内乳动脉、大隐静脉等建立主动脉和冠状动脉之间的血流旁路，使冠状动脉梗阻远端重新获得血液供应。检查后利用后处理软件对原始数据进行 CPR、MPR、MIP、VR 等后处理分析，对桥血管自身的评价（包括动脉桥和静脉桥）和固有冠状动脉的评价。前者主要观察桥血管走行、通畅程度，以及桥血管近端和远端吻合口的通畅情况；后者因原有血管受累程度重，多合并钙化、弥漫重度狭窄或完全闭塞，故需要同时注意观察侧支血管情况。静脉桥，即以大隐静脉做桥，将其一端与冠状动脉狭窄远端吻合，另一端与升主动脉吻合，这种手术方式损伤小，操作相对简单；动脉桥，即以自体动脉做桥，常用的桥血管为内乳动脉和桡动脉。对临床医生和患者而言，桥血管的开通与否具有十分重要的意义。静脉桥因血管内径粗大，腔内情况多易显示；而动脉桥细小，常吻合于血管的远端，有时难以显示清晰，应结合多种重建方法综合评估。

4）MRI 表现：主要依赖超快速成像序列开发所获得的磁共振冠状动脉血流成像（magnetic resonance coronary angiography，MRCA）。常用的是并有脂肪抑制的节段 K 空间屏气梯度回波技术，其与传统时间飞跃法 MRCA 技术相比，增加了心电激发（减少血流波动伪影）、屏气（减少呼吸运动伪影）和分段数据采集。冠状动脉血流较慢，几乎无湍流，MRCA 上表现为线状高信号。在局限性冠状动脉狭窄时可表现为信号缺失区、血流信号减弱或血管壁不规则；在有侧支血流的情况下，梗阻或狭窄远端可出现慢血流或正常血流。

（2）缺血性心肌病

1）X 线表现：左心室造影可见功能异常，可表现为运动减弱、消失及失调三类。当有心室壁瘤时可见局限性膨出、运动消失或矛盾运动（图 3-23），还可根据左心收缩期与舒张期的面积计算出左心室射血分数，这是检测左心室功能比较敏感的指标。

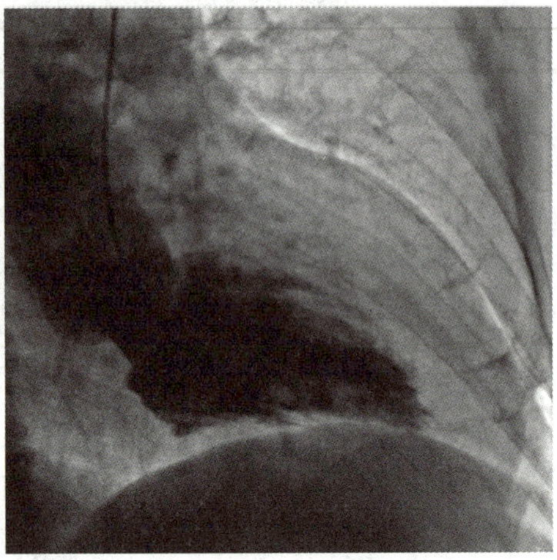

图 3-23　左心室造影

2）MSCT 表现：通过对心室壁形态、密度、心室功能及心室血流的测定来评价心肌缺血及其程度。在急性心肌缺血的早期，往往有局部心室壁的增厚，至心肌梗死后出现心室重塑而出现心室壁变薄、心室扩张和室壁瘤形成，愈合后可有钙化。增强扫描时缺血心肌典型表现为与正常心肌相比的低密度区，当有附壁血栓形成时，可在局部形成充盈缺损。CT 电影扫描增强检查还可用于左、右心室功能的评价和运动试验，且可用于心肌缺血时心肌功能的测定。灌注扫描可用心肌缺血的定量分析，但辐射剂量较大。

3）MRI 表现：较好地显示心室壁的形态、厚度及信号特征。在急性缺血期，显示心肌局部 T_2WI 上信号强度增加，心室壁运动减弱；心肌梗死后可见心室腔扩大或室壁瘤形成。MRI 的优势在于对心脏的一站式检查，一次扫描可获得形态、功能、心肌灌注和心肌活性等多项综合信息。在心肌缺血时，可根据心室壁的运动减弱，每搏心输出量、射血分数及心室壁压力的参数的测定作出诊断（图 3-24）。MRI 评估心肌活性，可包括延迟增强法和小剂量多巴酚丁胺负荷试验。

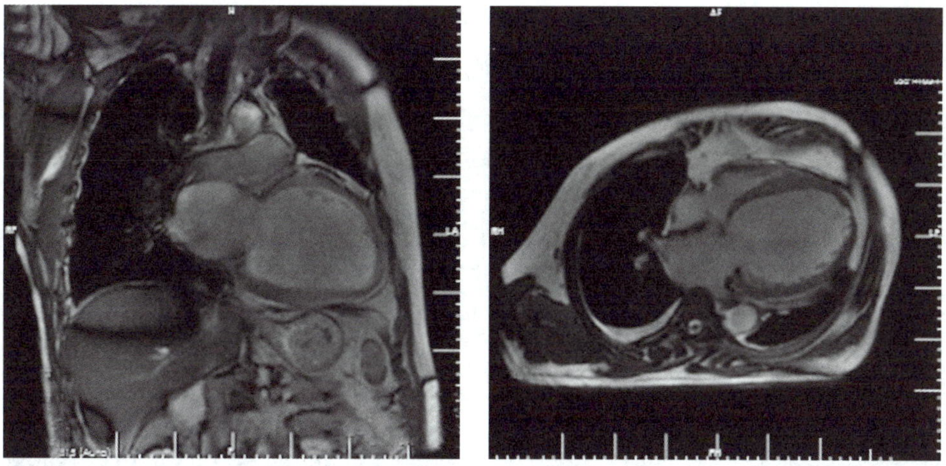

（a）　　　　（b）

图 3-24　心脏 MRI

注：（a）冠状位；（b）横轴位。

3. 诊断与鉴别诊断　X 线片对本病的诊断价值有限。MSCT 目前临床应用更为广泛，除对疑诊患者进行筛查外，还可用于介入或搭桥术后患者的随访。冠状动脉造影是冠状动脉狭窄诊断的金标准，可以确诊是否有狭窄或闭塞，也可显示心肌梗死区的相反搏动现象。核素负荷心肌灌注显像是传统的无创性检测心肌缺血与心肌梗死的方法，其优势是可直接显示心肌血液灌注情况，但其不能显示冠状动脉病变，不能为进一步的血运重建治疗提供必要的信息。超声心动图对观察室壁运动异常很有价值。MRI 可以诊断心肌缺血与梗死，并可判断坏死心肌和冬眠心肌、顿抑心肌，指导临床治疗。本病需与主动脉夹层、急性肺栓塞等病相鉴别。

二、高血压性心脏病

1. 概述　高血压性心脏病继发于长期高血压所引起的心脏病变。原发性高血压的发病基础是全身小动脉广泛性痉挛，造成周围血流阻力增高，动脉压力因而升高。左心为维持正常供血承担压力的超负荷，致心肌肥厚，心肌氧耗量增加，心肌缺氧，从而导致心肌收缩力减低，不能完全排空，造成容量增加，左心衰竭。临床表现主要为头晕、头痛、耳鸣、乏力、心悸、失眠等。出现左心衰竭时发生呼吸困难、端坐呼吸、咯血和心绞痛等。

2. 影像学表现

（1）X 线表现：心脏改变以左心室增大肥厚及主动脉增宽延长迂曲为主。初期，高血压不引起心脏增大，长期血压持续升高致使左心室肥厚，左心室段圆隆，当发生左心衰竭时，先出现流出道延长，继而流入道增大（图 3-25）。

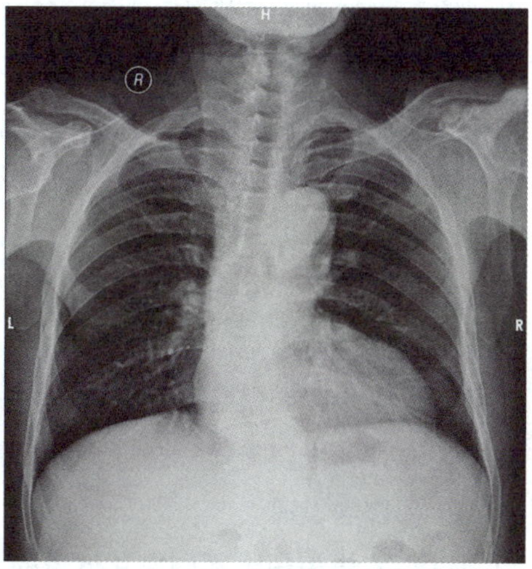

图 3-25　高血压性心脏病（靴型心）X 线表现

（2）CT 和 MRI 表现：CT 扫描显示左心室径线增大及升主动脉的扩张。MRI 可采用横轴位及右前斜位长轴位扫描，可见左心室壁包括室间隔普遍均匀性增厚，左心室腔较小，但心室壁心肌信号无异常，升主动脉扩张，但不累及主动脉窦（图 3-26）。左心室腔增大时则提示病变已至晚期，左心功能代偿不全，此时 MRI 电影扫描可见左心室壁运动减弱，二尖瓣收缩期反流，提示有相对性二尖瓣关闭不全。

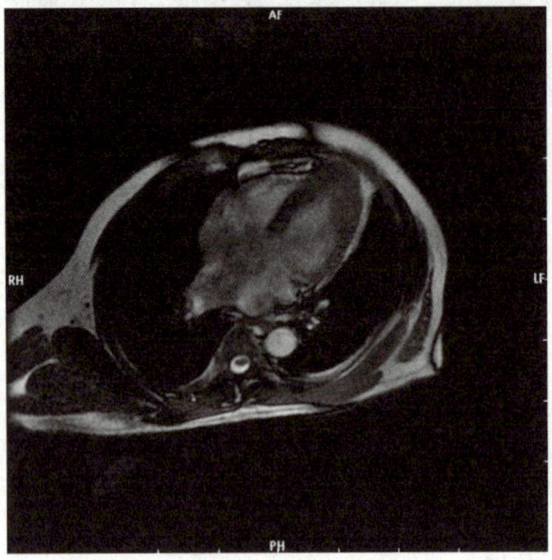

（a）

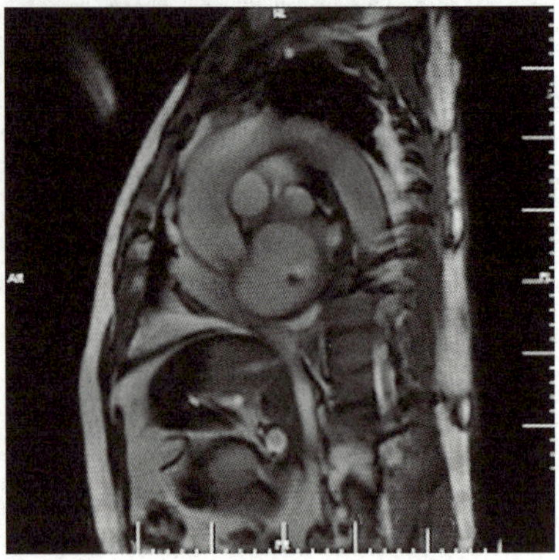

（b）

图 3-26　高血压性心脏病 MRI 表现

注：（a）横轴位；（b）矢状位。

3. 诊断与鉴别诊断　高血压性心脏病 X 线片示左心增大，主动脉增宽延长。超声心动图对评估左心室肥厚、功能及血流动力学变化等方面都有价值。CT 与 MRI 也能显示左心室与主动脉情况，但无特殊意义。本病需与冠心病、风湿性心脏病相鉴别。

三、风湿性心脏病

1. 概述　风湿性心脏病（rheumatic heart disease，RHD）可分为急性风湿性心肌炎与慢性风湿性心脏病两个阶段，后者为急性期后遗心脏病变，在心脏瓣叶交界处发生粘连，致瓣口缩小、腱索纤维化、缩短与腱索间的粘连，加重了瓣膜的狭窄。以二尖瓣狭窄最为常见，可伴有关闭不全。

二尖瓣狭窄时，左心房的血液流入左心室发生障碍，左心房内压力升高，致左心房增大，并使肺静脉和肺毛细血管压力增高而引起肺静脉和肺毛细血管的扩张、淤血，导致慢性肺淤血。这时肺动脉平均压力必须上升，以能够保持正常的肺动、静脉压力差，从而建立有效的肺循环，致使右心室逐渐肥厚。当合并二尖瓣关闭不全时，左心室收缩除将大部分血推入主动脉外，仍有部分血液回流到左心房，使左心房充盈度和压力增加，继而发生扩张，而左心室也因接受额外的左心房回流血液，产生容量的超负荷，左心室也发生扩张。

临床症状以劳累后心悸表现为主，重者可有端坐呼吸、咯血、肝大、下肢水肿等右心衰竭症状，心尖区可有舒张期隆隆样杂音，二尖瓣关闭不全时症状与上述相似，后期可出现左心衰竭的症状。

2. 影像学表现

（1）X 线表现：不同摄片体位的表现如下。

1）后前位：两侧肺淤血，上肺静脉扩张，下肺静脉纤细，血管影模糊，重度者可出现肺静脉高压征象，包括间质性或肺泡性水肿等。左房增大致右心缘可见双心房影和/或心影中央密度增高，重者左主支气管上抬，气管隆突角增大。主动脉结因心搏量减少及心脏旋转而变小。肺动脉段隆起，肺动脉增粗、模糊。左心缘出现第三心弓（左心耳），左下心缘平直，心尖上翘；当出现二尖瓣关闭不全时则左心室增大，左下心缘的长径与横径均增大（图 3-27）。

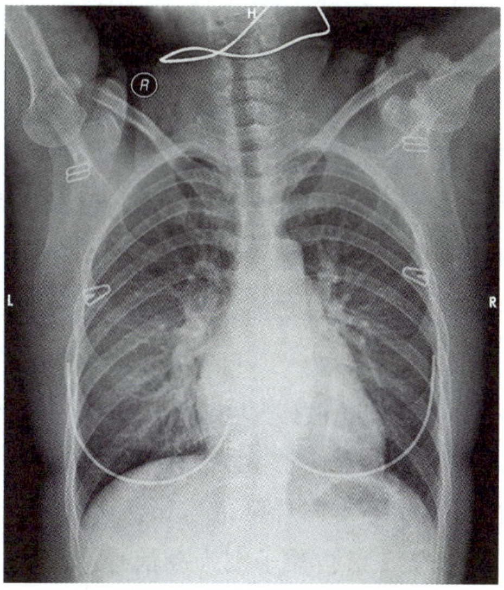

图 3-27　风湿性心脏病二尖瓣狭窄（梨形心）X 线表现

2）右前斜位：心前间隙缩小，肺动脉段隆起，左房增大，心后上缘后突，压迫吞钡食管。

3）左前斜位：心前间隙缩小，肺动脉段隆起，左主支气管受压上抬。

4）侧位：胸骨后心脏接触面增加，食管受左心房压迫而后移，单纯狭窄者心后透亮三角区存在，关闭不全时出现缩小或消失。

（2）CT 和 MRI 表现：CT 平扫仅能显示风湿性心脏病所致的继发性心脏房室大小的改变，不能显示瓣膜受损的情况。CT 增强扫描通过对容积数据进行多期相重建，即可多角度、动态观察瓣膜形态，同时应用专业软件还可测量左心室射血分数、心肌质量等。心脏 MRI 扫描诊断价值较大，以心长轴位像的四腔心切层显示最佳，SE 序列可见左心房增大，其内有缓慢血流的高信号，左心室不大，肺动脉扩张，右心室壁肥厚，右心室腔亦见扩大。MRI 电影序列则可显示二尖瓣狭窄的形态及严重程度，收缩期可见左心室的低信号血流束，继发二尖瓣关闭不全时可见收缩期的反流血流信号。另外，在左心房壁处可有中低信号的附壁血栓。二尖瓣狭窄合并关闭不全时，SE 序列可见左心房、室均扩大，左心室壁厚度在正常范围。MRI 电影序列显示收缩期自左心室经二尖瓣口，向左心房内喷射的低信号血流束，可评估其反流量。

3. 诊断与鉴别诊断　临床表现为劳累后气喘，听诊二尖瓣狭窄者有舒张期隆隆样杂音。X 线片示肺淤血改变，左心房、右心室增大。超声诊断的价值很大，特异性很高。MRI 可显示房室大小情况，MRI 电影序列可见二尖瓣的形态与狭窄程度，同时可观察是否伴有关闭不全及多瓣膜的病变。本病需与其他类型心脏病（心肌梗死、结核性心包炎等）相鉴别。

四、肺源性心脏病

1. 概述　肺源性心脏病的原发病常为慢性支气管炎-肺气肿，或为肺实质病变、胸廓畸形等，引起肺循环阻力增加，致使肺动脉压升高，导致右心增大，伴有或不伴有充血性心力衰竭。

肺部病变导致肺通气功能减退，逐渐引起阻塞性肺气肿，最后导致右心增大。患者多有慢性咳嗽、咳痰、气短、心悸等慢性支气管炎和肺气肿的症状和体征。病史较长，秋冬季节，上呼吸道感染和肺部炎症常导致呼吸与心力衰竭，出现心悸、气急、呼吸困难、发绀、颈静脉怒张、肝大、腹水、下肢水肿及肺部啰音等。

2. 影像学表现

（1）X 线表现：主要表现为肺部慢性病变、肺气肿、肺动脉高压和右心室增大。肺部改变为支气管病变与肺间质纤维化。肺动脉高压表现为肺动脉段突出，肺动脉主干、分支明显增大，周围肺野动脉骤然变细，形成残根状。肺气肿表现为胸廓横径增大和膈肌低平，肺内除纤维化外，透亮度增加，绝大部分为中度以上肺气肿。右心室增大以肥厚为主，心影不大，因同时有肺气肿，故心胸比率往往不大。

（2）CT 和 MRI 表现：急性肺源性心脏病较为少见，主要病因是肺动脉栓塞。肺动脉 CTA 显示主肺动脉的扩张，左、右肺动脉主干和/或分支内的充盈缺损。磁共振肺血管成像亦能显示主肺动脉或左、右肺动脉明显扩张，主肺动脉和/或分支内异常信号影。肺动脉栓塞因其栓塞物组织学特性不同，影像学表现也不同，如血栓为中等信号，脂肪栓子则为高信号，瘤栓常显示为低信号，而空气栓子则为无信号。MRI 也可显示肺梗死，表现为尖端指向肺门的肺内楔状中等信号区，其内信号欠均匀。还可显示右心房、室增大，三尖瓣环的扩大，腔静脉的明显扩张。慢性肺源性心脏病（图 3-28）主肺动脉和左、右肺动脉主干增粗，管腔扩大（主肺动脉内径>30mm）。SE 序列 T_1WI 主肺动脉内出现血流高信号，提示肺动脉高压；右心室壁增厚（厚度>5mm），可等于或超过左心室壁的厚度，室间隔向左心室侧凸出，右心房亦可扩大，腔静脉扩张，晚期左心房、室亦可扩大。MRI 电影序列可见三尖瓣（收缩期）和肺动脉瓣（舒张期）的反流，同时可直观反映右心室收缩和舒张功能。但目前 MRI 的缺点在于显示肺实质结构和病变有较大的限制，不能较好显示原发肺部疾病。

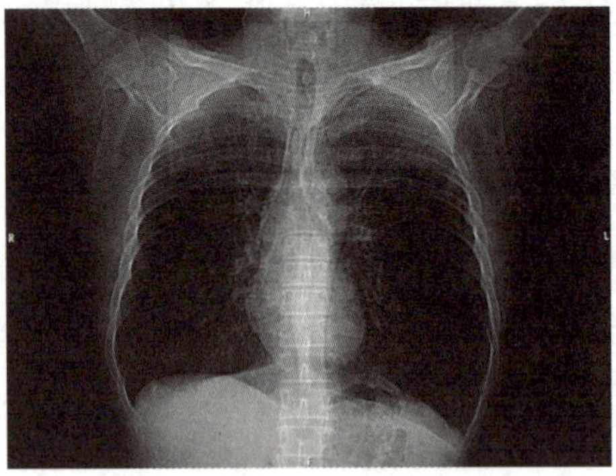

（a）

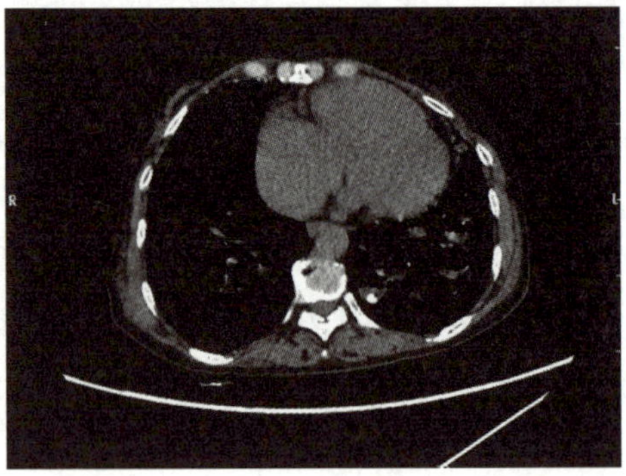

（b）

图 3-28　慢性肺源性心脏病

注：（a）CT 定位相；（b）右心房增大。

3. 诊断与鉴别诊断　慢性肺源性心脏病患者的年龄一般较大，且有长期慢性支气管炎和肺气肿病史，可有反复右心衰竭表现。X 线片常见胸廓呈桶状，两肺透亮度增加，肺纹理增多、紊乱，心影相对小。超声心动图可了解右心情况。对于急性肺源性心脏病患者，CTA 对肺动脉栓塞的诊断有重要价值。本病需与风湿性心脏瓣膜病相鉴别。

五、心肌病

1. 概述 心肌病指主要侵犯心肌的病变。它不包括由其他类型的心脏疾患引起的心肌损害，如冠心病、高血压、心脏瓣膜病或先天性心脏异常引起的心肌疾病。心肌病一般分为原发性与继发性两大类。

原发性心肌病又称特发性或原因不明性心肌病，分为三类：即扩张型、肥厚型和限制型心肌病。

扩张型心肌病占原发性心肌病的70%左右，左心室、右心室或双心室严重扩张，伴心肌肥厚及心室收缩功能减退。肥厚型心肌病占20%左右，以左心室肥厚为主，左心室容量减少。限制型心肌病最少见，为心内膜心肌纤维化和嗜酸细胞增多性心内膜心肌病，由于心内膜心肌的瘢痕形成，限制了心脏的充盈，病变晚期发生心腔闭塞。

继发性心肌病形成原因很多，有感染性、内分泌和代谢性、中毒和药物过敏、胶原病和肉芽肿及其他。由于心肌及其间质的退行性或炎性变化，造成心肌收缩力减退，心腔内残留血量增加，从而导致被波及的房室扩大。

临床上常有心悸、气急、胸痛、眩晕、心律失常及心力衰竭等症状，胸骨左缘可有杂音与震颤，以上体征主要取决于心肌病类型。

2. 影像学表现

（1）X线表现：早期心脏形态可正常，以后发生中至高度增大，一般以左心室显著，左心缘圆隆，其次有右心室增大或双心室增大，搏动减弱。左心衰竭时有肺静脉高压表现，肺血再分配与间质性水肿等。

血管造影检查：心腔扩张，对比剂滞留，收缩功能减弱，肥厚型者左心室流出道呈倒锥形狭窄改变，心腔缩小。

（2）CT和MRI表现

1）扩张型心肌病：MRI异常表现以心室腔扩大为主，心室横径增大较长径明显，但室间隔及心室游离壁不厚甚至变薄。心室壁心肌信号强度较正常无明显改变，室壁运动减弱。MRI扫描可显示心室腔扩张，以左心室和/或右心室为主，并观察到室间隔的位置和形态。MRI电影可在心室腔扩大显著、房室瓣环扩大而出现二尖瓣、三尖瓣关闭不全时，显示房室间反流的部位和程度。心功能分析软件可见受累心室收缩功能明显受损，心室容积扩大，射血分数显著下降。

2）肥厚型心肌病：CT增强扫描可准确测定心肌壁的厚度、室间隔和游离壁的比例，可显示粗大的乳头肌。MRI能充分显示心肌异常肥厚的部位、分布、范围和程度（图3-29）。肥厚的心室壁在T_1WI多呈均匀中等信号，T_2WI内有点状高信号；增强扫描于肥厚的心室壁内见局灶性异常增强区；左心室舒张功能受限致室腔缩小或变形，运动幅度增加；左心室流出道狭窄时，MRI电影序列收缩期左心室流出道内有低信号的喷射血流。

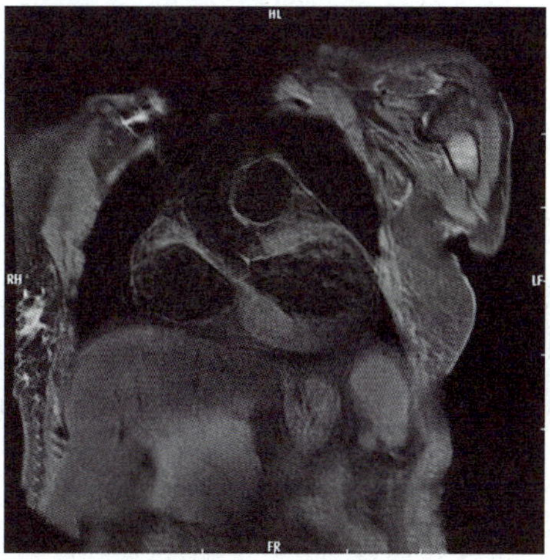

图3-29 肥厚型心肌病

（3）限制型心肌病：MRI表现为心室壁增厚，以心内膜增厚为主，右心室受累多见。右心房内大量缓慢血流致中高信号，心内膜面凸凹不平并可见极低信号（钙化），右心房室径线在收缩-舒张期几乎无变化，右心房及腔静脉显著扩张。右心室流出道缩短、变形。MRI 电影序列示三尖瓣反流。

3. 诊断与鉴别诊断 心肌病诊断较难，无典型临床特征。X 线诊断排除继发因素所致的心腔扩大或心肌肥厚，方可作出扩张型或肥厚型心肌病的诊断。CT 和 MRI 检查对本病诊断有较高价值。本病需与高血压性心脏病、瓣膜性心脏病相鉴别。

第七节 心包疾病影像诊断

一、心包积液

1. 概述 心包积液容易诊断，但病因较难明确，有结核性、化脓性、病毒性、风湿性、转移性等。积液性质可以有血性、脓性、纤维蛋白性等。积液先在后下陷窝，然后向两侧及前后部积聚。少量积液时可无症状，大量或急性者可压迫心脏出现填塞症状，临床上可有发热、疲乏、心前区疼痛和心脏压塞症状，如面色苍白、发绀、上腹胀痛、端坐呼吸等。

2. 影像学表现

（1）X 线表现：心包积液在 300ml 以下者，心影大小和形态可无明显异常改变。中等量以上积液从心包腔最下部分向两侧扩展，心影普遍增大，正常弧度消失，呈烧瓶状至球状，上纵隔影变短变宽，心尖冲动减弱或消失，主动脉搏动正常，肺纹理正常或减少，左心衰竭时可出现肺淤血。

（2）CT 表现：心包厚度增加，密度因积液的性质不同而有差异，多数呈水样密度，亦可呈出血样的较高密度。增强扫描时，积液无强化，壁层心包有强化，可使心包内积液显示更清楚［图 3-30（a）］。仰卧位少量的心包积液常集聚于左心室和右心房的后外侧，大量积液则包绕心脏的异常密度带。

一般将心包积液分为 3 度：Ⅰ度为少量积液，积液量<100ml，舒张期心包脏壁层间距<15mm；Ⅱ度为中等量积液，积液量 100～500ml，心包脏壁层间距 15～25mm；Ⅲ度为大量积液，积液量>500ml，心包脏壁层间距>25mm。包裹性积液的好发部位在右前外侧和背侧。

（3）MRI 表现：根据积液的性质，心包积液的信号强度有所不同，浆液性心包积液 T_1WI 呈均匀低信号，炎性渗出液合并蛋白含量高者呈不均匀中高信号［图 3-30（b）］，血性积液呈高信号，肿瘤所致积液呈不均匀的混杂信号，其内可见中等信号的结节影。T_2WI 上积液多呈均匀高信号。因此，MRI 对积液具有一定的定性能力。因受心脏搏动性的影响，心包内液体有流动，因此信号可不均匀。少量的心包积液与心包增厚 MRI 信号有时较难区分。

3. 诊断与鉴别诊断 心包积液的临床表现典型，影像学常具有特征。主要诊断依据为 X 线片示心影增大，呈烧瓶状或球状，上纵隔影变短；超声检查呈液性无回声并可进行定量诊断；CT 扫描不仅可以明确诊断和定量分析，还可以评估纵隔结构的改变；MRI 检查依病变形态和信号强度，不仅能作出明确诊断，还可以对积液的性质进行评估。本病需与胸腔积液、包心脂肪垫、扩张型心肌病相鉴别。

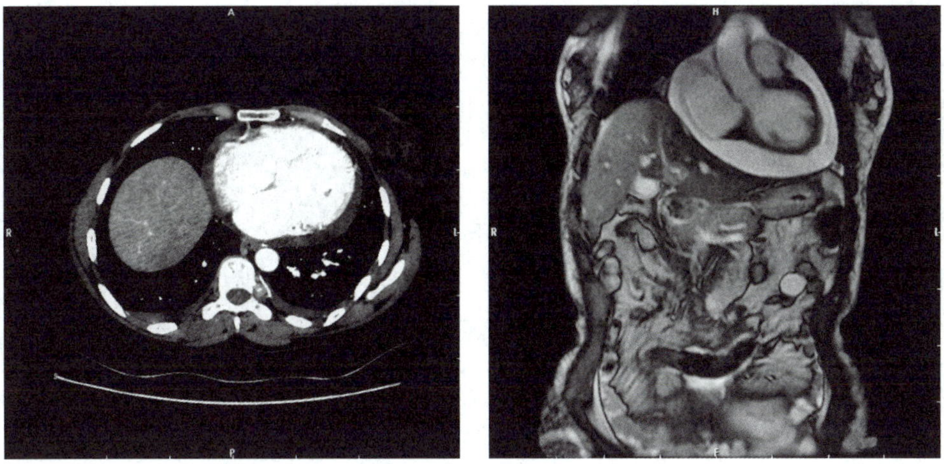

（a）　　　　　　　　（b）

图 3-30　心包积液

注：（a）CT 增强扫描；（b）MRI。

二、缩窄性心包炎

1. 概述　心包积液吸收不彻底，可引起心包肥厚粘连，并可逐渐发展成缩窄性心包炎，致心脏活动受限，进而产生功能异常。右心室受压，舒张受限，静脉血回流到右心室受阻，致颈静脉与上腔静脉舒张、肝大、腹水和水肿等。左心室受压，舒张受限，在舒张期进入左心室的血少，排出量也少，使脉压变小，二尖瓣口被纤维包绕时，可引起肺循环淤滞，左心房增大，出现心悸、气急、咳嗽等症状，当发生右心衰竭时可有颈静脉怒张、腹胀、肝大和腹水等。

2. 影像学表现

（1）X 线表现：心影大小可正常，可呈轻至中度增大，上纵隔影增宽。由于心包增厚粘连，心影边缘不规则、变直，各弓分界不清，心底部横径增宽，心影可呈三角形、多边形，心脏和大血管搏动与心包增厚的部位和程度有关，明显者搏动减弱。部分患者心影边缘部分可见内浓外淡的阴影，其内侧为心房、室影，外侧为心包下脂肪与增厚的心包膜组合影。部分患者出现心包钙化，呈蛋壳状、弧线状或珊瑚状，常在房室沟、右心房及右心室表面。肺血改变视舒张充盈受限部位而定，左侧为主者出现左心房增大和肺静脉高压（肺淤血）征象，右侧者肺血正常或减少。

（2）CT 表现：最主要的征象是心包增厚，厚度>4mm，可呈弥漫性，厚薄不均匀（图 3-31），亦可局限性增厚，心包脏壁层分界不清，呈软组织密度，钙化处为致密度影。体静脉压力升高，可见上、下腔静脉扩张、肝大、胸腔积液、腹水。增强扫描可见扩张的左、右心房，而左、右心室则呈管状，室间隔僵直。

（3）MRI 表现：心包不规则增厚，SE 序列 T_1WI 多数呈中等信号，可见斑块状、条状极低信号影（心包钙化）。左右心室腔缩小，心室缘及室间隔僵直并有轻度变形，还可见下腔静脉和肝静脉扩张。MRI 电影序列示心室壁运动幅度降低，心舒张期可见变化幅度降低。

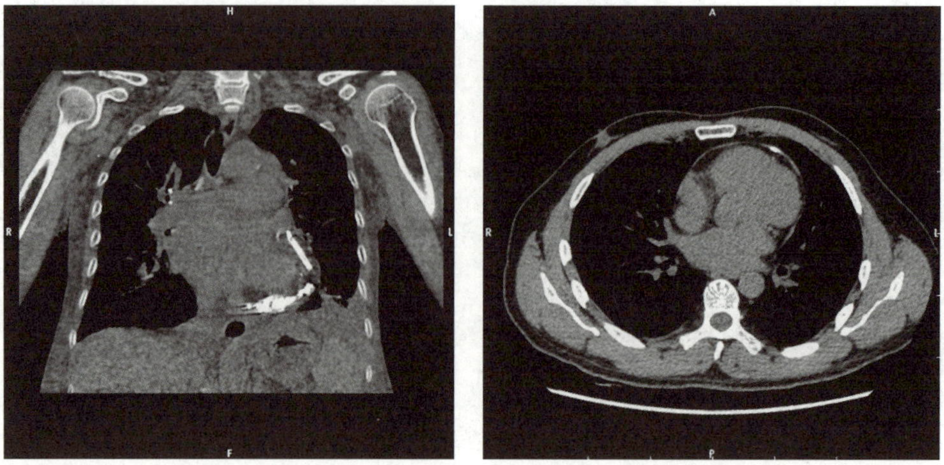

（a）　　　　（b）

图 3-31　缩窄性心包炎

注：（a）CT MPR 重建；（b）CT 轴位。

3. 诊断与鉴别诊断　缩窄性心包炎的临床表现较典型。X 线片见心脏外形不整，后期有明显钙化影并包绕心影；CT 扫描可见心包增厚、钙化与上、下腔静脉情况，均可明确诊断。MRI 对本病与限制性心肌病的鉴别最有价值。

第八节　大血管病变影像诊断

一、主动脉瘤

微课：大血管病变影像诊断

1. 概述　扩张的主动脉内径大于邻近正常管径的 1.5 倍以上者称为主动脉瘤。按病理与组织结构分为真性与假性两类。真性动脉瘤由动脉壁的 3 层组织结构组成；假性动脉瘤为动脉壁破裂后由血肿与周围包绕的结缔组织构成。主动脉瘤按病因又可分为粥样硬化、感染、创伤、先天性、大动脉炎、梅毒、白塞病与马方综合征等。粥样硬化引起的主动脉瘤常发生在降主动脉，尤其是腹主动脉；马方综合征的主动脉瘤常发生在升主动脉。主动脉瘤按形态可分为囊状、梭状和混合型等。常见症状与体征为疼痛，压迫症状（如呼吸道压迫引起呼吸困难、气短、咳嗽、声音嘶哑等），体表搏动性膨凸，听诊可有杂音与震颤。严重者可发生主动脉瘤破裂，导致失血性休克甚至死亡。

2. 影像学表现

（1）X 线表现：可见纵隔影增宽或局限性肿块影，透视下可有扩张性搏动；瘤壁可显示钙化，瘤体压迫或侵蚀周围器官。腹主动脉瘤在 X 线片上无法显示，有时可看到局部膨胀的动脉瘤壁的钙化。

血管造影检查：可直接显示瘤内状况。主要征象为：①主动脉显影时，瘤腔内有对比剂充盈，可观察其形状、大小等情况。②如瘤周有对比剂外渗，则为动脉瘤渗漏。

（2）CT 表现：平扫可显示动脉瘤的大小、形态、部位、瘤壁钙化及瘤体与周围结构的关系。增强扫描能清楚显示附壁血栓、主动脉瘤渗漏或破入周围组织脏器等，CTA 可以做 VR、MIP 及 MPR 重建，清晰显示主动脉瘤与分支血管的关系（图 3-32）。

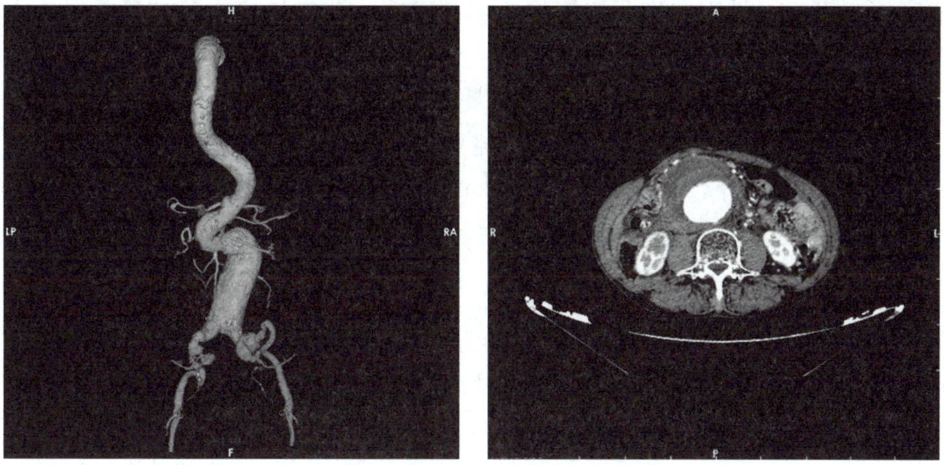

（a）　　（b）

图 3-32　主动脉、髂动脉瘤

注：(a) CT VR 重建；(b) CT 轴位。

扫码看彩图

（3）MRI 表现：无须对比增强即可显示主动脉内腔、管壁及其与周围组织结构的关系，以及血流动态变化，通过 MRA 三维成像可显示主动脉瘤的形态、大小、类型、病变的范围、瘤壁、附壁血栓及瘤体与主动脉及其分支的关系。

3. 诊断与鉴别诊断　CT、MRI 和血管造影均可直接显示胸（腹）主动脉瘤，有时还能够为确定病因提供依据。应注意主动脉瘤内有无血栓、瘤体大小及增长速度，以了解动脉瘤破裂的危险性。此外，还应注意主动脉重要血管分支与动脉瘤的关系及其血供情况，有无重要脏器功能受损。应当测量主动脉瘤的内径与长度，描述是否累及骼总动脉及其分支，为治疗方案选择提供依据。鉴别诊断主要是与老年性主动脉迂曲、扩张相鉴别。

二、主动脉夹层

1. 概述　主动脉夹层产生的主要因素为高血压，为主动脉腔内的高压血流灌入中膜形成血肿，并使血肿在动脉壁内扩展延伸。多数在主动脉壁内可见 2 个破口，包括入口和出口，也可为多处破口，形成双腔主动脉，少数没有破口，为主动脉壁内血肿。

DeBakey 分型：Ⅰ型夹层广泛，破口在升主动脉；Ⅱ型局限于升主动脉，破口也在升主动脉；Ⅲ型局限或广泛，破口在降主动脉。目前临床多用 Stanford 分型，DeBakey Ⅰ、Ⅱ型为 Stanford A 型，Ⅲ型为 Stanford B 型，这种分型与手术方式的选择更密切。

临床表现，急性者有突发性剧烈胸痛（约占 90%），严重者可发生休克，如处置不及时致死率较高，夹层血肿累及或压迫主动脉主支时，肢体血压、脉搏可不对称，如血肿外漏可有杂音和心脏压塞征象。慢性者可无临床表现。

2. 影像学表现

（1）X 线表现：主动脉增宽，主动脉壁内膜钙化内移，心影增大。腹主动脉夹层 X 线片无法显示。

血管造影检查：行胸主动脉造影可观察夹层范围和全貌，对比剂在真腔通过主动脉管壁内膜破口喷射、外溢或龛影突出。当对比剂进入假腔后，在真假腔之间可见线、条状透亮影，为撕裂的内膜片；有时见充盈缺损，为附壁血栓。

（2）CT 表现：平扫可显示撕脱内膜片的钙化灶向主动脉腔内移位，增强扫描可显示主动脉夹层的各种征象，如内膜片、真假腔（假腔常大于真腔）、假腔内血栓、累及分支血管及血液外渗、纵隔血肿、心包和胸腔积血等。CTA 三维重组更有利于病变显示，多平面重组可以明确破口位置（图 3-33）。腹主动脉夹层常累及主要分支血管，如腹腔干、肠系膜上动脉、肾动脉等，影响相关脏器血供。

（3）MRI 表现：可观察夹层的解剖变化和血流动态，大视野、多体位直接成像，无须对比增强即可显示撕脱的内膜片及破口。对比增强 MRA 能清晰显示真、假腔及腔内血栓，但目前图像质量不如 CTA。

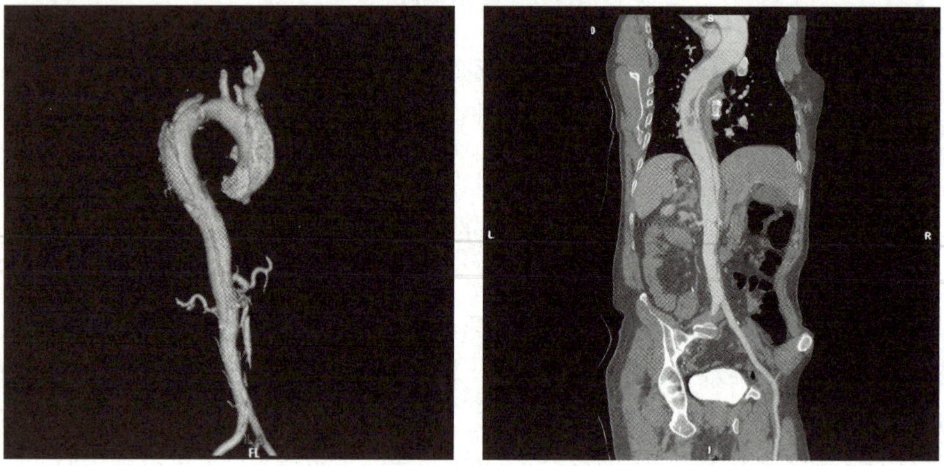

（a）　　（b）

图 3-33　主动脉夹层 Stanford B 型

注：（a）CT VR 重建；（b）MPR 轴位。

扫码看彩图

3. 诊断与鉴别诊断　主动脉夹层诊断并不困难，有突发性撕裂样胸痛的临床症状应想到此病。CT 增强扫描或 MRI 在主动脉腔内见到撕脱的内膜片和真假腔，即可确诊。显示主动脉夹层的破口位置十分重要，直接影响手术方案的制订与执行。还要注意主动脉重要血管分支与真假腔的关系、假腔内有无血栓形成、主动脉瓣或冠状动脉是否受累、心功能情况及有无胸腔或心包积液（或积血）等。主动脉夹层需与主动脉扩张、主动脉瘤等鉴别，内膜片的显示是鉴别诊断的依据。

三、周围血管病变

1. 概述　周围血管病变是指距主动脉分叉远的周围血管的病变，尤其是外周动脉的病变，以下肢动脉的粥样硬化引起的动脉狭窄（或闭塞）最为常见，其他病变还有血管炎、动脉瘤、动静脉畸形等。

下肢动脉粥样硬化闭塞症，临床表现可无症状，可有间歇性跛行，部分有缺血性疼痛，少数可有溃疡或坏疽。常与糖尿病、高脂血症等疾病有关。

2. 影像学表现

（1）X 线表现：X 线检查对该病没有诊断价值。

血管造影检查：直接显示受累血管管腔狭窄或闭塞，明确病变的范围和程度，可为介入手术做引导，亦可评估介入手术的效果。

（2）CT 表现：平扫可见动脉壁的钙化，CTA 重建可见受累血管狭窄、闭塞，病变的范围和程度。下肢远端的动脉直径细小，需用薄层重建成像，提高诊断准确性（图 3-34）。

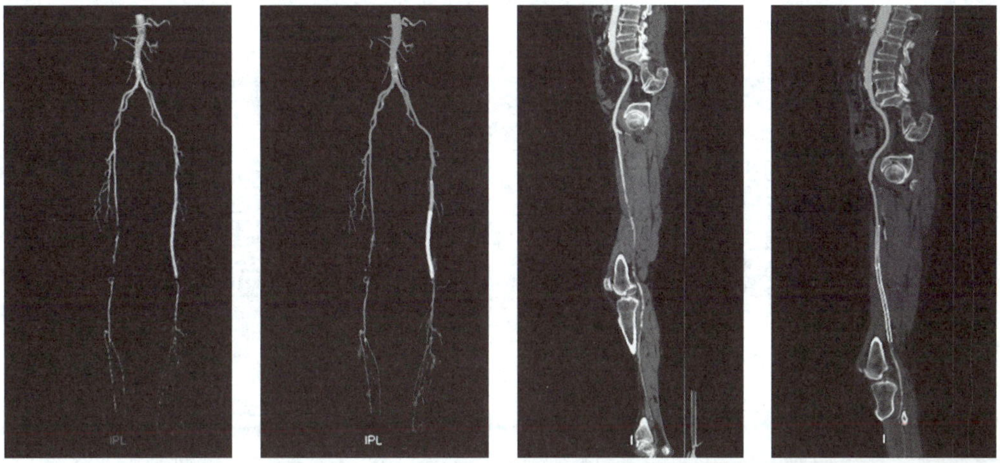

扫码看彩图

（a）（b）（c）（d）

图 3-34 下肢动脉粥样硬化闭塞症 CTA

注：（a）VR 重建；（b）MIP 重建轴位；（c）右下肢动脉 CPR 重建，右侧股浅动脉慢性闭塞；（d）左下肢动脉 CPR 重建，左侧股浅动脉下段支架管腔闭塞。

（3）MRI 表现：3D CE MRA 法经肘静脉注药后可快速、大范围地完成下肢血管病变的检查，由于成像速度快、空间分辨力高和对比度好，对下肢动脉闭塞性疾病有较高的诊断准确性。

3. 诊断与鉴别诊断 血管超声、CT、MRI 和血管造影均能直接显示周围血管病变，无论是动脉粥样硬化引起的血管狭窄，还是血管炎、动脉瘤、动静脉畸形均可显示。周围血管检查对设备和技术要求较高，应熟练掌握 CT、MRI 对比剂的使用剂量和延迟扫描时间，以获得高质量可供诊断的图像。血管超声对细小血管显示不佳；MSCT 能清晰显示细小血管及血管壁钙化，但钙化会影响血管狭窄程度的准确判断；3D CE MRA 显示血管好，不受钙化斑块干扰，目前空间分辨力不如 MCTA；血管造影是本病诊断的金标准，可用于临床介入治疗。

▶知识拓展

冠状动脉易损斑块的识别

冠状动脉 CT 血管成像（CCTA）不仅能显示冠状动脉管腔狭窄及管壁是否存在斑块，根据斑块内是否有钙化将其分为钙化斑块、非钙化斑块和混合斑块，还能在 CCTA 图像上识别斑块的不良特征，提示斑块的易损性。 CAD-RADS 2.0 版本将具有以下 2 个或以上不良特征的斑块定义为高危斑块。

（1）正性重构：定义为病变段的最大血管直径（包含斑块和管腔）与病变近端和远端参考

血管平均直径的比值≥1.1。

（2）低密度斑块：定义为斑块内存在CT值<30HU的区域，这与巨噬细胞浸润和大的脂质坏死核心（大于斑块面积的10%）密切相关。

（3）点状钙化：定义为非钙化斑块内存在的局灶性钙化病变（平均密度CT值>130HU），且该病变在任意方位测量最大径<3mm，占管腔<1/4环径。

（4）"餐巾环"征：定义为低密度斑块边缘的环形高密度征象。不良斑块特征被证实是急性冠脉综合征发生的先兆表现，与未来斑块破裂和主要的心脏血管不良事件风险相关。

—• 考试知识点总结 •—

—• 本章小结 •—

—• 协和云课堂…… 拓展练习及参考答案 •—

（王　澍）

第四章　消化系统影像诊断

教学课件

学习目标

素质目标

（1）强化学生对患者隐私与身心需求的关注，培养学生严谨负责、关爱患者的职业态度，实现技术精准与人文关怀的有机统一。

（2）提升学生基于解剖-病理-影像关联的逻辑分析能力，激发主动探索、持续更新的学习意识。

知识目标

（1）掌握：消化系统正常影像学表现和常见病变影像学表现；消化系统常见疾病的影像学表现及鉴别诊断。

（2）熟悉：消化系统影像检查技术方法的选择和综合应用。

（3）了解：消化系统常见疾病的临床病理。

能力目标

具有精准解读消化系统影像的能力，能独立诊断消化系统常见病、多发病，并清晰阐述其影像学特征。

案例导入

【案例】

患者，女，60岁，近3年来中上腹部隐痛不适，伴腹胀、恶心、呕吐等，近期感乏力、腹痛加重入院。上消化道气钡造影图示见图4-1。

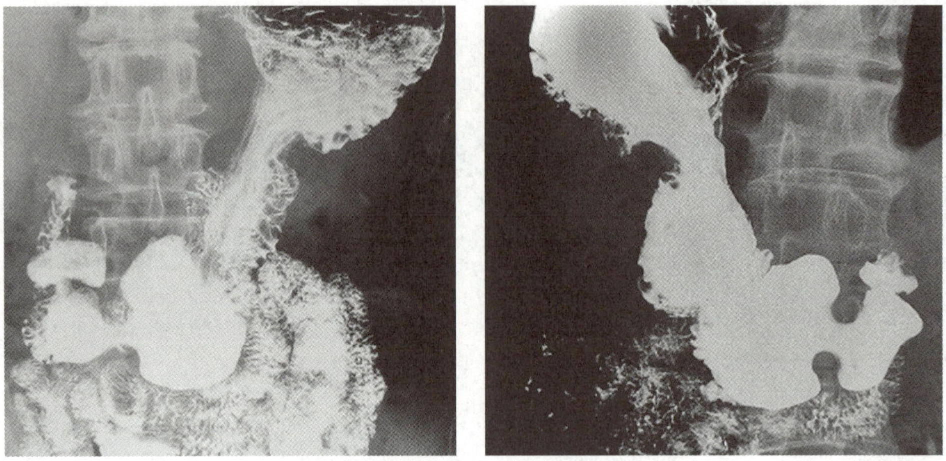

（a）　　　　（b）

图 4-1　上消化道气钡造影

注：（a）黏膜相；（b）充盈相。

【问题】

1. 观察图 4-1，描述影像学表现。
2. 根据影像学表现诊断该疾病。

· 核心知识拆解 ·

消化系统由消化道和消化腺构成，消化道自上而下依次为口腔、咽、食道、胃、小肠（包括十二指肠、空肠、回肠）及大肠（涵盖盲肠、阑尾、结肠、直肠至肛门）。其中，食管、胃、小肠和大肠各具特色，如食管在 X 线钡餐造影中展现出与贲门交界处的生理性狭窄区，胃则以其形态多样（如牛角型、钩型等）和黏膜皱襞特征著称。小肠的皱襞在空肠段尤为密集且高耸，呈羽毛状，而回肠段则相对稀疏平滑。大肠的黏膜皱襞密集，形态各异，盲肠至横结肠的皱襞以斜行和横行为主，降结肠则较为特殊。

正常影像学表现方面，通过特定的医学影像技术，如 X 线钡餐造影，可以清晰地观察到消化系统的结构和功能状态。例如，食管的蠕动模式、胃的充盈形态及其类型（如牛角型、瀑布型等）、小肠和大肠的黏膜皱襞特征，均为评估消化系统健康状况的重要依据。这些正常影像学表现为医生提供了直观参考，有助于识别潜在的异常变化。

此外，对于消化系统疾病的诊断，医学影像技术同样发挥着不可替代的作用。通过对异常影像学表现的细致分析，医生能够准确判断疾病的类型、部位及严重程度，从而为制订有效的治疗方案提供科学依据。因此，深入理解和掌握消化系统的核心知识，对于提高医学影像诊断的准确性和有效性具有重要意义。

消化系统包括胃肠道和肝、胰腺和胆道系统等器官和结构。由于胃肠道与肝、胆、胰、脾的影像检查方法有较大的不同，故分别进行介绍。

第一节　消化系统影像检查技术

在胃肠道疾病的诊断领域，X 线检查至今仍是首选的影像学技术手段。尽管 CT、MRI 及超声等先进的影像技术，针对特定疾病的诊断展现出显著优势，但它们仍然无法全面替代 X 线检查的地位。胃肠道 X 线检查的优势在于其成像清晰度高，且能灵活采用多体位、多轴位及动态观察手段，全面展现脏器的局部细节与整体形态，进而揭示胃肠道疾病的形态学及功能性变化。此外，该方法操作简便且经济实用。因此，X 线检查依然是胃肠道影像学诊断中应用最为广泛且基础的方法。

一、X 线检查

胃肠道 X 线检查涵盖普通 X 线检查（含腹部平片与透视）、X 线气钡双对比造影及 X 线血管造影。X 线透视与平片主要用于检测胃肠道内的异常气体、钙化灶及异物，但其价值相对有限。X 线气钡双对比造影则是胃肠道检查的重要手段，通过气钡双对比技术，将钡剂均匀涂布于胃肠道黏膜表面，并利用气体扩张肠腔，从而清晰展现黏膜面的细微结构，有助于早期及微小病变的检出。此外，气钡双对比造影还能观察胃肠道的蠕动功能，这是其他检查手段难以比拟的。X 线血管造影则适用于胃肠道血管病变、富血供肿瘤及胃肠道出血的诊断与介入治疗。

胃肠气钡双对比造影所使用的对比剂为硫酸钡。在怀疑胃肠道穿孔的情况下，应禁用硫酸钡，转而使用有机碘水溶液作为对比剂。硫酸钡颗粒分为粗细不均型与细匀型两种，加入适量附加剂后，可制成高浓度、低黏稠度、流动性好且附着性能优异的混悬液。在进行胃肠道气钡双对比造影时（图 4-2），能清晰显示黏膜面的细微结构。根据检查目的的不同，所选用的钡剂类型及配制浓度亦有所差异。对于上消化道气钡双对比造影，粗细不均型的硫酸钡颗粒更为理想，能清晰展现胃黏膜面的细微结构，如胃小沟与胃小区。硫酸钡剂多为粉末状，检查前需根据检查目的与方法，以 40℃左右的温开水进行配制。通常，食管与胃的气钡双对比造影所用浓度为 140%～260%（W/V）；而结肠与小肠钡剂灌肠造影则分别选用细匀型钡剂，浓度以 65%～85%（W/V）及 20%～40%（W/V）为宜。

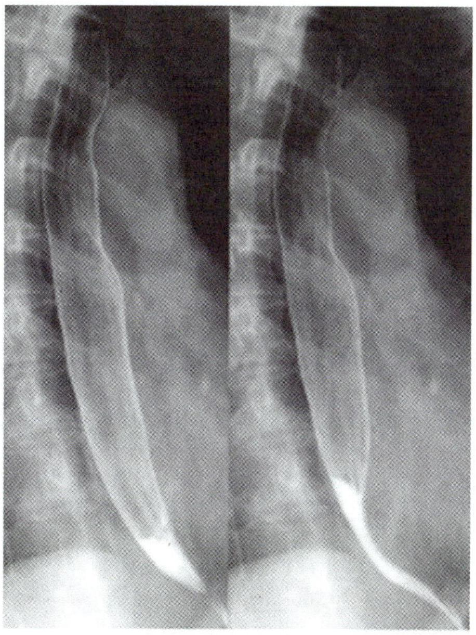

图 4-2　食管气钡双对比造影

胃肠道钡剂造影检查涵盖以下 4 个方面：首先是黏膜像，利用少量钡剂勾勒出黏膜皱襞的轮廓与结构；其次是充盈像，通过充盈钡剂使食道、胃肠腔适度扩张，从而清晰展现其形态、轮廓及蠕动状况；再次是加压像，利用压迫器对受检部位施加适度压力，以凸显特定病变特征，如胃腔内的凹陷与隆起病变；最后是气钡双对比像，结合高密度钡液与低密度气体，在胃肠腔内共同形成影像，适量气体使胃肠腔适度扩张，钡液均匀覆盖于内壁黏膜，双对比技术能精细展现黏膜面的细微结构，如胃小区、胃小沟及结肠黏膜的细微纹理，有助于微小病变的检出。

常用的钡剂造影检查类型如下：

1. 食道钡餐造影 评估食道的扩张性、通畅性及黏膜皱襞、轮廓与蠕动情况。

2. 上消化道钡餐造影 涵盖食管、胃及十二指肠的全面检查。

3. 全消化道钡剂造影 检查范围扩展至食道、胃、十二指肠、小肠及结肠，通过定时复查，可观察小肠黏膜变化、肠曲位置、钡剂通过及排空情况，以及结肠的轮廓、袋型与狭窄或扩张状况，但需注意其对降结肠、乙状结肠及直肠病变的诊断价值相对有限。

4. 插管法小肠灌肠造影 通过口腔或鼻腔插入小肠灌肠导管至十二指肠空肠曲远端，注入低浓度钡剂进行检查。

5. 结肠钡剂灌肠造影 经肛门插管灌注钡剂与气体，采用气钡双对比技术，观察结肠袋型、轮廓及黏膜面，同时可用于诊断肠套叠、乙状结肠扭转、结肠癌梗阻及先天性肠旋转不良等，部分病例可行灌肠复位。

二、CT 检查

检查前需避免服用含重金属药物及进行胃肠道钡剂检查，通常需禁食 6～8 小时。检查前分段口服清水或 1%～2%含碘对比剂（如泛影葡胺）600～800ml，必要时可注射盐酸山莨菪碱并使用发泡剂，以充分扩张胃腔。患者仰卧，扫描层厚与层间距一般为 5～10mm，小病灶可采用 2～5mm 薄层扫描。先进行 CT 平扫，根据需要再进行增强扫描。CT 扫描能清晰显示胃肠道管壁、腔内外异常及周围组织结构的继发性改变，有助于肿瘤分期、治疗方案制订及预后评估，CT 仿真内镜可直观展现胃肠道内腔变化。

三、MRI 检查

通常采用 T_1WI、T_2WI 平扫及 Gd-DTPA 增强扫描，结合冠状面、矢状面成像。MRI 在胃肠道病变诊断中虽有一定局限性，但能显示消化道管壁结构、管腔外改变及腹部其他器官结构异常，尤其在直肠肿瘤术前分期中表现出色，随着技术进步，其在胃肠道病变检查中的应用范围正逐步扩大。

第二节 消化系统正常影像学表现

一、正常 X 线表现

在消化系统疾病的诊断中，钡剂造影是评估胃肠道位置、轮廓、管腔大小及黏膜皱襞情况的首选方法，尽管它在揭示胃肠道肿瘤内部结构、胃肠壁浸润程度及外壁侵犯等方面存在局限，但仍需结合其他影像检查手段进行综合判断。

（一）咽部

作为胃肠道的起始部分，咽部是一个含气空腔。在吞钡正位片中，会厌位于上方正中，会厌谷则表现为两侧的小囊状充钡结构。会厌谷外下方的较大充钡空腔为梨状窝，呈近似菱形的对称结构，其间的透亮区（咽喉凸）不应被误判为病变。正常吞咽动作下，钡剂能迅速进入食管，梨状窝短暂充盈后随即排空。

（二）食管

食管是一条连接下咽部与胃的肌肉管道，起始于第6颈椎水平，与下咽部相连。食管入口与咽部连接处及膈的食管裂孔处存在生理狭窄区，由上下食管括约肌构成。

1. 食管充盈像　食管吞钡后充盈良好，轮廓光滑整齐，宽度可达2~3cm，位于中线偏左位置，管壁柔软且伸缩自如。右前斜位是观察食管的理想位置，可见主动脉弓压迹、左主支气管压迹及左心房压迹等标志。食管在主动脉弓压迹与左主支气管压迹间略显膨出，但非憩室表现（图4-3）。

2. 食管黏膜像　少量充钡时，黏膜皱襞表现为数条纵行、相互平行的纤细条纹状透亮影，这些皱襞在通过裂孔时聚拢，并与胃小弯的黏膜皱襞相连续（图4-4）。

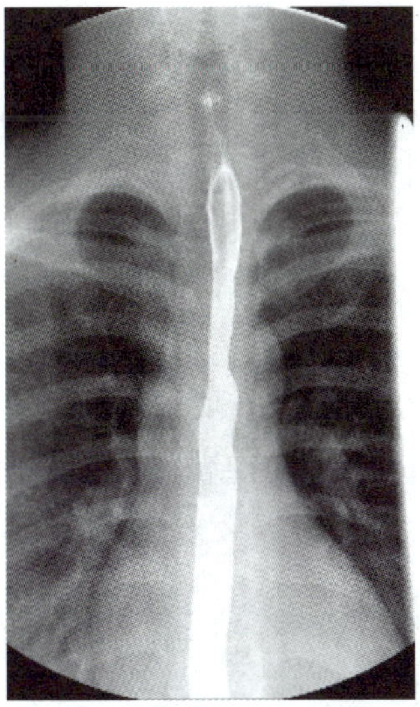

图4-3　食管充盈像

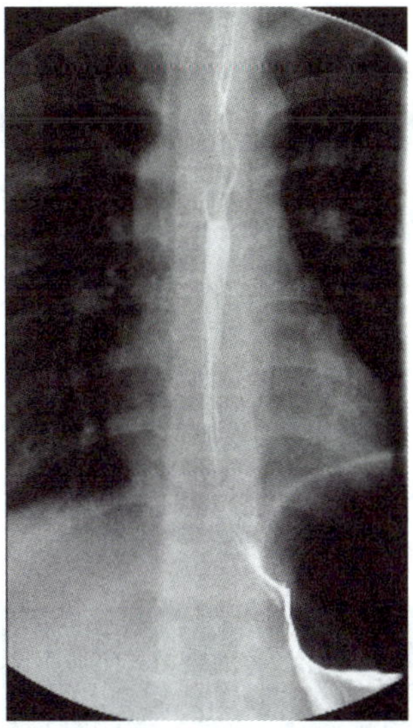

图4-4　食管黏膜像

透视下，正常食管展现出两种类型的蠕动活动：一种是原发性蠕动，它由吞咽动作触发，促使钡剂快速通过，通常在几秒钟内抵达胃部；另一种是继发蠕动波，该波动由食物团块对食管壁施加的压力诱发，起始于主动脉弓水平并向下方延伸。此外，还存在一种被称为第三蠕动波的食管运动，其特点为食管环状肌局部的不规律收缩，形成波浪状或锯齿状边缘，突发且快速消失，多发生在食管下段，在老年人和患有食管贲门失弛缓症的人群中更为常见。另外，吸气动作导致膈肌下移，食管裂孔随之收缩，从而使钡剂暂时停留于膈肌上方，形成一段长4~5cm的暂时性扩张区域，即膈壶腹，该现象在呼吸过程中消失，属正常生理现象。值得注意的是，食管前庭段，作为食管与胃过渡的区域，位于贲门上方3~4cm处，具有独特的神经支配和功能特性。此区域构成一个高压带，对于防止胃内容物逆流具有关键作用。目前，原下食管括约肌与食管前庭段被合并称为下食管括约肌复合体。该复合体的左侧壁与胃底相交，形成一个锐角结构，称为食管胃角或贲门切迹。

（三）胃

胃分为胃体、胃底、胃窦三部分，以及胃小弯和胃大弯。胃底位于贲门水平线以上，立位时含气形成胃泡。胃体自贲门至胃角（角切迹），胃窦则自胃角斜向右上方至幽门。胃的轮廓右缘为胃小弯，左缘为胃大弯。

胃的形状与体型、张力及神经功能状态相关，可分为牛角型、钩型、瀑布型和长钩型（无力型）（图 4-5）。胃小弯及胃窦大弯侧轮廓光滑整齐，胃体大弯侧则因黏膜皱襞而呈锯齿状。

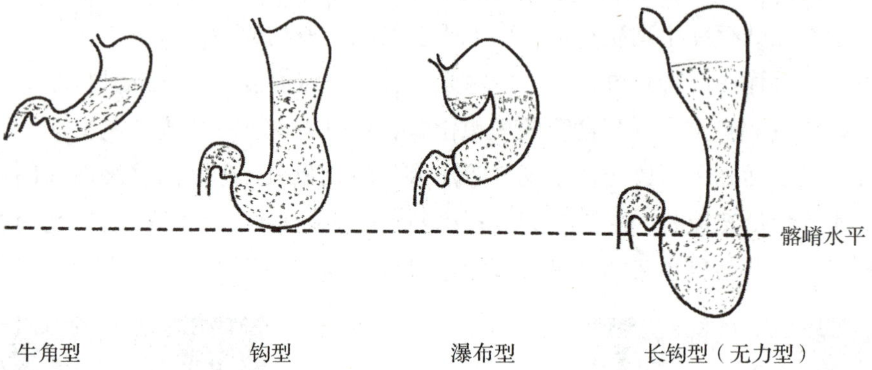

图 4-5　胃的形状

胃黏膜皱襞在黏膜相上表现为相间的致密条纹状影与条状透亮影。胃小弯侧皱襞平行整齐，胃体大弯侧则呈不规则锯齿状。胃底部皱襞交错呈网状，胃窦部皱襞在收缩时为纵行，舒张时以横行为主。

双对比造影下，胃整体边缘形成光滑连续的线条状影，无凸出与凹陷。能清晰显示胃小区和胃小沟等微细结构。胃的蠕动源于肌层的波浪状收缩，自胃体上部向幽门方向推进，胃窦则整体向心性收缩排钡（图 4-6，图 4-7）。

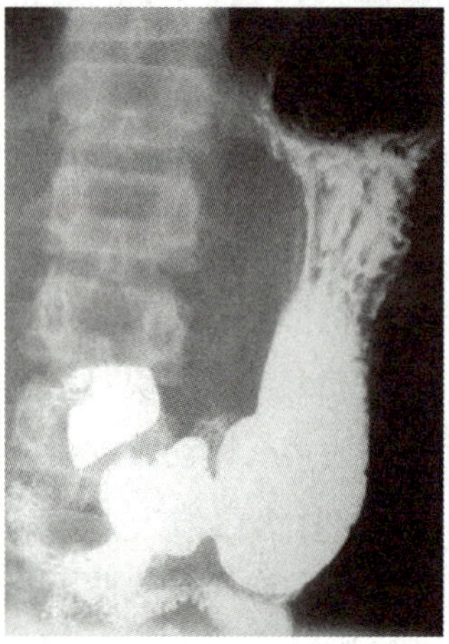

图 4-6　胃充盈像

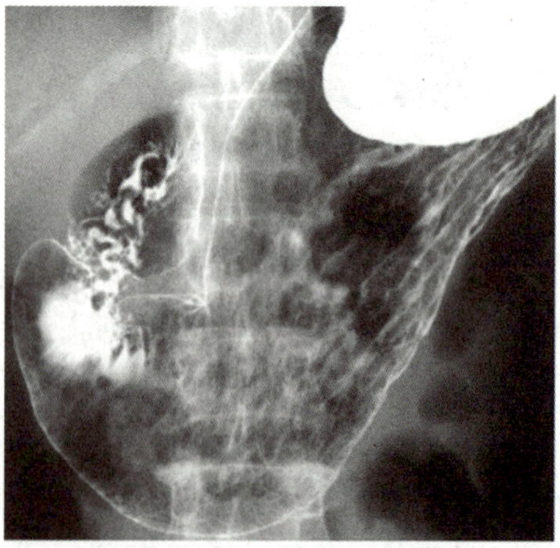

图 4-7　胃气钡双对比造影

（四）十二指肠

十二指肠呈“C”型，与幽门和空肠相连，分为球部、降部、水平部（横部）和升部。球部轮廓光滑整齐，黏膜皱襞纵行平行；降部以下黏膜皱襞与空肠相似，呈羽毛状。球部运动为整体性收缩，降、升部蠕动呈波浪状推进。十二指肠逆蠕动为正常现象。低张力造影时，管径增宽，黏膜皱襞呈环状或龟背状花纹。乳头位于降部中段内缘附近，易于显示。

（五）空肠与回肠

空肠与回肠间无明确分界，但表现差异显著。空肠位于左上中腹，环状皱襞丰富，蠕动活跃，常显示为羽毛状或雪花状影像。回肠肠腔较小，皱襞少而浅，蠕动不活跃，轮廓光滑。小肠蠕动为推进性运动，空肠蠕动迅速有力，回肠慢而弱。服钡后 2~6 小时钡剂可达盲肠，7~9 小时小肠排空（图 4-8）。

（六）大肠

大肠包括盲肠（附阑尾）、升结肠、横结肠、降结肠、乙状结肠和直肠，绕行腹腔四周。大肠充钡后主要特征为结肠袋和半月襞。结肠袋数目、大小、深浅因人而异，横结肠以上较明显，乙状结肠接近消失，直肠无结肠袋（图 4-9）。

大肠黏膜皱襞纵横交错，盲肠、升结肠和横结肠皱襞密集，以降结肠以下渐稀。大肠蠕动主要为总体蠕动，右半结肠强烈收缩将钡剂推向远侧。结肠充盈和排空时间差异大，一般服钡后 6 小时可达肝曲，12 小时可达脾曲，24~48 小时排空。

阑尾在服钡或钡灌肠时可能显影，呈长条状影，粗细均匀，边缘光滑，易推动。阑尾不显影或充盈不均匀不一定是病理性改变。双对比造影下，结肠边缘为光滑连续线条状影，黏膜面显示无数微细浅沟（无名沟）和小区，为结肠病变早期诊断的基础。生理性收缩环为常见现象，需与器质性病变鉴别。

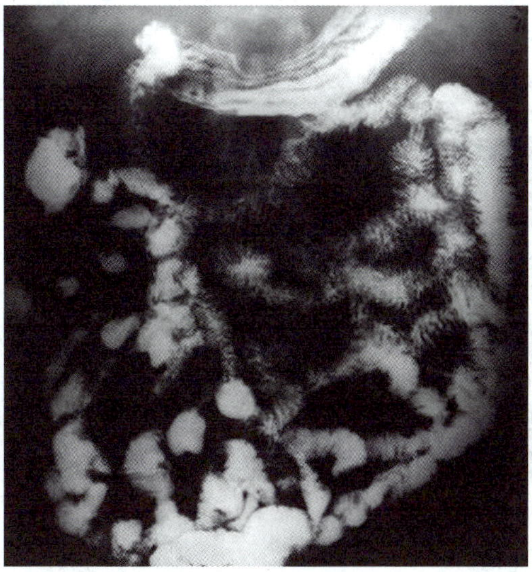

图 4-8 小肠造影

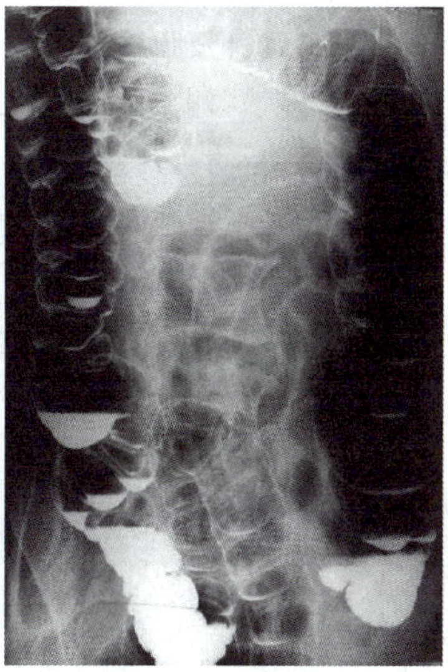

图 4-9 大肠造影

二、正常 CT 表现

（一）食管

食管壁外周包裹的脂肪组织层，CT 上表现为软组织密度影，图像能清晰显示出食管横截面的形态及其邻近结构的关系（图 4-10）。食管壁的厚度因扩张程度而异，常规厚度为 3mm。在 CT 扫描中，约 40%～60%的个体食管内含气体，且气体位置通常居中。

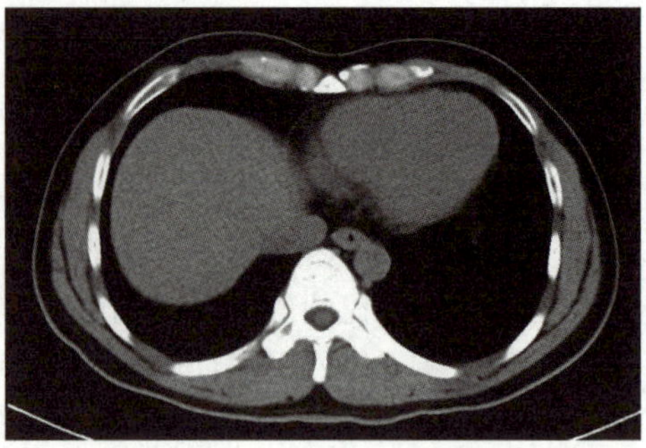

图 4-10　食管 CT 表现

食管在不同解剖层面的定位及其邻近结构：颈段食管紧贴中线，与气管后壁相邻，可形成气管后壁压痕；于胸骨切迹层面，食管位于气管右后方，紧贴椎体右前缘，其间无其他组织分隔；主动脉弓层面，食管紧邻气管左后方，奇静脉在食管后方前行，穿越气管右侧汇入上腔静脉；气管分叉以下，食管贴近左主支气管后壁，二者间仅有少量脂肪填充；左主支气管以下层面，食管与左心房后壁相邻，其右后方可见奇静脉截面；左心房以下，食管位于降主动脉前方，与心包间仅隔少量脂肪；穿越横膈后，食管向左水平延伸至胃底，其水平走向可能导致约 1/3 人群在食管贲门区呈现类似胃底内壁增厚或肿块的影像，需仔细鉴别。

（二）胃

胃适度充盈后，胃壁厚度正常范围在 2～5mm，尽管存在个体差异，但均不超过 10mm（图 4-11）。

胃底常可见气-液平面，可能产生线性伪影，必要时可采用侧卧或俯卧体位以减少干扰。胃底后方为脾，前方则为肝左叶。胃体垂直部分呈圆形截面，与肝左叶、空肠、胰尾及脾关系密切。结肠脾曲在左侧可见，腹腔动脉及肠系膜上动脉可能出现在相邻层面。连续层面观察显示，胃体自左向右与胃窦相连，胰体位于其背侧，胃窦与十二指肠共同围绕胰头。

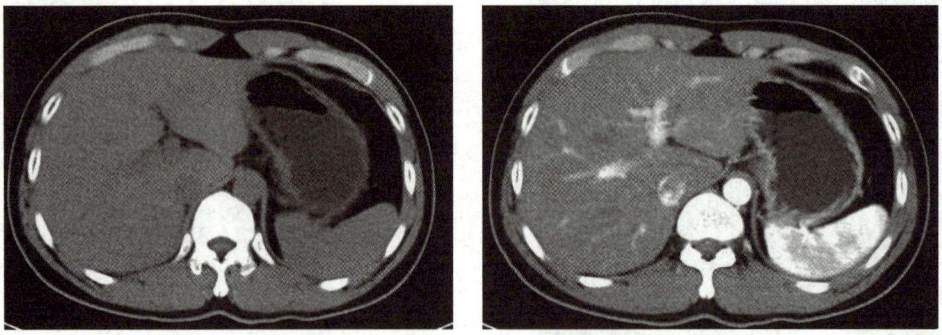

（a）　（b）

图 4-11　胃 CT 表现

注：（a）CT 平扫；（b）CT 增强扫描。

（三）十二指肠

十二指肠上接胃窦，向下绕过胰头及钩突，水平段跨越中线，位于腹主动脉、下腔静脉与肠系膜上动、静脉之间，其肠壁厚度与小肠相当。

（四）小肠

小肠充盈良好时，正常小肠壁厚约 3mm，回肠末端可达 5mm。小肠肠曲间含少量脂肪，系膜内则富含脂肪。通常，空肠位于左上腹，回肠位于右下腹。特定肠段的 CT 图像识别较为困难。

（五）大肠

大肠外覆较厚的脂肪层，CT 图像显示清晰，轮廓光滑，边缘分明。正常结肠壁厚 3～5mm。结肠内含气体，肝曲和脾曲位置相对固定。横结肠及乙状结肠的位置、弯曲度及长度差异较大，横结肠多位于前腹壁附近。直肠壶腹部位于盆腔出口正中水平，肠壁周围脂肪层厚，肠内常含气体及粪便（图 4-12）。

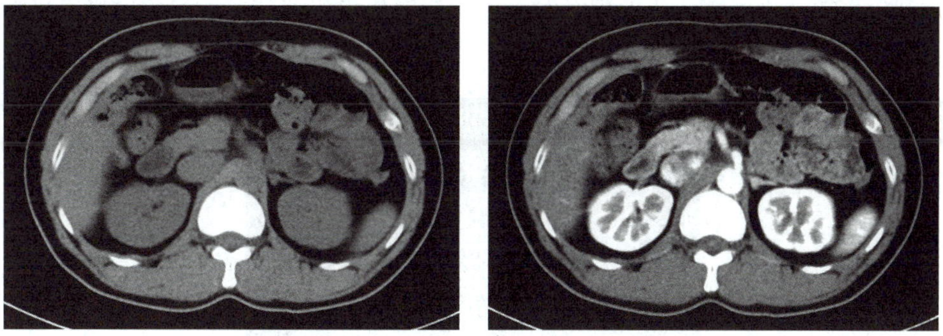

（a）　　　　（b）

图 4-12　十二指肠、小肠、大肠 CT 表现

注：（a）CT 平扫；（b）CT 增强扫描。

三、正常 MRI 表现

MRI 凭借其卓越的软组织分辨率、无辐射特性及任意方向成像能力，在胃肠道检查中的应用日益广泛。类似于 X 线钡剂造影，高质量 MRI 图像的获取常需进行 MRI 造影。根据对比剂在 T_1WI 上引起的信号强度变化，可分为阴性对比剂（如硫酸钡、甘露醇、气体）和阳性对比剂（如顺磁性氧化铁溶液、稀释钆剂），引入方式包括口服和经导管灌注。

正常胃肠道 MRI 造影表现受对比剂类型和成像序列选择的影响。在 T_1WI 或 T_2WI 上，胃肠道壁在腔内低或高信号对比剂的衬托下清晰可辨。与 CT 相比，MRI 在展示胃肠道管壁组织学分层方面更具优势，能清晰显示肠壁各层结构。此外，采用 T_1WI 阴性对比剂时，可同步进行 Gd-DTPA 增强检查，观察胃肠道壁及其病变的强化表现，有助于病变的检测与诊断。

第三节　消化系统基本病变影像学表现

一、异常 X 线表现

胃肠造影技术主要用于揭示胃肠道内腔及内壁的形态变化。当胃肠道内部存在病变，导致黏膜或管腔结构发生改变时，胃肠造影检查能够清晰地显示出来。胃肠道的炎症、溃疡及肿瘤等疾病，均可引发其形态与功能的多种变化。

（一）胃肠道轮廓的变异

胃肠道壁的病变可导致其外部轮廓发生变化。

1. 龛影　当胃肠道壁发生深度溃疡时，对比剂（如钡剂）会填充溃疡区域，在切线位 X 线投影下形成突出的钡斑影像，即龛影。正面观察时，采用双对比造影或压迫法检查，可能仅显示局限性钡剂残留，而不易察觉胃肠道轮廓的异常（图 4-13）。

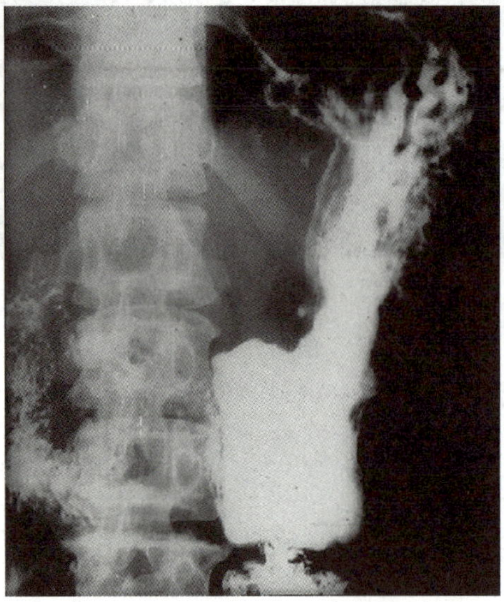

图 4-13　胃小弯侧龛影

2. 憩室　是指胃肠道管壁薄弱区域向外膨出形成的囊袋状结构，在钡剂造影中表现为正常黏膜皱襞形态内的囊袋状影像（图 4-14）。

3. 充盈缺损　是指胃肠道轮廓局部因病变突入腔内而未被对比剂充盈的部分，常见于胃肠道肿瘤，也可见于炎性肉芽肿及异物等情况。这些征象不仅适用于胃肠道造影，也广泛应用于其他空腔脏器的影像检查中（图 4-15）。

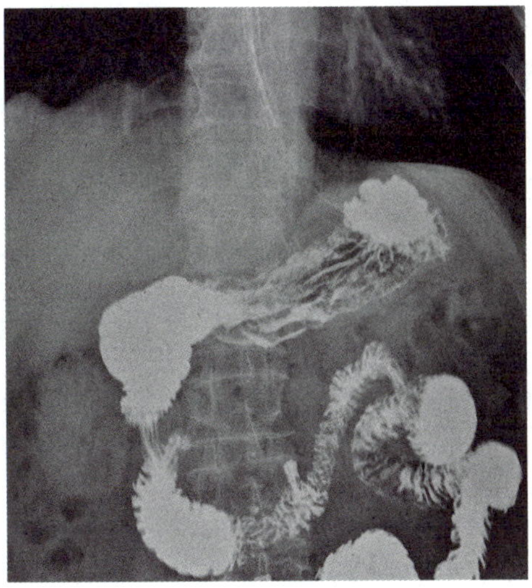

图 4-14 十二指肠憩室

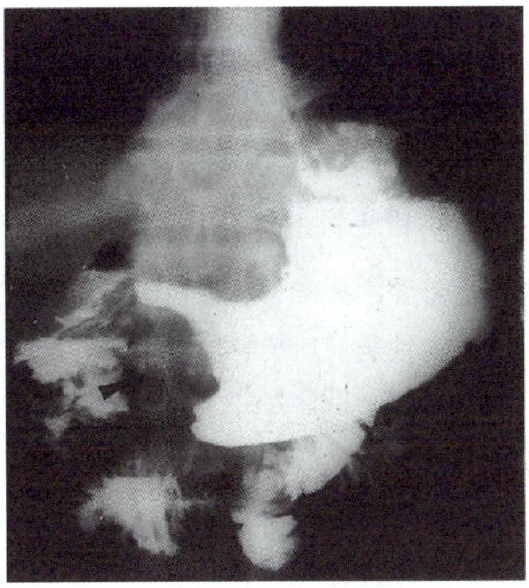

图 4-15 胃窦部充盈缺损

（二）胃肠道黏膜皱襞的改变

胃肠道黏膜皱襞的异常表现对于早期病变的发现及疾病的鉴别诊断具有重要意义。

1. 黏膜皱襞破坏 表现为黏膜皱襞影像消失，代之以杂乱无章的钡影，与正常黏膜皱襞形成明显分界，导致黏膜皱襞中断，多由恶性肿瘤侵蚀所致（图 4-16）。

2. 黏膜皱襞平坦 皱襞条纹状影像变得平坦甚至消失，可能由恶性肿瘤浸润或黏膜下层炎性水肿引起。

3. 黏膜皱襞增宽与迂曲 表现为透明条纹影像增宽，即黏膜皱襞肥厚，伴有走行迂曲、结构紊乱，多因黏膜和黏膜下层炎性浸润、肿胀及结缔组织增生所致，常见于慢性胃炎及黏膜下静脉曲张。

4. 黏膜皱襞纠集 黏膜皱襞从周围向病变区集中，呈放射状或车辐状，常由慢性溃疡性病变引起的纤维结缔组织增生及瘢痕收缩造成，亦可见于浸润型胃癌（图 4-17）。

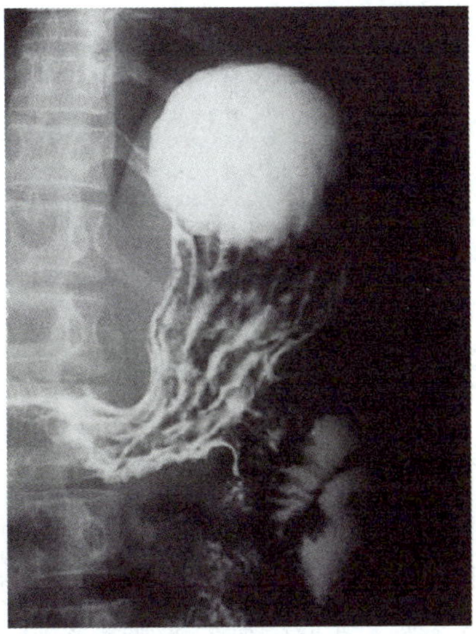

图 4-16 胃黏膜皱襞破坏

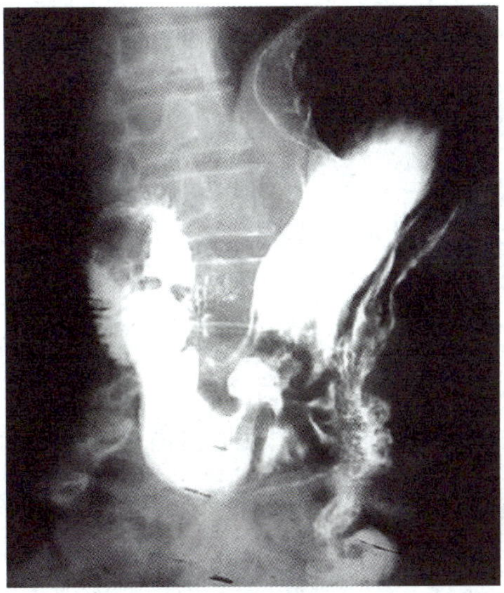

图 4-17 胃黏膜皱襞纠集

5. 胃微皱襞变化 胃小区及胃小沟的形态变化对疾病早期诊断具有参考价值。萎缩性胃炎时，胃小区增大且大小不均，胃小沟增粗、密度增高；良性溃疡周围胃小区和胃小沟虽存在但形态不均；胃癌则完全破坏胃小区和胃小沟，周围可见不规则沟纹。

（三）胃肠道管腔大小的改变

胃肠道管腔的狭窄与扩张是常见的影像特征，可源于功能性或器质性病变，腔内或腔外因素，以及炎性或肿瘤性病变。造影检查对此具有重要意义。

1. 管腔狭窄 指管腔持久性缩小超过正常范围，形态因病变性质而异。炎症性狭窄范围广泛，边缘整齐；肿瘤性狭窄范围局限，边缘不整，管壁僵硬；先天性狭窄边缘光滑；肠粘连引起的狭窄形状不规则；痉挛性狭窄形状可变。

2. 管腔扩张 指管腔持续性增大超过正常范围，常因胃肠道梗阻或紧张力降低引起，可见积气、积液征象及肠管蠕动变化。

（四）胃肠道位置及移动度的变化

胃肠道的位置和移动度可因多种原因发生改变。

1. 先天性因素 如肠管先天性固定不良或位置异常。

2. 后天性因素 如腹部肿块压迫、肠管粘连、腹水等。

（五）胃肠道功能性改变

胃肠道器质性病变常伴随功能性改变，包括张力、蠕动、运动力及分泌功能等。

1. 张力改变 张力增高导致管腔缩窄，张力降低则使管腔扩大。食管、胃及十二指肠等部位的痉挛表现为局部张力增高。

2. 蠕动改变 表现为蠕动波的数量、深浅、速度及方向的异常。

3. 运动力改变 运动力即胃肠道运送食物的能力，可通过对比剂排空时间来判断。

4. 分泌功能改变 某些疾病可引起分泌功能异常，如胃液增多导致空腹潴留，小肠及大肠分泌增加影响黏膜皱襞显示。

二、异常 CT 表现

CT 断面图像能够清晰地显示胃肠道管壁增厚、肿块、周围脂肪层变化、邻近脏器浸润、淋巴结转移及远隔脏器转移等征象。

1. 胃肠道管壁增厚 CT 扫描可准确测量胃肠道管壁厚度，食管壁>5mm、胃壁>10mm、小肠壁>5mm 为增厚，大肠壁>5mm 为可疑增厚，>10mm 为异常增厚。炎症性疾病如克罗恩（Crohn）病常引起广泛性增厚，而肿瘤则导致局限性向心性增厚或形成肿块。

2. 肿块 CT 扫描可显示腔内或腔内外肿块，良性肿块如食管平滑肌瘤常呈半椭圆形偏心性，表面光滑；恶性肿块则形状不规则，向外浸润。

3. 周围脂肪层变化 CT 图像中，周围脂肪层的清晰度是判断肿瘤是否向浆膜外浸润及与周围脏器粘连的重要指标。脂肪层清晰多提示良性病变，模糊或消失则可能表示恶性肿瘤浸润或炎性病变。

4. 邻近脏器浸润　CT 扫描可显示胃肠道恶性肿瘤对邻近组织及脏器的浸润情况，如胃体上部肿瘤常向腹主动脉周围及脾门浸润。

5. 淋巴结转移　CT 扫描可显示胃肠道恶性肿瘤的淋巴结转移征象，表现为淋巴结肿大，不同肿瘤部位对应不同淋巴结转移区域。

6. 远隔脏器转移　CT 扫描可揭示胃肠道恶性肿瘤的远隔脏器转移情况，如胃癌、结肠癌的肝转移等，为肿瘤分期提供依据。

三、异常 MRI 表现

1. 胃肠道管壁增厚　是指肠壁内炎症或肿瘤细胞浸润，伴黏膜下充血肿胀或结缔组织增生。MRI 图像上增厚的肠壁可以信号均匀，也可呈分层样改变，信号不均匀，为病变的检出及其性质的判断提供了重要依据。

2. 肿块　各类疾病中，肿块可能表现为腔内或腔内外形式。具体而言，良性肿块，如食管平滑肌瘤，常展现为半椭圆形且偏心，表面光滑；相反，恶性肿块往往形态不规则，向外侵袭并形成腔内外肿块，且表面可能伴有不规则溃疡。

3. 周围脂肪层　周围脂肪层的状况对于评估肿瘤是否已浸润至浆膜外及是否与邻近器官粘连至关重要。脂肪层清晰通常被视为良性病变的标志。然而，恶性肿瘤的浸润可能导致脂肪层模糊甚至消失，这一现象亦可见于炎性病变中。

4. 邻近脏器浸润　当胃肠道恶性肿瘤侵犯邻近组织及器官时，MRI 技术能够揭示异常表现。例如，胃体上部肿瘤倾向于向腹主动脉周围及脾门区域浸润；而胃角及幽门部肿瘤则更易于累及肝门及胰腺。

5. 淋巴结转移　MRI 图像上，肿大的淋巴结呈现为类圆形或类椭圆形软组织信号结节影，其转移部位因原发肿瘤位置而异。食管癌与胃癌常转移至纵隔、脾门、肝门及主动脉旁淋巴结等区域。通常，淋巴结直径>10mm 被视为具有诊断价值的标志。

6. 肿瘤分期　MRI 检查不仅能进一步确定转移灶的特性，还能更精确、直观地评估肿瘤的分期情况。

第四节　食管疾病影像诊断

一、贲门失弛缓症

1. 概述　食管贲门失弛缓症是一种因食管神经肌肉功能障碍引发的疾病，其特点在于食管无器质性狭窄，却呈现慢性梗阻症状。该病症作为食管慢性梗阻的常见原因之一，目前发病机制尚不明确，但普遍认为是与黏膜下肌层的 Auerbach 神经节细胞数量减少及变性有关，食管括约肌无法有效松弛，进而引发食管蠕动减弱、张力降低，食管因此逐渐扩张、迂曲，主要表现为下端食管痉挛狭窄伴发食管上段扩张，其肌层肥厚明显。临床表现主要是吞咽困难、胸骨后疼痛阻塞感、多发于青壮年，女性多于男性。

2. 影像学表现

（1）X线表现：纵隔影增宽，食管下端狭窄，黏膜可完整，边缘可光滑或不规则，管壁柔软，狭窄端呈漏斗状、萝卜根状、鸟嘴状表现，食管上端呈现高度扩张延长，形似软囊，立位时可见气-液平面，胃底气泡不明显或消失（图4-18）。食管吞钡检查可见食管下端呈光滑的漏斗状狭窄，食管黏膜完整，蠕动减弱，其上端食管不同程度扩张，内存有大量液体时，钡剂像雪花样分散于液体当中，由于食管下端狭窄，对比剂可通过障碍，用解痉挛药可缓解梗阻症状。

（2）CT表现：食管普遍性不同程度扩张，内可见潴留，局部管壁呈现对称性增厚，管腔渐进性狭窄，呈漏斗状、鸟嘴状，食管周围外脂肪层清晰、完整。

（3）MRI表现：食管下端管壁对称性增厚，信号与肌肉相似，呈现中等强度信号，管腔狭窄呈漏斗状、鸟嘴状，食管周围脂肪层清晰、完整。食管中上段食管不同程度扩张，潴留物内含水，在T_1WI上呈低信号，T_2WI上呈高信号。

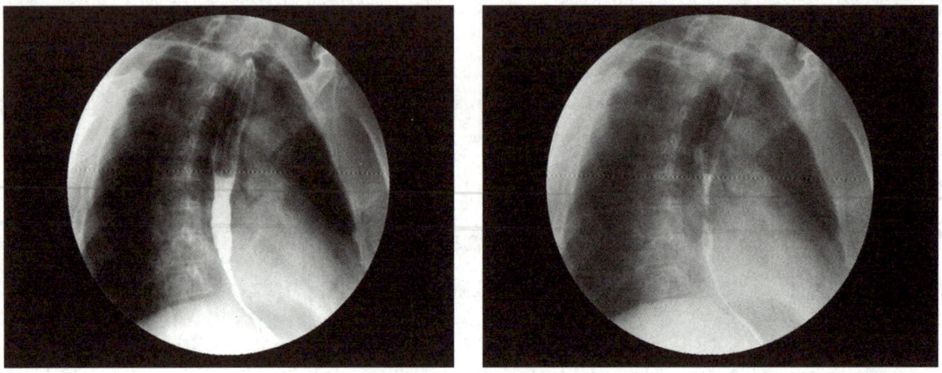

（a）　（b）

图4-18　贲门失弛缓症X线造影

注：（a）充盈相；（b）黏膜相。

3. 诊断与鉴别诊断　食管下段呈漏斗状、鸟嘴状变细进入膈下胃腔内，其上段食管不同程度扩张，管腔内大量潴留液，可见液平面。需要与纵隔肿瘤、食管癌相鉴别。贲门失弛缓症吞钡后X线检查可见钡剂进入扩张的食管内，可与纵隔肿瘤鉴别；食管癌可见腔内软组织肿块影，管腔狭窄，黏膜中断破坏，狭窄段边缘不规则，不能自行缓解。

二、食管异物

1. 概述　食管异物是指不慎被吞咽并嵌留在食管内、无法顺利通过的物质，这些异物根据其能否被X线穿透，分为阳性异物（不透X线）和阴性异物（可透X线）。阳性异物如硬币、义齿等，阴性异物则包括果壳、鱼刺等。食管异物通常发生在食管的第一、二生理狭窄区域，在临床上往往伴随着明显的异物感、作呕、频繁吞咽动作等症状，若异物尖锐，还可能刺破食管壁，引发严重的感染和并发症，如食管周围炎、纵隔脓肿等。若损伤引起穿孔或感染时，也可有发热和血白细胞计数增多表现。

2. 影像学表现

（1）X 线表现：不透 X 线异物如金属、骨骼等能够清晰地显示出其轮廓、位置、大小及形状。对于食管内的扁平异物，由于其食管横径大于前后径，往往呈冠状位展现，这与气管异物（通常呈矢状位）有所不同（图 4-19）。相比之下，透 X 线异物在单纯的透视或摄片检查中则难以显现，这时需要借助口服阳性对比剂（如钡剂、碘水等）进行检查。当异物较大时，对比剂的通过会受到明显阻碍；而异物较小时，则可能产生部分梗阻，对比剂会偏向一侧或绕过异物分流而下。此时，少量对比剂附着于异物表面，可以勾勒出异物的具体形状。对于楔入食管壁的小刺状异物，吞服钡棉可以提供更为详尽的检查信息。值得注意的是，不透光 X 线异物多为金属物品，通过普通透视即可明确其各项特征。对于形状不规则的阳性异物，正位检查可能无法确定其具体位置（气管或食管内），此时需进行侧位观察以获取更准确的信息。

（2）CT 与 MRI 表现：可直接显示异物，可以了解异物对食管壁的损伤及周围情况。

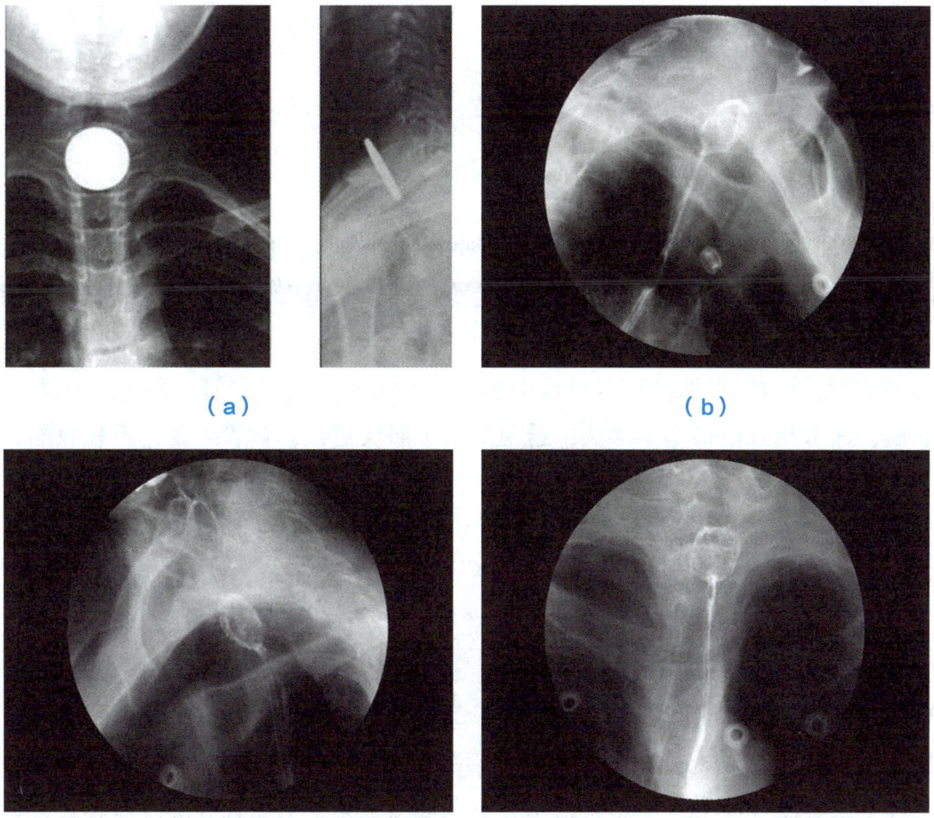

（a） （b）

（c） （d）

图 4-19 食管异物

注：（a）食管扁平异物正侧位；（b）食管异物 RAO；（c）食管异物 LAO；（d）食管异物正位。

3. 诊断与鉴别诊断 患者有具有明确的异物吞咽史和明显的临床症状，结合典型的影像学表现，不难诊断。

三、食管静脉曲张

1. 概述 食管静脉曲张是指食管或与食管相连的静脉血液回流受阻引起的静脉迂曲扩张，常分为上行性食管静脉曲张和下行性食管静脉曲张，一般所说的静脉曲张指的是上行性静脉曲张，是门脉高压的重要并发症，发生率高达80%~90%，常见于肝硬化。正常情况下，肝门静脉与上下腔静脉之间存在丰富的侧副循环，当门静脉高压血液回流受阻时，来自消化器官或脾等的回心血液不能进入肝，大量血液通过门静脉系统的胃左静脉在贲门处借食管静脉丛，经奇静脉、半奇静脉进入上腔静脉，形成食管或食管胃底静脉曲张，常起始于食管下段，并逐渐向上蔓延，严重时可累及中上段食管。临床上食管静脉曲张早期一般无明显症状但由于管壁变薄、弹性减弱，易受损伤而破裂出血，继而引发呕血或柏油样大便等严重后果。

2. 影像学表现

（1）X线表现：钡剂造影是食管静脉曲张的首选检查方法，能够精确判断该病症的存在及其严重程度。典型表现为食管中下段黏膜皱襞明显增宽，迂曲，呈蚯蚓状或串珠状充盈缺损。

1）早期：食管下段黏膜皱襞增粗或稍显迂曲，管壁保持柔软，边缘不光整有多个小凹陷呈锯齿状，钡剂通过顺畅。

2）中期：随着曲张静脉程度加重，病变可延伸到食管中段，食管黏膜皱襞明显增粗、迂曲，表现为纵形走向粗大结节或蚯蚓状充盈缺损，管壁边缘凹凸不平呈锯齿状，食管的收缩功能不佳，排空延迟。

3）晚期：重度食管静脉曲张病变延伸至中上段甚至可累及整个食管，腔内出现大小不一的圆形结节状充盈缺损，并可相互衔接呈串珠状，透视下由于肌层退化，食管扩张，不易收缩，食管蠕动及收缩明显减弱，钡剂排空弛缓，但管壁仍柔软，无局部的狭窄和梗阻现象［图4-20（a）~（c）］。

（2）CT表现：平扫可见食管管壁增厚，周围可见蚯蚓状、团块状软组织肿块影，常合并胃底静脉曲张；增强扫描在食管、贲门或胃底周围区可见迂曲的血管团呈持续性强化，与周围血管强化相似，行MIP三维重组可清晰显示曲张的食管静脉网［图4-20（d）~（f）］。

（3）MRI表现：由于曲张静脉的血流速度慢，流空效应不明显，在T_1WI、T_2WI上均呈低信号，增强扫描可见曲张的静脉明显强化。

3. 诊断与鉴别诊断 X线显示食管黏膜皱襞增粗迂曲，呈串珠状、蚯蚓状改变，食管边缘锯齿状改变，收缩不佳，结合临床肝硬化门静脉高压病史，诊断不难。大多食管静脉曲张在食管下端，管壁增厚，可见团块状软组织影，增强扫描强化方式与周围血管相似与食管癌相鉴别，食管癌可呈结节状表现，病变上下界限清楚，黏膜皱襞中断，管壁僵硬，充盈缺损不规则。下行性食管静脉曲张与上行性食管静脉曲张X线表现相同，只是病变于食管上段开始，应注意纵隔区病变相鉴别。

四、食管平滑肌瘤

1. 概述 食管平滑肌瘤多发生于食管中下段，源于食管的肌层或黏膜肌层。瘤体质地坚韧，一般有完整的包膜，边界光滑，呈膨胀性生长，也可有轻度分叶。肿瘤大小不一，形状多样，可能呈椭球形、肾形或马蹄形，偶尔也可能出现多发情况，表面甚至可见溃疡。食管的良性肿瘤少见，多数为食管平滑肌瘤，症状轻微，可有间歇性吞咽阻塞感或胸骨后钝痛，症状往往呈间歇性发作。

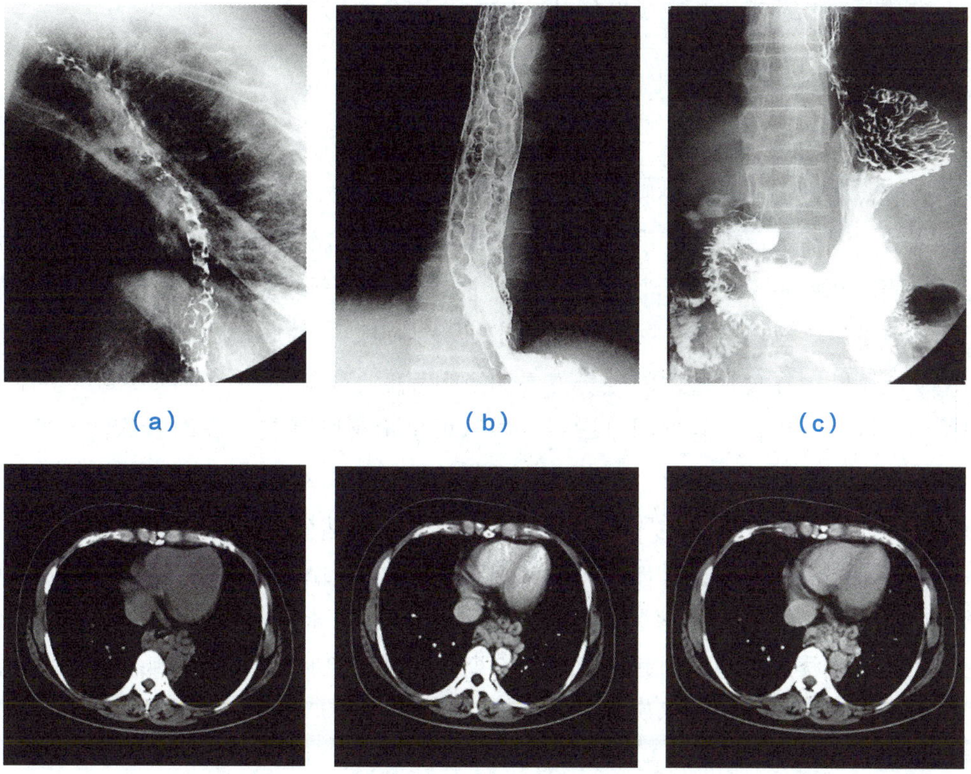

（a）　（b）　（c）

（d）　（e）　（f）

图 4-20　食管静脉曲张钡剂造影与 CT 表现

注：（a）（b）（c）食管静脉曲张钡剂造影；（d）（e）（f）食管静脉曲张 CT 表现。

2. 影像学表现

（1）X 线表现：食管钡剂通过顺畅，无明显梗阻征象，周围管壁柔软，蠕动存在，收缩良好。肿瘤区食管黏膜皱襞平坦或消失，无破坏中断征象，钡餐检查肿瘤区钡剂较少形成薄层，形成“瀑布征”或“涂抹征”。肿瘤边界锐利，与周围正常食管分界清楚，呈圆形或椭圆形的充盈缺损，切线位多呈宽基底。钡餐正位像，肿瘤区域充盈缺损，周围被钡剂环绕呈现环形区域，称为“环形征”，为本病的典型 X 线表现（图 4-21）。

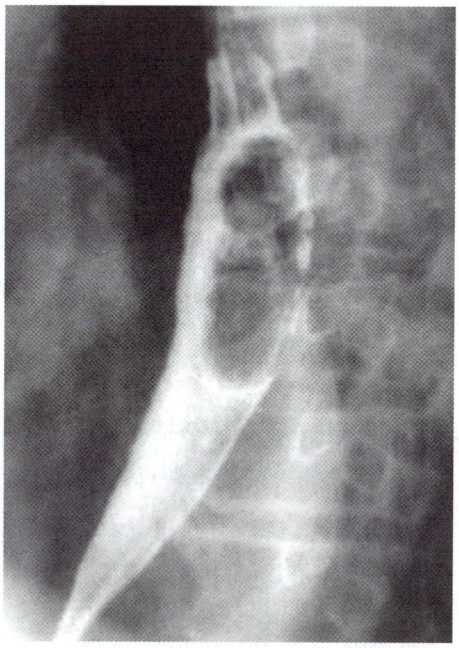

图 4-21　食管平滑肌瘤 X 线造影

（2）CT 表现：食管管壁局限性非对称性增厚，肿瘤较大可见肿块影，边缘光滑，分界清晰，食管管腔周围脂肪层存在。

（3）MRI 表现：食管壁出现长 T_1、长 T_2 信号的异常软组织肿块影。

3. 诊断与鉴别诊断　食管平滑肌瘤一般食管钡餐检查即可确诊，主要表现为食管黏膜皱襞平坦、消失，壁柔软，形态规则的充盈缺损，钡剂通过无明显梗阻，可见“环形征”“涂抹征”。鉴别诊断主要与食管癌相鉴别。食管癌主要表现为形态不规则的充盈缺损，出现管腔狭窄时，上段食管局部扩张，黏膜皱襞破坏、中断，伴有腔内龛影。

五、食管癌

1. 概述 食管癌是起源于食管黏膜上皮的恶性肿瘤，组织学上主要可分为鳞癌和腺癌，其中鳞癌最为常见，根据肿瘤浸润的范围和程度，可将食管癌分为早期食管癌和中晚期食管癌。早期食管癌指癌组织仅侵及黏膜层及黏膜下层，无淋巴结转移；中晚期食管癌则指癌组织已侵入肌层及浆膜层，甚至侵及邻近器官或发生淋巴结转移。按其大体形态可分为四型：髓质型、蕈伞型、溃疡型和缩窄型。这些形态类型反映了肿瘤在食管壁内的生长方式和浸润程度。①髓质型：浸润食管壁全层，累及周径大部或全部，向腔内、外生长，管壁明显增厚，局部可呈不规则隆起，表面有深浅不等的溃疡形成。②蕈伞型：肿瘤侵及管壁周径一部分，呈蕈伞状或菜花状突入腔内，范围局限，边界清楚，表面多有浅表性溃疡。③溃疡型：癌肿中央形成巨大的溃疡，边缘不规则且底部凹凸不平，累及肌层或穿透肌层，管腔狭窄不显著。④缩窄型：又称硬化型，肿瘤在食管壁内浸润生长，常累及食管全周，管壁僵硬，环形增厚，形成对称性向心性狭窄，狭窄近端食管显著扩张。食管癌易发于 40 ~ 70 岁的男性，早期食管癌常无明显症状，常不易引起注意，进展期多表现为进行性吞咽困难，胸骨后疼痛或咽下痛为症状。晚期可出现贫血、消瘦及恶病质等。

2. 影像学表现

（1）X 线表现：早期食管癌表现为食管局部黏膜皱襞增粗、扭曲、紊乱、中断，中断，边缘毛糙。局部可见小龛影及局限性的小充盈缺损，局部管壁不规则、轻度痉挛。以上均系早期食道癌的诊断或高度可疑征象，必要时须进一步作食管镜与脱落细胞检查。进展期食管癌，共性表现为局限性黏膜中断、破坏；大小不等充盈缺损；局限性不对称性或呈环形狭窄以及管壁僵硬，扩张受限，蠕动消失，与正常区分界清楚，病变区上方食管扩张。如肿瘤向腔外生长明显可于纵隔内见肿块影。进展期大体病理类型还具有以下影像改变。

1）髓质型：范围较长的不规则充盈缺损，大小不等的龛影，黏膜中断破坏，管腔狭窄，周围有软组织肿块，与周围界限清楚。

2）蕈伞型：偏心性充盈缺损，形状呈菜花性或蕈伞型 ，边缘锐利，有小溃疡形成，与正常食管分界清楚，近端食管扩张。

3）溃疡型：腔内不规则的长形龛影，其长径与食管的纵轴一致，其周围癌组织增生可形成不规则的充盈缺损，管腔有轻或中度狭窄，病变上方食管多无扩张。

4）缩窄型：管腔呈环形对称性狭窄，病变较局限，边界较光整，与正常区分界清楚；钡餐通过受阻，其上方食管显著扩张。

（2）CT 表现：正常食管壁<5mm，扩张的食管壁厚度<3mm，食管癌可见食管壁局部环形增厚或不规则增厚，腔内有时可见软组织肿块，相应平面管腔狭窄，食管周围脂肪层模糊或消失，周围器官受累，可见淋巴结和血行转移（图 4-22）；增强扫描增厚的管壁和肿块明显强化。CT 检查对食管癌的分期，可切除性及预后判断有重要价值。多层螺旋 CT 对食管癌的 T 分期应用以下标准，T_0 为食管壁增厚<5mm，无明确纵隔侵犯；T_1 ~ T_2 为食管壁增厚至少 5mm，无明确食管纤维膜受侵；T_3 为食管管壁增厚超过 10mm，伴食管纤维膜受侵，邻近组织结构未受侵；T_{4a} 为食管病灶侵犯胸膜、心包及膈

肌，T_{4b} 为病灶侵犯主动脉、椎体及气管。多层螺旋 CT 不能很好地显示食管壁分层结构，能区分 T_3、T_4 食管癌。

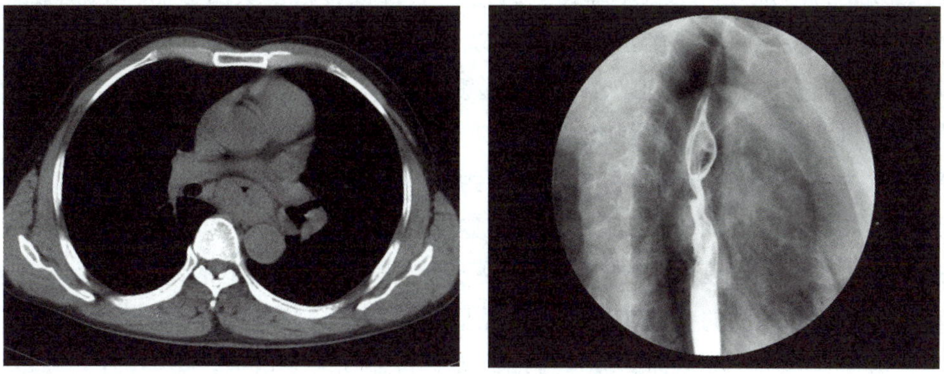

（a）　　　　（b）

图 4-22　食管癌 X 线与 CT 表现

注：（a）食管癌 CT 表现；（b）食管癌 X 线表现。

（3）MRI 表现：能多方位显像、对软组织分辨率高，能准确评估食管癌的浸润深度，但对成像硬件要求较高。中晚期食管癌平扫显示瘤体肿瘤在 T_1 加权像呈中等信号，T_2 加权象呈中高信号，突入腔内或环形生长，管腔狭窄，食管周围脂肪层消失提示食管癌向周围浸润。MRI 增强扫描肿瘤明显强化。

3. 诊断与鉴别诊断　早期食管癌的诊断有一定难度，需做气钡双对比造影检查，并结合内镜活检才能作出诊断。进展期食管癌依据局限性食管黏膜中断、破坏、腔内龛影、管腔变窄、管壁僵硬蠕动消失等钡剂造影表现，结合临床上有进行性吞咽困难，诊断相对容易。本病需与食管良性狭窄、贲门失弛缓症、食管静脉曲张、食管外压及粘连等鉴别。

第五节　胃部疾病影像诊断

一、胃溃疡

微课：胃溃疡影像诊断

1. 概述　胃溃疡是指胃壁溃烂形成的缺损，又称壁龛。溃疡累及黏膜、黏膜下层、肌层，以至浆膜层，形成深浅不一的壁龛。由于纤维组织增生，溃疡的黏膜皱襞以壁龛为中心，呈放射状纠集，纠集的黏膜皱襞可以直达壁龛的口部，距口部越近，黏膜纹越细。胃溃疡多数为单发，易发部位为胃体小弯或胃窦部。如果后壁溃疡穿孔后常与网膜、胰腺等粘连，包裹后形成慢性胃穿孔，称为穿透性溃疡；慢性溃疡底部及其周围若有大量的纤维组织增生，可形成坚韧的胼胝样改变，这样的溃疡又称为胼胝性溃疡。临床主要症状为上腹部疼痛，部位多偏左侧，疼痛性质可为钝痛、胀痛、刺痛或烧灼痛，时间多在饭后 0.5~1.5 小时出现，这是胃溃疡疼痛的特点，部分患者可能在进食后疼痛有所缓解。疼痛具有反复性、周期性和节律性，常在饮食失调、过度疲劳或季节变化后发作。严重者可继发穿孔、大出血和幽门梗阻。

2. 影像学表现

（1）X 线表现：胃溃疡多见于胃小弯侧，胃溃疡的直接典型征象为龛影，黏膜皱襞呈放射状向龛影口部集中。切线位观察，龛影突出于胃轮廓以外，可呈乳头状、锥状或其他形状，边缘光滑整齐，密度均匀。正面观察，龛影则呈圆形或椭圆形钡斑（图 4-23）。龛影口部由于不同程度的细胞浸润，纤维组织增生和水肿，常有一圈黏膜水肿造成的透明带，可表现为：黏膜线、项圈征、狭颈征等。龛影口部一条宽 1~2mm 的光滑整齐的透明线为黏膜线。龛影口部的透明带，宽 0.5~1.0cm，犹如一项圈，为“项圈征”。龛影口部明显狭小，使龛影犹如具有一个狭长的颈为狭颈征。间接征象主要是溃疡所造成的功能性或瘢痕性改变。①痉挛性改变：表现为胃壁上的凹陷（又称切迹），胃小弯溃疡，在大弯的相对处出现深的痉挛切迹，使胃腔呈 B 形。②分泌增加：胃潴留液增多，钡剂不易附着于胃壁黏膜，透视有时可见液平面。③胃蠕动改变，胃蠕动大多增强，排空加快。但发生在幽门管的溃疡，早期蠕动可增强，引起幽门梗阻后，可使蠕动减弱，并伴有胃扩张。④溃疡恶变：当龛影形态不规则，溃疡边缘呈现锯齿状或蟹足状，溃疡底部的龛影加深，有时可见到坏死组织，反映溃疡底部组织破坏加重。⑤胃溃疡有穿透性溃疡、穿孔性溃疡、胼胝性溃疡、多发性溃疡、复合性溃疡等特殊类型。龛影深而大，其深度与大小均超过 1cm，形如囊袋，狭窄征显著为穿透性溃疡。穿孔性溃疡的龛影大，呈囊袋状，可出现气钡分层或气、液、钡分层现象，但这种现象并非慢性穿孔性溃疡所特有。胼胝性溃疡的龛影较大，直径可达 1.5~2.0cm，但深度较浅，一般不超过 1cm，龛影口部相当完整，有一圈较宽的透明带，边界清楚且整齐，常伴有黏膜纠集。多发溃疡指胃同时存在 2 个以上的溃疡，多为圆形，多分布于胃体，少数圆形与线形溃疡并存。胃变形多样化，为多发溃疡的特征。复合性溃疡即同时存在胃溃疡和十二指肠溃疡。

（2）CT 和 MRI 表现：CT 和 MRI 检查对胃溃疡诊断价值不大。

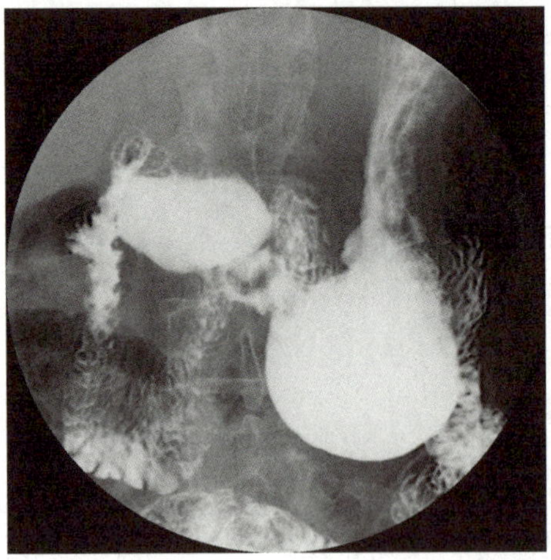

（a）

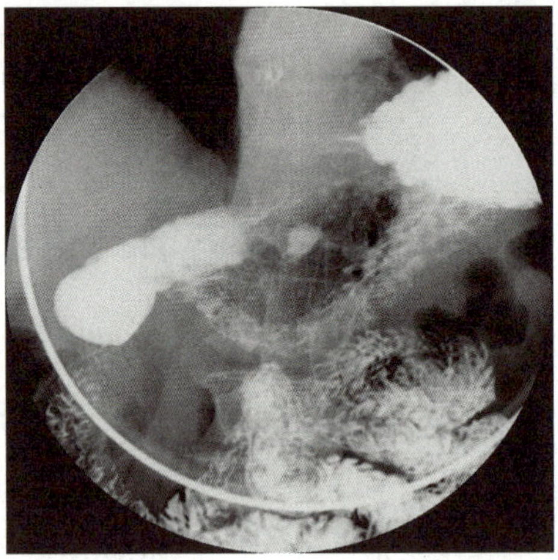

（b）

图 4-23　胃溃疡 X 线造影

注：（a）切线位；（b）正位。

3. 诊断与鉴别诊断　钡剂造影发现龛影突出胃轮廓以外，并伴有龛影周围黏膜水肿带，周围黏膜皱襞呈放射状聚集到龛影口部，结合临床反复发作周期节律性腹痛，即可诊断为本病，需与溃疡型胃癌鉴别（表 4-1）。

表 4-1 良性与恶性溃疡的鉴别要点

	良性	恶性
龛影形状	圆形或椭圆形，边缘整齐光滑	不规则，扁平有隆起或尖角
龛影位置	胃轮廓外	胃轮廓内
龛影周围与口部	黏膜皱襞向龛影集中直达龛影口部，可有黏膜水肿表现，黏膜线、项圈征等	指压迹样充盈缺损，不规则环堤、皱襞中断、破坏
附近胃壁	柔软有蠕动波	僵硬、蠕动消失

二、胃癌

微课：胃癌影像诊断

1. 概述 胃癌是我国最常见的恶性肿瘤之一，一般源于胃上皮细胞，绝大多数是腺癌，此外还包括乳头状腺癌、管状腺癌等，好发于40~60岁，男性多于女性，可发生于胃的任何部位，胃窦部最常见，其次为贲门和胃体小弯。根据大体形态分为早期胃癌和进展期胃癌，早期胃癌指癌组织局限于黏膜内或侵及黏膜下层而尚未到达固有肌层，无论有无淋巴结转移。根据肉眼形态可分为：隆起型（Ⅰ型）：癌灶呈息肉状向胃腔内隆起，隆起高度>5mm。浅表型（Ⅱ型）：癌灶比较平坦，不形成明显隆起或凹陷。包括浅表隆起型（Ⅱa型）、浅表平坦型（Ⅱb型）和浅表凹陷型（Ⅱc型）。凹陷型（Ⅲ型）：癌灶深度>5mm，形成溃疡，瘤组织不越过黏膜下层。进展期胃癌指癌组织越过黏膜下层，已侵及肌层甚至浆膜，常有近处的癌细胞浸润或远处转移。根据Borrmann分型法（图4-24）可分为：Ⅰ型（增生型或蕈伞型）：肿块向胃腔内生长，呈菜花状或息肉状，表面有坏死或溃疡形成，基底较宽，浸润不明显，界限较清楚，生长慢，转移晚。Ⅱ型（溃疡型）：癌肿向壁内生长，肿瘤表面形成大溃疡，溃疡呈火山口样，底部不平，边缘隆起，质硬，界限较清楚、向周围浸润不明显。Ⅲ型（浸润溃疡型）：与Ⅱ型类似，肿瘤表面形状不整的溃疡，环堤较低，与邻近胃壁境界不清，肿瘤向溃疡边缘和底部浸润性生长。Ⅳ型（浸润型）：癌组织沿胃壁各层浸润性生长，胃壁增厚、僵硬，蠕动消失，胃腔变窄，病变可累及胃的一部分或全部，形成“皮革胃”，黏膜皱襞破坏不光整。

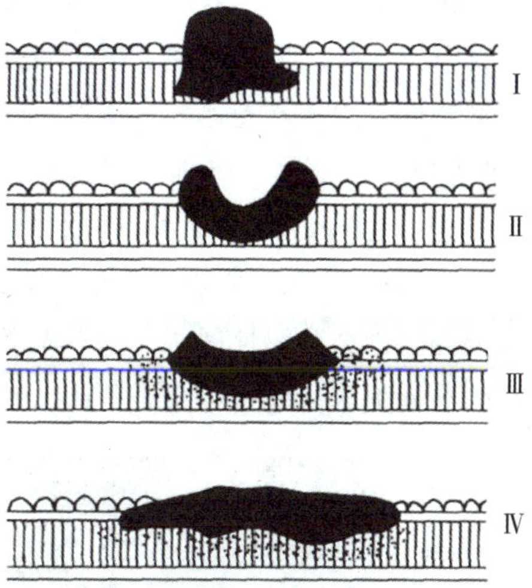

图 4-24 中晚期胃癌 Bormann 分型示意图

早期胃癌的临床症状往往较为轻微，甚至可能无明显自觉症状，与胃炎、胃溃疡等疾病相似，随着病情的逐渐进展，上腹部不适、进食后饱胀感、无节律性疼痛是胃癌患者常见的症状。此外，患者还可能出现食欲缺乏、体重减轻、发热以及贫血等症状。

2. 影像学表现

（1）X线表现：胃低张双对比造影，可显示胃黏膜的细微结构，对诊断早期胃癌具有重要价值。早期胃癌表现为小的充盈缺损，边界清晰，表面毛糙，胃小区及胃小沟破坏，呈现不规则的颗粒状杂乱影。①隆起型（Ⅰ型）：肿瘤呈类圆形突向胃腔，高度>5mm，境界清楚，边缘锐利，基底宽，表面粗糙，胃腔内充盈缺损。②浅表型（Ⅱ型）：肿瘤表浅或平坦，胃小区破坏呈不规则颗粒状杂乱影，可有轻微凹陷与僵直，界限尚清楚，隆起与凹陷均不>5mm。③凹陷型（Ⅲ型）：浅龛影，深度>5mm，形状不规则，黏膜皱襞破坏、中断，较难与溃疡的龛影区别。值得注意的是，早期胃癌的诊断需要密切结合内镜与活检结果方能明确。进展期胃癌在钡餐造影中显示黏膜皱襞破坏中断、消失，胃壁肌层破坏，致胃壁僵硬，蠕动消失，可见不规则充盈缺损、腔内龛影、管腔狭窄等表现。①Borrmann Ⅰ型：肿瘤向胃腔内生长，胃腔内有充盈缺损，形态不规则，可呈蕈伞状、巨块状、息肉状或结节状，腔内可见软组织块影，基底较宽，与邻近胃壁边界清楚。②Borrmann Ⅱ型：主要表现为腔内或腔内外龛影，腔内龛影切线位上位于胃轮廓之内，多呈不规则的盘状或半月形，外缘平直，内缘不整，呈大小不一尖角样指向外周，可见指压迹征和裂隙征；龛影周围绕以宽窄不一的透亮带称“环堤征”，环堤内常见指压迹状充盈缺损，腔内半月形龛影及其周围透亮的环堤，统称为半月综合征。③Borrmann Ⅲ型：与 Borrmann Ⅱ型相似，但其环堤宽窄不均有破坏，与正常胃壁无明确界限，环堤外缘不清楚，胃壁僵硬，蠕动消失。④Borrmann Ⅳ型：分局限型和弥漫型，主要表现为胃腔向心性狭窄，胃壁增厚、僵硬，蠕动消失。弥漫型胃腔缩小，胃壁僵硬，蠕动消失，形成“革囊胃”；局限型浸润，发生在胃窦部，使胃窦部呈漏斗狭窄，称“漏斗胃”，发生于胃体部则形成“X 形胃”或“沙钟胃”。

（2）CT 表现：可直接观察肿瘤位置、大小、形态，并了解肿瘤侵犯胃壁、周围浸润及远处转移的情况，CT 扫描主要表现为单个或多个大小不一，形状和密度各异的不规则软组织块影突入腔内，胃壁局限性或弥漫性增厚，壁不光滑，与正常胃壁分界不清。增强扫描病灶不均匀强化，如果胃周围脂肪线消失提示肿瘤已突破胃壁，并可显示肝、腹腔和腹膜后淋巴结转移征象（图 4-25）。

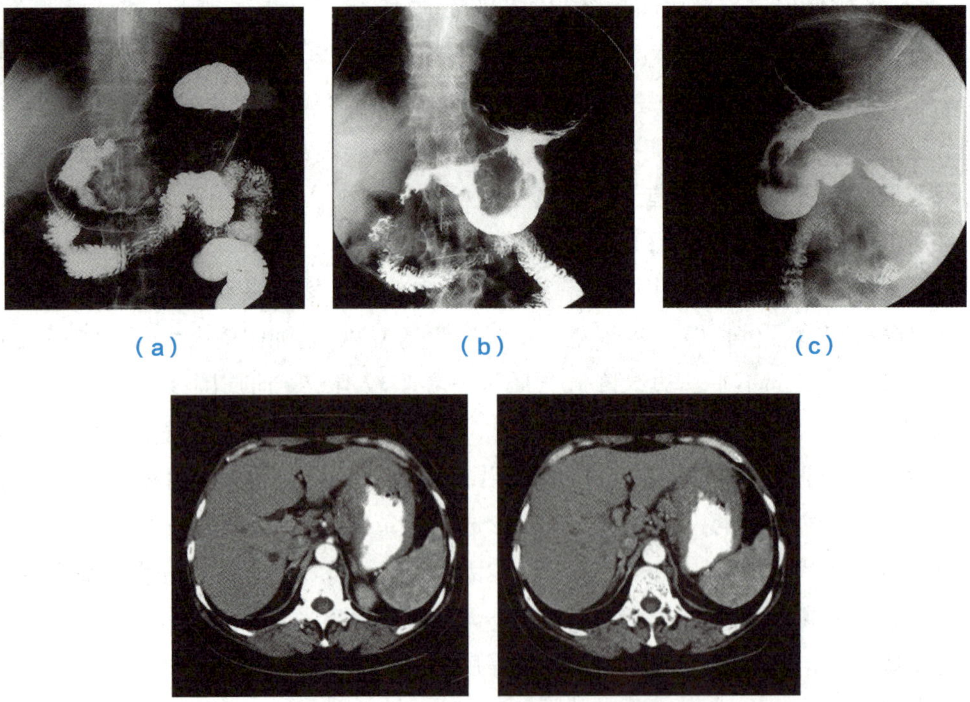

(a) (b) (c) (d) (e)

图 4-25 胃癌 X 线与 CT 表现

注：(a)(b)(c) X 线造影；(d)(e) CT 增强。

（3）MRI 表现：胃壁软组织肿块影，可见局限性不规则增厚、胃腔狭窄，肿瘤在 T_1WI 像上呈等或稍低信号，T_2WI 像上呈稍高信号，增强扫描肿瘤呈明显强化。胃癌肝转移可首选肝特异性对比剂MRI 检查，更有助于诊断和确定转移病灶的数目、部位。

3. 诊断与鉴别诊断 X 线造影黏膜皱襞中断破坏，腔内龛影，半月综合征，皮革胃，各类型进展期胃癌多有典型表现，CT 扫描显示胃壁局限性或弥漫性增厚，胃腔内可见不规则软组织肿块，增强扫描病灶强化不均匀，可见淋巴结肿大及远处转移征象，结合临床诊断不难。进展期胃癌应与其他良、恶性肿瘤，腺瘤性息肉，良性溃疡，肥厚性胃窦炎等鉴别。

第六节 小肠疾病影像诊断

一、十二指肠溃疡

1. 概述 十二指肠溃疡多发生在十二指肠球部，溃疡通常呈圆形或椭圆形，边缘整齐，大小不一，底部由肉芽组织构成，溃疡周围有明显的炎性浸润、水肿及纤维组织增生。愈合时，溃疡逐渐变浅、变小，若原溃疡较深，可能遗留瘢痕，导致肠壁增厚或变形。十二指肠溃疡发病年龄多在青、壮年，男性比女性多，主要表现为周期性、节律性的上腹部疼痛，疼痛多在餐后 3~4 小时或半夜出现，称为饥饿痛或夜间痛，进食后可缓解。部分患者可能伴有反酸、嗳气、恶心、呕吐等症状。当溃疡穿透血管时，还可能导致出血，表现为黑便或呕血。

2. 影像学表现

（1）X 线表现：龛影是十二指肠溃疡的直接征象，在正位充盈像上可以看到圆形或类圆形的钡斑，其边缘光滑整齐，周围伴有一圈清晰、光滑的透亮带，或可见到放射状的黏膜皱襞纠集在一起（图 4-26）。当从切线位观察时，龛影呈现出突出于腔外的小锥形或乳头状形态。球部变形是诊断球部溃疡的常见而重要的间接征象，表现为球的一侧壁有切迹样凹陷，可为“山字形”和“三叶形”。由于炎症刺激引起激惹征，表现为钡剂到达球部后在球部不易停留而迅速排出的现象。球部固定的压痛、幽门痉挛或梗阻，以及胃分泌增多等症状，也是球部溃疡常见的伴随表现。

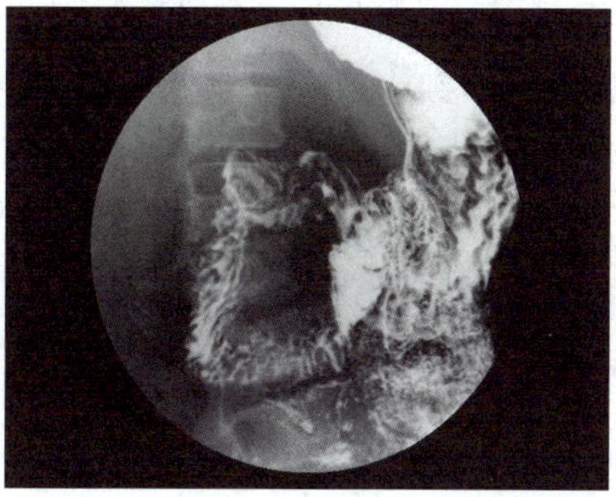

图 4-26 十二指肠溃疡 X 线造影

（2）CT 和 MRI 表现：CT 和 MRI 检查对十二指肠溃疡诊断价值不大。

3. 诊断与鉴别诊断 十二指肠球部龛影与变形，结合中上腹周期性、节律性上腹部疼痛，即可诊断十二指肠溃疡。十二指肠球部较大溃疡需与恶性肿瘤相鉴别。

二、十二指肠憩室

1. 概述 当肠腔内压力增加或肠管收缩不协调时，肠壁薄弱处就会向外突出形成囊袋状结构，为十二指肠憩室。憩室多发生在十二指肠降部内后壁，发病率随年龄增长而增加。早期憩室壁含有肠壁各层结构，后期由于憩室壁的结构逐渐退化，仅剩黏膜、黏膜下层和浆膜层，缺乏肌层的支持，这使得憩室更容易受到肠内压力的影响，从而引发各种并发症。如果憩室内潴留食物残渣和细菌，可能会导致感染、炎症等并发症的发生。十二指肠憩室多数患者并无明显症状，常在消化道造影或胃镜检查中偶然发现。当憩室并发炎症、出血、穿孔等并发症时，患者可能会出现一系列症状，如上腹部疼痛、恶心、呕吐、嗳气、腹胀等。

2. 影像学表现

（1）X线表现：十二指肠憩室为突出肠壁的袋状龛影，轮廓整齐、清晰，边缘光滑。憩室形状为圆形或卵圆形，大小不一，有时可见窄颈与肠腔相连。在加压时，可见正常黏膜位于憩室内，并与肠壁黏膜相连（图4-27）。若憩室并发炎症，其轮廓可能变得不整，周围黏膜纹增粗，并可能出现激惹征和排空迟缓等征象。

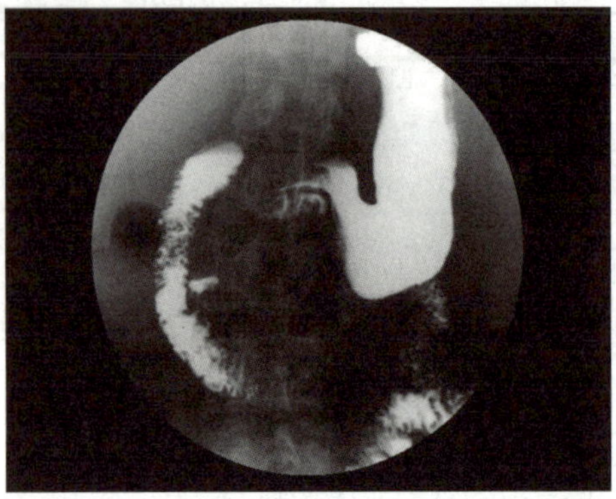

图4-27　十二指肠憩室X线造影

（2）CT表现：十二指肠憩室通常表现为肠腔外突出的囊袋状影，内部常可见到液态密度影，这些囊袋状影大小不一，形状多为圆形或椭圆形，合并憩室炎时表现为囊襞增厚。

3. 诊断与鉴别诊断 十二指肠突出于肠腔外的囊袋状影，窄颈与肠腔相连，内有黏膜皱襞通过，可诊断为十二指肠憩室。本病需与十二指肠溃疡、胰腺假性囊肿相鉴别。

三、肠结核

1. 概述 肠结核多继发于肺结核，是由结核分枝杆菌引起的肠道慢性特异性感染，常与腹膜结核和肠系膜淋巴结结核并存。肠结核的病理改变主要表现为肠壁淋巴组织的充血水肿，进一步发展为干酪样坏死，形成边缘不规则、深浅不一的溃疡。这些溃疡可深达肌层或浆膜层，甚至穿破肠壁形成瘘管。在修复过程中，肠壁纤维组织和结核肉芽肿高度增生，形成瘢痕和狭窄。肠结核的病理类型主要分为溃疡型、增生型和混合型。溃疡型肠结核主要表现为肠壁的集合淋巴组织和孤立的淋巴滤泡样受累，形成边缘不规则、深浅不一的溃疡。增生型肠结核主要表现为黏膜下层肌浆膜层有大量的结核肉芽肿和纤维组织增生。混合型肠结核则兼具溃疡型和增生型的病理改变。肠结核好发于回盲部，其次是升结肠、回肠和空肠，十二指肠、胃和食管。好发于青壮年，女性多见。临床表现多样，主要包括消化道症状和全身症状。消化道症状以腹痛、腹泻、便秘和腹部肿块为主，全身症状包括低热、盗汗、乏力、消瘦等。

2. 影像学表现

（1）X 线表现：肠结核好发于回盲部，盲肠及末端回肠回盲部挛缩变形是其特征性表现。溃疡型：X 线钡餐造影可以清晰地显示出病变的肠段，病变部位激惹征明显，钡剂排空迅速，充盈不佳，而近端和远端钡充盈良好，钡充盈呈线样征或分节充盈，呈跳跃状，又称“跳跃征”。其黏膜皱襞增粗、紊乱，呈锯齿状，边缘不规则，后期因大量纤维组织增生致肠壁增厚，肠腔变窄、近端肠管淤积和扩张。增生型：病变肠段出现增生性狭窄，伴随收缩和变形，激惹征不明显，肠管狭窄近端扩张。肠壁僵硬，结肠袋逐渐消失，钡餐造影充盈缺损区域可见黏膜皱襞增粗紊乱（图 4-28）。

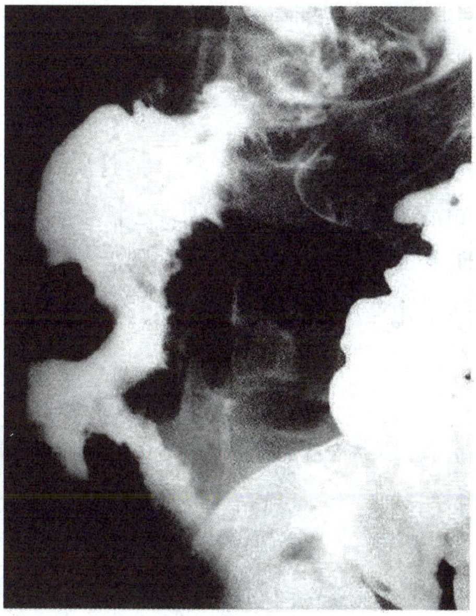
图 4-28　肠结核

（2）CT 表现：肠壁环形增厚，肠腔狭窄，可呈肠道跳跃性改变。增厚肠壁黏膜可见凹凸不平结节状改变。伴有结核性腹膜炎，可见淋巴结肿大、腹水以及肠管周围脓肿等征象。增强扫描病变段肠壁明显呈均匀强化，且有分层现象，表现为“靶征”和“双环征”。

3. 诊断与鉴别诊断　在 X 线钡餐造影中，回盲部挛缩变形，病变肠段“跳跃征”，CT 扫描上见肠壁增厚、肠腔狭窄，增强扫描则显示肠壁分层强化或均匀强化，且有肿大的淋巴结，结合腹痛、腹泻、低热等结核中毒症状，有助于肠结核的诊断。克罗恩（Crohn）病：末端回肠多见；可呈全胃肠道多发，节段性分布，卵石征；多为纵行溃疡；非对称性狭窄。

四、克罗恩病

1. 概述　克罗恩病是一种胃肠道慢性非特异性节段性肉芽肿性炎性病变，非干酪样坏死性肉芽肿形成，这是其特征性病理改变，克罗恩病的病变呈节段性或跳跃式分布，可累及从口腔至肛门的各段消化道，以末端回肠最多见。早期肠道黏膜主要表现为浅小的溃疡，这些溃疡逐渐发展为纵行或横行的裂隙溃疡。晚期裂隙溃疡深入肠壁，形成典型的裂沟，可导致肠壁脓肿。由于黏膜下层水肿和细胞浸润，加上溃疡愈合后的纤维化和瘢痕收缩，使黏膜表面呈现卵石状外观。此外，晚期克罗恩病还可能出现肠道狭窄、梗阻以及瘘管形成等严重并发症。多数患者起病缓慢，早期无症状或不明显，主要表现为右下腹或脐周腹痛、慢性腹泻，部分患者还会出现腹部肿块、瘘管形成，以及肛门周围病变，如肛裂、肛瘘、肛周脓肿等。

2. 影像学表现

（1）X 线表现：早期病变肠管黏膜增粗、扁平、拉直，病灶肠段形态相对固定，钡剂涂布不良。肠壁边缘不规则出现尖刺状影，这是由病变段黏膜面口疮样溃疡的典型表现。局部肠道可能出现激惹征及痉挛性狭窄。进展期裂隙状溃疡形成深而长的纵行线状溃疡，与肠纵轴一致，多位于肠管的系膜侧。黏膜及黏膜下水肿与肉芽肿形成，表现为息肉样充盈缺损，又称“卵石征”，弥漫分布于病变肠段。病变肠段与正常肠曲相间，呈节段性或跳跃性分布，称为“跳跃征”。晚期因肠壁大量纤维组织增生，病变段肠管狭窄，肠壁僵硬，钡剂通过时呈不规则的细长线条状影，称为“线样征”。因溃疡多发生于肠系膜侧，对侧肠壁因痉挛收缩形成假憩室样征象，致病变肠管轮廓不对称。晚期可见瘘管或窦道形成，并伴有肠腔狭窄的加重、肠道蠕动的减弱，以及肠系膜水肿等非特异性表现。

（2）CT 表现：能清晰显示肠周脓肿、瘘管等并发症的位置、大小、形态及其与肠壁的关系。能清晰显示节段性肠壁增厚，管腔狭窄，肠周脓肿、瘘管、蜂窝织炎，以及肿大淋巴巴等，尤其是 MIP 能清晰显示肠系膜血管。急性期：肠壁呈偏心性增厚，以系膜侧为主，增强后明显强化，活动期的黏膜和浆膜呈明显强化，低密度环为黏膜下组织水肿所致；慢性期随纤维化程度加重，肠壁呈均匀增厚，增强扫描均匀性强化。肠系膜脂肪常因炎性浸润而密度增高（图 4-29）。

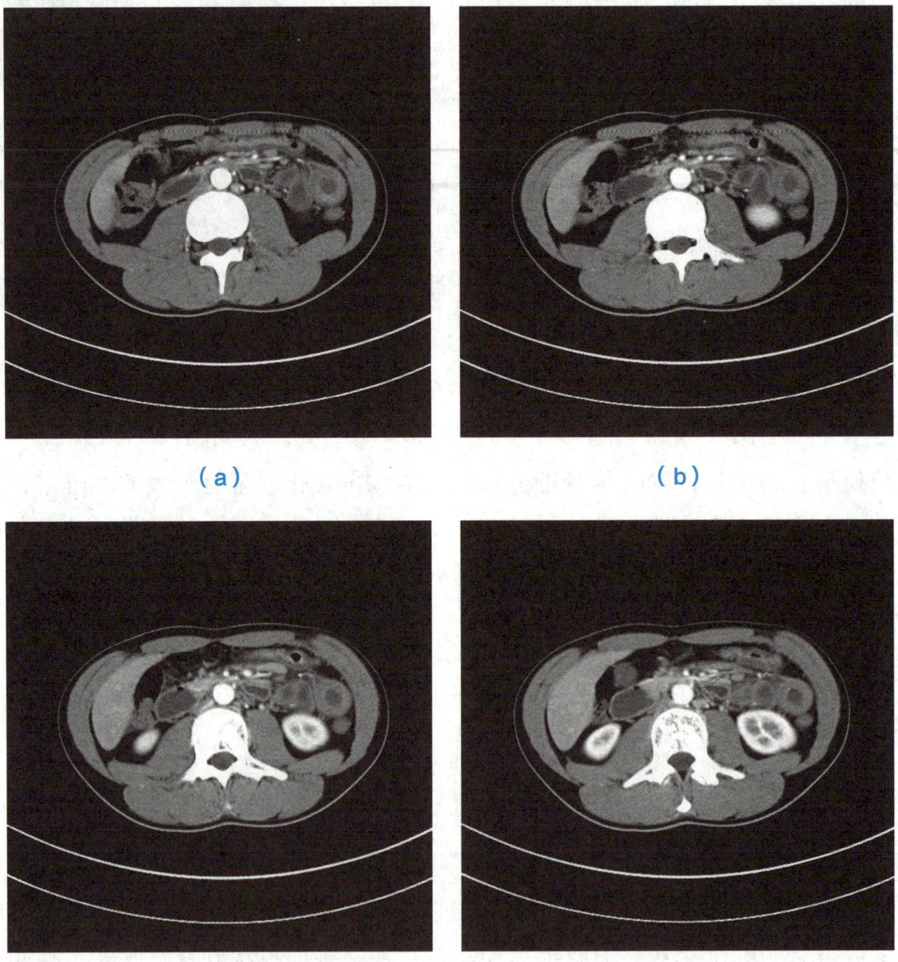

（a）（b）（c）（d）

图 4-29　肠克罗恩病 CT 表现

注：（a）（b）（c）（d）横断面；（d）冠状面。

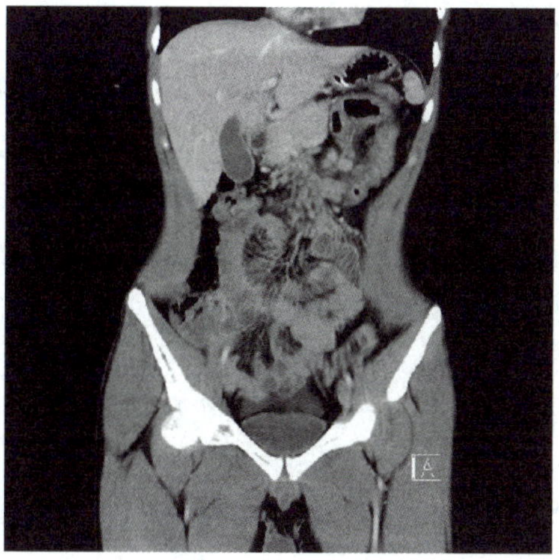

（e）

图 4-29 （续图）

3. 诊断与鉴别诊断　好发于末端回肠，临床症状以腹痛、慢性腹泻为主，X 线表现为节段性肠管管壁增厚，恒定的卵石样充盈缺损，CT 表现以节段性偏心性肠壁增厚增强，后肠壁分层强化、“梳样征”及肠系膜血管周围淋巴结增大为特征，需与肠结核、溃疡性结肠炎相鉴别。

▶知识拓展

多层螺旋 CT 小肠检查

多层螺旋 CT 小肠检查为小肠疾病的诊断带来了新突破，该检查便捷、安全且无创伤，可通过特定肠道准备，如食少渣易消化食物、服用泻药、禁食禁水及抑制肠道蠕动的药物，通过多次口服 2.5%的等渗液 2000ml 扩张肠管，300ml 左右一杯，共 7 杯，先服用 2 杯，然后每隔 15 分钟服用一杯， 慢慢服用，最后一杯喝完 10 分钟左右，在一次屏气下完成全腹部螺旋 CT 容积扫描，可清晰显示小肠结构，增强扫描采用优维显对比剂，结合对比剂追踪智能触发技术，可精准捕捉动脉期和静脉期图像，进一步提高诊断准确性。这种全面、高效的检查方法，为小肠疾病的及时发现和治疗提供了有力支持，确保了患者能够得到及时、准确的诊疗。

五、小肠腺癌

1. 概述　小肠恶性肿瘤中肠腺癌比较常见，好发于空肠近端，回肠远端次之，多为浸润性生长，起源于肠黏膜上皮细胞，肿瘤可呈息肉状突入腔内或浸润肠壁形成环形狭窄。可能通过淋巴系统和血液系统发生转移，尤其是肝、淋巴结等部位。其临床表现主要包括慢性持续性腹痛、消化道出血、肠梗阻等，部分患者可出现黄疸及腹部肿块。

2. 影像学表现

（1）X 线表现：肠管肿瘤突向肠腔，出现不规则充盈缺损，造成局限性狭窄，黏膜皱襞破坏中断，狭窄段肠管僵直，周围肠管分界清楚；钡剂通过受阻，病变近端管腔扩张。

（2）CT 表现：局部小肠壁增厚，向腔内外生长，呈不规则软组织肿块影，增强扫描病变呈中等程度强化，同时可显示肠腔外浸润，以及肠系膜腹膜淋巴结转移征象。

（3）MRI 表现：肠壁局限性增厚，肠腔环形狭窄，肠腔软组织肿块影在 T_1WI 上呈等低信号，T_2WI 上呈略高信号，增强扫描后病灶呈均匀或不均匀强化。

3. 诊断与鉴别诊断 好发于空肠近端或回肠远端的不规则充盈缺损，呈单发、边界清楚、形态不规则的管腔狭窄，管壁僵硬，黏膜皱襞破坏，形态不规整或消失。这些特征性表现有助于临床对小肠腺癌进行诊断。本病需与小肠间质瘤、淋巴瘤相鉴别。

第七节 结、直肠疾病影像诊断

一、溃疡性结肠炎

1. 概述 溃疡性结肠炎是一种起源于大肠黏膜层和黏膜下层的慢性非特异性炎症，其病理特征主要是结肠黏膜的连续性炎症、溃疡形成，以及黏膜下层淋巴细胞的浸润。多自直肠起病，逐渐向上蔓延至整个结肠及回肠末端。病变早期主要为结肠黏膜的弥漫性炎症，黏膜充血水肿，黏膜下淋巴细胞浸润，形成无数小脓肿，融合溃破后形成许多小的溃疡；若溃疡进一步发展，可穿孔或形成瘘管，也可增生形成炎性息肉。后期肠壁可能出现纤维组织增生和瘢痕收缩，导致肠腔狭窄、肠壁增厚变硬，如果炎症侵犯肠壁深层，可引起中毒性巨结肠。好发于青壮年，无明显男女差异。临床多慢性起病，病程长，有缓解与发作交替的特点，症状主要包括腹泻、黏液脓血便、腹痛，以及里急后重感，同时伴发热、贫血、消瘦等全身症状。

2. 影像学表现

（1）X 线表现：早期主要表现结肠袋变浅或消失，肠管蠕动增强，钡剂排空加快，黏膜皱襞粗细不均、紊乱，甚至消失。溃疡形成时，肠壁边缘不规则锯齿状，正位像上，边缘浅淡、模糊的钡斑，呈弥漫连续性和均匀一致分布；炎性息肉形成时肠管外缘可见毛糙或高低不平、浅深不一的弥漫性分布的充盈缺损。晚期由于肠壁广泛纤维化导致肠壁僵硬，肠腔狭窄，肠管缩短，结肠袋消失，边缘僵直或浅弧形，肝曲与脾曲圆钝下移，横结肠平直或盲肠上移等。严重者肠管丧失舒张与收缩功能，病变处狭窄肠管多光滑僵硬，形如水管状。

（2）CT、MRI 表现：病变段肠壁呈连续性、对称性均匀轻度增厚，肠腔狭窄，部分可呈现向心性狭窄，肠腔黏膜面因溃疡和炎性息肉而凹凸不平，肠系膜和直肠周围间隙存在脂肪浸润及纤维化表现，增强扫描增厚肠壁可见强化效应（图 4-30）。

3. 诊断与鉴别诊断 青壮年反复发作性黏液血便，腹痛，X 线片示黏膜皱襞粗乱，多发浅溃疡，息肉形成，肠管边缘呈锯齿状阴影，肠袋消失，结肠缩短呈铅管样改变，CT 扫描显示结肠壁增厚、水肿可诊断溃疡性结肠炎。本病应与克罗恩病、肠结核相鉴别。

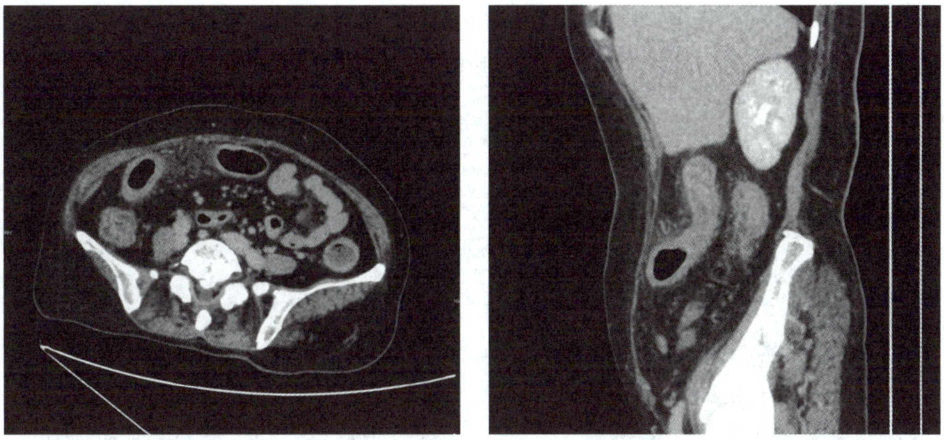

(a)　　　　(b)

图 4-30　溃疡性结肠炎 CT 表现

注：(a) 横断面；(b) 矢状面。

二、结肠癌

1. 概述　结肠癌是常见的胃肠道恶性肿瘤，多发生于乙状结肠与直肠，与高脂、高蛋白、低纤维饮食相关，多见于中年以上男性。早期可无明显临床症状，随着病变进展可出现大便次数增多、大便带血和黏液、腹痛、腹泻或便秘、肠梗阻，以及全身乏力、体重减轻和贫血等全身症状。大多数的结肠、直肠癌在病理上为腺癌，其次为黏液癌。按大体病理结肠癌分为三型。①增生型：肿瘤向腔内突出，肠壁增厚，肿块增大时表面可产生溃疡，但向周围浸润较少，预后相对较好。②浸润型：癌肿沿肠壁各层弥漫浸润，致肠壁增厚，肠腔向心性狭窄，分化程度低，转移早，预后较差。③溃疡型：这是最常见的类型，癌肿浸润肠壁各层，形状规则，为圆形或卵圆形，中央凹陷坏死形成巨大溃疡，深而不规则，分化程度较低，转移较早。

2. 影像学表现

(1) X 线表现：病变肠段肠壁增厚，肠腔狭窄，近端结肠扩张，黏膜皱襞破坏、中断、消失，与正常肠壁分界较清楚。增生型充盈像显示腔内不规则的充盈缺损，表面不光整，多发生于肠壁的一侧，管腔偏心性狭窄，黏膜皱襞破坏、中断或消失，肠壁僵硬，结肠袋消失。浸润型早期为一侧肠壁的局限性凹陷、僵硬，肠腔呈偏心性狭窄，累及范围小，其轮廓可光滑整齐或呈不规则状，随着病情进展，可形成全周性向心性狭窄，肠壁僵硬，黏膜破坏、中断、消失，病变区与周围正常肠管分界清晰；本型钡剂通过障碍，常引起梗阻。溃疡型表现为肠腔内较大的龛影，形状多样，沿肠管纵轴发展，边界不光整；龛影周围有环提状隆起，与胃癌的“半月综合征”类似，溃疡周围黏膜粗乱、破坏，肠壁僵硬，结肠袋消失。

(2) CT 表现：肠壁增厚，肠腔内偏心性的分叶状肿块影，形状不规则，边缘模糊，肠腔狭窄，严重时可能出现肠梗阻，若肿瘤穿透肠壁达到浆膜层，甚至向外扩展，肠壁与周围脂肪间隙的边界会变得模糊，甚至直接侵犯周围脏器。增强扫描结肠癌的肿瘤组织通常会呈现出明显的强化效应，与正常肠壁形成鲜明对比。增强扫描不仅能更清晰地显示肿瘤的大小、形态和位置，还能帮助评估肿瘤的血供情况。

（3）MRI 表现：肠壁局限性增厚，软组织肿块 T_1WI 呈等或稍低信号，T_2WI 稍高信号。用小视野、直肠内线圈可观察直肠癌对黏膜和黏膜下层的侵犯深度和局部淋巴结转移情况，DWI 检查对明确肿瘤范围及评估也有一定的帮助（图 4-31）。

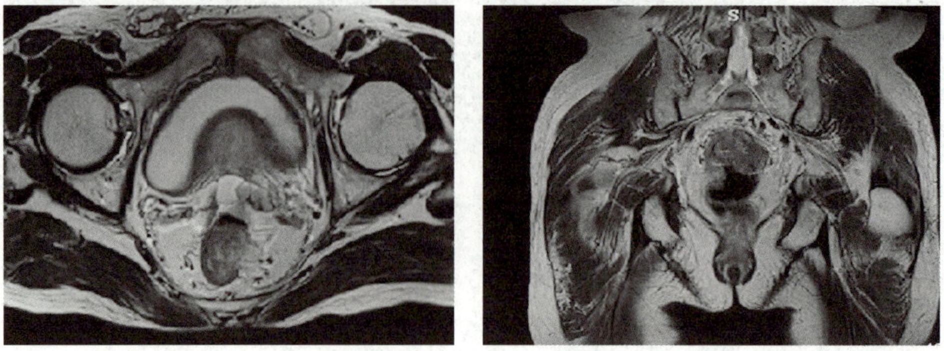

（a）　　（b）

图 4-31　结肠癌 MRI 表现

注：（a）T_1WI 横断面；（b）T_2WI 冠状面。

3. 诊断与鉴别诊断　肠壁增厚，管腔狭窄，X 线钡剂造影见不规则充盈缺损、腔内龛影或环堤，肠壁僵硬，黏膜破坏中断，结合临床可诊断结肠癌。本病需与肠结核、肠息肉相鉴别。

第八节　肝脏疾病影像诊断

微课：肝囊肿影像诊断

一、肝囊肿

1. 概述　肝囊肿通常为圆形或椭圆形的囊性病变，大小不等，直径可从数毫米至数十厘米，甚至更大，是一种常见肝脏疾病，囊肿具有完整的包膜，囊壁厚度不一，但通常较薄且光滑，囊内充满液体。肝囊肿根据病因可分为多种类型，其中最常见的是先天性肝囊肿，先天性肝囊肿可分为单纯性肝囊肿和多囊肝，前者包括单发性或多发性肝囊肿，后者具有家族性和遗传性，为常染色体遗传性病变，常合并多囊肾等其他疾病。临床特点：30~50 岁常见，多数患者无明显症状，仅在体检时发现。当囊肿增大时，可能出现腹部包块、腹痛、腹胀、恶心、呕吐等症状，偶有囊肿破裂出血合并感染。

2. 影像学表现

（1）CT 表现：典型肝囊肿表现为肝实质内单发或多发的圆形或类圆形低密度区，CT 值为 0~20HU，边缘锐利光滑。增强扫描肝囊肿内均匀低密度区无强化，囊肿边界更锐利清晰。若囊肿内出血或继发感染时，增强扫描可出现轻度强化。若发现肝内弥漫大小不一的水样低密度影，边缘光滑清楚，数量众多且相互靠近可呈蜂窝状改变，CT 增强扫描后，病灶通常无强化表现，边界更加清晰时，应注意肾、胰腺内有无多发性低密度影的存在，考虑为多囊肝。

（2）MRI 表现：肝囊肿常为肝内单发或多发圆形或椭圆形边界清楚的均匀信号区，T_1WI 呈低信号，T_2WI 呈高信号，DWI 呈等信号。增强扫描异常信号区不强化，其边界在周围正常肝实质的衬托下更清楚。

（3）USG 表现：显示为肝内圆形或椭圆形的无回声区，囊壁为清晰的弧形光滑强回声，侧壁回声失落，随着囊肿的增大，其后方回声会显著增强，部分较大的囊肿内部可能出现斑点状或絮状低回声（图 4-32）。

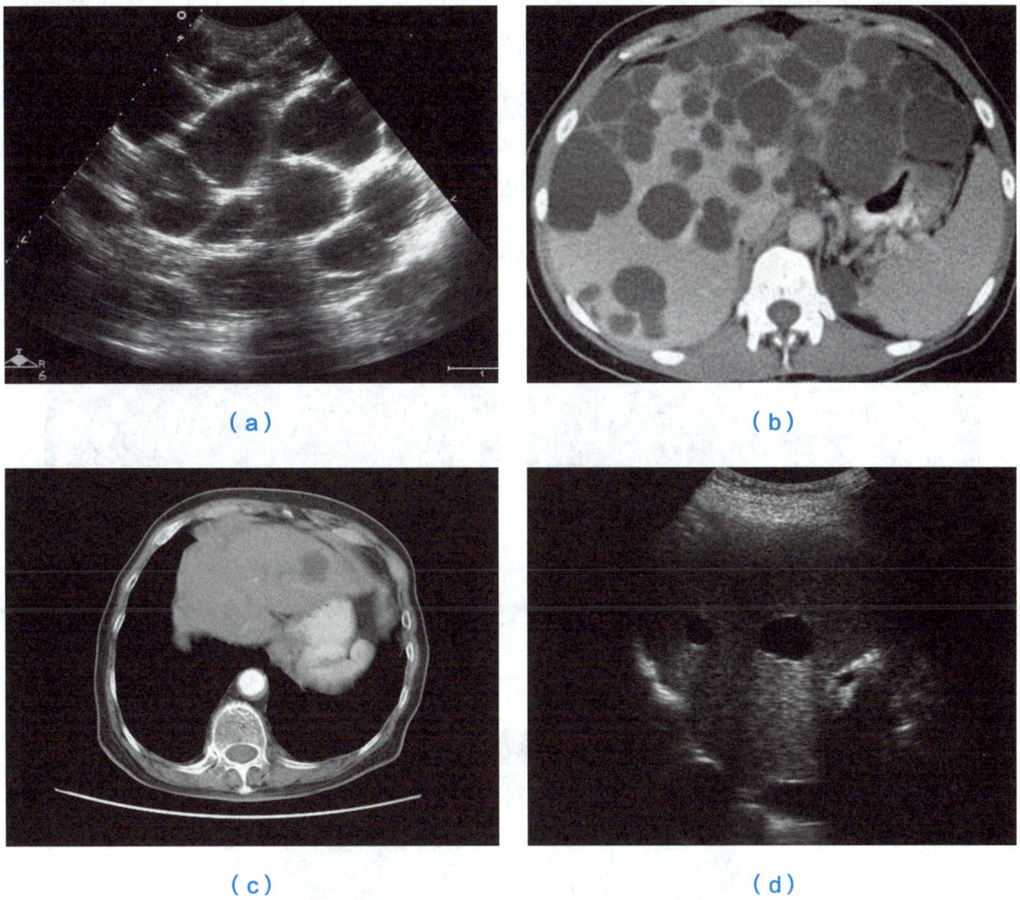

图 4-32　肝囊肿、多囊肝影像学表现

注：（a）多囊肝声像图；（b）多囊肝 CT 表现；（c）肝囊肿 CT 表现；（d）肝囊肿声像图。

3. 诊断与鉴别诊断　肝内圆形均匀低密度影、边缘清晰光滑、囊性占位性病变，增强扫描不强化，可考虑肝囊肿。常与肝内占位性病变（如肝脓肿、肝癌等）相鉴别。

二、肝脓肿

1. 概述　肝脓肿主要由细菌、真菌或阿米巴原虫等病原体感染引起。其中，细菌性肝脓肿最为常见，主要由大肠埃希菌、金黄色葡萄球菌等细菌感染所致，这些细菌可通过血液、淋巴或直接蔓延等途径侵入肝，病原体侵入肝后，先引发肝局部的炎症浸润，表现为肝细胞的肿胀、变性等，随着病原体的持续繁殖和炎症的进展，肝局部逐渐形成小的化脓灶。这些化脓灶会不断扩大并融合，周围有炎症细胞浸润和纤维组织增生形成的脓肿壁。脓肿常为单发、单房，也可多发、多房，多房间隔多为脓肿内纤维肉芽组织。

临床上多急性起病，常突发寒战、高热，伴有显著的肝区疼痛，同时出现全身乏力、食欲缺乏、恶心及呕吐等症状。病情恶化时，可出现黄疸和腹水。细菌性肝脓肿患者常有白细胞升高等急性感染体征；而阿米巴性肝脓肿则表现为长期发热，白细胞计数可能不增多，粪便检查可发现阿米巴滋养体。

2. 影像学表现

（1）CT 表现：肝实质内境界清楚的圆形或卵圆形低密度区，CT 值高于水但较正常肝组织低，周边可见不同密度的环形带，称为“环征”或“靶征”，可以为单环、双环或三环；单环代表脓肿壁，双环代表脓肿壁和水肿带，三环由水肿带（外环）、纤维肉芽组织（中环）、炎性坏死组织（内环）组成。多房脓肿可见腔见单个或多个分隔，形成蜂窝状改变；部分病灶内出现气-液平面对于肝脓肿诊断有特异性。增强扫描脓肿壁呈现环形强化，炎性坏死物质与外周水肿带不强化，脓肿壁强化（图 4-33）。

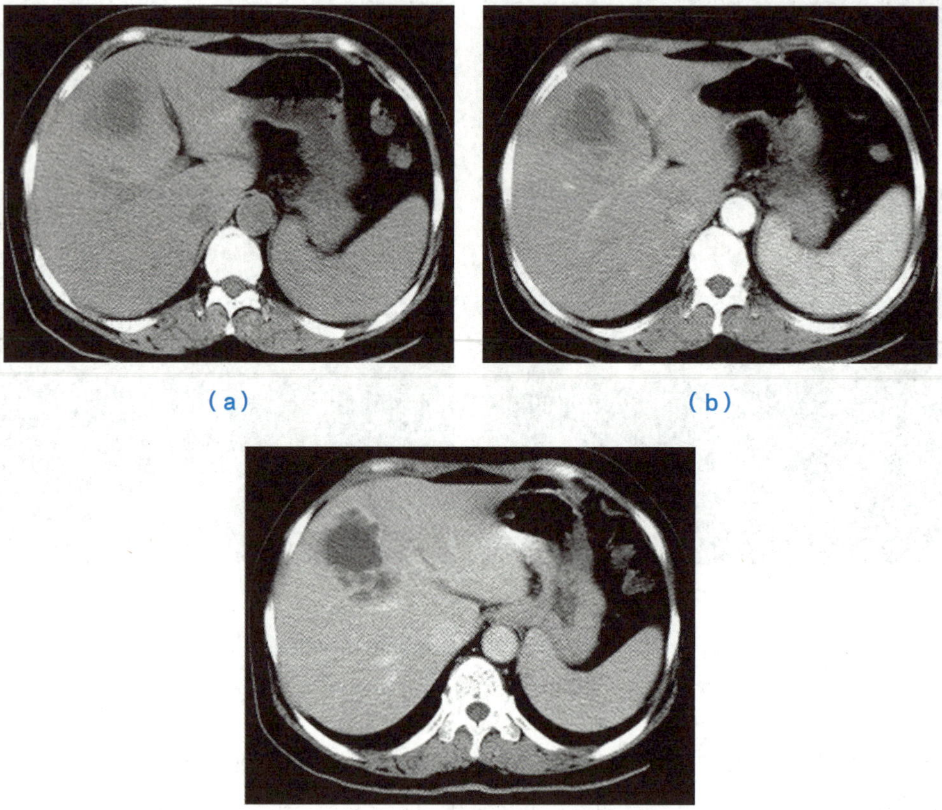

（a）（b）（c）

图 4-33　肝脓肿 CT 表现

注：（a）平扫；（b）（c）增强扫描。

（2）MRI 表现：肝实质内圆形或类圆形的病灶，脓腔及周围水肿带呈长 T_1、长 T_2 信号；脓肿壁 T_1 信号高于脓腔低于肝实质，即“晕环征”，脓腔内气体 T_1、T_2 加权像均表现为极低信号，增强扫描脓肿壁可见明显环形强化。

（3）USG 表现：早期边界不清、形态不规则的实性不均质低回声团块；液化后形成不规则液性暗区，脓肿壁不清晰，内部回声高低不等，液化区无彩色血流信号；吸收期内部脓腔无回声区减小或消失，残留物呈混杂回声，局部血流恢复，动脉血流增加。

3. 诊断与鉴别诊断　典型感染病史，肝内厚壁囊性病灶，增强扫描见脓肿壁环状强化（“环征”），同时出现气-液平面，对于确诊肝脓肿具有重要价值。常与膈下脓肿、胆道感染、肝囊肿相鉴别。

三、肝血管瘤

微课：肝血管瘤影像诊断

1. 概述 肝血管瘤是肝最常见的良性肿瘤，主要分为毛细血管瘤和海绵状血管瘤，毛细血管瘤多好发于儿童，常散在多发，直径在2cm以内；海绵状血管瘤多好发于30~50岁女性，与体内雌激素水平有关；由许多扩张的大小不等的血窦组成，为肝动脉分支的畸形表现，血供几乎全部来自肝动脉，部分患者伴有动静脉瘘。肝血管瘤患者大多无明显症状，多因体检或其他原因行影像检查时发现，瘤体增大时，可压迫胃肠道，导致恶心、呕吐等症状。

2. 影像学表现

（1）CT表现：肝内单发或多发圆形或椭圆形低密度区，边界清楚，密度均匀，少数血管瘤因内部血栓形成、出血或钙化而出现密度不均的情况。增强扫描动脉期，对比剂迅速进入血管瘤并使其边缘强化，呈斑片状、结节状强化，密度与同层腹主动脉相近，随着时间延长，强化区域会逐渐向病灶中心扩大融合，延时扫描肝血管瘤内部会逐渐被对比剂完全充填，形成与周围肝实质密度相近的等密度影，呈均匀性强化；部分瘤体内大量纤维组织增生可无显著强化，整个增强扫描过程表现为对比剂“快进慢出”的特征。

（2）MRI表现：海绵状血管瘤的血窦内充满缓慢流动的血液，其MRI信号颇具特征性，即肿瘤在T_1WI上表现为均匀低信号，而T_2WI及其脂肪抑制序列上表现为均匀高信号，且随回波时间的延长，高信号表现更为显著，甚至超过胆囊和脑脊液信号，形成“灯泡征”。

增强扫描注入对比剂后肝血管瘤通常表现为边缘结节状强化，并逐渐向中心扩展，直至完全强化，强化方式为快进慢出，与CT强化方式相同（图4-34）。

（3）USG表现：肝血管瘤的超声声像图通常表现为边界清晰的圆形或椭圆形病灶。其中，高回声型最为常见，内部回声均匀致密，边缘光滑，境界清楚，部分血管瘤边缘可见裂开征、血管进入或血管贯通征。低回声型和混合回声型肝血管瘤也存在，但相对少见。超声诊断需结合患者病史和临床表现进行综合判断。

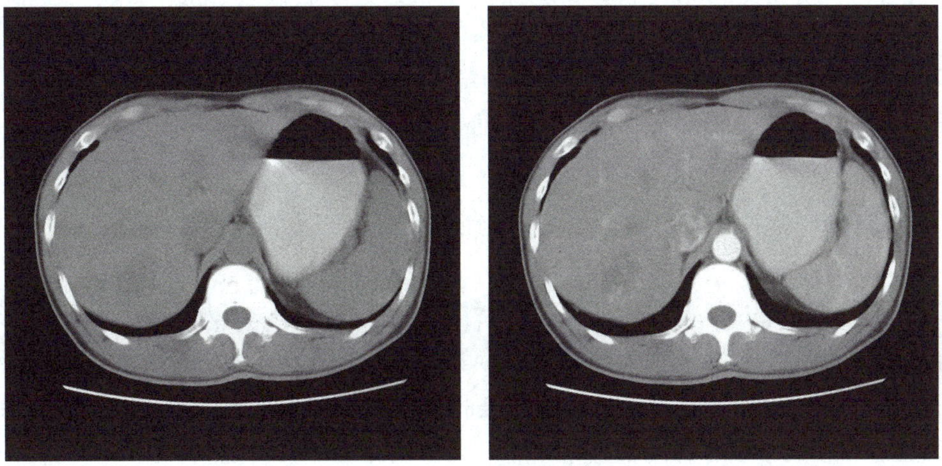

（a） （b）

图4-34 肝血管瘤影像学表现

注：（a）肝血管瘤CT平扫；（b）（c）（d）肝血管瘤CT增强扫描；（e）肝血管瘤声像图。

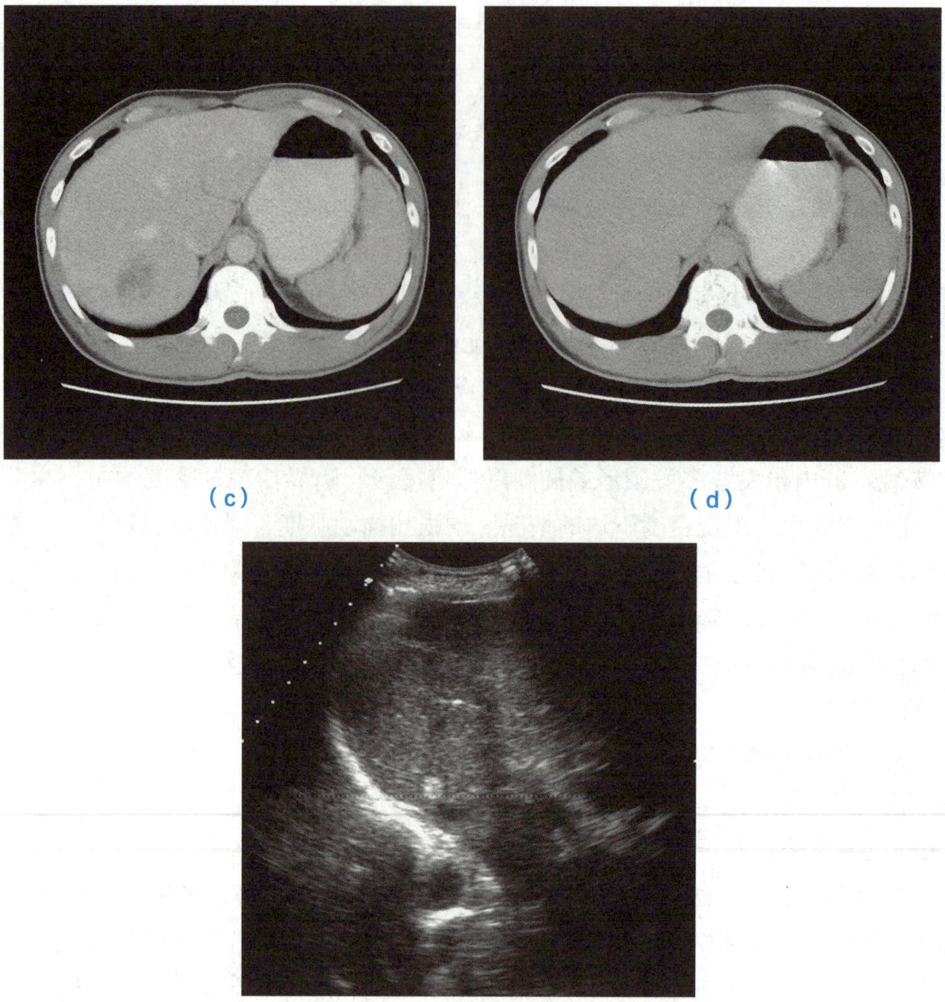

（c）　（d）

（e）

图 4-34 （续图）

3. 诊断与鉴别诊断　肝内类圆形低密度灶，界限清晰，动态增强扫描，强化从病灶边缘结节状开始，并逐渐向中心扩展，直至完全强化，强化方式为快进慢出的特征性表现。在 MRI 检查中，肝血管瘤在 T_1 加权像上表现为低信号，T_2 加权像上则呈现为明显高信号灶，即“灯泡征”，配合多期增强扫描不难诊断。常与肝癌、肝囊肿、肝棘球蚴病相鉴别。

四、肝细胞腺瘤

1. 概述　肝细胞腺瘤起源于肝细胞的良性肿瘤，多见育龄期女性，尤其是长期口服避孕药或患有多囊卵巢综合征的女性。病理上表现为境界清楚的单个或多个结节，肿块直径不等，有少许纤维包膜或无包膜，肿瘤间质内散在分布薄壁扩张小静脉是肝细胞腺瘤的重要特点之一，临床多无症状，少数有腹块或轻微腹痛，较大破裂时有内出血。

2. 影像学表现

（1）CT 表现：肝内边界清楚的低密度或等密度肿块，合并出血、钙化时，肿块内出现高密度，肿瘤边缘光滑，可见周围低密度环，为其特异性表现。增强扫描，动脉期明显均匀增强，后密度逐渐下降，延迟期恢复为均匀的低密度。

（2）MRI 表现：肝内圆形或椭圆形的低密度或等密度肿块，边界清晰，在 T_1 加权像上呈现稍低信号；在 T_2 加权像上，呈现稍高信号。增强扫描与 CT 表现基本相同，动脉期明显的强化，信号高于周围正常肝实质，静脉期病灶的信号下降，但总体上仍然高于或接近于正常肝实质的强化程度（图 4-35）。

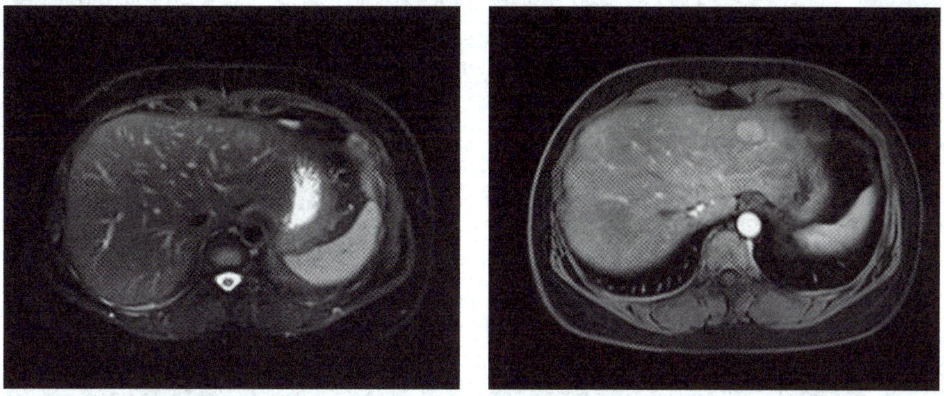

（a）　（b）

图 4-35　肝腺瘤 MRI 表现

注：（a）T_1WI；（b）T_2WI。

（3）USG 表现：低回声，中心可见坏死，出现不均匀回声。圆形或椭圆形低回声，边界清晰，具有完整包膜，内部回声不均。

3. 诊断与鉴别诊断　结合临床口服避孕药病史，肝内境界清楚，边缘光滑、密度均匀，明显强化的巨大肿块。肝内圆形或椭圆形低密度或等密度肿块，边界清晰，动态增强扫描明显强化，而在静脉期和平衡期密度与肝实质相近。常与肝癌、肝硬化增生结节等相鉴别。

五、局灶性结节状增生

1. 概述　局灶性结节状增生（focal nodular hypeplasia，FNH）是一种肝少见的良性占位病变，多发生于育龄期女性，FNH 由正常肝细胞、血管、胆管和 Kupffer 细胞组成，但无正常肝小叶结构。病灶中央以星状纤维瘢痕组织为核心向周围呈辐射状分布的纤维组织分隔，无包膜，但与周围肝实质分界清楚。一般多无临床症状，肿物较大时可出现腹部包块。

2. 影像学表现

（1）CT 表现：平扫表现为肝实质内等密度或稍低密度肿块，边界清楚，中央搬痕表现为星形或裂隙状更低密度区。增强扫描强化曲线无特异性。强化后可见中央瘢痕组织及向周围发射状分布的分隔纤维不强化，延迟期中央瘢痕可延迟强化，形成“星状瘢痕征”，此为 FNH 的特征性 CT 表现（图 4-36）。

（2）MRI 表现：肿块在 T_1WI 呈等或稍低信号，T_2WI 呈等或稍高信号，如肿块内有纤维瘢痕组织，则 T_1WI 表现为低信号，T_2WI 高信号区。动态增强扫描，肿块动脉期为明显高信号，星状纤维瘢痕未强化而呈低信号；门静脉期强化程度下降，平衡期为等信号；星状纤维瘢痕区域表现为延迟强化。应用肝细胞特异性对比剂，肝胆期病灶仍呈等或高信号，可提示本病。

（3）USG 表现：肝内单个或多个结节，形态规则，边界清晰，结节内部回声可均匀或不均匀，中心部位无回声或低回声区，代表中心瘢痕或坏死。

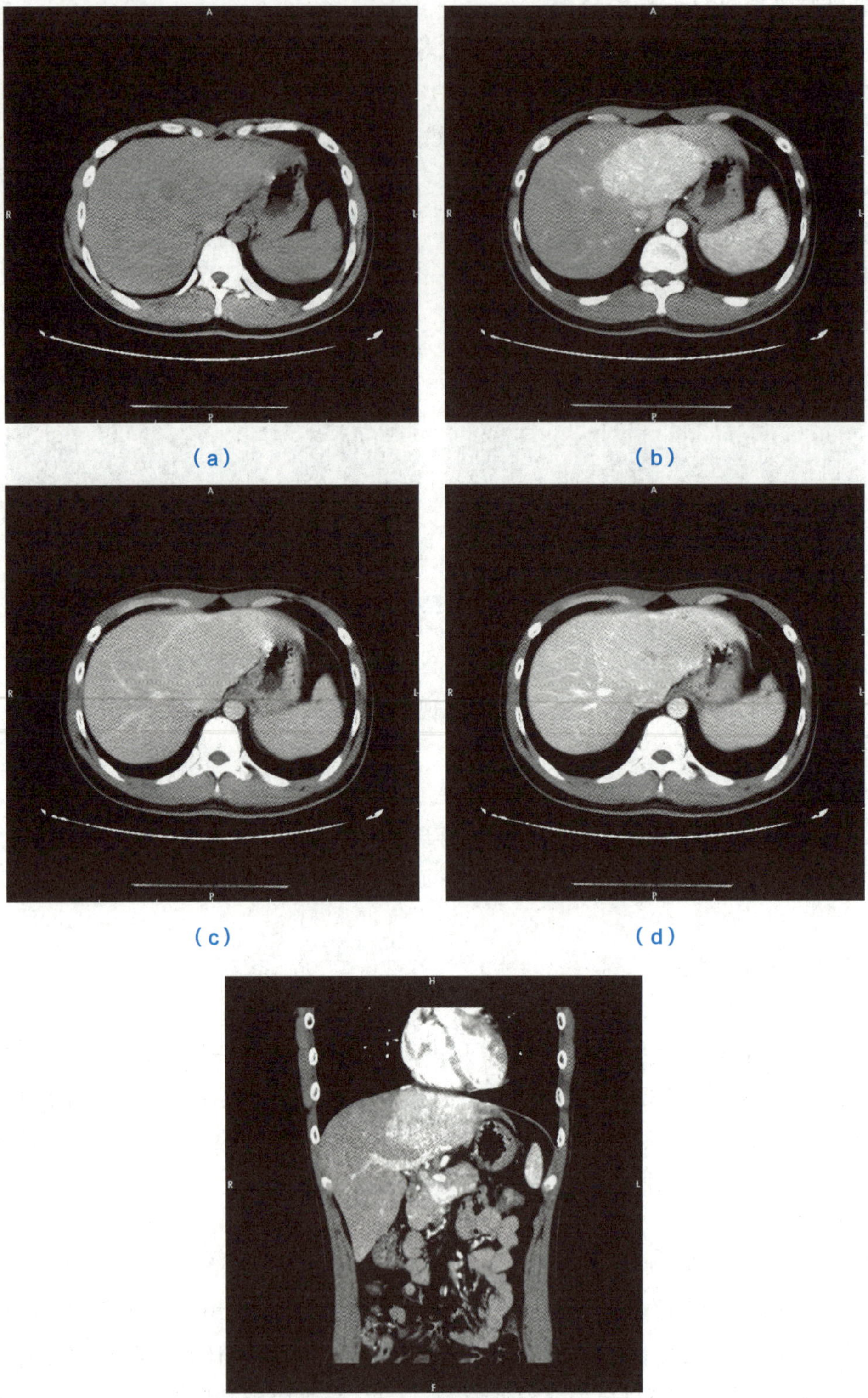

（a）（b）（c）（d）（e）

图 4-36　局灶性结节状增生 CT 表现

注：(a) 横断面平扫；(b)(c)(d) 横断面增强；(e) 冠状面增强。

3. 诊断与鉴别诊断　肝内圆形或椭圆形结节，边界清晰，密度均匀，部分可见中心瘢痕；CT 增强扫描动脉期明显强化，门脉期及延迟期趋向等密度，中心瘢痕延迟强化。常与肝癌、肝细胞腺瘤、胆管细胞癌等相鉴别。

六、肝细胞癌

微课：肝细胞癌影像诊断

1. 概述 我国原发性肝癌死亡人数和死亡率均位列第2位。原发性肝癌主要包括肝细胞癌（hepatocellular carcinoma，HCC）、肝内胆管癌（intrahepatic cholangiocarcinoma，ICC）和混合型肝细胞癌-胆管癌（combinedhepatocellular-cholangiocarcinoma，cHCC-CCA）3种不同病理学类型，三者在发病机制、生物学行为、病理组织学、治疗方法以及预后等方面差异较大，其中HCC占75%~85%，本部分的肝癌指HCC。肝癌主要病因包括病毒感染（如乙型肝炎病毒、丙型肝炎病毒）、长期酗酒、黄曲霉素污染的食物摄入及遗传因素等，常在慢性肝炎和肝硬化基础上发生，多见于老年男性。肝癌的大体病理分如下三型。①巨块型：肿瘤直径≥5cm，常呈浸润性生长，分界不清，其内易发生坏死，此型最多见。②结节型：肿瘤直径<5cm，境界清楚，可有纤维性被膜（称假包膜），可分为单发结节、多发结节及结节融合型。③弥漫型：肝内弥漫性分布直径1cm左右的小结节，互不融合，呈浸润性生长，较少见。中国肝癌病理协作组将单个癌结节最大直径≤3cm或2个癌结节直径之和≤3cm，称为小肝癌。近年来有专家提出将直径<2cm的单发癌灶定义为小肝癌。

肝细胞癌的血供主要来自肝动脉，且90%的病例都为血供丰富的肿瘤，这一特点使得肝动脉化疗栓塞术成为治疗肝细胞癌的有效手段之一。肿瘤一般呈膨胀性生长，压迫周围的肝实质，导致纤维组织增生，形成假包膜。肝癌血行转移容易侵犯门静脉和肝静脉而形成癌栓；直接侵犯胆道引起阻塞性黄疸；淋巴转移可引起肝门及腹主动脉或下腔静脉旁淋巴结增大；晚期可发生肺、骨骼、肾上腺和肾等远处转移。早期一般无症状，随着病情发展，患者可能出现肝区疼痛、肝大、黄疸、肝硬化征象。实验室检查显示血中甲胎蛋白明显升高。

2. 影像学表现

（1）CT表现：肝内稍低密度灶，边界多不清。①巨块及结节型肝癌：多表现为肝实质内低密度肿块，部分巨块型肝癌形成假包膜时边界较清，巨块型可发生中央坏死而出现更低密度区，合并出血或发生钙化则肿块内表现高密度灶，大多呈不均匀低密度影，合并囊变和坏死则密度更低，新鲜出血密度增高，少数肿块可表现为等密度。②弥漫型肝癌：表现为全肝或局部增大，肝实质内见边界不清的多发低密度小结节。肝癌可造成肝内胆管受压推移，也可见肝门、腹膜后淋巴结转移。增强扫描动脉期肿瘤出现明显的斑片状、结节状强化，部分肿瘤内可见肿瘤血管。中央坏死的巨块型肝癌强化多不均匀，肿瘤明显强化，中心坏死区无强化，而结节型肝癌可出现均匀性明显强化；门静脉期正常肝实质强化明显密度升高，肿瘤缺乏门静脉供血而表现为相对低密度。平衡期肿瘤密度持续降低，与周围正常强化肝实质对比更明显。整个增强过程表现为对比剂的快进快出特征；肿瘤的假包膜一般呈延迟强化表现，侵犯门脉可见血管内充盈缺损，瘤栓形成（图4-37）。

（2）MRI表现：肿瘤在T_1WI呈中等信号或稍低信号，边界不清，T_2WI稍高信号，发生脂肪变性、出血、坏死可呈不均匀信号，脂肪抑制序列表现为更清楚的稍高信号。在高b值DWI上，肝细胞癌表现为均匀高信号，表明水分子在肿瘤细胞内的扩散受限。肿瘤假包膜在T_1WI上表现为肿瘤周围的环状低信号影，门、肝静脉癌栓：T_1WI上呈低信号，T_2WI呈高信号。Gd-DTPA增强后T_1WI信号不均匀增强，边界更清楚，坏死区无强化，肿瘤强化表现与CT相同，呈快进快出特点，门脉瘤栓显示清晰。诊断困难时，应用肝细胞特异性对比剂（如钆塞酸二钠、钆贝葡胺）多期增强扫描，动脉期明显均匀强化，呈高信号，门脉期廓清，并可见强化包膜，在延迟的肝特异期成像上，由于肝癌细胞没有转运此对比剂的功能而表现为低信号，因而能敏感地检出较小的肝癌。

（3）USG 表现：肝内出现单发或多发或弥漫性肿块，结节形态不规则，边缘模糊，常有完整或不完整的声晕。肿块内部为均匀或不均匀的弱回声、强回声或混杂回声。

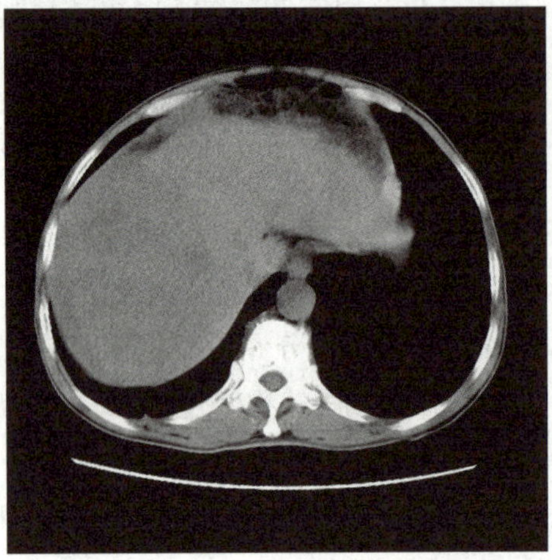

（a）

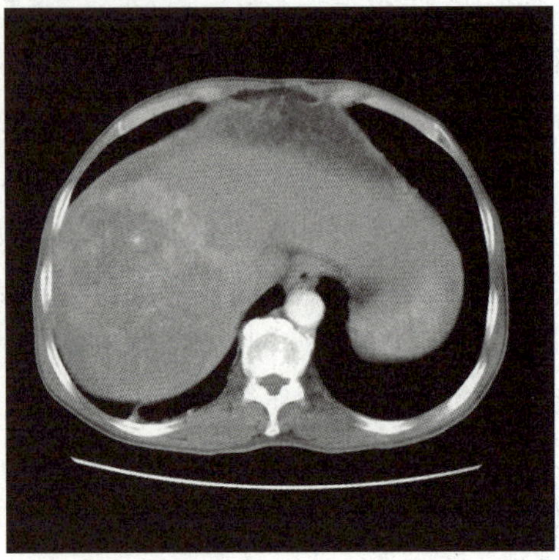

（b）

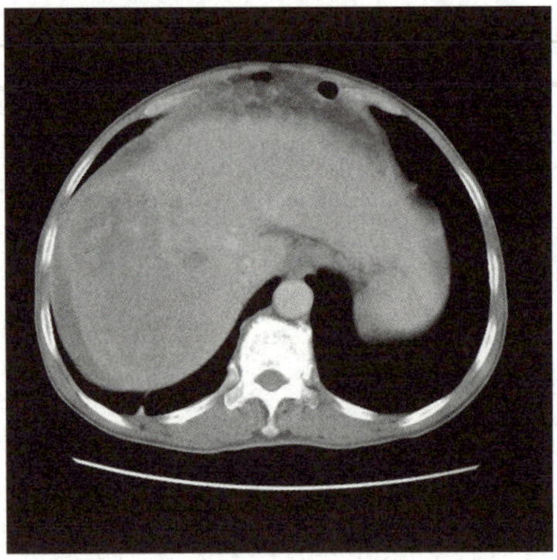

（c）

图 4-37　肝细胞癌 CT 表现

注：（a）平扫；（b）（c）增强扫描。

3. 诊断与鉴别诊断　肝内低密度肿块，肿瘤边缘有假包膜，多期增强检查呈快进快出的强化特征；结合肝炎、肝硬化病史及血中甲胎蛋白明显增高，多可作出肝癌的诊断。需与肝海绵状血管瘤、胆管细胞癌相鉴别。

七、肝转移瘤

1. 概述　肝转移瘤是肝最常见的恶性肿瘤之一。肝是转移瘤的好发部位，人体各部位的恶性肿瘤通过血行转移和淋巴道转移到肝，少数可以是邻近器官肿瘤的直接侵犯，原发癌以消化道肿瘤、乳腺癌、肺癌等较常见。食管、胃肠、胆、胰、脾等恶性肿瘤主要经门静脉系统转移，是肝转移瘤最主要的途径，占35%~50%，子宫、卵巢、前列腺、膀胱和输尿管、腹膜后组织的恶性肿瘤可通过机体腔门静脉吻合支进入肝；经肝动脉系统转移到肝常见的恶性肿瘤有肺癌、乳腺癌、肾癌、甲状腺癌、鼻咽癌、皮肤癌、视网膜母细胞瘤、恶性黑色素瘤等。胆、胰、胃肠、子宫等器官的肿瘤可经肝门部淋巴群沿淋巴管进入肝，但较少见。肝邻近器官如食管下段、胃、胆囊、胰腺、右肾上腺、右肾、结肠肝曲、小肠等恶性肿瘤可以直接蔓延侵犯肝，其中以胆囊较常见。早期临床一般无明显症状，进展后在原发肿瘤症状的基础上出现肝大、肝区疼痛、腹泻、乏力、消瘦等症状。

2. 影像学表现

（1）CT表现：CT平扫示肝内多发类圆形低密度影，大小不等，边缘光整或不光整，内密度不均，可有囊变、出血、钙化，其中肿瘤坏死较常见，表现为肿瘤中央有更低密度区；发生钙化或出血时瘤内有高密度灶。CT增强表现与肿瘤血供有关。富血供转移瘤表现为明显的均匀强化；但更常见的是肿瘤边缘环状强化，而中央坏死低密度区无强化，呈“牛眼征”表现；乏血供转移瘤则强化不明显或延迟强化（图4-38）。

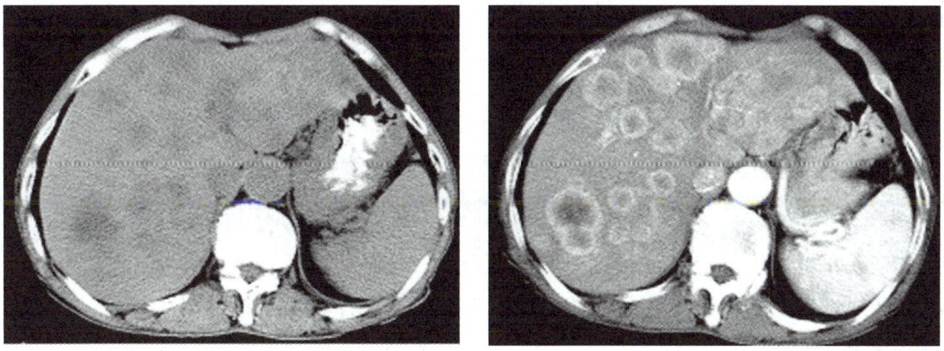

（a）　　（b）

图4-38　肝转移CT表现

注：（a）平扫；（b）增强扫描。

（2）MRI表现：肝内多发大小不一的异常信号影，多数转移瘤T_1WI低信号，T_2WI高信号，DWI序列肝转移癌通常呈现为高信号强度；富血供转移瘤T_2WI高信号；黑色素瘤转移T_1WI高信号，T_2WI低信号。肿瘤内出血、钙化、囊变则信号不均，肿瘤中央坏死T_2WI呈明显高信号。增强扫描强化方式同CT表现。在动脉期呈现不均匀强化，门静脉期和延迟期病灶中心常表现为低信号，而周围可能仍保持一定程度的强化，这种环状强化的特征在肝转移癌中较为典型。

（3）USG表现：肝体积增大，多发结节，大小不一，形态各异，内部回声多样，可为低回声、等回声或高回声，部分结节内可见液化坏死形成的无回声区。“牛眼征”显示结节周围的低回声晕较宽，低回声晕的内侧缘与中心强回声区边界不清晰。

3. 诊断与鉴别诊断　有原发病史，肝内多发病灶，大小不一，内密度不均，可有囊变、出血、钙化增强扫描环形强化，“牛眼征”是典型的影像学表现。需与原发性肝癌、肝脓肿、局灶性脂肪肝相鉴别。

八、脂肪肝

1. 概述　脂肪肝的主要特征是肝细胞内脂肪过度贮积和脂肪变性。正常情况下，肝也含有一定量的脂肪，但当脂肪含量超过5%时，即可诊断为肝脂肪浸润，简称为脂肪肝。根据脂肪浸润程度和范围，可分为弥漫性脂肪肝和局灶性脂肪肝，前者肝细胞内弥漫性脂肪浸润，肝大，镜下可见肝细胞内出现大量脂肪空泡。后者脂肪浸润局限于肝的某一区域，多见于肝裂周围及肝边缘部分。临床轻者无明显症状，重者可有肝大，肝区疼痛，严重者发展为肝硬化。

2. 影像学表现

（1）CT表现：脂肪肝的主要表现为肝密度的降低，局灶性脂肪肝：不规则或扇形分布的密度减低区，边界清楚，无占位效应，CT值低于脾、大血管。弥漫性脂肪肝：全肝密度普遍性减低，比脾密度低，肝/脾CT值的比值通常<0.85。肝密度的减低使得原本为低密度的肝内血管不再显示，出现“血管湮没征”，但血管分布、走向和管径均正常。肝岛是指位于弥漫性脂肪肝内的局部正常肝组织，表现为片状相对高密度影，常位于肝左内叶和胆囊旁。增强扫描示肝内低密度区无强化，血管分支显示清楚，形态走行正常，无受压移位（图4-39）。

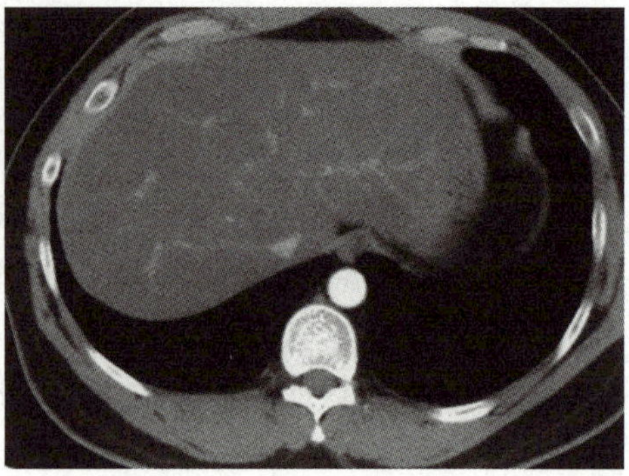

图4-39 脂肪肝CT表现

（2）MRI表现：脂肪肝在T_1WI为高信号或等信号，T_2WI上呈高信号；应用化学位移梯度回波GRE序列T_1WI同、反相位检查，较具特异性表现，正常肝脏在同、反相位信号类似，脂肪肝的MRI诊断，T_1WI同相位稍高信号，反相位T_1WI呈低信号，局灶性脂肪肝表现为在反相位上，脂肪变性区信号明显减低。

（3）USG表现：肝体积增大，边缘变得圆钝，肝实质的回声明显增强，光亮肝表现，肝内管道结构因回声衰减而显示不清。

3. 诊断与鉴别诊断 肝密度降低，低于同层面脾脏密度，超声可见回声普遍增强，光亮肝。需与肝癌、病毒性肝炎、自身免疫性肝病相鉴别。

九、肝硬化

1. 概述 肝硬化是一种慢性、进行性的肝实质损伤、肝纤维化，以及肝实质结节形成的弥漫性病变。其病因多种多样，最常见为病毒性肝炎和酗酒。在病理上，肝硬化主要表现为肝结构的广泛破坏和再生结节的形成。正常的肝小叶结构被假小叶取代，假小叶内的肝细胞排列紊乱，有不同程度的变形和坏死，肝细胞广泛变性坏死，伴有纤维组织的弥漫性增生，导致肝逐渐变形、变硬。这种病理变化不仅影响了肝的正常功能，还导致了门静脉高压等一系列严重并发症的发生。早期肝硬化多无明显不适或有食欲缺乏、疲倦乏力、肝区疼痛等症状，中晚期肝功能衰退，出现门静脉高压及多系统受累表现，最具特征表现为脾大、食管胃底静脉曲张、腹水、进行性黄疸等。

2. 影像学表现

（1）CT表现：包括肝本身改变、门静脉高压及继发改变。①肝大小改变：肝各叶段大小比例失调，早期肝体积增大，中晚期可出现肝叶增大和萎缩，一般肝右叶和肝左内叶萎缩，肝尾叶和肝左外叶增大。②肝形态轮廓改变：因肝结节再生及纤维化收缩，使肝表面不光滑，边缘凹凸不平呈锯齿状或呈波浪状。③肝实质密度改变：肝密度不均匀，脂肪变性、纤维化可引起肝弥漫性或不均匀性密度减低，可见散在的略高密度结节，增强显示肝不均匀强化。④肝裂改变：纤维组织增生和肝叶萎缩可导致肝裂和肝门增宽，胆囊因此向外移位。间接征象主要是门静脉高压症状，脾大，腹水，脐静脉再通和侧支循环静脉曲张等（图 4-40）。

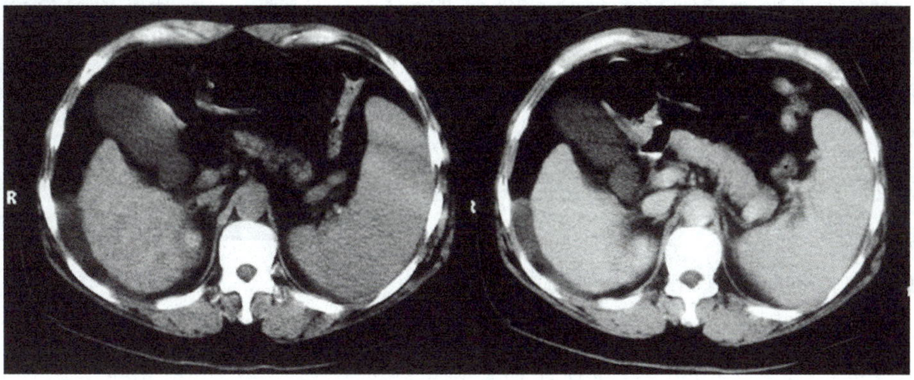

图 4-40　肝硬化 CT 表现

（2）MRI 表现：直接征象为肝各叶段大小比例失调，肝形态改变与 CT 所见相同。肝硬化结节呈弥漫性分布。再生结节（regenerative nodule，RN）和不典型增生结节（degenerative nodule，DN）两者在 T_1WI 上均可表现为略高、等或低信号，但在 T_2WI 上大多为等或低信号；增强检查 RN 及大部分 DN 各期强化程度与肝实质一致，DN 也可表现为动脉期轻度强化，但门静脉期和平衡期强化均与肝实质相同。由于同时存在脂肪变性、炎性反应及肝纤维化可致肝实质信号不均，增强 T_1WI 表现为线状、网状高信号影。间接征象与 CT 表现相似，增强 MRA 可更好地显示门静脉高压所致的侧支循环静脉扩张、迂曲。

（3）USG 表现：早期仅肝实质回声增粗，可合并低回声再生结节；进展后出现肝大小形态改变，肝边缘锯齿状改变，门静脉高压，侧支循环形成，脾大，腹水等继发性征象。

3. 诊断与鉴别诊断　肝实质密度不均，肝各叶段大小比例失调，边缘不光整，呈波浪状边缘，以及门脉高压继发性症状，可确定诊断。需与肝癌相鉴别。

第九节　胆道系统疾病影像诊断

一、胆结石

1. 概述　胆结石是胆道系统的常见病，包括胆囊结石、胆管结石（肝内、外胆管），以女性多见。结石的形成与胆汁淤滞、胆道感染、梗阻相关。胆囊结石可分为胆固醇类结石、胆色素钙盐类结石和混合性结石。胆囊结石以胆固醇类结石为主，胆总管以胆色素钙盐类结石为主。临床表现与结石的位置、大小、胆道有无梗阻及并发症有关，急性发作表现为右上腹或上腹中部间歇性胆绞痛，可放射至后背和右肩胛下，甚至出现呕吐；胆道梗阻可见阻塞性黄疸，伴胆囊炎者可有相应的症状体征。

微课：胆结石影像诊断

2. 影像学表现

（1）CT 表现：胆结石的 CT 表现因其成分、位置和大小而异，可呈现为高密度、等密度或低密度结石影。胆囊结石可单发或多发，圆形、椭圆形高密度影或呈泥沙样，常合并胆囊炎，表现为胆囊壁均匀性增厚水肿（图 4-41）。胆管结石分肝内胆管结石和肝外胆管结石，肝内胆管结石在肝管走行放上的点状、结节状高密度影，常伴有周围胆道扩张。肝外胆管结石，常嵌顿于胆总管内，形成胆道梗阻，导致上部胆总管扩张。

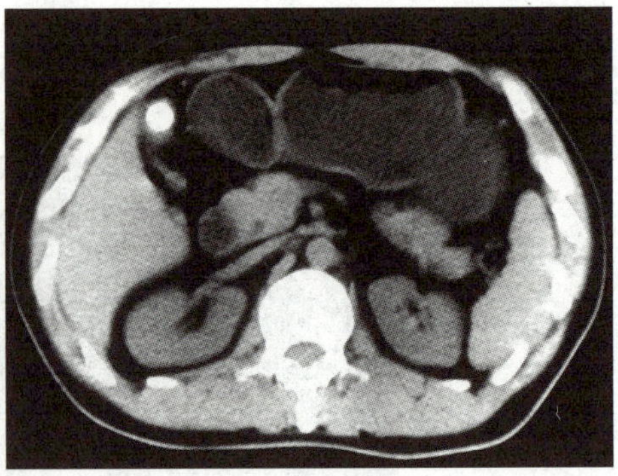

图 4-41　胆结石 CT 表现

（2）MRI 表现：胆结石在 MRI 表现与结石成分相关，在 T_1WI 多为低信号，少数可呈高信号或高低混杂信号；T_2WI 上均为低信号，与高信号的胆汁对比明显。MRCP 对胆总管结石的显示更为直观，表现为扩张胆总管下端呈“杯口”状充盈缺损。

（3）USG 表现：胆囊腔内强回声光团，后方伴声影，可随体位改变而移动。肝内胆管结石可见肝内胆管扩张，其内高回声结石影沿胆管分布。

3. 诊断与鉴别诊断　胆管系统高密度影，结合临床胆绞痛症状可诊断，但胆管结石引起胆道梗阻需与胆管肿瘤、胆管炎相鉴别。

二、急性胆囊炎

1. 概述　急性胆囊炎是一种胆囊的急性炎症性疾病，大多由结石梗阻、蛔虫堵塞、肿瘤压迫、胰液返流等原因引起，中年女性多见。病理上分单纯型、化脓型和坏疽型三型，单纯型胆囊炎主要表现为胆囊壁充血、水肿，胆囊腔内胆汁淤积。化脓型胆囊炎则可见胆囊壁明显增厚，胆囊腔内充满脓液。坏疽型胆囊炎是胆囊壁血供障碍导致的缺血坏死，是胆囊穿孔的主要原因。临床表现为突发性右上腹痛，为持续性胀痛并阵发性绞痛，可放射至右肩背部，严重者伴畏寒、发热、恶心、呕吐及黄疸等全身症状。触诊局部压痛，墨菲（Murphy）征阳性。

2. 影像学表现

（1）CT 表现：胆囊增大，胆囊壁增厚水肿>3mm，增强扫描明显均匀强化，胆囊周围脂肪间隙密度增高，胆囊积液，可合并胆结石，胆囊坏死穿孔时可见胆囊窝含液平面的脓肿（图 4-42）。

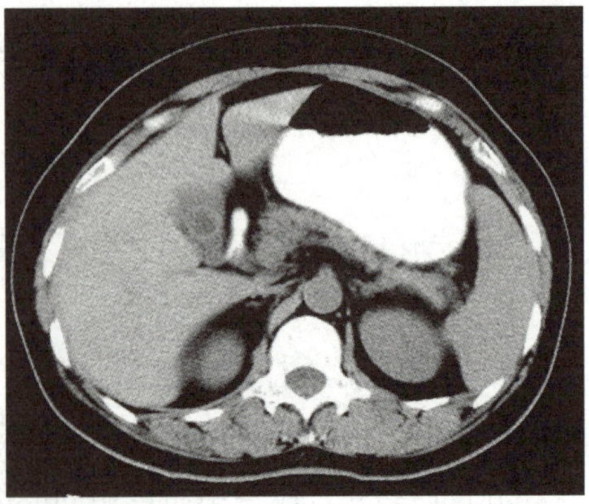

图 4-42　胆囊炎 CT 表现

（2）MRI 表现：胆囊增大，胆囊壁水肿增厚，在 T_1WI 上低信号，在 T_2WI 上高信号，胆囊周围可能出现长 T_1、长 T_2 信号的炎性水肿带。在增强扫描中，增厚的胆囊壁可能呈全层逐渐强化，而中间水肿层不强化。

（3）USG 表现：胆囊壁增厚、水肿，胆囊增大，胆囊腔内胆汁透声性差，可能出现点状、絮状回声。

3. 诊断与鉴别诊断　胆囊增大、胆囊壁增厚及水肿、周围渗出性改变结合临床典型症状如突发性右上腹痛放射至肩背部等，一般可明确诊断。必要时排除胆囊周围炎。

三、慢性胆囊炎

1. 概述 慢性胆囊炎可以是原发的慢性炎症也可以是急性胆囊炎的延续，常合并胆囊结石。病理为胆囊壁纤维组织增生钙化，慢性炎性细胞浸润，囊腔缩小、囊壁增厚，胆泥形成。临床表现多不典型，包括右上腹痛、恶心、呕吐、腹胀、嗳气、黄疸等。

2. 影像学表现

（1）CT 表现：胆囊壁均匀或不均匀性增厚，可见囊壁钙化，胆囊体积缩小，内密度不均，常合并胆囊高密度结石，胆囊周围可有少量渗出液，表现为胆囊周围脂肪密度增高或出现条索状影。增强扫描胆囊壁均匀强化，囊腔和结石无强化。

（2）USG 表现：胆囊壁增厚毛糙，胆囊体积增大或缩小，囊腔内不规则低回声团，提示胆汁淤积。

3. 诊断与鉴别诊断 胆囊体积增大或缩小，胆囊壁增厚毛糙，增强扫描胆囊壁均匀强化，可明确诊断。慢性胆囊炎的胆囊壁增厚需与胆囊癌相鉴别。

四、胆囊癌

1. 概述 胆囊癌为胆道系统最常见的恶性肿瘤，好发于 50 岁以上女性，常被认为与胆囊结石和慢性胆囊炎的长期刺激密切相关。原发性胆囊癌以腺癌多见，约 70%的胆囊癌合并有胆囊结石。胆囊癌大体分型为结节型、厚壁型和肿块型。胆囊癌主要通过局部浸润和淋巴转移进行扩散。局部浸润以肝转移最为常见，而淋巴转移则常发生于胆囊、肝门和胰腺周围的淋巴结。早期无特异性症状，进展期右上腹持续性隐痛或钝痛、黄疸、体重下降、贫血、乏力等全身症状。晚期患者常出现右上腹包块，伴随腹胀、肝大、腹水等体征。

2. 影像学表现

（1）CT 表现：①结节型。胆囊腔内突出的乳头状或结节状肿块，单发或多发，宽基底，向腔内生长，导致胆囊腔狭窄或闭塞。增强扫描时，肿块常有强化现象。②厚壁型。胆囊壁局限性或弥漫性不规则增厚，囊腔变窄或消失，与周围组织分界不清，增强可伴有强化。③肿块型。胆囊区出现较大的软组织肿块，可完全替代胆囊腔，邻近肝实质若受侵，分界不清，增强扫描明显不均匀强化（图 4-43）。

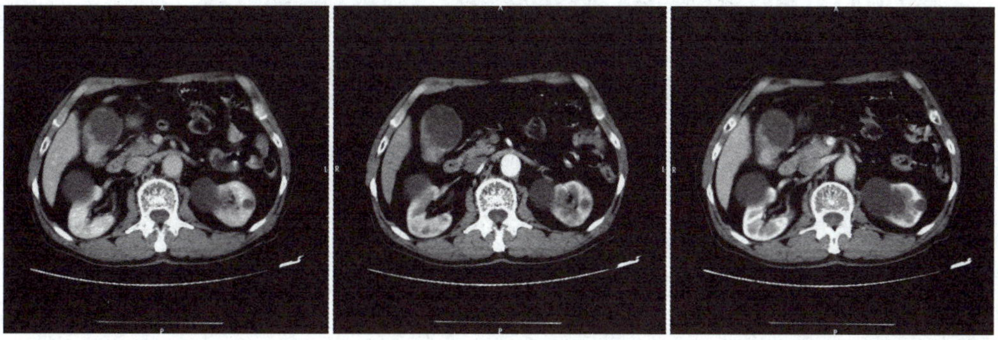

图 4-43　胆囊癌 CT 表现

（2）MRI 表现：胆囊壁局限性或者弥漫性增厚，增厚的胆囊壁和/或胆囊内实性肿块在 T_1WI 上呈现低信号或等信号，在 T_2WI 上呈现高信号，DWI 上呈现高信号。T_2WI 上胆囊周围的肝实质有不规则高信号带，提示肝脏受侵。

（3）USG 表现：①结节型。突入腔内的小乳头状等回声肿块。②厚壁型。囊壁局限或弥漫性不均匀增厚，表面不光滑。③肿块型。胆囊增大，囊腔全部被肿瘤填充，易累及肝脏，呈弱回声或粗而不均的实性肿块。

3. 诊断与鉴别诊断 胆囊壁不规则增厚或腔内软组织肿块，增强后明显强化，晚期可见周围浸润。已波及周围肝实质的肿块型胆囊癌易与肝癌混淆。

五、原发性胆管癌

1. 概述 胆管癌是一种起源于胆管上皮的恶性肿瘤，可发生于肝内、外胆管的任何部位，胆管癌的生长速度相对较慢，但转移率较高。病因可能与结石局部刺激、胆汁停滞等有关。按发生部位分为肝内胆管癌、肝门区胆管癌、肝外胆管癌三种，大体病理分为结节型、浸润型、乳头型三种，以浸润型常见。50 岁以上的男性多见，早期症状为右上腹隐痛或胀痛，继而出现进行性黄疸。黄疸是胆管癌的主要症状，晚期出现脂肪泻，陶土样大便等胆道梗阻表现。

2. 影像学表现

（1）CT 表现：近端胆管扩张，于梗阻部位胆管壁增厚或出现软组织肿块，管腔中断或变窄，增强扫描肿块中度强化，肝门部淋巴结肿大提示淋巴结转移（图 4-44）。

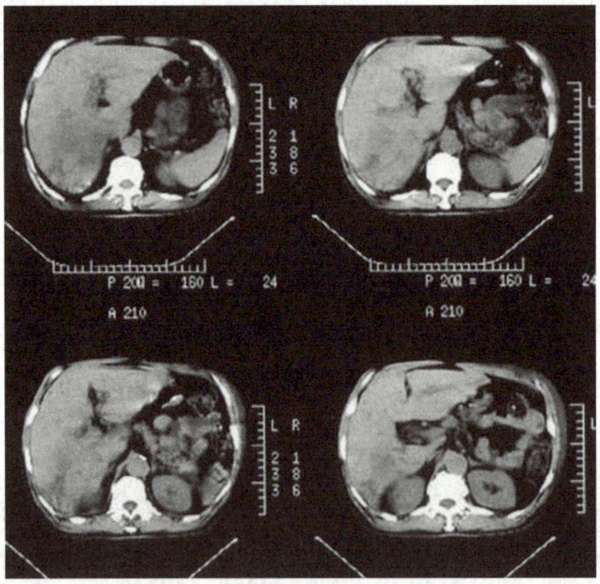

图 4-44 原发性胆管癌 CT 表现

（2）MRI 表现：胆管内结节肿块，在 T_1WI 上呈现稍低信号，在 T_2WI 上呈现稍高信号，增强扫描有明显的强化，与周围正常组织的界限清晰。MRCP 可见胆管截断或狭窄，梗阻端呈锥形或不规则形，肝内胆管扩张成“软藤状”。

3. 诊断与鉴别诊断 胆管中断不规则，管腔狭窄、管壁增厚或腔内软组织肿块，近端胆管扩张，结合临床表现多可诊断。需与胆管结石、胆管炎所致的胆道狭窄相鉴别。

第十节　胰腺疾病影像诊断

一、急性胰腺炎

微课：急性胰腺炎影像诊断

1. 概述　急性胰腺炎是指胰酶在胰腺内被激活后，引起胰腺组织自身消化、水肿、出血甚至坏死的炎症反应。病因多为胆系疾病、酗酒、暴饮暴食等。根据病理变化可分为急性水肿型和出血坏死型，急性水肿型胰腺炎占80%~90%，表现为胰腺肿大、水肿，间质充血和炎症细胞浸润，但无明显胰腺实质坏死和出血，多伴有胰周积液，如胰周积液未吸收会演变成假性囊肿。急性坏死型胰腺炎较少见，以广泛的胰腺坏死、出血为特征，并伴有大量炎症细胞浸润，可能引发全身炎症反应和多器官功能障碍。临床上起病急，主要症状为突然发作的持续性上腹部疼痛，腹胀、恶心等，可放射到腰背部；实验室检查显示血白细胞计数升高，血、尿淀粉酶及胰蛋白酶升高。

2. 影像学表现

（1）CT表现：急性水肿型胰腺炎可见不同程度的胰腺体积弥漫性增大，密度轻度下降欠均匀，边缘密度不清，周围的脂肪间隙由于炎性渗出可能出现密度增高的表现，或可有少量胰周积液（图4-45）；增强扫描胰腺实质均匀强化，一般无不强化的坏死区。出血坏死型胰腺炎，胰腺体积弥漫性增大，胰腺密度不均，存在低密度水肿和更低密度的坏死区，如有出血则密度稍高，同时胰周脂肪间隙消失，腹水，可并发胰腺脓肿和蜂窝织炎。

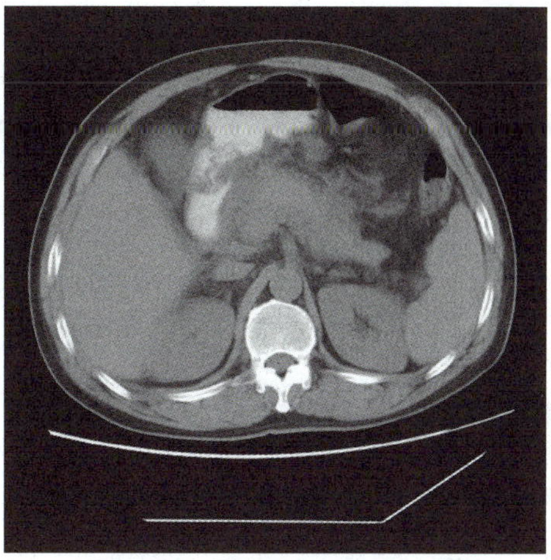

图4-45　胰腺炎CT表现

（2）MRI表现：急性胰腺炎较少应用MRI检查。形态学表现与CT相似，MRI可观察到胰腺呈现弥漫性肿大，边缘可能变得模糊，肿大的胰腺在T_1WI低信号，T_2WI上高信号，T_1WI抑脂像上信号不均匀；出血灶在T_1WI和T_2WI上均呈高信号；胰周渗出在T_1WI上呈低信号，T_2WI上呈高信号；可清晰显示胰周水肿和渗出，胰腺边缘与周围组织界限不清；肾前筋膜和肾周筋膜可能因炎症而增厚。增强检查表现同CT增强扫描。

（3）USG表现：水肿型胰腺炎表现为胰腺弥漫性肿大，形态饱满，边界清晰，内部回声减低；出血坏死型胰腺炎则表现为胰腺重度弥漫性肿大，边界模糊，内部回声杂乱不均，且周围可见液性暗区及腹水。

3. 诊断与鉴别诊断　胰腺体积增大、密度不均，边缘模糊、周围有渗出，肾前筋膜和肾周筋膜增厚。结合典型临床表现和实验室检查可明确诊断。

二、慢性胰腺炎

1. 概述　慢性胰腺炎多与急性胰腺炎反复发作或长期酗酒有关，胰腺实质出现慢性炎症损害和间质纤维化，质地变硬，腺泡及胰岛不同程度萎缩，胰管和间质可有钙化和结石。临床上轻者可无明显症状，主要表现为反复发作中上腹部疼痛，伴恶心呕吐，饮酒和饱餐时可诱发疼痛或使疼痛加重。

2. 影像学表现

（1）CT 表现：胰腺大小正常、萎缩或增大，其大小取决于纤维化、炎性反应的程度和范围。胰管内径常超过正常范围，粗细不均，呈串珠状样改变，部分病例可伴有胆总管扩张；沿胰管分布的胰管结石或胰腺实质内散在的斑点状、结节状钙化，为慢性胰腺炎的可靠征象（图 4-46）；假性囊肿形成；肾周筋膜增厚。增强扫描胰腺强化不均匀，纤维化区强化程度较低。

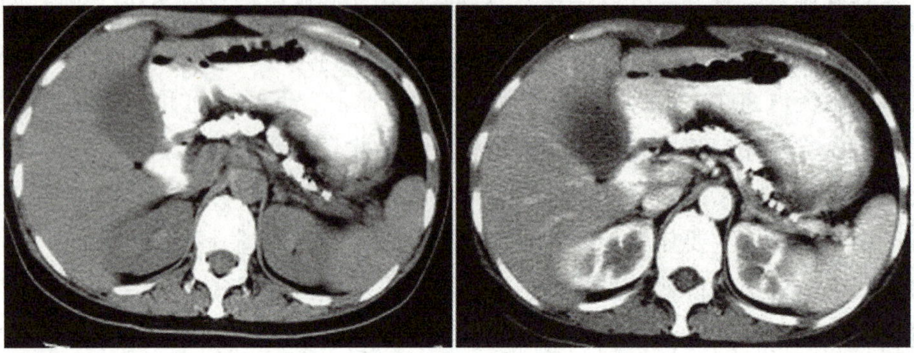

图 4-46　慢性胰腺炎 CT 表现

（2）MRI 表现：胰腺弥漫或局限性增大、萎缩；由于胰腺纤维化及蛋白质丢失，胰腺常表现为低信号，胰管呈现串珠状扩张，胰管内还可见结石或钙化，钙化灶呈低信号或无信号区；假性囊肿呈长 T_1、长 T_2 信号。

（3）USG 表现：胰腺弥漫或局限性肿大或萎缩，与周围组织分界模糊，内部回声增强、不均，可见点状、条状高回声带；胰管扩张，粗细不均，走行扭曲，或呈串珠状，部分病例伴有假性囊肿。

3. 诊断与鉴别诊断　胰腺弥漫或局限性增大，胰管扩张伴结石、胰腺实质钙化，有时可见假性囊肿，肾前筋膜增厚。胰腺局限性增大应与胰腺癌相鉴别。

三、胰腺癌

1. 概述　胰腺癌是一种起源于胰腺导管上皮及腺泡细胞的恶性肿瘤，是胰腺最常见的恶性肿瘤，其发病与饮食习惯、糖尿病、慢性胰腺炎及遗传等因素等密切相关。早期多无症状，随病程发展可有腹痛、黄疸、体重明显下降三大特征。根据组织来源，胰腺癌分为胰导管细胞癌和腺泡细胞癌，其中90%为腺癌。胰腺癌好发于胰头部，约占 70%，易侵犯胆总管、十二指肠及邻近血管，也可通过淋巴或血行转移至其他器官。

2. 影像学表现

（1）CT 表现：胰腺癌的直接征象是胰腺局部增大或出现实性肿块（图 4-47）。平扫肿块多为等密度或稍低密度，边界不清，若发生坏死液化则可见更低密度灶。增强扫描肿瘤相对乏血，为不均匀的低密度，强化不明显，与周围正常胰腺强化形成对比，使肿瘤显示更清楚。胰头癌可致胰胆管狭窄、梗阻，其上胆总管和胰管扩张，即“双管征”；肿瘤常侵犯周围血管如肠系膜上动静脉等，表现为胰腺与血管间的脂肪间隙消失或血管被肿块包绕；胰腺癌淋巴转移最常见于腹腔动脉干和肠系膜上动脉周围的淋巴结；胰腺癌血行转移至肝最常见。

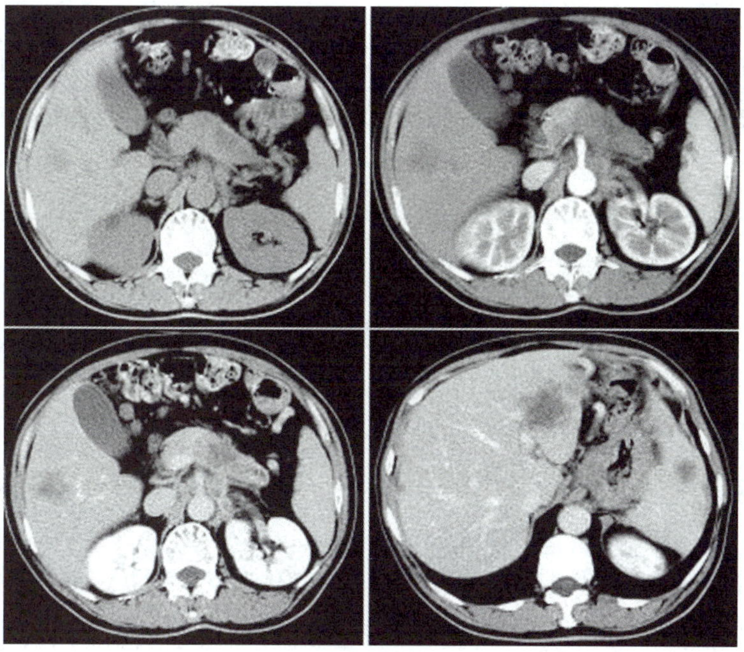

图 4-47　胰腺癌肝转移 CT 表现

（2）MRI 表现：为形态不规则的肿块，边界不清晰。在 T_1 加权像上，肿瘤多呈低信号；在 T_2 加权像上，则可能呈现高信号，且信号强度不均匀，夹杂有低信号区域（图 4-48）。增强扫描强化不明显，MRI 检查同样能发现胰周和血管侵犯、淋巴结转移和肝转移征象；DWI 上胰腺原发灶、淋巴结转移和肝转移灶均呈高信号，有利于病变的检出。MRCP 显示因梗阻扩张的胰、胆管，梗阻末端呈喙突状。

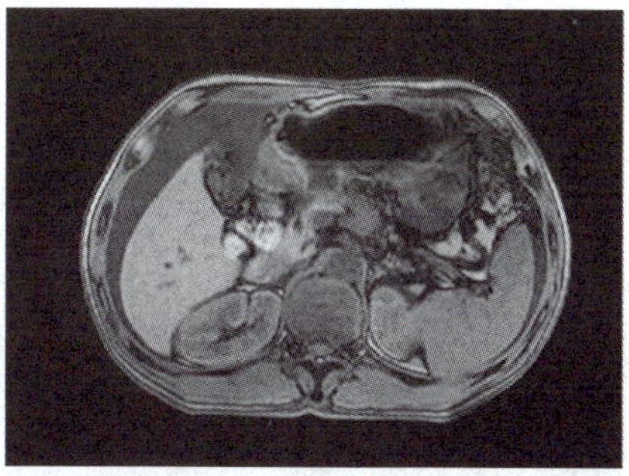

（a）

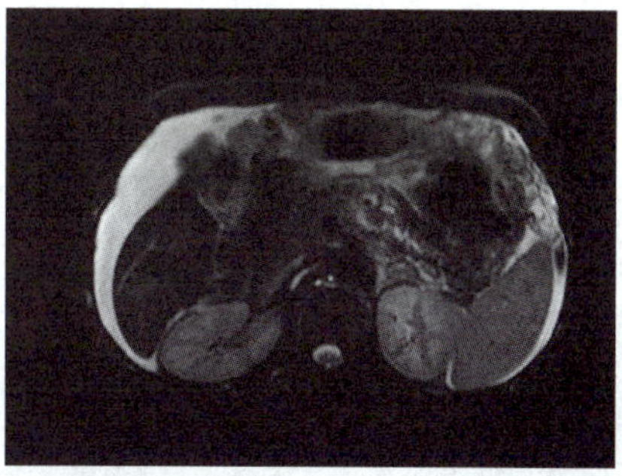

（b）

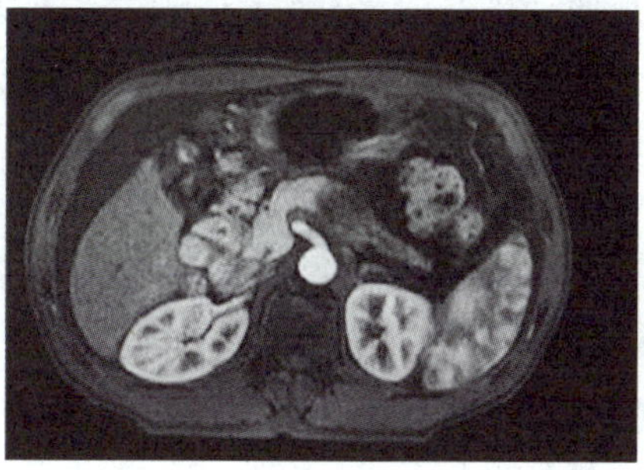

（c）

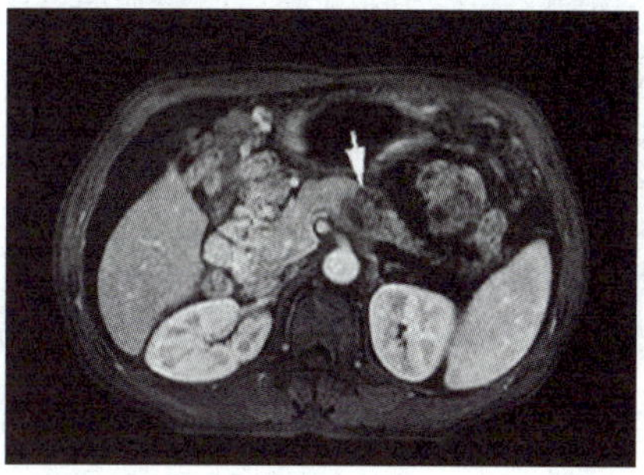

（d）

图 4-48　胰腺癌 MRI 表现

注：（a）T_1WI：胰体体积增大，胰尾萎缩，腹水；（b）T_2WI 胰体内混杂信号肿块，尾部胰管扩张；（c）（d）增强 T_1WI 动脉期、门静脉期扫描，肿瘤强化较胰腺弱（箭头），显示清楚。

（3）USG 表现：胰腺内出现低回声肿块，边界模糊，形状不规则，可能伴有胰管或胆管扩张。

3. 诊断与鉴别诊断 胰腺内低密度肿块，边界不清，强化不明显，胆总管、胰管扩张，周围结构浸润受累结合典型的临床症状，诊断不难。胰腺癌的鉴别诊断主要是慢性胰腺炎及胰腺其他类型的肿瘤。

第十一节　急腹症影像诊断

微课：急腹症影像诊断

一、胃肠道穿孔

1. 概述 胃肠道穿孔是指胃壁或肠壁的破损，多有消化道溃疡病史，非甾体抗炎药服用史，外伤史或消化道肿瘤病史。胃肠道穿孔起病急骤，为突发性持续性上腹剧痛，可延及全腹，查体见全腹压痛、反跳痛，腹肌呈板样强直。

2. 影像学表现

（1）X 线表现：胃肠道穿孔穿入腹腔内，立位时积聚在膈下形成新月形游离气体影，具有重要诊断意义，另外消化道穿孔可表现为气腹、腹脂线异常等征象，少数患者未显示气腹征象，也不能排除胃肠穿孔，如小肠和阑尾穿孔常无游离气腹征象（图 4-49）。

（2）CT 表现：CT 扫描显示于腹腔前、网膜囊、肝肾隐窝等处可见小圆形低密度气体影，如腹膜间位或后位空腔器官穿孔见腹膜后间隙积气影。消化道穿孔常伴有胃肠液体渗出，引起腹膜炎症，腹膜间隙模糊及腹水。

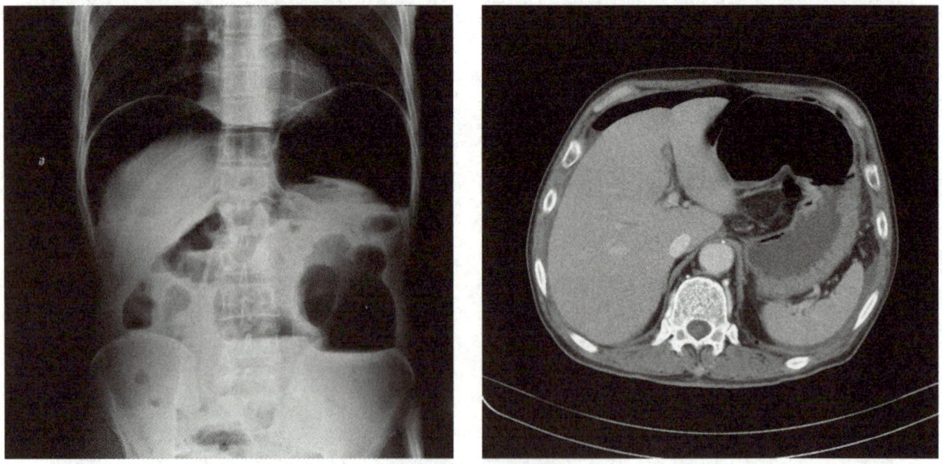

（a）　　（b）

图 4-49　胃肠道穿孔 CT 表现

注：（a）平片；（b）CT 增强扫描。

3. 诊断与鉴别诊断 立位 X 线显示膈下新月形游离气体，腹水、腹脂线异常等，结合典型的临床症状、体征，可明确诊断。本病应与间位结肠、腹部术后短期膈下游离气体相鉴别。

二、肠梗阻

1. 概述 肠梗阻指肠内容物在肠道内通过受阻，导致部分或完全不能通过的状态。发病原因主要包括机械性因素、动力性因素和血运性因素，如肠粘连、肠肿瘤、肠套叠等。肠梗阻按病因可分为机械性肠梗阻，动力性肠梗阻，血运性肠梗阻三类。机械性肠梗阻按肠壁有无血运障碍，可分为单纯性肠梗阻和绞窄性肠梗阻，其中单纯性肠梗阻，肠管通畅性障碍，绞窄性肠梗阻，肠管通畅性障碍伴有血运障碍；动力性肠梗阻是由于肠道功能减弱或丧失，而无器质性的肠腔狭窄，分为麻痹性肠梗阻和痉挛性肠梗阻；血运性肠梗阻是由于肠系膜血管栓塞或血栓形成，使肠管血运障碍和肠肌运动功能失调。按梗阻部位可分为高位肠梗阻和低位肠梗阻。按病程发展快慢，可分为急性肠梗阻和慢性肠梗阻。临床表现主要是阵发性或持续性腹痛、呕吐、腹胀，完全性梗阻时停止排气、排便等。

2. 影像学表现

（1）X 线表现：单纯性肠梗阻表现为梗阻近端肠管明显扩张，充气增多，并可见明显的气-液平面，梗阻远端肠管则呈现塌陷状态。典型 X 线表现为立位腹部平片肠腔扩张积气，内见多个长短不一的阶梯状气-液平面。根据梗阻部位的不同，X 线表现也有所差异。十二指肠梗阻，胃及十二指肠扩张，表现为“双泡征”。低位小肠梗阻时，扩张的肠袢则主要位于腹中部，呈“阶梯状”排列，液平面较多。结肠梗阻时，扩大的肠袢会分布在腹部周围，可见结肠袋。

绞窄性小肠梗阻常见病因为粘连带压迫，除表现为单纯性肠梗阻的基本征象之外，还可见假肿瘤征、咖啡豆征、长液面征等。两端闭锁的肠段内充满大量不能吸收又不能排出液体，仰卧位呈类圆形软组织包块影，该肿块影并非真正的肿瘤，称假肿瘤征。咖啡豆征指一段小肠显著扩大，横径可达 6cm 以上或超过邻近胀气扩大的小肠肠曲横径 1 倍以上，有如马蹄形，相邻的边缘靠紧，形似咖啡豆。麻痹性肠梗阻表现为全腹内胃肠道均积气扩张，以结肠特征显著，液面较少（图 4-50）。

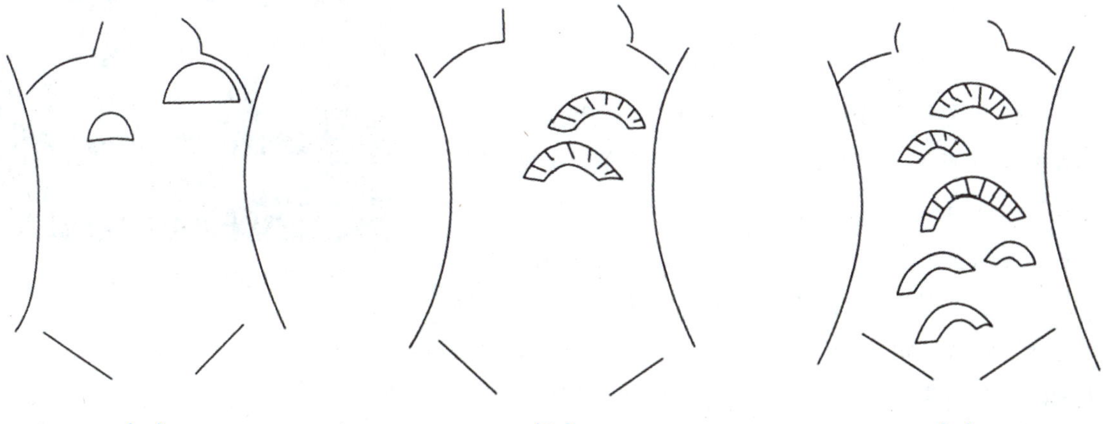

（a） （b） （c）

图 4-50 肠梗阻 X 线表现示意

注：（a）十二指肠梗阻“双泡征”示意；（b）空肠梗阻示意；（c）回肠梗阻示意。

（2）CT 表现：肠管扩张，内见气-液平面，肠壁变薄，梗阻远端肠管塌陷与梗阻近端肠管直径的明显差异是诊断肠梗阻非常有价值的征象。单纯性小肠梗阻可以显示肠梗阻扩张、积气的肠管，并可见肠腔内气-液平面。若肠管互相融合靠拢或与腹壁相连，提示为粘连性梗阻；若肠道内或腹腔内见到肿块，提示为肿瘤所致梗阻。绞窄性肠梗阻可准确观察到假肿瘤征和咖啡豆征的特定征象，可明确腹腔内是否有积液。血运性肠梗阻直接征象在CT增强扫描下可见肠系膜上动脉和/或静脉血栓，呈低密度充盈缺损（图4-51）。

3. 诊断与鉴别诊断 腹部平片显示肠腔扩张积气积液，可见阶梯状液平面，结合临床腹胀、呕吐、肛门停止排气排便等症状，即可诊断肠梗阻。但必须分析是否有绞窄性肠梗阻的可能，明确绞窄性肠梗阻后，外科需立刻急诊手术治疗。

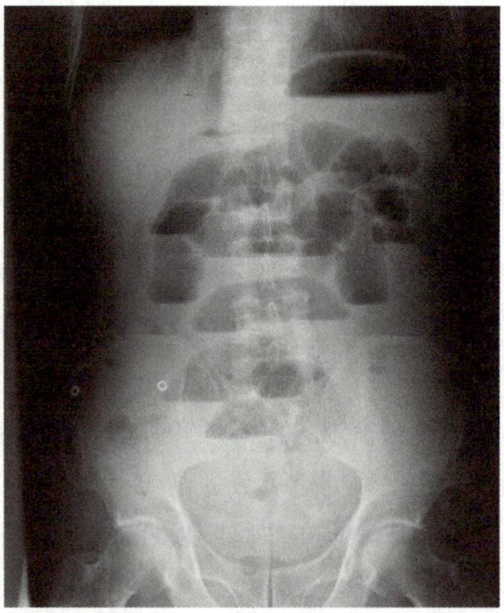

图4-51 肠梗阻CT表现

三、肠套叠

1. 概述 肠套叠是指一段肠管套入与其相连的肠腔内，导致肠内容物通过障碍的病理状态，套叠由3层肠壁组成，外层肠管称为鞘部，进入其内的两层肠管称为套入部。根据套入部位的不同，肠套叠分为回结型、小肠型和结肠型，以回结型最常见。肠套叠是常见的急腹症，分为原发性和继发性两类，原发性肠套叠多发生于婴幼儿，也是小儿肠梗阻的常见病因。继发性肠套叠多见于成人，通常由肠道器质性病变引起，肠套叠可能导致套入肠段充血水肿，甚至坏死，同时鞘部肠管也可能出现增厚和炎症反应。肠套叠的典型症状是突发的阵发性腹痛、呕吐、血便和腹部肿块。

2. 影像学表现

（1）X线表现：表现为小肠梗阻征象，肠管内可见阶梯状气-液平面。钡剂灌肠造影可显示套叠头部呈杯口状、钳状、球状及哑铃状充盈缺损，钡剂排出后黏膜皱襞可显示螺旋状、弹簧状影。

空气灌肠示套叠端半圆形软组织密度影，为本病的特征性表现。肠套叠空气灌肠复位，经肛门插管注入气体，气体沿结肠逆行充盈，到达套入部时通过受阻，并见肠管受阻处呈圆形软组织肿块影，随着肠腔内气体压力的增加，肿块影逐渐退缩变小直至消失，表明肠套叠已成功复位。

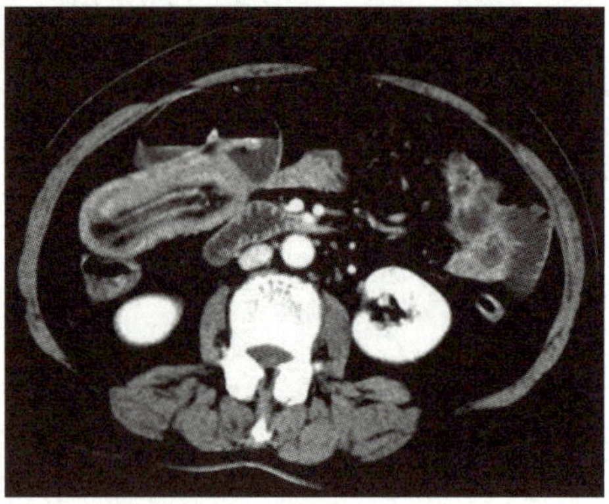

图4-52 肠套叠CT表现

（2）CT表现：显示肠套叠的软组织肿块影，呈高低密度相间的分层状或环状，“靶环征”或“同心圆征”是肠套叠的典型CT表现（图4-52）。

3. 诊断与鉴别诊断 X线套叠端半圆形软组织密度影，CT图像上“靶环征”或“同心圆征”均为肠套叠的典型影像学表现，结合阵发性腹痛、呕吐、血便和腹部肿块临床症状，易于诊断。本病需与急性坏死性肠炎、蛔虫性肠梗阻相鉴别。

考试知识点总结

本章小结

协和云课堂……　拓展练习及参考答案

（王　娇　沈孝翠）

第五章　泌尿生殖系统影像诊断

教学课件

学习目标

素质目标

（1）严格遵守医学伦理和职业道德规范，在涉及生殖系统等隐私部位的影像诊断学习中，强化保护患者隐私的意识，妥善处理和保管患者的影像资料及相关信息。

（2）培养严谨细致的工作态度和辩证思维能力，深知诊断结果对治疗决策的重要性，树立对患者健康高度负责的意识。

知识目标

（1）掌握：泌尿生殖系统正常和基本病变的影像学表现，以及泌尿系结石、肾结核、肾囊肿、肾细胞癌、膀胱癌、卵巢癌、前列腺癌、肾上腺肿瘤等泌尿生殖系统常见病变的影像学表现。

（2）熟悉：泌尿生殖系统影像检查方法的选择和综合应用。

（3）了解：泌尿生殖系统先天发育异常、炎性病变的影像学表现。

能力目标

（1）能胜任医学影像技术的岗位工作。

（2）能对泌尿生殖系统常见疾病进行诊断和鉴别诊断。

案例导入

【案例】

患者，女，45 岁，体检时行泌尿系彩超检查提示“左肾下极占位”，患者无明显腰腹部疼痛，无尿频、尿急及肉眼血尿，无发热、呕吐。该患者 CT 平扫及增强 CT 检查，见图 5-1。

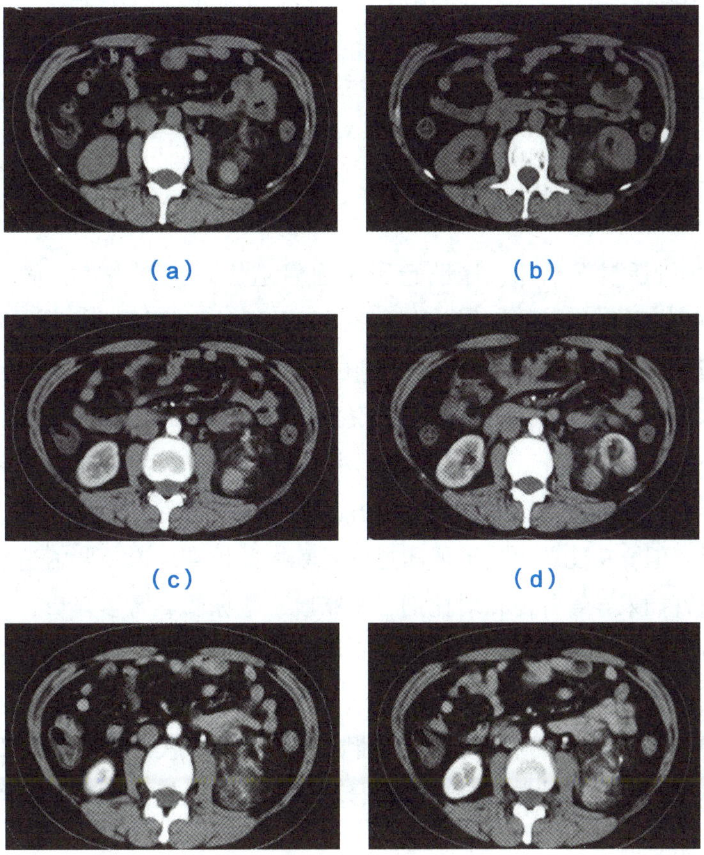

（a）（b）（c）（d）（e）（f）

图 5-1　腹部 CT 平扫及 CT 增强扫描

注：（a）（b）CT 平扫；（c）（d）CT 增强扫描皮质期；（e）（f）CT 增强扫描实质期。

【问题】

1. 该患者影像诊断结果及诊断依据是什么？
2. 该病变需要与哪些疾病进行鉴别诊断？

· 核心知识拆解 ·

泌尿生殖系统涵盖了从肾、输尿管、膀胱、尿道到生殖器官等多个重要结构和器官，影像检查方法主要包括传统 X 线检查、超声检查、计算机断层扫描（CT）、磁共振成像（MRI）及放射性核素显像等。这些检查方法各有优缺点，能够相互补充，提高诊断的准确性和可靠性。传统 X 线检查是泌尿生殖系统影像诊断的基础，其中尿路造影（包括静脉尿路造影和逆行尿路造影）是常用的检查手段，可以清晰地显示尿路的结构和形态。超声检查以其无创、简便、经济的特点广泛应用于泌尿生殖系统的初步筛查和随访观察。CT 检查具有高分辨率和三维成像的优势，对于尿路结石、肿瘤、外伤等疾病的诊断具有重要价值。MRI 检查则以其软组织分辨率高、无辐射的特点，在肾肿瘤、肾上腺病变及生殖系统疾病的诊断中显示出独特的优势。本章内容将详细阐述泌尿生殖系统常用的影像检查手段、正常影像学表现及常见疾病的影像诊断特点。

第一节　泌尿生殖系统影像检查技术

一、X 线检查

泌尿系统 X 线检查包括腹部平片、尿路造影和血管造影。腹部平片，简称 KUB（kidney-ureter-bladder），可观察双肾的位置、形态和大小，是尿路结石首选的影像检查方法，常规行仰卧位正位片即可，当鉴别胆囊结石与肾结石时，需同时行 KUB 侧位片，检查前应做好肠道准备。尿路造影包括静脉肾盂造影（intravenous pyelography，IVP）和逆行肾盂造影（retrograde pyelography）。静脉肾盂造影又称为排泄性尿路造影（excretory urography），可清晰显示双肾、输尿管、膀胱的轮廓、大小和位置，同时可以观察肾的分泌和排泄功能。对于输尿管结石、肿瘤等造成的尿路梗阻性疾病，IVP 可以显示梗阻部位以上尿路的扩张情况，但肾功能严重受损或碘过敏者禁用此检查。逆行肾盂造影是一种有创性检查方法，通过膀胱镜向输尿管插入导管并注入对比剂，使膀胱、输尿管、肾盂显影，主要用于检查尿路梗阻性病变，明确梗阻部位，推断梗阻病因。肾功能不全或排泄性尿路造影显影不佳者可用此检查方法。女性生殖系统可行子宫输卵管造影检查，了解输卵管的通畅情况及子宫腔的形态和大小。常规置管血管造影多被无创性血管成像（如 MRI 血管成像、CT 血管成像等）所取代。血管造影适用于肾动脉狭窄行血管成形术和支架植入术患者，肾动脉造影是通过向肾动脉注射对比剂，观察血管情况的检查方法。

二、CT 检查

CT 扫描是泌尿系统最常用的影像检查方法。CT 平扫对尿路结石的检出最为敏感，可以发现腹部平片难以显示的小结石，准确判断结石的位置、大小和数量。在泌尿系统肿瘤的诊断中，CT 平扫和 CT 增强扫描能够显示肿瘤的大小、形态、与周围组织的关系及肿瘤的血供情况。肾动脉 CTA 常用于检查肾血管病变，如肾动脉狭窄。CT 扫描也是肾上腺病变最佳的影像检查方法，可以显示正常肾上腺的解剖结构，对于肾上腺增生、萎缩、钙化等病灶的显示明显优于其他影像检查。

盆腔 CT 平扫常用于妇科急腹症的筛查，有助于排除阑尾炎等非妇科疾病，清楚显示女性盆腔病变，如异位妊娠破裂出血、卵巢囊肿蒂扭转或破裂、急性子宫出血等。CT 平扫也可用于检查子宫先天畸形，生殖系统各类良、恶性肿瘤的诊断，但对于病变密度与正常组织密度相近的病变，CT 平扫易漏诊。CT 平扫也可以显示前列腺和阴囊的形态、大小及密度，对囊肿、出血及钙化性病灶的检出比较敏感。对于盆腔占位性病变，CT 增强扫描可观察病变范围、周围组织侵犯及淋巴结转移等情况，建议结合 MRI 盆腔平扫和增强检查、妇科超声检查，以获得更多诊断信息。

三、MRI 检查

MRI 是泌尿生殖系统重要的补充检查方法。MRI 对软组织分辨力高、成像参数多、序列多样，对肿块性质的确定（囊性、实质性、脂肪性）比 CT 敏感，尤其在泌尿生殖系统肿瘤的术前分期、恶性程度分级及临床疗效监测等方面具有较大优势。对于一些复杂的肾肿瘤，MRI 能够更好地显示肿瘤的组织成分，例如，应用压脂序列可以确定病变是否存在脂肪成分，从而有助于诊断。MRU 利用磁共振水成像原理，对尿路中的尿液成分进行成像，无须对比剂即可清晰地显示肾集合系统、输尿管、膀胱，为急慢性肾衰竭患者、妊娠期妇女等提供了安全、有效、无创的替代检查方法。

MRI 是目前显示女性盆腔结构最好的影像学方法，能清晰显示肿瘤大小、位置、周围组织侵犯、淋巴结转移等情况，可用于女性生殖系统各类良、恶性肿瘤的诊断，分期及随访复查。MRI 也是术前诊断临床显著性前列腺癌的主要手段，DWI 序列能够显著提高前列腺癌检出的特异度和准确率。MRI 肾上腺平扫空间分辨率低，对肾上腺增生、萎缩等小病灶的检出率较低，但软组织分辨率较高，能准确地显示肿块内的组织学特征，有利于肿块的定性诊断，例如，富含脂质的肾上腺腺瘤与不含脂质的肾上腺转移瘤的鉴别。

四、其他影像检查

超声检查是一种无创、便捷、无辐射的检查方法，常作为泌尿生殖系统的初步检查和健康体检的首选检查。超声检查能够显示肾、膀胱、前列腺、卵巢等器官的大小、形态和内部回声的改变，例如，肾囊肿在超声图像上表现为圆形或椭圆形的无回声区，边界清晰；肾结石则表现为强回声光团，后方伴有声影。对于肾盂积水，超声检查可以准确判断积水的程度，通过观察肾盂肾盏扩张的范围和程度来评估梗阻的严重程度。

放射性核素显像是利用放射性核素及其标记化合物为示踪剂引入受检者体内，根据脏器内、外或正常组织与病灶之间对放射性药物摄取的差异，利用显像仪器获得脏器或病变的影像，从而达到疾病诊断的目的，可用于肾功能、肾血流灌注的评估及尿路梗阻的诊断。

第二节　泌尿生殖系统正常影像学表现

一、肾

（一）正常 X 线表现

1. 腹部平片　正位片上，双侧肾呈蚕豆形、“八”字状位于第 12 胸椎至第 3 腰椎水平脊柱两侧，密度均匀，外缘光整，内缘中部肾门处稍内凹（图 5-2）。成人肾长径 12~13cm，宽径 5~6cm，左肾较右肾高 1~2cm。肾长轴的延长线与脊柱的交角称为肾脊角或倾斜角，正常范围在 15°~25°。

2. 静脉肾盂造影　静脉注入对比剂后 1~2 分钟，双侧肾实质对称显影，密度均匀，为肾实质期；注入对比剂后 2~3 分钟，肾盏开始显影，15~30 分钟，肾盏肾盂显影最浓。每侧肾包括 6~14 个肾小盏和 2~4 个肾大盏。肾小盏分为体部和穹窿部，体部较短，与肾大盏相连；穹窿部较长，顶端形成杯口状凹陷。肾大盏由相邻 2~3 个肾小盏汇合而成，肾盂呈漏斗状，上连肾大盏，下连输尿管，其大部分位于肾窦内（图 5-3）。

3. 逆行肾盂造影　双侧肾实质不显示，肾盏、肾盂、输尿管、膀胱的显影情况与 IVP 的正常影像学表现相似。

4. 肾动脉造影 开始注入对比剂后肾动脉主干及分支显影，管径由粗变细，边缘光滑，走行自然；随后肾实质逐渐显影，双肾轮廓、形态、大小清晰可辨，最后可见肾静脉显影，但不清晰。

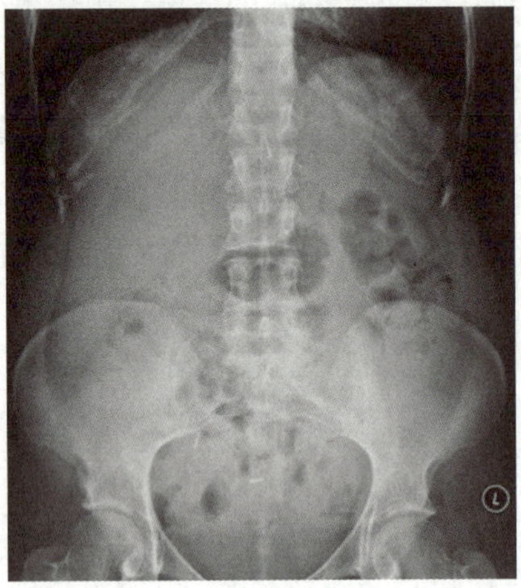

图 5-2 正常腹部平片

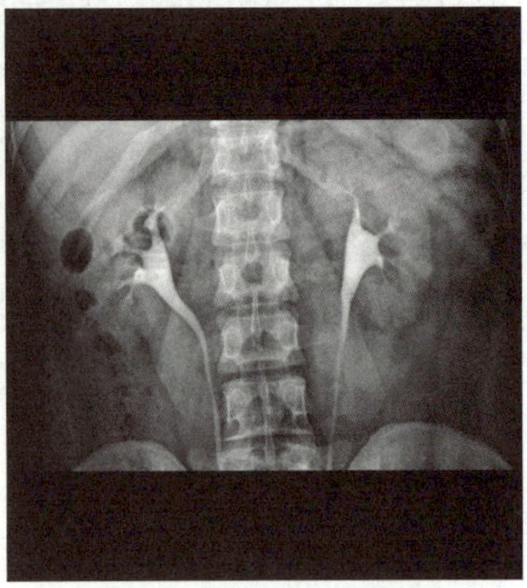

图 5-3 静脉肾盂造影双侧肾盏肾盂显影

（二）正常 CT 表现

1. 平扫 横断面上肾脏位于脊柱两侧，表现为圆形或类圆形软组织密度影，与肾周低密度脂肪组织对比明显，边缘光滑锐利，密度均匀［图 5-4（a）］。肾窦脂肪呈较低密度影，肾盂呈水样密度影。肾中部层面可见内侧缘凹陷，为肾门，指向前内，是肾血管、神经、淋巴管、肾盂出入肾的门户。肾动脉和肾静脉呈窄条状软组织密度影，走行于肾门与腹主动脉、下腔静脉之间。

2. 增强扫描 肾强化的表现根据扫描时间可分为皮质期、实质期和排泄期［图 5-4（b）~（d）］。静脉注入对比剂后 1 分钟左右，肾血管、外周肾皮质及伸入锥体之间的肾柱明显强化，而髓质强化不明显，因而能分辨出皮、髓质，此期为皮质期。注入对比剂后 2～3 分钟，皮质强化程度减低，髓质强化与皮质强化程度近似，此期为实质期。注入对比剂后 5～10 分钟，肾实质强化程度下降，而肾盏、肾盂明显强化，此期为排泄期。

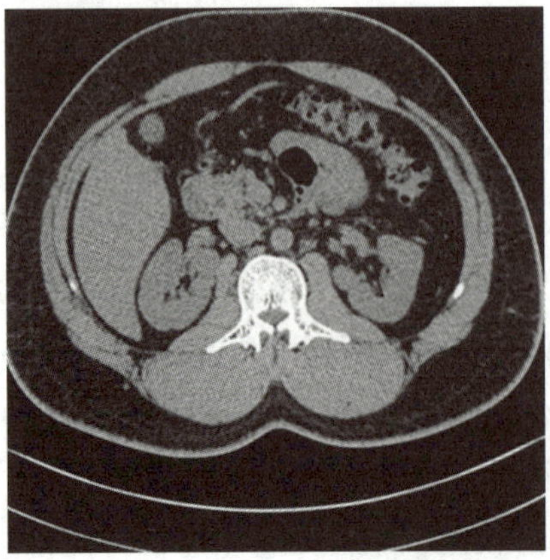

（a）

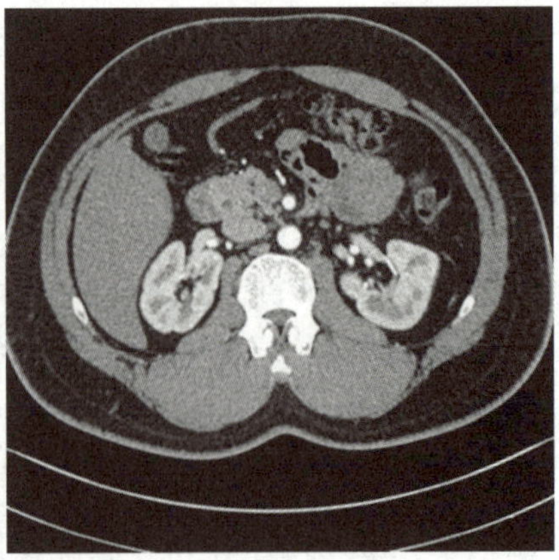

（b）

图 5-4 肾 CT 平扫及增强扫描

注：（a）CT 平扫；（b）CT 增强检查皮质期；（c）CT 增强检查实质期；（d）CT 增强检查排泄期。

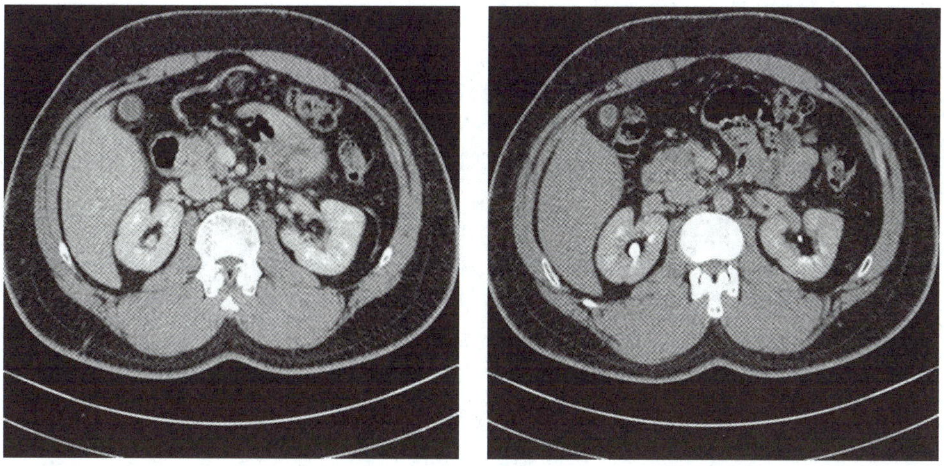

（c）　　　　（d）

图 5-4 （续图）

3. 肾动脉 CTA　正常影像学表现与肾动脉造影类似。

（三）正常 MRI 表现

1. 平扫　在 T_1WI 上，由于髓质含水量较高，髓质信号强度略低于皮质，肾窦脂肪组织呈高信号，肾盂呈低信号，脂肪抑制 T_1WI 序列上，皮、髓质信号强度差异更加明显。在 T_2WI 上，皮、髓质均呈稍高信号，髓质信号强度略高于皮质，肾窦脂肪组织呈中高信号，肾盂呈高信号。肾血管由于流空效应常表现为低信号影或无信号（图 5-5）。

2. 增强检查　行 Gd-DTPA 增强扫描后，肾实质的强化形式类似 CT 增强检查。

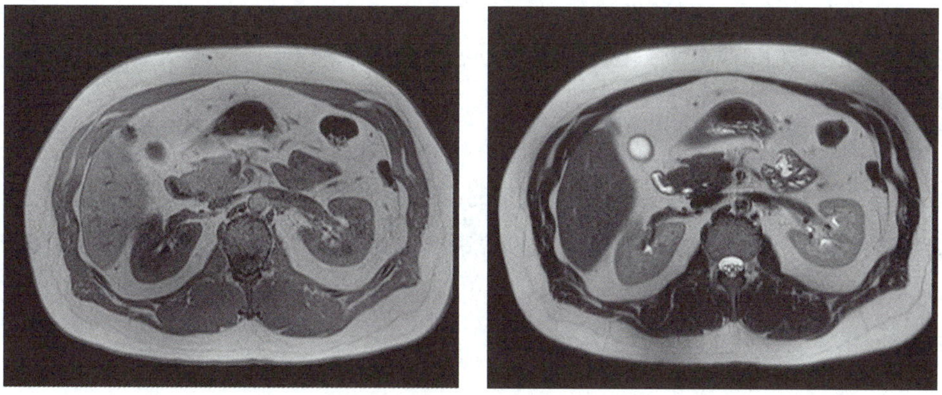

（a）　　　　（b）

图 5-5　肾正常 MRI 表现

注：（a）T_1WI；（b）T_2WI；（c）T_2WI 压脂序列；（d）T_2WI 冠状位。

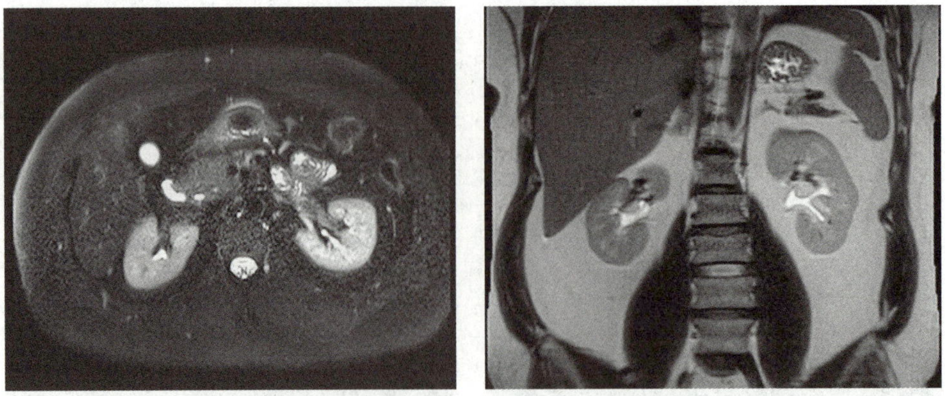

（c）　　（d）

图 5-5 （续图）

二、肾上腺

（一）正常 CT 表现

1. 平扫 横断位上，肾上腺表现为倒“V”形或者倒“Y”形软组织密度影（右肾上腺可表现为斜线形），在周围脂肪对照下，显示清晰，但不能分辨皮质和髓质（图 5-6）。不同层面上，肾上腺形态各异，边缘多光滑平直，无外突结节，也可表现为轻度一致性外突或内凹。右肾上腺位于肝右叶内后缘与右侧膈脚之间，其前方为下腔静脉；左肾上腺位于左肾上极前内侧，其前外方为胰体、尾部，内侧为左侧膈脚。肾上腺的大小通常用肾上腺侧肢厚度和横断面面积来评估，正常侧肢厚度应<10mm，面积<150mm^2。

2. 增强扫描 正常肾上腺均匀强化，但不能分辨皮质、髓质。

（二）正常 MRI 表现

1. 平扫 在常规 T_1WI 和 T_2WI 上，肾上腺信号与肝实质信号类似，周围脂肪组织呈高信号；在 T_1WI 或 T_2WI 脂肪抑制图像上，肾上腺信号强度显著高于周围被抑制的脂肪组织，呈相对高信号，但不能分辨皮质、髓质（图 5-6）。

2. 增强检查 正常肾上腺均匀强化。

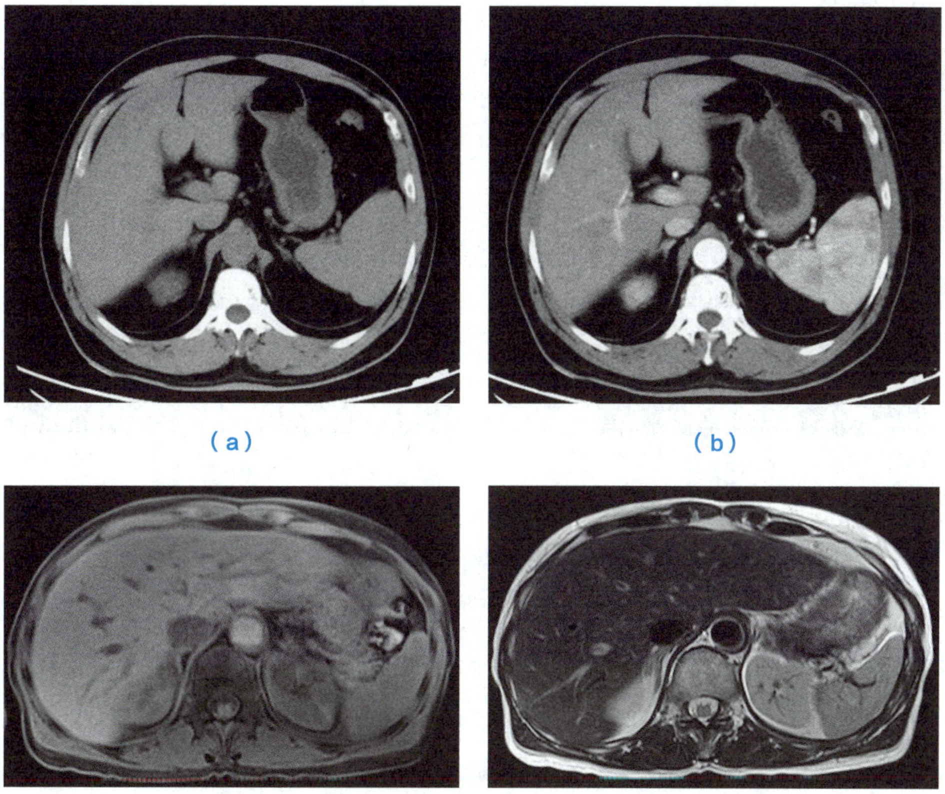

（a）（b）（c）（d）

图 5-6　肾上腺 CT 及 MRI 正常影像学表现

注：（a）CT 平扫；（b）CT 增强扫描；（c）T_1WI；（d）T_2WI。

三、输尿管

（一）正常 X 线表现

1. 肾、输尿管及膀胱平片（kidney ureter bladder,KUB）　输尿管不显示。

2. 尿路造影　注入对比剂后 30 分钟去除腹部压迫带摄影，可见双侧输尿管显影，表现为光滑的条状高密度影，可有弯曲（图 5-7）。输尿管全长 25～30cm，宽径 3～7mm，上接肾盂，下连膀胱，根据其位置分为腹段、盆段和壁内段。腹段输尿管自第 2 腰椎水平起于肾盂，在腹膜后沿脊柱两侧向下走行，在骶髂关节内侧越过骨盆缘而延续为盆段输尿管。盆段输尿管先向外下行，再向内下行至膀胱。壁内段输尿管长约 1.5cm，由外上向内下斜行穿过膀胱壁，进入膀胱三角区。输尿管的 3 个生理性狭窄区分别是与肾盂连接处、越过骨盆边缘处（与髂血管相交处）和膀胱入口处。

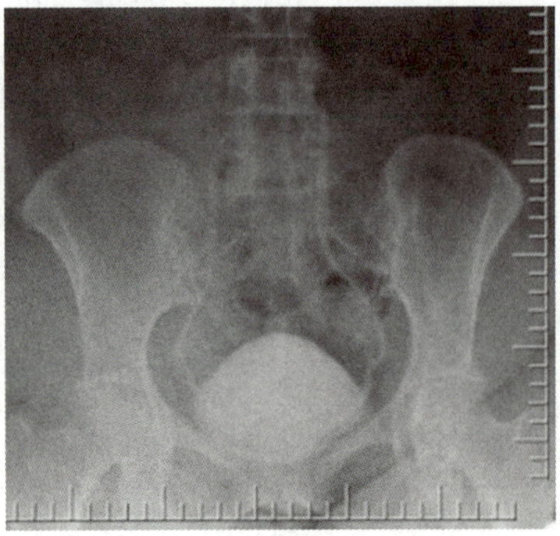

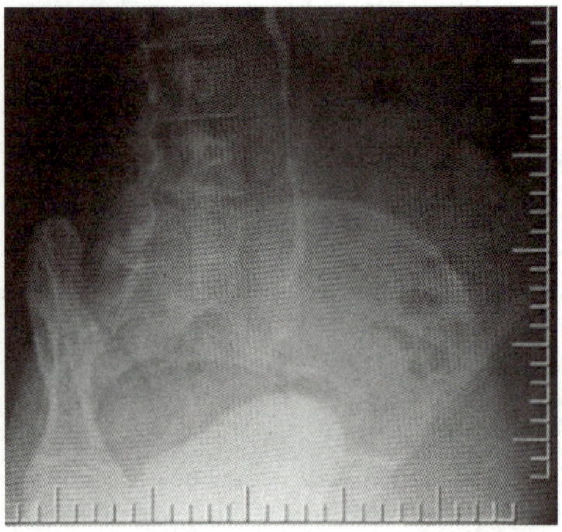

（a）　　（b）

图 5-7　静脉肾盂造影输尿管显影

注：(a) 正位；(b) 侧位。

（二）正常 CT 表现

1. 平扫　横断面上，自肾盂向下连续层面追踪可识别腹段输尿管，呈小圆形软组织密度影，中心可呈低密度，沿腰大肌前缘走行。盆段及壁内段输尿管难以识别。

2. 增强扫描　注入对比剂 10 分钟后延迟扫描，自肾盂开始可追踪输尿管全程，其管腔内的对比剂呈点状高密度。

（三）正常 MRI 表现

1. 平扫　T_1WI 或 T_2WI 横断面上，输尿管自肾盂连续向下追踪，在周围较高信号脂肪组织的衬托下，腹段输尿管呈点状软组织信号，位于腰大肌前缘，而正常盆段输尿管难以识别。正常输尿管在 MRU 不能完整显影，呈断续的细线状或波浪状，粗细不等，宽度不超过 4mm。

2. 增强检查　注入 Gd-DTPA 对比剂 10 分钟后延迟扫描，自肾盂连续向下追踪，能观察输尿管全段，直到膀胱入口处。

四、膀胱

（一）正常 X 线表现

1. KUB　正常膀胱不显示。

2. 尿路造影　正常膀胱容量为 350~500ml，其形态、大小取决于充盈程度及相邻结构对膀胱的压迫，充盈较满的膀胱呈圆形或类圆形高密度影，位于耻骨联合上方，边缘光滑，密度均匀（图 5-8）。

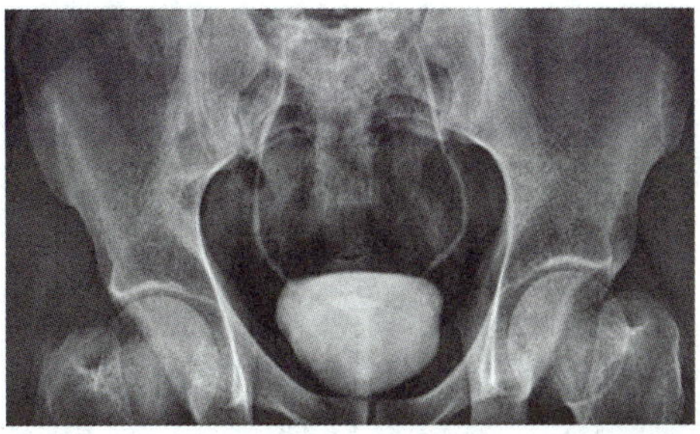

（a）

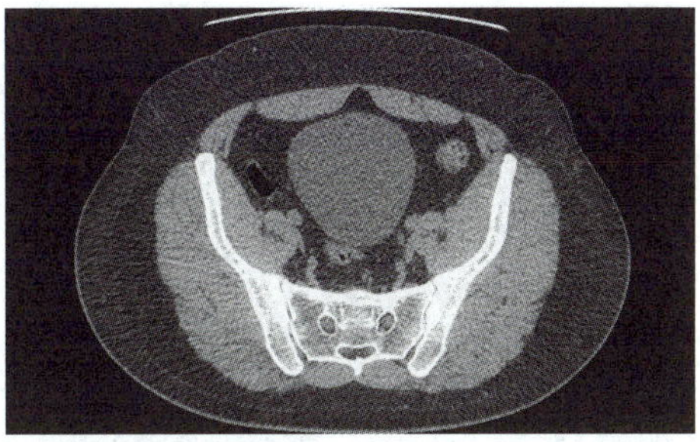

（b）

图 5-8 膀胱正常尿路造影及 CT 表现

注：（a）尿路造影膀胱显影；（b）CT 平扫。

（二）正常 CT 表现

1. 平扫 横断面上，充盈的膀胱呈圆形或椭圆形，空虚的膀胱近似锥形或扁圆形，腔内尿液为均匀水样低密度，膀胱壁为均匀一致的薄壁软组织影，厚度一般为 2～3mm，内外缘均较光整。

2. 增强扫描 注入对比剂早期，膀胱壁均匀强化；稍迟扫描，可见对比剂进入膀胱，若输尿管下端有强烈蠕动，含对比剂的尿液成一条高密度的流注喷入膀胱内（输尿管“喷射征”）；若对比剂与尿液混合不均，高密度的对比剂沉积在低密度尿液下方，则出现液-液平面。

（三）正常 MRI 表现

1. 平扫 横断面上，充盈的膀胱呈圆形、横置的椭圆形或四角圆钝的类方形，矢状面上为类三角形。膀胱内尿液呈水样信号，即 T_1WI 低信号、T_2WI 高信号；膀胱壁厚薄均匀，信号与肌肉相似。膀胱周围脂肪组织在 T_1WI 为高信号，T_2WI 为稍高信号。膀胱周围淋巴结有时也可显示，呈椭圆形等 T_1 等 T_2 信号，直径一般不超过 10mm。有时在 T_2WI 上由于化学位移性伪影于膀胱壁两侧分别出现线状高信号影和低信号影，容易导致误诊。

2. 增强检查 注入 Gd-DTPA 增强检查，膀胱腔内尿液含对比剂而发生强化，表现为高信号影，但对比剂超过一定浓度后反而呈低信号。

五、女性生殖系统

（一）正常 X 线表现

子宫输卵管造影正位上宫腔呈倒三角形，上方底边为子宫底，两侧角为子宫角，分别与两侧输卵管相通；下端与宫颈管相通。宫腔边缘光滑，两侧壁及底部因肌层较厚而略向内凹。宫颈管呈长柱状，因黏膜皱襞存在而呈“羽毛”状。两侧输卵管自子宫角向外下走行，管腔纤细呈迂曲柔软的线状影，自内向外依次为间质部、峡部、壶腹部和伞端。在注入对比剂一段时间后摄片，显示输卵管内对比剂全部排空进入盆腔，呈多发线状、波浪状、絮状致密影，提示输卵管通畅（图 5-9）。

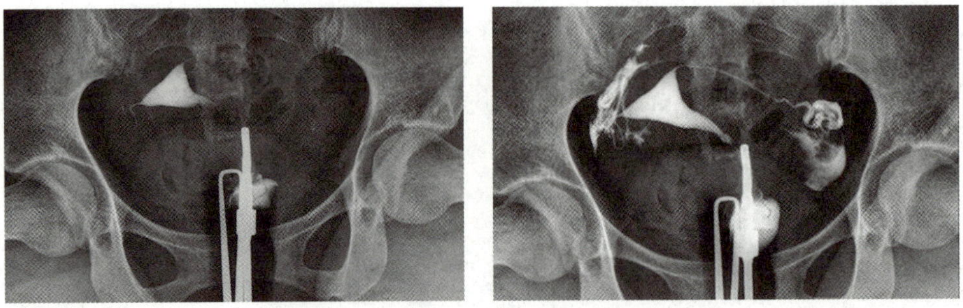

（a）　　　　（b）

图 5-9　子宫输卵管造影

注：（a）经子宫颈管向宫腔内放置导管并向内注入对比剂，显示宫腔和输卵管形态；（b）对比剂弥散进入盆腔，呈波浪状或弧线形阴影。

（二）正常 CT 表现

1. 平扫　横断面上，子宫呈横置的梭形或椭圆形软组织密度影，边缘光滑，宫腔因层面位置不同呈类圆形或 T 形低密度影。成人子宫从宫底至宫颈径线 7~8cm，横径 4~5cm，前后径 2~3cm。宫颈呈圆形或椭圆形软组织密度影，正常横径<3cm，外缘光滑，密度均匀。宫旁脂肪组织呈低密度影，内可见输尿管、子宫静脉丛呈细小点状软组织密度影。卵巢位于子宫侧壁与髋臼之间，呈软组织密度影，有时可见卵泡呈小圆形低密度影。输卵管通常不显示。

2. 增强扫描　子宫肌呈明显均匀强化，中心低密度宫腔不强化。宫颈强化程度低于子宫壁。

（三）正常 MRI 表现

1. 平扫　在 T_1WI 上，宫体、宫颈和阴道呈均匀低信号，周围脂肪组织呈高信号，其内可见成对的低信号的子宫圆韧带和子宫骶骨韧带，卵巢呈均匀低信号影。在 T_2WI 上，宫体自内向外分为 3 层，内层的内膜及宫腔分泌物呈高信号，中间的子宫肌内层（联合带）为低信号，外层的子宫肌外层为中等信号（图 5-10）。子宫颈自内向外分为 4 层，宫颈管黏液呈高信号，宫颈黏膜呈中等信号，纤维基质呈低信号，宫颈肌层呈中等信号。阴道分为内层高信号的阴道上皮和内容物和外层低信号的阴道壁。卵巢的卵泡在 T_2WI 上呈高信号，内部基质呈低信号。

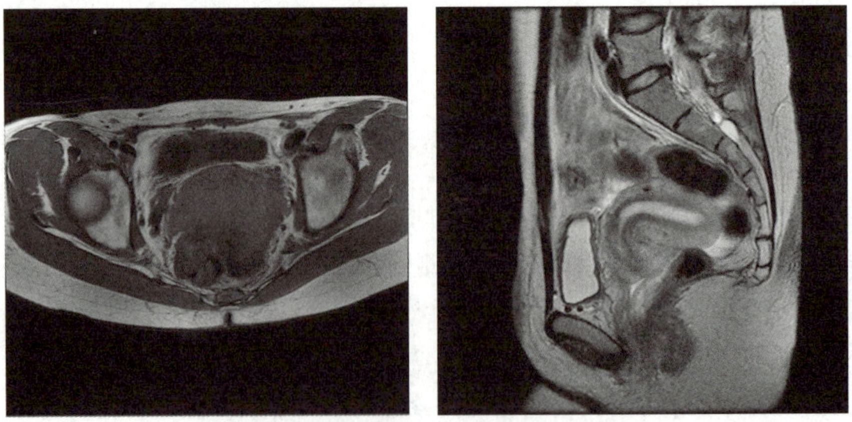

（a）　　　　（b）

图 5-10　子宫正常 MRI 表现

注：（a）T_1WI 横断位；（b）T_2WI 矢状位。

2. 增强检查　子宫呈均匀明显强化，卵巢基质轻度强化，卵泡不强化。

六、男性生殖系统

（一）正常 CT 表现

1. 平扫　前列腺紧邻膀胱下缘，上缘不超过耻骨联合，横断面上，前列腺呈圆形或椭圆形软组织密度影，边缘光整。30 岁以下的男性，前列腺上下径为 3cm，前后径为 2～3cm，左右径为 3.1cm；60 岁以上男性上下径达 5cm，前后径为 3.4cm，左右径为 4.8cm。精囊位于膀胱后方，邻近前列腺上缘，呈“八”字形排列，表现为均匀软组织密度影，边缘常呈小分叶状。两侧精囊前缘与膀胱后壁之间各有一尖端向内的锐角脂肪性低密度区，称为精囊角（seminal vesicles angles）。精囊角改变对前列腺癌分期具有较高的价值。

2. 增强扫描　动脉期中央腺体强化，延迟期中央腺体和周围带强化趋于一致。

（二）正常 MRI 表现

1. 平扫　在 T_1WI 上，前列腺呈均匀低信号，不能分辨各解剖带；精囊内充满液体，呈均一低信号；睾丸呈稍低信号。在 T_2WI 上，前列腺各解剖带呈不同信号强度。移行带位于尿道前外侧，呈低信号；中央带位于移行带周围，也呈低信号，与移行带难以区分；周围带位于前列腺后外侧及尖部，呈高信号（图 5-11）；前纤维肌基质位于尿道前方，呈低信号；前列腺包膜位于前列腺周边，呈细线状环形低信号。精囊呈迂曲管状高信号，其壁为低信号。睾丸呈稍高信号。睾丸白膜位于睾丸周边，在 T_1WI 和 T_2WI 上呈线状低信号影。睾丸鞘膜内有少量液体，呈长 T_1、长 T_2 信号。附睾在 T_1WI 上呈中等信号，在 T_2WI 上呈不均匀中等信号，强度低于睾丸。

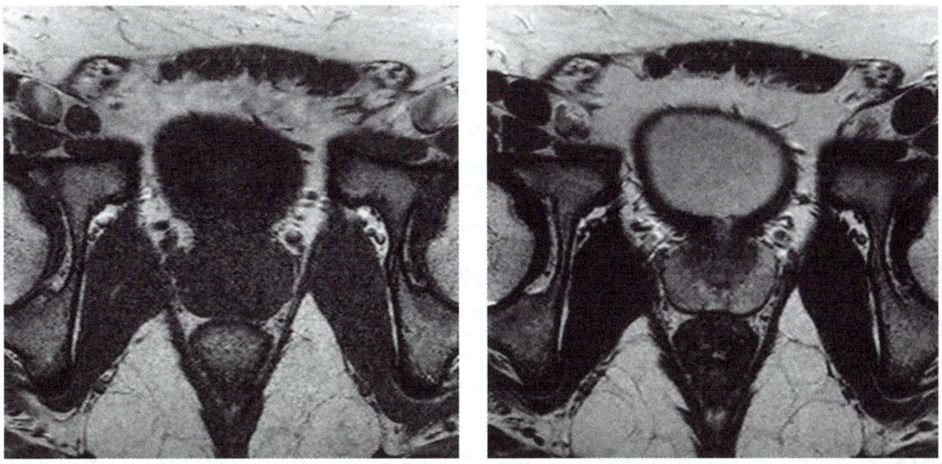

（a）　　　　（b）

图 5-11　前列腺正常 MRI 表现

注：（a）T_1WI；（b）T_2WI。

2. 增强检查　类似 CT 强化表现。

3. 磁共振波谱（MR spectroscopy，MRS）　正常前列腺组织内含有高浓度的枸橼酸盐（citrate，Cit）、胆碱（choline，Cho）及其化合物和肌酐（creatine，Cre）。MRS 显示在周围带中，Cit 波峰最高，波峰（Cho+Cre）/Cit 的比值约为 60%；中央腺体的 Cit 含量较低，但其波峰不应低于 Cho 波峰。随年龄增长，Cit 波峰由于腺体增生而增高。

第三节　泌尿生殖系统基本病变的影像学表现

一、肾

（一）形态、大小、位置异常

1. 肾位置异常　可因肾内、外病变导致，常伴有肾轴改变，某些先天性异常也可造成肾位置改变，如胸腔肾、盆腔肾等。

2. 肾形态、大小异常　可由于先天性异常和后天性病变导致。前者包括多囊肾、马蹄肾、代偿性肥大所致的肾影增大、不规则，先天性肾发育不良所致肾影缩小，先天性肾不发育所致肾影消失。后者可因肾积水、脓肿、肾肿瘤、炎症等导致肾影增大，肾缺血、结核、慢性肾盂肾炎则可使肾影变小。

（二）肾盂肾盏异常

1. 肾盏肾盂受压变形　多由肾内病变所致，主要为肾囊肿、血肿、脓肿、肾肿瘤等，其中需特别注意两种特殊类型的囊肿，肾盂旁囊肿和肾盂周囊肿，易误认为肾积水。较大的肾周病变也可间接压迫肾盂、肾盏，使之移位、变形。

2. 肾盏肾盂破坏　主要见于肾结核、侵犯肾盏肾盂的肾癌、肾盂癌及黄色肉芽肿性肾盂肾炎等。

3. 肾盂肾盏内充盈缺损　主要为肾盏肾盂内的结石、肿瘤、血肿等，还可见于真菌球及脱落坏死的肾乳头。

4. 肾盂肾盏扩张、积水　多由梗阻性或非梗阻性病变导致，以前者多见，常为结石、血肿、肿瘤或炎性狭窄等病变所致，也可见于先天性病变，如先天性巨大肾盂、输尿管囊肿、巨输尿管、肾盂输尿管连接处狭窄等。

（三）肾区密度改变

1. 高密度钙化影　主要为肾盂肾盏结石，也可见于肾钙质沉着症、肾结核、肾癌、肾囊肿和肾动脉瘤的钙化等。肾盂肾盏结石表现为特征性的鹿角状高密度影；肾结核钙化为细小点状、斑片状钙化，甚至全肾钙化（肾自截）。

2. 高密度肿块　常为外伤后出血导致的血肿，偶见于囊肿和肾癌出血，后者在 CT 增强扫描时发生强化，其内高密度影常为出血或钙化。

3. 低密度、软组织密度或混杂密度肿块　肾囊肿通常表现为囊性水样密度影；各种类型良、恶性肾肿瘤常表现为软组织密度或混杂密度肿块，CT 增强检查肿块有不同形式和程度强化。

（四）肾区信号异常

1. T_1WI 低信号、T_2WI 高信号病变　信号强度与自由水相似，常见于单纯性肾囊肿、多囊肾及肾盏肾盂积水；T_1WI 信号高于自由水，T_2WI 信号低于自由水，增强检查发生强化，可见于肾癌或肾盂癌，当病变内出现囊变或出血时，信号可发生变化。

2. T_1WI 和 T_2WI 皆为高信号病变　主要见于发生出血的单纯性肾囊肿、多囊肾及肾外伤性血肿的亚急性期或含蛋白量较高的病灶。

3. T_1WI 和 T_2WI 信号混杂的肿块　可为肾血管平滑肌脂肪瘤或肾细胞癌，前者肿块内含脂肪组织，后者可发生出血、囊变、坏死等。

（五）肾动脉造影异常

1. 肾动脉狭窄和闭塞　见于动脉粥样硬化、纤维肌肉发育不良、大动脉炎等病变。肾动脉主干或分支内有充盈缺损见于肾动脉栓塞，完全栓塞时，肾动脉不显影，肾实质全部或患支供应肾段实质不显影，表示发生肾梗死。

2. 肾动脉扩张　常见于动脉瘤，表现为动脉壁呈囊状或梭形扩张。

3. 肾血管移位　主要见于肿块压迫、推移邻近血管发生移位，或出现动静脉瘘、对比剂池样充盈等。

二、肾上腺

（一）形态、大小异常

肾上腺增生常表现为双侧肾上腺弥漫性增大，但肾上腺形态和密度仍维持正常；双侧肾上腺缩小，常由于垂体功能低下或特发性肾上腺萎缩所致，也可见于 Cushing 腺瘤同侧肾上腺的残部和对侧肾上腺。

（二）肾上腺结节/肿块

肾上腺囊肿表现为无强化的低密度肿块，囊腔内有水样长 T_1、长 T_2 信号；肾上腺结核、大结节增生、转移瘤、皮质腺瘤、嗜铬细胞瘤等常表现为软组织密度肿块，密度不均匀，需要根据病变的密度、大小、形态、强化表现和信号特点进行鉴别。

三、输尿管

（一）形态异常

1. 输尿管扩张、积水　尿路造影、CTU 和 MRU 可明确显示。输尿管因梗阻造成的扩张积水，显示管径增粗，常见原因为输尿管结石、肿瘤或输尿管外病变累及输尿管，还可见于先天性狭窄、损伤性狭窄或周围病变压迫输尿管。非梗阻性输尿管扩张积水见于膀胱输尿管反流或先天性巨输尿管。

2. 输尿管管壁增厚 可见于输尿管炎症、结核或肿瘤性病变，CT 和 MRI 可显示管壁增厚的范围和强化特点。

（二）密度异常

1. 异常钙化影 输尿管走行区内异常钙化影主要为输尿管结石，点状、条状钙化影还可见于输尿管结核。

2. 输尿管肿块 软组织密度肿块多为输尿管肿瘤，高密度肿块常见于输尿管内血肿，CT 或 MRI 可显示肿块的范围、密度或信号、强化形式等，以进行鉴别诊断。

四、膀胱

（一）形态大小异常

膀胱增大可见于神经源性膀胱，膀胱缩小主要见于慢性炎症或膀胱结核。膀胱憩室表现为膀胱腔外突出的囊腔，与膀胱相通。

（二）膀胱壁增厚

充盈状态下膀胱壁>5mm，可认为异常增厚。膀胱壁增厚可为局限性或弥漫性增厚，局限性增厚可见于膀胱肿瘤，也可为膀胱周围炎症或膀胱外肿瘤累及膀胱；弥漫性增厚多为膀胱各种类型炎症或慢性尿道梗阻所致。

（三）膀胱肿块

与膀胱壁相连的软组织密度肿块主要为膀胱肿瘤，也可为结石或血块；膀胱肿瘤以膀胱尿路上皮癌常见，非上皮性肿瘤少见。高密度钙化主要为结石，也可见于肿瘤。结石在 T_1WI 和 T_2WI 均呈极低信号；若增强扫描有强化，多为膀胱肿瘤。

五、女性生殖系统

（一）子宫形态、大小异常

常见于子宫先天性发育异常、良恶性肿瘤和妊娠状态。

（二）子宫密度或信号异常

常见于各种良恶性肿瘤、血块等。子宫增大，密度或信号异常多见于子宫肌瘤和子宫内膜癌，前者子宫常见分叶状增大，边缘清楚，可有钙化灶，CT 上表现为中等密度，T_1WI 和 T_2WI 上均呈低信号；后者表现为子宫对称性或分叶状增大，内有坏死性低密度区，可累及周围组织，T_2WI 呈中等信号，可见结合带破坏，DWI 上呈明显高信号。宫颈增大、密度或信号异常并伴有宫旁组织浸润常为宫颈癌。

（三）输卵管异常

子宫输卵管造影可显示输卵管狭窄、扩张、走行僵硬，多见于输卵管结核或非特异性炎症。

（四）盆腔肿块

盆腔肿块常来自卵巢，也可为盆腔炎性肿块或其他来源的肿瘤。根据肿块成分可分为囊性肿块、实性肿块、囊实性肿块。囊性肿块多为生理性囊肿、浆液性囊腺瘤等，CT 上囊内可见液性低密度，MRI 上呈长 T_1、长 T_2 信号；实性肿块多见于卵泡膜细胞瘤、纤维瘤等，CT 为软组织密度，MRI 多为稍长 T_1、稍长 T_2 信号，增强有不同程度的强化；囊实性肿块成分比较复杂，常见于黏液性囊腺瘤、囊腺癌等，CT 表现为等低密度软组织肿块，常合并出血、坏死，MRI 多表现为混杂长 T_1、长 T_2 信号，若含有脂肪成分，则在 T_1WI、T_2WI 上均表现为高信号，T_2WI 压脂序列信号减低。

六、男性生殖系统

（一）形态、大小异常

前列腺增大的诊断标准为耻骨联合上方 2cm 或更高层面仍可见前列腺，或前列腺横径超过 5cm。前列腺均匀对称性增大常见于前列腺增生，但也可为早期局限于前列腺被膜内的前列腺癌。前列腺癌表现为前列腺明显增大，形态不规则而形成较大分叶状肿块，可侵犯周围结构伴精囊角消失。

（二）密度、信号异常

低密度病灶常见于前列腺囊肿、脓肿或肿瘤坏死；高密度灶为钙化或结石。T_2WI 图像上，高信号周围带内出现低信号灶，DWI 呈明显高信号，ADC 图相应部位为低信号，边界不清，MRS 上 Cit 峰明显下降或（Cho+Cre）/Cit 的比值显著增高，则提示为前列腺癌。当移行带增大并多发中高信号结节时，提示良性前列腺增生。精囊囊肿呈水样密度，MRI 呈长 T_1、长 T_2 信号；精囊肿瘤呈不均匀软组织密度，增强可发生强化。

第四节　泌尿系统疾病影像诊断

一、先天性发育异常

（一）先天性肾缺如

1. 概述　先天性肾缺如是由于一侧肾组织和输尿管芽不发育或仅有残缺的后肾组织所致单侧肾缺如，常伴有同侧输尿管缺如。对侧肾脏可呈代偿性肥大，可伴有旋转不良。

2. 影像学表现　KUB、CT 和 MRI 均可见一侧肾窝无肾影，对侧肾代偿性增大；静脉肾盂造影

（intravenous pyelo-graphy，IVP）显示一侧无肾和肾盏肾盂显示。

3. 诊断与鉴别诊断 孤立肾需要与肾异位、先天性肾发育不全进行鉴别。孤立肾只可见一侧肾影，而肾异位可在盆腔、胸腔、下腹部可见肾影，先天性肾发育不全可见一侧肾体积缩小，对侧肾代偿增大。

（二）肾异位

1. 概述 肾位置异常包括单纯异位肾和游走肾。单纯异位肾是指肾不能到达或超过正常位置，可位于从骶前到胸内的任何位置，如盆肾、腹肾、膈下肾和胸内肾，且多伴有肾旋转不良。游走肾在腹腔内有较大的活动度，改变体位时活动明显。

2. 影像学表现 IVP 可见腹腔内或胸腔内有肾盂、肾盏及输尿管显影，但位置异常；CT 和 MRI 显示肾窝内无肾影，在盆腔、下腹部、膈下或胸内可见肾影，其密度、信号、强化形式和程度均与正常肾相同［图 5-12（a）］。

3. 诊断与鉴别诊断 单纯异位肾应与游走肾、肾下垂鉴别。游走肾活动范围极大，甚至可越过腹中线移动至对侧腹部，或可在腹腔内各个方向移动。肾下垂是由于肾脏支持结构松弛所致，变换体位时，仅有上下方向活动，位置变化超过一个椎体高度。

（三）肾旋转不良

1. 概述 正常两肾门位置是直接朝内轻度偏前，两肾轴呈“八”字形，肾脊角 15°~25°。肾旋转不良是指胚胎发育过程中，肾轴不旋转、旋转不足、过度或反方向旋转。

2. 影像学表现 CT 和 MRI 主要表现为肾盂、肾盏指向异常，根据旋转不良的类型不同肾门可位于腹侧、外侧或后侧等；肾盂形态可呈拉长、扁平等，肾盂输尿管结合部扭曲［图 5-12（b）］。

3. 诊断与鉴别诊断 肾旋转异常时，CT 和 MRI 均可发现肾门、肾盂的朝向异常，易于诊断，但需除外邻近肿物压迫造成的肾轴转位。

（四）肾盂输尿管重复畸形

1. 概述 肾盂输尿管重复畸形又称为重复肾，即在一侧肾中存在两套独立的集合系统，一侧肾两套输尿管可在膀胱以上汇合或分别汇入膀胱。

2. 影像学表现 重复肾体积常有增大，尿路造影是诊断肾盂输尿管重复畸形的首选方法。IVP、CTU 和 MRU 均可显示肾区有两套肾盂和输尿管显影［图 5-12（c）］。

3. 诊断与鉴别诊断 重复肾合并肾积水时应与肾囊肿鉴别，重复肾可探及与之相连的扩张输尿管，而肾囊肿多包膜完整，内壁光滑。

（五）肾形态异常

1. 概述 肾形态异常包括融合肾、驼峰肾、肾柱排列异常等。融合肾指两肾的联合，但每一侧肾有独立的集合系统和输尿管。其中最常见的是马蹄肾，指两肾的下极或上极相互融合，下极融合更常见。融合的部分称为峡部，由肾实质和结缔组织构成。驼峰肾是指肾表面局限隆突，类似驼峰样。

2. 影像学表现 KUB 显示融合肾肾影位置较低且肾脊角发生改变；IVP 显示两肾下极斜向内侧，两侧肾盂位置低且相互靠近，可伴有旋转不良；CT 和 MRI 显示两肾下极或上极连接，峡部的密度、信号强度及强化表现均与正常肾实质相同，常并发肾盂积水［图 5-12（d）］。驼峰肾表现为肾实质局部外突，边缘光整，但密度、信号及强化形式均与正常肾实质相同。

3. 诊断与鉴别诊断 马蹄肾根据两肾上极或下极相连的形态可以诊断。驼峰肾需要与肾实质的肿瘤相鉴别，可做增强扫描观察强化形式。

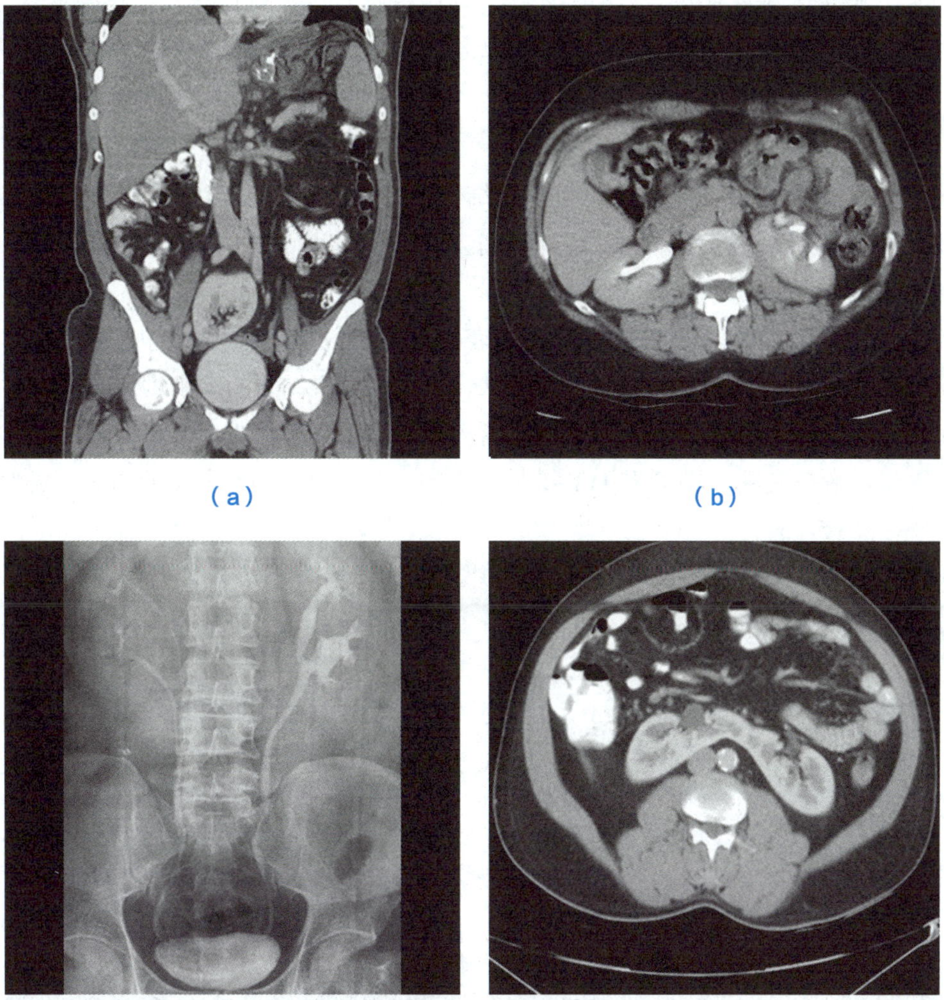

（a）（b）（c）（d）

图 5-12 肾先天发育不良影像学表现

注：（a）右侧盆腔肾；（b）左肾旋转不良；（c）双侧肾盂输尿管重复畸形；（d）马蹄肾。

（六）肾发育不全

1. 概述 肾发育不全又称为侏儒肾，常为胚胎发育中生肾组织或后肾管发育障碍及血供不正常导致，肾体积小，功能差，多为单侧性，对侧肾代偿性增大。

2. 影像学表现 KUB 显示一侧肾影缩小，对侧肾影增大；IVP 显示患侧肾盂、肾盏及输尿管均显示细小；CT 和 MRI 显示患侧肾体积缩小，但密度、信号强度及强化形式均类似正常肾。

3. 诊断与鉴别诊断 肾发育不全根据一侧肾体积小，但形态、密度及信号强度均正常等特征可以诊断，同时需要与慢性肾盂肾炎和肾血管病变所致的肾萎缩进行鉴别。慢性肾盂肾炎所致的肾萎缩形态不规则；肾动脉病变造成的肾萎缩可显示肾动脉狭窄，而肾发育不全时仅显示肾动脉细小。

二、泌尿系结石

微课：泌尿系结石影像诊断

泌尿系结石是泌尿系统最常见的病变，好发于青壮年男性。结石可位于肾盂肾盏至尿道的任何部位。结石因成分不同而在腹部平片上分为阳性结石和阴性结石。草酸盐结石（最常见）、磷酸钙结石和碳酸钙结石为阳性结石，尿酸盐结石、胱氨酸结石和黄嘌呤结石常为阴性结石。

（一）肾结石

1. 概述 肾结石好发于中青年男性，大多数结石位于肾盏内。临床症状取决于结石的大小、形状、位置及是否有并发症，可无明显症状或有钝痛，若结石活动可产生肾绞痛、肉眼血尿等。

2. 影像学表现

（1）X 线表现：KUB 可发现肾区阳性结石，表现为肾门区单发或多发高密度影，可为点状、结节状、类圆形、三角形、鹿角状、珊瑚状或桑葚状。侧位片上肾结石的高密度影常与脊柱影重叠。尿路造影主要用于检查阴性结石，表现为肾盂、肾盏内充盈缺损，可伴肾盂、肾盏积水。

（2）CT 表现：平扫能显示 KUB 和 IVP 不易发现的结石，对于结石所致的出血、炎性改变等并发症也能较好显示（图 5-13）。

3. 诊断与鉴别诊断 大多数肾结石在 KUB 平片或超声具有典型表现，易于诊断。对于平片难以发现的阴性结石，可行 CT 检查。

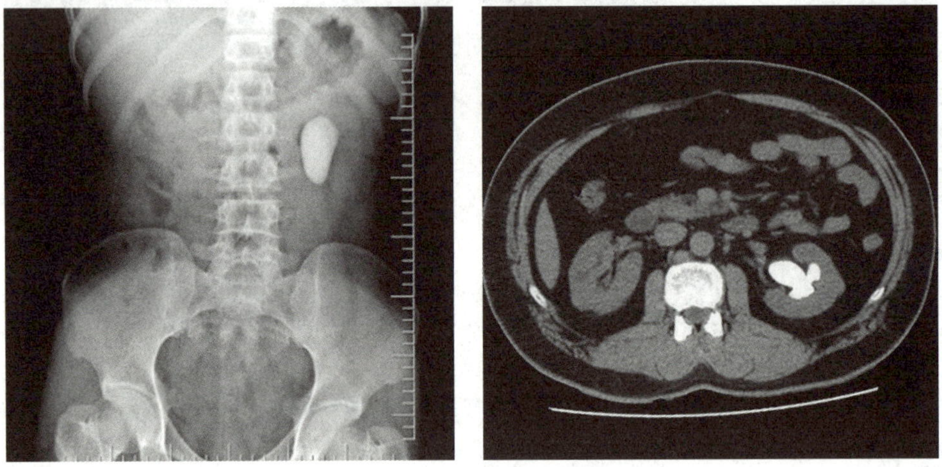

（a）　　（b）

图 5-13　肾结石影像学表现

注：（a）KUB 示左肾区结石；（b）CT 平扫示左肾盂结石。

（二）输尿管结石

1. 概述 输尿管结石是泌尿系常见结石，绝大多数由肾结石落入输尿管且受阻于输尿管的生理性狭窄处形成，主要临床表现为疼痛和血尿。

2. 影像学表现

（1）X 线表现：KUB 可发现输尿管走形区阳性结石，多位于肾盂输尿管连接处、跨越骨盆边缘处、输尿管进入膀胱入口处，呈点状、类圆形或桑葚状。尿路造影检查可用于明确结石的确切位置和有无输尿管、肾盂肾盏扩张积水。

（2）CT 表现：平扫可显示输尿管内的高密度影，横断面呈点状或结节状，结石周围输尿管壁常毛糙增厚，近端输尿管及肾盂、肾盏扩张、积水（图 5-14）。

3. 诊断与鉴别诊断　输尿管阳性结石通常 KUB 就可诊断，若结石较小或阴性结石 KUB 难以显示，可行 CT 检查。

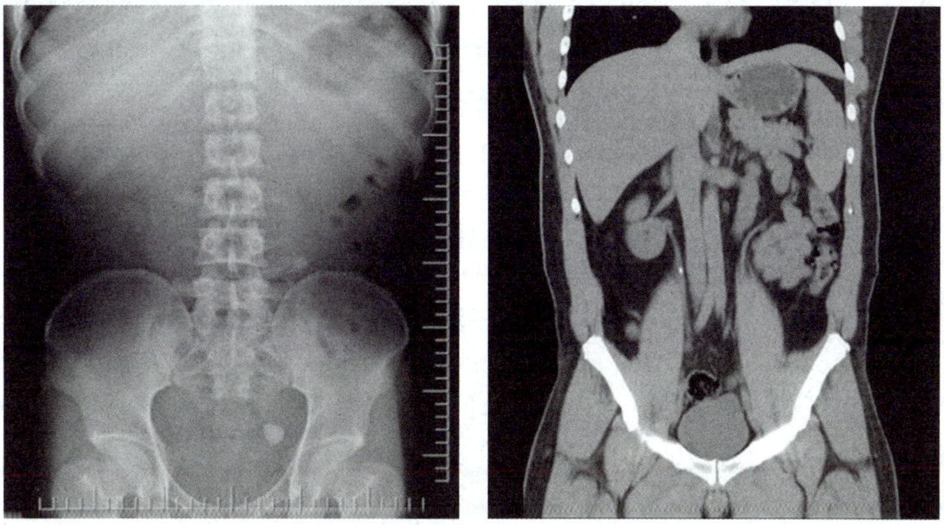

（a）　　（b）

图 5-14　输尿管结石影像学表现

注：（a）KUB 示左侧输尿管下段结石；（b）CT 平扫示右侧输尿管中段结石。

（三）膀胱结石

1. 概述　膀胱结石常发生于老年和幼年男性，可形成于膀胱，也可由肾结石或输尿管结石落入膀胱导致。临床症状为排尿疼痛、排尿困难、尿频、尿急、尿流中断、血尿、尿液浑浊等。

2. 影像学表现

（1）X 线表现：KUB 显示耻骨联合上方圆形、椭圆形、分层同心圆状或芒刺状高密度影，单发或多发，大小不等。结石可随体位改变发生移动，但膀胱憩室内的结石位置固定。

（2）CT 表现：可显示膀胱腔内圆形、类圆形或不规则致密影或稍高密度影（图 5-15）。

3. 诊断与鉴别诊断　平片表现不典型的阳性结石需与其他盆腔钙化鉴别，如前列腺钙化、子宫肌瘤钙化及静脉石等；阴性结石在膀胱造影时表现为充盈缺损，需要与血肿或肿瘤鉴别，结石可随体位改变发生移动，而其他钙化灶、肿瘤的位置固定，超声和 CT 检查均有助于鉴别。

（四）尿道结石

1. 概述　尿道结石绝大多数是由膀胱结石落入尿道形成，多见于男童，临床症状主要有排尿困难、排尿疼痛、尿流变细或中断，有时可发生急性尿潴留。

2. 影像学表现　尿道斜位片可发现阳性尿道结石，CT 可显示尿道内点状、结节状高密度影，有时需要与前列腺结石鉴别，必要时可做尿道造影检查。

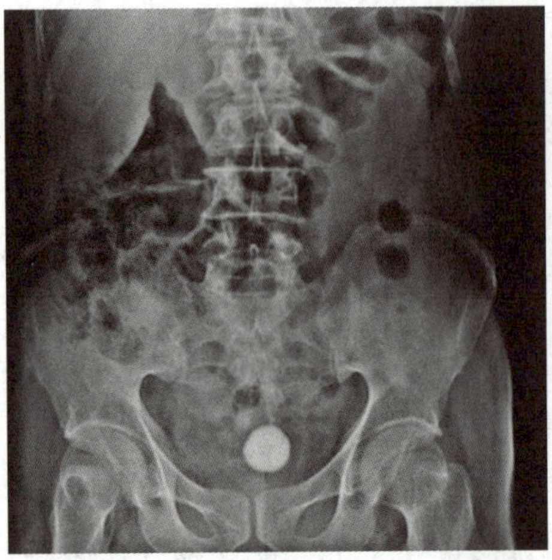

（a）

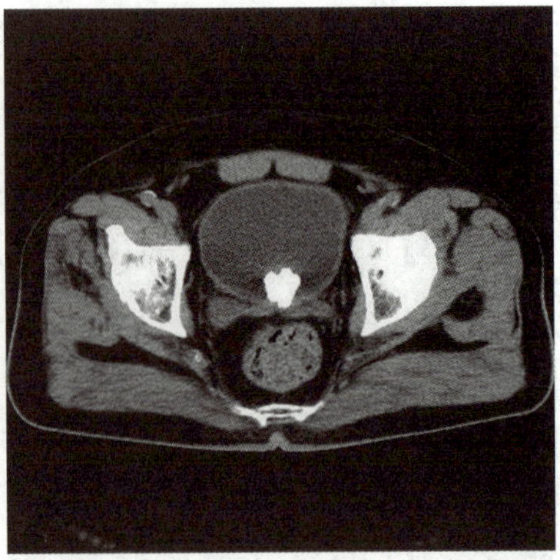

（b）

图 5-15　膀胱结石影像学表现

注：（a）KUB 示膀胱结石；（b）CT 平扫示膀胱结石。

三、泌尿系结核

（一）肾结核

1. 概述　肾结核是由结核分枝杆菌引起的慢性、进行性、破坏性病变，是泌尿系结核最常见的类型，绝大多数继发于肺结核。肾结核好发于青壮年男性，多为单侧发病。早期呈虫蚀样改变，随病变进展，可出现空洞且并发钙化。病灶范围较广，形态不规则，病灶可破坏肾盏进入肾盂，从而侵犯输尿管和膀胱，可伴有输尿管管壁增粗，晚期输尿管狭窄、闭塞，含菌尿液不能进入膀胱，使膀胱病变好转，患肾功能丧失甚至全肾钙化，称为肾自截。早期病变局限于肾皮质时，大多数无临床症状，仅尿中可查到结核分枝杆菌；病变达到肾盂后，可出现尿频、尿急、镜下或肉眼血尿、脓尿，腰背痛或腹痛，全身症状可有低热、乏力、盗汗等。

2. 影像学表现

（1）X 线表现：KUB 上，早期肾结核常无异常征象；发展成脓肿时，可见肾局部外形突出或呈分叶状改变，局部密度增高，边缘不清。晚期肾形态缩小，轮廓不规则，出现斑点状、云絮状、环状或弥漫性钙化。尿路造影早期无异常，病变累及锥体时相应的肾盏扩张积水，肾盏尖部边缘性侵蚀；晚期多个肾盏完全破坏、消失，肾皮质大量破坏及瘘管和空洞形成。

（2）CT 表现：早期仅累及皮质的结核肉芽肿，大小不等，CT 平扫很难发现，增强扫描可见稍低密度影，可有轻度强化；进展期肾髓质破坏，肾实质多发干酪样坏死，坏死排出形成空洞，可与肾盂肾盏相通，平扫患肾体积可增大，肾实质单发或多发大小不等囊性低密度灶，边缘欠光整，增强扫描边缘强化，典型者围绕肾盂呈“花瓣样”，可伴有钙化；累及肾盂肾盏者，肾盂肾盏壁增厚强化、狭窄，可伴有肾积水，部分累及肾周，形成肾周脓肿；晚期干酪样坏死物质浓缩并引起广泛的纤维组织增生和钙化，肾实质萎缩，形态不规则，可见弥漫分布的钙化，即肾自截、肾功能完全丧失（图 5-16）。

（3）MRI 表现：对结核的小钙化显示不如 CT 敏感，早期肾结核表现为局部肿胀，中晚期表现类似 CT，肾实质内出现不规则脓腔或空洞，T_1WI 呈低信号，T_2WI 呈高信号，增强后边缘强化，可伴有肾盂肾盏增厚、狭窄及积水。

3. 诊断与鉴别诊断　肾结核根据临床表现、实验室检查（尿结核分枝杆菌）和影像学表现可作出诊断，尿路造影和 CT 检查可显示病变范围、程度和病程分期，特别是尿路造影能显示早期肾盏改变，CT 则能显示肾盂壁增厚和病灶钙化，有助于正确诊断。肾结核需要与肾脓肿、慢性肾盂肾炎、黄色肉芽肿性肾盂肾炎进行鉴别。肾脓肿为类圆形低密度影，增强后中央无强化，脓肿壁强化；慢性肾盂肾炎钙化少见，无输尿管壁的增厚，可有肾盂周围脂肪组织增生；黄色肉芽肿性肾盂肾炎弥漫型可见肾实质内多发肾盂肾盏扩张、肾皮质变薄（熊掌征），增强扫描边缘实性成分强化。

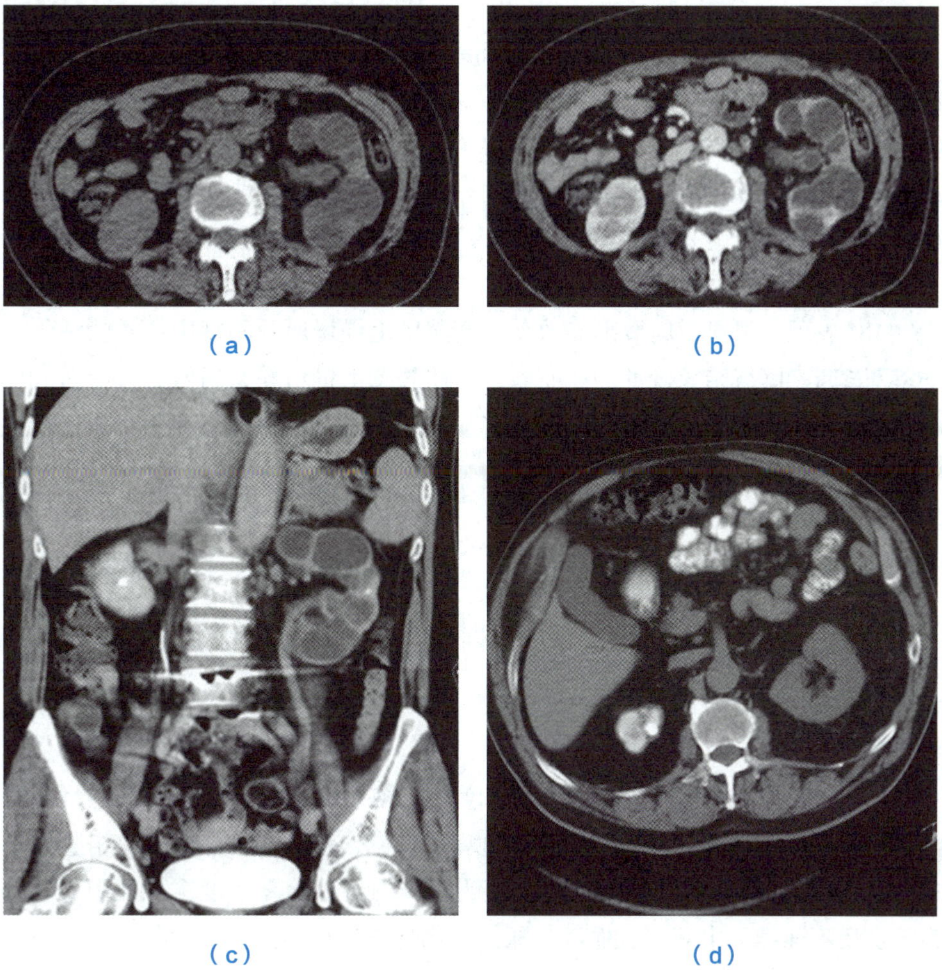

图 5-16　肾结核 CT 表现

注：(a) CT 平扫示左肾多发囊性灶；(b) CT 增强扫描示边缘强化；(c) CT 增强冠状位示左侧输尿管扩张；(d) 右侧自截肾（另一例患者）。

（二）输尿管结核

1. 概述　输尿管结核常继发于肾结核，炎症常导致输尿管壁不规则增厚、弹性消失，而后出现局部纤维化、瘢痕形成和管腔狭窄。

2. 影像学表现

（1）X 线表现：KUB 可显示输尿管钙化，多位于输尿管下段。尿路造影显示输尿管不规则狭窄与扩张，边缘呈“虫蚀”状，晚期输尿管缩短、僵硬，呈“喇叭管”状，最后发生闭塞，输尿管缩短且形态固定。

（2）CT 及 MRI 表现：早期输尿管结核常无异常发现或呈轻度扩张，晚期可显示输尿管管壁毛糙增厚，管腔呈多发不规则狭窄与扩张，可累及输尿管全程。

3. 诊断与鉴别诊断 输尿管结核可根据影像学表现及并存的肾结核、临床典型表现进行诊断。输尿管结核需要与输尿管肿瘤进行鉴别，输尿管肿瘤在排泄性及逆行尿路造影中可出现充盈缺损，病变以上输尿管扩张为主，其黏膜光滑，而输尿管结核的病变范围广泛，呈虫蚀状、串珠状改变。

（三）膀胱结核

1. 概述 膀胱结核多由肾、输尿管结核蔓延而致，多从输尿管开口处开始。膀胱结核的典型临床表现为尿频、尿痛、脓尿和血尿。

2. 影像学表现

（1）X 线表现：平片价值有限，有时可发现膀胱壁内的不规则线条状钙化。尿路造影检查显示膀胱容积缩小，边缘模糊且不整齐，局部不规则及变形，甚至形成充盈缺损，晚期膀胱挛缩，形成“小膀胱”。

（2）CT 及 MRI 表现：可显示膀胱形态改变，膀胱壁毛糙增厚及不规则线条状钙化。

3. 诊断与鉴别诊断 膀胱结核晚期，膀胱挛缩，膀胱壁毛糙增厚，通常合并有肾和输尿管结核表现，结合临床和实验室检查，可以诊断。膀胱结核晚期需与慢性膀胱炎鉴别，后者多合并假憩室，且无肾和输尿管改变。

四、肾创伤

1. 概述 肾是腹部创伤最易受损的器官之一，包括单纯挫裂伤、肾被膜下血肿等，肾实质撕裂可形成肾周血肿、肾周渗尿，严重时甚至发生肾断裂。

2. 影像学表现

（1）CT 表现：为肾创伤首选的检查手段。轻度肾挫伤平扫可显示患侧肾影增大，肾实质密度轻度下降，肾内出现高密度的出血区或小血肿；被膜下血肿表现为与肾实质边缘相连的新月形高密度影，增强扫描后无强化（图 5-17）；肾周血肿表现为肾周围新月状高密度影，局限于肾筋膜囊内；肾撕裂伤表现为肾实质不连续，中间可见血液、尿液等高低混杂密度影。

（2）MRI 表现：形态学表现与 CT 相似，肾内出血在 T_1WI 和 T_2WI 均表现为高信号。

3. 诊断与鉴别诊断 肾创伤需与肾盂肾炎、肾肿瘤进行鉴别诊断。肾盂肾炎可表现为肾盂扩张、肾实质内楔形低密度灶，伴随肾周组织增厚或脓肿形成。肾肿瘤通常表现为肾内异常肿块，可能伴有钙化，增强扫描后，肾肿瘤通常会表现出不同程度的强化。

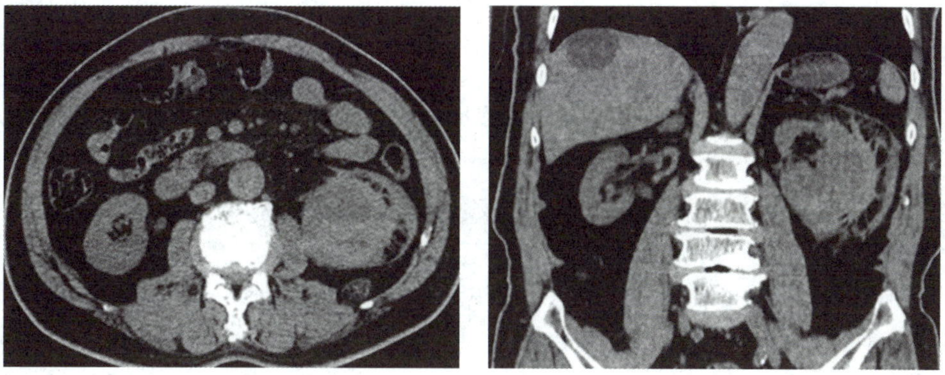

（a）　　　　　　　　（b）

图 5-17　左肾包膜下血肿 CT 表现

注：（a）CT 横断位；（b）CT 重建冠状位。

五、泌尿系统肿瘤与肿瘤样病变

（一）肾囊肿

1. 概述　单纯性肾囊肿很常见，多位于肾皮质，大小不等，一般囊壁较薄，囊液清亮，感染或出血后囊壁可有增厚，囊液变稠而不典型，内部可有分隔。单纯性肾囊肿较小时临床上多无症状。

2. 影像学表现

（1）CT 表现：平扫表现为肾内一光滑薄壁的水样低密度灶，增强扫描不强化；复杂囊肿内部可出现出血、钙化及分隔，增强后分隔可有强化（图 5-18）。

（2）MRI 表现：显示囊壁较薄且光滑，内部囊液呈长 T_1、长 T_2 信号，增强后无强化，复杂囊肿的囊液内蛋白含量较高或有出血，在 T_1WI 和 T_2WI 上均表现为较高信号。

3. 诊断与鉴别诊断　单纯性肾囊肿 CT 和 MRI 影像特征明显，易于诊断。复杂肾囊肿有时需要与囊性肾癌相鉴别，后者表现为单房或多房类圆形低密度肿块，囊壁及分隔不规则增厚，增强扫描时囊壁、分隔及壁结节可见明显强化。

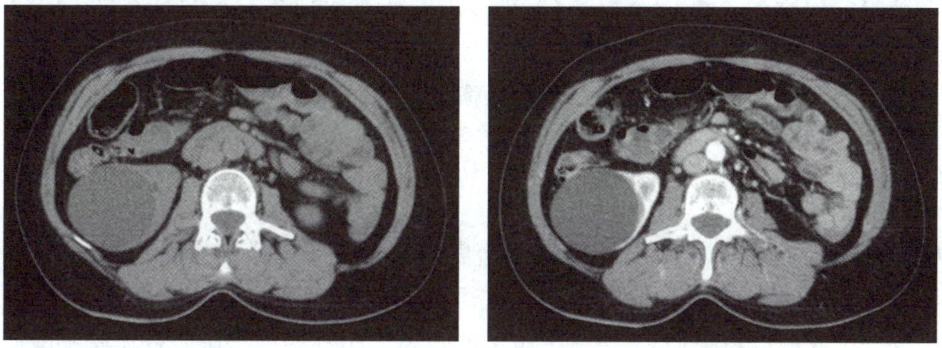

（a）　　　　　　　　（b）

图 5-18　肾囊肿 CT 表现

注：（a）CT 平扫示右肾类圆形囊性低密度灶；（b）CT 增强扫描无强化。

（二）肾血管平滑肌脂肪瘤

1. 概述 肾血管平滑肌脂肪瘤是肾较为常见的良性肿瘤，起源于间叶组织，由不同比例的畸形血管、平滑肌和成熟脂肪构成。临床通常没有症状，多在体检时偶然发现，肿瘤较大时可引起腰部不适、腹部肿块、血尿，常见并发症为肿瘤自发性破裂出血，表现为突发、剧烈腰腹痛。

2. 影像学表现

（1）CT 表现：平扫为肾实质占位性病变，境界清楚，密度不均匀（取决于其内脂肪与非脂肪成分的比例），增强扫描可见肿瘤组织不同程度强化，而脂肪组织和坏死区不强化。

（2）MRI 表现：显示肿瘤内的血管和脂肪成分较敏感，脂肪组织在 T_1WI 为高信号，T_2WI 为中高信号，T_2WI 压脂序列转变为低信号，肾盂肾盏可受压移位、变形（图 5-19）。

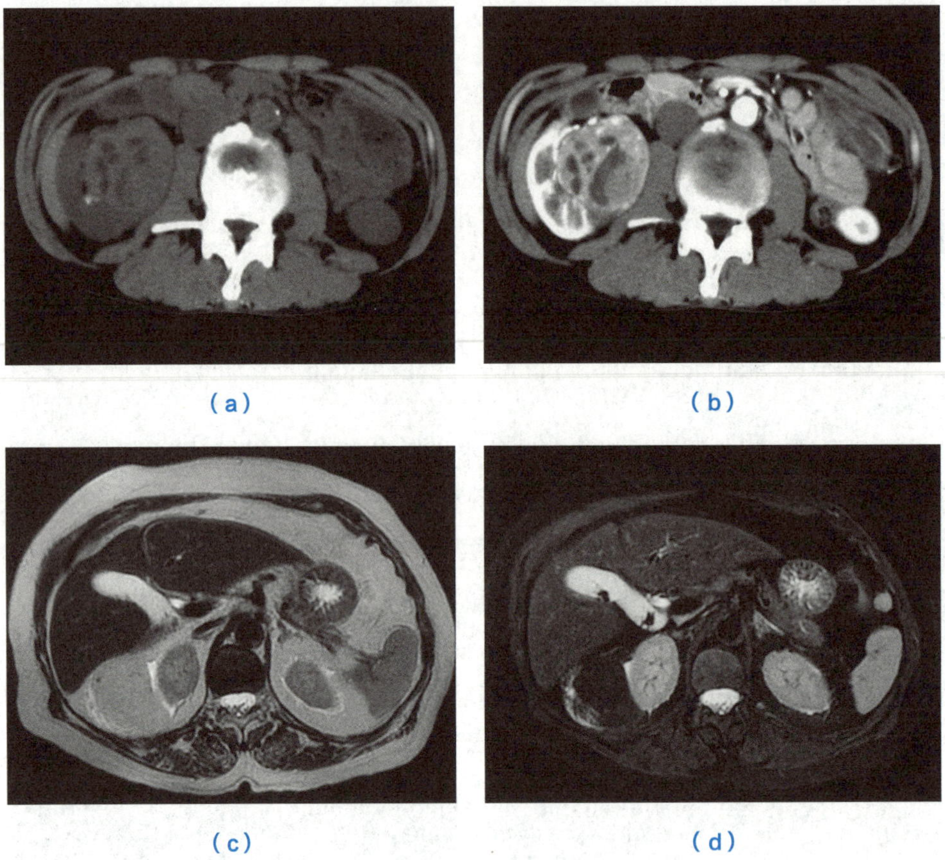

图 5-19　肾血管平滑肌脂肪瘤 CT 及 MRI 表现

注：(a) CT 平扫示右肾混杂密度影，可见点状钙化；(b) 增强后不均匀强化；(c) T_1WI 显示右肾类圆形稍高信号肿块；(d) T_2WI 压脂序列病灶呈低信号。

3. 诊断与鉴别诊断 乏脂性肾血管平滑肌脂肪瘤需与其他肾实质肿瘤相鉴别。前者强化较均匀，强化方式一般为渐进性强化或快进快出型强化，可能与血管发育的良好程度有关；肾透明细胞癌 T_1WI 呈稍低信号，T_2WI 压脂序列呈高信号，可见假包膜，DWI 弥散受限较肾血管平滑肌脂肪瘤更加明显。

（三）肾细胞癌

微课：肾细胞癌影像诊断

1. 概述　肾细胞癌起源于肾实质，占所有原发性肾肿瘤的 80%～85%，好发于 50～70 岁的中老年男性。肾细胞癌根据组织类型分为透明细胞癌（75%左右）、嫌色细胞癌（5%～10%）、乳头状细胞癌（15%左右）、集合管癌（1%）和未分化癌（罕见）。绝大多数肾癌发生于一侧肾，常为单个肿瘤，肿瘤多位于肾上、下两极，常有假包膜，血供较丰富。进展期肿瘤常侵犯肾周组织、肾静脉和下腔静脉，并发生局部淋巴结转移或远处转移。典型临床表现为无痛性肉眼血尿、胁腹部痛和腹部肿块。

2. 影像学表现

（1）X 线表现：腹部平片可显示肾影普遍或局部增大，边缘不规则向外突出，肿瘤区可有斑片状或不规则钙化影。尿路造影显示肾盂肾盏受压、移位、变形，小肾盏轮廓不规则及虫蚀状破坏，以致整个肾盏受肿瘤压迫侵蚀，使肾盏变扁平、肾盏间距离增宽，如肿瘤侵入肾盂内则有充盈缺损影。肾动脉造影可显示患侧肾动脉增粗，可见到网状肿瘤血管、肿瘤染色，若血管累及则该血管闭塞、中断。

（2）CT 表现：肾实质的占位性病变，常为单发，呈类圆形或分叶状。①透明细胞癌呈低密度或混杂密度，可见假包膜，肿瘤易发生坏死、囊变而见低密度区，增强扫描皮质期肿瘤明显强化，实质期强化程度明显减低，呈典型的快进快出（图 5-20）。②乳头状细胞癌密度常不均匀，增强扫描呈均匀或不均匀轻中度强化，实质期强化低于肾皮质，实质期强化减低不明显，但明显低于肾实质。③肾嫌色细胞癌平扫为单侧、孤立的实性肿块，密度较均匀，肿块中央可见斑点状、条状或不规则钙化，增强扫描强化相对均匀，皮质期轻度强化，低于肾皮质，其后各期强化程度增高，呈缓慢升高型，可出现轮辐状强化（图 5-21）。进展期肾细胞癌易向肾外侵犯，致肾周脂肪密度增高、肾筋膜增厚，进而侵犯邻近组织器官；肾血管和腹主动脉周围可有淋巴结转移，表现为多个类圆形软组织密度影，增强可见强化；肾静脉和下腔静脉可出现瘤栓，表现为低密度充盈缺损，可有轻度强化及新生血管。

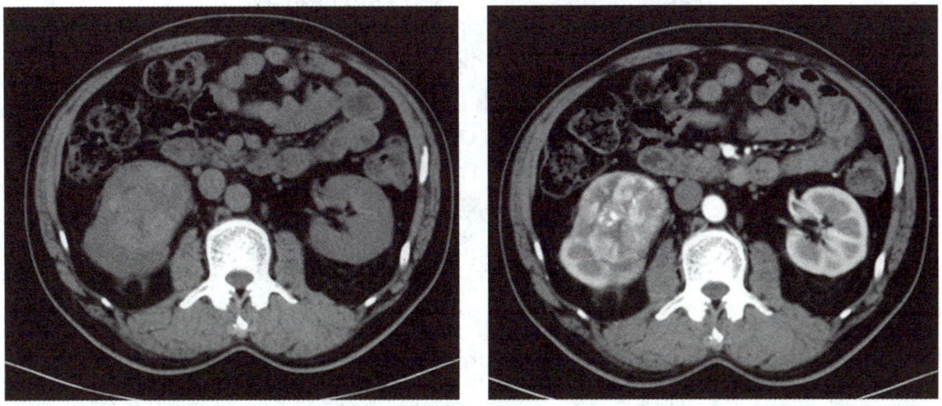

(a)　(b)

图 5-20　右肾透明细胞癌 CT 表现

注：(a) CT 平扫右肾不均匀低密度肿块；(b) 增强扫描皮质期肿块迅速明显强化；(c) 实质期强化程度下降；(d) 排泄期强化低于正常肾组织。

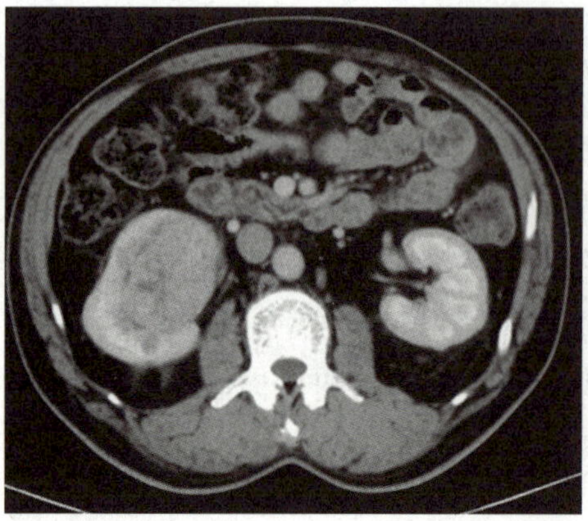

(c)

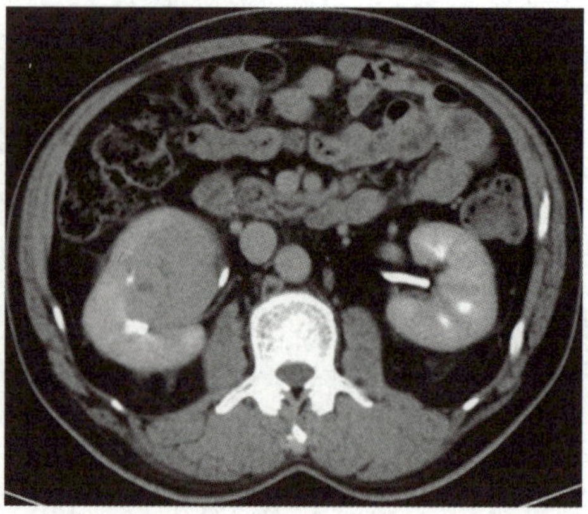

(d)

图 5-20 （续图）

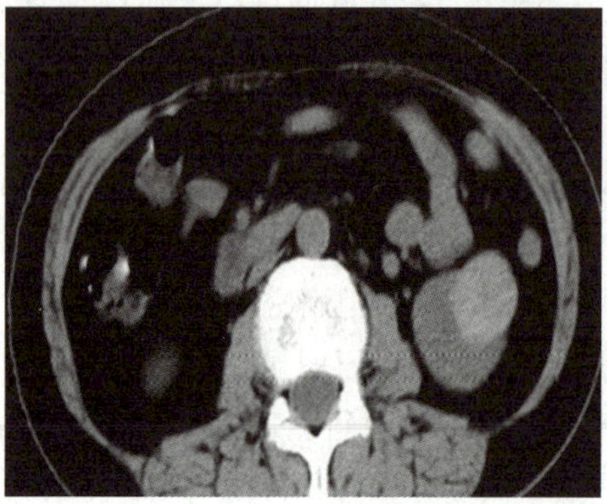

(a)

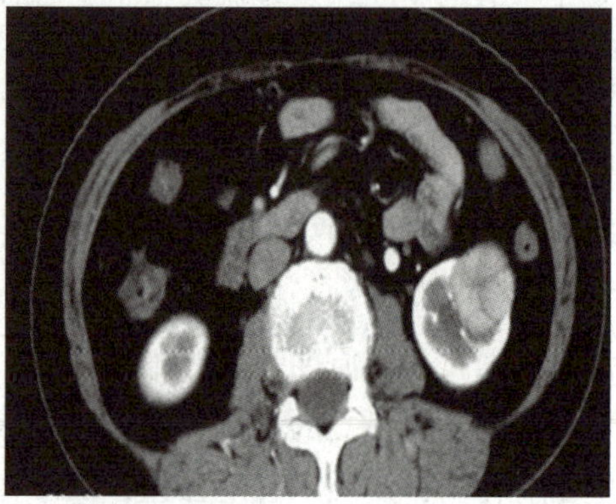

(b)

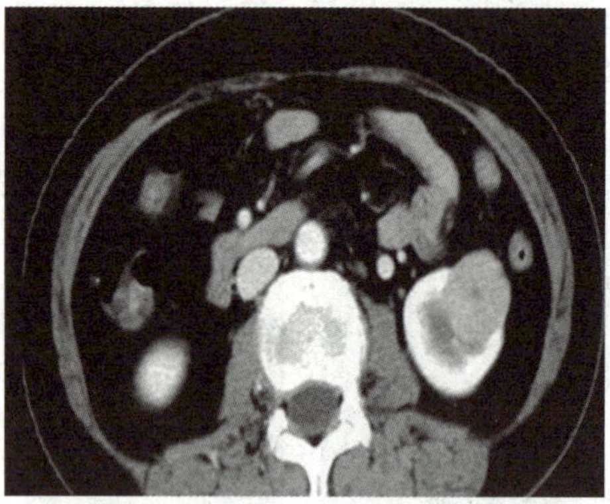

(c)

图 5-21 左肾嫌色细胞癌 CT 表现

注：(a) ~ (c) 分别为皮质期、实质期、排泄期，肿瘤持续强化，呈缓慢升高型。

（3）MRI：肿瘤 T_1WI 呈等信号或稍低信号，T_2WI 呈不均匀的高信号或等信号，边缘可见假包膜征，表现为肿块周围环形低信号。增强扫描示肿瘤不同程度的强化，肾动脉增粗，肿瘤周围血管移位、牵拉变直，可形成“抱球征”。

3. 诊断与鉴别诊断 肾细胞癌需与肾血管平滑肌脂肪瘤、肾复杂囊肿及侵犯肾实质的肾盂癌进行鉴别。肾血管平滑肌脂肪瘤内常含有确切的脂肪成分，CT 值测量和 MRI 压脂序列可明确；肾盂癌病变主要位于肾窦区，一般不造成肾轮廓的改变，且强化程度不及大多数肾细胞癌；复杂性肾囊肿，其囊壁和分隔薄而均匀，无明显强化的壁结节或明显的实性部分。

（四）肾盂癌

1. 概述 肾盂癌为起源于尿路上皮的恶性肿瘤，约占所有肾肿瘤的8%左右，好发于40岁以上的中老年男性。肾盂癌早期最主要的临床表现是无痛性血尿，血凝块或肿瘤脱落阻塞输尿管时可出现肾绞痛，肿瘤阻塞肾盂输尿管交界处可引起腰部隐痛、胀痛。

2. 影像学表现

（1）X线表现：IVP显示肾盂肾盏内不规则的充盈缺损，部分肾影轮廓增大，肿瘤侵犯肾实质时可见肾盂肾盏受压、变形、分离或聚拢；肾盂肾盏梗阻时可有扩张、积水。

（2）CT表现：可见肾盂内软组织密度肿块，较大时密度不均匀，边界模糊，增强扫描肿瘤可有轻至中度强化，延迟扫描见肾盂内不规则充盈缺损，肿块向肾实质侵犯可致肾周脂肪消失（图5-22）。

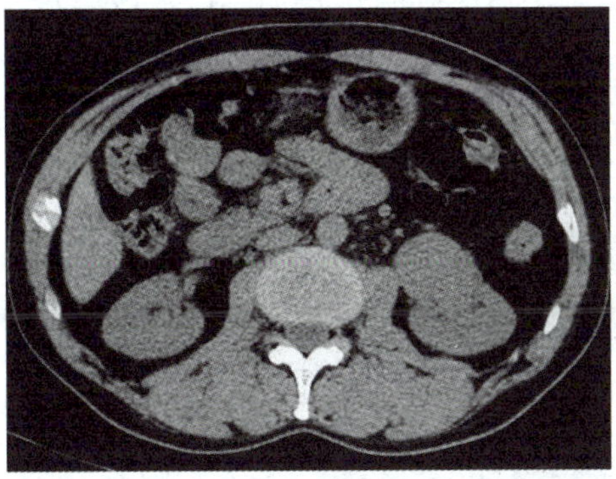

（a）

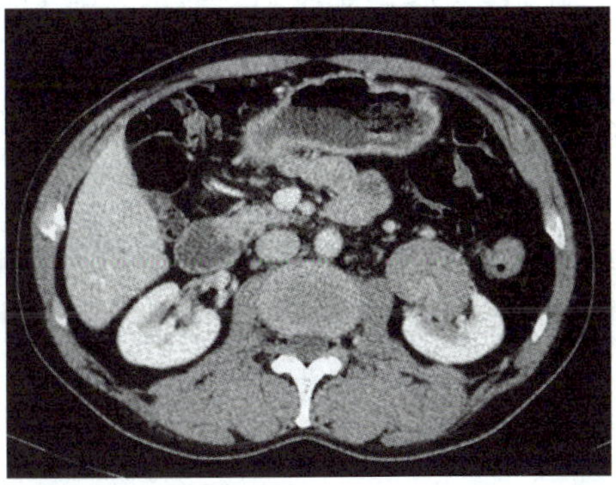

（b）

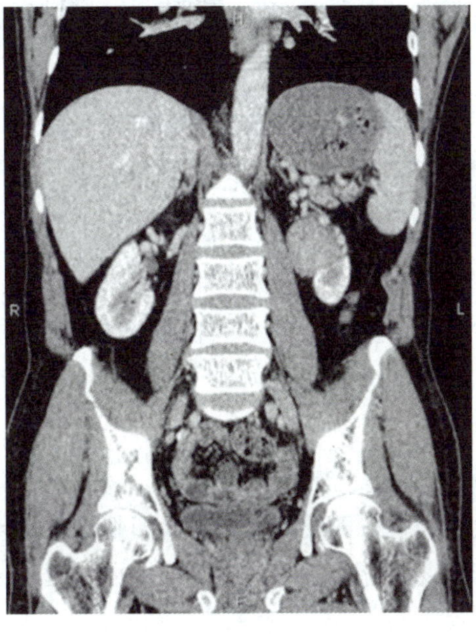

（c）

图5-22 左侧肾盂癌CT表现

注：（a）CT平扫示左肾盂软组织肿块；（b）CT增强扫描后轻度强化；（c）CT增强扫描冠状位。

（3）MRI：平扫 T_1WI 上肿瘤信号较尿液稍高，T_2WI 上信号低于尿液，增强扫描可见轻至中度强化。

3. 诊断与鉴别诊断 肾盂癌需与肾盂内阴性结石及血肿鉴别，阴性结石在 CT 上密度较高，超声检查呈强回声且后方伴声影；肾盂内血肿 CT 增强后无强化。

（五）肾母细胞瘤

1. 概述 肾母细胞瘤也称为 Wilms 瘤，是起源于后肾胚基的肾胚胎性恶性肿瘤，也是儿童最常见的肾恶性肿瘤。临床最常见的表现为无痛性腹部包块。

2. 影像学表现

（1）CT 表现：显示为低密度肿块，密度不均匀，肿瘤体积常较大，呈球形或椭圆形，内可见出血、坏死、囊变。瘤内及边缘可见钙化（图 5-23）。正常肾组织受压移位，甚至破坏、消失。增强扫描肿块呈轻中度不均匀强化，与残余肾实质“新月”形强化形成鲜明对比，即“边缘征”，肿瘤内可见迂曲、增粗的血管。肾周脂肪间隙模糊、消失，周围大血管和邻近结构受压移位。

（2）MRI 表现：与正常肾实质相比，肿瘤在 T_1WI 上呈混杂低信号，T_2WI 呈混杂高信号，周围可见低信号的环形假包膜，增强扫描强化表现类似 CT。

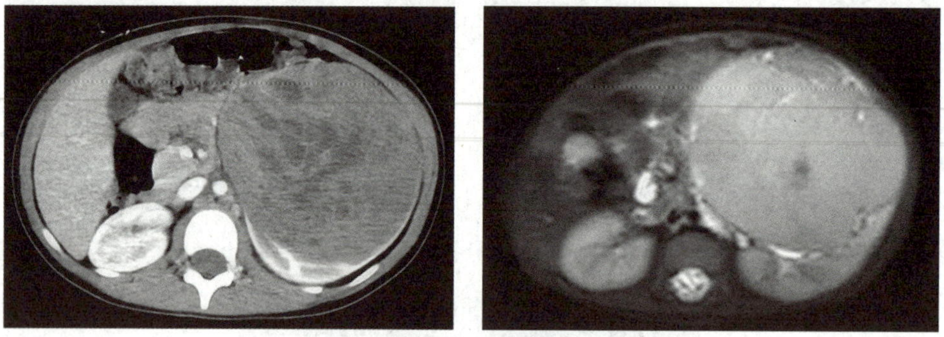

（a）　　　　　　　　（b）

图 5-23　左肾肾母细胞瘤 CT 表现

注：（a）CT 增强不均匀强化，与残余肾实质“新月”形强化形成鲜明对比，即“边缘征”；（b）T_2WI 呈混杂高信号，周围可见低信号的环形假包膜。

3. 诊断与鉴别诊断 需与肾细胞癌、肾血管平滑肌脂肪瘤相鉴别。肾母细胞瘤好发于儿童，增强扫描肿块呈轻中度不均匀强化，可见“边缘征”，而肾透明细胞癌好发于中老年男性，增强呈快进快出型；肾血管平滑肌脂肪瘤可见脂肪成分。

（六）输尿管肿瘤

1. 概述 输尿管肿瘤大部分为恶性，90%以上为移行细胞癌。输尿管肿瘤多发生于老年男性，病灶常见于输尿管下 1/3 段，部分病变由肾盂、膀胱肿瘤种植或蔓延引起。临床表现多为无痛性全程或终末血尿、胁腹部疼痛。

2. 影像学表现

（1）X 线表现：尿路造影显示输尿管内的中心性或偏心性充盈缺损，形态不规则，表面凹凸不平；若肿瘤呈浸润性生长，则病变处输尿管管壁不规则、僵硬；肿瘤上方输尿管及肾盂、肾盏扩张积水。

（2）CT 表现：平扫显示输尿管内软组织密度影或管壁增厚，可伴有近端输尿管、肾盂扩张积水，增强扫描病灶可见轻或中度强化（图 5-24）。晚期病灶可向周围组织浸润，区域淋巴结可见转移。

（3）MRI 表现：病灶在 T_1WI 上呈等或低信号，T_2WI 上呈等或高信号，DWI 病灶呈高信号，增强后强化表现类似 CT。MRU 显示输尿管管壁增厚、僵硬，梗阻端输尿管突然截断，呈“鸟嘴”样，梗阻上端输尿管、肾盂扩张积水。

3. 诊断与鉴别诊断　输尿管肿瘤需与输尿管结石及血块鉴别。CT 检查输尿管结石密度明显高于肿瘤；输尿管内血块增强检查不发生强化。

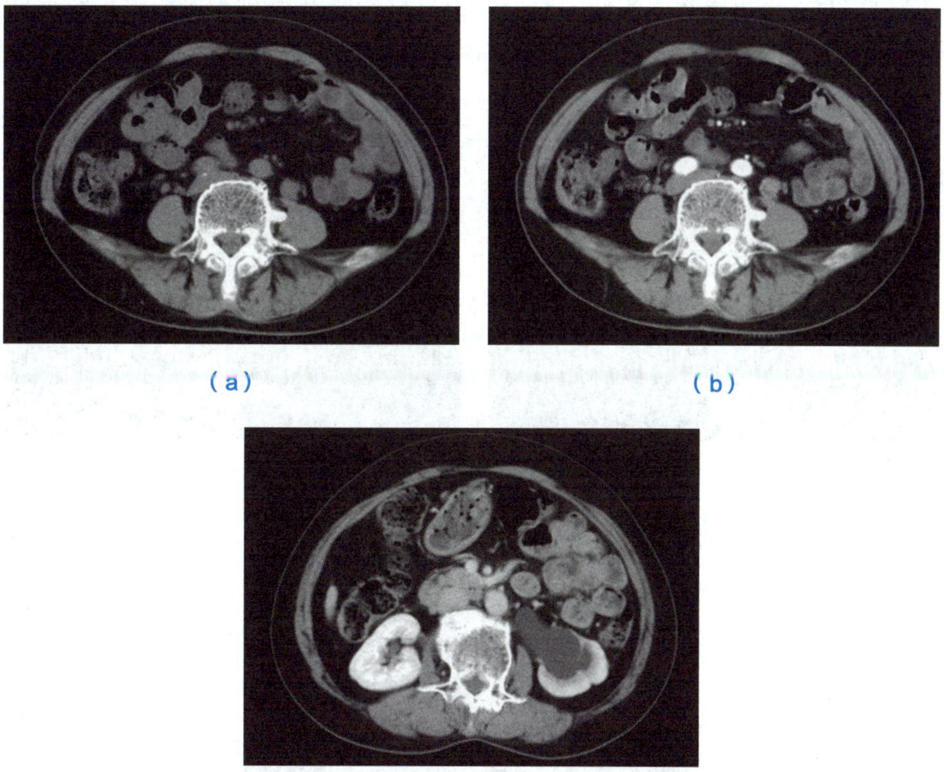

（a）　（b）　（c）

图 5-24　左侧输尿管移行细胞癌 CT 表现

注：（a）CT 平扫示左侧输尿管下段增粗，腔内软组织密度影；（b）CT 增强扫描示腔内肿块明显强化；（c）左侧肾盂、输尿管上端扩张积水。

（七）膀胱癌

1. 概述　膀胱癌是泌尿系常见的恶性肿瘤，起源于膀胱移行上皮细胞，绝大多数发生于膀胱三角区以及两侧壁，90%以上为移行上皮细胞癌，常呈乳头状生长，故称乳头状癌，少数为鳞癌和腺癌。膀胱癌好发于 40 岁以上男性，临床主要表现为无痛性肉眼血尿，常伴有尿频、尿急、尿痛等膀胱刺激征。膀胱癌病理组织多为移行细胞癌，少数为鳞状细胞癌和腺癌。

2. 影像学表现

（1）X 线表现：膀胱造影显示自膀胱壁突向腔内的结节状或菜花状充盈缺损，大小不等，当肿瘤侵犯膀胱壁或为浸润性生长的非乳头状癌，显示局部膀胱壁僵硬。

（2）CT 表现：平扫可见自膀胱壁突入腔内的乳头状、结节状、菜花状软组织密度肿块或膀胱壁不均匀局限性增厚，常位于膀胱侧壁和三角区，密度较均匀。增强扫描早期肿瘤强化，延时扫描肿瘤显示更为清楚（图 5-25）。肿瘤侵犯浆膜时，周围脂肪间隙内出现索条状、结节状软组织密度影；精囊受累时精囊角消失，受累精囊增大；侵犯前列腺时使之增大、变形。CT 检查还可发现盆腔和腹主动脉周围淋巴结转移。

（3）MRI 表现：膀胱癌的形态与 CT 类似，在 T_1WI 上肿瘤呈低信号，T_2WI 上信号高于正常膀胱壁；增强扫描早期，肿瘤强化且显著高于正常膀胱壁。膀胱壁受侵表现为 T_2WI 低信号环中断，膀胱壁与脂肪界面模糊或高信号脂肪信号内出现软组织信号影，提示膀胱周围受侵。

3. 诊断与鉴别诊断 需与膀胱内阴性结石、血块鉴别。阴性结石和血块也可造成膀胱内充盈缺损，但变换体位检查两者多有位置变化，且 CT 检查时阴性结石表现为较高密度，血块增强后不强化。

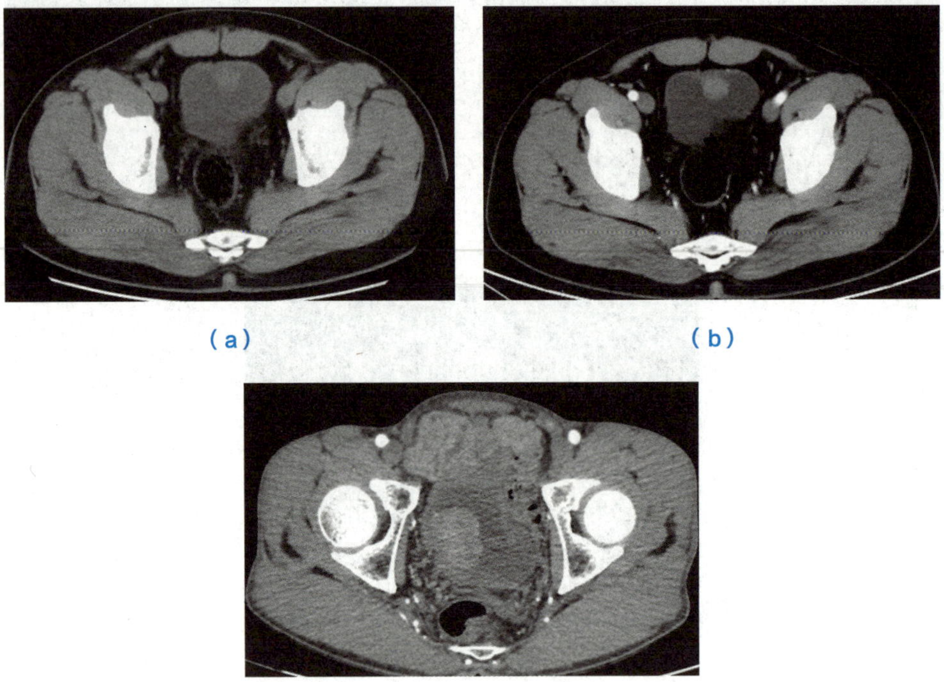

（a）（b）

（c）

图 5-25 膀胱癌 CT 表现

注：（a）CT 平扫示膀胱前壁菜花样软组织肿块；（b）CT 增强扫描后明显强化；（c）另一例患者，膀胱侧壁软组织肿块，明显强化，右侧膀胱精囊角消失。

第五节　肾上腺疾病影像诊断

一、肾上腺非肿瘤性病变

（一）肾上腺囊肿

1. 概述　肾上腺囊肿包括真性囊肿与假性囊肿，真性囊肿包括淋巴管囊肿和上皮性囊肿，假性囊肿为外伤、梗死、出血、寄生虫等所致。临床表现不典型，囊肿较小可无临床表现，囊肿较大会出现邻近器官压迫症状。

2. 影像学表现

（1）CT 表现：平扫为圆形或椭圆形囊性低密度影，边缘光滑，增强扫描无强化，囊壁可有轻度强化。

（2）MRI 表现：囊肿在 T_1WI 上呈低信号，T_2WI 上呈高信号，信号均匀，增强扫描强化类似 CT。

3. 诊断与鉴别诊断　肾上腺囊肿根据其位置、形态、强化形式，不难诊断。

（二）肾上腺增生

1. 概述　肾上腺增生是肾上腺皮质功能亢进症最常见的病因，按形态可分为弥漫性增生和结节性增生。弥漫性增生可保持原有的肾上腺形态，结节性增生可单发或多发。

2. 影像学表现

（1）CT 表现：平扫表现为双侧肾上腺均匀增大（侧肢厚度>10mm 或横断面积>150mm^2），或在肾上腺的一支或两支有局限性结节状突起，结节多为等密度或稍低密度，增强扫描可见轻度均匀强化。

（2）MRI 表现：显示病变的形态与 CT 一致，病变信号与正常肾上腺基本相同。

3. 诊断与鉴别诊断　CT 检查发现双侧肾上腺弥漫性增大，侧肢厚度和/或面积大于正常值，且有临床症状，不难作出肾上腺增生诊断。

二、肾上腺肿瘤性病变

（一）肾上腺腺瘤

1. 概述　肾上腺腺瘤是来源于肾上腺皮质的良性肿瘤，分为功能性和无功能性，无功能者多体检发现。Cushing 腺瘤多为皮质醇增多症的表现，向心性肥胖、满月脸、皮肤紫纹、痤疮、高血压、月经不规则等；Conn 腺瘤主要表现为高血压、低血钾。

2. 影像学表现

（1）CT 表现：表现为圆形、椭圆形等密度或低密度的软组织肿块，边界清楚，密度均匀，一般

<3cm，Conn 腺瘤多<2cm，部分无功能者可>3cm，但一般不超过 5cm（图 5-26）。Cushing 腺瘤同侧肾上腺残部及对侧肾上腺萎缩。增强扫描早期病灶可显著强化，延迟期病灶对比剂迅速廓清。

（2）MRI 表现：病灶在 T_1WI 上信号近似肝实质，T_2WI 上等或稍高于肝实质，强化表现类似 CT。

3. 诊断与鉴别诊断 肾上腺腺瘤根据 CT 和 MRI 影像学表现及相应临床症状，不难作出诊断。

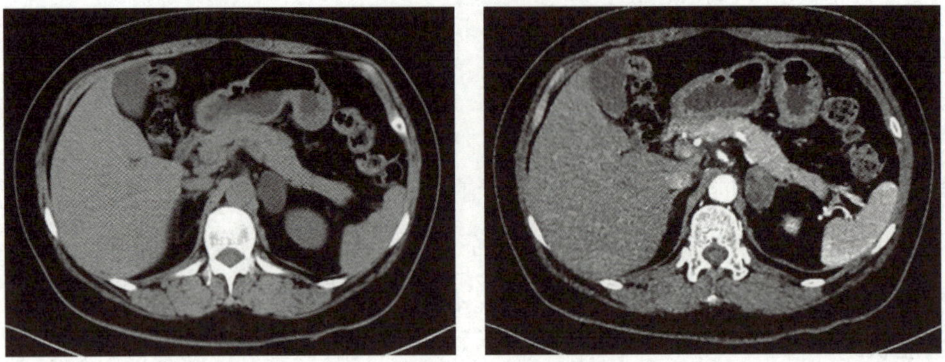

（a）　（b）

图 5-26　左侧肾上腺腺瘤 CT 表现

注：（a）CT 平扫示左侧肾上腺类圆形低密度肿块，边界清楚；（b）CT 增强扫描后轻度强化。

（二）肾上腺皮质癌

1. 概述 原发性肾上腺皮质癌是肾上腺皮质来源的恶性肿瘤，有功能者可出现激素分泌异常等内分泌的症状，无功能者多因肿瘤增大或转移至相关组织、脏器而引起相应的临床症状。

2. 影像学表现

（1）CT 表现：表现为类圆形、分叶状或不规则肿块，体积较大，一般>6cm，密度不均匀，肿块内常有坏死囊变、钙化灶，部分病灶可有脂肪成分，增强后肿块不均匀强化，部分病灶内动脉期可见迂曲血管影，延迟清除率低于腺瘤，常出现局部或远处淋巴结、肝、肺等部位的转移，可侵犯下腔静脉并形成血管内瘤栓（图 5-27）。

（2）MRI 表现：形态与 CT 类似，信号不均匀，T_1WI 上呈低信号，T_2WI 上呈显著高信号，内常有坏死和出血所致的更高信号灶。增强检查，肿块呈不均匀强化。

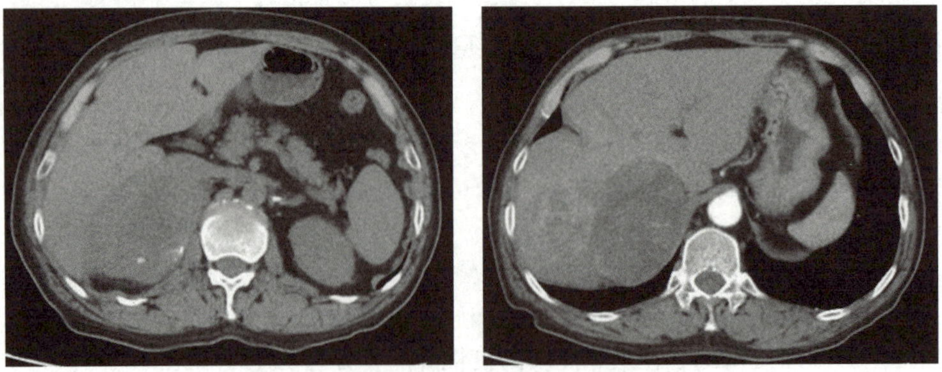

（a）　（b）

图 5-27　肾上腺皮质癌 CT 表现

注：（a）CT 平扫示右侧肾上腺巨大肿块，密度不均匀；（b）CT 增强扫描，轻度强化，肝右叶转移灶；（c）（另一例患者）左肾上腺类圆形肿块，T_1WI 等低信号；（d）FS-T_2WI 混杂高信号。

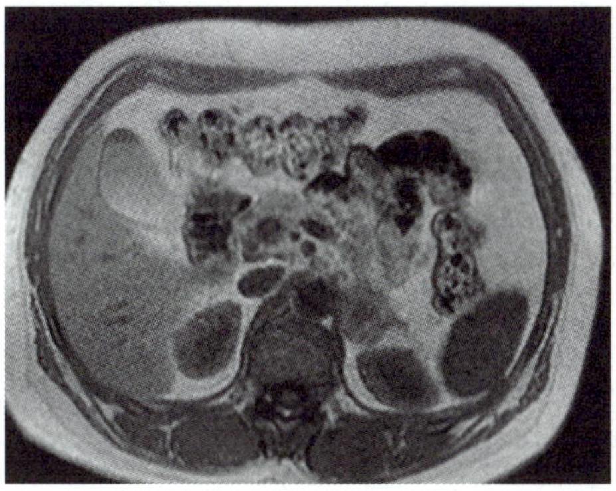

（c）

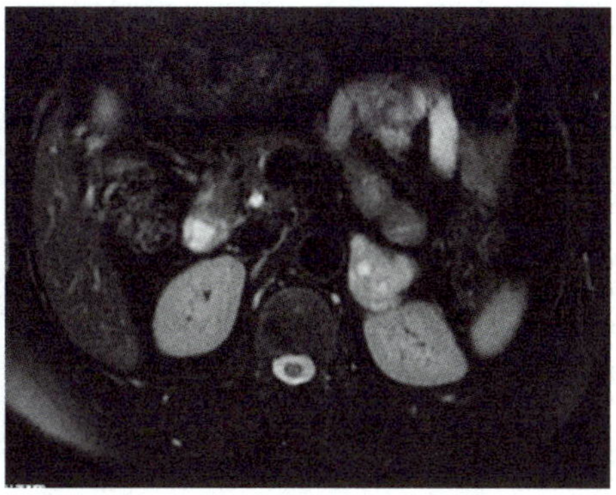

（d）

图 5-27 （续图）

3. 诊断与鉴别诊断 CT 和 MRI 发现肾上腺较大肿块，内部密度和信号不均，出现邻近组织侵犯、淋巴结转移、其他部位转移时，应考虑为肾上腺皮质癌。若患者同时有库欣综合征临床表现，则可明确诊断。有时需要与肾上腺淋巴瘤鉴别，后者多为双侧性，DWI 实性部分弥散受限，增强后轻中度强化。

（三）嗜铬细胞瘤

1. 概述 肾上腺嗜铬细胞瘤是来源于肾上腺髓质交感神经嗜铬细胞的一种神经内分泌肿瘤，通常可产生儿茶酚胺。临床上，肿瘤可发生在任何年龄，以 20～40 岁多见，典型表现为阵发性高血压、头痛、心悸、多汗、发作数分钟后症状缓解。嗜铬细胞瘤也被称为“10%肿瘤”，即 10%的肿瘤位于肾上腺外，10%为双侧，10%为多发肿瘤，10%为恶性肿瘤和 10%为家族性肿瘤（可表现为多发性内分泌瘤病Ⅱ型、脑视网膜血管瘤病、斯德奇-韦伯综合征等的一部分），10%儿童发病。

2. 影像学表现

（1）CT 表现：表现为一侧肾上腺较大圆形或椭圆形肿块，肿块体积差异较大，直径为 1～10cm 不等。直径<3cm 的肿块密度均匀，较大者出现出血、坏死及囊变而密度不均匀，增强检查，肿瘤明显强化，囊变坏死区无强化。如有包膜浸润，与周围组织分界不清，出现肝、肺、骨、淋巴结转移时提示恶性。

（2）MRI 表现：肿瘤在 T_1WI 上信号强度类似肝实质，T_2WI 上呈明显高信号（灯泡征），合并出血时信号特征与出血时间有关，常在 T_1WI 上表现为不被脂肪抑制序列所抑制的高信号区，增强扫描，肿瘤明显强化，而坏死区不强化（图 5-28）。

3. 诊断与鉴别诊断 CT、MRI 检查发现单侧或双侧肾上腺较大类圆形肿块，并具有上述表现特征，结合临床症状和实验室检查，通常可作出诊断，有时需要与肾上腺节细胞神经瘤鉴别，后者为乏血供良性肿瘤，增强后延迟期可有渐进性不均匀强化，有完整包膜。

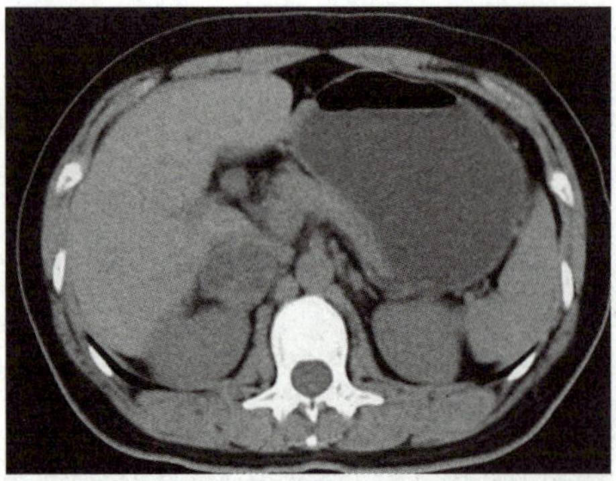

(a)

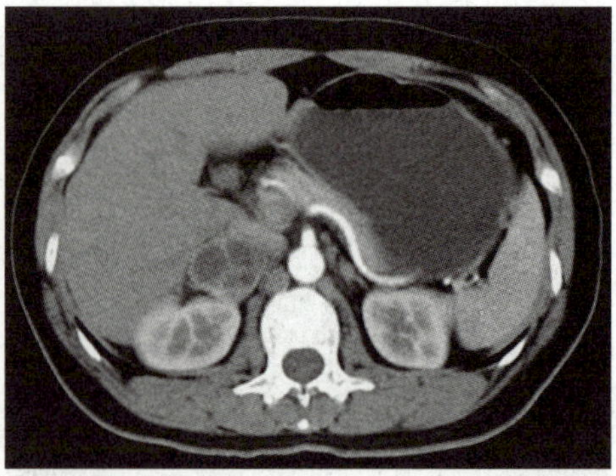

(b)

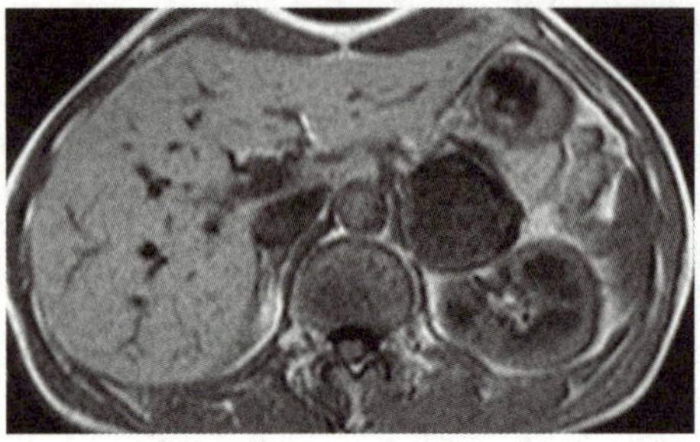

(c)

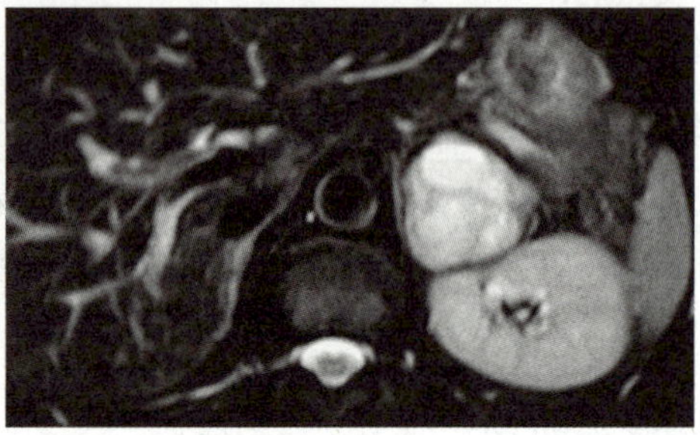

(d)

图 5-28 肾上腺嗜铬细胞瘤 MRI 表现

注：(a) 右侧肾上腺类圆形肿块，密度不均匀，内见坏死囊变；(b) 增强后不均匀强化，坏死区不强化；(c) 另一例患者左肾上腺类圆形肿块，T_1WI 呈低信号；(d) T_2WI 呈混杂高信号。

（四）肾上腺转移瘤

1. 概述 肾上腺转移瘤多数为肺癌转移，其次为乳腺癌、肾癌等。转移瘤开始于肾上腺髓质，后累及皮质，多累及双侧肾上腺。

2. 影像学表现

（1）CT 表现：表现为双侧肾上腺圆形、椭圆形或分叶状肿块，一般<3cm，较小者边界清楚，密度均匀，较大者可出现出血、坏死，可累及周围结构。增强扫描可呈均匀强化，有坏死者呈环形强化。

（2）MRI 表现：肿块在 T_1WI 呈低信号，T_2WI 上呈高信号，较大者信号不均匀，增强扫描后，强化形式类似 CT。

3. 诊断与鉴别诊断 肾上腺转移瘤需结合临床恶性肿瘤病史以明确诊断。

第六节　男性生殖系统疾病影像诊断

一、前列腺增生

1. 概述　良性前列腺增生是老年男性的常见疾病，60 岁以上发病率高达 75%。前列腺增生主要发生在移行带，表现为基质组织和腺体组织有不同程度增生，可引起不同程度下尿路梗阻症状。当增大的移行带压迫邻近的尿道和膀胱时，会导致不同程度膀胱梗阻。常见临床症状有进行性排尿困难、尿频、尿急、夜尿、尿潴留、血尿等，少数患者出现尿路感染、膀胱结石、肾功能损害等症状。

2. 影像学表现

（1）CT 表现：前列腺增大诊断标准为耻骨联合上方 2cm 或更高层面仍可见前列腺，或前列腺横径超过 5cm；CT 显示前列腺体积弥漫性一致性增大，边缘光滑锐利，增大的中央腺体可向上呈弧形或分叶状凸向膀胱内，增大的前列腺内可见斑点、斑片状高密度钙化影，其余密度通常无改变，增强扫描多为均匀性强化。

（2）MRI 表现：显示前列腺均匀对称性增大，在 T_1WI 上，增大的前列腺呈均一低信号，T_2WI 上，增大前列腺的周围带受压变薄，但仍保持正常较高信号，中央带和移行带体积明显增大（图 5-29）。DWI 上增大的前列腺内无局限性高信号灶，增强扫描均匀强化。MRS 检查，增生的移行带由于腺体增生，Cit 峰明显升高，Cho 峰和 Cre 峰变化不明显。

3. 诊断与鉴别诊断　前列腺增生需与前列腺癌鉴别，前者为前列腺弥漫性一致性增大，T_2WI 上周围带保持正常较高信号，而前列腺癌 T_2WI 上周围带可见异常低信号，DWI 有明显高信号灶。前列腺增生突入膀胱内，需与膀胱癌进行鉴别，前者强化均匀，膀胱癌可有膀胱壁增厚，强化明显。

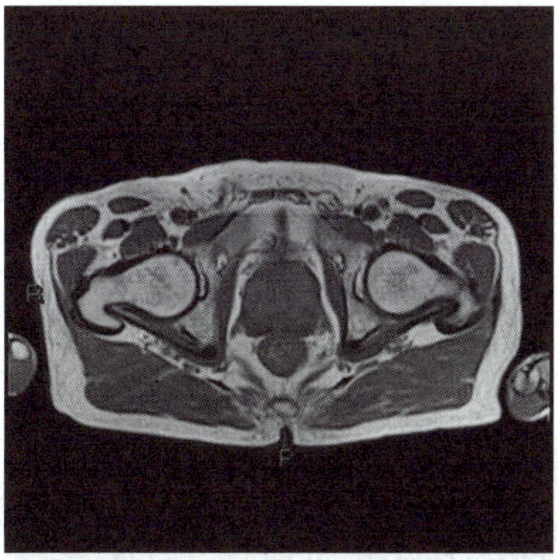

（a）

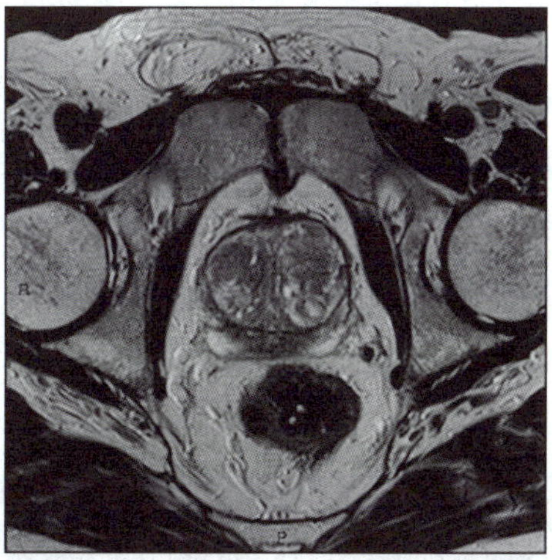

（b）

图 5-29　前列腺增生 MRI 表现

注：（a）T_1WI 前列腺体积增大，信号均匀；（b）T_2WI 周围带受压变薄。

二、前列腺癌

微课：前列腺癌影像诊断

1. 概述 前列腺癌是男性生殖系统最常见的恶性肿瘤之一，病理分型 95% 为腺癌，其他还包括移行细胞癌、鳞癌和肉癌。前列腺癌主要发生于前列腺的周围带，早期临床表现类似良性前列腺增生，即排尿困难、尿频、尿急等，晚期则出现膀胱和会阴部疼痛及转移体征。肛门指诊检查可触及前列腺硬结，表面不规则。实验室检查，前列腺特异性抗原显著增高。

2. 影像学表现

（1）CT 表现：对早期前列腺癌的诊断价值有限，多数病例仅显示前列腺增大，而密度未见异常改变。进展期肿瘤出现被膜外侵犯，表现为正常前列腺形态消失，内见类圆形、分叶状肿块；侵犯精囊时，表现为精囊不对称增大、精囊角消失；累及膀胱时，可见膀胱底壁增厚，出现突向膀胱腔内的分叶状肿块；肿瘤侵犯肛提肌时，使其增厚、边界模糊；CT 检查可发现盆腔淋巴结转移及远隔器官或骨转移征象。

（2）MRI 表现：对于发现前列腺癌和确定其大小、范围均有较高的价值。T_1WI 上前列腺癌呈稍低信号，T_2WI 上前列腺癌典型表现为正常高信号的周围带中出现低信号结节影，边界不清；DWI 序列肿瘤表现为明显高信号结节，ADC 图相应部位呈低信号；动态增强检查，增强早期病灶明显强化，部分病灶可因对比剂快速廓清而信号降低，呈快进快出型强化形式（图 5-30）。前列腺癌向周围组织器官侵犯主要表现为肿瘤与受侵器官分界不清，受累区的信号表现与原发癌信号相似。前列腺被膜连续性中断或局部病变组织外突均提示前列腺被膜已被破坏，其他表现还包括直肠前列腺间隙消失、前列腺周围高信号脂肪内出现低信号影、前列腺周围的神经血管丛发生移位且信号发生改变、精囊受累等肿瘤扩散征象。MRI 检查还可发现盆腔淋巴结转移及其他器官或骨转移。MRS 检查，前列腺癌的 Cit 峰明显下降，而 Cho 峰明显增高和/或（Cho+Cre）/Cit 的比值显著增高。

3. 诊断与鉴别诊断 前列腺癌有时需要与前列腺增生鉴别，根据以上影像学表现及晚期前列腺癌出现的淋巴结转移、远处转移等征象，不难鉴别。

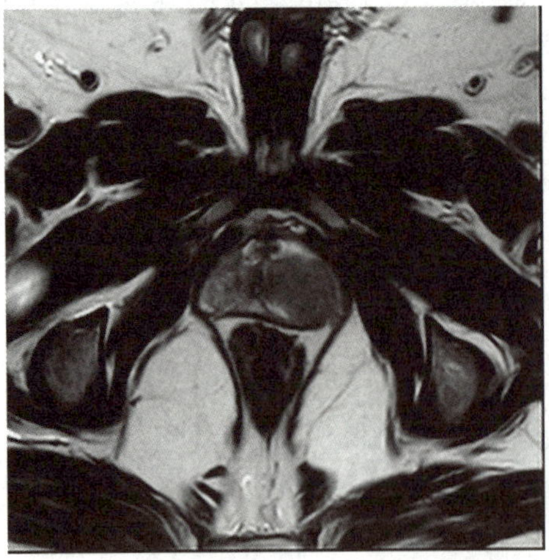

（a）

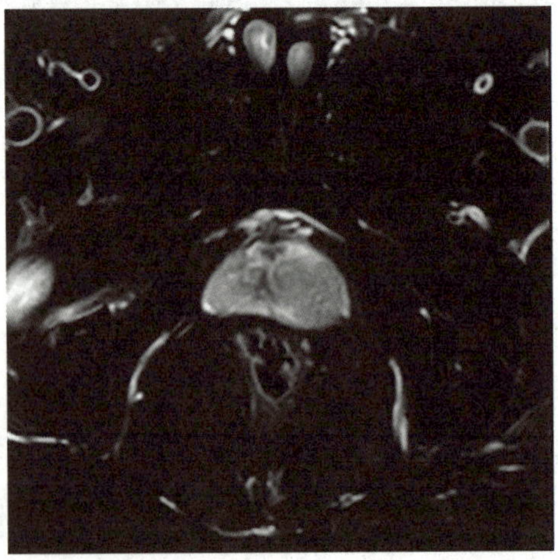

（b）

图 5-30 前列腺癌 MRI 表现

注：（a）T_1WI 呈稍低信号肿块；（b）T_2WI 表现为高信号周围带中出现低信号肿块，边界不清；（c）DWI 弥散明显受限；（d）ADC 图相应部位呈低信号。

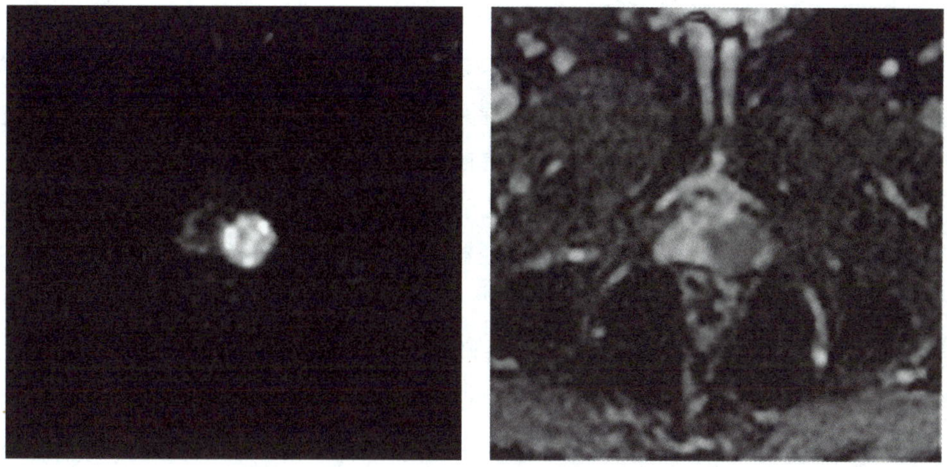

（c）　　　　（d）

图 5-30 （续图）

三、睾丸肿瘤

1. 概述　睾丸肿瘤占男性肿瘤的 1.0%～1.5%，青春期前多数为良性，青春期后绝大多数为恶性。睾丸肿瘤根据组织来源分为生殖细胞肿瘤（90%以上）、非生殖细胞肿瘤和继发性肿瘤。精原细胞瘤是最常见的生殖细胞肿瘤，起源于睾丸原始生殖细胞，发病高峰为 35～50 岁，实验室检查可有血清乳酸脱氢酶升高。其他生殖细胞肿瘤还有胚胎癌、卵黄囊瘤、畸胎瘤、绒毛膜癌等。

2. 影像学表现

（1）精原细胞瘤：CT 显示病灶密度较均匀，增强后多见分隔样强化。MRI 检查，精原细胞瘤在 T_1WI 和呈低信号，边界清楚或呈分叶状，DWI 及 ADC 可见明显弥散受限，T_2WI 上可见更低信号的纤维血管间隔，增强扫描后可见分隔样明显强化，为精原细胞瘤特征性表现。

（2）其他生殖细胞肿瘤：绒毛膜癌在 CT 和 MRI 上均可见多灶性、转移性肿块，伴有多血管和出血性坏死；成熟畸胎瘤表现为内含脂肪成分的混杂信号肿块；卵黄囊瘤可表现为边界不清的肿块，伴有不同程度的囊性改变，肿瘤在 T_1WI 和 T_2WI 上表现为不均匀信号，增强呈不均匀强化。

3. 诊断与鉴别诊断　睾丸肿瘤根据临床及影像学表现，不难诊断。

第七节　女性生殖系统疾病影像诊断

一、子宫畸形

1. 概述　子宫畸形是女性生殖系统畸形中最为常见的疾病，也是导致不孕的重要原因之一，发病率为 3%～4%。胚胎发育前 6 周，男女胚胎均具有中肾管和副中肾管（苗勒氏管），6 周后双侧苗勒氏管沿生殖腺双向发育，同时中肾管退化，约在第 10 周双侧副中肾管中段及尾段向内、向下，在中线与对侧相会融合，尾端达尿生殖窦背侧，两侧未融合的头段发展为输卵管，融合部分发展为子宫、宫颈，12 周时双副中肾管的隔吸收形成单腔，发育为子宫和阴道上 2/3 段。苗勒氏管发育、融合及再腔化过程中的异常均可导致生殖道畸形。子宫畸形包括单角子宫、双角子宫、双子宫、子宫发育不全、纵隔子宫等。大部分子宫畸形患者在性成熟之前无明显自觉症状，当生殖系统功能受到不同程度影响时，则在性成熟时、妊娠期而出现相应的月经异常、不孕、流产等临床症状。

2. 影像学表现

（1）X 线表现：子宫输卵管造影能显示子宫内腔，根据内腔的形态、大小和有无纵隔及其长度可诊断出大多数子宫畸形，并可明确畸形的类型。但造影检查不能显示子宫外形。

（2）CT 表现：可显示子宫外形，发现先天性无子宫、较小的幼稚子宫及双子宫，但 CT 检查不能确切显示宫腔形态，因此不能发现局限于腔内的子宫畸形，如纵隔子宫。

（3）MRI 表现：软组织分辨率高、多参数多角度成像，可观察子宫形态、轮廓、宫底、宫腔情况，是最佳的无创检查子宫畸形的方法。如双子宫有两个完全独立、分离的子宫、子宫颈、子宫角，两侧宫体有各自完整的肌层、内膜、结合带；双角子宫表现为宫底明显增宽且凹陷，凹陷深度>1cm；纵隔子宫外形多正常，宫底平坦或轻微凹陷，宫腔内可见低信号分隔（图 5-31）。

3. 诊断与鉴别诊断 子宫畸形首选 MRI 检查，能显示宫腔内外情况，根据上述各畸形表现特征，可以作出诊断。

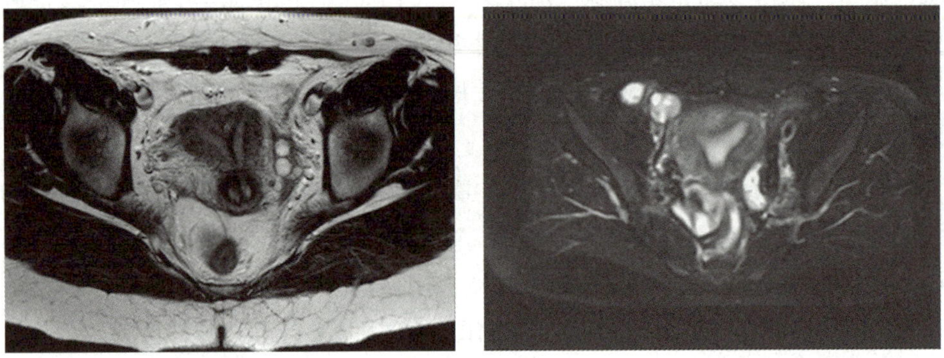

（a） （b）

图 5-31 子宫先天畸形 MRI 表现

注：（a）纵隔子宫；（b）双角子宫。

二、女性生殖系统炎性病变

（一）子宫输卵管炎

1. 概述 子宫输卵管炎是女性较常见的盆腔炎性病变，多发生在育龄期女性，是引起女性不孕、输卵管异位妊娠的重要原因。急性输卵管受病原体感染以后，体内的白细胞浸润形成内膜肿胀、间质水肿、渗出，导致输卵管黏膜上皮脱落，易形成积脓；慢性期易发生宫腔粘连、输卵管粘连和闭塞。输卵管炎急性期可表现为高热、下腹痛、白带多或子宫出血症状。慢性期主要为腰背痛、坠胀感和月经失调。

2. 影像学表现 子宫输卵管造影是检查子宫输卵管炎的主要方法。急性输卵管炎常无特异性表现；慢性输卵管炎显示双侧输卵管粗细不均，走行迂曲，当输卵管不完全梗阻时，近端输卵管明显扩张，对比剂进入其中呈油滴状而不弥散；当输卵管完全梗阻时，梗阻近端管腔扩大，对比剂不能进入腹腔；宫腔形态不规则，粘连处呈充盈缺损。CT 和 MRI 显示积脓输卵管走行扭曲，呈管状，T_2WI 及 DWI 呈高信号，可见液-液平面。

3. 诊断与鉴别诊断 慢性子宫输卵管炎需要与子宫输卵管结核鉴别，子宫输卵管结核造影可有“串珠”状表现，宫腔狭小变形，而慢性子宫输卵管炎造影可有输卵管扩张积水，对比剂呈油滴状而不弥散。

（二）子宫输卵管结核

1. 概述 输卵管结核好发于峡部和壶腹部，多由血行或淋巴播散所致，也可由邻近器官的结核病灶直接蔓延而来，表现为输卵管的炎症浸润，纤维化增生，干酪样坏死，病变造成的输卵管梗阻无法逆转，严重者向宫腔蔓延，造成子宫瘢痕化改变。临床表现可有不孕、盆腔包块、异常子宫出血，急性期可表现为盆腔痛和全身不适，如低热、消瘦、乏力、盗汗等症状。

2. 影像学表现 子宫输卵管造影显示输卵管增粗，表面凹凸不平，走行僵直，呈条索状，部分走行迂曲，呈团状；部分输卵管狭窄、变细、僵直，狭窄与憩室状膨大相间而成“串珠”状，宫腔边缘不规整，严重时宫腔狭小、变形。CT 和 MRI 显示输卵管增粗、迂曲，有不规则狭窄和扩张，扩张的输卵管积水或积脓，盆腔淋巴结增大或伴钙化。

3. 诊断与鉴别诊断 本病需与慢性子宫输卵管炎鉴别，根据上述影像学表现及临床实验室检查，不难作出诊断。

三、卵巢肿瘤和肿瘤样病变

（一）卵巢囊肿

1. 概述 卵巢囊肿包括单纯性囊肿和功能性囊肿，功能性囊肿包括滤泡囊肿（最常见）、黄体囊肿和卵泡膜黄素囊肿。囊肿多为单侧性，部分为双侧性。囊肿大小不等，多为单房、壁薄、无分隔。临床症状可有腹痛、月经不调等，囊肿破裂可引起持续性阴道流血、突发中下腹部疼痛，严重者甚至休克。

2. 影像学表现

（1）CT 表现：典型表现为附件区或子宫直肠陷窝处的均一水样低密度肿块，圆形或椭圆形，边缘光滑，壁薄，无分隔，增强扫描囊壁可有强化。

（2）MRI 表现：平扫时，囊液呈长 T_1、长 T_2 信号，囊内含蛋白质或血液成分较多时，T_1WI、T_2WI 均呈高信号，增强后强化表现类似 CT。

3. 诊断与鉴别诊断 囊肿需与浆液性囊腺瘤鉴别，功能性囊肿可随月经周期形态发生变化，随诊病变可消失；囊腺瘤可伴有壁结节，随诊肿瘤无变化或稍增大。

（二）卵巢囊腺瘤

1. 概述 卵巢肿瘤根据组织学类型不同，可分为上皮源性肿瘤、生殖细胞肿瘤、性索间质肿瘤等类型，其中以上皮源性肿瘤最为常见。浆液性囊腺瘤和黏液性囊腺瘤是常见的上皮源性良性肿瘤，好发于中年女性，主要临床表现是盆腹部肿块，较大肿块可产生腹部压迫症状。浆液性囊腺瘤分为单纯性浆液性囊腺瘤和浆液性乳头状瘤（少见），前者为单房型，囊壁薄而光整；后者囊壁较厚，有乳头状突起。30%~50%浆液性囊腺瘤可以恶变为囊腺癌。黏液性囊腺瘤多为单侧多房结构，一般较浆液性囊腺瘤更大，各房大小不一。囊肿表面光滑，少数在囊壁上可有向内或向外生长的乳头状突起。囊肿破裂进入腹腔形成假性腹腔黏液瘤。

2. 影像学表现

（1）CT 表现：平扫时，浆液性囊腺瘤表现为水样低密度肿块，囊壁薄且光滑，体积一般较小，囊壁上可见乳头状软组织突起；黏液性囊腺瘤体积大，密度较高，囊壁较厚，囊内有分隔而成多房结构。增强检查，囊壁和内隔或乳头状突起有轻度均匀强化，囊腔不强化。

（2）MRI 表现：平扫时，浆液性囊腺瘤呈 T_1WI 低信号、T_2WI 高信号的肿块，增强扫描后，囊壁及分隔轻度强化，囊壁结节均匀强化。黏液性囊腺瘤多表现为多房囊性肿块，各房内蛋白含量不同，而导致肿瘤在 T_1WI 信号不均匀，T_2WI 上仍呈较高信号；增强检查，肿瘤的囊壁和分隔发生强化（图 5-32）。

3. 诊断与鉴别诊断 卵巢浆液性和黏液性囊腺瘤需要与子宫内膜异位囊肿、滤泡囊肿鉴别。子宫内膜异位囊肿常呈 T_1WI 高信号、T_2WI 低信号，囊壁较厚，强化明显；滤泡囊肿可随月经周期发生变化。

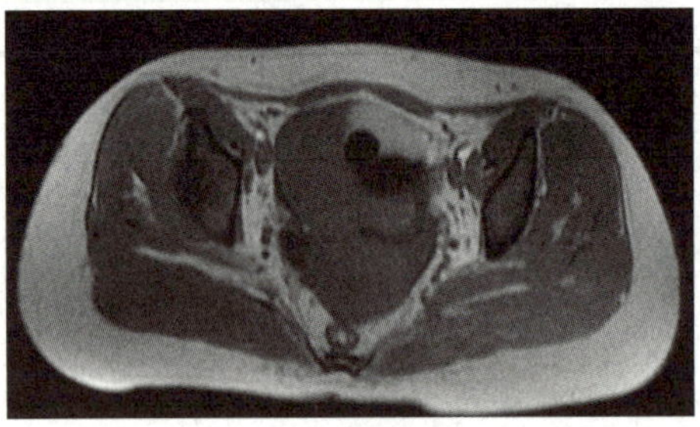

（a）

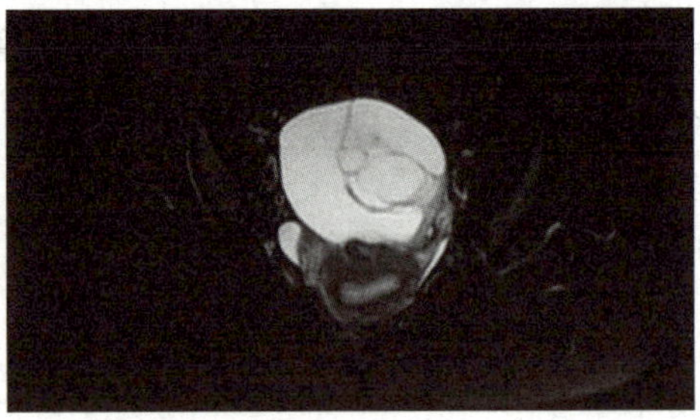

（b）

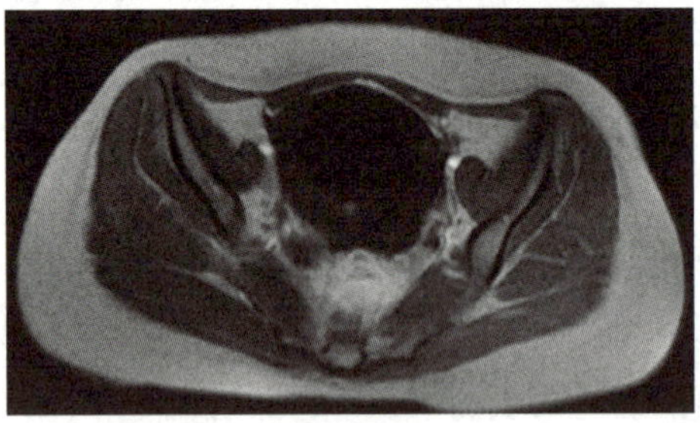

（c）

图 5-32 卵巢黏液性囊腺瘤 MRI 表现

注：（a）T_1WI，多房囊性肿块，信号不均匀；（b）T_2WI 高信号，可见多发分隔；（c）增强检查，肿瘤的囊壁和分隔发生强化。

（三）成熟畸胎瘤

1. 概述 成熟畸胎瘤属生殖细胞肿瘤，起源于异位具有多向分化潜能的干细胞，系胚胎发育时期原始生殖细胞从卵黄囊向泌尿生殖嵴迁移失败、脱落聚集所致。往往含有外、中、内 3 个胚层的多种组织成分。畸胎瘤是卵巢常见的良性肿瘤，约占全部卵巢肿瘤的20%，主要见于育龄妇女，通常无症状，大者可触及肿块，发生扭转时出现疼痛。成熟畸胎瘤以单囊为主，亦可出现多囊，囊内含毛发和皮脂样物。囊壁内常有一个或数个乳头状突起（头结节），表面有毛发和牙齿长出，头结切面可见骨、软骨及脂肪组织。

2. 影像学表现

（1）CT表现：盆腔内类圆形囊性肿块，其内可见特征性脂肪密度影、头结节、钙化灶、牙齿等；90%以上的畸胎瘤含有脂肪组织，为其特征性表现；头结节通常单个，与囊壁呈锐角相交，头结节中可见脂肪、钙化或毛发附着，是恶变的好发部位，若实性头结节直径>5cm、有明显强化并与囊壁成钝角相交，则考虑恶变倾向（图5-33）。

（2）MRI表现：为单囊或多囊的含脂肪成分的肿块，脂肪成分在T_1WI、T_2WI上均呈高信号影，脂肪抑制序列呈低信号，头发、牙齿及骨骼在各序列均为低信号，增强扫描头结节可有轻中度强化。

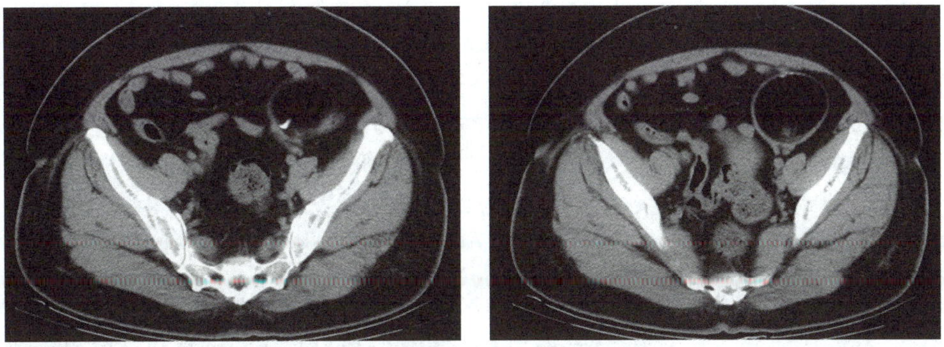

（a）　　（b）

图5-33　卵巢成熟畸胎瘤CT表现

注：（a）CT表现为盆腔内类圆形囊性肿块，其内可见特征性脂肪密度影、头结节；（b）肿块内见钙化。

3. 诊断与鉴别诊断　含脂肪成分的成熟畸胎瘤容易诊断，而未成熟畸胎瘤为恶性肿瘤，病灶较大、呈分叶状，实性为主，脂肪成分较少，病灶内密度不均，伴钙化、出血坏死，增强强化明显，可见腹膜转移及腹水。

（四）卵巢癌

1. 概述　卵巢癌是卵巢最常见的恶性肿瘤，占原发性卵巢恶性肿瘤的90%。临床上，卵巢癌早期无症状，晚期肿瘤较大有压迫症状，多有血性腹水，并有消瘦、贫血、乏力等表现。病理上，卵巢癌主要分为浆液性癌（60%~70%）、内膜样癌（10%~20%）、透明细胞癌（10%~15%）、黏液性癌（5%~10%）等。卵巢高级别浆液性癌，是最常见的卵巢癌，患者年龄范围较广泛，多见于绝经后妇女，临床症状多无特异性。

2. 影像学表现

（1）卵巢高级别浆液性癌：多为双侧发病，体积较大，形态不规则，CT可见以囊实性病灶为主，囊壁、分隔厚薄不均，囊性成分呈水样密度，囊壁可有软组织密度结节突向腔内，增强扫描，分隔、囊壁和实体部分显著强化（图5-34），MRI上囊性成分呈T_1WI低信号、T_2WI高信号，不同比例的实性成分呈T_1WI等信号、T_2WI略高信号，DWI呈高信号，增强扫描实性成分明显强化，常伴发广泛腹膜播散、腹水、邻近结构侵犯及淋巴结肿大等转移征象（图5-35）。

（2）卵巢黏液性癌：多为单侧发病，体积较大，多以多房囊实性为主，部分以实性为主，囊壁及间隔不规则增厚，边界不清，增强扫描实性部分明显强化；黏液性囊腺癌可致腹膜假性黏液瘤，腹膜腔内充满胶状物质，推移或致肠管聚拢，在实质脏器表面形成扇贝样压迹。

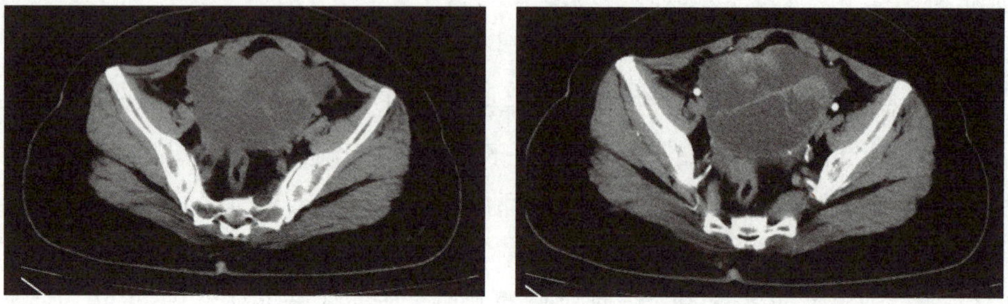

（a）　　　　（b）

图 5-34　卵巢高级别浆液性囊腺癌 CT 表现

注：（a）CT 平扫囊实性病灶为主，囊壁、分隔厚薄不均，囊性成分呈水样密度，囊壁可有软组织密度结节突向腔内；（b）CT 增强扫描后分隔、囊壁和实体部分显著强化。

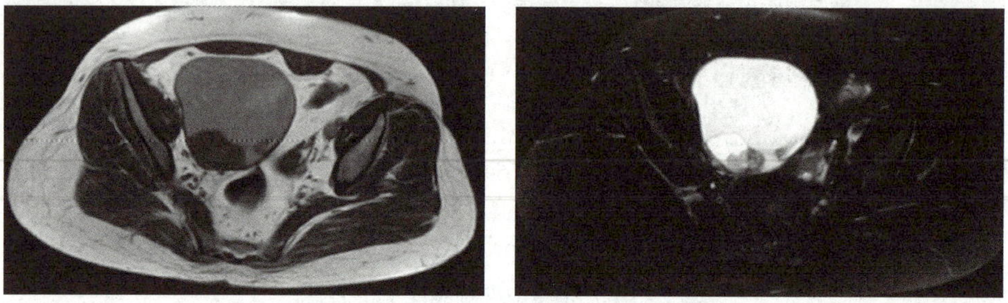

（a）　　　　（b）

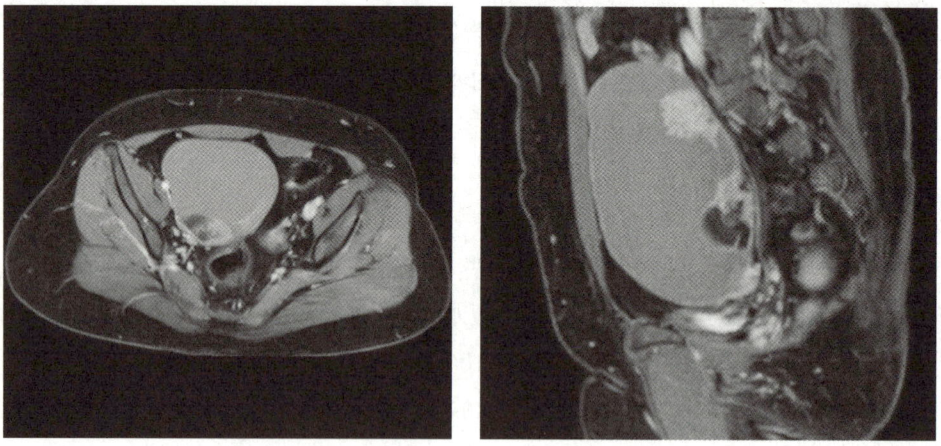

（c）　　　　（d）

图 5-35　卵巢高级别浆液性囊腺癌 MRI 表现

注：（a）T_1WI，囊性肿块，囊液呈低信号，实性部分呈中等信号；（b）T_2WI，囊液高信号，实性部分呈等信号；（c）T_1WI 增强横断位；（d）T_1WI 增强矢状位，囊壁结节明显强化，伴有不强化的低信号坏死区。

（3）卵巢透明细胞癌：单侧发病多见，以囊实性肿块为主，且以单房大囊伴单发或多发壁结节为主，壁结节多呈宽基底附着、偏心性生长，MRI 上呈 T_1WI 等信号、T_2WI 稍高信号，DWI 弥散受限，增强扫描呈明显强化；由于瘤内坏死、出血等原因，囊性成分 T_1WI 信号复杂；包膜多光滑完整，是其特征性表现（图 5-36）。

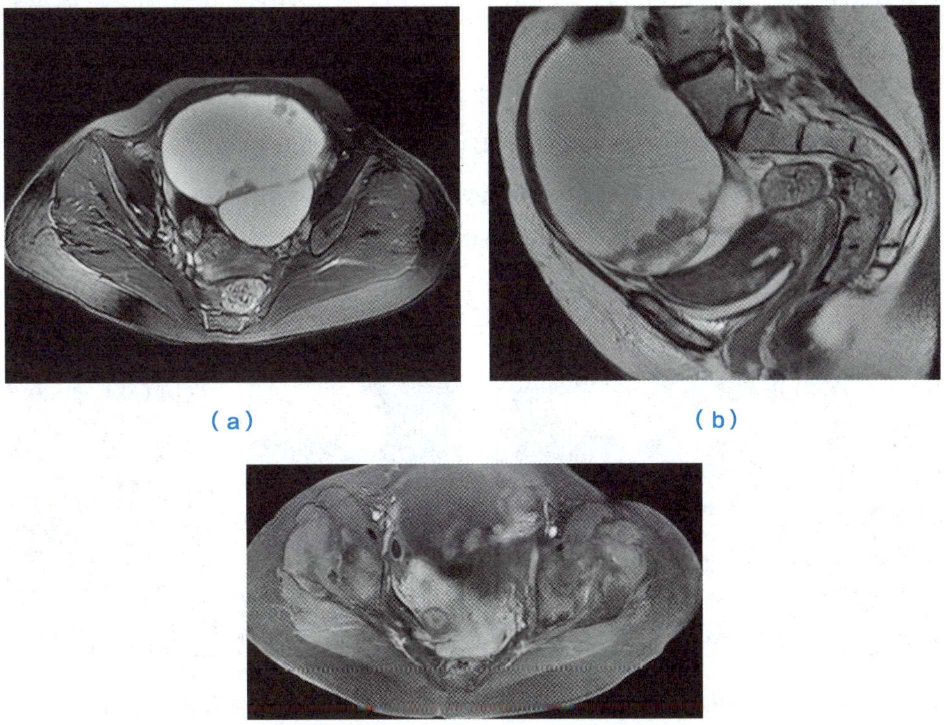

（a）　　（b）

（c）

图 5-36　卵巢透明细胞癌 MRI 表现

注：（a）FS-T_2WI 横断位；（b）FS-T_2WI 矢状位，囊实性肿块，囊内见分隔及多发壁结节，壁结节多呈宽基底附着，呈等信号；（c）T_1WI 增强，壁结节明显强化。

（4）子宫内膜样卵巢癌：单侧发病多见，多表现为囊实性肿块，实性成分一般较多，呈向心性生长，发生坏死时可见 T_2WI 高信号区；发生出血时，囊性成分可表现为 T_1WI 高信号、T_2WI 低信号，囊内可见液-液平面。子宫内膜样癌与子宫内膜异位相关，因此当合并子宫内膜异位症、巧囊或原发性子宫内膜癌时，需高度警惕子宫内膜样癌。

3. 诊断与鉴别诊断　卵巢癌需与颗粒细胞瘤、卵泡膜细胞瘤、卵巢转移瘤等鉴别。颗粒细胞瘤多呈多发囊性肿块，囊内 T_1WI 及 T_2WI 信号不均，囊间隔厚薄不均，无壁结节；卵泡膜细胞瘤在 FS-T_2WI 可见结节状低信号或极低信号，为其特征性表现；卵巢转移瘤多为双侧发生，原发病变可来自胃、乳腺和肠道，结合原发肿瘤病史对鉴别诊断有帮助。

（五）卵巢转移瘤

1. 概述　卵巢转移瘤占卵巢恶性肿瘤的 10%～30%，常见的原发肿瘤部位为胃肠道、乳腺、生殖道，其中胃肠道来源占卵巢转移瘤的 70%～80%，称为库肯勃瘤。原发肿瘤可通过血行转移、淋巴道转移、种植或直接蔓延至双侧卵巢。好发年龄为 30～50 岁育龄女性，主要与绝经前期卵巢功能旺盛、血运丰富有关。临床表现为下腹部肿块，生长迅速，并有下腹痛或不适、腹胀，也可以有月经紊乱、尿频及粪便性状改变等，常出现腹水和/或胸腔积液。

2. 影像学表现

（1）CT 表现：显示双侧（多数）或单侧卵巢肿块，常为椭圆形、分叶状，境界清楚，边缘光滑；胃、乳腺及子宫内膜来源的肿块多以实性为主，结直肠来源的多以囊性为主；增强后实性部分和囊壁明显强化。

（2）MRI 表现：表现类似 CT，肿块在 T_1WI 呈等低信号、T_2WI 呈高信号，瘤内坏死囊变时可出现液体长 T_1、长 T_2 信号，实性部分 DWI 弥散受限，增强扫描明显强化（图 5-37）。CT 和 MRI 均可观察到腹盆腔积液、腹膜腔种植、淋巴结转移及远处脏器转移等间接征象。

3. 诊断与鉴别诊断 卵巢转移瘤找到原发灶，有助于诊断。需要与卵巢上皮性恶性肿瘤进行鉴别，后者表现为单房或多房囊性肿块，囊壁厚薄不均，有壁结节，囊壁、分隔及实性部分明显强化。

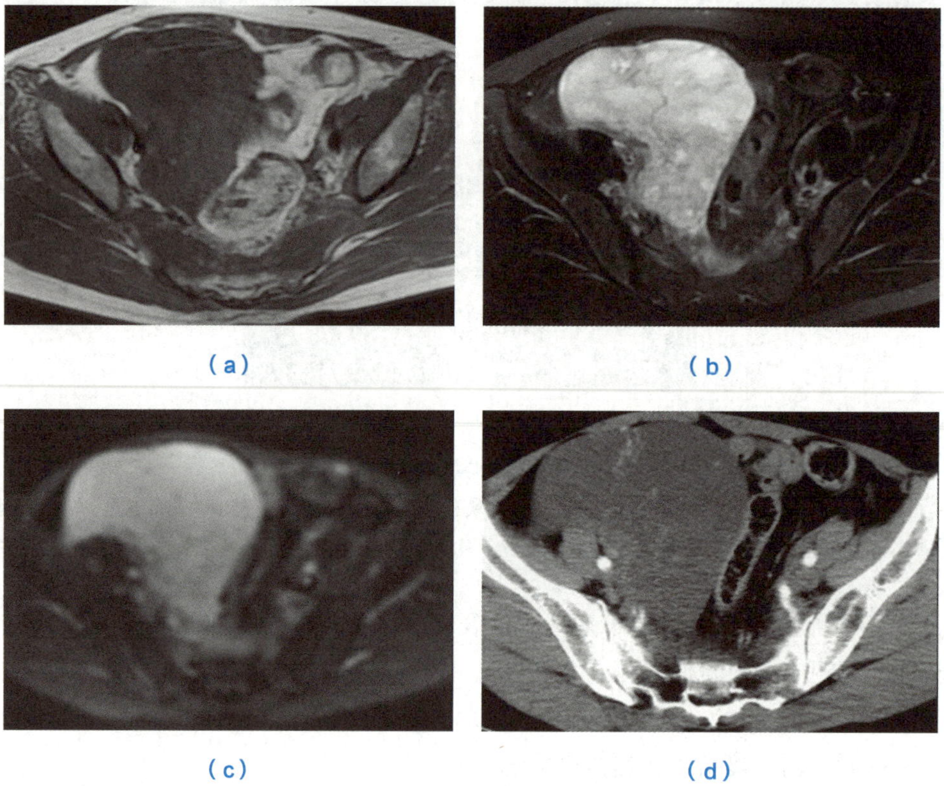

图 5-37 卵巢转移瘤影像学表现

注：（a）T_1WI，盆腔不规则囊实性肿块，呈低信号；（b）T_2WI 混杂高信号，边界不清；（c）DWI 弥散受限；（d）CT 增强扫描囊壁及实性部分明显强化。

四、子宫肿瘤和肿瘤样病变

微课：子宫平滑肌瘤影像诊断

（一）子宫平滑肌瘤

1. 概述 子宫平滑肌瘤是女性生殖系统中最常见的良性肿瘤，多见于 30～50 岁。肌瘤可单发或多发，大小不等，较大的肌瘤可发生变性、坏死、囊变等。肌瘤多数位于子宫体部，少数位于子宫颈部，根据发生的部位可分为黏膜下、肌壁间和浆膜下肌瘤，其中以肌壁间肌瘤最常见（60%～70%），在子宫侧壁生长的肌瘤可伸向同侧阔韧带前后叶之间，称为阔韧带肌瘤。临床主要表现为月经过多，月经持续时间延长，或为不规则性阴道流血。肿瘤较大时产生压迫症状（如尿潴留，便秘），带蒂肿瘤发生扭转时，可引起急性腹痛。病理上是由子宫平滑肌细胞过度增生所形成，其中含有少数起支持作用的结缔组织纤维，包膜完整。肌瘤可发生玻璃样变、红色变性、囊性变、脂肪变性、钙化等变性，也可发生坏死、萎缩、合并感染，较少发生恶变（约1%）。

2. 影像学表现

（1）CT表现：显示子宫增大呈分叶状，或向外突出的实性肿块，境界清楚，密度与子宫肌层相似，部分肌瘤可见钙化，呈不规则点状或蛋壳样钙化，部分肌瘤可见坏死囊变，呈低密度影，增强后肌瘤可呈明显强化、不均匀强化，含纤维结缔组织较多者呈轻度强化。

（2）MRI表现：对子宫肌瘤的诊断具有独特的优势，可检出直径仅0.3cm的小肌瘤。MRI不但能清楚地分辨黏膜下肌瘤、肌壁间肌瘤及浆膜下肌瘤，还能鉴别各种变性。在T_1WI和T_2WI上肌瘤均表现为典型的低信号，T_2WI上瘤周可见高信号薄环，代表扩张的淋巴管、静脉或水肿；肿瘤较小时病变内部信号较均匀，病变内发生囊变或出血时信号不均匀，囊变坏死在T_1WI呈低信号；T_2WI呈高信号，出血的信号与时期和序列有关；增强后肌瘤常为不均一强化（图5-38）。

3. 诊断与鉴别诊断 肌层内肌瘤需与子宫腺肌病鉴别，肌层内肌瘤边界清，MRI信号多均匀，边缘可见假包膜，结合带清晰完整；而子宫腺肌病表现为肌层局部或弥漫性增厚，病变边界不清，结合带明显增宽；浆膜下肌瘤常需与卵巢肿瘤鉴别；黏膜下肌瘤需与子宫内膜癌鉴别，内膜癌DWI呈高信号，侵袭肌层时结合带至深肌层不连续。

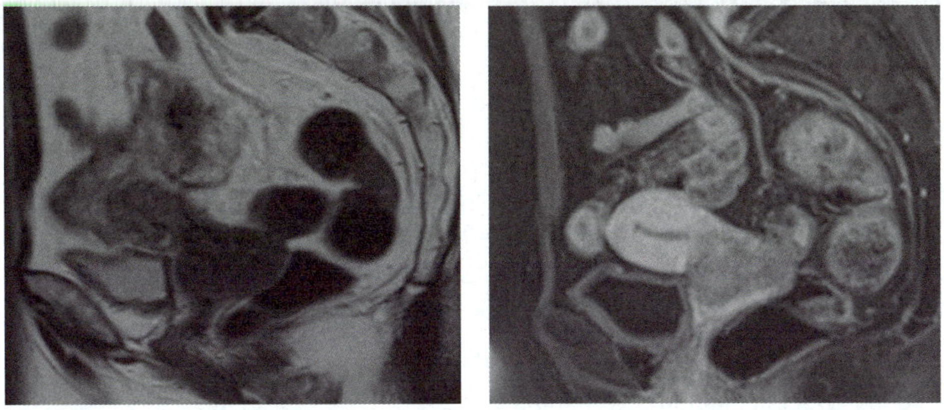

（a） （b）

图5-38 子宫颈平滑肌瘤MRI表现

注：（a）T_2WI矢状位，肿块呈低信号；（b）T_1WI增强，肿块不均匀轻度强化。

（二）子宫内膜癌

1. 概述 子宫内膜癌是子宫内膜最常见的恶性肿瘤，占整个妇科恶性肿瘤的第四位，好发于绝经后妇女，平均年龄55岁，与雌激素过度刺激有关。主要症状是无痛性阴道流血。子宫体癌可分弥漫型、局限型和息肉型，先发生于子宫内膜，继而侵犯肌层，组织学上主要为腺癌（90%）。晚期癌组织可直接侵犯肌层，并向宫旁附近蔓延，进一步累及直肠、膀胱等。淋巴转移可至髂内外、闭孔、髂总及腹膜后腹主动周围。血行转移较少见，可发生肝和肺内转移。对于子宫内膜病变的早期诊断与分期，MRI为首选方法，能较好地显示宫内膜病变、宫肌侵犯的深度。

2. 影像学表现

（1）CT 表现：局限于子宫内膜及Ⅱ期的宫体癌 CT 平扫难以显示；Ⅲ期以上宫体癌，可显示子宫局限增大，密度不均，内含低密度的坏死区；增强扫描病变强化程度低于周围正常子宫肌层；病灶侵及宫颈时，表现为宫颈不对称增大；宫腔积液表现为宫腔低密度影；当宫外侵犯发生时，表现为宫旁软组织密度影，宫旁低密度脂肪间隙模糊、消失；当发生广泛盆腔内转移时，盆腔内低密度脂肪间隙消失，各器官分界不清，称冰冻骨盆；肿瘤累及腹膜、肠系膜、网膜时，可出现不规则结节、肿块及腹水；增强检查可显示盆腔、腹膜后及腹股沟肿大淋巴结，提示淋巴结转移。

（2）MRI 表现：早期仅表现为子宫内膜异常增厚，育龄妇女>10mm，绝经后妇女>3mm；肿块较大时引起宫腔增大，内见软组织肿块，T_1WI 稍低信号，T_2WI 稍高信号（略高于子宫肌层），DWI 高信号，ADC 低信号，病变合并出血时信号混杂（图 5-39）；动态增强扫描，动脉期、实质期、延迟期子宫内膜癌病灶呈相对低信号，强化程度低于肌层，时间-信号强度曲线呈速升平台型或速升缓降型；肌层浸润表现为 T_2WI 结合带不完整，动态增强早期内膜下强化不连续；宫颈基质浸润表现为宫颈基质 T_2WI 低信号不连续，DCE 延迟期宫颈基质强化不连续；MRI 上可观察有无宫旁、附件及阴道有无浸润、盆腔淋巴结转移、远处器官转移等。MRI 是子宫内膜癌术前分期、明确病变浸润程度、预后评估、治疗复查的重要方法。

3. 诊断与鉴别诊断 子宫内膜癌需要与黏膜下子宫肌瘤、子宫肉瘤鉴别。肌瘤轮廓清晰，T_2WI 信号较低，增强强化明显；子宫肉瘤通常肿瘤较大，信号不均匀，强化比内膜癌明显。

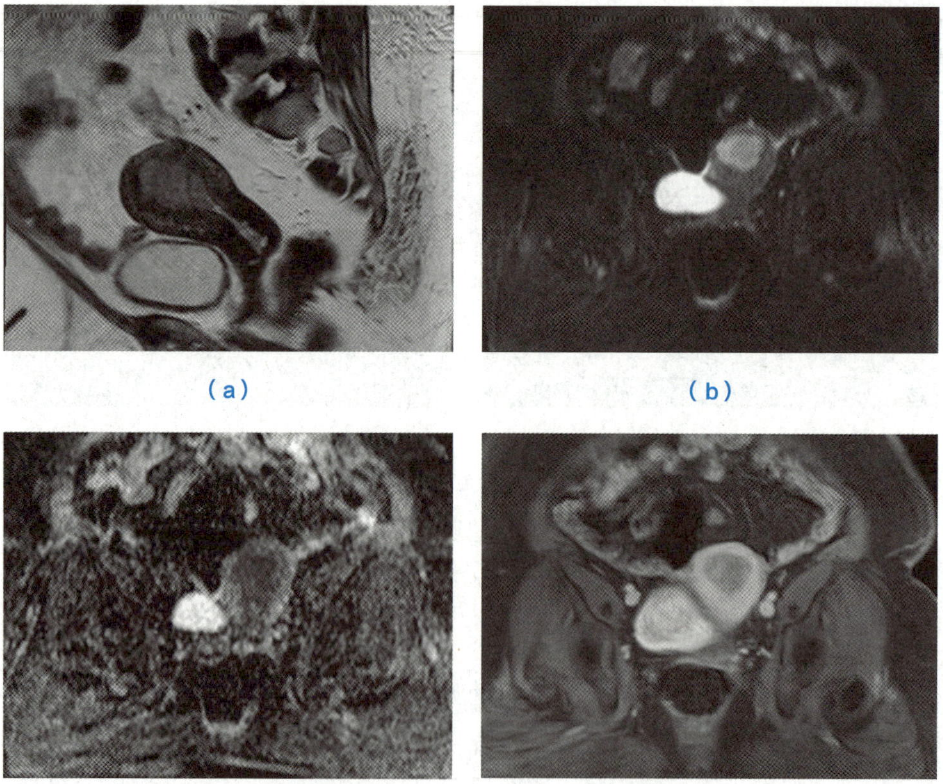

（a）（b）（c）（d）

图 5-39 Ⅰ期子宫内膜癌 MRI 表现

注：（a）T_2WI 矢状位，子宫腔内肿块，呈稍高信号，侵及子宫肌层，未向下侵犯宫颈；（b）DWI 高信号；（c）ADC 图低信号；（d）增强后强化程度低于子宫肌层。

（三）宫颈癌

1. 概述　宫颈癌是女性生殖系统最常见的恶性肿瘤，好发年龄45~55岁。人乳头状瘤病毒感染是宫颈癌发病最重要因素。临床主要表现为阴道异常流血，可以是月经过多、月经间期出血、接触性出血或绝经后出血，可有下腹部、腰骶部疼痛，会阴部下坠感，晚期可有尿频、尿血，大便规律改变。病理上，宫颈癌以鳞状上皮癌为主，约占90%，余为腺癌或腺鳞癌。大体病理分为内生型、外生型、溃疡型和颈管型。宫颈癌可突破宫颈壁而侵犯宫旁组织，进而达盆壁，向下和向上蔓延则侵犯阴道和子宫下段，病变晚期，输尿管、膀胱和直肠均可受累。宫颈癌主要沿淋巴道转移，血行转移少见。

2. 影像学表现

（1）CT表现：早期肿瘤较小时，CT显示不清；肿瘤较大时表现为宫颈增大、形态不规则，密度不均，以等密度为主，增强后肿瘤呈不均匀强化。发生宫旁侵犯时，宫颈边缘毛糙、不规则，宫旁脂肪间隙消失，宫旁可见增厚条索影；累及膀胱或直肠时，膀胱或直肠旁脂肪间隙消失，膀胱或直肠壁呈不规则增厚；阴道受侵时，阴道壁呈不规则增厚，阴道内肿物与阴道壁分界不清；CT也可显示盆腔、腹膜后淋巴结转移、远隔器官转移。

（2）MRI表现：是子宫颈癌分期首选影像检查方法。①Ⅰ期肿瘤宫颈体积正常，宫颈黏膜及黏膜下可见小片状异常信号，T_1WI呈低信号，T_2WI呈高信号，DWI为高信号，有助于发现较小的肿瘤；增强扫描早期明显强化，强化程度高于正常宫颈组织，延迟期肿瘤强化程度明显低于正常宫颈组织，显示为边界清楚的低信号。当肿瘤明显侵犯宫颈基质时，T_2WI上宫颈基质低信号中断。②Ⅱ期肿瘤显示宫颈明显增大，见团块状软组织肿块，肿块与宫颈肌层信号相比，T1W1为等信号，T_2W1为稍高信号，DWI呈高信号，ADC信号减低。增强后，不均匀明显强化，病变向下延伸，累及阴道上1/3，表现为阴道壁低信号中断、被肿瘤组织替代；或向子宫旁浸润生长，宫旁出现异常信号，增强扫描宫颈基质信号环中断；子宫浆膜面不光滑。③Ⅲ期肿瘤显示子宫颈体积增大，宫颈信号异常，宫颈前后唇见不规则软组织肿块影，与子宫肌层信号相比，T_1WI呈等低信号，T_2WI呈略高信号，DWI呈稍高信号，增强扫描见较明显不均匀强化，宫颈结合带不完整，浆膜面不光滑，病变范围较大，累及子宫下段、阴道中下段、宫旁、盆壁、盆腔其他脏器，可继发性肾盂积水；盆腔内及腹主动脉旁可见异常肿大淋巴结，提示淋巴结转移。④Ⅳ期肿瘤显示与邻近肠管、膀胱分界不清，周围脂肪间隙消失；双侧卵巢可受累（图5-40）。

3. 诊断与鉴别诊断　早期宫颈癌需要与子宫颈平滑肌瘤鉴别，后者T_1WI及T_2WI均为低信号，强化方式多与子宫肌层一致或表现为不均匀强化。宫颈癌累及宫体时需要与子宫内膜癌鉴别，宫颈癌肿块主体位于宫颈，自下向上侵袭子宫肌层；子宫内膜癌表现为宫腔内病变，病灶中心位于宫腔或宫颈管内，自上向下侵袭宫颈基质。

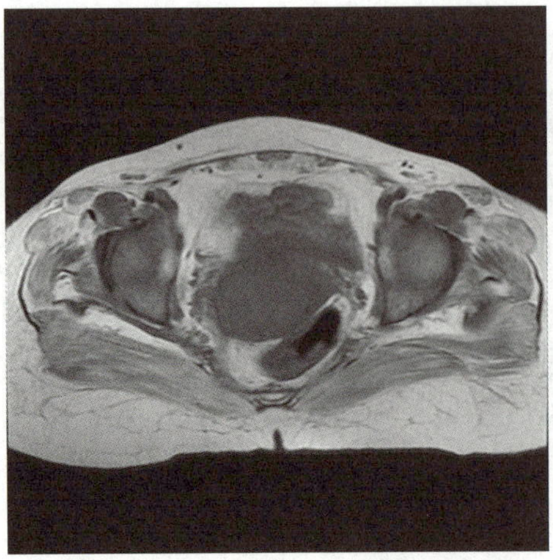

（a）

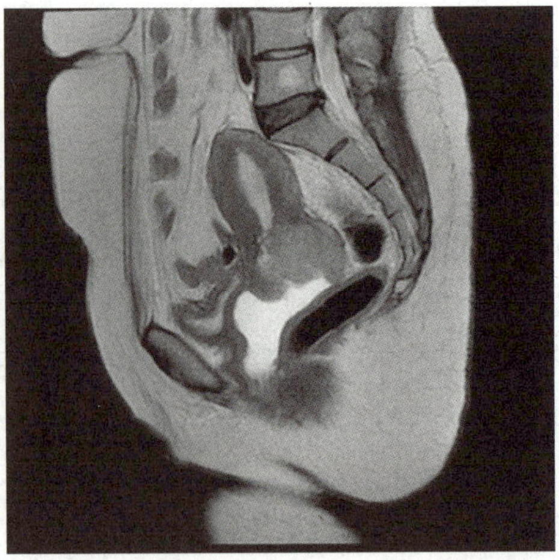

（b）

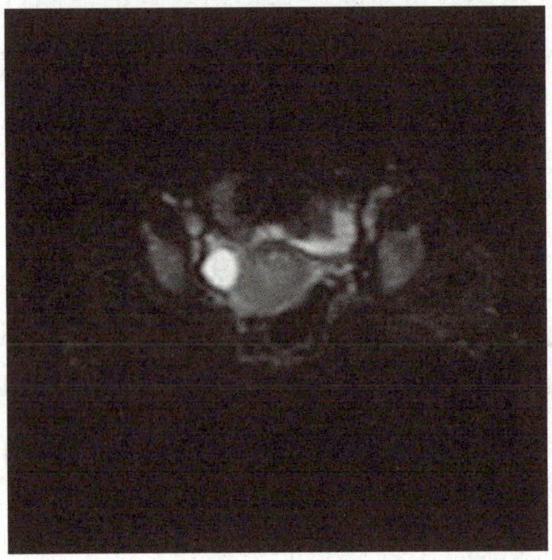

（c）

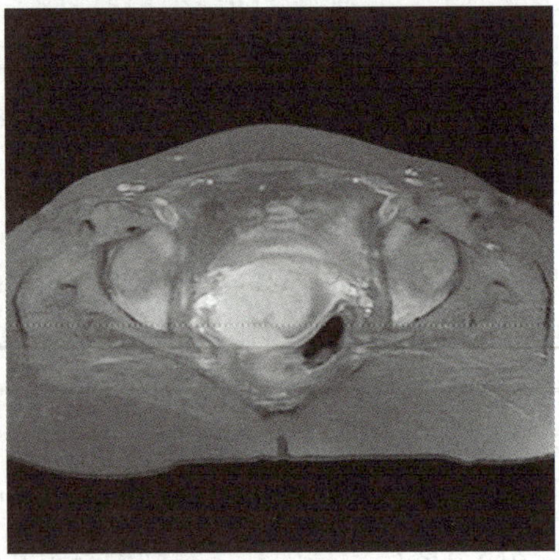

（d）

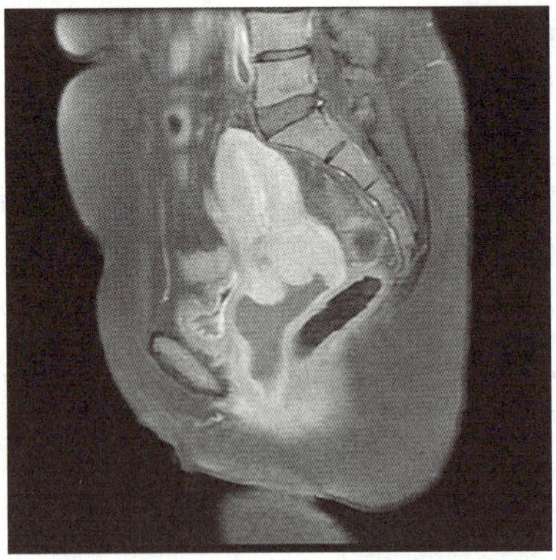

（e）

图 5-40　Ⅳ期子宫颈癌 MRI 表现

注：（a）T_1WI 横断位，子宫颈软组织肿块，呈低信号，边界不清；（b）T_2WI 矢状位，肿块稍高信号，侵犯阴道上 1/3，与后方直肠分界不清；（c）DWI 显示盆腔高信号影，提示淋巴结转移；（d）T_1WI 增强横断位；（e）T_1WI 增强矢状位，肿块明显强化。

（四）卵巢子宫内膜异位囊肿

1. 概述　具有活性的子宫内膜组织出现子宫腔以外的部位时称子宫内膜异位症，异位的子宫内膜位于子宫体的肌层时称内在性子宫内膜异位症，又称为子宫腺肌病；而当异位的子宫内膜发生在子宫以外的其他任何部位时称为外在性子宫内膜异位症，以卵巢受累最为常见，称为卵巢子宫内膜异位囊肿，囊肿内含暗褐色糊状陈旧血液，故常称为巧克力囊肿。临床症状有继发性和渐进性痛经、月经失调、不孕、肠道及尿路症状，且与月经相关，周期性发作。

2. 影像学表现

（1）CT 表现：表现为盆腔内囊性肿块并囊腔内积血表现，囊内可见分隔，密度根据出血的时间而有所不同，可呈水样低密度至血肿高密度影；增强表现为囊壁不规则强化而内容物无强化。

（2）MRI 表现：表现为单侧或双侧卵巢的单房、多房囊性包块，信号特征取决于出血期相、蛋白含量，在 T_1WI 序列多成高信号，T_2WI 可呈混杂高信号或低信号（图 5-41）；由于反复出血、破裂，在大囊肿周围伴有多数小囊肿，呈“卫星囊”样改变，是子宫内膜异位症特征性表现；囊肿边缘与子宫周围可见不规则软组织信号粘连带；增强扫描，囊肿周围粘连带和腔内分隔可见中等或明显强化。

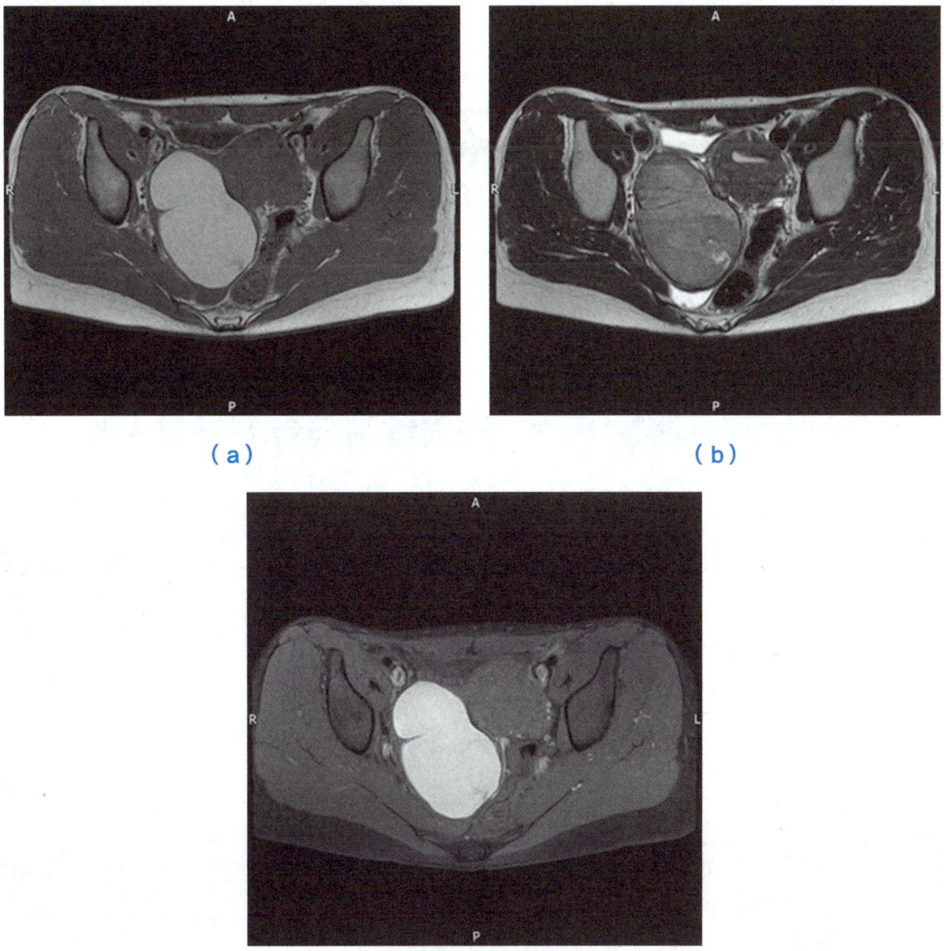

（a）　（b）

（c）

图 5-41　卵巢子宫内膜异位囊肿 MRI 表现

注：（a）T_1WI，盆腔右侧不规则肿块，内见分隔，T_1WI 呈高信号；（b）T_2WI 混杂低信号，盆腔积液；（c）T_1WI 增强横断位，囊液不强化，分隔轻度强化。

3. 诊断与鉴别诊断 卵巢子宫内膜异位囊肿需与出血性囊肿、卵巢囊腺瘤、卵巢囊腺癌等鉴别，相较于其他病变，卵巢子宫内膜异位囊肿 T_1WI 信号更高、T_2WI 信号偏低，且 T_1WI 多发囊性高信号具有一定特异性；卵巢囊腺瘤多表现为单房或多房的囊性肿块，囊腺癌可有淋巴结转移、腹膜转移、腹水等恶性征象。

▶知识拓展

前列腺影像报告和数据系统

前列腺影像报告和数据系统（PI-RADS）将多参数 MRI 综合表现（结合 T_2WI，DWI 和 DCE）与前列腺中每个病变存在临床显著癌的可能性相联系，根据可能性大小使用 5 分量表进行评估，其主要目标是识别前列腺临床显著癌，减少不必要的前列腺穿刺，提高穿刺活检的阳性率，改善预后。PI-RADS 4 分或 5 分的病变应考虑进行 MRI 引导靶向活检，但对 PI-RADS 1 分或 2 分病变则不应进行活检。对于 PI-RADS 3 分的评估情况，临床因素非常重要，如果临床怀疑前列腺临床显著癌可能性低，则可考虑在 9~12 个月内重复多参数 MRI 检查；如果临床怀疑前列腺临床显著癌可能性高，则应考虑进行活检。

—• 考试知识点总结 •—

—• 本章小结 •—

—• 协和云课堂······ 拓展练习及参考答案 •—

（杨萌萌）

第六章　骨骼肌肉系统影像诊断

教学课件

学习目标

素质目标

（1）具有良好的医学影像技师职业道德与医德。

（2）具备科学严谨、踏实认真地工作态度，尊重患者、关怀患者。

（3）培养团队合作意识与协作精神，能与多科室顺畅沟通。

知识目标

（1）掌握：骨骼肌肉系统在正常和异常状态下的基本影像学表现。

（2）熟悉：骨骼肌肉系统影像检查技术方法的选择和综合应用；骨骼肌肉系统常见病和多发病的影像诊断方法及其鉴别诊断要点。

能力目标

具有准确解读骨与关节常见病、多发病影像的能力，并进行有效的鉴别诊断。

案例导入

【案例】

患者，女，65 岁，跌倒后左髋疼痛伴活动受限 8 小时入院。查体：血压 180/105mmHg，左髋关节红肿，左髋部压痛（+），左下肢叩击痛，双侧下肢感觉正常。影像检查：髋关节正位（图 6-1）。

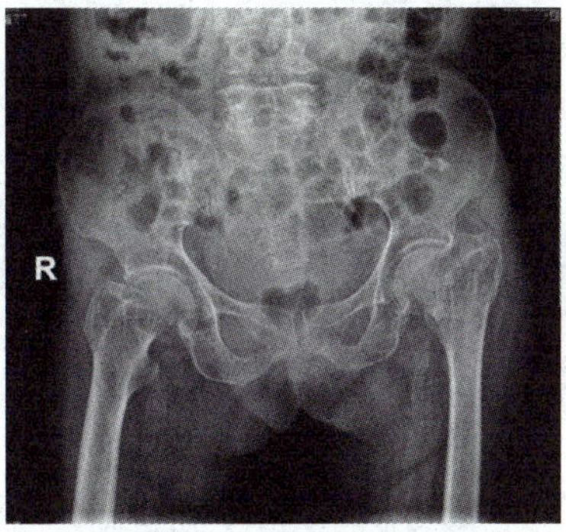

图 6-1　髋关节正位片

【问题】

1. 观察图像描述影像学表现。

2. 根据影像学表现，该患者考虑为哪种疾病？

·核心知识拆解·

第一节　骨骼肌肉系统影像检查技术

微课：骨骼肌肉系统影像检查技术

骨骼肌肉系统影像检查技术是一个广泛且不断发展的领域，它涵盖了多种成像技术，用于评估骨骼、关节、肌肉、肌腱和其他软组织的结构和功能。以下是一些主要的影像检查技术。

一、X 线检查

X 线检查简便、易操作、检查费用低，因此是骨与关节病变检查的首选方法。高质量 X 线平片能清楚地显示骨与关节的细微结构，发现病变的同时并确定病变范围和程度。然而 X 线平片的复合投影（图 6-2）特点导致组织结构出现重叠，易遗漏重叠部位的病变。此外，由于其密度分辨率低，不能显示早期、轻微的骨质破坏和某些隐匿性病变。同时，X 线平片也不能显示软骨、肌腱、韧带和脊髓等软组织病变和损伤。因此，临床上不能排除有病变存在、X 线平片检查阴性的病例实应该进行短期随访、复查，或者选用其他影像检查方法。

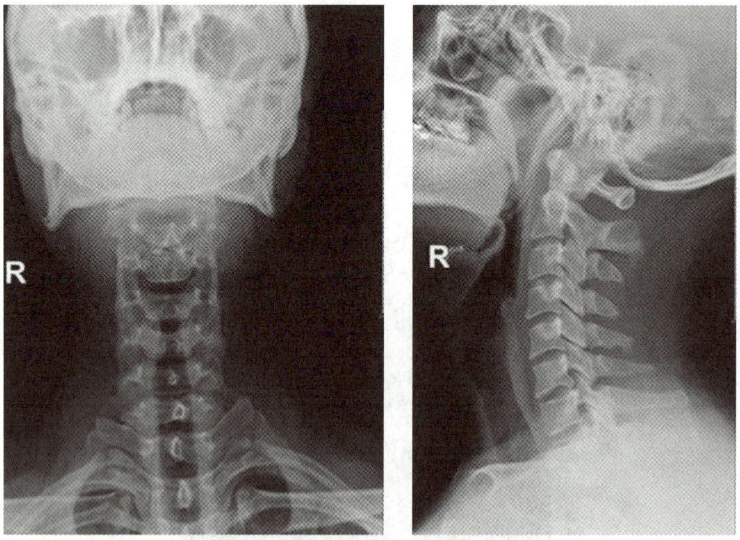

（a）　　（b）

图 6-2　颈椎 X 线表现

注：（a）颈椎 X 线正位片；（b）颈椎 X 线侧位片。

二、 CT 检查

当在 X 线平片诊断骨骼、关节和软组织疾病出现困难时，CT 检查能为骨骼、关节和软组织疾病的诊断与治疗提供更多且更有价值的信息。由于 CT 易于区分松质骨和皮质骨的骨化、钙化、破坏、死骨等病变，因此对于解剖较复杂的骨盆、髋、肩、膝等关节及脊柱和面骨等区域应用广泛。

行 CT 平扫检查时，通常会同时扫描病变及其对侧对称部位，以便进行两侧对照观察。扫描时会同时使用软组织窗和骨窗进行观察。CT 增强扫描通过加大正常组织与病变组织间的密度差别来更好显示软组织病变，从而更好确定病变范围，通过病变血供情况有无观察有无坏死。三维后处理技术常用于显示关节脱位存在与否、骨折部位与正常结构的空间关系，以及骨病变向邻近组织的侵袭情况等。①多平面重组（MPR）：可从矢状面、冠状面、及各种斜冠状面、斜矢状面观察病变的范围及病变与周围软组织间的关系（图 6-3）。②三维重建技术：包括 MIP、SSD 和 VR（图 6-4）等。

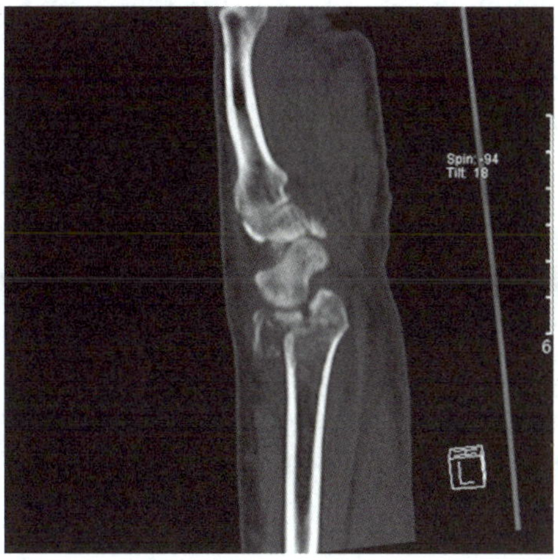

图 6-3　膝关节 CT 矢状面 MPR

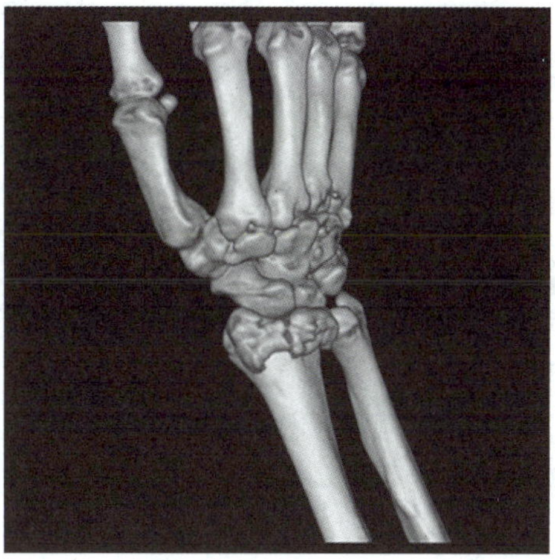

图 6-4　腕关节 CTVR

扫码看彩图

三、 MRI 检查

磁共振检查是一种非常有效的骨关节及邻近软组织病变的诊断方法。当 X 线平片、CT 诊断骨骼、关节和软组织疾病困难时可选用 MRI 检查（图 6-5，图 6-6）。MRI 较 X 线平片和 CT 具有以下优势：对早期骨质破坏和细微骨折更敏感；对脊柱解剖结构、脊柱病变的显示、病变与椎管内结构关系更好；对脂肪、肌肉、韧带、肌腱及软骨等组织及病变（肿块、坏死、出血和水肿等）显示更好；能显示膝关节交叉韧带损伤。但 MRI 也有局限：对钙化、细小骨化及骨皮质的显示不好，较 X 线平片和 CT 差。骨骼肌肉系统 MRI 检查常用的基本序列包括自旋回波（SE）、快速自旋回波（FSE）T_1WI、T_2WI、T_1WI、T_2WI 的脂肪抑制序列。扫描层面可根据病变选用横断、冠状、矢状或任意方位成像的斜切面。增强扫描是在注射对比剂后进行的，这有助于更好地显示病变的血供情况和与周围组织的关系，确定病变与水肿界限、区分肿瘤活性成分和坏死成分，是观察肿瘤性病变疗效的重要检查手段。增强扫描通常用于进一步评估软组织病变的性质，如血供、水肿、坏死等。

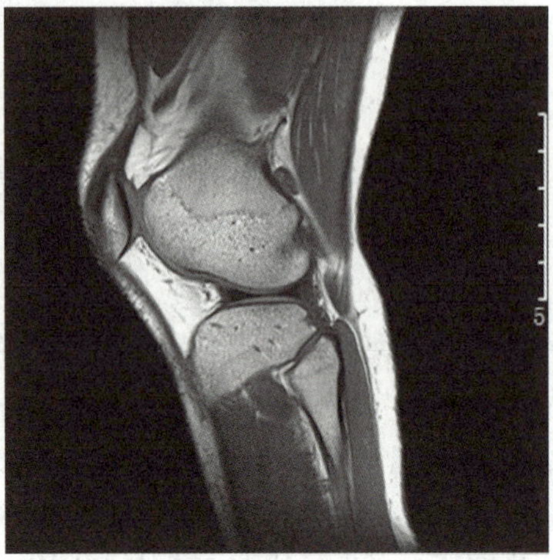

图 6-5　膝关节 MRI T_1WI 矢状面

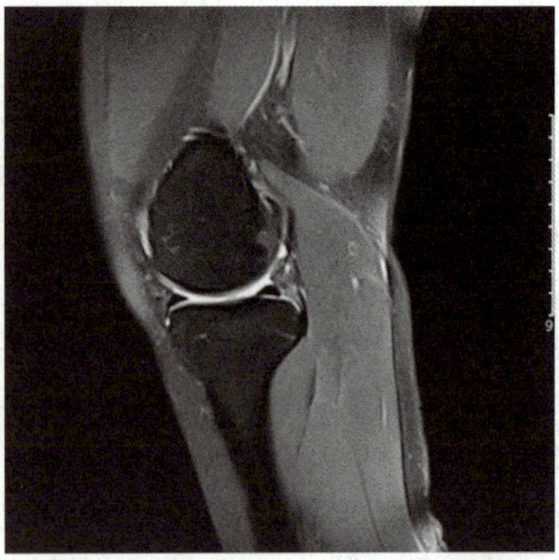

图 6-6　膝关节 MRI PdWI 矢状面

四、超声检查

超声检查是一种利用高频声波来生成身体内部结构图像的非侵入性诊断技术。在骨关节及邻近软组织病变的诊断中，超声检查具有独特的优势，尤其是在评估软组织方面。

1. 超声检查优点　可以动态观察肌肉骨骼的运动状况，在诊断关节腔内积液、关节游离体、肌腱韧带和肌肉撕裂等方面有很大的优势，无辐射，便携性强，适合床旁检查。

2. 超声检查不足　对骨骼结构的显示不如 X 线或 CT 清晰；对深部组织或含气组织的成像效果有限；操作者依赖性强，需要经验丰富的医生进行解读。

五、放射性核素检查

放射性核素骨扫描显像是一种非侵入性的医学影像技术，利用其所发射的放射线，通过引入特定的放射性核素或标记化合物，经放射性核素扫描装置进行全身扫描所得到的骨骼图像，从而进行诊断的影像检查技术。

放射性核素骨扫描对于诊断和评估骨关节疾病非常有效，特别是在鉴别肿瘤的良恶性、早期发现骨转移瘤、诊断隐性骨损伤、判断移植骨的成活情况及诊断骨坏死等方面。

放射性核素检查通常包括全身骨扫描和局部骨扫描。全身骨扫描使用放射性核素 ^{99m}Tc 作为标记物，可以提前 3~6 个月发现骨转移瘤，为医生提供癌症骨转移的诊断依据。此外，对于股骨头缺血性坏死、骨化性肌炎、良恶性肿瘤等病症的诊断，全身骨扫描检查也具有重要的帮助作用。

六、 PET 检查

正电子发射体层仪（positron emission tomography，PET）是一种核医学影像技术，集解剖形态、组织功能、代谢和受体显像于一体。通过注射放射性标记的葡萄糖，来观察身体内的代谢活动。

PET 检查对于评估肿瘤的活性、分期和治疗效果非常有效。在骨关节和软组织方面，PET 检查可以用于诊断和评估肿瘤性病变，如骨肉瘤、软组织肉瘤等，并可以用于检测肿瘤的复发和转移。其优点是可以提供关于组织代谢的信息，帮助区分良性和恶性病变。缺点是无法准确区分炎症或感染，成本相对较高。

第二节　骨骼肌肉系统正常影像学表现

微课：骨骼肌肉系统正常影像学表现

一、正常 X 线表现

（一）骨骼

人体骨骼因形状不同分为长骨、短骨、扁骨和不规则骨四类（图 6-7、图 6-8）。

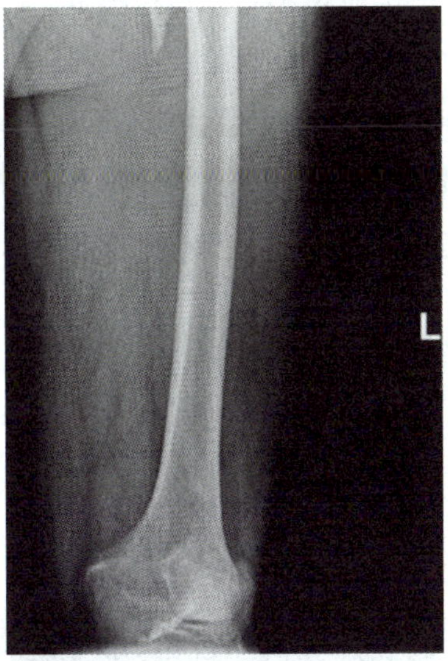

图 6-7　股骨 X 线正位片

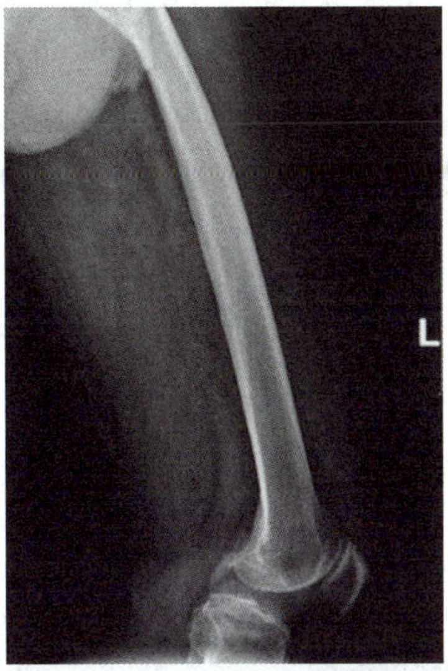

图 6-8　股骨 X 线侧位片

1. 成人长骨　成人长骨分为骨干和骨端两部分。

（1）骨干：于长骨中央的管状部分。

X 线表现：密度均匀的致密影，外缘清楚，在骨干中部最厚，越近两端越薄；骨皮质清晰、连续，无断裂或缺损；骨松质 X 线表现为致密网格影；骨髓腔透亮，无明显异常密度增高或减低。

（2）骨端：长骨两端光滑的边缘部分即为骨端。骨内可见骨小梁排列有序，密度均匀。

2. 儿童长骨　儿童长骨主要特点是骨干两端仍为软骨，未完全骨化。长骨可分为骨干、干骺端、骨骺和骺板四部分。

（1）骨干：儿童长骨骨干细而短，骨皮质较成人薄，X 线片呈高密度影。骨髓腔因造血组织和脂肪组织，X 线表现为条带状密度减低影。正常骨膜与周围软组织密度接近不显影。

（2）干骺端：干骺端是长骨的未成熟部分，位于生长板与骨干之间，在 X 线片上，干骺端可能呈现为相对不规则的形态，但整体上应保持连续性和完整性。

（3）骨骺：位于长骨骨端或突出部，在儿童时期多为软骨，即骺软骨。X 线片上不显影。

（4）骺板：在儿童的长骨末端，存在一个称为生长板或骺板的区域，这是骨骼生长的关键部位，在 X 线片上，生长板通常表现为一条细长的透亮线，位于骨端与干骺端之间，随着年龄的增长，生长板会逐渐变窄，直至最终闭合，标志着骨骼生长的结束。

（二）关节

关节解剖结构包括关节骨端、关节囊和关节腔（图 6-9、图 6-10）。X 线表现主要关注关节骨端、关节间隙、关节面光滑度等方面。

1. 关节骨端　关节软骨深层的非薄钙化带和其下方的薄层致密骨称为骨性关节面，X 线片上表现为边缘光滑整齐的线样致密影。

2. 关节间隙　是关节的骨性关节面之间的半透明间隙，在 X 线片上表现为两个骨性关节面之间的透亮间隙，包括关节软骨、潜在关节腔及少量滑液的投影。正常关节间隙 X 线片上显示为两个骨端之间相距匀称、间隙清晰、宽度均匀。这个间隙的宽度因关节部位和个体差异而异，但应保持左右对称。新生儿的关节间隙，由于骨端有骺软骨，骨化中心尚未出现或很小，而显得很宽。随着年龄增长，骨骺逐渐增大，间隙逐渐变窄，待骨骼发育完成，则成为成人的关节间隙；老年时期，因关节软骨退变变薄，关节间隙变窄。

3. 关节面光滑度　X 线片上应呈现光滑的轮廓，无凹凸不平。

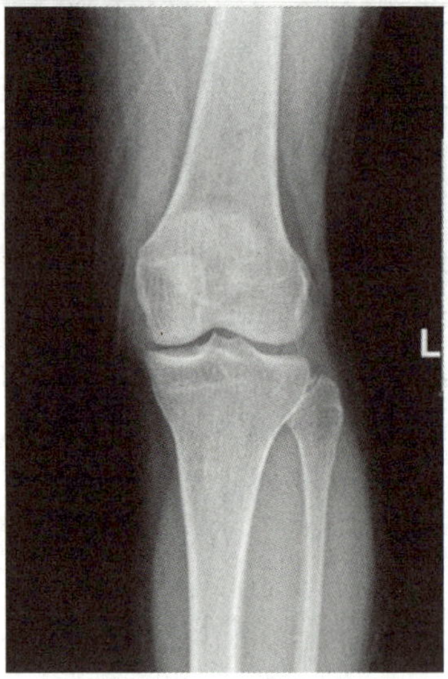

图 6-9　膝关节 X 线正位片

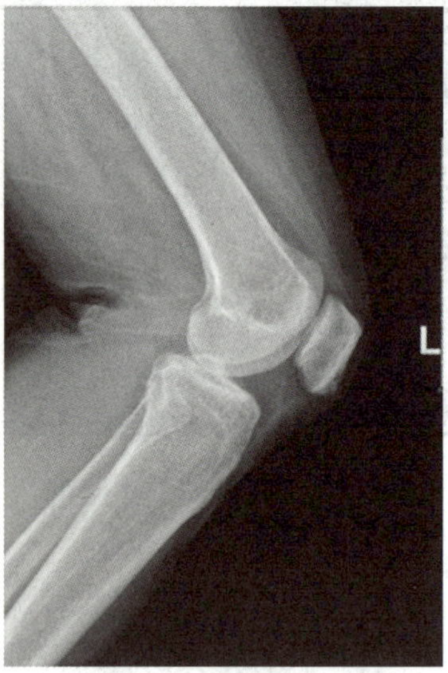

图 6-10　膝关节 X 线侧位片

（三）软组织

在常规 X 线平片中，由于骨骼肌肉系统的软组织密度差异较小，缺乏明显的自然对比度，因此难以清晰地区分各自的形态和结构。但是，在使用数字 X 线摄影（DR）技术时，可以通过较低密度的皮下脂肪、肌间脂肪及关节囊内外的脂肪组织作为衬托，观察到一些特定肌肉、肌腱和韧带的轮廓，如跟腱、髌韧带和腰大肌的外缘等。将高密度碘对比剂注入血管内，使其与周围的软组织形成良好的对比，从而实现血管的显示。

二、正常 CT 表现

（一）骨骼

1. 成人长骨

（1）骨干：CT 上呈线状或带状致密影。骨髓腔 CT 上为低密度影，骨膜 CT 图像上不显影。

（2）骨端：较 X 线检查可以更详细地显示骨结构，包括细小的骨折线和骨小梁的细节，三维重建图像可以提供骨骼的整体形态和空间关系。

2. 儿童长骨

（1）骨干：呈高密度影。骨髓腔含造血组织和脂肪组织，表现为条带状密度减低区。正常骨膜 CT 上不显示。

（2）干骺端：干骺端作为骨骺与干骺端骨之间的生长区域，在 CT 影像上通常表现为一条清晰的透亮线或细微的透亮带。

（3）骨骺：骨骺作为骨骼生长的关键区域，在 CT 影像上通常表现为一个清晰的透亮线或细微的透亮带，代表生长板的位置。

（4）骺板：骺板作为骨骼生长的关键区域，在 CT 影像上通常表现为一个清晰的透亮线或细微的透亮带，代表生长板的位置。

（二）关节

关节解剖结构包括关节骨端、关节囊和关节腔（图 6-11）。X 线表现主要关注关节骨端、关节间隙、关节面光滑度等方面。

1. 关节骨端　正常的关节骨端在 CT 影像上应该具有清晰、光滑的轮廓，没有明显的骨质增生或破坏；关节骨端的骨质密度应该是均匀的，没有异常的高密度或低密度区。

2. 关节间隙　是关节的骨性关节面之间的半透明间隙，在正常的 CT 影像中，关节间隙应该清晰可见，表现为两个关节骨端之间的透明带或低密度区；关节间隙宽度应该是均匀的，没有明显的狭窄或增宽现象；关节间隙的边缘应该是光滑的，没有骨质增生或破坏的迹象。

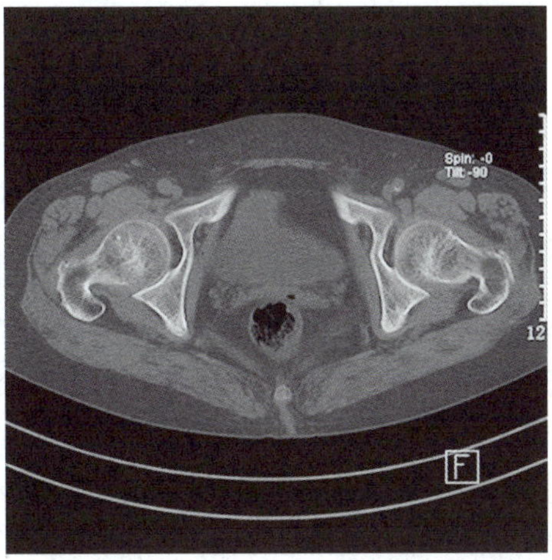

图 6-11　正常髋关节 CT 横断面

（三）软组织

CT 不仅能够清晰地展示软组织的解剖结构，还能区分密度差别较小的组织如脂肪、肌肉和血管等。皮肤在 CT 图像上表现为中等密度，脂肪表现为厚薄不一的低密度，肌肉为中等密度。由于肌肉之间存在脂肪间隔，因此可以辨认出各肌肉的解剖位置和相互关系。血管和神经在周围脂肪组织的衬托下呈中等密度的小类圆形或索条影，增强扫描时血管会显示为高密度影，从而更清晰地区分并行的神经。关节囊因囊壁内外层间或囊外的脂肪衬托而能辨认其轮廓；关节附近的肌腱和韧带也因其周围的脂肪衬托而得以显示。

三、正常 MRI 表现

（一）骨髓

骨髓是一种柔软、富有血液的组织，存在于许多骨头的内部。骨髓有红骨髓和黄骨髓两种类型。红骨髓主要存在于扁平骨、短骨和长骨的两端，如骨盆、脊柱和股骨。它负责生产血细胞，因此呈红色。随着年龄的增长，红骨髓逐渐被脂肪组织替代，变成黄骨髓，主要功能是储存脂肪。

T_1WI 黄骨髓与脂肪相似，表现为高信号，红骨髓介于皮下脂肪和肌肉之间，T_2WI 红、黄骨髓信号高于肌肉而低于水。在高分辨率 MRI 上，骨骺瘢痕和较大骨小梁可呈髓内条状低信号影而被识别。

新生儿大部分骨髓为红骨髓，随着生长发育，四肢骨骨髓自远端向近端顺序转化为黄骨髓。儿童期，骨髓中脂肪与造血细胞混合分布。青春期，仅在中轴骨、股骨及肱骨近端有红骨髓分布。成人上述部位的红骨髓均可转换为黄骨髓。

（二）骨皮质、骨膜和关节软骨

由于骨皮质自由水质子含量很少，因此在 MRI T_1WI、T_2WI 上均表现为低信号。骨膜是覆盖在骨表面的一层薄膜，富含血管和神经。在 MRI 扫描中，骨膜通常呈现为中等至高信号，这取决于其内的血管和脂肪含量。关节软骨是覆盖在关节表面的一层光滑组织，具有减少摩擦和吸收冲击的作用。在 MRI 扫描中，关节软骨通常呈现为低至中等信号。T_1WI 关节软骨可能呈现为稍高信号，这与其内的水分和胶原蛋白含量有关，T_2WI 节软骨的信号可能稍低或保持不变，这也与其成分和结构有关，脂肪抑制 T_1 WI 是观察关节软骨较为理想的序列，可以增加关节软骨和邻近结构的对比度，此时关节软骨为高信号、关节积液中等信号（图 6-12）。

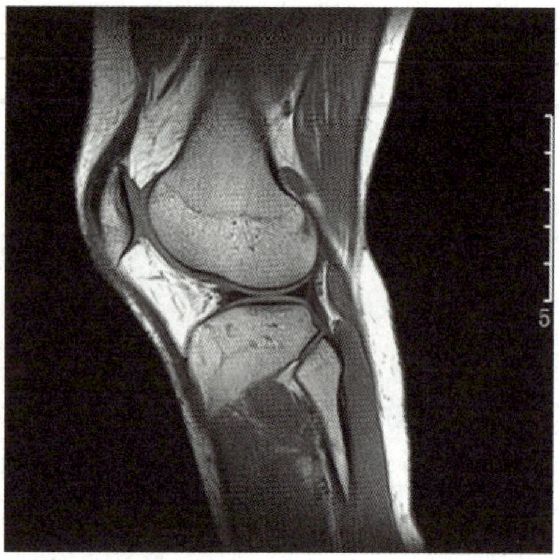

图 6-12　正常膝关节 MRI T_1 矢状面

（三）滑膜和软组织

常规 MRI，正常滑膜较薄难以识别，但是有时在较粗厚的纤维性关节囊衬托下可以表现为低信号影。滑膜在磁共振下的表现主要包括滑膜的增厚、关节腔积液、关节软骨改变等现象。滑膜增厚时，在 T_1 加权像中可呈现中低信号，而在 T_2 加权像中会呈现高信号。关节腔积液则是由于滑膜部位的充血和水肿导致液体渗出增多，形成积液，在磁共振检查时，T_2 加权像上会呈现高信号。此外，局部的肿胀和增生的滑膜会填充在关节面之间，导致关节内软骨发生变形或部分撕裂，局部呈现不清晰的改变。

软组织在磁共振下的表现较 X 线平片和 CT 敏感，能够判断损伤的性质、部位和程度。软组织损伤后，通常会出现水肿样的改变，这种水肿可以在磁共振中显示出高量的信号。软组织损伤还包括肌腱组织、关节囊、韧带及软骨表面的软组织等部分，这些软组织的成分通过磁共振也可以进行判断。

关节内的多种结构，如关节盘、半月板和关节唇，均由纤维软骨组成。在大多数 MRI 序列中，正常的纤维软骨通常呈现低信号。正常的纤维软骨除了其特有的信号特征，还具有特定的形态特征。例如，膝关节半月板的断面可能呈现三角形或弯弓状；肩胛盂唇通常呈三角形，但会因关节的伸展和旋转程度不同而呈现圆形或平板状。

在 MRI 图像中，正常肌腱的边缘光滑整齐，其断面通常为圆形、椭圆形或扁平状，一般其直径不会发生改变，除非是与骨连接处，肌腱会变得宽大，以加大与骨的接触面。在肌腱-骨连接处，信号可以变得不均匀，局部组织成分为肌腱、纤维软骨的混合。

韧带在 MRI 上通常表现为低信号影。正常的韧带有一定的走行和大小，应当是由一骨连接至另一骨的连续完整的结构。

第三节　骨骼肌肉系统基本病变影像学表现

微课：骨骼肌肉系统基本病变的影像学表现

虽然骨肌关节病变复杂多样，但不同疾病的病理改变大多可归纳为一些基本病变。因此认识这些基本病变的影像学表现并推断其病理基础，对疾病的诊断非常重要。

一、骨骼基本病变

（一）骨质疏松

1. 概述　骨质疏松是一种以骨量减少和骨组织微结构退化为特征的全身性骨骼疾病，导致骨脆性增加，易发生骨折。

（1）发病机制：复杂，涉及多种因素，包括激素失衡、细胞因子变化、遗传因素等。

（2）临床表现：疼痛，如腰背疼痛或全身骨痛，这种疼痛在姿势改变、长时间行走或负重活动后加重；脊柱变形，如椎体压缩性骨折，患者可能出现身高降低和驼背；脆性骨折，如轻微外力即可引发骨折，常见于胸腰椎、桡骨远端和髋部。

（3）病理表现：骨量减少、骨微量结构退化、骨形成与吸收失衡。

2. 影像学表现

（1）X 线表现：骨密度减低；在长骨中，可以看到骨小梁变细、数量减少、间隙增宽；在脊椎，横行骨小梁减少或消失，纵行骨小梁相对明显，多呈不规则纵行排列；骨皮质出现分层和变薄现象；疏松的骨骼易发生骨折，椎体可压缩呈楔状。

（2）CT 表现：骨密度减低、骨小梁数量和排列较正常情况都显得稀疏，骨皮质和骨髓腔的结构发生变化。

（3）MRI 表现：骨髓信号改变，如老年性骨质疏松由于松质骨内小梁变细和数量减少及黄髓增多，导致骨髓在 T_1WI 和 T_2WI 上信号增高、骨皮质信号改变，如皮质变薄及皮质内出现较高信号区，代表哈氏管扩张和黄髓侵入、炎症外伤等病变的长骨骨质疏松区因局部充血、水肿而表现为边界模糊的长 T_1、长 T_2 信号影。

3. 鉴别诊断

（1）质骨软化：这是一种由于维生素 D 缺乏或代谢异常导致的疾病，血生化检查会显示血钙、血磷等指标异常。患者可能会有骨痛和骨骼变形等症状。

（2）原发性甲状旁腺功能亢进症：这种疾病会导致骨关节疼痛，X 线表现为弥漫性骨质疏松，但还会有骨囊性变和巨细胞瘤等表现。血液检验会发现血甲状旁腺激素水平高于正常。

（3）多发性骨髓瘤：患者可能出现骨痛、骨折等症状，并伴有贫血、肾功能损害等其他系统表现。血液中可检测到异常的单克隆免疫球蛋白。

（4）转移性骨肿瘤：这种病变通常与原发癌症有关，可能会出现局部骨骼破坏和疼痛。X 线片可以发现骨质有侵袭现象。

（5）遗传性成骨不全症：这是由于成骨细胞产生的基质较少，类似于骨质疏松，但血及尿中的钙、磷、碱性磷酸酶均正常。

（6）腰椎间盘突出症：主要表现为下肢放射痛，伴有间歇性跛行的症状，影像检查可鉴别。

（7）骨与关节结核：可能伴有午后低热、乏力、盗汗等症状，关节积液与畸形，并有压痛，活动时因疼痛而肌肉痉挛，致活动受限，可通过结核相关检查而诊断。

（8）骨肿瘤：疼痛由轻度间隙性转变为持续性剧痛，夜间明显，局部肿胀和肿块，皮温增高，浅静脉怒张，严重者脊柱肿瘤压迫脊髓，出现截瘫，通过影像检查可鉴别。

（二）骨质软化

1. 概述 骨质软化，也称为成人佝偻病，是一种因新形成的骨基质矿化障碍为特点的骨骼疾病。

（1）病因：其病因复杂多样。主要包括：维生素 D 营养性缺乏、维生素 D 的代谢活性缺陷、骨矿化部位的矿物质缺乏、骨细胞和骨基质紊乱。

（2）临床表现：骨痛，主要发生在受力关节，如髋关节、腰部随着病情加重，可表现为全身疼痛；肌无力，由于肌肉无法得到充分的钙离子支持，患者常感到肌肉无力；活动受限与步态异常，长期卧床、坐位可使颈椎变短，腰椎前凸，胸椎后凸，导致脊柱侧凸畸形、驼背，身高缩短；骨折，轻微外伤就会导致病理性骨折，特别是肋骨骨折；神经肌肉系统症状，如合并脊髓受压，可出现下肢无力、步态蹒跚；低钙血症时，可有口唇及四肢发麻，面肌痉挛，手足关节僵直、搐搦、抽搐等。

2. 影像学表现

（1）X 线表现：骨密度普遍减低、在骨小梁稀疏区可见到多条与应力方向一致的假骨折线，这些线条通常呈对称性分布，严重病例中，长骨可能发生弯曲变形，特别是在负重部位如股骨和胫骨、椎体可出现双凹变形或压缩性骨折，表现为楔形变。

（2）CT 表现：与 X 线表现基本相同。

（3）MRI 表现：很少用于诊断骨质软化。

3. 鉴别诊断

（1）骨质疏松：骨质疏松多发生于中老年人，表现为腰背痛和易发生骨折，骨密度降低。而骨质软化则主要由于维生素 D 缺乏或代谢异常引起，血生化检查会显示血钙、血磷等指标异常。

（2）原发性甲状旁腺功能亢进症：这种疾病会导致骨痛和骨骼变形，但无手足搐搦，血、尿钙水平升高。X 线检查显示骨质疏松、纤维囊性骨炎等特征。

（3）维生素 D 依赖性佝偻病：这类疾病包括家族性维生素 D 依赖性佝偻病、低血磷性抗 D 佝偻病、远端肾小管酸中毒和肾性佝偻病等。这些疾病与肾脏疾病有关，血液生化特点不同，需要通过详细的病史、血液生化检查和影像检查进行鉴别。

（4）恶性肿瘤、Paget 骨病、多发性骨髓瘤等：这些疾病也可能导致骨痛和骨折，但它们的病因、临床表现和检查结果与骨质软化不同。例如，多发性骨髓瘤患者常伴有贫血和肾功能异常，而骨软化症患者通常肾功能正常。

（三）骨质破坏

1. 概述 骨质破坏是指骨骼结构发生异常，导致骨质流失或破坏超过了生成，从而引起骨骼强度和稳定性下降的病理过程。

（1）病因：外伤骨折、炎症感染、肿瘤或肿瘤样病变、神经营养性障碍等。

（2）临床表现：局部疼痛、骨折、功能障碍、发热、乏力、食欲缺乏等。

2. 影像学表现

（1）X 线表现：①局部骨质密度减低，骨小梁中断、消失，出现局限性骨质密度减低区；②囊状骨破坏，呈边缘光滑、界限清楚的骨缺损，见于良性骨肿瘤、类肿瘤疾病；③弥漫性浸润性破坏，呈斑片状破坏、溶骨性破坏，边缘模糊，界限不清，多见于急性骨髓炎和恶性骨肿瘤。④皮质骨破坏表现为哈氏管扩大，呈筛孔样、斑点状或虫蚀样骨破坏。

（2）CT 表现：局部骨小梁稀疏、斑片状缺损区、皮质内筛孔样破坏、内外表面不规则虫蚀样改变等。

（3）MRI 表现：主要包括骨髓信号异常、骨皮质破坏、软组织肿块等。骨皮质破坏区周围的骨髓因水肿呈模糊的长 T_1、长 T_2 信号。松质骨破坏表现为高信号的骨髓被较低信号或混杂信号的病理组织取代。

3. 鉴别诊断

（1）肿瘤性骨质破坏：如骨转移或原发性骨肿瘤。肿瘤性骨质破坏通常表现为局部骨质破坏，边缘模糊，无硬化边缘。CT 和 MRI 检查可以帮助确定肿瘤的位置和范围，而病理检查可以确认肿瘤的性质。

（2）感染性骨质破坏：如骨髓炎或化脓性关节炎。这类疾病通常表现为骨质破坏区伴有骨膜反应和周围软组织肿胀。影像检查可能显示骨质缺损和液化区，而实验室检查（如红细胞沉降率、C 反应蛋白等）可以帮助确认感染的存在。

（3）退行性骨质破坏：如骨质疏松或骨关节炎。这类疾病通常表现为局部或广泛的骨质密度降低，边缘模糊。影像检查可能显示关节间隙变窄和软骨下囊性变。

（4）外伤性骨质破坏：如骨折或骨挫伤。这类疾病通常有明显的外伤史，影像检查可以显示骨折线或骨挫伤的表现。

（5）其他疾病：如类风湿关节炎、强直性脊柱炎等自身免疫性疾病，也可能引起骨质破坏。这些疾病的鉴别诊断需要结合临床表现、实验室检查和影像检查进行综合分析。

为了进行准确的鉴别诊断，建议结合实验室检查（如血常规、生化指标等）和病理检查（如穿刺活检)，进行详细的影像检查（如 X 线、CT 和 MRI）。

（四）骨质硬化

1. 概述 骨质硬化是一种骨骼系统的退行性病变，主要表现为骨骼的增生与硬化。

（1）病因：外伤因素、自身免疫反应；随着年龄增长，钙质的流失增加及钙质吸收的减少；慢性疾病如常见的慢性劳损、局部炎症、骨性关节炎等。

（2）临床表现：关节疼痛、关节活动受限、功能障碍、发热、乏力、食欲缺乏等。

2. 影像学表现

（1）X 线表现：骨质硬化的影像学表现主要包括骨密度增加、骨小梁致密化、骨皮质增厚、骨髓腔狭窄及骨膜反应性改变。

（2）CT 表现：骨密度增加、骨小梁增多和增粗、骨皮质增厚等。对于重叠部位及细小的骨质硬化的显示较 X 线检查好。

（3）MRI 表现：T_1WI 和 T_2WI 上信号降低、骨髓腔变窄或消失、骨小梁增粗增多及骨皮质增厚等。

3. 鉴别诊断

（1）致密性骨发育障碍：这是一种遗传性疾病，患者可能会出现颅盖骨增大、额枕骨突出、缝间骨，以及末节指骨发育不全等症状。此外，患者通常没有贫血。

（2）颅骨干骺发育不全：这是一种罕见的骨骼发育异常，表现为颅骨进行性增大变厚，但骨质不脆。通常在 5 岁以后才有明显的表现。

（3）颅骨干骺发育不良：主要表现为“狮面”增生，其他部位无骨破坏，骨塑形不佳，锁骨及肋骨增宽。

（4）新生儿骨硬化：通常在 1 个月内消失。

（5）贫血或白血病时并发的骨髓纤维化：这种情况与大理石骨症有时难以区分，需要借助血液检查及骨髓穿刺检查。

（6）氟骨症：氟骨症的特点是骨纹增粗呈网眼样改变，晚期可见韧带钙化和骨间膜钙化。

（五）骨膜增生

1. 概述 骨膜增生又称骨膜反应，是指在病理情况下骨膜内层的成骨细胞活动增加所产生的骨膜新生骨。

（1）病因：遗传因素、营养不良、代谢异常、外伤、局部炎症、肿瘤等。

（2）临床表现：疼痛、肿胀、功能障碍、畸形等。

2. 影像学表现

（1）X 线表现：在早期，骨膜增生表现为一段长短不定与骨皮质平行的细线状致密影，与骨皮质间可见 1~2mm 宽的透亮间隙。随着病情发展，骨膜新生骨增厚，呈与骨皮质表面平行排列的线状、层状或花边状表现。

（2）CT 表现：CT 扫描能够更清晰地显示骨膜增生的细节，包括骨膜的增厚、密度增高及新生骨小梁的形成。CT 扫描还可以帮助确定病变的部位、性质和发展阶段，对于诊断和治疗具有重要意义。

（3）MRI 表现：显示骨膜增生早于 X 线检查和 CT，早期的骨膜水肿在 T_1WI 为中等信号，T_2WI

为高信号。骨膜新生骨在 T_1WI 和 T_2WI 均为低信号。MRI 检查对于显示软组织结构和骨髓腔的变化具有较高的敏感性，有助于发现早期病变和评估病变范围。

3. 鉴别诊断

（1）弥漫性骨膜增厚：这种情况可以由原发性或继发性原因引起。原发性通常是常染色体显性遗传，而继发性可能与肝、肺及消化道疾病或恶性肿瘤有关。

（2）骨膜炎：骨膜炎是由于骨膜及骨膜血管扩张充血水肿或骨膜下出血血肿机化、骨膜增生及炎症造成的应力性骨膜损伤，或化脓性细菌侵袭造成的感染性骨膜损伤。X 线表现为骨皮质外面局限性或广泛性的层状、带状、放射状、花边状、毛刷状或三角形高密度影。

（3）风湿关节炎和类风湿关节炎：这两种疾病都会导致骨关节部位有明显的疼痛，并且疼痛是游走性的，并伴有身体部位发热的情况以及肌肉酸痛的症状。但在 X 线片上，骨质部分不会形成骨赘。

（4）强直性脊柱炎：主要侵蚀脊柱和身体部位大关节，导致骨关节部位有明显的疼痛症状，后期还会出现骨关节部位黏连、融合和活动受限，但这种情况在 X 线片上不会发现有骨质增生的情况。

（5）感染性关节炎：主要表现为关节红、肿、热、痛，关节压痛明显，活动受限，多数患者起病急骤，有畏寒、发热、乏力等全身中毒症状。多数患者能找到原发感染病灶，如肺炎、尿道炎、输卵管炎等。通过血常规检查可以鉴别诊断。

（6）骨质增生：需要与感染性关节炎、风湿性关节炎、类风湿关节炎、强直性脊柱炎等进行鉴别。这些疾病在 X 线或 MRI 上可能表现出类似的改变，但通过详细的影像学特征和临床表现可以进一步区分。

（六）骨质坏死

1. 概述　骨质坏死是指骨组织的局部代谢停止，细胞成分死亡，胫骨增粗、密度增亡；坏死的骨质称为死骨。

（1）病因：血液供应中断、慢性化脓性骨髓炎、骨缺血性坏死、外伤骨折后等。

（2）临床表现：关节疼痛、关节活动受限、关节僵硬、跛行、肢体畸形等。

2. 影像学表现

（1）X 线表现：①在早期，骨小梁和钙质含量无任何变化，X 线片上也无异常表现。随着病情发展，可能出现股骨头部分呈凹陷或变平，股骨头正常轮廓消失的情况。②随着死骨的形成，X 线平片上可见骨质局限密度增高。这种密度增高是由于死骨的相对密度较高所致。③新月征是指股骨头负重区软骨下骨板内 1~2mm 厚的透光区，这是由于骨坏死后骨质被吸收，出现微骨折所致。这一征象通常在蛙式位片上易于显示，但正位片上不易见到。

（2）CT 表现：①CT 检查诊断股骨头缺血坏死较 X 线片敏感，可早期发现微小的病灶、软骨下骨板微骨折等。这对于股骨头缺血坏死的分期具有重要意义。②CT 检查还可以显示股骨头中央小梁的聚集和变形情况。③在某些情况下，CT 检查可以清晰地描绘出股骨头前部的骨折情况。

（3）MRI 表现：①MRI 是一种有效的非创伤性的早期诊断方法。正常骨骼在 T_1、T_2 加权像上，骨皮质呈低信号，骨髓呈高信号。骨内信号强度的改变是骨坏死早期且敏感的征象；最早的特征性表现是在 T_1 加权像上出现带状低信号包绕脂肪信号，T_2 加权像上或 Turbo 回旋序列像呈现“双线征”。双线征是由 Mitchell 等首先提出，外缘代表反应骨，内缘代表血管化和新生骨，是坏死骨与活骨之间的分界线。②MRI 检查还可以显示关节间隙变窄、骨小梁紊乱及股骨头塌陷等情况。

3. 鉴别诊断

（1）中、晚期骨关节炎：通常表现为关节间隙变窄和软骨下囊性变，但可以通过 X 线检查和 MRI 检查来区分。

（2）髋臼发育不良继发骨关节炎：股骨头包裹不全和髋臼线在股骨头外上部，可以通过 X 线检查和 CT 检查来鉴别。

（3）强直性脊柱炎累及髋关节：常见于青少年男性，HLA-B27 阳性，股骨头保持圆形但关节间隙变窄、消失甚至融合，可以通过 X 线检查和 MRI 检查来鉴别。

（4）类风湿关节炎：多见于女性，股骨头保持圆形但关节间隙变窄、消失，可以通过 X 线检查和 MRI 检查来鉴别。

（5）暂时性骨质疏松：在 X 线片上表现为 T_1 加权像均匀低信号，T_2 加权像高信号，范围可至股骨颈及转子部，MRI 显示 T_1 加权像均匀低信号，T_2 加权像高信号。

（6）软骨下不全骨折：在 X 线片上表现为股骨头外上部稍变扁，MRI 的 T_1 及 T_2 加权像显示软骨下低信号线，周围骨髓水肿。

（7）色素沉着绒毛结节性滑膜炎：表现为广泛的滑膜肥厚，MRI 示广泛滑膜肥厚，低或中度信号均匀分布。

（8）股骨头挫伤：多见于中年有髋关节外伤史患者，MRI 示位于股骨头内的 T_1 加权像中等强度信号、T_2 加权像高信号，内侧较多。

（9）滑膜疝：为滑膜组织增生侵入股骨颈部皮质的良性病变，MRI 示 T_1 加权像低信号、T_2 加权像高信号的小型圆形病灶，多侵袭股骨颈上部皮质，通常无症状。

（七）软骨钙化

1. 概述 软骨钙化是指软骨组织中的钙盐沉积过程，分为生理性和病理性。

（1）病因：遗传、营养不良、代谢异常、炎症刺激、外伤、肿瘤等。

（2）临床表现：病理性钙化表现为关节疼痛、僵硬和功能障碍。

2. 影像学表现

（1）X 线表现：大小不同的环形或半环形高密度影，中心部密度可减低或为磨玻璃状。软骨组织的病变内钙化多为环形、半环形或点状高密度影。当软骨帽钙化时，肿瘤顶缘外出现点状或环形钙化影。良性病变的软骨钙化密度较高，环形影清楚、完整；恶性病变的软骨钙化密度减低、边缘模糊，环形影多不完整，钙化量也较少。

（2）CT 表现：对确诊解剖结构复杂部位的骨软骨瘤非常有价值。CT 检查如果与周围组织形成良好对比时，可显示有软骨帽，为骨性瘤体与周围组织之间的较低密度区域；软骨帽边缘多光整，其内可有点状或环形钙化。增强扫描无明显强化。

（3）MRI 表现：MRI 可清晰显示软骨帽有助于较早发现恶变。肿瘤的形态特点与 X 线检查、CT 所见相同。骨性基底各部的信号特点与母体骨相同，软骨帽信号特点与关节透明软骨相似，在 T_1WI 上呈低信号，在脂肪抑制 T_2WI 上为明显高信号。MRI 能清楚显示软骨帽，若软骨帽厚度 $>2cm$，则提示恶变。

3. 鉴别诊断

（1）先天性盘状半月板肥厚：这种情况通常与半月板结构异常有关，可能需要通过 MRI 等影像检查来观察半月板的形态和结构。

（2）先天性膝关节脱位：这是指膝关节在出生时或早期就出现脱位，需要通过 X 线检查或 CT 检查来确认。

（3）内外侧半月板损伤：半月板损伤通常与外伤或退行性变有关，可能需要 MRI 等影像检查来评估损伤的程度和位置。

（4）半月板钙化：这是指半月板内出现钙化现象，通常通过 X 线检查或 CT 检查可见。

（5）半月板骨化：这是指半月板组织发生骨化现象，通常通过 X 线检查或 CT 检查可见。

（6）剥脱性骨软骨炎：这是一种关节软骨损伤，通常与外伤或退行性变有关，可能需要 MRI 等影像检查来评估损伤的程度和位置。

（7）滑膜软骨瘤病：这是一种滑膜组织异常增生的疾病，可能伴有软骨形成，通常通过 MRI 等影像检查来评估。

（8）关节滑膜皱襞综合征：这是一种关节滑膜异常增生的疾病，可能伴有软骨形成，通常通过 MRI 等影像检查来评估。

（9）半腱肌、半膜肌腱滑脱：这是指肌腱从正常位置滑脱，可能导致关节功能障碍，通常通过体格检查和影像检查来确认。

（10）股二头肌腱滑脱：这是指肌腱从正常位置滑脱，可能导致关节功能障碍，通常通过体格检查和影像检查来确认。

（八）骨内矿物质沉积（骨矿化）

1. 概述　骨矿化是指钙和磷等无机矿物质沉积于骨的有机质中，形成羟磷灰石并与有机质结合，从而构成骨质的生化过程。

病因：①金属元素如铅、磷、铋等矿物质进入体内后，大部分沉积于骨内。特别是在生长期，这些元素主要沉积于生长较快的骺端。②非金属元素如钙、磷等也是骨矿化的主要成分，它们通过特定的生物化学过程沉积于骨基质中。

2. 影像学表现

（1）X 线表现：在生长期，骨内矿物质沉积在 X 线平片上表现为干骺端多条横行的相互平行厚薄不一致密带；成年后则一般不易显示。

（2）CT 表现：CT 检查可更清晰地显示骨内矿物质的分布情况，特别是对于复杂解剖结构的骨软骨瘤等病变的诊断非常有价值。

（3）MRI 表现：可以显示骨髓的信号变化。当骨内发生矿物质沉积时，可能会影响骨髓的正常信号。例如，在某些情况下，矿物质沉积可能导致骨髓信号的异常增强或减弱。此外，MRI 还可以显示关节软骨和韧带等结构的变化，这些变化可能与矿物质沉积引起的骨骼病变有关。

3. 鉴别诊断

（1）痛风性关节炎：痛风性关节炎急性发作时，关节内可出现尿酸盐结晶沉积，导致关节红、肿、热、痛。在 X 线检查或 CT 上，可能看到关节周围或软组织中的钙化灶。滑液检查可见“牙膏样”或“奶油样”白色液体，含有尿酸盐结晶。

（2）骨关节炎：骨关节炎患者的关节滑液通常为黏稠的，类似于骨关节炎的滑液改变。但骨关节炎通常不伴有明显的关节腔内钙化。

（3）软骨钙化：通常表现为关节软骨内的钙化斑点或线，可能与代谢性疾病或创伤有关。影像检查如 X 线检查或 CT 可以显示这些钙化沉积。

（4）其他代谢性疾病：如甲状旁腺功能亢进症等，可能导致全身性的钙化沉积，包括骨骼和软组织。需要通过血液检查来评估钙、磷和甲状旁腺激素水平。

（5）肿瘤相关钙化：某些肿瘤可能导致局部或全身性的钙化沉积，如骨肉瘤或转移性肿瘤。影像检查可以帮助确定这些钙化的位置和范围。

（九）骨骼变形

1. 概述　骨骼变形是指骨骼结构发生变化，结构变形而引起的一种疾病。分为先天性和后天性两种。

（1）病因：先天性因素如某些遗传缺陷引起的先天性疾病，如肿瘤综合征、环状节段缺失等，染色体数量和结构的异常。后天性骨骼变形如骨折畸形愈合、骨质疏松症、佝偻病、内分泌紊乱、骨肿瘤等。

（2）临床表现：骨变形，严重时可出现病理性骨折。

2. 影像学表现

（1）脊柱侧凸

1）X 线表现：脊柱侧凸在 X 线片上表现为脊柱的侧向弯曲，通常在胸椎或腰椎区域最为明显。侧弯的角度可以通过 Cobb 角来测量。

2）CT 表现：CT 可以提供更详细的脊柱结构信息，包括椎体、椎间盘和脊柱的三维形态。CT 还可以显示脊柱侧凸对脊髓和神经根的影响。

3）MRI 表现：MRI 可以评估脊柱周围的软组织，包括肌肉、韧带和脊髓。在脊柱侧凸患者中，MRI 可以显示脊髓受压或变形的情况。

（2）骨折畸形愈合

1）X 线表现：表现为骨折部位的异常愈合，包括骨折端错位、骨痂形成不均匀或骨缺损等。

2）CT 表现：CT 可以提供更详细的骨折愈合情况，包括骨折端的对位对线、骨痂的形态和分布以及骨缺损的大小和形状。

3）MRI 表现：MRI 在骨折畸形愈合中的作用有限，但可以评估骨折周围的软组织损伤和神经受压情况。

3. 鉴别诊断

（1）脊柱侧凸：X 线检查显示脊柱的弯曲程度、方向和范围，CT 检查可以进一步评估脊柱的三维结构，而 MRI 则有助于评估脊柱周围的软组织和脊髓的情况。

（2）骨折畸形愈合：X 线检查显示骨折愈合后的形态和位置，CT 检查可以提供更详细的骨骼结构信息，而 MRI 则有助于评估骨折周围的软组织损伤和神经受压情况。

（3）骨质增生：X 线检查显示骨骼的增生部位、形态和程度，CT 检查可以进一步评估骨质增生的三维结构，而 MRI 则有助于评估骨质增生对周围软组织的影响。

（4）骨质疏松：X 线检查显示骨质疏松的骨骼形态变化，如骨小梁变细、消失，骨皮质变薄等。

CT 检查可以进一步评估骨质疏松的程度和范围，而 MRI 则有助于评估骨质疏松对骨髓的影响。

（5）软骨钙化：X 线检查显示钙化的部位、形态和程度。CT 检查可以进一步评估软骨钙化的三维结构，而 MRI 则有助于评估软骨钙化对周围软组织的影响。

（6）骨内矿物质沉积：X 线检查或 CT 检查显示骨内矿物质沉积的部位、形态和程度。MRI 可以进一步评估矿物质沉积对周围软组织的影响。

二、关节基本病变

（一）关节肿胀

1. 概述　关节肿胀是指关节内外的骨和软组织损伤造成的关节外形增大、变粗。

（1）病因：多见于外伤、关节和骨骼疾病、感染性疾病等。如代谢障碍性关节病、急性化脓性关节炎、病毒性关节炎、关节结核与结核性变态反应性关节炎、骨关节炎、风湿性关节炎、类风湿关节炎、过敏性关节炎、关节周围结构疾病、发生于其他系统疾病的关节炎均可导致关节肿胀。

（2）临床表现：关节及周围组织存在肿胀、发红表现，可伴有疼痛、功能障碍等症状。有时还可伴有发热、寒战、消瘦等表现。

2. 影像学表现

（1）X 线表现：软组织密度增高、关节间隙增宽及骨质破坏等。

（2）CT 表现：比 X 线检查更直接显示关节腔内的液体和关节囊的增厚。

（3）MRI 表现：MRI 密度分辨率比 CT 更高，对于关节肿胀的评估具有独特的优势。它能够清晰地显示关节内部的结构和病变情况，关节积液及脓肿呈长 T_1、长 T_2 信号。

3. 鉴别诊断

（1）感染性关节炎：感染性关节炎通常由细菌、病毒或真菌引起，常伴有发热、红肿、疼痛等症状。血液检查可能显示白细胞计数升高和 C 反应蛋白升高。关节穿刺液培养可能检测到病原体。

（2）类风湿关节炎：类风湿关节炎是一种自身免疫性疾病，常表现为对称性关节肿胀、疼痛和僵硬。血液检查可能显示类风湿因子和抗环瓜氨酸肽抗体升高。X 线检查可能显示关节破坏和骨质疏松。

（3）痛风性关节炎：痛风性关节炎是由于尿酸盐结晶沉积在关节中引起的炎症反应，常表现为急性单关节炎发作，伴有剧烈疼痛、红肿和热感。血液检查可能显示尿酸水平升高。关节穿刺液中可能发现尿酸盐结晶。

（4）骨关节炎：骨关节炎是一种退行性关节疾病，常表现为关节疼痛、僵硬和肿胀。X 线检查可能显示关节间隙变窄、骨赘形成和关节面硬化。

（5）创伤性关节炎：创伤性关节炎是由于关节受到外力损伤引起的炎症反应，常表现为关节肿胀、疼痛和活动受限。X 线检查可能显示关节结构改变和骨折愈合不良。

（6）其他原因：其他可能导致关节肿胀的原因包括肿瘤、结缔组织病、代谢性疾病等。这些疾病的诊断需要结合患者的病史、体格检查和影像检查进行综合分析。

（二）关节破坏

1. 概述　关节破坏是指由于各种原因导致的骨骼和关节内部结构的损伤或病变，使得关节的正常功能受到影响。

病因：外伤、炎症、感染、代谢性疾病、自身免疫性疾病等。例如，类风湿关节炎是一种常见的慢性自身免疫性疾病，其特征之一就是关节破坏。

临床表现：关节疼痛、肿胀、僵硬、活动受限等症状。在严重的情况下，关节可能会变形、畸形，甚至导致残疾。

2. 影像学表现

（1）X 线表现：关节间隙变窄、骨质破坏和缺损。

（2）CT 表现：可以更清晰地显示关节软骨下的骨质破坏，即使是微细的改变也能发现。

（3）MRI 表现：能够显示低信号的骨性关节面中断、不连续的情况，这是骨质破坏的直接证据。

3. 鉴别诊断 同“（一）关节肿胀”。

（三）关节退行性变

1. 概述 关节退行性变是指关节软骨变性、坏死、溶解，逐渐被纤维组织代替，并继发一系列病理变化的疾病。

（1）病因：年龄因素、过度使用、肥胖。

（2）病理：早期关节软骨表面会出现微小的磨损和裂隙，软骨细胞的代谢发生紊乱。随着病情的发展，软骨逐渐变薄，失去原有的光滑度，软骨下骨暴露出来、骨质增生。

（3）临床表现：疼痛、关节僵硬、关节肿大、触痛、活动响声、畸形及功能障碍等。

2. 影像学表现

（1）X 线表现：早期主要表现为关节面模糊、中断、消失。中晚期由于关节软骨破坏，而使关节间隙变窄、软骨下骨质致密、关节面下方骨内出现圆形或不规整形透明区、骨性关节面边缘骨赘形成。关节囊与软组织无肿胀，邻近软组织无萎缩，而骨骼一般也无骨质疏松现象，不发生明显骨质破坏。

（2）CT 表现：与 X 线表现基本相似。但是轴位图像结合多平面重组图像可清楚地显示关节间隙变窄、软骨下骨的囊变、关节边缘的骨赘形成。

（3）MRI 表现：早期发现关节软骨的改变，表现为关节软骨变薄、不规则缺损。关节面下的骨质增生在 T_1WI 和 T_2WI 均为低信号，骨赘表面的骨皮质表现为低信号，其内的骨髓表现为高信号。关节面下的囊变区在 T_1WI 为低信号，T_2WI 为高信号，边缘清晰。

3. 鉴别诊断 同“（一）关节肿胀”。

（四）关节强直

1. 概述 关节强直指关节的活动范围非常小，变得非常僵硬，所谓的强直往往是指能够进行屈伸活动的关节，由于各种原因导致关节的病变，产生僵硬，处于伸直状态或者是半屈曲状态，活动范围非常小。关节强直分为骨性强直和纤维性强直两种。常发生于肘关节、手指的指间关节、脚趾的指间关节和膝关节，髋关节有时也会出现强直。病因包括受过外伤（如骨折或关节脱位治疗不当导致的关节囊挛缩）、慢性疾病（如骨性关节炎、类风湿关节炎、痛风性关节炎等破坏关节囊软骨形成骨性的直接接触）及关节长期制动（如截瘫患者）等。临床表现为关节屈伸不利，僵硬、发挺等。

2. 影像学表现

（1）X 线表现：可以显示关节间隙变窄或消失、骨质硬化和骨赘形成等典型表现。在强直性脊柱炎的情况下，X 线片可能显示椎体呈方形，脊柱竹节样改变，以及椎旁韧带钙化和骨桥形成。纤维性强直表现为关节间隙变窄，其间并无骨小梁跨越或贯穿。

（2）CT 表现：CT 横断面图像显示关节强直的整体性不如 X 线平片，多平面重组图像可清晰显示关节间隙的变窄或消失，有无骨小梁连接两侧关节面。

（3）MRI 表现：MRI 可见关节软骨完全破坏，关节间隙变窄或消失，可见骨髓信号贯穿于关节骨端之间；纤维性强直时，尽管关节间隙仍可存在，但关节骨端边缘不规整，有破坏，骨端之间可见有高、低混杂的异常信号。

3. 鉴别诊断　同“（一）关节肿胀”。

（五）关节脱位

1. 概述　关节脱位是指构成关节的上下两个骨端失去了正常的位置，产生了移位，这种对合关系的异常或丧失称为关节脱位。临床上可分损伤性脱位、先天性脱位及病理性脱位。

（1）病因：暴力外伤、疾病所致、个体遗传因素。

（2）临床表现：剧烈疼痛、活动受限、畸形、肿胀、弹性固定。

2. 影像学表现

（1）X 线表现：对应关节面位置改变或关节间隙增宽。关节造影能了解整个关节结构的情况。

（2）CT 表现：CT 图像有效避免了组织结构的重叠，易于显示一些平片难以发现的脱位，如胸锁关节脱位、骶髂关节脱位。通过多平面重组及三维重组等图像后处理可直观显示关节结构，并可进行有关测量。

（3）MRI 表现：MRI 不但可以显示关节脱位，还可以直观显示关节脱位的合并损伤，如关节内积血、韧带和肌腱的断裂及关节周围软组织的损伤。

3. 鉴别诊断

（1）骨折：骨折和关节脱位都可能导致关节变形和疼痛。X 线检查可以显示骨折线或骨折碎片，而关节脱位则显示骨头脱离正常位置。

（2）肌肉或韧带损伤：也可能导致关节不稳定和疼痛。MRI 检查可以显示肌肉或韧带的损伤情况。

（3）关节炎：可能导致关节肿胀、疼痛和僵硬。血液检查可能显示炎症指标升高，X 线检查可能显示关节破坏和骨质疏松。

（4）神经损伤：可能导致关节感觉异常或运动受限。神经电生理检查可以评估神经功能。

（5）血管损伤：可能导致关节周围组织缺血或出血。超声检查或 CT 血管造影可以评估血管情况。

（6）其他原因：其他可能导致关节不稳定和疼痛的原因包括肿瘤、感染、代谢性疾病等。这些疾病的诊断需要结合患者的病史、体格检查和影像检查进行综合分析。

三、软组织基本病变

（一）软组织肿胀

1. 概述 软组织肿胀是指皮下脂肪组织、肌肉组织等软组织在受到外力作用或疾病影响后，出现的水肿和肿胀现象。

（1）病因：引起软组织肿胀的病因很多，其中比较常见的有外伤、长期慢性损伤、软组织肿瘤等。

（2）临床表现：软组织肿胀的临床表现多样，常见的有关节囊和旁边的软组织水肿、疼痛、活动受限等。

2. 影像学表现

（1）X 线表现：皮下脂肪及肌肉密度增高、增厚及层次不清。这些征象常见于骨关节的外伤、炎症等情况。通常，软组织肿胀表现为局部的组织异常，轻微的软组织肿胀在 X 线平片上可能无法准确显示。此外，软组织肿胀可能在 X 线片上表现为皮下脂肪层内出现网状结构影，皮下组织与肌肉界限模糊。如果形成脓肿，其边界可能较为清晰，并且邻近的肌束可能因受压而移位。

（2）CT 表现：CT 优于 X 线检查，表现为局部肌肉肿胀、肌间隙模糊。软组织的密度略增高，与正常软组织相比，密度增加。皮下脂肪层内出现网格影，软组织内的正常结构层次模糊不清。

（3）MRI 表现：MRI 优于 CT，能清晰分辨血肿、水肿及脓肿。水肿及脓肿通常表现为长 T_1、长 T_2 信号；血肿根据形成时期，MRI 信号可能会有所不同。例如，亚急性期的血肿在脂肪抑制的 T_1 加权和 T_2 加权成像上通常会显示为高信号。

3. 鉴别诊断

（1）创伤性损伤：是最常见的软组织肿胀原因之一。通常有明显的外伤史，如摔倒、撞击或扭伤等。患者可能出现局部疼痛、红肿和压痛等症状。X 线检查可以排除骨折等骨骼损伤。

（2）感染性炎症：是由于细菌、病毒或真菌等病原体侵入软组织引起的炎症反应。患者可能出现局部红肿、热痛和功能障碍等症状。血液检查可能显示白细胞计数升高和 C 反应蛋白升高。关节穿刺液培养可能检测到病原体。

（3）淋巴水肿：是由于淋巴管阻塞或破裂导致淋巴液在组织间隙中积聚引起的肿胀。患者可能出现局部肿胀、皮肤增厚和压痛等症状。淋巴造影或淋巴显像可以帮助诊断淋巴水肿。

（4）血管性水肿：是由于血管通透性增加或静脉回流障碍导致液体在组织间隙中积聚引起的肿胀。患者可能出现局部肿胀、皮肤发红和温度升高等症状。超声检查可以帮助评估血管情况。

（5）肿瘤性病变：可能导致软组织肿胀。通常生长缓慢，但可能逐渐增大并压迫周围组织。患者可能出现局部肿块、疼痛和功能障碍等。影像检查如 X 线检查、CT 或 MRI 可以帮助诊断肿瘤性病变。

（6）其他原因：其他可能导致软组织肿胀的原因包括结缔组织病、代谢性疾病等。这些疾病的诊断需要结合患者的病史、体格检查和影像检查进行综合分析。

（二）软组织肿块

1. 概述 软组织肿块是指位于皮肤、皮下组织等的体表肿块，包括非真性肿瘤的肿瘤样肿块和来源于皮肤、皮下组织等浅表软组织的肿瘤。

（1）病因：软组织肿块种类较多，各类病因不同。常见的有脂肪瘤、血管瘤、皮脂腺囊肿、皮样囊肿、纤维瘤及纤维瘤样病变、神经纤维瘤、黑色素瘤、皮肤癌、瘢痕组织等。

（2）临床表现：软组织肿块种类较多，临床表现各不相同，主要区别在于肿瘤的组成成分、位置、发病年龄、肿瘤大小、数量生长速度及对身体器官的影响。

2. 影像学表现

（1）X 线表现：良性肿块通常具有明确的边界，邻近软组织可能因肿块的压迫而移位；良性肿瘤多边界清楚，邻近软组织可受压；良性肿块可能导致邻近骨质的压迫性骨吸收或反应性骨硬化。恶性者边缘模糊，邻近骨表面骨皮质受侵袭；恶性肿块可能穿透骨皮质，进入邻近骨骼。

（2）CT 表现：可以显示软组织肿块的大小、边界、密度及辨认其内是否含有脂肪成分，有无液化、坏死，以及有无钙化、骨化，增强扫描可提供更详细的信息，如区别肿块与邻近组织，区分肿瘤与瘤周水肿，了解肿瘤血供情况及其内有无液化、坏死，了解肿瘤与周围血管关系。

（3）MRI 表现：MRI 对软组织肿块观察优于 CT，肿块信号均匀或不均匀，多呈长 T_1、长 T_2 信号，其内液化坏死呈 T_1 更低、T_2 更高信号，有时可见液-液平面，上层为液体信号，下层为坏死组织或血液信号；脂肪成分呈短 T_1、中等 T_2 信号；增强扫描可提供与 CT 相似的更详细的信息。

3. 诊断与鉴别诊断

（1）脂肪瘤：是一种常见的良性软组织肿瘤，通常生长缓慢，质地柔软，边界清晰。影像检查如超声、CT 或 MRI 可以帮助确定肿块的性质和位置。

（2）纤维瘤：是一种由纤维组织构成的良性肿瘤，通常生长缓慢，质地较硬，边界清晰。影像检查如超声、CT 或 MRI 可以帮助确定肿块的性质和位置。

（3）肉瘤：是一种恶性肿瘤，通常生长迅速，质地较硬，边界不清。影像检查如超声、CT 或 MRI 可以帮助确定肿块的性质和位置。必要时可能需要进行活检以明确诊断。

（4）血管瘤：是一种由血管组织构成的良性肿瘤，通常生长缓慢，质地柔软，边界清晰。影像检查如超声、CT 或 MRI 可以帮助确定肿块的性质和位置。

（5）神经鞘瘤：是一种起源于神经鞘细胞的良性肿瘤，通常生长缓慢，质地较硬，边界清晰。影像检查如超声、CT 或 MRI 可以帮助确定肿块的性质和位置。

（6）淋巴管瘤：是一种起源于淋巴管的良性肿瘤，通常生长缓慢，质地柔软，边界清晰。影像检查如超声、CT 或 MRI 可以帮助确定肿块的性质和位置。

（7）软组织感染：可能导致局部红肿、疼痛和发热等症状。血液检查可能显示白细胞计数升高和 C 反应蛋白升高。必要时可能需要进行穿刺或切开引流以明确诊断。

（8）其他原因：其他可能导致软组织肿块的原因包括结缔组织病、代谢性疾病等。这些疾病的诊断需要结合患者的病史、体格检查和影像检查进行综合分析。

（三）软组织内钙化

1. 概述　软组织内钙化是指软组织内出现钙盐沉着的现象。

（1）病因：软组织内钙化的形成通常与代谢异常、组织损伤或退变等因素有关。例如，甲状旁腺功能亢进、慢性肾衰竭等疾病可能导致钙磷代谢障碍，进而引发转移性钙化；而局部组织的炎症、出血、坏死等则可能直接导致营养性钙化。

（2）临床表现：局部疼痛、肿胀、关节活动受限等症状。这些症状的出现与钙化灶的位置和大小密切相关，且可能随着病情的发展而加重。

2. 影像学表现

（1）X 线表现：表现为高密度的斑点状、条状或斑块状影，其形态和分布因钙化的类型和部位而异。

（2）CT 表现：高密度影、形态特征及分布特点。

（3）MRI 表现：软组织内钙化通常表现为低信号影。

3. 诊断与鉴别诊断

（1）软组织内钙化：通常发生在肌腱、韧带、血管壁等部位。影像检查如 X 线检查、CT 或 MRI 可以帮助确定钙化的位置和形态。

（2）病史和临床表现：了解患者的病史和临床表现对于鉴别诊断非常重要。例如，软组织内钙化通常与慢性炎症、创伤或代谢性疾病有关，而骨化可能与遗传性疾病、肿瘤或感染有关。

（3）影像学特征：是鉴别软组织内钙化和骨化的关键。钙化通常表现为高密度影，而骨化则表现为骨组织形成。此外，骨化的形态和分布也有助于鉴别诊断。

（4）病理学检查：在某些情况下，可能需要进行病理学检查以明确诊断。病理学检查可以通过显微镜观察组织样本的形态和结构，从而确定是否存在骨组织形成。

（5）软组织内骨化：骨化是指软组织内出现骨组织形成的现象。这种情况通常发生在肌肉、肌腱、韧带等部位。影像检查如 X 线检查、CT 或 MRI 可以帮助确定骨化的位置和形态。

（四）软组织内气体

1. 概述 软组织内气体是指软组织内出现异常的气体积聚。

（1）病因：软组织内气体的出现可能由多种原因引起，包括外伤导致的软组织裂伤、产气菌感染（如梭状芽孢杆菌引起的气性坏疽）、手术或介入性操作造成的呼吸道或消化道穿孔等。

（2）临床表现：局部疼痛、肿胀、皮下捻发感（即触摸时感到皮下有气体移动的感觉）。在严重的情况下，如气性坏疽，可能出现脓毒血症和广泛的软组织水肿、坏死伴积气。

2. 影像学表现

（1）X 线表现：表现为透亮影。

（2）CT 表现：表现为小囊状或条带状的透亮影，这些影像特征与周围软组织有明显的分界。

（3）MRI 表现：通常表现为低信号。

3. 诊断与鉴别诊断

（1）外伤性气体：通常由于外部创伤引起，如刺伤、枪伤或爆炸伤等。患者可能有明确的外伤史，并且气体通常局限于受伤部位。影像检查如 X 线检查、CT 或 MRI 可以帮助确定气体的位置和形态。

（2）感染性气体：由于细菌、病毒或真菌等病原体侵入软组织引起。患者可能有发热、红肿、疼痛等症状，并且气体可能扩散到周围组织。血液检查可能显示白细胞计数升高和 C 反应蛋白升高。影像检查如 X 线检查、CT 或 MRI 可以帮助确定气体的位置和形态。

（3）医源性气体：由于医疗操作引起的，如手术、穿刺或注射等。患者可能有明确的医疗操作史，并且气体通常局限于操作部位。影像检查如 X 线检查、CT 或 MRI 可以帮助确定气体的位置和形态。

（4）肿瘤性病变：可能导致软组织内气体的出现。通常生长缓慢，但可能逐渐增大并压迫周围组织。影像检查如 X 线检查、CT 或 MRI 可以帮助确定气体的位置和形态。必要时可能需要进行活检以明确诊断。

（5）其他原因：其他可能导致软组织内气体的原因包括结缔组织病、代谢性疾病等。这些疾病的诊断需要结合患者的病史、体格检查和影像检查进行综合分析。

第四节 骨关节创伤影像诊断

微课：骨关节创伤影像诊断

骨关节创伤的影像诊断是指使用各种影像学技术来检测和评估骨骼和关节的损伤情况。这些技术包括 X 线检查、CT、MRI 等，每种技术都有其特定的应用范围和优点。X 线平片是诊断骨折并指导其治疗的最简便、有效的方法，它可以清晰地显示骨折线、骨折类型和移位情况，但对于软组织的显示效果较差；CT 检查可以提供更为详细的骨骼结构信息，特别是在复杂骨折或关节脱位的情况下，CT 图像可以清晰地显示骨折碎片的位置和数量，以及关节面的完整性；MRI 在显示软组织损伤方面具有独特优势，如肌肉、肌腱、韧带和软骨的损伤，MRI 还可以用于评估关节内的积液和炎症情况。

一、骨折

骨折是指由于外力作用或骨骼本身病变，导致骨结构的连续性被破坏。根据作用力的方式和骨本身的情况，骨折可分为创伤性骨折、疲劳骨折和病理骨折。

（一）创伤性骨折

由意外事故或暴力造成骨的完整性或连续性中断称为创伤性骨折（traumatic fracture）。这种骨折通常由直接暴力或间接暴力引起，如交通事故、跌倒等。

1. 概述

（1）病因：主要包括直接暴力、间接暴力和疲劳性骨折。直接暴力指外力直接作用于骨骼某部位导致的骨折；间接暴力则是通过传导、杠杆或扭转作用使远处发生骨折；而疲劳性骨折则是长期、反复、轻微的直接或间接外力导致的特定部位骨折。

（2）临床表现：疼痛与肿胀、畸形与异常活动、骨摩擦感。常合并局部软组织的撕裂，有时出现邻近脏器、血管和神经损伤。

2. 影像学表现

（1）X 线表现

1）通常显示为锐利且透明的骨裂缝，这是骨折线的典型特征。成人的骨折多为完全性中断，称为完全骨折。

2）骨折类型分型：根据骨折线的形态又可分为横形骨折、斜形骨折和螺旋形骨折等；肌腱、韧带牵拉造成其与骨的附着点发生骨的撕裂称为撕脱骨折；骨折断裂成三块以上称为粉碎性骨折。

3）移位和成角：横向移位、断端嵌入、重叠移位和分离移位。

4）软组织改变：骨折周围组织因出血、水肿和渗出而肿胀、结构层次模糊不清。

5）骨折愈合：在骨折后的2~3周内，形成的纤维骨痂及骨样骨痂在X线平片上不能显示；约2~3周后，形成骨性骨痂，表现为断端外侧与骨干平行的梭形高密度影，骨折线逐渐模糊。

（2）CT表现：CT扫描是平片的重要补充，能够发现平片上不能发现的隐匿骨折，对于结构复杂和有骨性重叠部位的骨折，CT比平片能更精确显示骨折移位情况；还可显示出血、血肿的情况，并可观察周围脏器有无损伤。多平面重组及三维重建可以更全面、直观地显示骨折情况，真实显示骨折成角、错位、分离、重叠等改变。

（3）MRI表现：对于发现隐匿性骨折比CT更为敏感，能更清晰地显示软组织及脊髓的损伤。骨折在T_1WI上表现为线样低信号影，与骨髓的高信号形成明显的对比，T_2WI上为高信号影，代表水肿或肉芽组织。

3. 骨折的并发症

（1）早期并发症：休克、脂肪栓塞综合征、重要脏器损伤、重要组织损伤、骨筋膜室综合征。

（2）晚期并发症：坠积性肺炎、压疮、下肢深静脉血栓、感染、损伤性骨化、创伤性骨关节炎、关节僵硬、急性骨萎缩、缺血性骨坏死、缺血性肌挛缩。

4. 骨骺损伤 骨骺损伤是指由于外力作用导致的骨骺（骨骼生长区）的损伤，这种损伤可能影响骨骼的正常生长和发育。

（1）分型：根据骨折线的位置和损伤程度，骨骺损伤可分为多种类型，包括Salter-Harris分型中的Ⅰ~Ⅴ型、Peterson分型的Ⅵ型等。

（2）病理：主要是直接暴力、间接暴力和积劳性损伤。

（3）临床表现：疼痛与肿胀、畸形与异常活动、骨摩擦感等。

（4）影像学表现

1）X线表现：大多数骨骺损伤可由X线平片根据骨骺的移位、骺板增宽及临时钙化带变模糊或消失等表现作出诊断。

2）CT表现：主要用于评估更复杂的Salter-Harris骨折（如SHT Ⅳ型），用于评估愈合过程中骨骺上的局灶性骨桥接。

3）MRI表现：可以直接显示软骨、软组织和骨成分，显示损伤全貌更精确，主要用于临床高度怀疑骨折而X线平片表现正常的病例。MRI显示T_2加权像上生长板信号较对侧正常生长板信号增高，尤其是在与其他生长板信号进行比较时；T_2加权像上骨骺损伤区域的骨髓水肿高信号。

5. 诊断与鉴别诊断

（1）骨折：骨折和骨骺损伤都可能导致关节变形和疼痛。X线检查可以显示骨折线或骨折碎片，而骨骺损伤则显示骨骺与骨干之间的分离或移位。

（2）软骨损伤：可能导致关节不稳定和疼痛。MRI检查可以显示软骨的完整性和损伤情况。

（3）肌肉或韧带损伤：可能导致关节不稳定和疼痛。MRI检查可以显示肌肉或韧带的损伤情况。

（4）关节炎：可能导致关节肿胀、疼痛和僵硬。血液检查可能显示炎症指标升高，X线检查可能显示关节破坏和骨质疏松。

（5）神经损伤：可能导致关节感觉异常或运动受限。神经电生理检查可以评估神经功能。

（6）血管损伤：可能导致关节周围组织缺血或出血。超声检查或CT血管造影可以评估血管情况。

（7）其他原因：其他可能导致骨骺损伤的原因包括肿瘤、感染、代谢性疾病等。这些疾病的诊断需要结合患者的病史、体格检查和影像检查进行综合分析。

（二）疲劳性骨折

1. 概述 疲劳性骨折是人体长期重复单一运动导致的骨骼损伤。这种损伤通常发生在骨骼的某一特定部位，如足部第二跖骨、胫骨、腓骨和股骨等。

（1）病因：肌肉持续或反复牵拉导致骨的某一截面长期受到肌群的强力牵拉作用，使骨组织的弹力结构逐渐失衡；机体对抗负重的内应力集中于骨骼，加大骨的弯曲力，导致骨代偿失调并出现积累性折裂。此外，不适当的运动量、运动强度及不正确的运动方式也是导致疲劳性骨折的重要因素。

（2）临床表现：疼痛及肿胀。

2. 影像学表现

（1）X 线表现：多为不完全性骨折，呈横行或稍呈斜行。骨膜增生范围局限、连续，早期呈平行状，与骨皮质间有线状透亮间隙，以后密度变浓，缩小，边缘锐利，与骨皮质融合呈小丘状。

（2）CT 表现：线性低密度影、骨皮质中断、周围软组织肿胀、骨小梁稀疏或紊乱，可能伴有的骨痂形成。

（3）MRI 表现：图像可更清晰显示骨折线和骨膜增生。

3. 诊断与鉴别诊断

（1）应力性骨折：由于骨骼反复承受微小创伤而逐渐发生的骨折，与疲劳性骨折有相似的发病机制和临床表现。通常发生在骨骼应力集中的部位，如胫骨、腓骨等。影像检查如 X 线检查、CT 或 MRI 可以帮助确定骨折的位置和形态。

（2）骨髓炎：一种骨骼感染性疾病，可能导致骨骼疼痛、肿胀和发热等症状。影像学表现可能与疲劳性骨折相似，但骨髓炎通常伴有明显的感染征象，如局部红肿、压痛等。血液检查可能显示白细胞计数升高和 C 反应蛋白升高。

（3）骨肿瘤：一种骨骼肿瘤性疾病，可能导致骨骼疼痛、肿胀和功能障碍等症状。影像学表现可能与疲劳性骨折相似，但骨肿瘤通常伴有明显的肿瘤征象，如骨质破坏、软组织肿块等。必要时可能需要进行活检以明确诊断。

（4）骨质疏松症：一种骨骼代谢性疾病，可能导致骨骼脆弱易碎和骨折风险增加。影像学表现可能与疲劳性骨折相似，但骨质疏松症通常伴有明显的骨密度降低和骨小梁稀疏等特征。骨密度检查可以帮助确定是否存在骨质疏松症。

（5）其他原因：其他可能导致疲劳性骨折的原因包括运动过度、营养不良、内分泌紊乱等。这些原因的诊断需要结合患者的病史、体格检查和相关实验室检查进行综合分析。

（三）病理性骨折

1. 概述 病理性骨折是指已有病变的骨，在通常不足以引起骨折的外力作用下发生的骨折，或没有任何外力而发生的自发性骨折。这种骨折的根本原因是骨骼内部存在某种病变，如肿瘤、骨质疏松等。

（1）病因：骨肿瘤是病理性骨折最常见的原因，包括原发性骨肿瘤和转移性骨肿瘤。骨质疏松也是导致病理性骨折的重要原因，尤其是在老年人中更为常见。其他如内分泌紊乱、骨发育障碍等也可能导致病理性骨折。

（2）临床表现：疼痛、肿胀、畸形、异常活动。

2. 影像学表现

（1）X 线表现：除有骨折的征象外，还显示原有病变的特点。根据骨质病变和轻微外伤史，可以诊断为病理性骨折。有局部病变的大多与单纯骨折容易鉴别，如肿瘤所致者可见骨质破坏征象，但有时仅凭 X 线检查鉴别困难。

（2）CT 表现：发现骨质破坏比 X 线检查敏感。

（3）MRI 表现：对骨髓的病理改变及骨质破坏最敏感，有助于病理性骨折诊断。

3. 诊断与鉴别诊断

（1）骨质疏松症：一种骨骼疾病，表现为骨密度降低和骨组织微结构破坏，导致骨骼脆性增加。患者容易发生骨折，尤其是在受到轻微外力时。鉴别诊断时，需要关注患者的年龄、性别、饮食习惯、运动情况等因素，并进行骨密度检查以明确诊断。

（2）骨肿瘤：是骨骼的肿瘤性疾病，包括良性肿瘤和恶性肿瘤。骨肿瘤可能导致骨骼破坏和结构异常，从而增加骨折的风险。鉴别诊断时，需要关注患者的年龄、性别、疼痛程度、肿块大小和位置等因素，并进行影像检查（如 X 线检查、CT、MRI 等）和病理学检查以明确诊断。

（3）骨感染：指骨骼受到细菌、病毒或其他微生物的感染。可能导致骨骼破坏和结构异常，从而增加骨折的风险。鉴别诊断时，需要关注患者的感染症状（如发热、红肿、疼痛等）、感染部位和感染原因等因素，并进行血液检查、影像检查和病理学检查以明确诊断。

（4）代谢性骨病：一组与骨骼代谢相关的疾病，包括佝偻病、甲状旁腺功能亢进症等。这些疾病可能导致骨骼破坏和结构异常，从而增加骨折的风险。鉴别诊断时，需要关注患者的病史、症状、体征和实验室检查结果等因素，并进行相关激素检查和影像检查以明确诊断。

（5）其他原因：除了上述疾病外，还有一些其他原因可能导致病理性骨折，如长期使用某些药物（如糖皮质激素）、遗传因素等。鉴别诊断时，需要综合考虑患者的病史、体格检查和实验室检查结果等因素，并进行必要的辅助检查以明确诊断。

（四）四肢骨折

四肢骨折是指由于高空坠落、跌倒、车祸等意外伤害导致的手臂和腿部骨骼连续性中断的情况。这种损伤可能涉及上肢（如肩胛骨、肱骨）或下肢（如股骨干、膝关节）的多个部位。

1. 柯莱斯骨折 指桡骨下端的骨松质骨折，骨折发生在桡骨下端 2～3cm 范围内的骨松质部位。常伴随向背侧及桡侧的移位，造成典型的畸形姿势。

2. 肱骨外科颈骨折 肱骨外科颈位于肱骨大小结节下缘与肱骨干的交界处，该处骨松质较多，骨皮质薄，无肌肉附着，是肱骨干和肱骨上端的衔接部，在直接暴力或间接暴力作用下，易致骨折，是全身骨折的好发部位之一。

3. 肱骨髁上骨折 肱骨干与肱骨髁的交界处发生的骨折，是肘部常见骨折之一。

4. 蒙泰贾骨折（Monteggia fracture） 前臂骨折，具体指伴桡骨小头脱位的尺骨近侧 1/3 骨折。

5. 加莱阿齐骨折（Galeazzi fracture） 为桡骨下段（几乎均位于中下 1/3）骨折合并下尺桡关节脱位。

6. 股骨颈骨折 指股骨头下至股骨颈基底部之间的骨折。多发生于中、老年人，与骨质疏松导致的骨质量下降密切相关。轻微跌倒或日常活动即可引发此类骨折，在青壮年中通常由于较大暴力才发生此类骨折。

(五)脊柱骨折

1. 概述 脊柱骨折是指在冲击性外力、病理性骨折等原因下，造成脊柱的连续性、完整性中断脊椎骨折。

(1)病因：任何引起脊柱过度屈曲、伸展、旋转或侧屈的暴力，都可造成脊柱损伤。最常见的病因是外伤和骨质疏松症。

(2)临床症状：疼痛与活动受限，畸形与压痛，神经损伤表现如感觉、运动功能丧失、大小便障碍。

2. 影像学表现

(1)X 线表现：是首选的检查方法，可以发现脊柱有无骨折及脱位。

(2)CT 表现：可以显示出椎体的骨折情况，还可显示出有无碎骨片突出于椎管内，并可计算出椎管的前后径与横径损失量。

(3)MRI 表现：可以看到椎体骨折出血所致的信号改变和前方的血肿，还可看到因脊髓损伤所表现出的异常高信号。

二、关节创伤

关节创伤是指由于外力作用导致的关节结构损伤，包括关节囊、韧带、肌腱等软组织的撕裂或断裂。

(一)关节脱位

1. 概述 关节脱位也称脱臼，是指构成关节的上下两个骨端失去正常的位置，发生错位。多为暴力作用所致，以肩、肘、下颌及手指关节最易发生脱位。

(1)病因：外伤是最常见的原因，如摔倒、撞击等外力作用导致关节稳定结构受到损伤，使关节面失去正常的对合关系。先天性发育不良和关节病变也可能导致关节脱位，但不属于创伤性脱位的范畴。

(2)临床表现：疼痛与肿胀、畸形与弹性固定、麻木感与刺痛感。

2. 影像学表现

(1)X 线表现：平片上，表现为组成关节的诸骨的关节面对应关系完全脱离或分离。

(2)CT 表现：优势在于其高分辨率，能够清晰显示关节脱位伴随的骨折、软组织损伤和关节囊的损伤。

(二)关节软组织损伤

1. 概述 关节软组织损伤是指由于外伤(如扭伤、拉伤)、过度使用或其他因素导致关节周围的软组织结构受损。

(1)病因：急性损伤通常由突然的外力作用引起，如跌倒、撞击等；慢性损伤则多由长期重复性动作或过度使用导致。此外，运动前准备不足、技术动作不规范、身体素质差等因素也可能增加损伤风险。

（2）临床表现：疼痛与肿胀、功能障碍。

2. 影像学表现

（1）X 线表现：轻微的软组织肿胀通常无法准确显示，显著的软组织肿胀可能导致皮下脂肪及肌肉密度增高、增厚、层次不清等。

（2）CT 表现：可以清晰地显示关节囊增厚和关节腔内的积液。关节肿胀通常表现为关节囊肿胀、增厚，呈软组织密度影。关节腔内积液一般呈现为水样密度，如果合并出血或积脓，其密度可能会增高。软组织损伤可能表现为局部组织结构的紊乱或异常。

（3）MRI 表现：临床中用于评估损伤的严重程度，并指导后续的治疗选择。Ⅰ级损伤通常较为轻微，而Ⅲ级损伤则可能导致膝关节稳定性严重受损，需要及时的手术治疗以恢复韧带的功能。

（三）关节囊内骨折

1. 概述

（1）病因：关节囊内骨折的原因多种多样，包括直接外力作用、间接暴力传导、积累性劳损及骨骼疾病等。关节囊内骨折最多见于肘关节，包括肱骨内外髁、髁间骨折，肱骨小头、桡骨颈和尺骨鹰嘴等骨折，约占全身骨折的 7%；其次为踝关节，包括三踝骨折和距骨骨折，约占全身骨折的 4%；再次为膝关节，包括股骨髁、胫骨髁、胫骨髁间隆起和髌骨骨折，约占全身骨折的 2.3%。

（2）临床表现：关节疼痛与肿胀、功能障碍。

2. 影像学表现

（1）X 线表现：①X 线片上可见骨折线，通常为直线或略呈曲线，贯穿关节面。②由于骨折导致关节面不平整，可能出现台阶状改变。③骨折块可能因肌肉牵拉、重力作用等发生移位，导致关节间隙变窄或增宽，骨折后关节囊内出血和炎症反应可能导致关节囊肿胀，在 X 线片上表现为关节周围软组织肿胀影。

（2）CT 表现：①CT 扫描可以更清晰地显示骨折的细节，包括骨折线的走向、骨折块的大小和形状等。②CT 三维重建技术可以提供骨折部位的立体图像，有助于医生更准确地评估骨折情况。③CT 可以显示关节面的损伤程度，包括关节面的塌陷、碎裂。

（3）MRI 表现：①MRI 对软组织具有较高的分辨率，可以显示关节囊、韧带、肌腱等软组织的损伤情况。②MRI 可以显示骨髓水肿，这是骨折后常见的影像学表现之一。③对于一些 X 线检查和 CT 难以发现的隐匿性骨折，MRI 具有较高的敏感性。

3. 诊断与鉴别诊断

（1）关节脱位：指关节头与关节窝之间的正常对合关系发生异常分离。可能导致关节疼痛、肿胀和活动受限。与关节囊内骨折相比，关节脱位通常不伴有骨折线或骨折碎片。影像检查如 X 线检查、CT 或 MRI 可以帮助确定关节脱位的类型和程度。

（2）关节软骨损伤：指关节软骨的完整性和连续性受到破坏。可能导致关节疼痛、肿胀和活动受限。与关节囊内骨折相比，关节软骨损伤通常不伴有骨折线或骨折碎片。影像检查如 MRI 可以帮助确定关节软骨损伤的程度和范围。

（3）关节炎：指关节的炎症性疾病，可能导致关节疼痛、肿胀和活动受限。关节炎的类型包括骨关节炎、类风湿关节炎等。与关节囊内骨折相比，关节炎通常不伴有骨折线或骨折碎片。影像检查如 X 线检查、CT 或 MRI 可以帮助确定关节炎的类型和程度。

(4) 关节周围软组织损伤：包括韧带、肌腱、肌肉等组织的损伤。这些损伤可能导致关节疼痛、肿胀和活动受限。与关节囊内骨折相比，关节周围软组织损伤通常不伴有骨折线或骨折碎片。影像检查如 MRI 可以帮助确定软组织损伤的程度和范围。

(5) 肿瘤：指体内异常细胞的生长和繁殖所形成的肿块。肿瘤可能发生在骨骼或软组织中，导致疼痛、肿胀和活动受限。与关节囊内骨折相比，肿瘤通常不伴有骨折线或骨折碎片。影像检查如 X 线检查、CT 或 MRI 可以帮助确定肿瘤的性质和位置。必要时可能需要进行活检以明确诊断。

三、常见关节创伤

(一) 肩关节创伤

1. 概述

(1) 病因：常见病因包括直接暴力（如跌倒时手撑地）、间接暴力（如牵拉上臂导致的肩袖撕裂）及反复过度使用导致的慢性劳损。此外，年龄增长也是肩关节创伤的一个重要因素，随着年龄的增长，肩部各组织发生退行性改变，更易受伤。

(2) 临床表现：关节疼痛与肿胀、功能障碍、畸形与弹性固定。

2. 影像学表现

(1) X 线表现：明确骨折的部位、类型和移位情况。

(2) CT 表现：能够清晰地显示出骨折线的位置、形态和走向，可发现平片不易发现的关节盂骨折及肱骨头骨折，多平面重组及三维重建能清晰、准确地显示肱骨头移位的情况。

(3) MRI 表现：肩关节创伤在 MRI 上的表现多种多样，包括肩袖损伤、盂唇损伤、关节囊损伤和韧带损伤等。MRI 以其高软组织对比度和多平面成像能力，成为评价肩关节创伤的重要手段。

(二) 腕关节创伤

1. 概述 腕关节创伤中，腕骨骨折以舟骨最多见，脱位以月骨最多见。腕舟骨骨折多发生于青壮年。

(1) 病因：腕关节创伤的常见病因包括暴力外伤、承重失衡及活动负重过度等。

(2) 临床表现：疼痛与肿胀、功能障碍、畸形与弹性固定。

2. 影像学表现

(1) X 线表现：X 线检查是诊断腕关节创伤的首选方法，可以明确骨折的部位、类型和移位情况。

(2) CT 表现：CT 多平面或三维重建技术可以提供更详细的骨折和脱位信息。

(3) MRI 表现：可以明确诊断隐匿性骨折。

(三) 髋关节创伤

1. 概述 髋关节创伤多为股骨头脱位时撞击髋臼顶所致，偶发于骨盆骨折波及髋臼。

(1) 病因：常见病因包括暴力外伤、承重失衡及活动负重过度等。

(2) 临床表现：疼痛与肿胀、功能障碍、畸形与弹性固定。

2. 影像学表现

(1) X 线表现：可以显示髋关节骨折的位置、类型和移位情况。

（2）CT 表现：CT 不仅可准确显示骨折片的形态大小、移位情况，还可以显示平片不易发现的关节腔内骨折碎片。

（3）MRI 表现：MRI 对软组织具有较高的分辨率，可以显示关节囊、韧带、肌腱等软组织的损伤情况；MRI 可以显示骨髓水肿，这是骨折后常见的影像学表现之一；对于一些 X 线检查和 CT 难以发现的隐匿性骨折，MRI 具有较高的敏感性。

（四）膝关节创伤

膝关节是全身最大的关节之一，由股骨、胫骨和髌骨构成，它是人体的承重关节，也是最易损伤的关节之一。膝关节韧带强大，脱位罕见。常见的损伤有急性创伤性滑膜炎，以及半月板、内外侧副韧带和前后交叉韧带撕裂。

1. 半月板撕裂

（1）概述

1）病因：包括剧烈运动、急性创伤、退变性病变及先天性因素等。例如，足球、篮球等运动中的剧烈扭转或跳跃动作，以及中老年人因关节退变而发生的撕裂。

2）临床表现：膝关节疼痛与肿胀、功能障碍，膝关节出现弹响、交锁等。

（2）影像学表现

1）X 线表现：半月板撕裂本身在 X 线片上通常不可见，因为半月板不是含钙的组织。然而，如果撕裂导致了关节的不稳定或移位，X 线片可能显示出关节间隙的不对称或关节面的异常对齐。

2）CT 表现：可能表现为半月板的不规则形状或关节面的异常。

3）MRI 表现：诊断半月板撕裂具有高度敏感性和特异性，能够清晰显示撕裂的部位、类型和严重程度。正常半月板在 MRI 图像的任何序列上都呈低信号。以 T_2WI 脂肪抑制像显示半月板最好，关节液和关节软骨均为高信号，与低信号的半月板形成良好对比。诊断半月板撕裂必须在矢状面和冠状面上都看到半月板内线形高信号影延伸至其表面。而线形或球形高信号影不延伸到表面的则提示变性（图 6-13）。

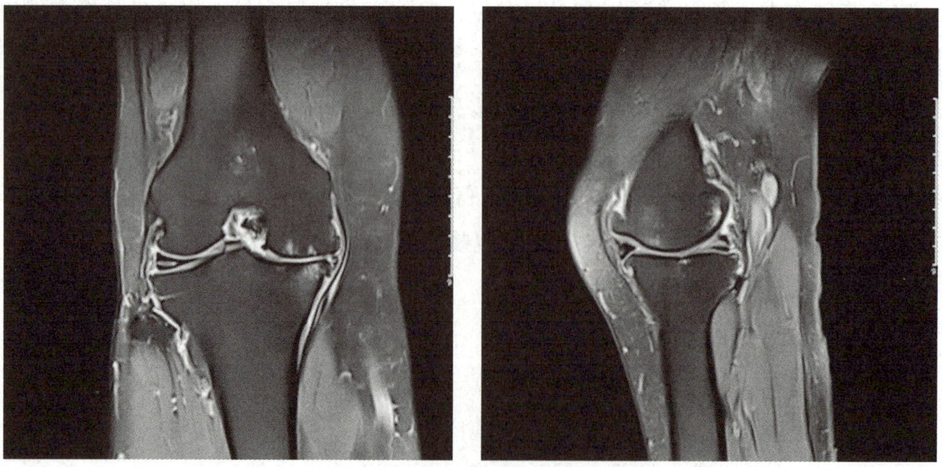

（a）　　　　（b）

图 6-13　膝关节 MRI PDWI 图像

注：（a）冠状面；（b）矢状面。（a）（b）显示外侧半月板线样高信号并达关节面，内侧半月板形态失常。

（3）诊断与鉴别诊断

1）膝关节骨关节炎：是一种常见的关节疾病，主要表现为关节疼痛、肿胀和活动受限。与半月板撕裂相比，骨关节炎通常不伴有明显的外伤史，且影像检查可能显示关节间隙狭窄、骨质增生等特征。

2）膝关节滑膜炎：指膝关节滑膜的炎症性疾病，可能导致关节疼痛、肿胀和活动受限。与半月板撕裂相比，滑膜炎通常不伴有明显的外伤史，且影像检查可能显示关节腔内积液等特征。

3）膝关节韧带损伤：可能导致关节疼痛、肿胀和活动受限。与半月板撕裂相比，韧带损伤通常有明显的外伤史，且影像检查可能显示韧带的断裂或松弛等特征。

4）膝关节肿瘤：可能导致关节疼痛、肿胀和活动受限。与半月板撕裂相比，肿瘤通常有明显的肿块或肿瘤标志物升高等特征，且影像检查可能显示肿瘤的存在和位置。

5）膝关节感染：可能导致关节疼痛、肿胀和活动受限。与半月板撕裂相比，感染通常有明显的发热、红肿等炎症表现，且血液检查可能显示白细胞计数升高和C反应蛋白升高等特征。

6）膝关节游离体：指关节腔内游离的骨或软骨碎片，可能导致关节疼痛、肿胀和活动受限。与半月板撕裂相比，游离体通常有明显的外伤史或关节交锁等症状，且影像检查可能显示游离体的存在和位置。

2. 内、外侧副韧带复合体损伤

（1）概述

1）病因：常见病因包括剧烈运动、急性创伤、退变性病变及先天性因素等。例如，足球、篮球等运动中的剧烈扭转或跳跃动作，以及中老年人因关节退变而发生的撕裂。

2）临床表现：膝关节疼痛与肿胀、功能障碍，膝关节出现弹响、交锁等。

（2）影像学表现

1）X线表现：在X线片上通常不可见，韧带损伤导致了关节的不稳定或移位，X线片可能显示出关节间隙的不对称或关节面异常对齐。

2）CT表现：可能表现为韧带的断裂或韧带附着点的骨质破坏。

3）MRI表现：正常内侧副韧带复合体，在T_1WI和T_2WI上均呈低信号带，损伤后因水肿、出血而信号增高，并可见增厚、变形和/或中断（图6-14）。

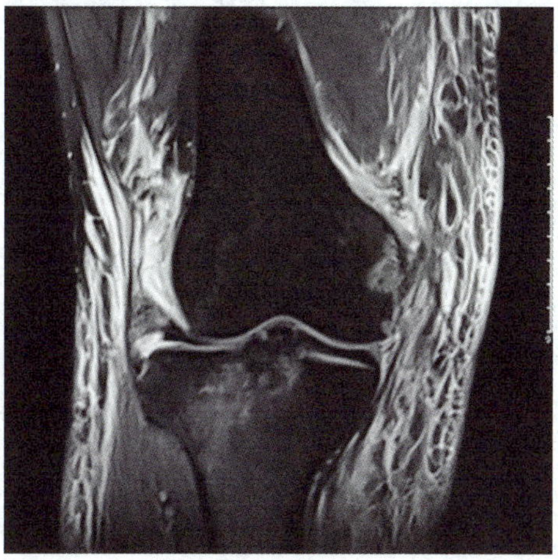

图6-14　膝关节MRI PDWI图像

注：内外侧副韧带信号增高，见液体信号。

（3）诊断与鉴别诊断：同半月板撕裂。

3. 前、后交叉韧带损伤

（1）概述：指由于外部力量导致的膝关节内前交叉韧带或后交叉韧带的破裂或损伤。

1）病因：ACL 的主要作用是限制胫骨前移和辅助限制胫骨内旋。因此，股骨过度外旋、胫骨过度内旋、膝关节伸位时易造成 ACL 损伤，多见于滑雪伤、足球、跳远、高速蹬踢及其他类似的运动。PCL 的主要作用是防止胫骨后移，与 ACL 和侧副韧带协同限制膝关节的旋转运动。因此，膝关节屈曲位、重度外展或合并旋转时，易造成 PCL 损伤，多见于交通事故伤、压砸或屈膝位坠落伤等。

2）临床表现：主要表现为膝关节疼痛、肿胀和活动受限，膝关节抽屉试验阳性。

（2）影像学表现

1）X 线表现：前、后交叉韧带损伤本身在 X 线片上通常不可见，韧带损伤导致了关节的不稳定或移位，X 线片可能显示出关节间隙的不对称或关节面的异常对齐。

2）CT 表现：可能表现为韧带的断裂或韧带附着点的骨质破坏。

3）MRI 表现：主要表现为韧带局灶性或弥漫性增厚、显示不清楚、轮廓不规则或扭曲呈波浪状、连续性中断。在 T_2WI 上呈局灶性或弥漫性高信号。MRI 常难以区分完全性和部分性撕裂（图 6-15）。

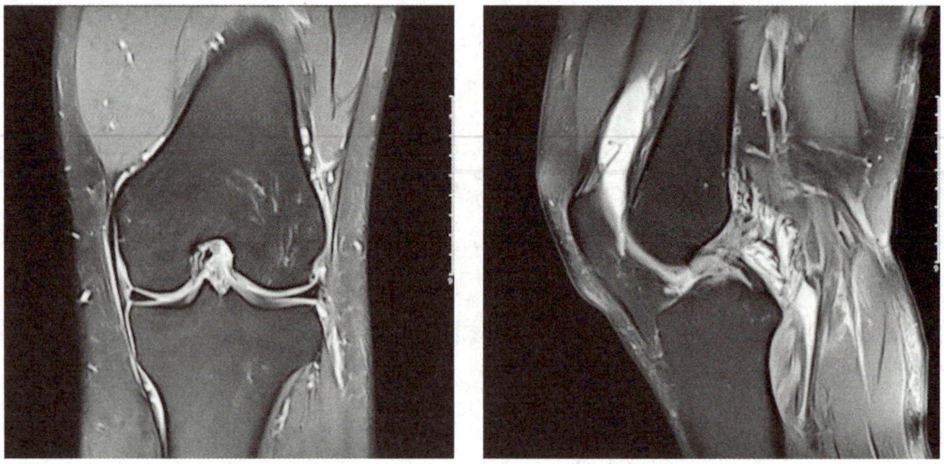

（a）　　　　（b）

图 6-15　膝关节 MRI PDWI 图像

注：（a）冠状面；（b）矢状面。（a）（b）显示前交叉韧带增粗、信号增高。

（3）诊断与鉴别诊断

1）膝关节骨关节炎：是一种常见的关节疾病，主要表现为关节疼痛、肿胀和活动受限。与前、后交叉韧带损伤相比，骨关节炎通常不伴有明显的外伤史，且影像检查可能显示关节间隙狭窄、骨质增生等特征。

2）膝关节滑膜炎：指膝关节滑膜的炎症性疾病，可能导致关节疼痛、肿胀和活动受限。与前、后交叉韧带损伤相比，滑膜炎通常不伴有明显的外伤史，且影像检查可能显示关节腔内积液等特征。

3）膝关节半月板损伤：可能导致关节疼痛、肿胀和活动受限。与前、后交叉韧带损伤相比，半月板损伤通常有明显的外伤史或特定的体格检查表现（如 McMurray 试验阳性），且影像检查可能显示半月板的撕裂或移位。

4）膝关节肿瘤：可能导致关节疼痛、肿胀和活动受限。与前、后交叉韧带损伤相比，肿瘤通常有明显的肿块或肿瘤标志物升高等特征，且影像检查可能显示肿瘤的存在和位置。

5）膝关节感染：可能导致关节疼痛、肿胀和活动受限。与前、后交叉韧带损伤相比，感染通常有明显的发热、红肿等炎症表现，且血液检查可能显示白细胞计数升高和 C 反应蛋白升高等特征。

6）膝关节游离体：指关节腔内游离的骨或软骨碎片，可能导致关节疼痛、肿胀和活动受限。与前、后交叉韧带损伤相比，游离体通常有明显的外伤史或关节交锁等症状，且影像检查可能显示游离体的存在和位置。

▶**知识拓展**

骨　龄

骨龄是评估个体生长发育水平的重要指标。它不仅反映了儿童的生物学年龄，而且反映了儿童的生长发育潜力以及性成熟的趋势。在临床诊断中，医生通常通过拍摄左手手腕部的 X 线片，观察左手掌指骨、腕骨及桡尺骨下端的骨化中心的发育程度来确定骨龄。

骨龄的测定方法有多种，包括简单计数法、图谱法、评分法和计算机骨龄评分系统等。最常用的是 G-P 图谱法和 TW3 评分法。这些方法各有特点，但都能在一定程度上准确地反映儿童的生物年龄。

骨龄与生活年龄（日历年龄）之间的差异对于评估儿童的生长发育具有重要意义。如果骨龄大于生活年龄 1 岁以上，称为发育提前；如果骨龄小于生活年龄 1 岁以上，则称为发育落后。这种差异可能提示存在某些疾病或异常情况，如肾上腺皮质增生症、性早熟等可能导致骨龄提前，而卵巢发育不全、软骨发育不全等可能导致骨龄落后。

第五节　骨关节感染影像诊断

微课：骨关节化脓性感染影像诊断

一、骨、关节化脓性感染

骨髓炎多为血源性和外源性两种主要感染途径。急性化脓性骨髓炎大多发生于 10 岁以下儿童，男孩多于女孩。常见的病原菌包括金黄色葡萄球菌、溶血性链球菌、大肠埃希菌等。临床发病急，可引起全身中毒症状，必须及时早诊断、早治疗，否则可导致严重的后果，甚至残疾。骨髓炎感染常来源于血行传播，称之为血源性骨髓炎；少数为致病菌直接侵犯、直接蔓延而发病。体内致病菌经由血行到达骨组织能否引起炎症，与个体抵抗力强弱有关。此类病变多见于儿童，且下肢较上肢多见，可能与儿童期下肢受到轻微外伤的机会较多且儿童长骨干骺端与骨骺尚未联合有关。而成年后，干骺与骨骺已闭合，上述的致病诱因就不再突出。

骨髓炎的炎症侵及部位通常包括骨外膜、骨密质、骨松质、骨髓等处，故而有骨外膜炎、骨炎及骨髓炎之分，但除局限病变外，一般统称为骨髓炎。对了解骨髓炎的部位、范围及病变进展情况，X 线检查较为有用。但是对骨髓炎的早期诊断尚有不足。因为骨髓炎的阳性 X 线表现常晚于临床症状，通常要晚 2~7 日，有时甚至可晚 10 日到 2 周。早期诊断对于患者尤其是婴儿的及时治疗有着重要关系。部分低毒性感染骨髓炎，DR 及 CT 检查结果可为阴性；MRI 检查可显示仅累及髓腔的炎症。临床需充分发挥各种影像检查优势，避免漏诊、误诊。

（一）急性化脓性骨髓炎

1. 概述 急性化脓性骨髓炎致病菌大多为金黄色葡萄球菌，一般为血源性感染。

（1）病因病理：多见于 18 岁以下儿童的长管状骨，以股骨、胫骨和肱骨的干骺端和骨干为多发部位。细菌栓子经滋养动脉沿皮质区哈氏管、松质骨区伏克曼氏管进入髓腔，易停留在长骨干骺端骨松质区，局部骨髓腔水肿。骨骺、骺板未成熟之前，由于骨骺、干骺端血管相通，从而提供了骨髓炎时骨骺受累的解剖学基础。且血供相对丰富，骨髓炎的发病是由于致病菌经骨内滋养动脉的终末分支，特别是经干骺端的毛细血管进入静脉窦，发生广泛炎性浸润、化脓、破坏，髓腔内、骨膜区可有脓肿窦道形成，广泛骨膜反应明显，易形成“葱皮样”骨膜成骨；婴幼儿骨髓炎早期改变，常无明显死骨；受累骨膜增厚、毛糙、形态不规则，周围肌肉、筋膜、肌肉间隙不规则增厚、肿胀。进展期，骨的滋养血管栓塞后，可形成大块条片状死骨。骨破坏的同时即可出现骨膜下新生骨的生成，并逐渐增厚或骨壳包绕骨干，骨壳表面有多数穿孔，脓液及小死骨经穿孔处流入软组织区。感染可穿破骨皮质进入关节，形成化脓性关节炎。骺软骨板有屏障作用，脓肿不易穿破骺软骨板进入关节。

（2）临床表现：典型骨髓炎发病急剧，有明显高热及全身中毒症状，白细胞计数升高，局部软组织红、肿、热、痛，患肢功能障碍。而部分低度力感染不典型骨髓炎病例则表现为 X 线平片、CT 检查阴性结果，软组织肿胀不明显，若临床上遇到突发的骨痛、肢体活动障碍等可疑病例，在选取影像检查手段上，仅做平片、CT 等是不够的，部分骨髓炎患者其 X 线检查、CT 检查常为假阴性结果，随着磁共振扫描技术的提高及普及，常规 T_1WI、PDWI 压脂序列及 DWI 的应用，可及时发现仅累及骨髓及骨膜结缔组织的可疑信号，做到及时诊断治疗。

2. 影像学表现

（1）X 线表现：X 线表现改变晚于临床表现。初期仅有软组织改变，发病 2 周后，病变部位才有骨质改变。①软组织肿胀：在临床症状出现 1~2 天后，可有软组织肿胀，局部患侧肢体软组织密度增高，肌肉脂肪间隙模糊、消失，皮下组织与肌肉间的分界移位、模糊、消失，皮下脂肪层内出现致密的条纹影。②骨质破坏：多始于干骺端松质骨。早期表现为局部骨质疏松明显、骨质透光度增强，骨小梁稀疏、形态模糊。当炎症控制不当时，局部炎症可迅速扩延，周围骨破坏呈多发性虫蚀状、锯齿样、斑点小片状骨质破坏，边缘不清，骨破坏呈不规则融合扩大，局部密度减低，若病变继续进展可向髓腔方向扩展，严重者可累及整个骨干，常伴发病理性骨折。③骨膜反应：早期表现为骨皮质周围骨膜不规则增厚、常呈锯齿状改变。随后骨皮质增厚，呈线状、层状改变。病变进展期，骨膜新生骨不断增厚，密度增高。少数表现为花边状或不规则状。广泛者则形成骨壳样改变，包绕骨干、范围广泛、多量骨膜新生骨形成。④死骨形成：局部骨质代谢停止，形成死骨，大小及形态不一，多呈致密长条状。⑤骨质增生：早期破坏的同时常伴有新生骨的形成。新生骨组织，骨小梁形态密集，排列紊乱，密度增高，以骨破坏区边缘增生明显，病程越长，骨质增生越显著。

（2）CT 表现：可显示骨髓内炎症、骨质破坏、死骨、骨膜下脓肿和软组织肿胀。CT 检查有助于发现干骺端和髓腔内小的破坏病灶，轴位图像为局限性低密度区，MPR 多平面重建可显示病变骨质的多体位改变，能发现 X 线平片不能显示的小破坏区和小死骨。

（3）MRI 表现：MRI 在确定髓腔炎症和软组织感染方面优于 X 线平片和 CT。骨髓充血、水肿、渗出和坏死在 T_1WI 上表现为低信号，与正常骨髓的高信号形成明显的对比，在 T_2WI 上呈高信号。与骨干长轴平行的矢状面、冠状面显示骨髓腔累及范围较好，增强扫描脓肿壁可明显强化（图 6-16）。

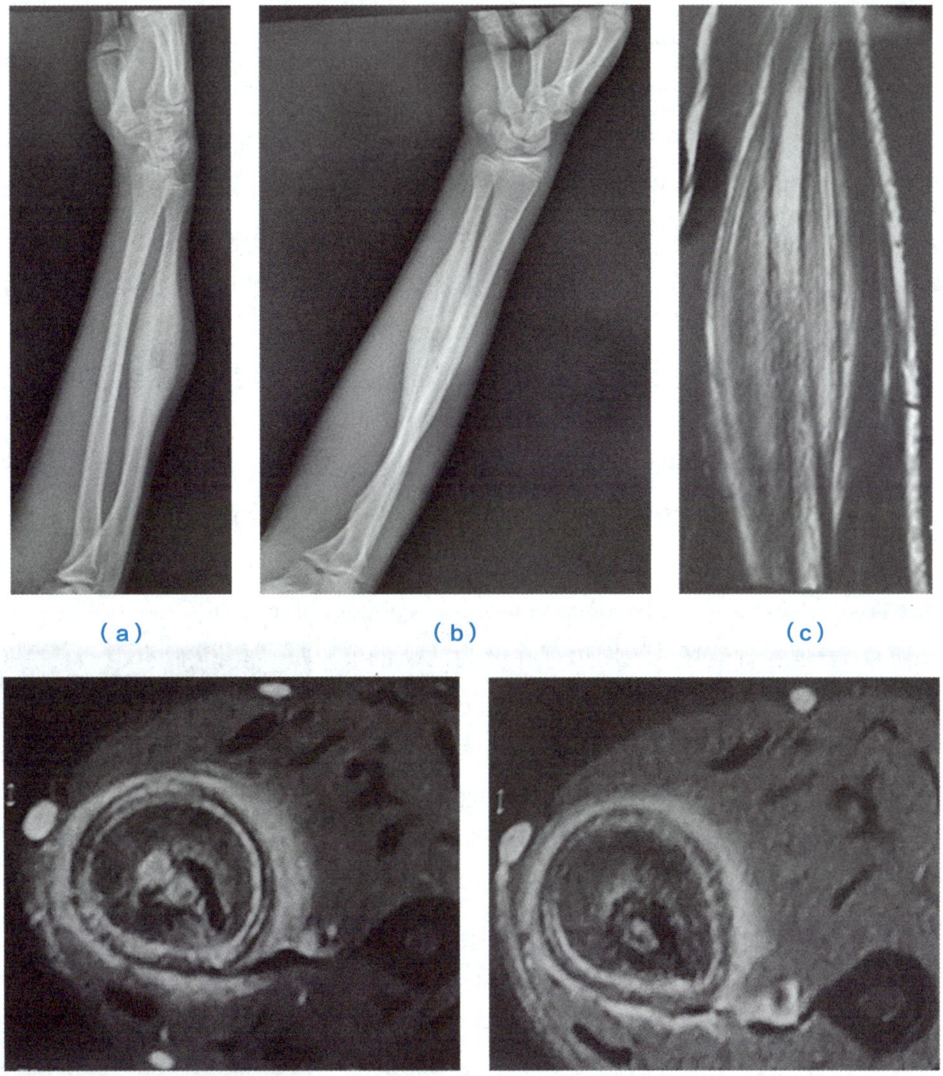

（a）　（b）　（c）

（d）　（e）

图 6-16　急性化脓性骨髓炎影像学表现

注：（a）（b）急性化脓性骨髓炎 X 线表现；（c）急性化脓性骨髓炎 T_1WI；（d）（e）T_1WI 压脂增强。男，14 岁，右侧前臂患肢肿胀、皮温升高肿胀 1 个月余。DR 显示右侧尺骨近中段皮质增厚、膨胀性骨质改变，髓腔内骨质不均，可见低密度脓肿样囊腔，周围软组织肿胀。T_1WI 尺骨髓腔虫噬斑点状低信号，周围"葱皮样"骨膜反应成骨，肌肉筋膜肌间隙模糊肿胀、混杂低信号。T_1WI 压脂增强扫描，髓腔斑点条片状不均匀增强，其内混杂条弧形无强化脓肿窦道影，脓肿壁不规则强化；骨膜内外缘、周围肌肉、肌间隙呈不均匀明显环形增强。

3. 诊断与鉴别诊断　影像学显示软组织肿胀、骨髓腔水肿、干骺端和骨干较大范围的骨质破坏、骨膜反应、死骨形成，结合临床发病急剧，且有局部软组织红、肿、热、痛表现时即可诊断为本病。明显的"葱皮样"骨膜反应，受累骨干较广泛的虫噬样骨质破坏，常误诊为尤文肉瘤。骨膜反应强烈，骨膜成骨似致密样瘤骨，髓腔及骨膜下缘的骨质破坏易呈现假性骨膜三角，易误诊为骨肉瘤。局部骨痛明显，骨皮质硬化成骨，易误诊为骨样骨瘤。另外不当的护理与治疗可能会导致儿童骨髓炎在成年后复发，特别是在最初发作时缺乏正确护理与治疗的患者；部分病情较重患者临床缓解需要一个过程，有时需要开骨清创和长期抗菌治疗。

（二）慢性化脓性骨髓炎

1. 概述 慢性化脓性骨髓炎多继发于急性骨髓炎之后，是由于急性骨髓炎治疗不当或不及时迁延而来。

（1）病因：①死骨残留。死骨可以积存细菌，而抗生素不易渗入其内，从而阻止病变愈合，导致炎症长期存在并转为慢性。②治疗不彻底。急性骨髓炎治疗时，如果致病菌毒力强且抗生素使用不当，或者治疗不及时，感染未能得到充分控制，也会形成慢性骨髓炎。③其他因素。包括机体免疫力低下、存在基础性疾病（如糖尿病、高血压等）、局部血液循环障碍以及外伤处理不当等，这些因素都可能促进急性骨髓炎向慢性转化。

（2）临床表现：疾病长期不愈，反复发作，局部可能出现流脓症状。软组织可能呈现轻度肿胀或不肿胀的状态。

（3）治疗：为了预防和治疗慢性骨髓炎，需要彻底清除感染源，合理选用抗生素，并增强患者免疫力。同时，对于存在的基础性疾病和外伤应给予充分关注和治疗，以促进炎症消退和骨组织修复。

2. 影像学表现

（1）X 线和 CT 表现：骨破坏区域周边存在极为活跃的骨质增生硬化状况。骨膜新生出的骨组织不断增厚，继而与骨皮质相互融合，呈现出清晰的分层模样，其最外缘仿若精致的花边。与此同时，骨内膜同样出现增生现象，使得骨密度显著升高，严重情况下甚至致使骨髓腔完全闭塞不通。骨骼的骨干部分由此变得粗壮，外形轮廓也不再规整。即便机体已经启动骨质修复、增生程序，只要病情尚未彻底痊愈，那么依旧能够发现骨质被破坏的痕迹及死骨留存（图 6-17）。

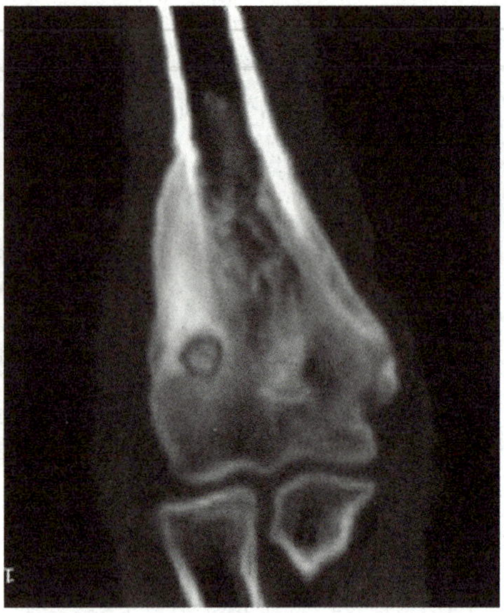

图 6-17 慢性化脓性骨髓炎 CT 表现

注：女，51 岁。右侧肱骨硬化，骨膜成骨、皮质增粗、髓腔变窄，内见死骨。

（2）慢性骨髓炎愈合 X 线影像特征：骨质破坏之处与脓腔全然不见踪影，死骨已然消失殆尽；原本增生的骨质慢慢被吸收，恢复至正常状态；骨干的轮廓重新变得规整有序，不再有增粗变形等异常表现。若骨髓腔硬化现象持续不消退，即便经过长时间观察，病变看似处于静止状态，但当身体抵抗力陡然下降时，仍存在复发风险。

3. 诊断与鉴别诊断 X 线平片显示骨破坏周围有活跃的骨质增生硬化带，骨膜新生骨增厚，骨密度增高，结合临床有明确急性化脓性骨髓炎迁延病史可诊断为本病。

骨皮质或骨膜感染引起局限性不典型骨髓炎应与骨样骨瘤、硬化型骨肉瘤鉴别。骨皮质感染的破坏灶在 MRI T_2WI 上呈明显高信号，而骨样骨瘤一般为中等信号；此外，骨样骨瘤在 X 线平片上瘤巢骨质破坏区呈透亮低密度影，其内可有钙化或骨化影，周边围绕高密度的骨质硬化环。硬化型骨肉瘤常有 Codman 三角存在，尤其周围有软组织肿块是其重要鉴别点。

（三）慢性骨脓肿

1. 概述 慢性骨脓肿，又称 Brodie 脓肿，本质上属于慢性局限性骨髓炎。通常情况下，要是致病菌的毒性较低，细菌自身的毒力微弱，再加上人体的全身抵抗力较强，使得病变能够被限制在一定范围内，就会逐渐形成慢性骨脓肿。其大多集中出现在长骨干骺端的骨松质内部，在胫骨的上下两端及桡骨下端较为常见。临床表现的显著特点是病程相当漫长。患者会时常局部疼痛，且疼痛反复发作。软组织或仅有轻度肿胀。

2. 影像学表现

（1）X 线表现：在 X 线平片上能够清晰看到，长骨干骺端中心位置会出现一个骨质破坏区域，其形状呈圆形、椭圆形，或者是不规则形。破坏区的边缘相对比较整齐，在其周边环绕着一圈硬化带（图 6-18）。特别要注意的是，骨质破坏区域极少能发现死骨，多数情况下看不到骨膜增生的现象，且也不存在软组织肿胀或者瘘管形成的情况。

（2）CT 表现：显示骨质破坏区、骨硬化带和死骨优于 X 线平片。

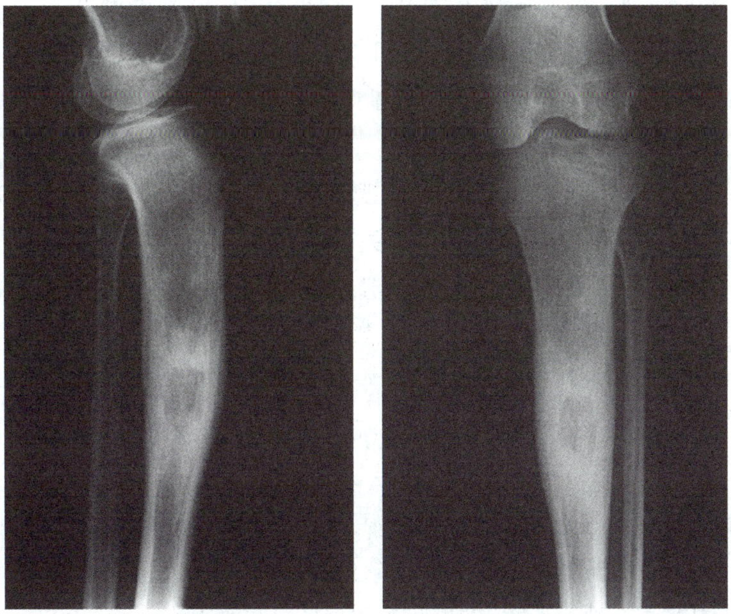

（a）　　（b）

图 6-18　慢性骨脓肿 X 线表现

注：男，17 岁。左侧小腿胀痛 1 年余。X 线片示左侧胫骨中段类圆形密度减低，周围骨质硬化、皮质增厚。（a）侧位；（b）正位。

3. 诊断与鉴别诊断 长管状骨髓腔区类圆形低密度影，边界尚清，周围常可见硬化变。骨样骨瘤的瘤巢常位于骨皮质区，且周边硬化为著，以资鉴别。

（四）化脓性关节炎

1. 概述 化脓性关节炎的致病菌与骨髓炎的病原菌并无二致。本病在儿童及青少年群体中较为多发。能在任何关节发病，但四肢等承担身体重量的大关节，如髋关节、膝关节，发病率格外高，几乎占据了发病总数的 2/3 以上，其次是肘关节、肩关节、踝关节及腕关节等部位。通常情况下，化脓性关节炎以单发为主，但儿童有时也会出现多个关节同时发病的状况。

（1）病因病理：化脓性关节炎是由于化脓性细菌侵袭关节，进而引发关节出现化脓性感染。金黄色葡萄球菌最为常见。当致病菌侵入关节后，首先关节滑膜充血、水肿，同时伴有白细胞大量浸润，关节内部有浆液渗出，随后逐步侵蚀、破坏关节软骨及软骨下的骨质。其中，软骨与骨端的骨质破坏在关节承重部位表现得尤为突出，致使关节间隙不断变窄。另外，关节囊和韧带若遭到破坏，可能引发关节病理性脱位。进入愈合阶段，骨破坏的进程会停止，但有可能形成关节强直。

（2）临床表现：发病往往十分急促，患者随即出现高热，关节周围迅速肿胀、疼痛，关节活动受到极大限制，用手触摸关节内部有波动感，患病肢体常会发生痉挛，严重时甚至出现屈曲畸形。实验室检查示白细胞数量显著升高。

2. 影像学表现

（1）X 线表现：呈现三个不同阶段。

1）早期：病变仅影响关节滑膜，关节软骨及软骨下骨质仍保持正常状态。①关节周围软组织肿胀：这是化脓性关节炎早期的典型表现，通过 X 线检查可见关节周围软组织影增厚，原本清晰的层次变得模糊不清，皮下脂肪层发生移位，同时出现网状致密影。②关节囊肿胀：在发病数日后就会出现，X 线片示关节囊密度增高，但其轮廓相对较为清晰。③关节间隙增宽：由于关节腔内积聚了积液，导致关节腔内压力升高。当积液量较大时，可能会引发关节半脱位或全脱位。婴幼儿髋关节和肩关节最容易出现脱位。④骨质疏松：因为关节周围骨质受到炎症充血的影响，再加上肢体因疼痛而活动减少，从而逐渐形成骨质疏松。

2）晚期：主要表现为关节软骨及软骨下骨质遭到破坏。①关节间隙变窄：这一征象出现得相对较早，主要是由于关节软骨受到破坏所导致。②关节软骨下骨质破坏：X 线片呈现关节面模糊、毛糙。骨破坏最初出现在关节的承重部位，这一点与结核引发的关节边缘骨破坏存在明显差异。病情严重的患者，还可能并发关节病理性脱位。

3）愈合期：在破坏区域的周围会出现反应性新骨，关节面的骨质会出现增生现象，关节边缘会形成骨赘，同时关节周围的软组织也会发生钙化。若破坏情况较为严重，关节间隙会完全消失，最终形成骨性强直。

（2）CT 表现：能够清晰地显示出关节肿胀、积液，以及关节骨端的破坏。

（3）MRI 表现：在显示关节积液和关节周围软组织受累范围方面，MRI 的效果要优于 X 线平片和 CT。此外，MRI 还能够清晰地显示关节软骨和软骨下骨质的破坏。

3. 诊断与鉴别诊断 影像学上显示关节承重面骨质破坏伴增生、关节间隙变窄、关节周围软组织肿胀，结合临床发病急骤、高热、关节周围肿胀、疼痛等表现可提示是本病。

需要与滑膜型关节结核鉴别，滑膜型关节结核起病慢，病程长，在关节非承重面出现虫蚀状骨质破坏，骨质增生不明显。

二、骨关节结核

微课：骨关节结核影像诊断

骨关节结核是一种慢性炎症性的疾病。其中，绝大多数病例是身体其他部位结核继发而来的。超过 95% 的骨关节结核由肺结核继发引起。好发于儿童和青年。

在发病部位方面，脊椎结核的发生率最高，大约能占到所有病例的 51%。其次是关节结核，骨结核相对少见。

结核分枝杆菌通过血液传播至骨骼或者关节部位。结核分枝杆菌比较容易在血管丰富的骨松质，承受重量较大、活动较为频繁的关节（如髋关节、膝关节）的滑膜内部停留，进而引发疾病。

骨关节结核分为干酪样坏死型和增生型两种类型。干酪样坏死型更为常见，主要的特点是会出现干酪样坏死且形成死骨。当病变发展到突破骨皮质，就会在相邻的软组织内部形成脓肿。但脓肿局部不会出现发红、发热、疼痛的症状，所以称为“冷脓肿”或“寒性脓肿”。增生型骨关节结核相对少见，其主要是形成结核肉芽肿组织，无很明显的干酪样坏死，也不会形成死骨。

（一）脊椎结核

1. 概述　脊椎结核在骨关节结核中最常见。在脊椎结核中，腰椎发病的情况最多，其次是胸腰段，颈椎发病相对少见。儿童胸椎发病最为常见，而成人则以腰椎发病居多。按照骨质最先被破坏的位置，可以分为椎体结核和附件结核。椎体结核又分为中心型、边缘型和韧带下型。大约90%的脊椎结核发生在椎体上，单纯的附件结核比较少见。

临床表现：脊椎结核发病比较隐匿，病程进展缓慢，症状相对较轻。可能出现低热、食欲不佳及乏力等症状。患者常会脊柱活动受到限制，颈、背、腰部疼痛或者下肢疼痛。脊柱后凸畸形。

2. 影像学表现

（1）X线表现：平片表现与类型有关，主要表现为椎体骨质破坏、椎间隙变窄、椎旁脓肿、沙砾状死骨和继发畸形。①中心型：椎体内会出现圆形或者形状不规则的骨质缺损区域。该区域内可能存在小的死骨，并且其边缘模糊不清。随着病情发展，椎体可能会发生塌陷，从而变得扁平，或者呈现楔形。若病变进一步恶化，整个椎体甚至可能会完全被破坏直至消失。该类型在胸椎部位较为常见。②边缘型：破坏起始于椎体的上缘或者下缘，然后逐渐向椎体内部及椎间盘侵蚀、蔓延。随着椎体被破坏的范围不断扩大，椎间隙会逐渐变窄。该类型在腰椎部位更为多见。③韧带下型：病变通常起始于前纵韧带下方，常会累及多个椎体，椎体的前缘会受到破坏。若病变持续发展，向后扩散时就可能同时影响到多个椎体及椎间盘。该类型主要在胸椎部位。④附件型：是一种相对少见的类型，包括棘突、横突、椎弓、椎板及小关节突等部位的结核。影像学表现为骨小梁变得模糊，骨质密度有所降低，骨皮质也出现模糊、中断。

（2）CT表现：CT检查在脊椎结核的诊断中具有多方面重要作用。①骨破坏与死骨：CT能够清晰地呈现椎体和附件出现的不规则溶骨性及虫蚀状骨破坏［图6-19（a）］，还可显示小片死骨。②椎间盘变化：椎间盘会遭受不同程度的破坏，在冠状位或矢状位重建图像上，能够看到椎间隙变狭窄［图6-19（b）（c）］。③脓肿显示：可清晰地展现椎旁脓肿和椎管内脓肿的范围，在脓肿区域内还能发现钙化［图6-19（a）］。增强扫描时，能观察到脓肿周边呈现明显的环状强化。CT的应用价值包括：①早期诊断优势。由于CT的密度分辨力较高，能够显示出普通平片很难察觉到的早期轻微骨质破坏，还能发现隐藏的脓肿，这对于脊椎结核的早期诊断十分有利。②明确病变范围。可以清晰地显示病变的具体范围，以及病变对椎管内的累及程度。③手术相关作用。在术前，可为手术方案的制订提供重要依据，并且还能用于疗效观察。

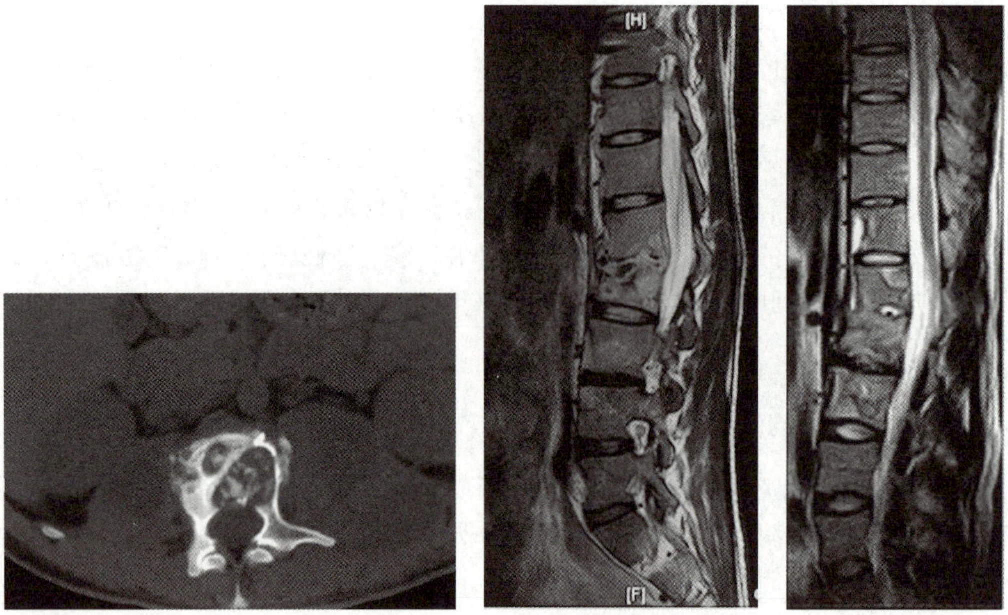

（a）　　（b）　　（c）

图 6-19　腰椎结核 CT 与 MRI 表现

注：女，47 岁。腰椎结核。CT 轴位：腰 2 椎体斑片状融骨性骨质破坏，内见小片状死骨，双侧腰大肌肿胀，冷脓肿形成。左侧腰大肌及后腹壁冷脓肿壁，T_2WI 矢状位压脂序列示腰 1/2 椎间隙变窄，相邻椎体骨质破坏，周围软组织肿胀，后压硬膜囊。T_2WI 矢状位序列示腰 1、2 椎体骨质破坏，腰椎间盘破坏、间隙变窄融合，周围软组织肿胀。（a）CT 轴位；（b）MRI T_2WI 矢状位压脂序列；（c）MRI T_2WI 矢状位序列。

（3）MRI 表现：MRI 在脊椎结核的诊断中具有独特的表现特征，能够为病情的判断提供重要信息。①早期炎性水肿及死骨信号：可以发现早期脊椎结核的炎性水肿情况。在 T_1WI 上，表现为均匀或者混杂的低信号；在 T_2WI 上，多呈现混杂的高信号，部分也会有均匀的高信号。增强扫描时，大多呈现不均匀强化。在椎体终板附近能够看到米粒状低信号影，即死骨的信号表现。②椎间盘信号变化：受累的椎间盘在 T_1WI 上通常显示为低信号，在 T_2WI 上呈现不均匀混杂高信号。增强扫描时，椎间盘呈不均匀强化。③病变蔓延特点显示：MRI 能够清晰地展示脊椎结核沿前纵韧带下蔓延的特征，这对于准确判断病情发展方向具有重要意义。④椎旁脓肿和肉芽肿信号：椎旁脓肿和肉芽肿在 T_1WI 上呈现低信号或者等信号，在 T_2WI 上大多是混杂高信号或者均匀高信号。增强扫描时，有三种强化形式，分别为不均匀强化、均匀强化及环状强化，且脓肿壁较薄，强化均匀。⑤附件结核灶显示：附件结核灶在 T_1WI 和 T_2WI 上，由于受到周围脂肪信号的影响，常常不容易清晰显示。但采用脂肪抑制序列后，能够清晰地看到其破坏灶，在 T_2WI 上呈现出明显的高信号。

3. 诊断与鉴别诊断　影像检查发现两个及以上的邻近椎体骨质破坏、椎间隙变窄、椎旁脓肿形成即可诊断为本病。

需与化脓性脊椎炎、椎体压缩性骨折及溶骨性转移性骨肿瘤进行鉴别。

（1）化脓性脊椎炎：可有椎体破坏、椎间隙狭窄和椎旁脓肿形成，但此病发病较急，病程短，破坏进展快，骨质增生硬化及骨桥形成明显，椎体和椎间隙改变发展快，骨质增生出现比结核早，死骨较大，附件受侵比结核多见。

（2）椎体压缩性骨折：有外伤史。大多累及一个椎体，多为椎体前中部压缩，致椎体呈楔状变形，一般椎间隙正常，无椎旁脓肿。

（3）溶骨性转移性骨肿瘤：发病年龄多在 40 岁以上，疼痛明显。表现为椎体大块骨破坏，常伴椎弓根破坏，但椎间隙正常，无碎片状死骨和寒性脓肿。

（二）骨结核

1. 概述 骨结核好发于骨骺与干骺端，骨干相对少见。股骨上端、尺骨近端及桡骨远端是比较常见的发病位置，其次是胫骨上端、肱骨远端和股骨下端。当骨结核病情发展时，病变有可能朝着关节的方向蔓延，最终演变成关节结核。

发病初期，邻近关节活动受限，酸痛不适，负重活动后加重，局部肿胀，但热感不明显。

2. 影像学表现

（1）X 线表现

1）骨骺、干骺端结核（中心型）：具体如下。①早期变化：疾病起始时，主要表现为局限性的骨质疏松。这是因为结核分枝杆菌在骨骺或干骺端局部区域影响骨质的正常代谢，使得骨质中的钙盐等成分减少，导致骨质密度下降，X 线片表现为局部骨质颜色变浅（骨质疏松）。②中期变化：随着病情的进展，会出现散在的点状骨质吸收区。吸收区就好像是骨质被一点点“吃掉”一样，X 线片呈现一个个小的透亮区域。之后，点状的吸收区会逐渐扩大且相互融合，最终形成类圆形或者不规则形状的骨质破坏区。③病灶边缘特点：破坏区的边缘大多数情况下比较清晰，这是因为结核病变相对比较局限，不似化脓性感染引起周围骨质的广泛反应。而且，在周围看不到明显的骨质增生及骨膜反应。骨质增生是正常骨组织在受到刺激后，新骨生成增加导致骨质增厚的现象；骨膜反应则是骨膜在受到刺激后产生的一系列增生性变化。而在该型病变中比较少见。④死骨特征：在骨质破坏区，有时候能看到像“沙砾”一样的死骨。死骨密度不是很高，边缘也比较模糊。死骨是由于结核病变导致局部骨质坏死形成的，因为结核的破坏方式相对比较特殊，所以死骨不像一些其他疾病（如化脓性骨髓炎）中的死骨那样密度高、边缘锐利。⑤骺线特点：该型的破坏灶经常会横跨骺线。骺线是骨骺和干骺端之间的生长板，在正常生长过程中，骺线对于长骨的生长起着关键作用。而骨骺、干骺结核的病变能够跨越骺线，这是它区别于其他一些疾病的典型特点。

2）骨骺、干骺端结核（边缘型）：具体如下。①发病部位特点：边缘型病灶更多地出现在骺板愈合后的骺端，特别是长骨骨突处。长骨骨突是长骨两端比较突出的部分，比如肱骨的内外上髁等部位。这些部位在骺板愈合后，其组织结构和生理特点使得结核分枝杆菌更容易在边缘部位引发病变。②早期表现：在早期阶段，主要表现为局部骨质的均匀破坏。破坏比较一致，不像中心型那样先有点状吸收再融合。X 线片示局部骨质密度均匀地降低，呈现出相对比较规则的透亮区域。③进一步发展后的表现：随着病情进一步发展，会形成不规则的骨质缺损。缺损的形状不像中心型倾向于类圆形，而是更加不规则。同时，会伴有薄层硬化缘。硬化缘是由于机体对病变产生的一种防御反应，在病变周围形成一层相对密度较高的骨质。另外，还会出现周围软组织肿胀的情况，这是因为病变累及周围软组织，导致组织液渗出等炎症反应，使得软组织体积增大。

（2）CT 和 MRI 表现：CT 检查在发现骨质破坏区方面具有一定的优势。它能够比 X 线平片更早地发现骨质被破坏的区域。对于“沙砾”状死骨的显示，CT 比 X 线平片更加明确。这是因为 CT 的密度分辨率更高，能够更清楚地分辨出死骨与周围正常骨质或者病变组织之间的差异，在图像上能够更精准地呈现死骨的形态、大小和位置等细节。MRI 检查可显示病变的范围，敏感性更强。

3. 诊断与鉴别诊断 骨结核影像检查示骨质破坏，无明显骨质增生及骨膜反应，死骨碎小。与骨髓炎、骨转移瘤、嗜酸性肉芽肿等病变鉴别。

▶知识拓展

短骨结核

短骨结核又称为结核性指（趾）骨炎，也称“骨气膨”，5 岁以下儿童较为常见。病变常常在双侧手指或脚趾部位多发，尤其容易出现在近节指（趾）骨处。患病部位会出现肿胀等比较轻微的症状。其特殊之处在于，大部分情况下可自行痊愈。不过，也有极少数情况会出现病变部位破溃，进而形成窦道。

早期仅见软组织肿胀，手指呈梭形增粗和局部骨质疏松，继而骨干内出现圆形、卵圆形多房膨胀性骨破坏，病灶内有时可见粗大而不整的残存骨嵴，很少有死骨。严重的骨破坏可延及整个骨干，病变很少累及关节，但有时可形成瘘管。修复期软组织肿胀消退，破坏区逐渐缩小并硬化。痊愈后可不留任何痕迹。

（三）关节结核

1. 概述 关节结核多见于儿童和少年，多见于髋关节和膝关节等承重大关节。但是近些年，发生于成人的关节结核临床上亦不少见，常误诊为化脓性关节炎。根据发病部位的不同，关节结核可以分为骨型和滑膜型这两种类型。

（1）骨型关节结核发病过程：这种类型是先在骨骺、干骺端出现结核病变。由于这些部位的结核分枝杆菌不断繁殖和扩散，之后就会逐渐蔓延到关节部位。一旦结核分枝杆菌侵犯到关节，就会对滑膜和关节软骨造成损害。在长骨的骨骺、干骺端发生结核，结核分枝杆菌在局部骨质内生长繁殖，破坏骨质结构。随着病情的进展，这些细菌会沿着骨骼的结构向关节方向延伸，就像水流顺着河道蔓延一样。到达关节后，就会引起滑膜的炎症反应，如滑膜充血、水肿，并且会逐渐侵蚀关节软骨，导致关节软骨的破坏和磨损。

（2）滑膜型关节结核发病过程：发病过程与骨型不同，是结核分枝杆菌首先侵犯关节滑膜。在发病初期，关节软骨和骨端还没有受到明显的破坏，随着病情的发展，较晚的时候才会对关节软骨和骨端产生破坏作用。以膝关节为例，结核分枝杆菌通过血液传播等方式到达膝关节滑膜后，会在滑膜处大量繁殖。最初，滑膜会出现炎症反应，如滑膜增厚、渗出增加等。在这个阶段，关节软骨和骨端可能还相对正常。但随着时间的推移，由于滑膜的病变持续存在，炎症介质的不断释放和结核分枝杆菌的进一步侵蚀，关节软骨和骨端最终也会遭到破坏。

（3）全关节结核形成过程：在关节结核的晚期，当关节组织（包括滑膜、关节囊等）和骨质都出现了非常明显的改变时，就很难再按照之前的骨型或滑膜型来进行区分了。此时整个关节都受到了结核病变的广泛影响，称为全关节结核。从外观上看，关节可能会出现明显的肿胀、畸形；从内部结构来说，滑膜、关节软骨、骨端等各个部分都有严重的病变，如关节软骨可能会大面积破坏，骨质也会出现严重的缺损等情况。

（4）临床表现：关节结核的发病过程和病程都比较缓慢，症状相对也比较轻微。但在疾病的活动期，会出现一些全身症状，如盗汗，这是指在夜间睡眠时不自觉地出汗，往往会弄湿睡衣或者床单。还会低热，体温一般在 37～38℃，不会像高热那样体温急剧上升。同时，患者会出现食欲减退。由于营养摄入不足和疾病的消耗，身体会逐渐消瘦。另外，关节局部肿痛，且关节活动受限，如膝关节结核，患者可能会膝关节屈伸困难，行走时会疼痛和不便。

2. 影像学表现

（1）X 线表现：骨型关节结核常见于髋、肘关节。表现为在骨骺与干骺结核的基础上，又出现关节周围软组织肿胀、关节骨质破坏及关节间隙不对称狭窄等，以关节为中心呈“对吻状”骨破坏为关节结核的典型表现。滑膜型关节结核在膝、踝和髋等关节最为常见。

1）早期表现：具体如下。①关节外观与结构变化：病变处于早期阶段时，由于关节囊出现增厚现象，滑膜发生充血水肿，并且关节内有积液。在外观及影像学上表现为关节囊和关节周围软组织呈现肿胀膨隆的状态，密度有所增高，原本清晰的软组织层次变得模糊。此时，关节间隙一般处于正常状态，或者会稍有增宽［图 6-20（a）］。②骨质疏松：关节周围的骨质会出现骨质疏松。这些表现并非短暂存在，而是可能持续数月甚至一年以上。

2）进展期表现：具体如下。①骨质破坏特征：软骨和关节面受到侵犯时，首先发生在关节的非承重面，也就是骨端的边缘部分。在影像学上呈现虫蚀状的骨质破坏，破坏区域的边缘模糊不清。而且，关节上、下边缘大多会对称受累。随着破坏范围不断扩大，会呈现出类圆形的骨质缺损，并且这种缺损会逐渐向内侵犯关节面。②关节间隙变化：关节间隙变窄，且这种变窄多呈现不对称性。与此同时，关节骨端的骨质疏松情况越发明显，周围的肌肉由于长期活动受限等原因，会逐渐萎缩变细。③脓肿与瘘管形成：关节周围的软组织会形成寒性脓肿，这种脓肿没有红、热、痛等典型的炎症表现。如果寒性脓肿穿破皮肤，就会形成瘘管。④关节脱位风险：在疾病的晚期，关节还有可能发生半脱位。⑤晚期结局：对于病情严重的病例，在病变愈合之后，多数会出现纤维性关节强直，即关节失去正常的活动功能，被纤维组织固定。

（2）CT 表现：①骨型关节结核，其 CT 表现一方面与骨骺、干骺端结核的所见相同，另一方面还会有关节肿胀积液、关节骨质破坏等特征。②滑膜型关节结核，在 CT 图像上，能够清晰地显示出关节囊增厚、关节腔积液及周围软组织肿胀或脓肿的具体部位和范围。③CT 增强，关节囊和脓肿壁大多会呈现均匀强化的现象。

（3）MRI 表现：MRI 能全面地显示关节腔积液、滑膜肿胀、关节周围脓肿、软骨、骨质受侵的范围和程度，有助于进行诊断和鉴别诊断［图 6-20（b）～（j）］。

3. 诊断与鉴别诊断　影像检查发现关节滑膜渗出、增厚，关节囊及周围肌肉筋膜渗出、增厚；周围软组织肿胀、骨质疏松明显、关节非承重面骨质破坏、关节间隙的变化、可呈现局部间隙增宽征象，结合临床起病缓慢，即可提示本病可能。

需与化脓性关节炎相鉴别。化脓性关节炎起病急，病变发展快，关节软骨较早破坏，出现关节间隙变窄，常为均匀性变窄。骨破坏发生在关节承重面，出现骨破坏的同时有骨质增生，骨质疏松不明显。

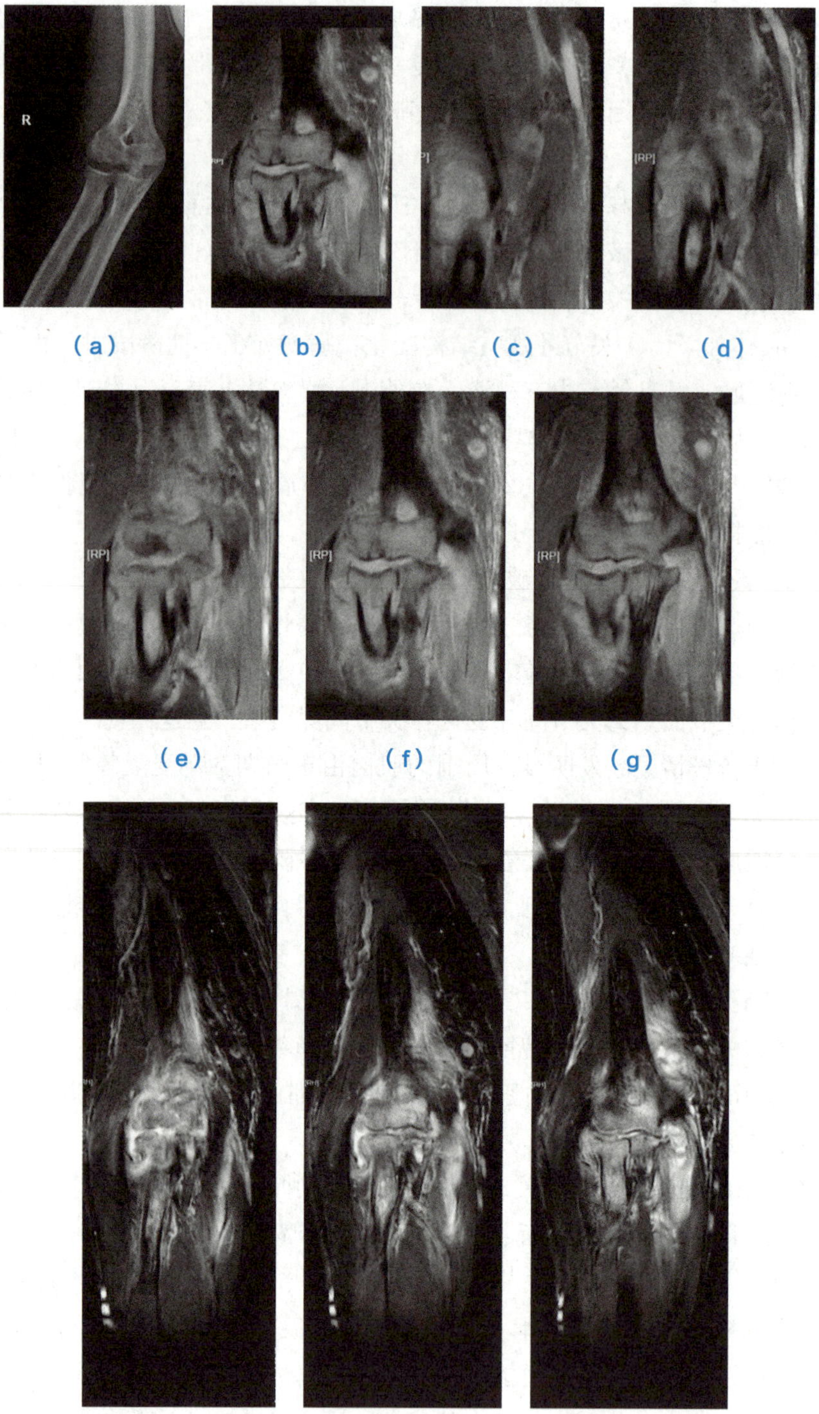

（a）（b）（c）（d）

（e）（f）（g）

（h）（i）（j）

图 6-20　关节结核影像学表现

注：患者，男，47 岁。右侧肘关节肿胀、活动受限 1 年余。DR 示右侧肘关节桡骨近端区间隙增宽；右侧肱骨下段、尺桡骨近端区局部骨质密度减低。MRI 冠状位 T_2 压脂序列示右肘部皮下软组织及关节肌肉组织见多发片状不均匀高信号，皮下脂肪层见渗出性改变。MRI 冠状位 PD 压脂序列示右肱骨远段、尺桡骨近段见斑点片状不均匀 PD 压脂呈不均匀高信号，关节周围滑膜明显弥漫增厚、软组织肿胀，右肘关节腔可见液体信号，滑膜增厚。（a）（b）关节结核 DR 与 MRI 图像同一位置对比观察；（c）～（g）MRI 冠状位 T_2 压脂序列；（h）～（j）MRI 冠状位 PD 压脂序列。

▶知识拓展

布氏杆菌性关节炎

布鲁菌病是一种引起家畜牛、羊、猪流产或死胎的传染病。人类则因接触有病家畜或食用被污染的食物如乳、肉等而致病，表现为流行性慢性全身感染性疾病。少数病例中因侵犯骨关节而成为布氏杆菌性关节炎。

主要病理改变为肉芽组织增生，形成特异性的关节炎、骨膜炎和骨髓炎，以脊椎、骶髂关节、肩和肩锁关节最易受侵犯。

20~50 岁的人占比达到 80%，男女比例约为 3∶1。弛张型发热，可高达 39℃以上，同时又能下降到正常水平。患者大量出汗。可出现肝、脾和淋巴结肿大的情况。布氏杆菌补体结合试验和血清凝集反应呈阳性，骨关节发生改变通常要在感染后的 2~3 个月，主要累及负重关节和大关节，所以骶髂关节、腰椎、肩关节和髋关节的发病率最高，踝关节及手足关节发病相对最少。

影像学表现：关节边缘骨硬化增生，局部囊样骨质破坏，伴局限性骨质疏松或者密度增高；可有骨膜增生，关节囊以及椎间韧带会出现钙化，关节腔窄或骨性强直。

第六节　骨肿瘤影像诊断

一、骨肿瘤的分类

（一）分型

骨肿瘤是一个复杂的疾病范畴，包含多种不同类型的病变。

1. 原发性骨肿瘤　基于组织来源分以下几类。

（1）骨基本组织来源：这部分肿瘤是由骨、软骨和纤维组织等骨的基本构成成分发生病变而形成的。例如，骨组织可能会产生骨样骨瘤等肿瘤；软骨组织可能出现软骨肉瘤等；纤维组织也能形成纤维肉瘤等。这些肿瘤的发生与骨基本组织自身的异常增生和分化有关。

（2）骨附属组织来源：包括血管、神经、脂肪和骨髓等骨附属组织产生的肿瘤。例如，血管组织可能会引发血管内皮瘤等肿瘤；神经组织有可能产生神经鞘瘤等；脂肪组织可能形成脂肪瘤等；骨髓组织也会出现如骨髓瘤等病变。这些肿瘤是由于骨附属组织的细胞在各种因素影响下，失去正常的生长调控而发生恶变或异常增生。

（3）特殊组织来源和组织来源未定：如脊索瘤是特殊组织来源的肿瘤，它起源于胚胎时期的脊索残余组织。而骨巨细胞瘤属于组织来源未定的肿瘤，其细胞来源至今仍有争议，这种肿瘤在骨肿瘤中也较为常见，具有一些独特的影像学和临床特征。

2. 骨转移瘤　这是恶性肿瘤骨转移的情况，是其他部位的恶性肿瘤（如肺癌、乳腺癌等）通过血行转移、淋巴转移等方式，将癌细胞传播到骨骼，并在骨骼中生长形成肿瘤。这种类型的骨肿瘤发病率较高，而且由于原发病灶的不同，其临床表现和影像学特征也会有所差异。

3. 骨良性病变恶变 骨的一些原本良性的病变，在各种因素（如长期慢性刺激、基因突变等）的作用下，可能会发生恶变，从而转变为骨肿瘤。例如，骨软骨瘤有一定的恶变概率，当它恶变后，其生长速度、影像学表现等都会发生改变。

4. 肿瘤样病变 肿瘤样病变是一类比较特殊的疾病，它们在临床表现和影像学表现上与骨肿瘤很相似，但实际上并不是真正的肿瘤。不过，它们也具有骨肿瘤的某些特征，如可能会出现复发的情况，部分还会发生恶变。像骨纤维异常增殖症，这是一种由于骨纤维组织异常增生而导致的疾病。在影像学上，它可能会表现出骨质的膨胀性改变等类似骨肿瘤的特征，而且在治疗后如果不彻底，容易出现复发的情况。畸形性骨炎也是如此，这种疾病会引起骨的结构和形态发生改变，与骨肿瘤的表现有相似之处，并且也存在恶变的可能。

（二）临床表现

骨肿瘤与肿瘤样病变虽然比其他系统的肿瘤和肿瘤样病变的发病率低，但其临床表现和影像学表现却复杂而多变，大多数病例的影像学表现缺乏特征性，临床表现也不具有特异性，因此影像检查结合临床和病理学检查是诊断骨肿瘤的正确途径。

肿瘤包括肿瘤样病变，可大体上分为两组：良性肿瘤与恶性肿瘤。后一组又可再分为三个亚类：原发性恶性肿瘤、继发性恶性肿瘤（来自良性肿瘤的恶变）与转移性肿瘤。

1. 骨肿瘤的发病特点

（1）性别与发病率关系：良性骨肿瘤的发病率不受性别的影响，然而恶性骨肿瘤中，男性患者的数量明显多于女性。

（2）年龄与发病关系：骨肿瘤的发病与年龄紧密相关。不同类型的骨肿瘤在不同年龄段有特定的发病倾向。例如，成软骨细胞瘤通常在化骨中心尚未与骨干融合的时候发病；单纯骨囊肿常见于6~10岁的小儿；Ewing瘤多发生于5~15岁的儿童；大多数骨肉瘤在青春期发病；巨细胞瘤多见于20~40岁的成人；骨髓瘤主要在40岁以后出现；而45岁之后，转移性骨肿瘤更为常见。

2. 骨肿瘤的疼痛症状

（1）恶性肿瘤早期疼痛：疼痛常常是恶性肿瘤早期患者能自我察觉的症状。不同类型的肿瘤疼痛特点各异。如骨样骨瘤，其疼痛表现为定点持续性，程度较为严重，尤其在夜间更为明显，水杨酸钠类药物对这种疼痛有特殊的缓解作用。骨巨细胞瘤的疼痛相对较轻，只是隐痛，但由于病变位置靠近关节，常常会被误诊为风湿性关节炎。

（2）特殊部位肿瘤疼痛：位于脊椎或骨盆的肿瘤，由于可能压迫附近的脊髓或神经根，会引发放射性疼痛，这种情况很容易被误诊为坐骨神经痛。有时候，肿瘤引起的疼痛会急性发作，并且伴有发热或白细胞增高的症状，这就容易被误诊为骨髓炎。当恶性骨肿瘤病情进展时，疼痛会迅速加剧，并且呈现持续性。

3. 骨肿瘤的皮肤表现

（1）良性肿瘤皮肤特征：一般来说，良性肿瘤表面的皮肤没有明显变化，与周围组织也不存在粘连。

（2）恶性肿瘤皮肤特征：恶性骨肿瘤的皮肤则可能呈现苍白或发绀的颜色，皮肤表面的静脉会迂曲扩张，其走行异常清晰。肿瘤部位的皮温常常升高，而且皮肤与深部组织经常发生粘连。

4. 骨肿瘤的大小因素　骨肿瘤的大小并不固定，这受到多种因素的影响，包括发生部位、组织结构、病程长短及周围组织对肿瘤生长的限制等。例如，中心型骨巨细胞瘤在初期通常保持较小的形态，但是一旦突破皮质，就会迅速生长。一些恶性程度极高的肿瘤可能体积较小，这是因为在肿瘤还未充分生长变大时，患者往往就已经因肿瘤转移而危及生命。生长缓慢的硬化型骨肉瘤及软骨肉瘤有可能发展成较大的肿块。另外，通常周围部位的肿瘤比中心部位的肿瘤生长速度更快。

5. 骨肿瘤的质地特征　良性肿瘤质地相对坚硬，肿块表面多数呈现结节状，也有部分表面光滑，压痛感不明显。骨巨细胞瘤有时触摸起来会给人一种羊皮纸样的感觉。

6. 局部体征　骨囊肿会出现“噼噼啪啪”的响声。恶性肿瘤表面大多是不规则或结节状的，有时还会出现动脉瘤征，甚至能摸到搏动。

7. 发病部位　肿瘤的发生部位对诊断很有参考价值。例如，骨巨细胞瘤容易累及桡骨下端、胫骨上端和股骨下端；成软骨细胞瘤好发于肱骨上端、股骨下端；大约 2/3 的骨肉瘤发生在膝关节附近。

8. 骨肿瘤的病灶数量与全身反应

（1）病灶数量：骨肿瘤通常是单发病灶，只累及一个骨骼，只有像多发性骨髓瘤、骨白血病或者转移瘤这些特殊情况，才会出现多发病灶或者全身转移。

（2）全身反应：在疾病早期，患者的全身反应不明显。但随着病变发展，全身状态会急剧恶化。转移灶以肺转移较为常见，不过也要注意淋巴结转移，特别是邻近淋巴结的转移。到了晚期，患者会出现贫血。在肿瘤生长迅速的情况下，体温可能会升高，尤因瘤患者经常会发热。

9. 骨肿瘤与骨折、实验室检查的关系

（1）自发性骨折：自发性骨折在原发或继发性肿瘤中都可能出现，浆细胞骨髓瘤中最为常见，其次是骨囊肿和骨转移瘤。

（2）实验室检查：良性骨肿瘤在血、尿、便等检查结果基本正常。但恶性骨肿瘤常有变化，如骨肉瘤和尤因瘤可能出现白细胞计数增高，转移性骨肿瘤和骨髓瘤可能伴有继发性贫血和血钙增高，骨肉瘤患者的血清碱性磷酸酶明显增高。骨髓瘤患者在骨髓或血液检查中会有异常细胞，尿中可能会有特殊的本–周蛋白。

10. 骨肿瘤的病理检查相关内容

（1）组织学检查的重要性：骨肿瘤的组织学检查非常关键，是诊断的最后决定环节。在进行截肢、关节离断或者放射治疗等牺牲肢体的手术之前，这个检查步骤不能省略，否则可能导致严重的错误。但是，如果技术操作不当或者病理诊断经验不足，进行病理活体组织检查不仅可能误诊，还会有引发感染和肿瘤扩散等严重并发症的风险。

（2）外科活检取材要求：外科活检所取的组织必须包含骨膜、皮质、骨髓腔及部分周围正常组织。如果取材不当可能会导致误诊，如取到坏死组织可能会误诊为炎症，因为骨髓炎、骨囊肿、骨肉瘤的边缘部分都可能存在非特异性炎性反应。而且同一肿瘤不同部位的组织改变也不相同。

（3）冰冻切片的特点与局限：冰冻切片的最大优点是速度快，可以马上判断所取组织是否正确，或者是否取到了水肿、坏死或者邻近的健康组织。不过，要求病理科医生依据冰冻切片立刻判断是否需要截肢是很困难的。所以，人们通常更愿意等待石蜡正式包埋切片的结果，来了解组织学变化的详细情况。在软骨瘤、软骨肉瘤、Ewing 瘤、原发性网状细胞肉瘤、多多发性骨髓瘤、转移性未分化癌或者成神经细胞瘤等的鉴别诊断中，石蜡切片都有难度，冰冻切片更难。

（4）活检安全性观点：现在大多数学者认为，由训练有素的医生在无菌操作和正确方法下进行外科或针吸活检，是没有危险的，也不会引起肿瘤扩散或者种植。

11. 骨肿瘤良性与恶性的区分依据及相关要点

（1）区分依据：肿瘤的良性与恶性（表6-1），是根据肿瘤的生物学特征来区分的，包括细胞的分化程度、生长方式、对机体的影响、有无转移等情况。一般而言，良性肿瘤细胞成熟，生长缓慢，是局限扩张和压迫性病变，与正常组织界限分明，不侵犯邻近组织脏器，没有骨膜反应，不存在邻近或远处转移，不影响健康。而恶性肿瘤正好相反，生长迅速，是进行性破坏性病变，与正常组织界限不清，经常有骨膜反应，会出现邻近或远处转移，严重影响健康。恶性肿瘤常常浸润血管，可转移至肺、肝等部位，但转移到其他骨骼的情况并不多见。

（2）诊断要点：发病部位，要注意肿瘤是在骨干、干骺端还是骨骺发病，是否累及关节面，是原发于骨骼还是由其他病变直接侵袭骨骼。原发性肿瘤最容易出现在生长期的骨骼。

（3）多发或单发：大多数原发骨肿瘤是单发的，不过也有一些少见的多中心情况。从一个骨骼转移到另一个骨骼的骨转移很少见。

（4）初发病变的骨反应：指骨骼早期的X线异常表现。如硬化型骨肿瘤，早期骨小梁局部不规则钙化，有时还伴有不同程度的骨破坏，这就是初发病变的骨反应之一。

（5）骨破坏：骨破坏可能发生在骨松质或者骨皮质，一般来说，恶性骨肿瘤的破坏区边缘不规则、不清楚，而良性肿瘤则规则、清楚。

（6）皮质情况：皮质是否完整对判断骨肿瘤的预后有重要意义。

表6-1　良恶性骨肿瘤的鉴别

	恶性	良性
生长情况	有转移 生长迅速，易侵及邻近组织、器官	无转移 生长缓慢，不侵及邻近组织，但可引起压迫性病变
局部骨质变化	呈浸润性骨破坏，与正常骨边界模糊，边缘不整	呈膨胀性骨质破坏，与正常骨边界清晰
骨膜增生	可出现不同形式的骨膜增生，骨膜新生骨不规则，并被肿瘤所侵蚀	一般无骨膜增生，病理性骨折后可有少量骨膜增生
周围软组织变化	软组织形成肿块，与周围组织分界不清	多无肿胀或肿块影，若有肿块，其边缘清楚

二、骨良性肿瘤

（一）骨瘤

1. 概述　骨瘤是一种成骨性良性肿瘤，起源于膜内成骨，多见于膜内化骨的骨骼，也可见于其他骨骼有膜内成骨的部分。骨瘤以构成大量成熟板层骨或编织骨为特点，生长缓慢。骨瘤约占骨良性肿瘤的8%。

骨瘤可发生于各个年龄组，其中以11～30岁最多，男多于女。骨瘤可在观察期内长期稳定不增大或缓慢增大。较小的骨瘤可无症状，较大者随部位不同可引起相应的症状，如发生于鼻窦者可有头痛，窦口闭塞可引起继发性炎症和黏液性囊肿；位于颅骨表面者局部隆起变形。

2. 影像学表现　骨瘤好发于颅骨，其次为颌骨，多见于颅骨外板和鼻窦壁，也可见于软骨内成骨的骨骼，如股骨、胫骨和手足骨等。

（1）颅面骨骨瘤：一般为单发，少数为多发，可分为两型。

1）致密型：大多突出于骨表面，表现为半球状、分叶状边缘光滑的高密度影，内部骨结构均匀实密，基底与颅外板或内板骨皮质相连。

2）疏松型：较少见，可长得较大。自颅板呈半球状或扁平状向外突出，边缘光滑，密度似板障或呈磨玻璃样改变。起于板障者可见内外板分离，外板向外突出较明显，内板多有增厚。骨瘤突起时其表面的软组织也随之凸起，但不受侵蚀、不增厚。

（2）鼻窦骨瘤：位于鼻窦的骨瘤多为致密型，时有蒂，常呈分叶状突出于鼻窦腔内，并可从一个窦腔向其他窦腔生长。

3. 诊断与鉴别诊断

（1）诊断要点：膜内化骨的骨骼，为边缘清晰光滑的类圆形致密影或疏松型骨质透光影，临床长期观察大小形态稳定。

（2）鉴别诊断：与骨岛鉴别，骨岛一般形态较小、形态欠规则。

（二）骨样骨瘤

微课：骨样骨瘤影像诊断

1. 概述　骨样骨瘤是一种良性成骨性肿瘤，主要由成骨性结缔组织及它所形成的骨样组织和编织骨组成。肿瘤核心部分被称为瘤巢，其直径通常不超过1.0cm，一般被包裹在增生后的骨质里面。30岁以下的青少年中较为常见。

（1）病理：从肉眼上看，瘤巢呈现暗红色，类似肉芽组织，其中还有沙砾一样的钙化和骨化区域。在显微镜下观察，瘤巢是由新生的骨样组织构成的，瘤巢的中心部分主要是编织骨，并且有钙化现象。瘤巢周围环绕着增生致密的反应性骨质。值得注意的是，瘤巢及其周围包含无鞘膜交感神经纤维，这可能是临床上患者出现特殊疼痛症状的原因。

（2）临床表现：①起病情况：起病相对比较缓慢。②疼痛部位和范围：主要症状是患骨疼痛，疼痛程度在夜间会加重。这种疼痛可能只局限在病变部位，也可能向肢体远端或者周围扩散。③疼痛与影像学征象的关系：疼痛可能在X线检查能够观察到病变征象之前就已经出现。④缓解疼痛的特点：用水杨酸类药物能够缓解疼痛，这是骨样骨瘤的一个典型特点。这可能是因为水杨酸类药物对瘤巢及其周围神经纤维所引发的疼痛传导通路有一定的抑制作用。

2. 影像学表现　骨样骨瘤在胫骨和股骨较为常见。这种肿瘤主要发生在长管状骨的骨干部分，其中大约85%的病例发生在骨皮质，其次是骨松质和骨膜下，只有少数情况会出现在关节囊内骨。如果发生在脊椎，那么大部分是位于脊椎的附件部分。

根据肿瘤受累的部位不同，大致可以分为皮质型、松质型和骨膜下型。这三种类型在影像学上均会表现出瘤巢所在部位的骨破坏区，并且周围还会有不同程度的反应性骨硬化，偶尔还能看到瘤巢内部的钙化或者骨化影像。

（1）皮质型瘤巢：位于骨皮质，瘤巢周围骨质增生硬化和骨膜反应非常明显而且范围广泛，甚至可能会把瘤巢完全遮盖住（图6-21）。这是因为骨皮质受到瘤巢的刺激后，周围的骨组织会产生防御性反应，促使成骨细胞活跃，从而大量生成新的骨质，导致骨质增生硬化和骨膜反应明显。

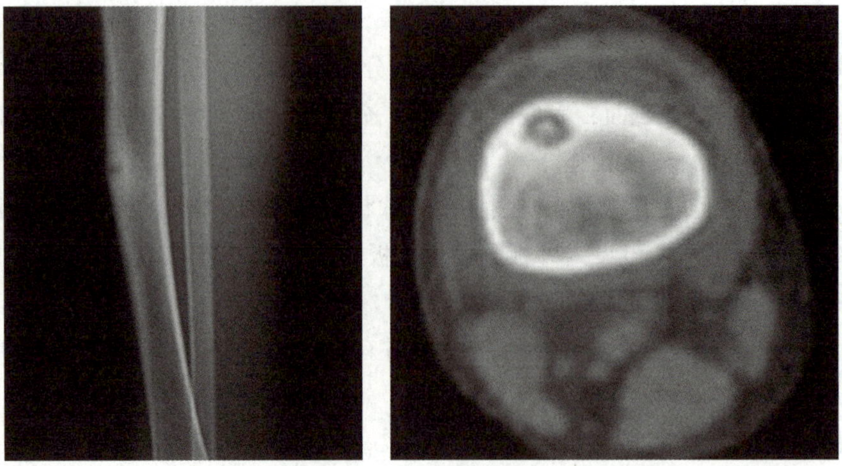

（a）　　　　　　　　（b）

图 6-21　骨样骨瘤 X 线与 CT 表现

注：男，9 岁。DR 示右侧胫骨皮质区小类圆形低密度瘤巢，周围骨质明显硬化，骨皮质增厚。CT 示左侧股骨下端可见低密度瘤巢，瘤巢内骨化、钙化影，瘤巢周围骨质硬化。（a）骨样骨瘤 X 线表现；（b）骨样骨瘤 CT 表现。

（2）松质型瘤巢：位于骨松质内，它周围仅有轻度的骨硬化带。这是因为骨松质的组织结构相对疏松，对瘤巢刺激的反应程度不如骨皮质强烈。如果肿瘤发生在末节指（趾）骨的骨松质，甚至可能没有骨质硬化的表现。这可能是由于末节指（趾）骨的骨松质特殊的解剖结构和生理功能，使其对瘤巢的反应较为微弱。

（3）骨膜下型瘤巢位置与骨反应特点：瘤巢所在部位的骨皮质会出现凹陷，肿瘤能够将骨膜掀起，从而形成数量不等的骨膜新生骨。这是因为瘤巢在骨膜下生长，对骨皮质产生压迫，使其凹陷，同时刺激骨膜产生新生骨。这种新生骨的形成是机体对肿瘤的一种防御反应，目的是限制肿瘤的生长和扩散。

3. 诊断与鉴别诊断　典型病变皮质区低密度瘤巢及周围骨质硬化，即可诊断本病。本病应与皮质区慢性应力性疲劳骨折鉴别。

微课：骨软骨瘤影像诊断

（三）骨软骨瘤

1. 概述　骨软骨瘤（osteochondroma）也称外生骨疣，是一种在骨的表面覆盖着软骨帽的骨性突出物。它是最常见的骨肿瘤，据国内统计，在骨良性肿瘤中占比 31.6%。这种肿瘤分为单发和多发两种情况，其中单发更为常见。骨软骨瘤的大小各异，巨大的肿瘤表面呈现分叶状或者菜花状。它主要由骨性基底、软骨帽和纤维包膜这三个部分构成。

本病在 10~30 岁这个年龄段比较好发，而且男性患者多于女性。肿瘤好发于股骨远端和胫骨近端。这是因为这些部位是长骨的干骺端，在骨骼生长发育过程中，细胞活动较为活跃，容易出现异常增生，从而导致骨软骨瘤的形成。

在肿瘤早期，一般没有什么症状，只是在局部能够摸到一个硬结。这是因为此时肿瘤较小，对周围组织和神经没有产生明显的压迫或刺激。当肿瘤逐渐增大时，可能会出现轻度压痛和局部畸形。这是由于肿瘤体积变大，对周围组织产生压迫，导致局部压力增加，从而出现压痛。同时，肿瘤的生长也会改变骨骼的正常形态，引起局部畸形。对于靠近关节的骨软骨瘤，还会引起活动障碍，这是因为它会影响关节的正常活动范围。另外，它也可能压迫邻近的神经，从而引起相应的症状，比如肢体麻木、疼痛等。

如果肿瘤突然长大或者生长速度很快，那就应该考虑有恶变的可能。因为正常情况下，骨软骨瘤的生长速度相对缓慢，一旦生长速度异常加快，很可能是肿瘤细胞的性质发生了改变，出现了恶变。

2. 影像学表现

（1）X 线表现：骨软骨瘤能够在任何软骨内化骨的骨上发生，其中长骨干骺端是好发部位，股骨下端和胫骨上端最为常见，大约占全部病例的 50%。肿瘤从干骺端开始生长，随着骨的生长，会朝着骨干方向移行。如果发生在长管状骨上，大多是背离关节生长的［图 6-22（a）］。

肿瘤结构显示：在 X 线片上，骨软骨瘤主要包括骨性基底和软骨盖帽两部分。骨性基底是母体骨的骨皮质向外延伸突出形成的骨性赘生物，在这个骨性赘生物里能够看到骨小梁，并且这些骨小梁和母体骨的小梁是相延续的。骨性基底的顶端会略微膨大，形状可以是菜花状或者丘状隆起。基底部顶缘是不规则的致密线。软骨盖帽在 X 线片上通常不显影。当软骨发生钙化时，在基底顶缘外面就会出现点状或者环形的钙化影。另外，肿瘤骨性基底在非切线位上可能呈现环形致密影。如果骨软骨瘤发生在扁骨或者不规则骨上，这类肿瘤大多会有比较大的软骨帽，瘤体内常常会有大量钙化，而骨性基底相对较小。同时，肿瘤还有可能压迫邻近的骨，导致其出现移位或者畸形［图 6-22（b）（c）］。

（2）CT 表现：CT 显示骨性基底的骨皮质和骨松质都与母体骨相延续，表面有软骨覆盖，这个软骨部分表现为低密度区。当软骨帽钙化时，可以看到肿瘤顶部出现高密度影。CT 能够更清晰地展示骨性基底与母体骨的延续关系及软骨帽的钙化情况，这是因为 CT 对骨结构和钙化的显示比 X 线更敏感［图 6-22（d）］。

（3）MRI 表现：从肿瘤的形态上来看，MRI 显示的特点和 X 线检查、CT 所看到的是一样的。对于骨性基底各个部分，其信号特点和母体骨相同。而软骨帽在 T_1WI（T_1 加权成像）上呈现低信号，在脂肪抑制 T_2WI 上则是明显的高信号，这种信号特点和关节透明软骨很相似。MRI 在观察软骨帽方面具有优势，能够清晰地显示软骨帽的信号特征，有助于判断软骨帽的状态。

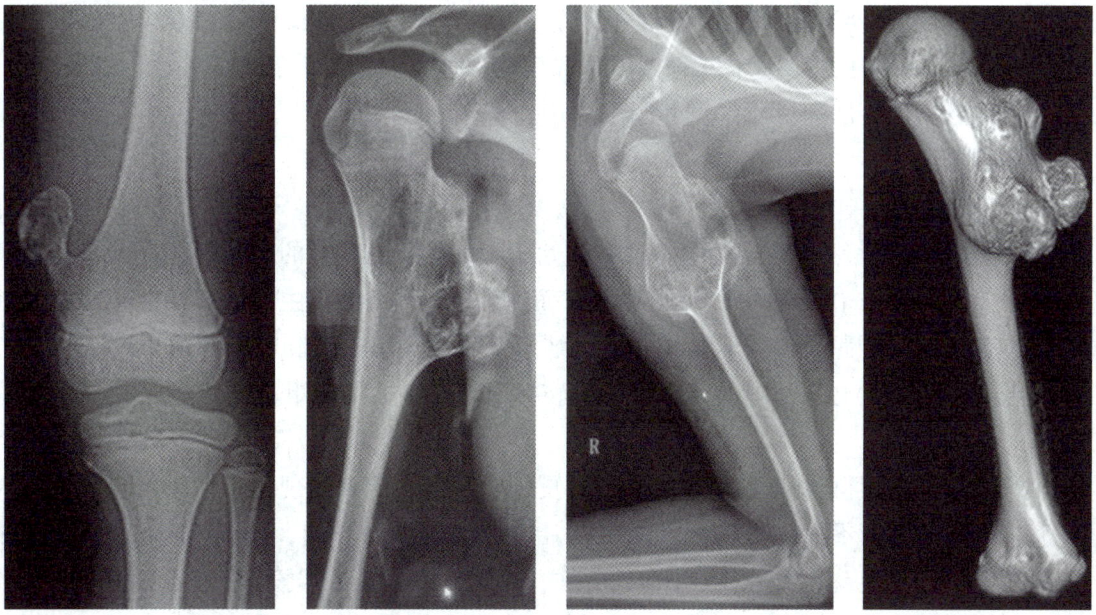

（a）　（b）　（c）　（d）

扫码看彩图

图 6-22　骨样骨瘤 X 线及 CT 表现

注：（a）左侧股骨下干骺端窄基底骨软骨瘤 X 线片；（b）（c）右侧肱骨近端多发骨软骨瘤 X 线片；（d）多发骨软骨瘤体 CT 重建。（b）～（d）为同一患者。

3. 诊断与鉴别诊断

（1）诊断要点：影像学显示长骨干骺端背向关节生长的骨性突起，其骨皮质和骨松质均与母体骨相延续，即可诊断为本病。

（2）鉴别诊断：宽基底骨软骨瘤时，患病骨骼常常变形，软骨帽钙化明显时，与软骨肉瘤鉴别，后者边界不清、常伴发软组织肿块。多发内生软骨瘤与多发骨软骨瘤鉴别，两者均常出现患病骨骼变形，内生软骨瘤钙化常出现于病变骨质内。

微课：软骨瘤影像诊断

（四）软骨瘤

1. 概述 软骨瘤（chondroma）是一种常见的良性骨肿瘤，它有多种分类方式。可以分为单发性软骨瘤和多发性软骨瘤。单发性软骨瘤相对较为常见，其特点是仅在一个部位出现病灶；多发性软骨瘤则是在多个部位出现病变，情况相对复杂一些。按病变部位分类，分为内生性软骨瘤和外生性（皮质旁）软骨瘤。内生性软骨瘤主要发生在骨内部，如干骺端和骨干髓腔；外生性软骨瘤主要生长在骨的表面，也就是皮质旁。

单发性内生软骨瘤多见于干骺端和骨干髓腔。干骺端是骨骼生长较为活跃的区域，骨干髓腔则包含丰富的骨髓等成分，这些部位的环境可能为软骨瘤的形成提供了一定的条件。它是一种形成成熟软骨的肿瘤，有可能是由正常骨内异位性的软骨残留发展而来。在正常的骨骼发育过程中，软骨会逐渐被骨组织替代，但如果有部分软骨残留，并且这些残留的软骨细胞出现异常增殖，就可能发展为内生软骨瘤。根据国内统计，单发性内生软骨瘤在良性骨肿瘤中占比 13.9%，这个比例仅次于骨软骨瘤和骨巨细胞瘤，位居第三，说明它在骨肿瘤疾病中也是比较常见的类型。多发性软骨瘤并发软组织血管瘤称为 Maffucci 综合征。

单发性内生软骨瘤多发生于 11～30 岁，其次是 31～50 岁。较多见于男性，男女之比为 1.6∶1。软骨瘤多发生于四肢短管状骨，其次是股骨、肋骨、胫骨。软骨瘤生长缓慢，症状轻，常因肿瘤长大发生畸形而发现。软骨瘤的主要症状是轻微疼痛和压痛，位置表浅者可见局部肿块。肿块表面光滑，质硬，局部皮肤正常。患部运动可有轻度受限，偶可合并病理性骨折。

2. 影像学表现

（1）X 线表现

1）生长过程与位置特点：软骨瘤病变通常起始于干骺端，随着骨的生长而逐渐向骨干移动。如果病变位于骨干，一般是中心性生长（图 6-23）；而在干骺端的病变则主要以偏心性生长为主。这种生长方式的差异可能与干骺端和骨干不同的组织结构及力学环境有关。单发性内生软骨瘤处于髓腔内，在 X 线影像上呈现为边界清晰的类圆形骨质破坏区域，多数情况下有硬化缘将其与正常骨质分隔开来。

2）皮质变化与骨破坏区形态：病变邻近的骨皮质会变薄，或者出现偏心性膨出。骨皮质内缘因为骨嵴的存在而变得凹凸不平，或者呈现多弧状。由于骨嵴的投影作用，骨破坏区看起来像是多房样改变。这种多房样的外观就好像是多个小房间一样，是因为骨嵴在 X 线投影下产生的分隔效果。

3）钙化影特征与发病部位倾向：在骨破坏区内能够看到小环形、点状或者不规则形状的钙化影，这些钙化影在中心部位出现得较多（图 6-24）。从发病部位来看，发生于指骨的软骨瘤大多位于指骨的中段和近段，而发生在掌、跖骨的软骨瘤主要位于骨干的中远部。这种部位偏好可能与不同骨骼部位的血供、力学因素及细胞活动差异有关。

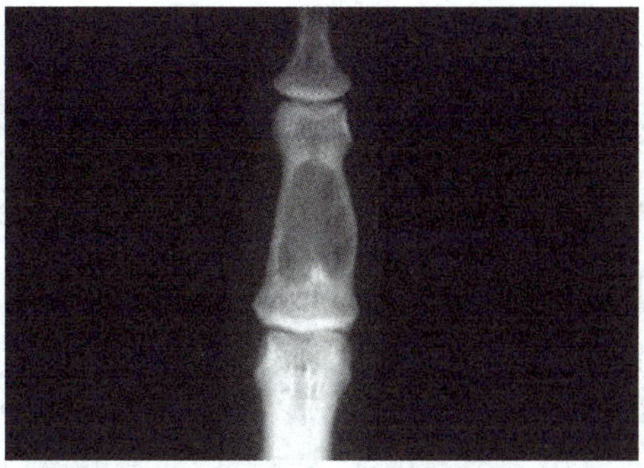

图 6-23　左手示指中间指骨内生软骨瘤 X 线表现

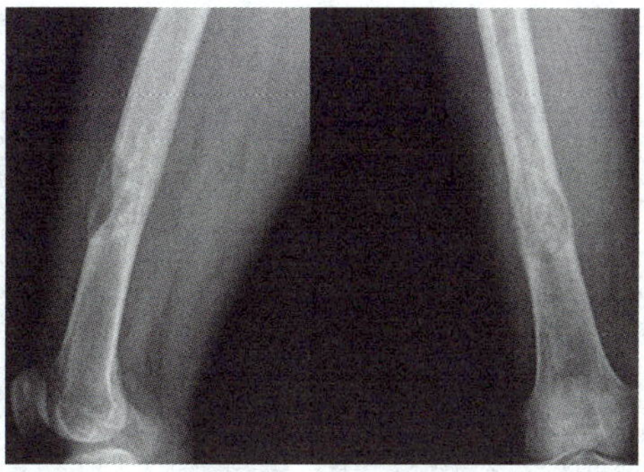

图 6-24　左侧股骨下段内生软骨瘤 X 线表现

（2）CT 表现

1）软组织影与钙化显示：CT 检查能够显示髓腔内存在异常的软组织影，其密度比肌肉略低。在这个软组织影内可以看到小环形、点状或者不规则形状的钙化影。这是因为 CT 对密度的分辨能力较强，可以更好地显示出这些钙化结构及相对低密度的软组织成分。

2）皮质变化细节：邻近的皮质会膨胀变薄，边缘光滑、锐利，通常没有中断的情况，皮质内缘呈现凹凸不平的状态。CT 可以清晰地呈现骨皮质的这些细节变化，有助于准确判断病变对骨皮质的影响。

3）增强扫描特征：增强扫描时可以观察到肿瘤有轻度强化。这种强化特点可以帮助区分肿瘤组织与周围正常组织，为诊断提供更多信息。

（3）MRI 表现：未钙化的瘤软骨在 MRI 上呈现长 T_1、长 T_2 信号［图 6-25（a）～（c）］。T_1 加权像上呈低信号，T_2 加权像上呈高信号，这与瘤软骨内含有较多水分等成分有关。而已经钙化的部分在 MRI 图像上均表现为低信号，但 MRI 在显示较小的钙化灶方面存在一定困难，这是因为钙化灶在 MRI 上的信号特征不明显，而且小钙化灶容易被周围组织信号掩盖。部分病例，虽然可见瘤体软骨钙化［图 6-26（a）～（e）］，但病变在 MRI 检查上呈长 T_2 高信号，可能与病变内细胞成分含水较多有关［图 6-26（f）（g）］。

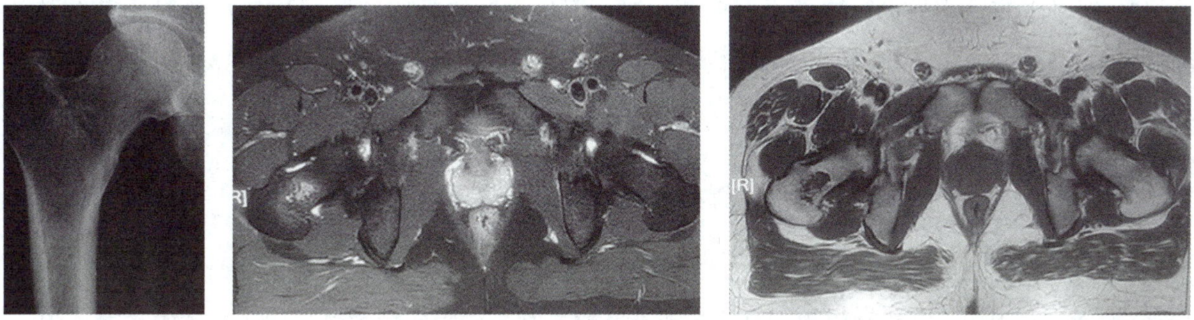

（a）　（b）　（c）

图 6-25　右侧股骨粗隆间软骨瘤影像学表现

注：（a）X 线片；（b）T_2WI 压脂序列；（c）T_1WI 序列。

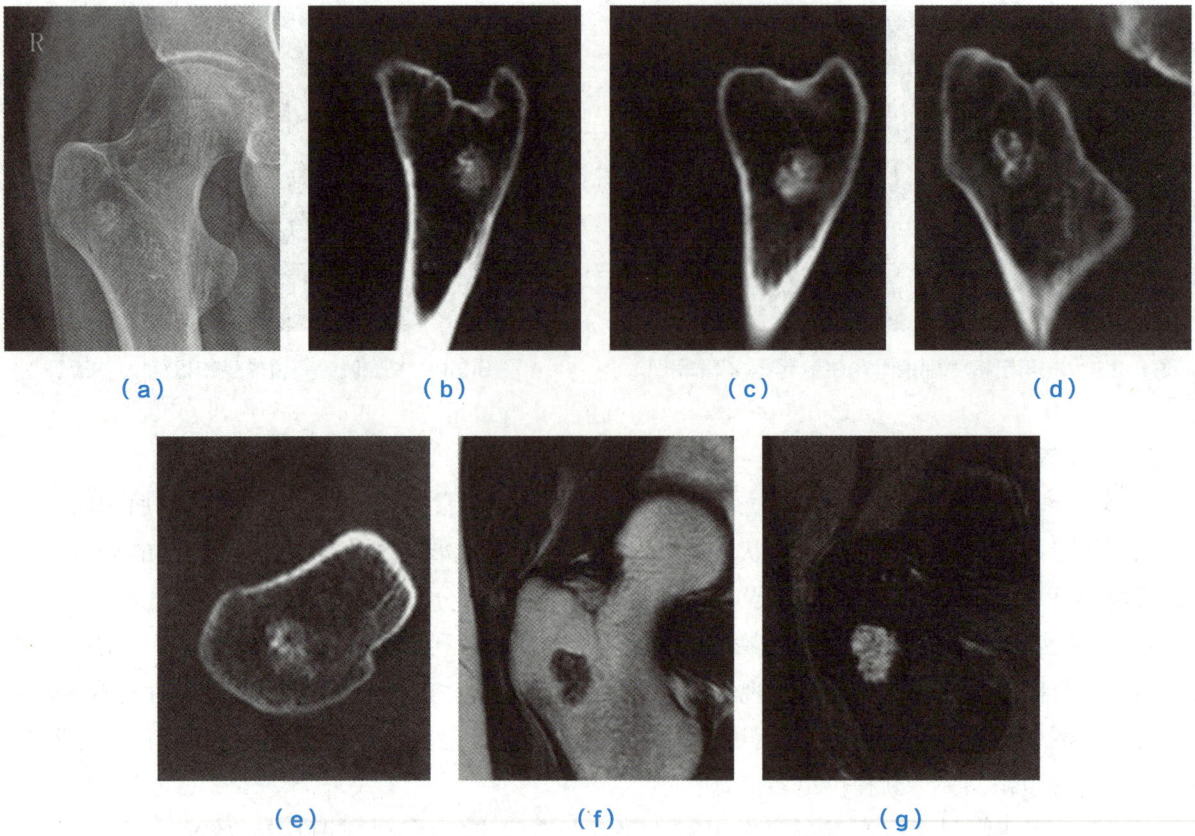

图 6-26　右侧股骨粗隆区软骨瘤影像学表现

注：(a) X 线片；(b)(c) CT 冠状位；(d) CT 矢状位；(e) CT 轴状位；(f) MRI T_1WI 冠状位；(g) MRI T_2WI 压脂序列冠状位。

3. 诊断与鉴别诊断

(1) 诊断要点：影像检查发现四肢短管状骨内边界清楚的圆形或类圆形骨质破坏区，内有钙化影，周围有硬化缘，可考虑为本病。

(2) 鉴别诊断：多发内生软骨瘤出现钙化时，因患病肢体骨骼变形，与多发骨软骨瘤鉴别，后者的钙化为软骨帽钙化，常位于患病肢体骨骼外。

微课：骨肉瘤影像诊断

三、骨恶性肿瘤

（一）骨肉瘤

1. 概述　骨肉瘤也称成骨肉瘤，是一种恶性肿瘤，其瘤细胞能够直接形成骨样组织或者骨质。这种肿瘤恶性程度高，发展迅速，是最常见的原发性恶性骨肿瘤，发病率约占骨原发性恶性肿瘤的34%。骨肉瘤好发于 15~25 岁的人群，年龄越大，发病率越低。男性患者多于女性。

临床表现：具体如下。①疼痛：最初是间断性疼痛，之后转变为持续性疼痛，而且在夜间疼痛会加重，使用药物治疗也无法缓解。这是因为肿瘤细胞不断增殖，侵犯周围组织和神经，导致疼痛逐渐加剧。②肿块与皮肤改变：随着病情发展，会出现局部肿胀，能够摸到肿块。病变局部的皮肤会发红、发热，皮温升高并且有压痛。在后期，还可以看到皮肤表浅静脉怒张、水肿。这是由于肿瘤的生长导致局部血液循环障碍，血液回流受阻，从而引起静脉怒张和水肿。③关节症状：如果肿块发生在关节附近，会引起关节疼痛和运动障碍，影响关节的正常功能。④转移情况与实验室检查：骨肉瘤恶性程度高，发展快，多数患者会在早期发生肺转移。在实验室检查中，血碱性磷酸酶水平会升高，这是因为肿瘤细胞的活跃生长刺激了成骨细胞，使其产生较多的碱性磷酸酶。

2. 影像学表现

（1）X 线表现：骨肉瘤好发于长骨干骺端，其中股骨远端、胫骨近端最为常见，其次是肱骨近端。这是因为干骺端是骨骼生长活跃的区域，血液供应丰富，肿瘤细胞容易在此处停留和增殖。

1）骨质破坏：通常从干骺端中央开始，在骨松质中首先出现虫蚀样或者小斑片状的骨质破坏。这是因为肿瘤细胞侵蚀骨松质，破坏骨质结构。接着，骨皮质边缘也会出现破坏区，在皮质内表现为哈弗氏管扩张，呈现筛孔状破坏。随着肿瘤的发展，这些骨破坏区会融合扩大，最终形成大片的骨缺损。

2）肿瘤骨：肿瘤细胞形成的骨组织被称为“肿瘤骨”，这是骨肉瘤在骨破坏区和软组织肿块内非常具有特征性的表现，也是影像诊断的重要依据（图 6-27）。瘤骨主要有以下几种形态。①云絮状瘤骨：密度较低，边界模糊，是由分化较差的瘤细胞形成的骨组织。②斑块状瘤骨：密度较高，边界清楚，多见于髓腔内或者肿瘤的中心部，是由分化较好的瘤细胞形成的骨组织。③针状瘤骨：是骨皮质外呈放射状向软组织伸展的肿瘤新骨，骨针粗细不均。其形成原因是肿瘤向软组织浸润发展时，肿瘤细胞沿着供应肿瘤的微血管周围形成肿瘤性骨小梁。

3）骨膜增生和 Codman 三角：骨肉瘤会引起 Codman 三角和各种形态的骨膜新生骨。Codman 三角是因为骨膜反应性新生骨的中央部分被快速发展的肿瘤组织破坏，两端残留的骨膜新生骨向外掀起，从而形成三角形阴影。这种现象是骨肉瘤的典型表现之一。

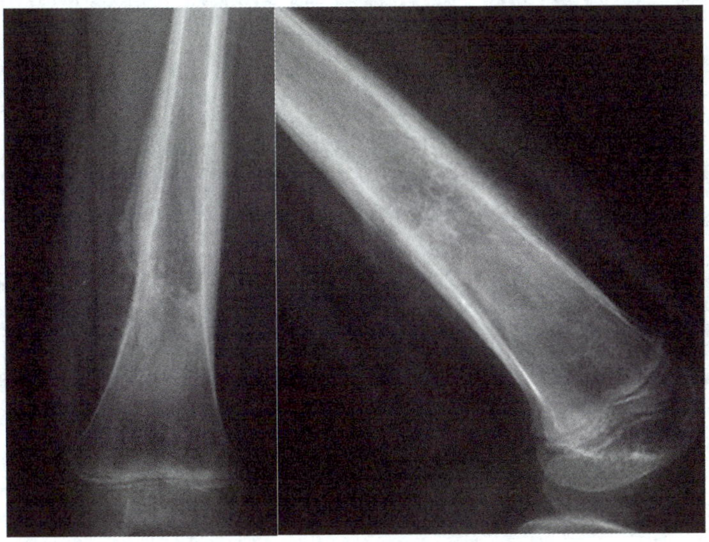

图 6-27　左股骨下段骨肉瘤 X 线表现

注：男，9 岁。左股骨下段肿物 20 天，局部皮温增高。DR 正位示右侧股骨下干骺端骨质破坏、棉絮放射状肿瘤骨，骨膜三角、软组织包块。

4）软组织肿块：表示肿瘤已经侵犯到骨外软组织，肿块多呈圆形或者半圆形，边界大多不清楚。在软组织肿块内还可以看到瘤骨，这进一步证明了肿瘤的存在和侵犯范围。

根据瘤骨形成多少，X 线分硬化型、溶骨型和混合型。①硬化型：有大量的肿瘤新生骨形成。在 X 线影像上可以看到骨内有大量云絮状、斑块状瘤骨，密度较高［图 6-28（a）］，明显时会呈现大片象牙质样改变。软组织肿块内也有较多的瘤骨。这种类型的骨破坏一般不显著，骨膜增生比较明显。②溶骨型：以骨质破坏为主。早期常常表现为筛孔样骨质破坏，接着会发展为虫蚀状、大片状骨质破坏。此型也能看到少量瘤骨和骨膜增生。③混合型：同时具有硬化型和溶骨型的 X 线征象。

（2）CT 表现：骨破坏在 CT 上表现为骨松质的斑片状缺损和骨皮质内表面的侵蚀，或者是骨皮质全层出现虫蚀状、斑片状缺损，甚至是大片的缺损。CT 能够更清晰地显示骨破坏的细节，这是因为它的空间分辨率和密度分辨率比 X 线更高。

骨膜反应与软组织肿块特征：骨膜反应呈与骨干表面平行的弧线状高密度影，并且与骨皮质之间有线样透亮带。软组织肿块常偏于病骨一侧或者围绕病骨生长，其边缘大多模糊，与周围正常的肌肉、神经和血管分界不清，在软组织肿块内常见片状低密度区。CT 在发现肿瘤骨方面比平片更敏感，能够更好地显示出肿瘤骨的形态、分布等特征［图 6-28（b）］。

（3）MRI 表现

1）信号特征与显示优势：骨质破坏、骨膜反应、瘤骨在 T_2WI 上显示效果最好，呈低信号，其形态与 CT 所见相似。但 MRI 显示细小、淡薄的骨化或瘤软骨钙化的能力远不如 CT。大多数骨肉瘤在 T_1WI 上表现为不均匀的低信号，而在 T_2WI 上表现为不均匀的高信号，肿块外形不规则，边缘多不清楚。

2）周围结构关系显示：MRI 的多平面成像功能可以清楚地显示肿瘤与周围正常结构，如肌肉、血管、神经之间的关系。而且，MRI 是显示髓腔肉瘤浸润范围的最佳检查手段，能够帮助医生更准确地判断肿瘤的侵犯范围，为治疗方案的制定提供重要依据。

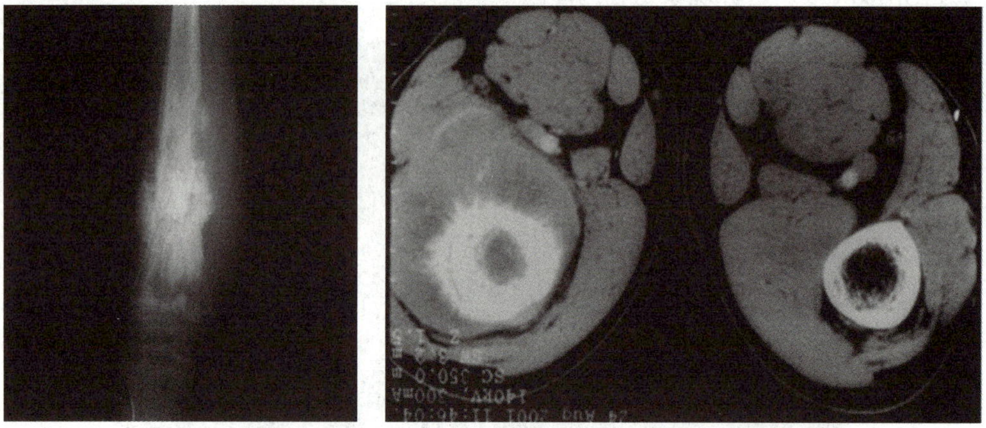

（a）　　（b）

图 6-28　右侧股骨下干骺端骨肉瘤影像学表现

注：（a）X 线表现；（b）CT 表现。男，14 岁。DR 示右侧股骨下干骺端象牙质样、放射状瘤骨，骨质破坏，骨膜三角，CT 清晰显示瘤体的放射状瘤骨及周围软组织浸润。

3. 诊断与鉴别诊断

（1）诊断要点：对于青少年患者，如果影像检查发现长骨干骺端存在不规则骨质破坏、肿瘤骨形成、骨膜增生和软组织肿块等情况，首先要考虑骨肉瘤。

（2）鉴别诊断

1）化脓性骨髓炎：骨髓炎的骨破坏、新生骨和骨膜反应从早期到晚期是有规律变化的。早期骨破坏模糊，新生骨密度低，骨膜反应轻微；到晚期骨破坏清楚，新生骨密度高，骨膜反应光滑完整，并且会有死骨形成，没有软组织肿块。这与骨肉瘤的不规则骨质破坏、持续进展的肿瘤骨形成和明显的软组织肿块等特征有所不同。

2）成骨型骨转移瘤：发病年龄通常在 40 岁以上，好发于躯干骨和四肢长骨骨端。在影像学上表现为骨松质内的多发性骨硬化灶，境界清楚，骨破坏少见，骨皮质一般不受累。这与骨肉瘤好发于青少年、干骺端骨质破坏明显等特点可以区分。

3）溶骨型骨转移瘤：发病年龄较大，好发于躯干和四肢长骨骨干及骨端，常为多发性，极少出现骨膜反应。与骨肉瘤相比，其骨膜反应不明显，且发病年龄等因素也有助于鉴别。

（二）软骨肉瘤

微课：软骨肉瘤影像诊断

1. 概述 软骨肉瘤是一种较为常见的骨恶性肿瘤，起源于软骨或成软骨结缔组织。其主要特征是瘤细胞直接形成软骨，并且可以通过软骨内成骨过程产生钙化和骨化，但不会像骨肉瘤那样产生肿瘤细胞直接形成的肿瘤性骨样组织或骨组织。在骨恶性肿瘤中，它的发病率仅次于骨肉瘤，约占 16%。根据发病过程，可分为原发性和继发性软骨肉瘤。原发性软骨肉瘤一开始就是恶性的，而继发性软骨肉瘤是在骨软骨瘤、软骨瘤等良性软骨病变的基础上发生恶变形成的。

临床上，软骨肉瘤常见于 30 岁以上人群，男性发病率高于女性。好发于骨盆骨、股骨、胫骨、肋骨及肩胛骨等部位。病程进展相对缓慢，主要症状是疼痛，而且疼痛会逐渐加重，最终呈持续性剧痛。同时，局部可以摸到质地坚硬的肿块。这是因为肿瘤不断生长，对周围组织产生压迫和侵犯，导致疼痛加剧，并且形成可触及的肿块。

2. 影像学表现

（1）X 线表现：软骨肉瘤在骨内呈现溶骨性破坏。在 X 线平片上，表现为髓腔内高、低混杂密度的肿块。其中，肿瘤破坏区是低密度区域，边界大多不清楚，这是因为肿瘤细胞对骨质的侵蚀是不规则的，没有明显的边界。而破坏后残余骨、瘤骨及软骨钙化部分则呈现高密度。

邻近骨皮质会出现膨胀变薄的情况，或者肿瘤会穿破骨皮质，形成大小不等、密度不均匀的软组织肿块。在这个软组织肿块内有片状、环状或半环状钙化灶，这是软骨肉瘤非常具有特征性的表现，有助于和其他骨肿瘤进行鉴别。这些钙化灶的形成是由于肿瘤内的软骨成分发生钙化，其形态与软骨的生长方式和分布有关［图 6-29（a）］。

（2）CT 表现

1）CT 平扫对于发现骨破坏区的残骨、瘤骨及肿块内的小片状、环状和半环状钙化灶很有帮助。这是因为 CT 的密度分辨率较高，能够更清晰地分辨出不同密度的组织成分，尤其是对于钙化灶等高密度结构的显示更加敏感［图 6-29（b）、图 6-30、图 6-31、图 6-32（a）（b）］。

2）CT 增强扫描后，肿瘤的边缘及分隔强化明显。这种强化模式可以帮助更好地观察肿瘤的形态、范围及内部结构，为诊断和治疗提供更多信息。

（3）MRI 表现：MRI 能够清楚地显示肿瘤的轮廓，以及肿瘤向髓内和软组织侵犯的范围。这是因为 MRI 可以多平面成像，并且对软组织的分辨能力较强。

肿瘤常呈分叶状，信号不均匀，其信号特点与其组织成分和恶性程度有关。低度恶性的软骨肉瘤内含透明软骨成分，在 T_1WI（T_1 加权成像）上呈低信号，在 T_2WI（T_2 加权成像）上呈均匀高信号；高度恶性的软骨肉瘤内含黏液和软骨细胞，在 T_1WI 上呈低信号，在 T_2WI 上呈不均匀中等信号，瘤内的骨化和钙化灶呈低信号。骨外软组织呈分叶状，在 T_1WI 和 T_2WI 上多呈低信号。MRI 增强扫描时，骨内肿瘤呈中等强化，软组织肿块强化明显，但坏死区无强化。这种强化特点有助于区分肿瘤的活性部分和坏死部分，对于判断肿瘤的性质和范围有重要意义［图 6-32（c）（d）］。

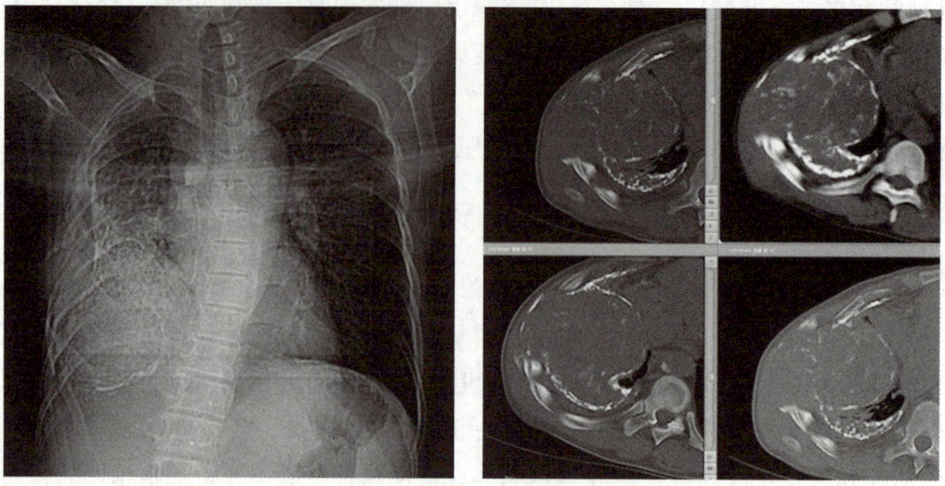

（a）　　　　　　　　　　（b）

图 6-29　右侧胸壁肿物影像学表现

注：男，33 岁。右侧胸壁肿物。（a）DR 示右侧肋骨及胸壁区广泛骨质膨胀性改变，骨质破坏，周围软组织肿块，内可见瘤软骨钙化影；（b）CT 轴位示病变区受累肋骨及胸壁区骨质破坏及瘤体浸润范围。

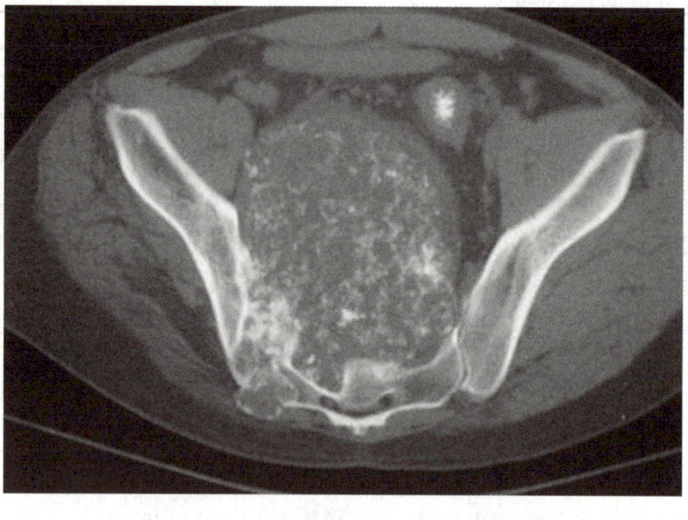

图 6-30　骶骨软骨肉瘤 CT 表现

注：男，55 岁。骶骨软骨肉瘤，骨质破坏，巨大软组织肿块、内见软骨肉瘤钙化。

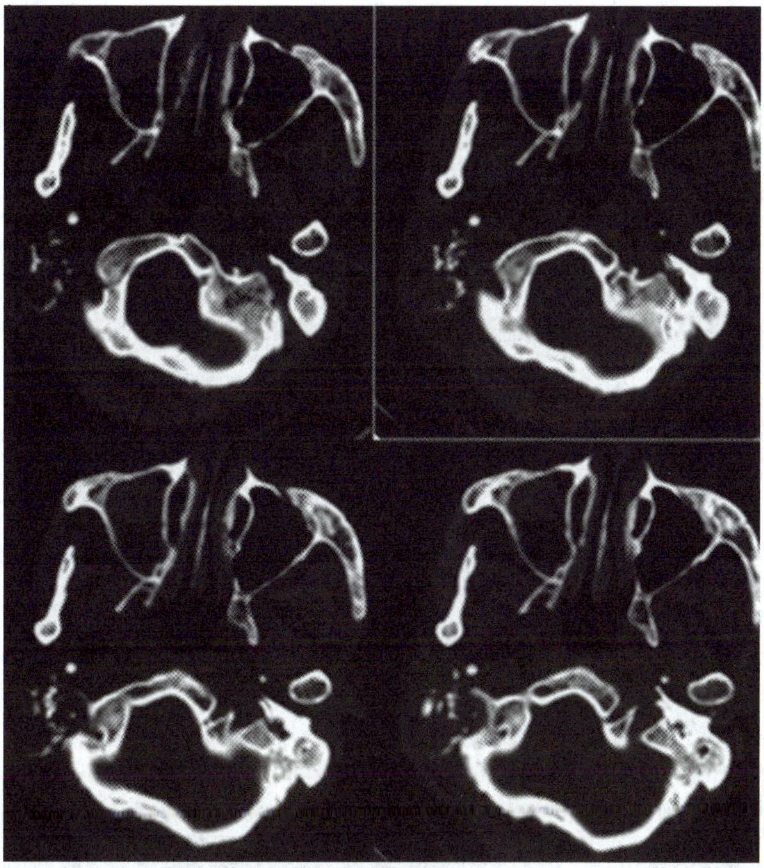

(a)

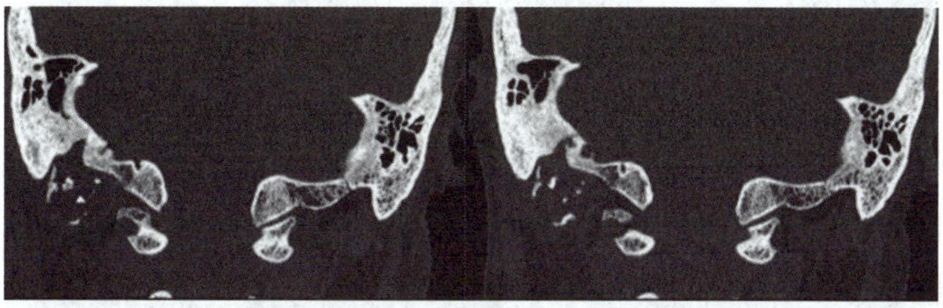

(b)

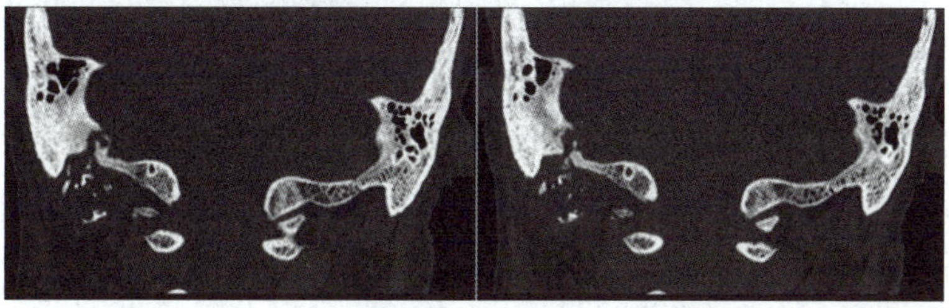

(c)

图 6-31　右侧颞骨骨质破坏的影像学表现

注：女，47 岁。(a) CT 轴位右侧乳突下方见一团块状混杂密度灶，范围约 3.8cm×2.6cm，呈分叶状，边界不清晰，与邻近组织分界不清，内密度欠均匀，平扫见多发点片状钙化灶，增强扫描呈轻度分隔强化；(b) CT 冠状位重建示病变邻近右侧颞骨骨质破坏，累及面神经管垂直段下段及茎乳孔；(c) CT 冠状位重建示病变区右侧颞骨骨质破坏的范围及形态。

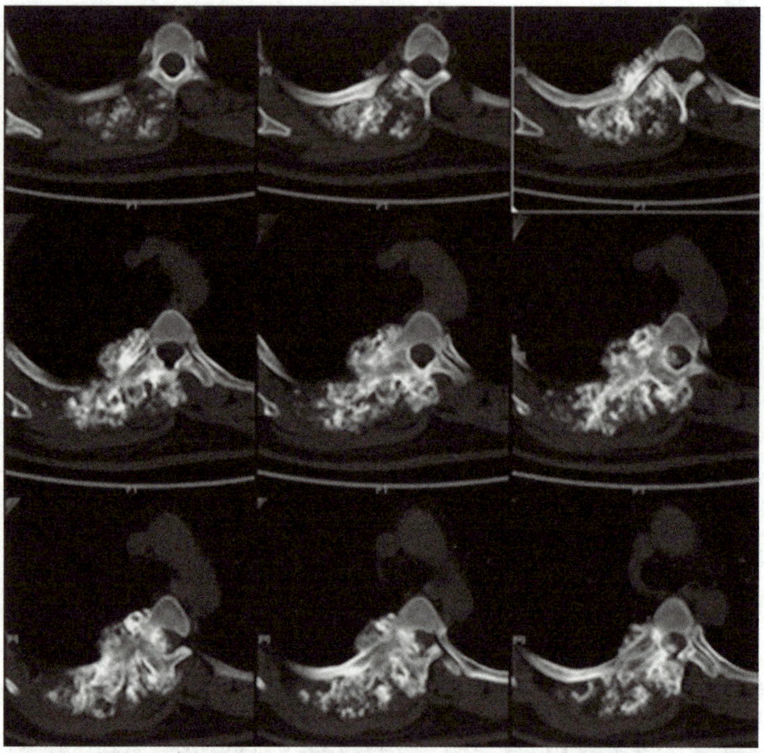

（a）

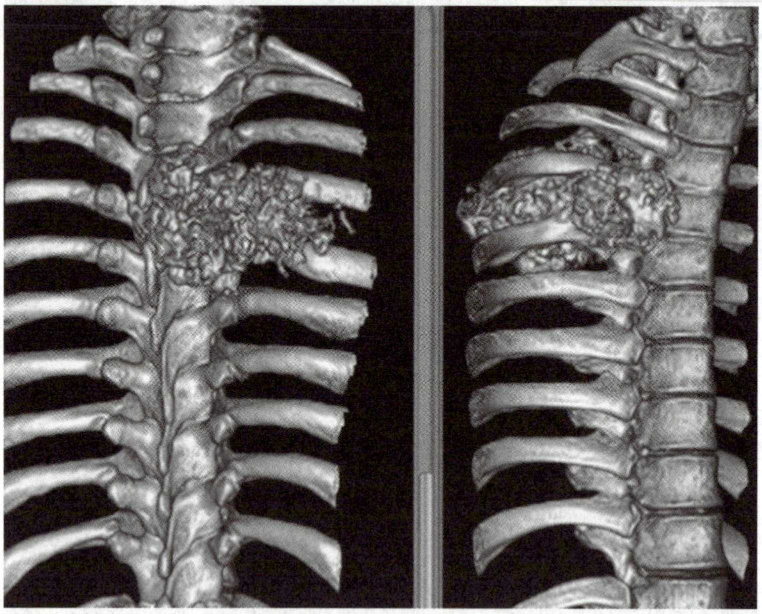

（b）

图6-32　软骨肉瘤影像学表现

注：男，37 岁。因“发现右侧肩胛间区肿物 3 个月”入院。既往身体健康。（a）CT 轴位示右侧第 4、5 后肋水平可见团状不均匀软组织密度，其内弥漫性结节样骨性密度，病变主要累及第 4、5 后肋及第 4、5 胸椎椎体及右侧附件，侵犯椎管，相应脊髓受压；（b）CT 三维重建显示病变累及的范围及病变整体形态；（c）T_2WI 压脂序列示平第 3~5 胸椎水平右侧可见不规则团状异常信号，约 11.5cm×6.8cm×7.1cm，其内信号不均匀，呈不均匀长/短 T_2 信号，病变主要累及第 4、5 后肋及第 4、5 胸椎椎体、右侧附件、右侧胸膜及邻近肌肉软组织，病变向椎管内突入，相应脊髓明显受压；（d）T_2WI 序列病变区累及的范围及形态。

扫码看彩图

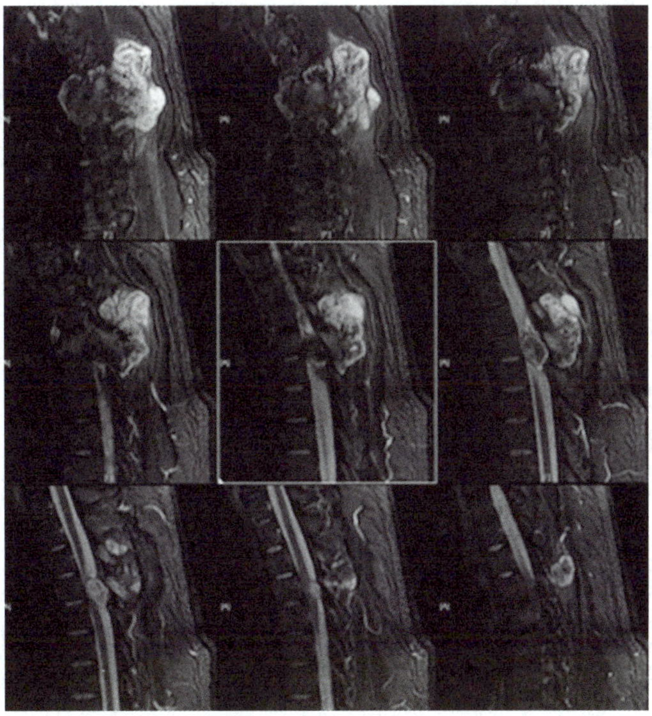

（c）

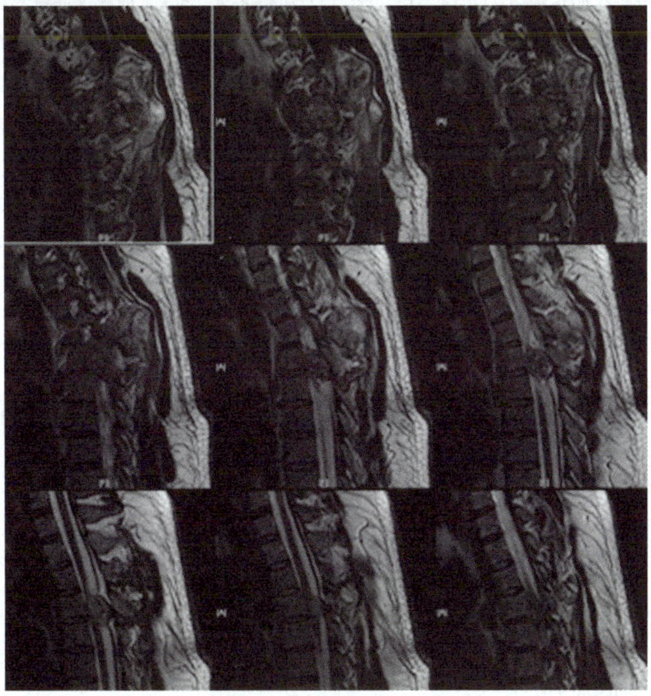

（d）

图 6-32　（续图）

3. 诊断与鉴别诊断

（1）诊断要点：30 岁以上的患者，在骨盆骨、股骨、胫骨、肋骨及肩胛骨等处进行影像检查时发现溶骨性破坏，伴有软组织肿块，破坏区和肿块内有大量不规则钙化灶，应首先考虑本病。

（2）鉴别诊断：骨母细胞瘤，后者常位于颅底、脊椎附件椎板区，由于骨母细胞瘤形态欠规则、病变内钙化，与软骨肉瘤形态神似，但骨母细胞瘤为良性病变，边界清晰光滑，皮质连续，无软组织肿块。

（三）骨转移性肿瘤

微课：骨转移性肿瘤影像诊断

1. 概述 转移性骨肿瘤是指骨外其他组织的恶性肿瘤（癌、肉瘤和其他恶性病变）转移至骨骼的肿瘤，是恶性骨肿瘤中最常见的一类肿瘤，转移性骨肿瘤占恶性骨肿瘤的 75%。转移途径主要是血行转移，少数可直接由邻近的原发灶蔓延发病，如鼻咽癌侵犯颅底，口底癌侵犯下颌骨。原发性肿瘤多为肺癌、乳腺癌、甲状腺癌、前列腺癌、肾癌和鼻咽癌等。转移瘤常多发，多见于脊椎、肋骨、股骨上端、髂骨、颅骨和肱骨等红骨髓部位。

临床表现主要为进行性加重性疼痛、病理性骨折和脊髓神经根受压引起的截瘫（脊柱转移）。实验室检查：血碱性磷酸酶升高，血清钙磷可升高。前列腺癌骨转移者可引起酸性磷酸酶升高。

2. 影像学表现

（1）X 线表现：骨转移瘤依据其在骨组织中的影像学表现可分为溶骨型、成骨型和混合型这三种类型。

1）溶骨型骨转移瘤：①骨质破坏特点。这是最常见的类型，表现为各种各样形式的多发性骨质破坏（图 6-33、图 6-34）。这种破坏可以是斑点状、虫蚀状或者大片状等多种形式。其原因是肿瘤细胞释放出一些溶解骨质的物质，如破骨细胞激活因子等，导致骨小梁等骨质结构被破坏。②软组织肿块情况。溶骨型骨转移瘤可形成软组织肿块，但一般没有骨膜增生。这是因为骨转移瘤主要是肿瘤细胞在骨内生长繁殖，破坏骨质后向周围软组织浸润，而不是像原发骨肿瘤（如骨肉瘤）那样刺激骨膜产生新生骨。③脊椎受累表现。当发生在脊椎时，椎体和椎弓根会受到侵犯和破坏。严重的情况下，椎骨会出现广泛性破坏，导致椎体变扁。不过，椎间隙通常仍保持完整。这是因为椎间隙主要由椎间盘构成，椎间盘的营养供应相对独立，在骨转移瘤早期，肿瘤细胞主要破坏骨质结构，对椎间盘的影响较小。

2）成骨型骨转移瘤：①病变形态与密度。病变在骨松质内呈现为多发性的高密度斑片状或者结节状影（图 6-33、图 6-34），密度比较均匀，但边界不太清晰。这种高密度影是由于肿瘤细胞引起骨组织的异常成骨反应，使得局部骨质密度增加。②骨皮质状态与好发部位。骨皮质大多是完整的。这种骨转移瘤多发生在腰椎与骨盆部位。这是因为这些部位是红骨髓集中的区域，红骨髓具有丰富的血窦，肿瘤细胞容易在这些血窦中停留并诱导成骨反应。而且，椎体一般不会出现压缩变扁的情况。③常见原发肿瘤关联。多见于前列腺癌、乳腺癌、肺癌或者膀胱癌。这些肿瘤细胞在转移到骨组织后，可能会释放某些物质刺激成骨细胞，导致成骨型骨转移瘤的发生。

3）混合型骨转移瘤：混合型骨转移瘤同时具有溶骨型和成骨型的骨质改变。在 X 线片上可以看到既有骨质破坏的区域，又有骨质增生硬化的区域，这种复杂的骨质改变模式是混合型骨转移瘤的典型特征。

（2）CT 表现：CT 能够清晰地展示骨外局部软组织肿块的范围大小，以及它和邻近脏器之间的关系。这对于判断肿瘤的侵犯范围和评估其对周围组织的影响程度非常重要。比如，当软组织肿块压迫周围的血管、神经或者脏器时，通过 CT 可以清楚地看到这些结构的移位或者变形情况。①溶骨型转移瘤的 CT 表现：溶骨型转移在 CT 上表现为骨松质或者骨皮质内的低密度缺损区，其边缘相对清晰，没有硬化边，并且常常伴有软组织肿块。这种低密度缺损是因为肿瘤细胞对骨质的溶解破坏作用，使得该区域的骨质密度降低。CT 能够很好地显示这种密度差异，帮助准确地定位骨质破坏的范围。②成骨型转移瘤的 CT 表现：成骨型转移在骨松质内表现为斑点状、片状、团絮状或者结节状的高密度灶，多数情况下没有软组织肿块和骨膜反应。CT 对于这些高密度灶的显示很清晰，因为 CT 对高密度结构的分辨能力较强。这种成骨型的高密度灶是由于肿瘤细胞诱导的成骨反应，使得局部骨质密度增加。③混合型转移瘤的 CT 表现：混合型转移则同时具有溶骨型和成骨型病灶的特点。在 CT 图像上，可以看到既有低密度缺损区，又有高密度增生区，这种双重表现有助于准确诊断混合型骨转移瘤。

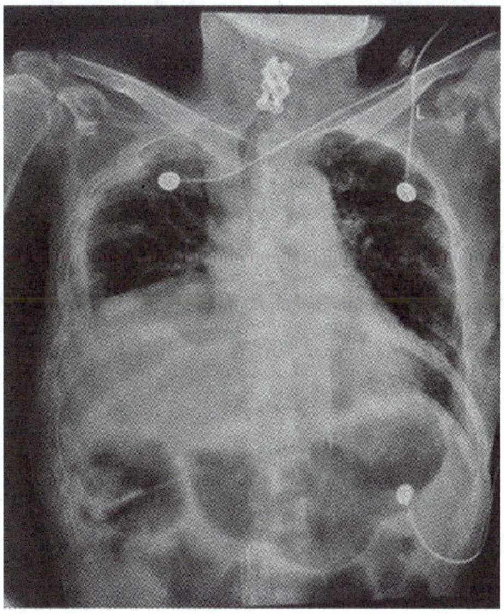

（a）

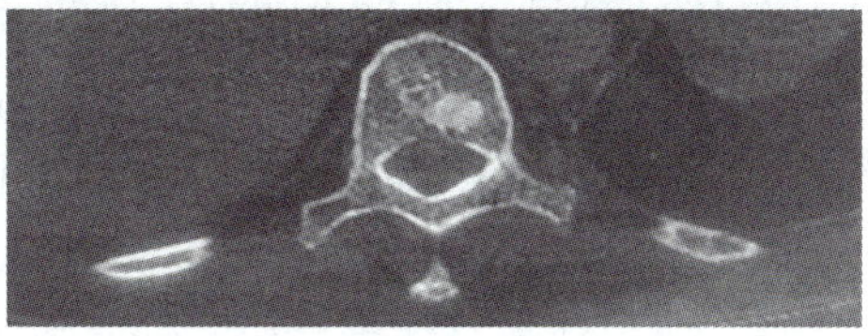

（b）

图 6-33 乳腺癌骨转移影像学表现

注：女，67 岁，乳腺癌术后。（a）DR 示双侧肩胛骨、肱骨、肋骨、脊椎骨质多发骨转移瘤，椎体、椎板、肋骨多发融骨性破坏，部分破坏区呈混合型改变、呈成骨性转移；（b）（c）CT 示脊椎椎体类圆形致密成骨性转移瘤，颈椎椎体及椎板附件区广泛斑点片状融骨性骨质破坏。

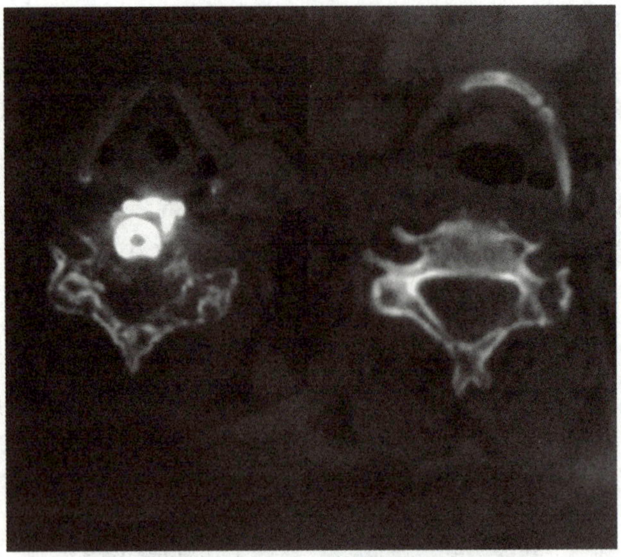

（c）

图 6-33 （续图）

（3）MRI 表现

1）对骨髓病变的敏感性：MRI 对骨髓中的肿瘤组织及其周围水肿非常敏感。这是因为骨髓在 MRI 上有其特定的信号特征，而肿瘤组织和水肿会改变这种信号。与 X 线平片和 CT 相比，MRI 能够发现一些比较隐匿的转移灶，这些转移灶可能在 X 线平片上由于骨质重叠或者密度差异不明显而被遗漏，在 CT 上也可能因为部分容积效应等因素难以发现。

2）转移瘤的信号特征：大多数骨转移瘤在高信号骨髓组织的衬托下很容易被观察到。在 T_1WI（T_1 加权成像）上呈低信号，这是因为肿瘤组织的质子密度和弛豫时间等特性与正常骨髓不同。在 T_2WI（T_2 加权成像）上呈高信号，并且其内部信号不均匀。这是由于肿瘤组织内部成分复杂，可能包含不同的细胞类型、坏死组织及水肿区域等，这些不同的成分在 T_2WI 上会表现出不同的信号强度。

3）脂肪抑制序列的优势：当加用脂肪抑制序列时，肿瘤不被抑制而呈高信号，这样使得肿瘤显示得更加清楚。这是因为骨髓中含有脂肪成分，在常规 MRI 序列中，脂肪信号可能会干扰肿瘤信号的观察。通过脂肪抑制序列，可以减少脂肪信号的干扰，突出肿瘤信号，从而更准确地判断肿瘤的位置和范围。

4）高 b 值 DWI：可以显示病变的存在，特别是高 b 值 DWI 图像，可以有效显示病变的范围，同时，对鉴别良恶性病变具有重要意义，恶性病变时，弥散受限明显，DWI 呈高信号，相应 ADC 图呈低信号改变（图 6-34）。

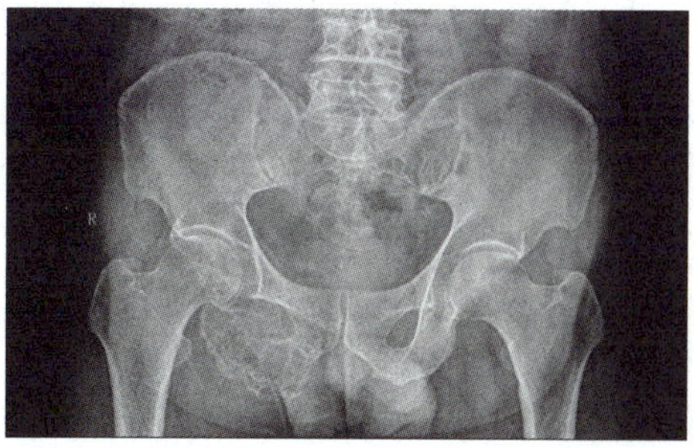

(a)

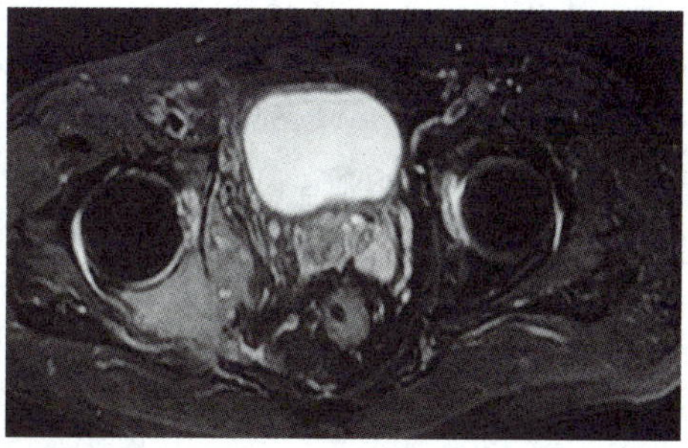

(b)

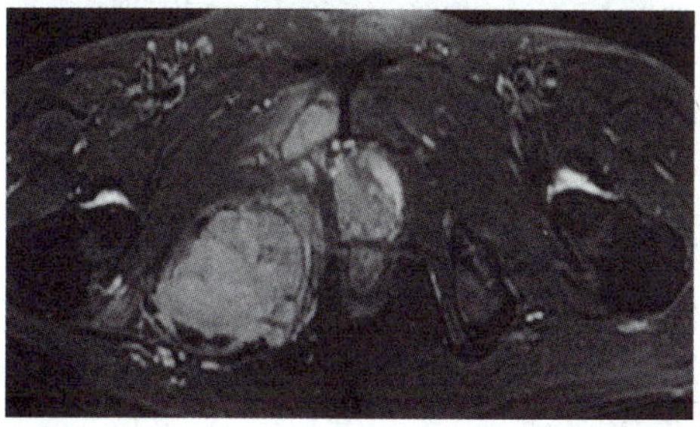

(c)

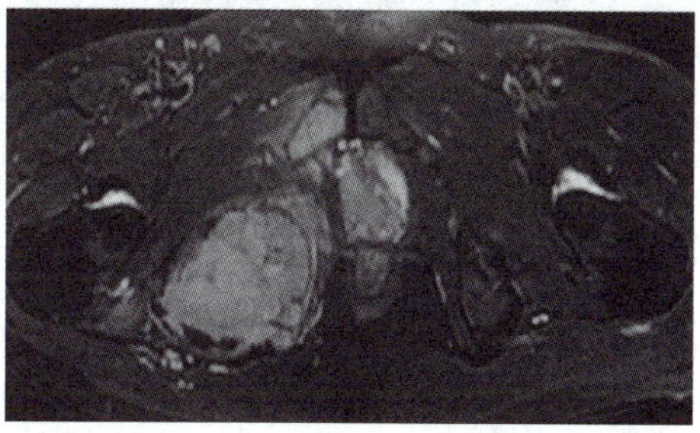

(d)

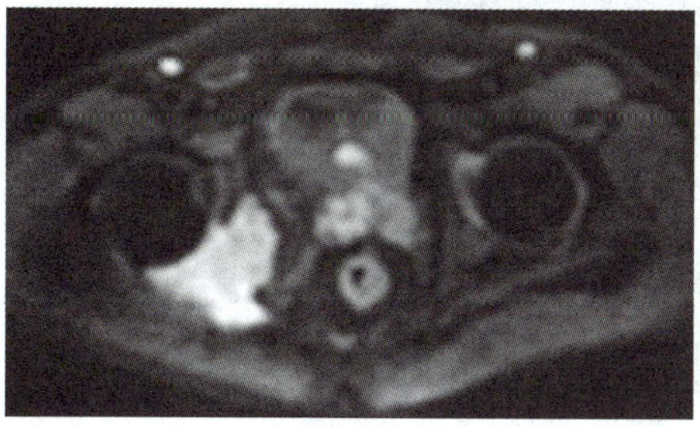

(e)

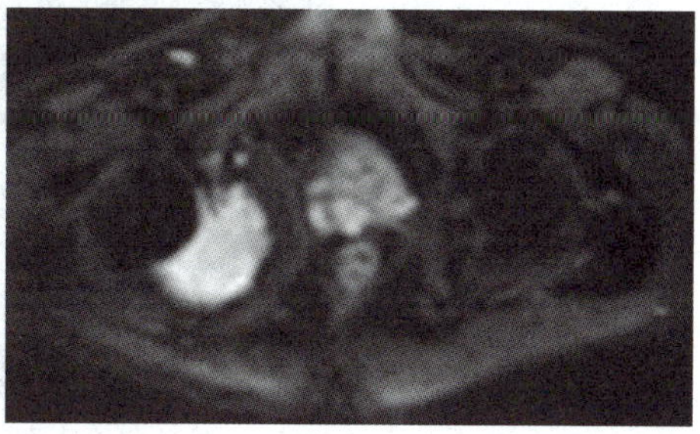

(f)

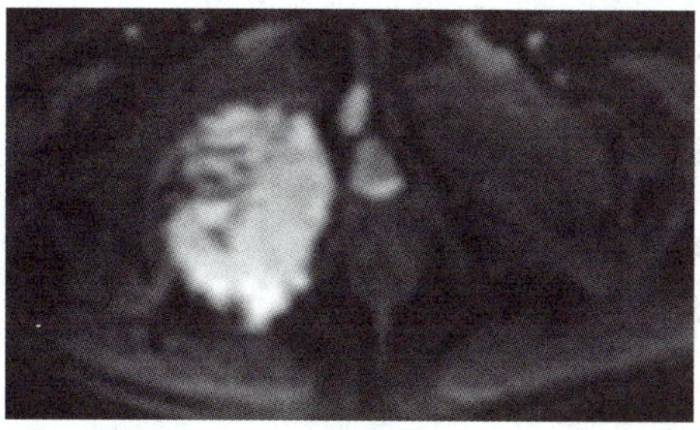

(g)

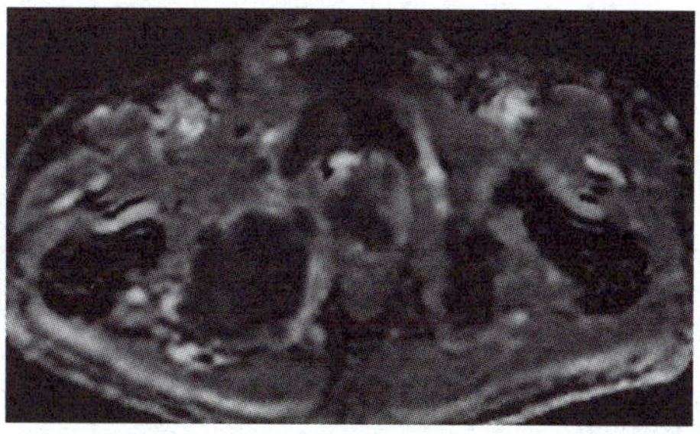

(h)

图 6-34　前列腺癌骨转移影像学表现

注：男，69 岁，前列腺癌。(a) DR 示右侧耻骨下支、坐骨区膨胀性骨质融骨性破坏改变，边界不清；(b) T_2WI 压脂像示前列腺正常形态消失，前列腺外周带、移行带及中央区多发斑片状长 T_2 压脂高信号，右侧精囊腺受累，相邻骨盆骨膨胀性骨质破坏，呈长 T_2 压脂高信号；(c) MRI T_2WI 压脂像；(d) MRI T_2WI 压脂像；(e) MRI DWI 图像，高 b 值弥散，b 值 = 1000 前列腺区级相邻盆骨呈 DWI 高信号；(f) MRI DWI 图像，高 b 值弥散，b 值 = 1000 前列腺区级相邻盆骨呈 DWI 高信号；(g) MRI DWI 图像，高 b 值弥散，b 值 = 1000 前列腺区级相邻盆骨呈 DWI 高信号；(h) MRI ADC 图像，前列腺及相邻盆骨病变区呈低信号改变；(i) CT 图像，CT 示右侧髋臼区膨胀性骨质破坏，骨皮质不连，周围软组织肿块；(j) CT 图像，不同层面 CT 示右侧髋臼区膨胀性骨质破坏，周围软组织肿块；(k) CT 图像，CT 示前列腺形态不规则，边缘呈结节样改变，相邻盆底肌肉受累，右侧髋臼区膨胀性骨质破坏，右侧精囊腺受累；(l) CT 图像，CT 示前列腺形态不规则，边缘呈结节样改变，相邻盆底肌肉受累，右侧坐骨区膨胀性骨质破坏，周围软组织肿块；(m) CT 图像，CT 示右侧耻骨、坐骨区膨胀性骨质破坏，周围软组织肿块。

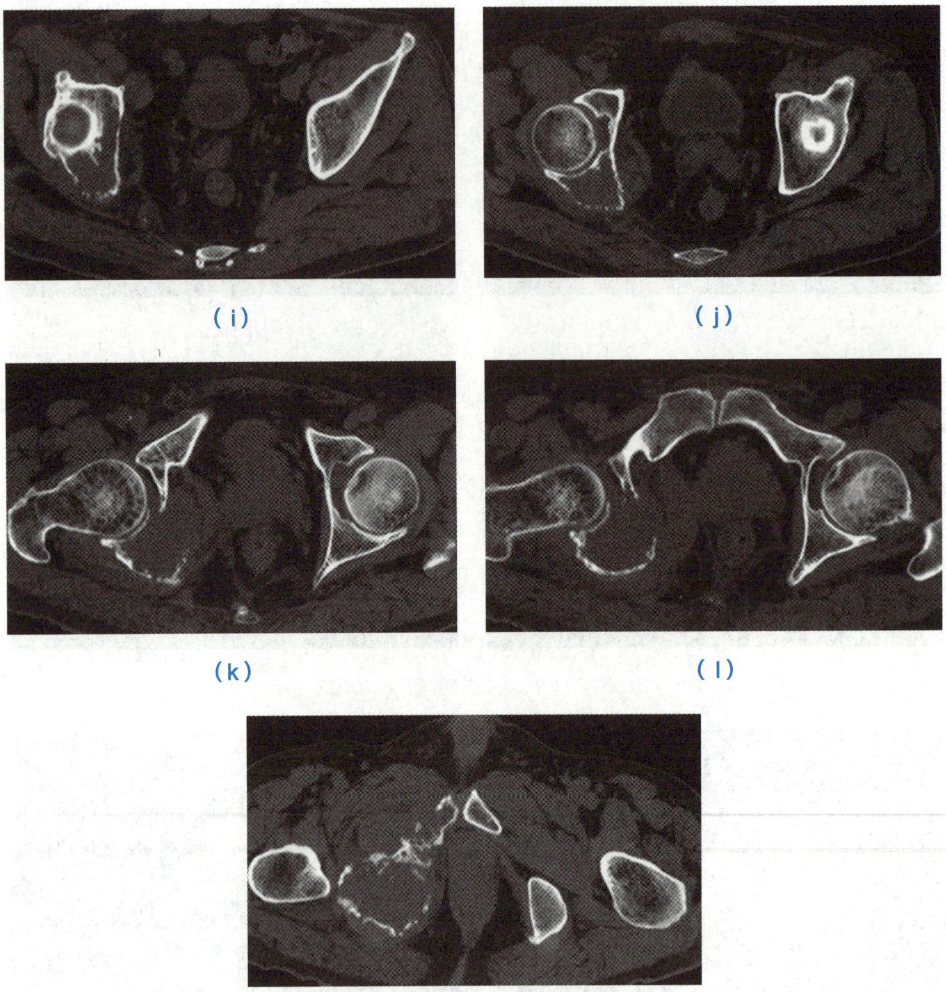

（i）　（j）　（k）　（l）　（m）

图 6-34 （续图）

（4）PET/CT 显像：PET/CT 显像是在原 PET 显像的基础上增加了 CT 显像，既评价了转移性骨肿瘤的骨骼代谢改变，又结合了骨骼形态结构的改变，对转移性骨肿瘤诊断准确率较高。

3. 诊断与鉴别诊断 有原发性肿瘤病史，骨骼内出现多发大小不等、不规则骨质破坏区或骨质硬化区，首先考虑骨转移。全身性病变注意与骨髓瘤鉴别。

（四）骨髓瘤

微课：骨髓瘤影像诊断

1. 概述 骨髓瘤为起源于骨髓网织细胞的恶性肿瘤，由于其高分化的瘤细胞类似于浆细胞，又称为浆细胞瘤。约占骨恶性肿瘤的 6%。本病有单发和多发之分，多发者占绝大多数。单发者极少见。骨髓瘤好发于含红骨髓的部位，以椎骨、颅骨、肋骨多见，其次为骨盆和肩胛骨，少数可原发于髓外组织。晚期可广泛转移，但很少出现肺转移。

本病起源于红骨髓，在髓腔内呈弥漫性浸润，也可为局限性。初期为髓腔内蔓延，骨外形正常，后期可破坏骨皮质，侵入软组织。瘤细胞可分为浆细胞型和网状细胞型，有时两型混杂存在。

多见于 40 岁以上中老年人，男女之比约 2∶1。临床表现复杂，骨骼系统表现为全身性骨骼疼痛，以腰骶部和背部疼痛明显，疼痛初期为间歇性，后继为持续性剧痛，可合并软组织肿块和病理性骨折；泌尿系统表现为急、慢性肾衰竭；神经系统表现为瘤细胞对周围神经浸润、压迫及类淀粉样物质沉积所致的多发性神经炎。此外，还可出现反复感染、贫血和紫癜。实验室检查：红细胞、白细胞和血小板减少，红细胞沉降率加快，存在高蛋白血症和高血钙，骨髓涂片可找到骨髓瘤细胞。尿检：本-周（Bence-Jones）蛋白阳性。

2. 影像学表现

（1）弥漫性骨质疏松：脊椎和肋骨常有病理性骨折。

（2）多发性穿凿状骨质破坏：生长迅速者，破坏区呈鼠咬状，边缘清楚或模糊，无硬化边和骨膜反应，多见于颅骨、脊椎、肋骨和骨盆，骨质破坏区可相互融合成地图状，颅骨病变较典型（图6-35、图6-36）。生长缓慢者，破坏区呈蜂窝状、皂泡状改变，伴有骨膨胀，多发生于长骨、脊椎、肋骨、骨盆和肩胛骨。

（3）骨质硬化性改变：少见，表现为单纯性硬化或硬化与破坏并存，破坏灶周围有硬化缘，影像学上又称为硬化型骨髓瘤。病灶周围有放射状骨针及弥漫性多发性硬化。骨髓瘤治疗后也可出现硬化改变。

（4）软组织肿块：位于破坏区周围，椎旁软组织肿块极少跨越椎间盘水平至邻椎旁，肋骨被破坏后可形成胸膜下结节或皮下软组织肿块。

X 线检查手段有限，病变小或骨质改变轻微则无法明确显示。CT 表现较 X 线平片能更早期显示骨质细微破坏和骨质疏松。典型表现为骨松质内呈弥漫性分布、边缘清楚的溶骨性破坏区、无明显骨膜反应，常见软组织肿块。胸骨、肋骨破坏多呈膨胀性。脊柱常有椎体病理性骨折，椎体后缘骨质中断或破坏、为肿瘤侵犯硬膜外的可靠征象（图6-35、图6-36）。MRI 对检出病变、确定范围非常敏感。骨破坏或骨髓浸润区在 T_1WI 上呈边界清楚的低信号，多位于中轴骨及四肢骨近端。病变弥漫时，为多发、散在点状低信号；T_2WI 上呈高信号；STIR 序列由于脂肪信号被抑制，病灶高信号较 T_2WI 更加明显。

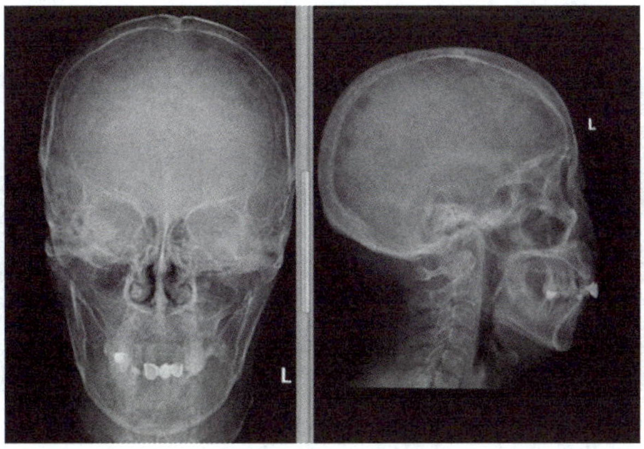

（a）

图6-35　骨髓瘤的影像学表现1

注：女，69岁。20年前无明显诱因出现全身乏力，无发热，无肌肉关节疼痛，血红蛋白80g/L左右；3天前，门诊以“贫血”收入院，尿蛋白（+）。近1个月来患者无明显诱因出现全身乏力症状加重，伴有口唇麻木及双下肢不适，无发热。（a）DR示头颅骨板弥漫状大小不等穿凿样、油滴状骨质破坏、透光影；（b）DR示双侧肩胛骨多发斑片状骨质破坏，肋骨虫蚀破坏，多发病理性骨折，脊椎盆骨骨质密度减低，左侧股骨颈、粗隆区类圆形骨质破坏，边界不清；（c）DR示腓骨下端区多发大小不等类圆形骨质破坏透光影；（d）CT示肱骨近端、椎体、附件、肋骨区多发类圆、斑点小片、虫蚀状骨质破坏，局部病变区骨质略膨胀，周围软组织肿胀；（e）CT示椎体、附件区多发斑点片状骨质透光影，CT平扫呈软组织密度，CT值53HU，动脉增强后可见轻中度强化，CT值94HU。

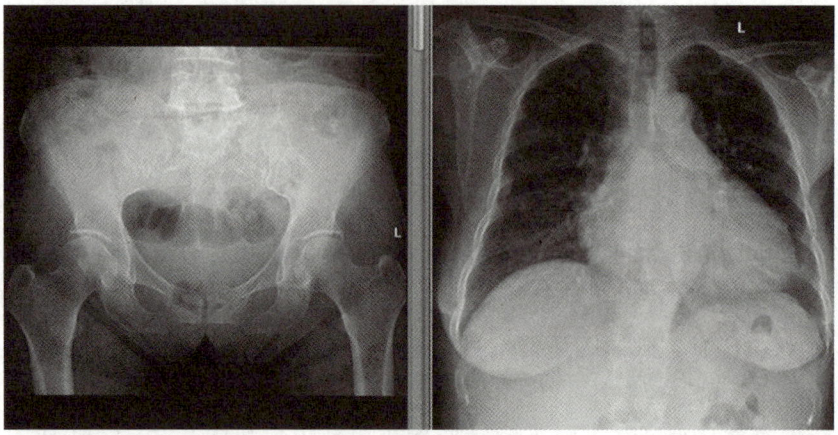

(b)

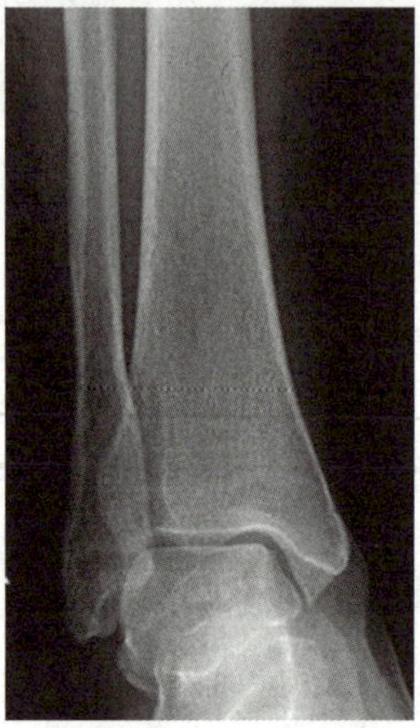

(c)

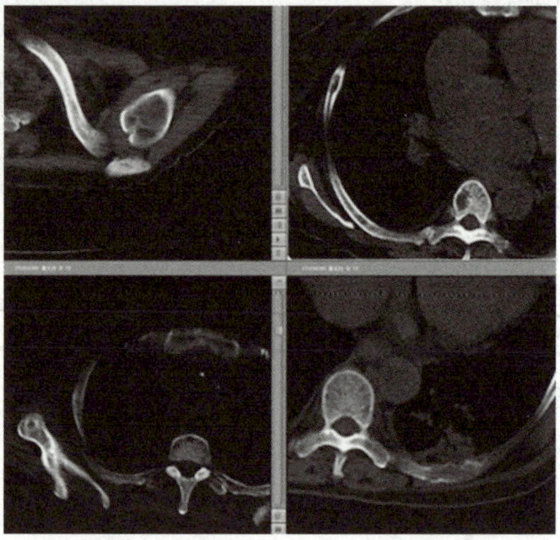

(d)

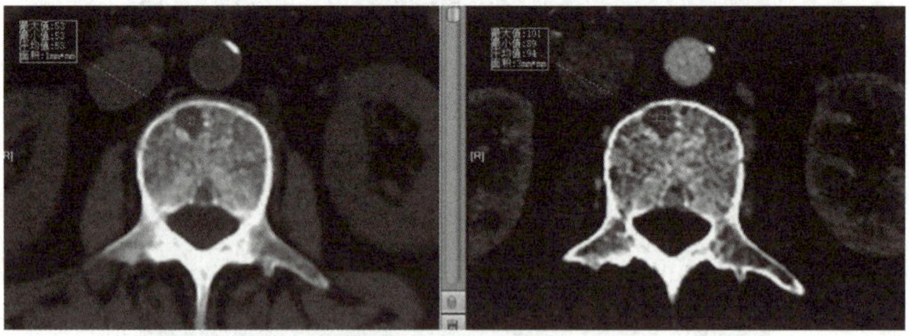

(e)

图 6-35 （续图）

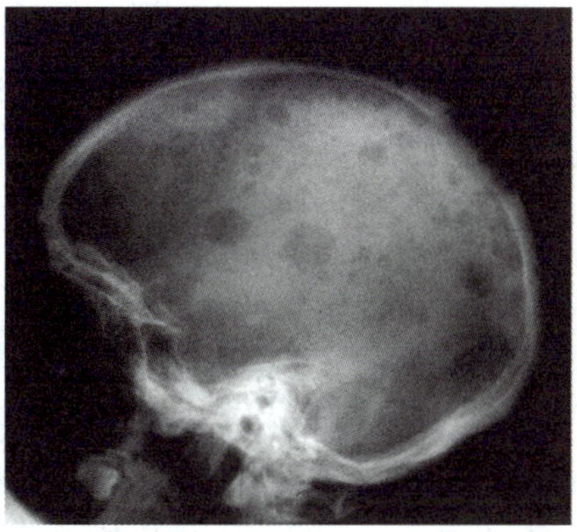

（a）

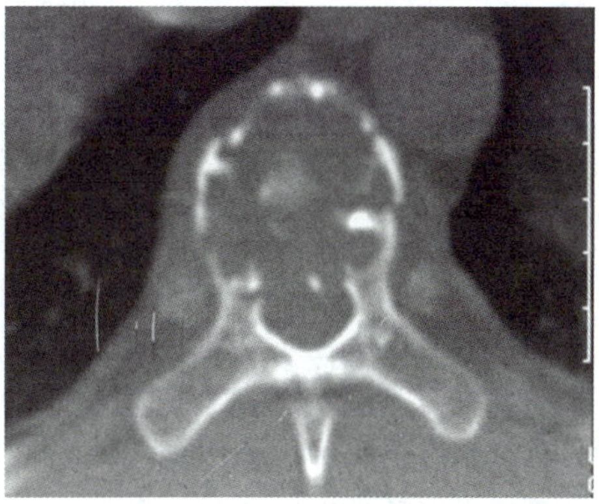

（b）

图 6-36　骨髓瘤的影像学表现 2

注：男，58 岁。腰痛 10 年余。（a）DR 示颅盖骨板障骨多发类圆形骨质破坏、油滴状骨质缺损；（b）CT 示脊柱椎体骨质疏松明显，融骨样骨质破坏、椎体塌陷、皮质病理性压缩骨折。

3. 诊断与鉴别诊断　老年病人出现弥漫性骨质疏松、多发性骨质破坏或多发性骨质硬化灶时要考虑到本病，实验室检查和骨髓涂片可明确诊断。注意与转移性骨肿瘤鉴别，有原发性肿瘤病史是最主要的鉴别点。

（五）尤因肉瘤

1. 概述　尤因肉瘤于 1921 年由 Ewing 首先描述并命名。恶性程度较高。目前认为本病起源于骨髓未分化间充质支持细胞，偶尔发生于骨外软组织。本病约占骨恶性肿瘤的 4%，以四肢长骨骨干多见，扁骨中多见于髂骨和肋骨。

病变起源于髓腔，瘤组织富含细胞和血管，质地柔软，常被纤维组织分隔成不规则结节状。瘤内可有出血、坏死及囊变。肿瘤易向周围浸润扩散，侵入骨膜下可形成骨膜反应和软组织肿块。

好发年龄为 5～15 岁，男多于女。全身症状常似骨感染，如发热、白细胞增多。局部症状以疼痛为主，还可存在局部肿块。早期可发生骨骼、肺和其他脏器转移。肿瘤对放射线极为敏感，局部照射后，症状可显著改善。

2. 影像学表现　影像学表现表现多种多样，无特征性。根据肿瘤发生部位可分为中心型和周围型。

（1）中心型：最多见，病灶位于骨干中段髓腔内，呈弥漫性骨质疏松和斑点状、虫蚀样破坏，边界不清。肿瘤突破骨皮质可出现葱皮样骨膜反应，可被破坏形成 Codman 三角，并可见放射状骨针。早期病变可穿破皮质形成软组织肿块。

（2）周围型：病灶始于骨皮质一侧，骨皮质外缘被破坏常呈蝶形，具有一定特征性，常合并软组织肿块。发生于扁骨及不规则骨者，亦表现为溶骨性破坏、不规则骨硬化或混合存在。发生于骨外者，主要表现为大小不等的软组织肿块，边界不清，密度较高，少数可出现邻近骨质硬化或皮质粗糙变厚。

3. 诊断与鉴别诊断

（1）诊断要点：青少年患者，影像检查发现长骨骨干不规则虫蚀样骨质破坏、软组织肿块、葱皮样骨膜反应、骨膜三角和放射状骨针时，应首先考虑本病。

（2）鉴别诊断：注意与急性骨髓炎鉴别，早期两者表现相似，但骨髓炎常有弥漫性软组织肿胀，病史较长，以月计，多有明确的急性病史，有死骨，骨破坏与增生同时并存；而尤因肉瘤为局限性软组织肿块，有分层状骨膜反应，疼痛明显，病史短，以周计。鉴别困难时，可用诊断性放射治疗来区分，尤因肉瘤对放疗敏感。

四、骨巨细胞瘤

微课：骨巨细胞瘤影像诊断

1. 概述 骨巨细胞瘤是一种局部侵袭性肿瘤，大部分为良性，部分生长活跃，也有少数最初就是恶性。在我国骨巨细胞瘤是常见的骨肿瘤之一，占所有骨肿瘤的 14.13%，位居第三。肿瘤好发于四肢长骨骨端，尤其是股骨远端、胫骨近端和桡骨远端。

骨巨细胞瘤一般认为来源于骨内不成骨的间充质组织。肉眼观察肿瘤切面呈棕红色、肉样、质软，可见出血灶和含液的坏死囊腔。镜下肿瘤主要由单核基质细胞和多核巨细胞构成，前者是决定肿瘤性质的细胞。Jaffes 病理分为三级：Ⅰ级为良性，Ⅲ级为恶性，Ⅱ级为良、恶性之间。若肿瘤恶性度高，则多核巨细胞数量少，体积小，细胞核数少，单核细胞核大，有间变现象，排列紊乱；若为良性，则相反。但组织学的分级不完全代表其生物学特性，有些在镜下分化成熟的肿瘤，在临床上却表现为恶性。

骨巨细胞瘤好发年龄是 20~40 岁，骨骺愈合前的骨巨细胞瘤非常少见。骨巨细胞瘤的主要症状是患部疼痛和压痛，位于表浅部位的，早期可出现局部肿胀或形成肿块。患肢功能活动受限。骨质膨胀变薄时，压之可有捏乒乓球感，肿瘤穿破骨皮质形成软组织肿块后，皮肤可呈暗红色，表面静脉充盈曲张。疼痛剧烈，肿块增大迅速，有不同程度全身症状者，为恶性巨细胞瘤的表现。

2. 影像学表现

（1）X 线表现：肿瘤好发于骨端，多呈膨胀性多房性偏心性骨破坏，骨壳较薄，其轮廓一般完整，其内可见纤细骨嵴，构成分房状、肥皂泡状改变［图 6-37、图 6-38、图 6-39、图 6-40（a）］，此为该肿瘤的特征之一。肿瘤有横向膨胀的倾向，其最大径线常与骨干垂直。骨破坏区与正常骨的交界清楚但并不锐利，无硬化边。骨破坏区内无钙化和骨化影。一般无骨膜反应，不穿破关节软骨。在 X 线影像上，良、恶性骨巨细胞瘤并没有非常明确的分界，但以下几点特征提示可能为恶性骨巨细胞瘤。

1）骨质破坏特点：肿瘤与正常骨质交界处模糊不清，并且出现虫蚀状、筛孔样骨破坏。这是因为恶性骨巨细胞瘤的肿瘤细胞具有较强的侵袭性，能够侵蚀并破坏正常的骨小梁结构，使得骨质破坏边界不规则，呈现虫蚀样或筛孔样改变。同时，骨性包壳和骨嵴会变得残缺不全。正常情况下，骨巨细胞瘤可能有相对完整的骨性包壳，但在恶性情况下，肿瘤细胞突破包壳，对其造成破坏。

2）骨膜反应表现：当出现骨膜增生，尤其是形成 Codman 三角时，提示恶性可能。Codman 三角是骨膜被肿瘤掀起后，在骨膜新生骨的边缘形成的三角形骨质阴影，这是恶性骨肿瘤的典型表现之一，说明肿瘤生长迅速，对骨膜产生了破坏和刺激。

3）软组织肿块情况：若软组织肿块较大，超出骨性包壳的轮廓，也倾向于恶性。这是因为恶性骨巨细胞瘤更容易向周围软组织浸润生长，形成较大的肿块，而良性骨巨细胞瘤一般较少侵犯软组织或形成较小的软组织肿块。

4）临床相关表现辅助判断：患者年龄较大，疼痛持续加重，并且肿瘤突然加速生长，同时存在恶病质（如消瘦、贫血、乏力等全身衰竭表现），这些临床症状也有助于判断肿瘤为恶性。这是因为随着年龄增长，身体功能下降，肿瘤恶变后往往生长更为迅速，对机体的消耗也更大，导致疼痛加剧和恶病质的出现。

（2）CT 表现

1）骨性包壳显示优势：CT 检查能够清楚地显示骨性包壳，即使在 X 线平片上显示不清楚的骨性包壳，在 CT 图像上也可以清晰地看到。这是因为 CT 的空间分辨率和密度分辨率比 X 线检查更高，能够更好地分辨骨组织的细节结构。

2）骨壳及肿瘤内部特征：在 CT 图像上，大多数肿瘤的骨壳并不完整连续，但没有包壳外的软组织肿块影。骨壳内面是凹凸不平的［图 6-40（b）］。这是因为骨巨细胞瘤在生长过程中，对骨壳内部产生不均匀的压力和侵蚀，导致内面不平整。肿瘤内部实际上并无真正的骨性间隔，说明在 X 线平片上看到的分房征象，实际上是骨壳内面骨嵴的投影。这种认识有助于更准确地理解骨巨细胞瘤的内部结构。

3）肿瘤密度特点及其他发现：肿瘤内部密度不均匀，可以看到低密度的坏死区，有时还能发现液-液平面。这是因为肿瘤内部可能存在不同程度的坏死、出血等病理变化，不同成分在 CT 图像上表现出不同的密度。肿瘤与骨松质的交界大多比较清楚，但没有骨质增生硬化。这与骨巨细胞瘤的生长特性有关，它主要是对骨质的侵蚀破坏，而不是引起骨质增生反应。

4）CT 在特殊部位及侵袭性肿瘤诊断中的作用：对于解剖结构比较复杂的部位，CT 能够很好地显示上述结构，为准确判断肿瘤的位置、范围和与周围结构的关系提供了重要信息。对于侵袭性较强的肿瘤，CT 也能显示其相应的特征，如骨壳的破坏程度、软组织侵犯情况等，对诊断有很大的帮助。

（3）MRI 表现：MRI 的主要优势在于能够显示肿瘤周围的软组织情况，包括肿瘤与周围神经和血管的关系。这是因为 MRI 对软组织的分辨能力强，能够清晰地分辨出神经、血管等结构与肿瘤的位置关系，为手术治疗提供重要的解剖信息。同时，MRI 还可以显示关节软骨下骨质的穿破、关节腔受累、骨髓的侵犯和有无复发等情况。这些信息对于全面评估肿瘤的严重程度和制定治疗方案非常关键。

1）肿瘤边界及信号特点：多数肿瘤在 MRI 图像上边界比较清楚，周围没有低信号环。瘤体的 MRI 信号是非特异性的，在 T_1WI 上呈均匀的低或中等信号，高信号区提示亚急性出血。这是因为亚急性出血中的正铁血红蛋白在 T_1WI 上呈高信号。在 T_2WI 上信号不均匀，呈混杂信号，瘤组织信号较高，其内部可以看到纤维性低信号分隔［图 6-40（c）～（f）］。这是由于肿瘤内部组织结构复杂，包含多种成分，如瘤细胞、纤维组织等，不同成分在 T_2WI 上表现出不同的信号强度。

2）出血及坏死信号特点与液-液平面：陈旧性出血在 MRI 图像上呈高信号，这是因为陈旧性出血中的含铁血黄素等成分在 T_2WI 上表现为高信号。而含铁血黄素沉积则呈低信号，这是因为含铁血黄素具有缩短 T_2 弛豫时间的特性。出血和坏死液化区可出现液-液平面，这是由于血液成分和坏死液化组织的密度不同，在 MRI 上形成不同的信号分层。

3）增强扫描表现：增强扫描时，肿瘤可有不同程度的强化。这种强化特点可以帮助进一步了解肿瘤的血供情况和活性部分，为诊断和治疗提供更多信息。

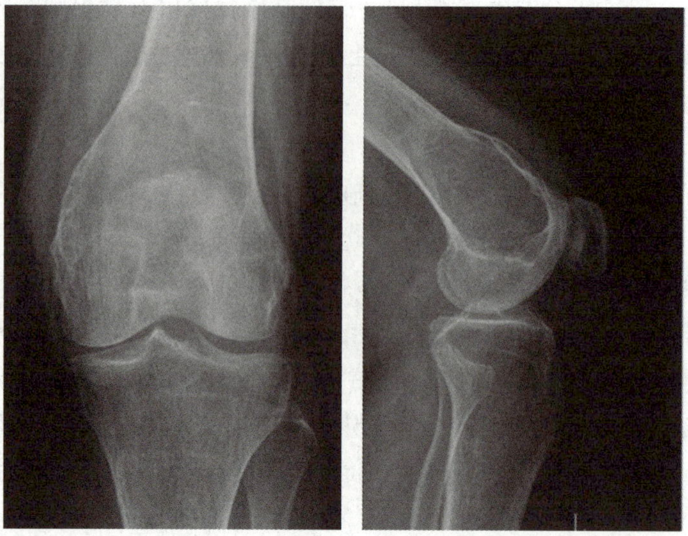

图 6-37　Ⅰ级骨巨细胞瘤 X 线表现

注：女，76 岁。DR 正侧位示左侧股骨下端皂泡样骨质膨胀改变，Ⅰ级骨巨细胞瘤。

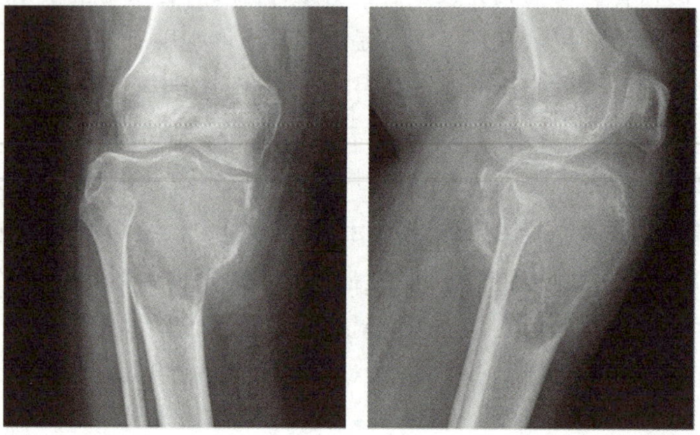

图 6-38　交界性骨巨细胞瘤 X 线表现

注：男，42 岁。右膝关节疼痛 2 月余。X 线片示右侧胫骨近端偏心膨胀性骨质破坏，边界不清，累及关节面，交界性骨巨细胞瘤。

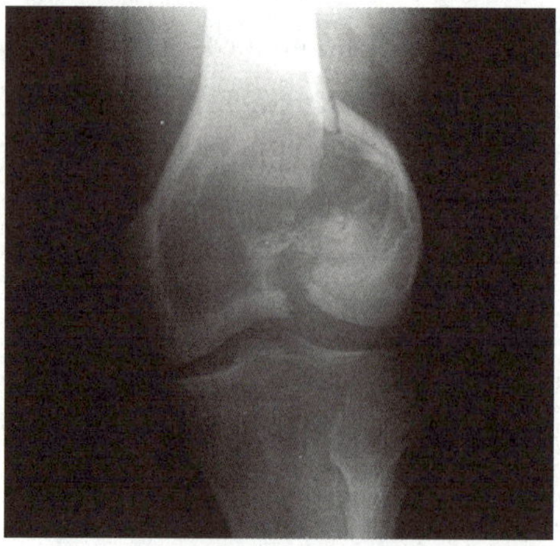

图 6-39　骨巨细胞瘤伴病理性骨折 X 线表现

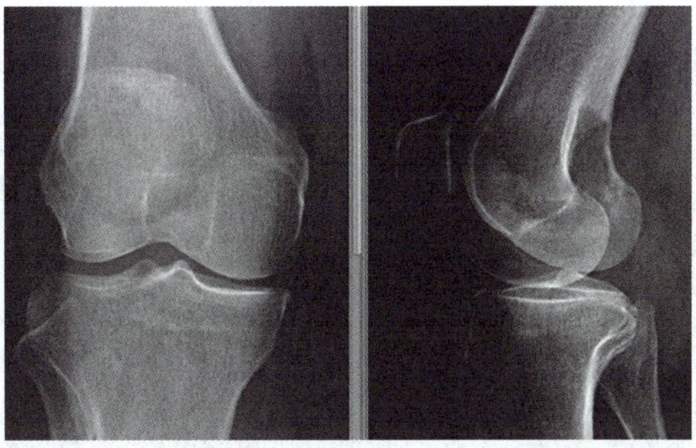

(a)

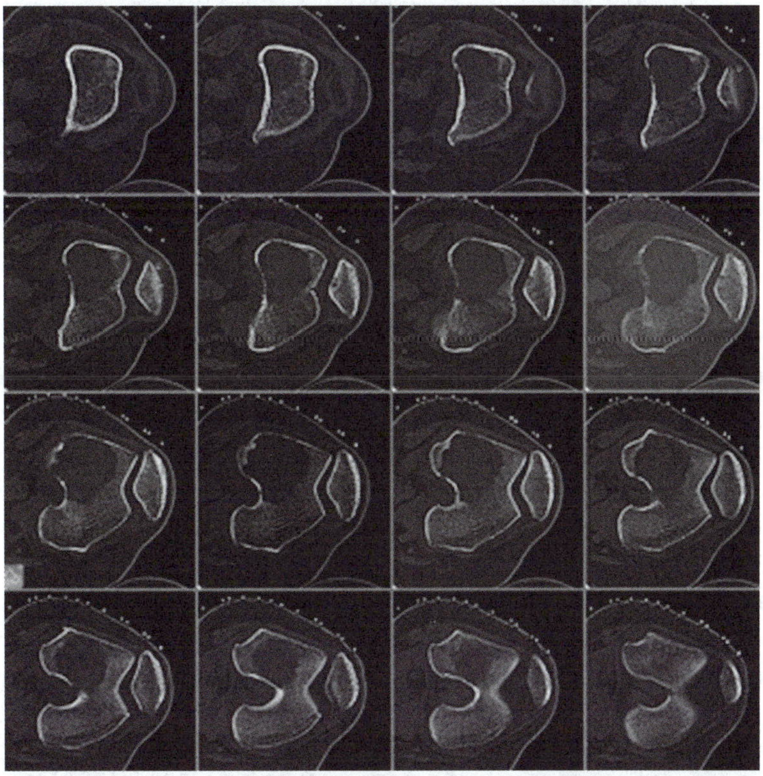

(b)

图 6-40 骨巨细胞瘤影像学表现与病理检查

注：男，65 岁。左侧股骨下端区疼胀 2 月余。(a) DR 示股骨下端不规则类圆形骨质破坏，边界不清；(b) CT 示左侧股骨远端髁区不规则类圆形低密度，边界不清，周围皮质部分似不连续，周围软组织轻度肿胀；(c) T_1WI 矢状位示股骨下端髁区长 T_1 信号，边界尚清；(d) T_2WI 压脂序列矢状位示股骨下端髁区不规则类圆形长 T_2 压脂高信号，相邻后缘骨膜区及软组织区呈条片状 T_2 压脂高信号；(e) T_2WI 压脂序列冠状位示病变区及周围相邻皮质区、软组织区 T_2 压脂高信号改变；(f) 活检示右侧股骨踝部骨巨细胞瘤。

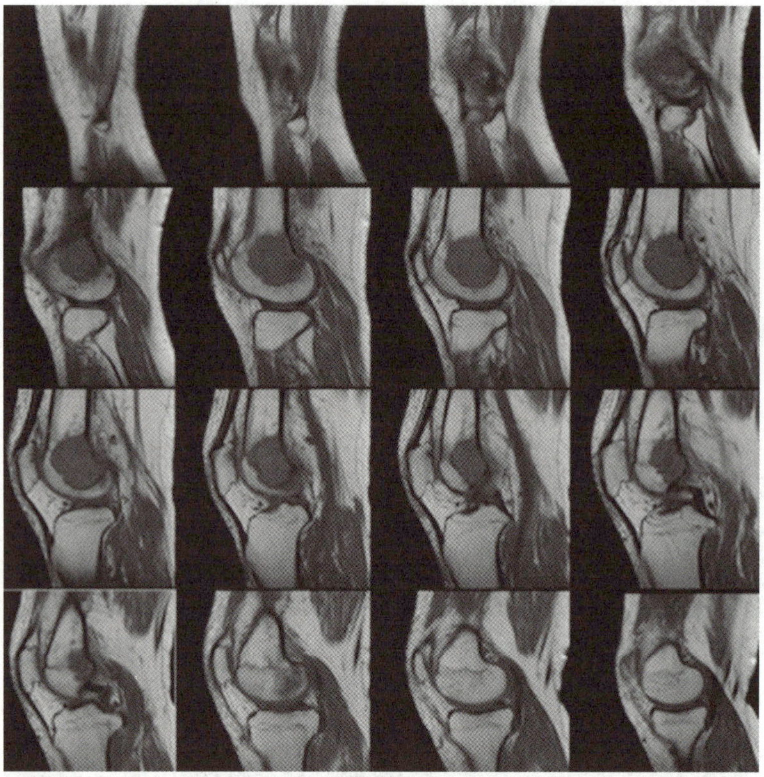

（c）

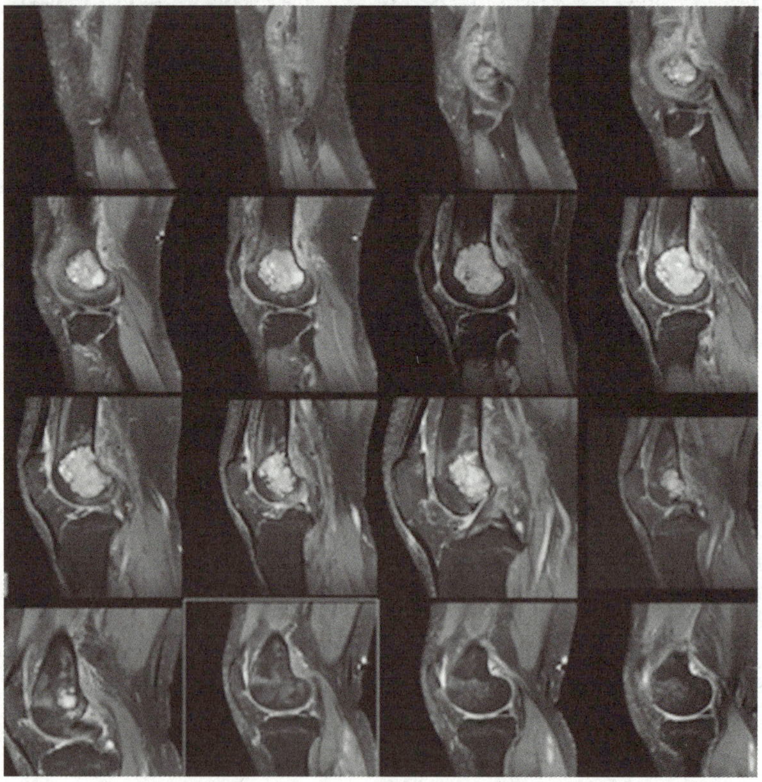

（d）

图 6-40 （续图）

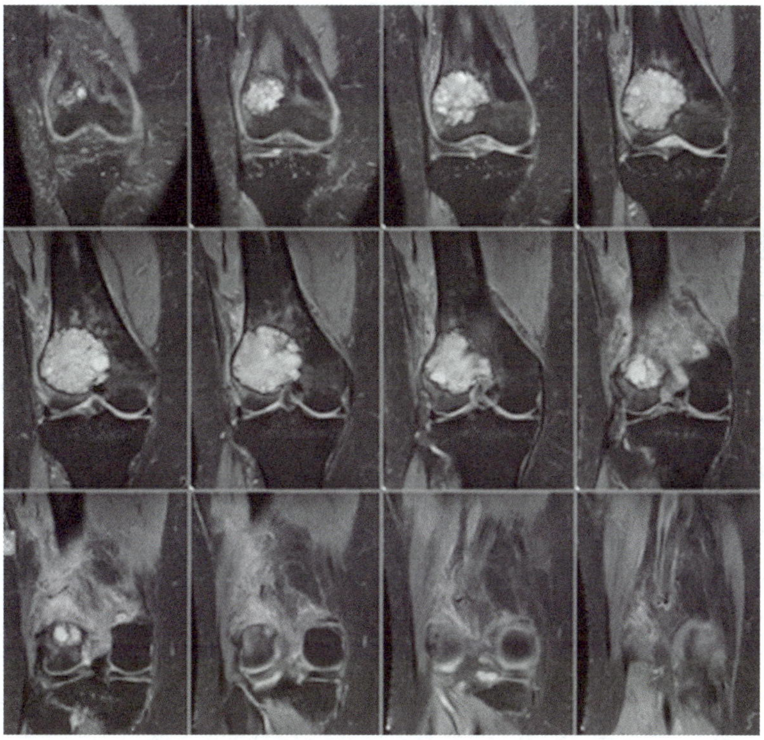

（e）

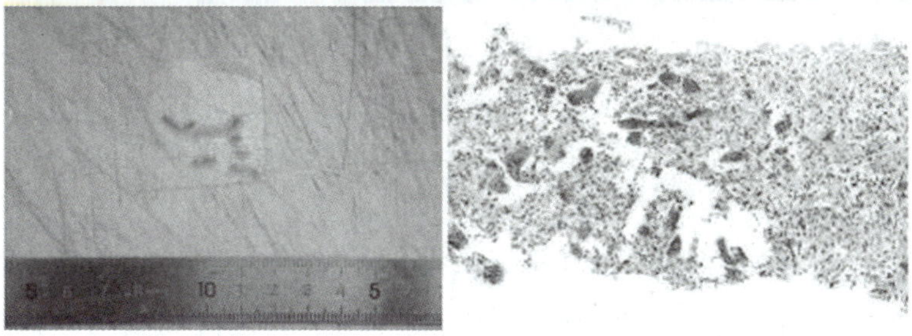

（f）

图 6-40　（续图）

扫码看彩图

3. 诊断与鉴别诊断

（1）诊断要点：发病年龄 20~40 岁，骨端，以桡骨远端、肱骨近端、股骨下端、胫骨近端好发，偏心横向膨胀、皂泡样骨质改变为主要特点。良性改变者，边界清、略有硬化边；反之，边界不清、可顺延骨松质伏克曼氏管、皮质哈氏管浸润。

（2）鉴别诊断：骨端的动脉瘤样骨囊肿，呈吹气球样改变，可有血管搏动杂音。鉴别骨端的纤维类肿瘤无皂泡样改变，膨胀不明显。年龄较长者骨巨细胞瘤需与骨转移瘤鉴别，分化不良的骨巨细胞瘤易误诊为骨转移瘤。发病部位、有无原发病变、骨巨细胞瘤纤维分隔、骨脊可资鉴别。

微课：骨囊肿影像诊断

五、骨肿瘤样病变

（一）骨囊肿

1. 概述 骨囊肿是常见的非肿瘤性病变，一般单发，好发于长骨干骺端，骨囊肿是一种常见的非肿瘤性病变，通常为单发病灶。好发于长骨干骺端，其中肱骨近端最为多见，占比达60%，其次是股骨近端，占25%。囊肿局部的骨皮质会出现膨胀现象，在较薄的皮质壳外面包裹着完整的骨膜。囊肿壁由间皮细胞覆盖，囊腔内含有草黄色液体。其形态可为单一囊腔，也可能是由纤维组织间隔分开的多个囊腔，囊壁还有许多骨嵴伸入囊腔。

好发于青少年男性，多在20岁以下，尤其是4～10岁的儿童更为常见。不过，扁骨的骨囊肿则多见于成人。临床上，骨囊肿一般没有明显症状，部分患者可能仅有隐痛或间歇性不适。大约半数的病例是因为发生病理性骨折才前来就诊。这是因为骨囊肿会使局部骨质变得脆弱，在轻微外力作用下就容易发生骨折。

2. 影像学表现

（1）X线表现

1）单房性囊肿：单房性囊肿位于干骺端中央，呈现出圆形、卵圆形或圆柱状。其边界清晰，密度均匀，是一个透亮区，并且可能有一处线状硬化边。囊肿的轮廓形状很有特点，呈底向骺板、尖向骨干的“子弹”形（图6-41）。

病变会沿着骨的长轴方向发展，常常引起轻度的膨胀。但这种膨胀程度一般不会超过干骺端的宽度，虽然会使骨皮质变薄，不过不会导致骨皮质破裂，而且也没有骨膜反应。随着骨骼的生长发育，囊肿会逐渐向骨干方向移动。

2）多房性囊肿：可以看到明显的分房状现象，其中的骨间隔大部分与长骨的纵轴垂直（图6-41）。

3）病理性骨折表现：当骨囊肿发生病理性骨折时，由于囊内液体流出，骨折片会向囊内移位，这一特殊征象被称为骨片陷落征（图6-41）。这是骨囊肿在骨折时特有的表现，对诊断骨囊肿有重要提示意义。

（2）CT表现：囊性病灶在CT上一般呈现为均匀的液体密度影，骨壳是完整的。这是因为CT能够清晰地显示出囊肿的密度和骨壳的完整性，为诊断提供了重要的依据。如果合并病理性骨折，CT可以清晰地显示骨片陷落征，进一步明确诊断（图6-42）。

（3）MRI表现：病变在MRI图像上呈圆形或卵圆形，边界清晰。这是因为MRI对软组织的分辨能力较强，能够准确地显示出囊肿的形态和边界。

在T_1WI上，囊肿呈中低信号；在T_2WI上为高信号。但由于囊液成分的不同，如存在出血或蛋白沉积等情况，信号会有所变化。这是因为不同的囊液成分具有不同的磁共振信号特性，从而导致信号的改变。增强扫描，小儿骨囊肿壁可有轻度强化（图6-41）。

若发生病理性骨折，在MRI上可见骨膜下高信号。这是因为骨折后骨膜下会有出血等情况，在MRI上表现为高信号，有助于发现骨折相关的病变。

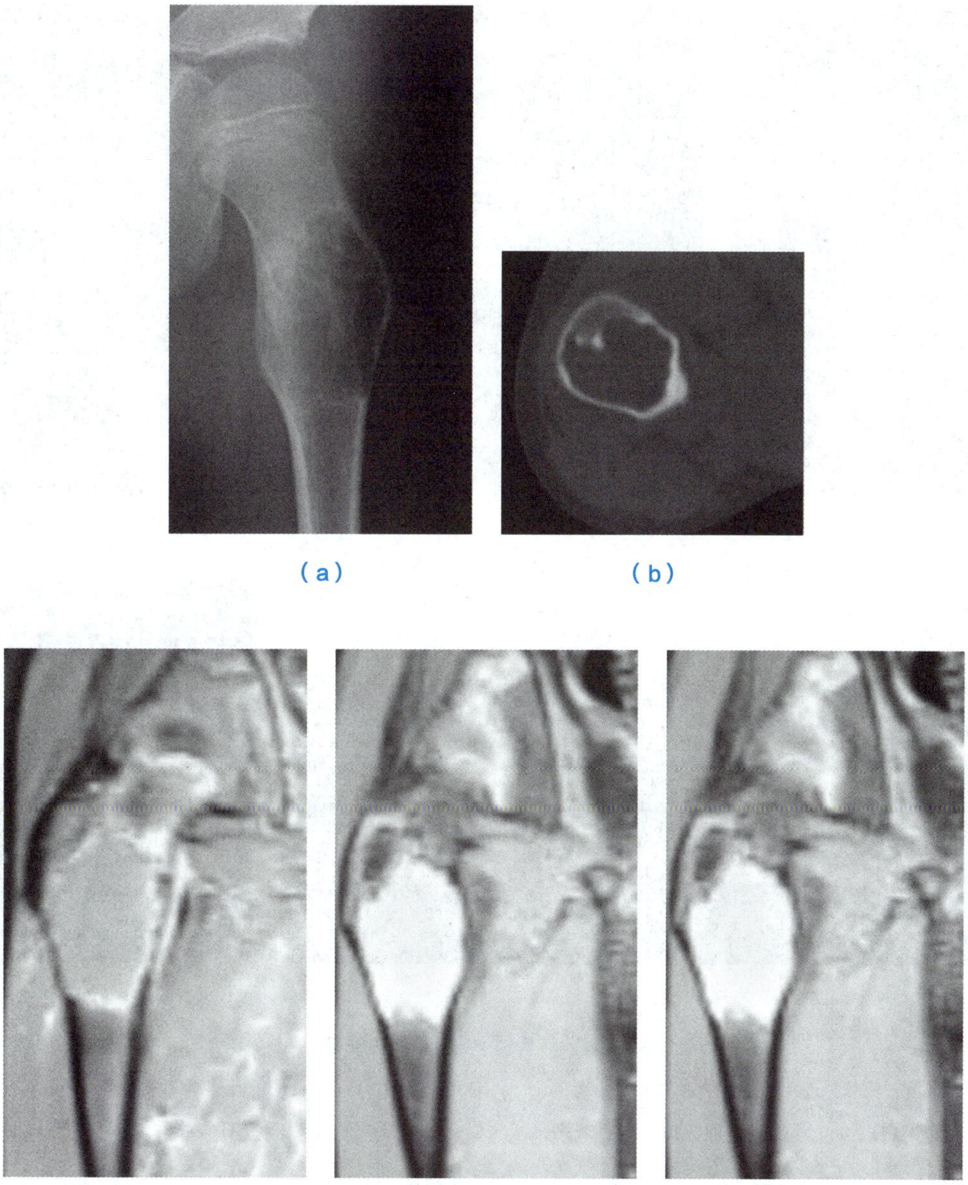

(a)　(b)　(c)　(d)　(e)

图 6-41　骨囊肿影像学表现 1

注：男，8 岁。查体发现左侧股骨近端囊性占位性改变，骨囊肿。(a) DR 示左侧股骨近段长轴形膨胀性骨质改变，边界尚清，内见存留骨脊、垂直于骨皮质；(b) CT 示病变区膨胀性改变，周围皮质变薄，骨质略硬化；(c) T_1WI 压脂序列增强扫描示长 T_1 信号，边缘可见强化，周围软组织未见异常强化；(d) 冠状位 T_2WI 压脂序列呈长 T_2 高信号，周围软组织未见异常信号；(e) 不同层面冠状位 T_2WI 压脂序列呈长 T_2 高信号。

扫码看彩图

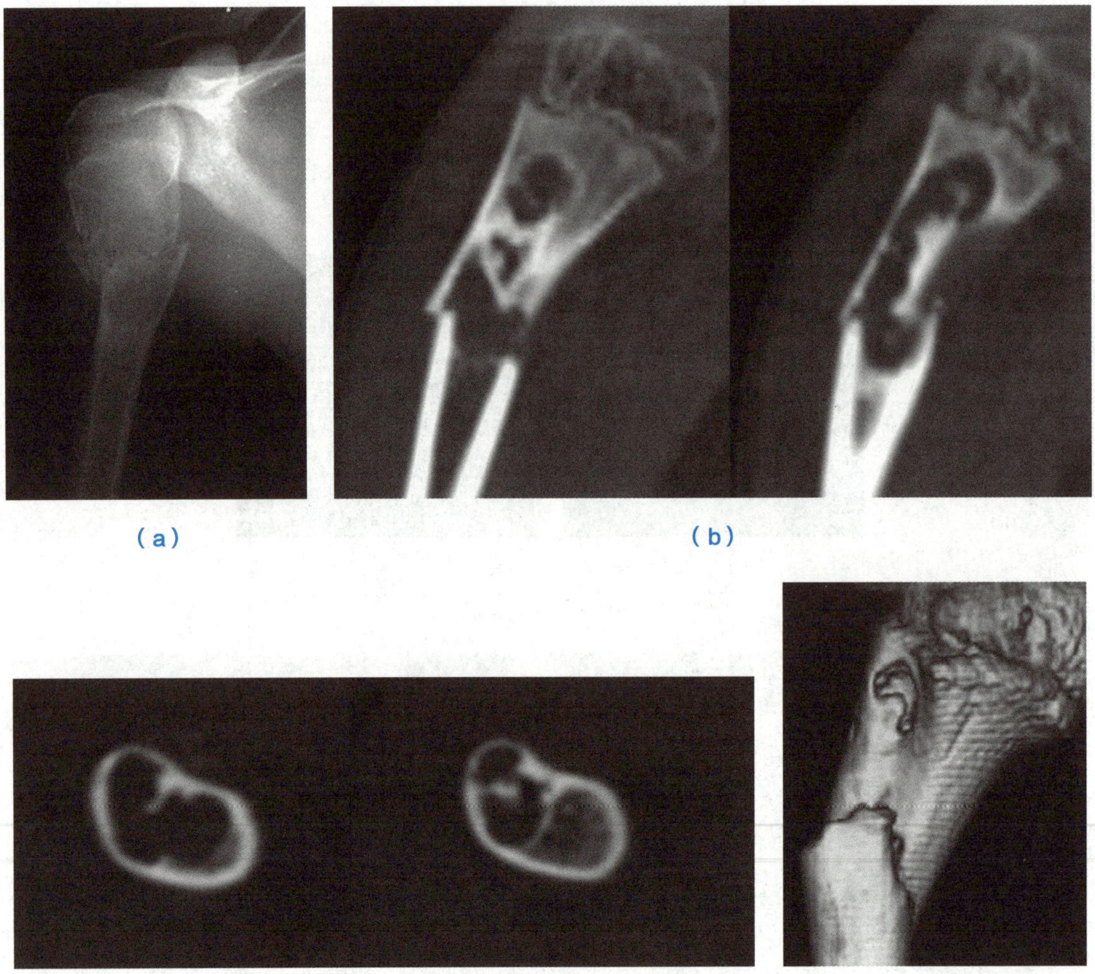

(a) (b) (c) (d)

图 6-42　骨囊肿影像学表现 2

注：女，12 岁。右侧肱骨近干骺端骨囊肿并病理性骨折。(a) X 线片；(b) CT 冠状位重建示不规则囊状病变，内见骨嵴存留，周边骨质硬化，并病理性骨折；(c) CT 轴位扫描示不规则囊状病变，内见骨嵴存留；(d) 右侧肱骨近干骺端骨囊肿并病理性骨折 CT 三维重建。

3. 诊断与鉴别诊断　平片显示长骨干骺端中央圆形、卵圆形或圆柱状边界清楚、密度均匀的透亮区，与骨干长轴一致纵向发展，周围有一处线状硬化边，囊内残留骨脊垂直于骨皮质，即可考虑为本病。

(二) 骨纤维异常增殖症

微课：骨纤维异常增殖症影像诊断

1. 概述　骨纤维异常增殖症也称骨纤维结构不良，是一种先天性疾病，类似错构瘤，是骨纤维发育异常的一种情况。从组织学角度看，它是由脆弱的类骨质和含有小梁骨的纤维组织构成的。有时候，组织内部还会包含软骨结节及钙化部分。可以单骨发病，也可以多骨发病。如果病变是多发的，并且伴有性早熟和皮肤色素沉着，称为 Albright 综合征。好发部位是股骨近段、胫骨、肋骨、颌骨和尺、桡骨。在多骨发病的情况下，病变常常呈偏肢性分布，少数情况会累及全身骨骼。

好发年龄在 8~30 岁。病变进展比较缓慢，多数患者没有自我感觉的症状。症状的轻重和病损程度有关。主要症状包括骨膨大，这是因为病变导致骨组织异常增生，使得骨骼的体积增大；疼痛，可能是由于病变过程中骨内压力改变或者轻微骨折等原因引起；病理性骨折，由于病变骨的结构异常，骨质脆弱，在正常活动或者轻微外力作用下就容易发生骨折；畸形，是因为病变的不均匀发展，导致骨骼形态发生改变。

2. 影像学表现

（1）囊状骨质改变：好发于股骨近段。呈圆形、椭圆形或者半圆形的异常透亮区，有明显的硬化缘（图 6-44）。硬化缘是病变周围骨质对异常组织的一种反应，周围硬化带厚度可达数毫米。在病灶内部可以看到斑点状钙化或者絮状略高密度影。这些内部的钙化或者高密度影可能是由于病变组织中的钙盐沉积或者纤维组织的局部致密化等原因形成的。

（2）磨玻璃样病变：①病变区呈现半透明结构，正常的骨纹理消失。这是因为病变组织取代了正常的骨组织，其密度和结构与正常骨不同。②病骨会膨胀变形，而且这种改变的范围可能比较大，甚至会累及骨干的大部分，并且伴有弯曲畸形（图 6-43）。同时，还可以看到不全骨折或者假骨折线。不全骨折是指骨的连续性部分中断，没有完全断裂；假骨折线在影像学上类似骨折线，但实际上可能是由于病变导致的骨质薄弱区域。③长骨病变的上下两端有时呈尖角状，边缘硬化，还可能有索条状致密影向上下延伸。这些索条状致密影可能是病变与正常骨组织的过渡区域，或者是病变周围骨质的反应性增生。

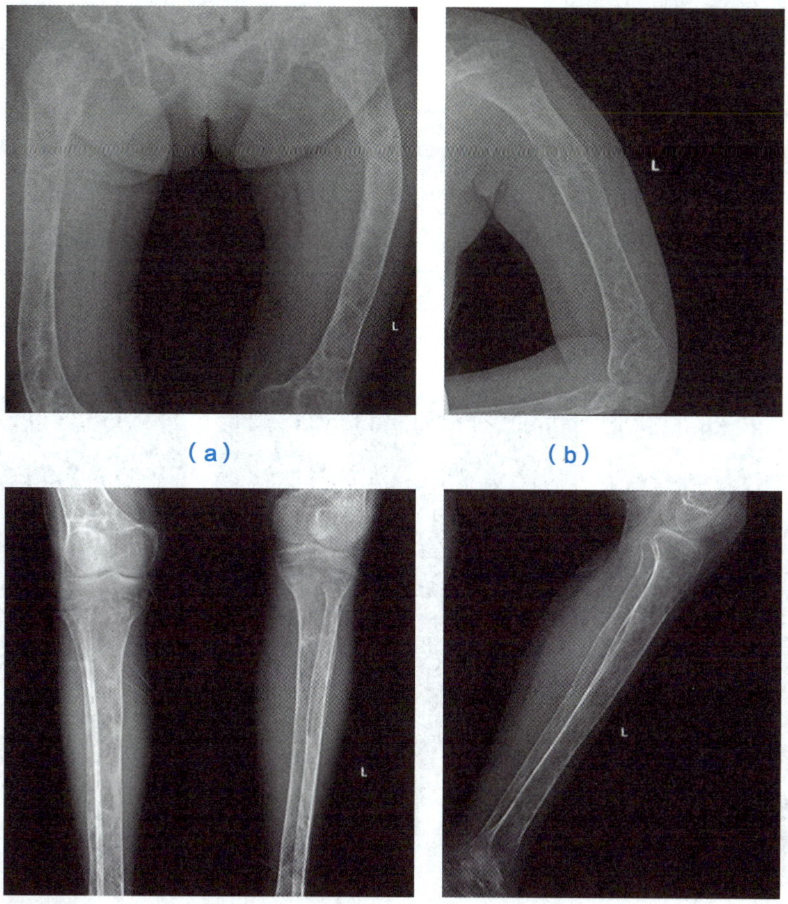

（a） （b）

（c） （d）

图 6-43 骨纤维异常增殖症 X 线表现 1

注：女，16 岁。多发骨折史 7 年余。（a）X 线示双侧股骨、胫腓骨、盆骨多发弥漫性囊样、膨胀性骨质改变，骨骼形态变形；（b）DR 示肱骨及尺桡骨弥漫性囊样、膨胀性骨质改变，骨骼形态变形；（c）DR 示双侧胫腓骨弥漫性囊样、膨胀性骨质改变；（d）DR 示胫腓骨及踝区弥漫性囊样、膨胀性骨质改变。

（3）丝瓜瓤样改变：①病变内有许多扭曲和粗大的骨小梁，呈纵行或横行排列。这是因为病变过程中骨小梁的结构和排列发生了异常改变，呈现出一种特殊的形态。②皮质会膨胀变薄（图 6-44、图 6-45）。有时在病变周围也可以看到长条状密度增高影向外延伸。这种密度增高影可能是病变刺激周围骨质，导致骨质增生所形成的。

（4）骨质硬化性改变：①在颅面骨发生骨纤维异常增殖症时，主要是以骨质膨大、增生硬化为主。表现为外板和板障密度增高，并且有少量囊样低密度改变。这种骨质膨大是由于病变组织的增生，而密度增高是因为骨质的异常沉积。囊样低密度改变可能是病变内部的纤维组织或者其他成分导致的。②长骨可能呈现略膨胀的硬化性病变。这种硬化性病变使得长骨的密度增加，同时也会有一定程度的膨胀，改变了长骨的正常形态和结构（图 6-46、图 6-47）。

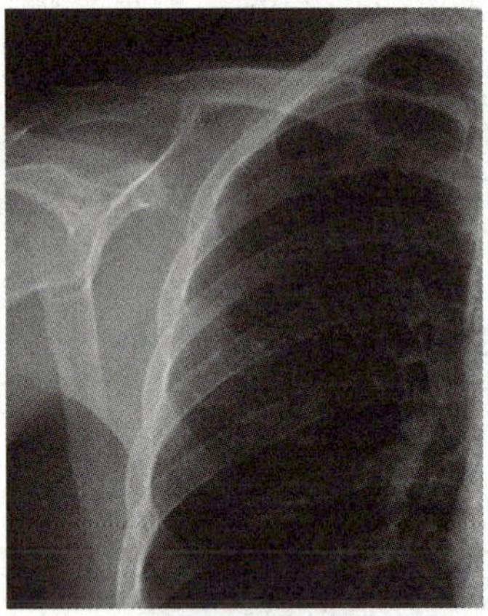

图 6-44　骨纤维异常增殖症 X 线表现 2

注：男，21 岁。X 线片示右侧第 4 前肋膨胀样骨质改变，无症状。

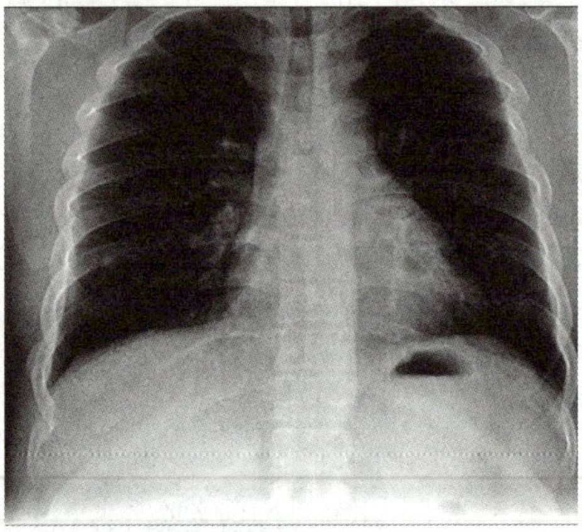

图 6-45　骨纤维异常增殖症 X 线表现 3

注：男，33 岁。X 线片示右侧第 9、10 局部肋骨骨质形态略膨胀、骨质密度不均。

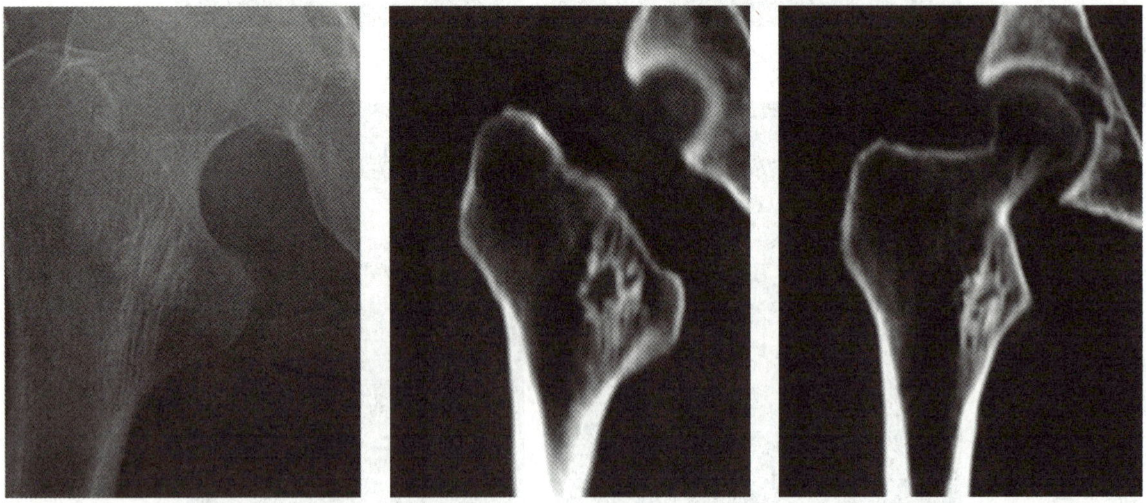

（a）　（b）　（c）

图 6-46　骨纤维异常增殖症 MRI 表现

注：男，64 岁。查体发现右侧股骨粗隆区类圆形条片状骨质密度不均区。（a）X 线片；（b）（c）CT 冠状位示股骨粗隆区类圆、条片状低密度区、周边骨质硬化、粗大骨纹理，边界欠清。

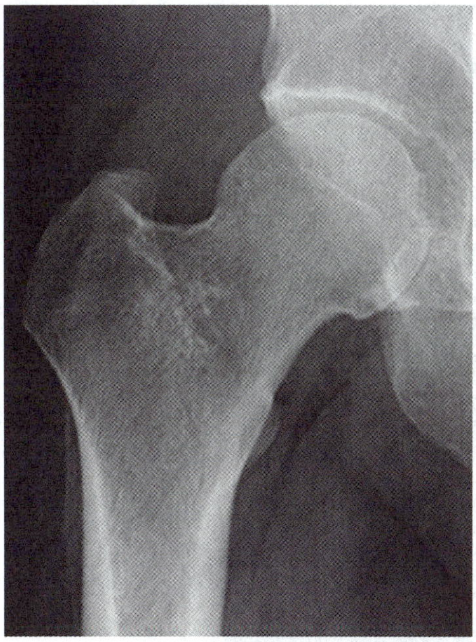

（a）

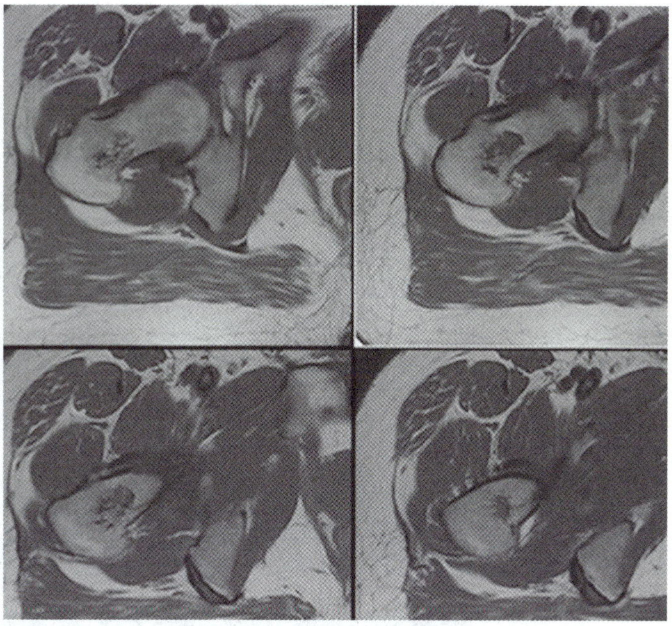

（b）

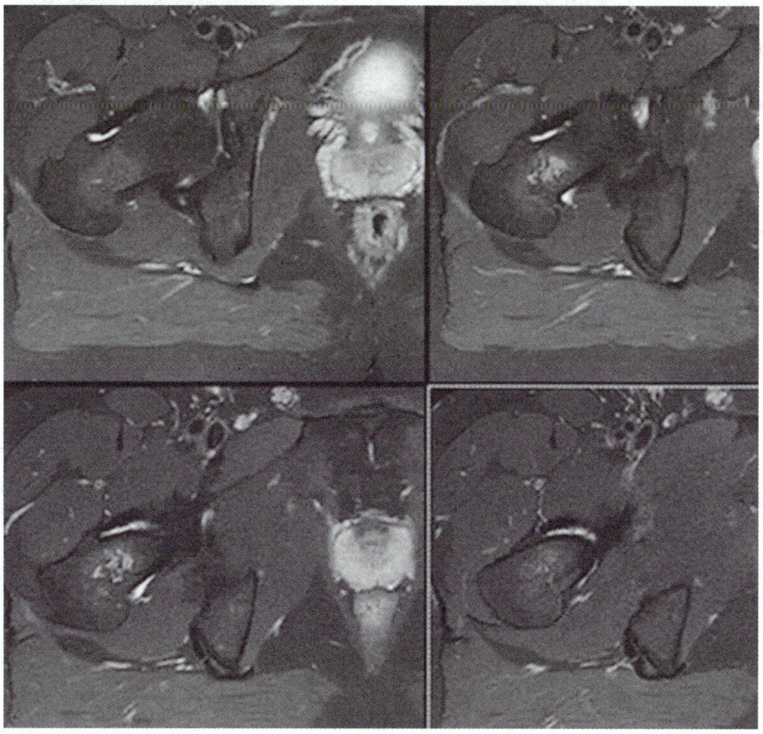

（c）

图 6-47　骨纤维异常增殖症影像学表现

注：男，31 岁。左髋疼痛 1 年左右。检查偶然发现右侧股骨粗隆区局部骨质囊样骨质改变，内骨质密度不均，周边略硬化。（a）X 线片；（b）示右侧股骨粗隆区不规则长 T_1 低信号；（c）T_2WI 压脂序列示右侧股骨粗隆区不规则长 T_2 高信号；（d）T_2WI 压脂序列冠状位示右侧股骨粗隆区不规则长 T_2 高信号。

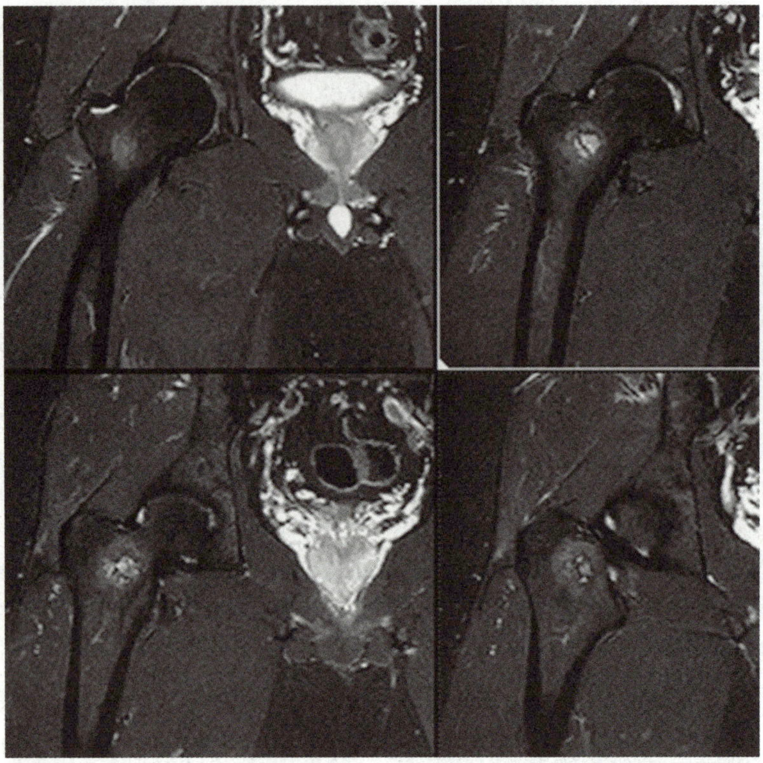

（d）

图6-47 （续图）

3. 诊断与鉴别诊断

（1）诊断要点：骨纤维异常增殖症通常单侧肢体发病，轻发型仅累及单个骨骼，表现为局部骨纤维结构不良。但是偶尔可见双侧肢体长管骨、扁骨、不规则骨全身骨骼发病，类似于甲状旁腺功能亢进全身纤维囊性骨炎改变。

（2）鉴别诊断：①累及长管状骨囊样改变，与长骨内生软骨瘤鉴别，内生软骨瘤常有清晰的边界，可见软骨基质的钙化。②与长管状的非骨化纤维瘤鉴别，非骨化纤维瘤好发于皮质下、偏心性生长，可轻度膨胀性改变，有明确的硬化边（图6-48）。

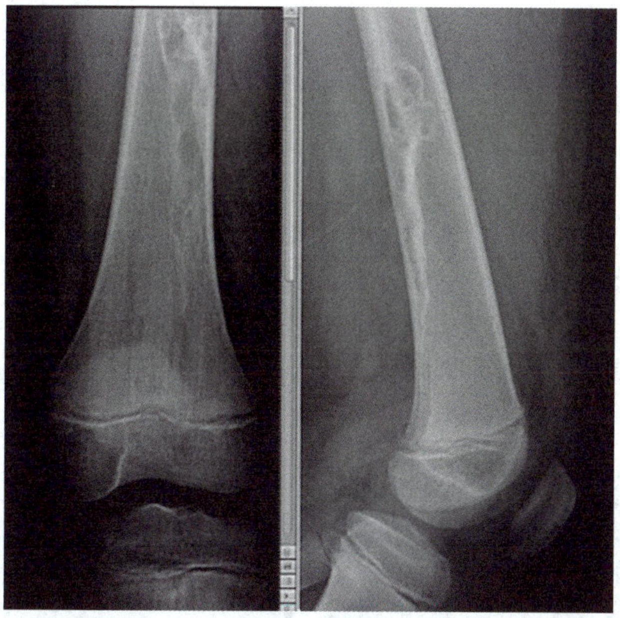

图 6-48 非骨化纤维瘤 X 线表现

注：男，9 岁。左膝外伤后肿胀 1 周。检查发现左侧股骨中下干骺段皮质下囊样偏心膨胀性改变，边界清晰、有硬化边。

第七节 慢性骨关节病影像诊断

一般来说，关节炎为由于外伤、退变、炎症、感染、免疫因素或代谢过程障碍引起的关节异常。关节炎还包括结缔组织性关节病变，如与系统性红斑狼疮及硬皮病相关的关节炎。临床上常见的慢性骨关节病，脊柱椎体关节、四肢关节等退行性骨性关节病、类风湿关节炎、强直性脊柱炎，以及缺血性坏死引起的骨性关节病。

一、类风湿关节炎

微课：类风湿关节炎影像诊断

1. 概述 类风湿关节炎（rheumatoid arthritis，RA）为一种泛发性结缔组织病，骨关节和全身结缔组织均可受累。病因不明，以手足小关节易受侵，以多发性、对称性侵犯手足小关节为特征。基本病变为关节滑膜的非特异性慢性炎症。病理过程分为渗出期和增殖期。初期以渗出为主，随后滑膜血管翳形成，并侵蚀软骨及骨等关节结构。患者常有滑囊炎、肌腱炎或腱鞘炎。

好发于 20~40 岁，女性多见。临床上发病隐匿，对称性侵犯周围关节，以手足小关节为主，中轴骨受累少见。表现为手指关节梭形肿胀、疼痛、僵硬，以晨起为重（晨僵），活动后好转。8%~15%的患者为急性发病，有发热、不适、乏力和肝脾大等症状与体征。晚期由于腕、指等关节的滑膜炎侵蚀骨质并使韧带拉长和撕裂，表现为多关节畸形，如手指“尺侧偏移”、指间关节屈曲和过伸畸形，并常伴有肌肉萎缩。实验室检查：红细胞沉降率加快、类风湿因子阳性等。

2. 影像学表现

（1）超声表现：小关节周围滑膜增厚，超声检查可显示增厚的滑膜。是早期 RA 关节最主要影像学改变。

（2）X 线表现：手足小关节是最早、最常受累的部位。少数可侵犯膝、肘、肩和髋等大关节。早期手足小关节多发对称性梭形软组织肿胀，进而关节周围骨质疏松（图 6-49）。进而出现软骨下骨破坏和关节间隙变窄，骨侵蚀常起始于关节软骨的边缘，即边缘性侵蚀，为本病的重要早期征象。伸侧腕尺腱鞘炎常引起茎突外缘特征性侵蚀，还可见软骨下小囊状病灶，表现为边缘不清楚的小透亮区。晚期表现为关节纤维性强、关节半脱位或关节脱位。

（3）MRI 表现：显示类风湿关节炎较敏感，在侵蚀灶出现之前，即可出现炎性滑膜的强化。平扫加增强扫描，显示关节骨质侵蚀比平片要敏感得多。主要能显示充填在侵蚀灶内的血管翳，表现为 T_1WI 为低信号，T_2WI 为高信号，指间关节梭形肿胀，双腕关节破坏，有明显强化，与关节内血管翳相延续。

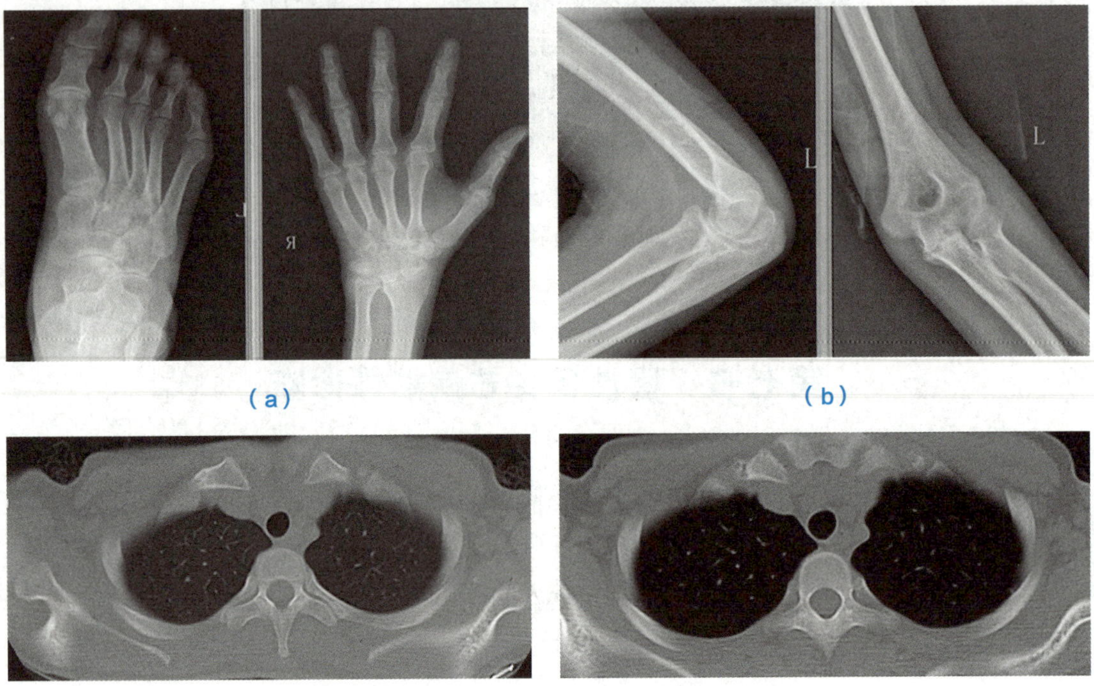

（a）（b）（c）（d）

图 6-49　类风湿关节炎影像学表现

注：类风湿关节炎，女，15 岁。四肢关节、胸锁关节胀痛 1 年余，腕骨关节、跗骨关节面毛糙、模糊，腕跗骨关节间隙变窄，关节面下囊样骨质侵蚀。(a) X 线片；(b) X 线片示肘关节骨性关节面模糊、囊样骨质破坏，间隙变窄；(c) CT 示双侧胸锁关节面毛糙、模糊，关节面下囊样骨质侵蚀；(d) CT 示锁骨近端囊样骨质破坏。

3. 诊断与鉴别诊断

诊断要点：①早期病变诊断，行超声滑膜检查及 MRI 评估，结合临床及实验室检查即可确诊。②进展期，平片显示两侧手足小关节存在多发对称性梭形软组织肿胀，同时存在骨质疏松、边缘性侵蚀、关节半脱位或脱位等表现；结合临床，患者出现关节梭形肿胀、疼痛、晨僵及类风湿因子阳性等表现即可诊断为本病。MRI 显示侵蚀灶内的血管翳可进一步明确诊断。

微课：强直性脊柱炎影像诊断

二、强直性脊柱炎

1. 概述　强直性脊柱炎（ankylosing spondylitis）又称竹节状脊柱，是一种原因不明的以进行性脊柱强直为主的慢性非特异性炎性病变。

强直性脊柱炎关节滑膜的病理改变为非特异性炎症，以非特异性滑膜炎和纤维素沉积为主，可出现滑膜炎症、软组织水肿和骨质疏松。骶髂关节是最先发病的部位。滑膜炎症及出现的血管翳可造成关节软骨及软骨下骨的侵蚀破坏。其渗出性变化较轻，而增殖性变化明显。纤维增殖后脊柱韧带、关节突、关节囊及椎间盘可发生广泛钙化、骨化，将相邻各椎体连接在一起，呈竹节状脊柱。

本病多见于男性青壮年，好发年龄为 15~35 岁。病情发展缓慢，全身症状轻，病程可长达十几年。最初症状为间歇性下腰痛，或有低热，红细胞沉降率增快。颈部、枕部及臀部疼痛亦常见。晚期出现脊柱和关节僵直，形成驼背和关节屈曲畸形。实验室检查：与血清 HLA-B27 阳性呈强相关性。

2. 影像学表现

（1）X 线表现：骶髂关节改变病变通常先累及骶髂关节，双侧同时受累是其典型特征，这对诊断有重要意义［图 6-50（a）］。在早期，能观察到骶髂关节面变得模糊，这是因为病变刚开始对关节面产生侵蚀作用。随后会出现虫蚀样破坏，这种破坏就像虫子咬过一样，使关节面出现很多小的缺损。此时，由于软骨下骨被吸收，关节间隙会增宽。接着，破坏区域的骨质开始增生硬化，这是机体对病变的一种修复反应，同时关节间隙又逐渐变窄。最后，关节会出现骨性融合，也就是两个关节的骨头长在了一起。

（2）发病顺序和早期表现：病变一般从脊椎下部开始，然后逐渐向上发展，最终可能累及整个脊柱。早期阶段主要是脊柱出现普遍性的骨质疏松，就好像整个脊柱的骨质都变得疏松多孔。同时，脊椎小关节面模糊不清，这会导致关节间隙逐渐消失。这是因为病变使得关节面的骨质和软骨受到破坏，使得原本清晰的关节间隙变得模糊直至消失。

1）椎体形态改变和后期特征：椎体前缘上下角会出现局限性的骨质破坏，这种破坏会让椎体前缘的凹面变直，形成所谓的“方形椎”。这是因为正常椎体前缘是有一定弧度的，当上下角被破坏后，弧度消失，就变成了类似方形的形状。另外，由于椎间盘纤维环和椎旁韧带广泛钙化、骨化，脊柱会呈现竹节状外观。

2）周围关节改变（髋关节改变）：髋关节是比较容易受累的关节，而且多数是双侧对称发病。其表现包括关节间隙变窄，这是因为关节面受到侵蚀及骨质的改变；关节面被侵蚀，出现缺损；关节面下会产生囊性变，形成类似囊状的病变区域；还有骨赘增生，也就是在关节边缘长出多余的骨质；最后会发展为骨性强直，就像骶髂关节一样，关节的骨头融合在一起。

3）骨隆突处改变：在肌腱、韧带及关节囊附着的骨隆突处，会出现与骨面垂直的棉絮状骨质增生和骨侵蚀。如坐骨结节、股骨大转子和跟骨结节等部位比较常见发病。这些部位的骨质增生就像棉絮一样，是因为病变导致局部骨质异常生长，同时又有骨侵蚀的情况，是病变对骨隆突处骨质的破坏和异常修复同时存在的表现。

（3）CT 表现：主要是对骶髂关节及肋骨椎骨关节进行扫描。CT 扫描的优势在于它能够消除关节前后及椎体周围重叠的干扰，相比于 X 线平片，能够更清楚地显示关节的轮廓和关节面上的侵蚀灶，而且能够更早地发现这些侵蚀灶［图 6-50（b）（c）］。

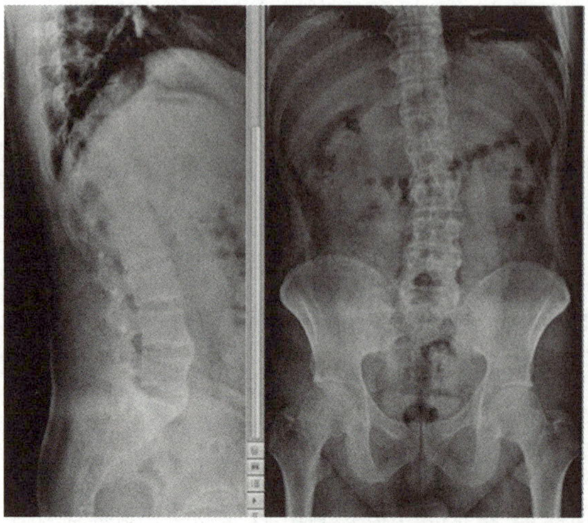

（a）

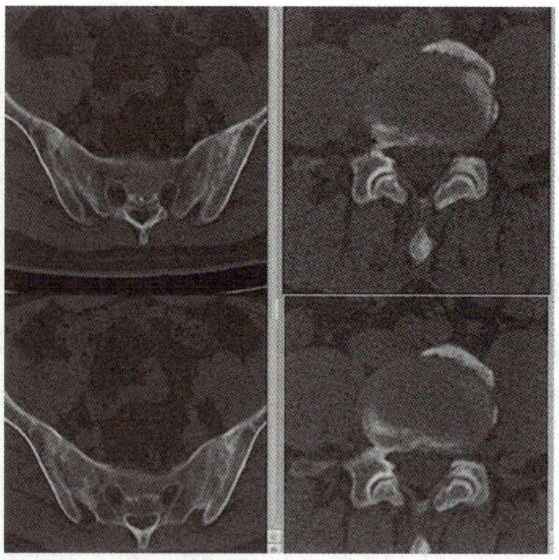

（b）

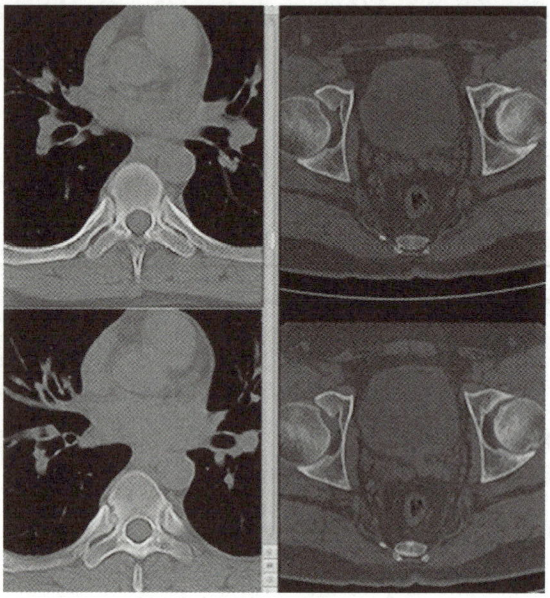

（c）

图 6-50　强直性脊柱炎影像学表现

注：强直性脊柱炎，男，25 岁。腰背部疼痛 4 年，加重 1 年。（a）DR 示双侧骶髂关节面硬化、间隙模糊，腰椎及腰骶小关节硬化，脊椎骨质略疏松、椎体呈方形椎，脊椎边缘韧带骨化。双侧髋关节间隙变窄；（b）CT 示双侧骶髂关节、椎体小关节硬化模糊，关节面下骨质侵蚀；（c）CT 示双侧肋骨椎骨关节面模糊、关节面下虫蚀状骨质破坏，双髋关节间隙变窄，关节面略硬化模糊。

（4）MRI 表现：中轴型骨关节特别是骶髂关节在 MRI 检查中有比较典型的表现。在早期，常常能够显示相邻骨质出现水肿。关节间隙的血管翳在 MRI 图像上呈现长 T_1、长 T_2 信号，并且会有明显的强化，而且与侵蚀灶是相延续的。通过平扫加上增强扫描，可以发现炎症，并且能够根据强化的程度来判断病变的活动性，显示骨髓内病变，MRI 检查最敏感。

3. 诊断与鉴别诊断　影像学上显示两侧骶髂关节对称性骨侵蚀、骨质硬化、关节间隙狭窄、消失时应首先考虑本病，若同时伴有脊椎的竹节状改变，则可明确诊断。大部分强直性脊柱炎的发病顺序呈上行性改变，即受限累及双侧骶髂关节中下区，病变沿脊椎向上发展。但不尽然，部分病例以脊椎、四肢关节受累为著。

三、退行性骨关节病

微课：退行性骨关节病影像诊断

1. 概述 退行性骨关节病又称骨性关节炎、增生性关节炎或肥大性关节炎。本病分为原发性和继发性两类。原发性最多见，见于老年人。病变主要是关节软骨退行性变，软骨改变主要为水分减少、表层侵蚀或磨损，软骨表面不光滑、变薄，且可碎裂，游离于关节腔内，可见关节内游离体。承重部分完全消失，使关节面骨皮质暴露。骨皮质硬化，在边缘形成骨赘。关节滑液通过关节软骨微小缺损，引起关节软骨下囊变。继发性为任何原因引起的关节软骨破坏所致。当关节软骨受损后，表面不规则，使下方骨质受力不均而发生硬化和损毁，关节软骨的边缘骨赘形成。

临床上原发性发病缓慢，多见于40岁以上的成人。好发于髋关节、膝关节、指间关节和脊椎。病变初期，受累关节出现活动障碍，在晨起或久坐起立时明显，活动后消失；还可出现关节疼痛和关节交锁。

2. 影像学表现

（1）X线表现：X线平片中可见关节间隙变窄，软骨下骨质硬化，关节边缘骨赘形成，后期出现关节失稳、畸形、游离体和关节面下囊性变等。临床症状往往不与X线表现的严重程度相关。关节间隙变窄是最常见的早期征象；骨赘开始可表现为关节面边缘变锐利，以后为关节面周缘的骨性突起，呈唇样骨质增生；软骨下反应性硬化为关节软骨下广泛密度增高，关节面下可见单发或多发的圆形、类圆形透光区，边缘清楚，常有窄硬化带，为关节面下假囊肿（图6-51）。骨赘脱落进入关节腔形成关节游离体。

（2）CT表现：CT表现与X线表现相同。

（3）MRI表现：MRI表现是唯一能够直接清晰显示关节软骨的影像学方法。

早期出现软骨肿胀，T_2WI上为高信号；以后软骨内可出现小囊、表面糜烂和小溃疡；晚期出现局部纤维化，T_2WI上表现为低信号，存在软骨变薄甚至剥脱。中晚期，关节滑膜增厚，长T_1短T_2结节样信号改变，关节积液［图6-51（b）（c），图6-52］。

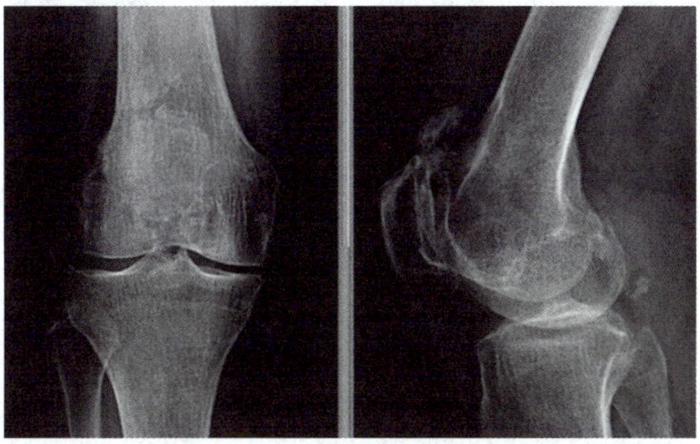

（a）

图6-51 退行性骨关节病影像学表现

注：女，71岁。右膝关节疼痛10年余。（a）关节边缘、髌骨边缘、髁间隆起骨质硬化增生，髌上囊区骨化影，股骨下端关节面下囊样变，关节间隙变窄；（b）MRI矢状位右侧股骨下端关节面下椭圆形长T_1长T_2信号，关节面下退变囊肿形成；（c）MRI矢状PD压制序列、矢状位T_1WI序列：右侧髌上囊区画滑膜增厚，长T_1短T_2结节样信号改变，髌上囊区滑膜积液。半月板前后角混杂信号改变，关节面软骨变薄、形态欠规则。

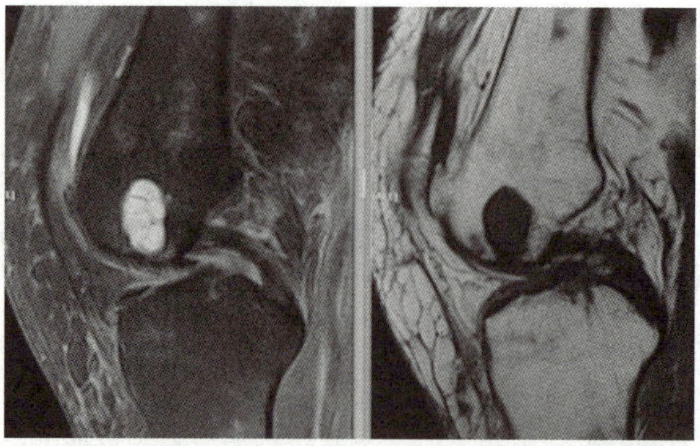

（b）

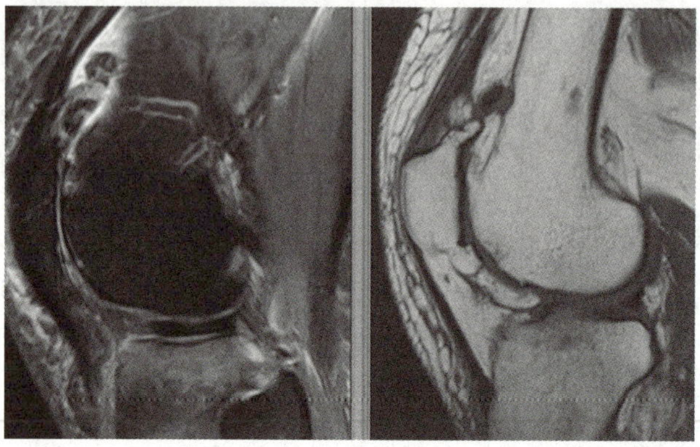

（c）

图 6-51 （续图）

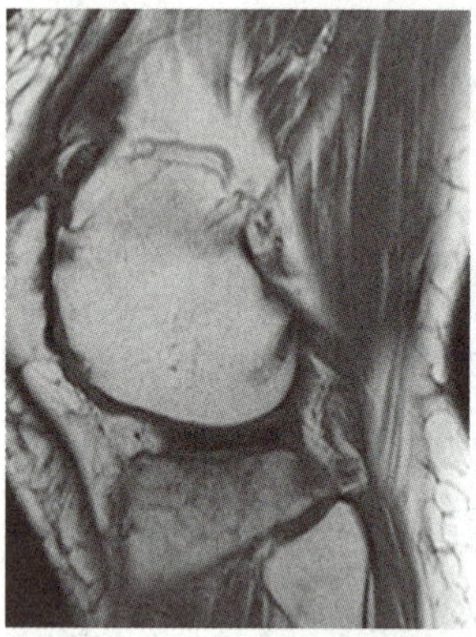

（a）

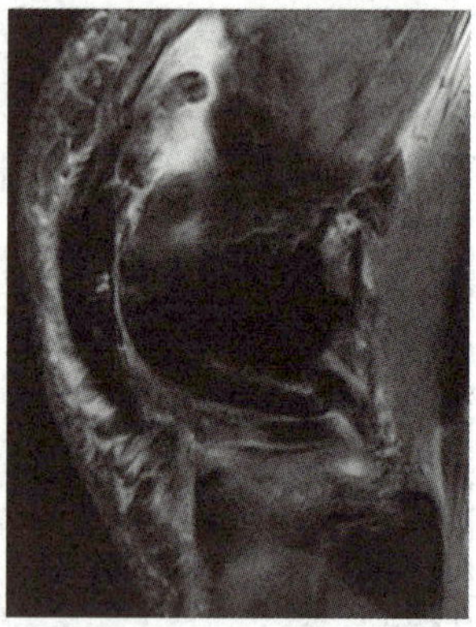

（b）

图 6-52 骨性关节病影像学表现

注：男，53 岁。双髋关节骨性关节病。（a）X 线片示双侧关节间隙变窄，骨性关节面硬化，双侧髋臼、股骨头囊变硬化；（b）CT 示股骨头密度不均、小囊样骨质改变。

3. 诊断与鉴别诊断 中老年患者，影像检查发现关节间隙变窄、关节面骨质硬化、骨赘形成、关节面下囊变、关节内游离体，可诊断为本病。

四、脊柱退行性变

1. 概述 脊柱退行性变多为生理性老化过程，遗传性、自身免疫性、急性创伤或慢性劳损等原因，也可促使脊柱发生退行性变。脊柱退行性变包括椎间盘退行性变、椎间关节退行性变和韧带退行性变。

（1）椎间盘退行性变：主要表现为纤维环退行性变、软骨终板退行性变与髓核退行性变。椎间盘退行性变引起相邻椎体发生骨髓水肿、脂肪沉积和骨质增生。

（2）椎间关节退行性变：多为椎间盘退行性变后导致的椎间关节异常活动和失稳所致。

（3）韧带退行性变：脊柱失稳引起周围韧带受力增加，出现纤维增生，硬化、钙化和骨化，多见于前纵韧带、后纵韧带和黄韧带。

退行性变可引起椎体失稳、椎管、椎间孔及侧隐窝的继发性狭窄。临床表现一般无明显症状，或只有颈、腰背部僵硬或疼痛。并发椎间盘突出、椎管狭窄和脊柱滑脱等病变时，常压迫脊髓、神经根和血管，引起相应症状和体征。

2. 影像学表现

（1）X 线表现：脊柱生理弯曲变直、侧凸，椎间隙变窄，髓核钙化；椎体终板骨质增生、硬化；边缘部唇状骨赘形成，甚至连成骨桥。椎间关节变窄、关节面硬化等［图 6-54（a）］。

（2）CT 表现：退变的椎间盘可产生气体，即所谓的“真空椎间盘”，表现为椎间盘内可有积气影。椎间盘外周可有弧形钙化和髓核钙化。骨结构改变多表现为椎体边缘唇样骨质增生、硬化。黄韧带肥厚、钙化表现为椎板内侧高密度影，硬膜囊侧后缘受压、移位（图 6-53）。

（3）MRI 表现：椎间盘变性表现为椎间盘变窄，T_2WI 上椎间盘呈中低信号，失去正常夹层样结构［图 6-54（b）（c）］。椎间盘内积气和钙化在 T_1WI 和 T_2WI 上均呈低信号或无信号区。椎体边缘骨质增生或骨赘表现为椎体终板前后缘骨皮质呈三角形外突的长 T_1、短 T_2 信号。硬膜囊及神经根受压移位改变。

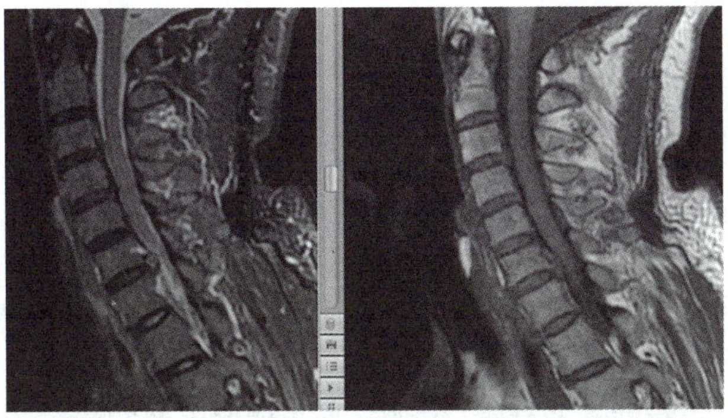

（a）

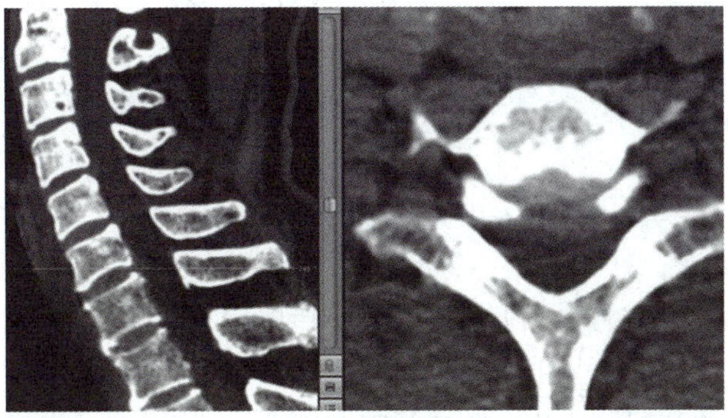

（b）

图 6-53 脊柱退行性变影像学表现 1

注：男，51 岁。颈部不适伴左上肢疼痛、麻木乏力 4 月余。（a）T_2WI 压脂、T_1WI 示颈椎多个椎间盘变性、髓核脱水呈长 T_2WI 信号减低改变，椎间盘后突、后纵韧带增厚，椎管受压变窄；（b）CT 矢状位重建及 C6/7 椎间盘轴位：C6/7 椎间盘变形、后突，硬膜囊、侧隐窝受压，椎管变窄。

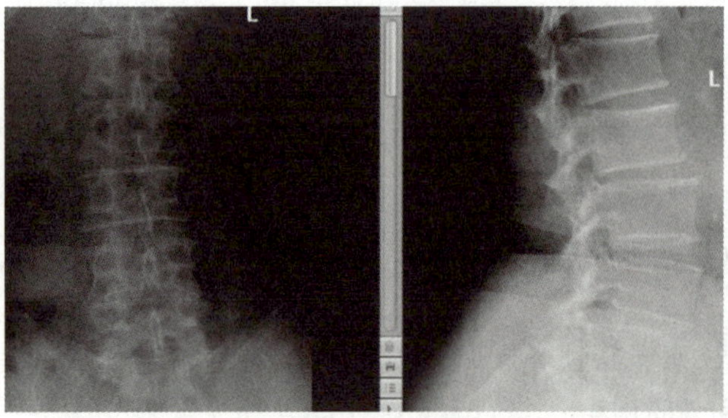

（a）

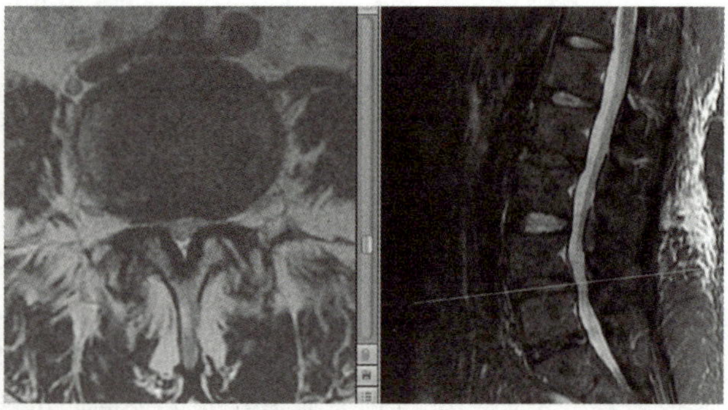

（b）

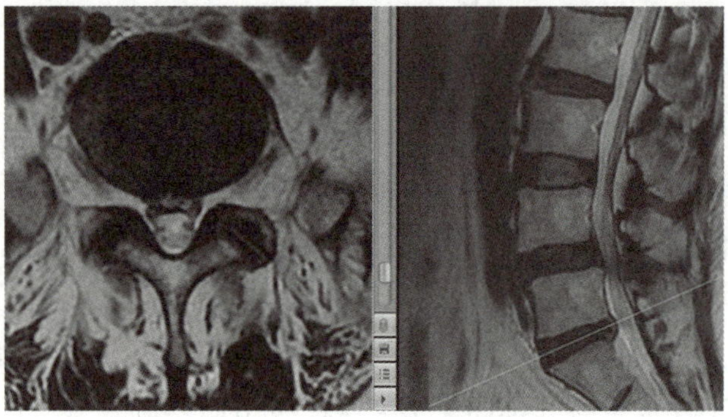

（c）

图 6-54　脊柱退行性变影像学表现 2

注：男，51 岁。腰痛伴左下肢疼痛 5 年余，加重 3 月余。（a）X 线片示腰椎侧凸，腰 4 椎体前滑脱，腰椎间隙变窄，小关节硬化；（b）T_2WI 压脂序列示腰椎间盘 T_2WI 信号减低，4/5 椎间盘膨出后突，硬膜囊受压、椎管变窄。腰背部肌肉筋膜呈 T_2WI 压脂高信号、炎症改变；（c）T_1WI 序列示腰 5/骶 1 椎间盘呈长 T_1WI 信号改变，椎间盘左后突出，左侧侧隐窝及椎管受压变窄。

3. 诊断与鉴别诊断　椎体骨质增生硬化、椎间隙变窄，椎间关节变窄、关节面硬化即可诊断为本病，椎间盘变性积气或钙化、髓核脱水呈 T_1WI 低信号、T_2WI 信号减低，椎体骨质增生硬化、椎间关节变窄、关节面硬化、韧带钙化即可诊断为本病。

五、股骨头缺血性坏死骨性关节病

（一）股骨头骨骺缺血性坏死

微课：股骨头缺血性坏死骨关节病影像诊断

1. 概述　股骨头骨骺缺血性坏死又称 Legg-Perthes-Calve 病、股骨头骨软骨病或扁平髋等，是一种较为常见的骨软骨缺血性坏死疾病。其病理改变涵盖骨细胞坏死、血管再形成、重新骨化及死骨吸收等过程。由于关节软骨遭到破坏，可能引发继发性退行性骨关节病，最终关节可能形成永久畸形。

本病多数与外伤存在关联，约 30% 的患者有明确的外伤史。好发于 3～14 岁的男孩，其中 5～10 岁的儿童最为多见。常见单侧发病，双侧发病的情况仅占 1/10。主要症状包括髋关节疼痛、乏力及跛行，症状会有间歇性缓解的情况。疼痛常常会向膝内侧和腰部放射。患侧下肢会稍显缩短，呈现轻度屈曲状态，部分患者还会合并内收畸形，外展与内旋动作会稍有受限。到了疾病晚期，患肢肌肉会出现轻度萎缩。从发病到完全恢复大概需要 1～3 年时间。若症状未经治疗，1 年后疼痛等症状可能会自行消失，但肢体活动障碍和畸形却会长期存在。

2. 影像学表现

（1）X 线表现

1）初期：①关节间隙与软组织变化。髋关节间隙会出现轻度增宽，且以内侧增宽为主，这是最早出现的影像学征象。同时，股骨头会有轻度外移，关节囊软组织也会呈现轻度肿胀。②软骨下半月征。股骨头软骨下会出现宽约 1mm 的透亮带，该透亮带与股骨头骨骺关节面平行，称为软骨下半月征。③早期骨骺变化。股骨头骨骺骨化中心变小，密度均匀增高，原本清晰的骨纹消失（图 6-56）。④关节位置与间隙改变。由于髋关节囊肿胀和滑膜增厚，股骨头会向前外侧移位，进而导致关节间隙增宽。此外，股骨头骨骺还会受压变扁、节裂（图 6-55）。

2）进展期：①骨骺形态与密度改变。骨骺变得更为扁平，并且呈现不均匀性密度增高。坏死的骨质会节裂成多个小致密骨块，同时还会出现多发大小不等的囊样透光区。②骺线与关节间隙变化。骺线变得不规则增宽，关节间隙可增宽或保持正常。③晚期恢复与畸形情况。股骨头骨骺的大小、密度及结构有可能逐渐恢复正常。但是，如果治疗延迟或治疗方法不当，常常会遗留股骨头蕈样或圆帽状畸形，股骨颈会变得粗短，颈干角缩小，从而形成髋内翻，还可能出现髋关节半脱位及继发性退行性关节病。

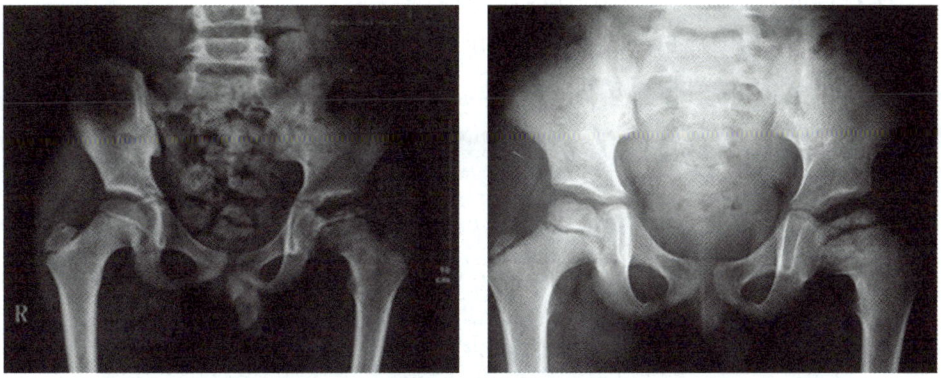

（a）　　（b）

图 6-55　股骨头骨骺缺血性坏死 X 线片

注：男，11 岁。（a）X 线表现见左侧股骨头骨骺塌陷，骨质密度不均；（b）男，9 岁。左侧股骨头骨骺变扁、不规则，骨质塌陷。

（2）CT 表现：骨缺血性坏死的 CT 表现与 X 线检查大致相同，同样能够呈现出疾病不同阶段股骨头及髋关节的相应变化，辅助医生对病情进行准确判断。

（3）MRI 表现：MRI 可显示骨松质小梁间隙内骨髓组织改变，是诊断早期骨缺血性坏死最敏感的方法。呈典型的“双线征”改变，即 T_2WI 上，在环状低信号灶内出现高信号带，为股骨头缺血性坏死的早期特征性 MRI 表现。病变骨内，T_1WI 为条带状、结节状或不规则形低信号区，T_2WI 信号增高或保持低信号不变。

3. 诊断与鉴别诊断　平片或 CT 显示股骨头骨骺变小、变扁、碎裂、囊变、密度增高，髋关节间隙增宽或正常，即可考虑为本病。MRI 显示病变骨内信号异常改变，诊断明确。

（二）成人股骨头缺血性坏死

1. 概述　成人股骨头缺血性坏死好发于 30～60 岁的男性。50%～80%的患者最终会双侧受累。主要表现包括髋部疼痛、压痛，髋关节活动受到限制，患者行走时出现跛行，骶髂关节分离试验呈阳性。在疾病晚期，关节活动受限的程度会进一步加重，同时还会出现肢体缩短、肌肉萎缩及屈曲、内收畸形等症状。

常见病因包括酒精中毒、糖皮质激素治疗及外伤等。这些外伤和非外伤因素会致使股骨头的血液供应减少甚至中断，进而引发一系列病理变化。首先是骨髓水肿，接着骨髓细胞及骨细胞坏死，使得骨陷窝空虚。随后，机体启动修复机制，出现新骨形成和肉芽组织增生。由于股骨头软骨下承受较大的压力，在负重情况下，关节面会逐渐塌陷。

2. 影像学表现

（1）X 线表现：股骨头缺血性坏死大致可分为三期。

1）早期：股骨头的外形和关节间隙基本保持正常。股骨头内会出现散在的斑片状或条带状硬化区，这些硬化区边界模糊。其中，邻近颈部的横行硬化带被称为颈横线。少数情况下，还会混杂有斑片状和/或带有硬化边的囊状透光区（图 6-56）。

2）中期：股骨头开始出现塌陷，但此时关节间隙尚未变窄。股骨头内主要呈现为致密硬化区和斑片状、囊状透光区混杂存在的情况。部分表现为单纯的硬化性死骨和混合性死骨，具体来说，就是在承重部位呈现致密硬化区，而在硬化、透光并存区周围伴有内外并行的透光带和硬化带。不过，少数病例仍可表现为单纯的致密硬化改变［图 6-57（a）］。

3）晚期：股骨头塌陷程度加重，承重关节间隙变窄。股骨头内大多呈现混合性死骨改变，同时，Shenton 线不连续，间隙变窄（图 6-56）。

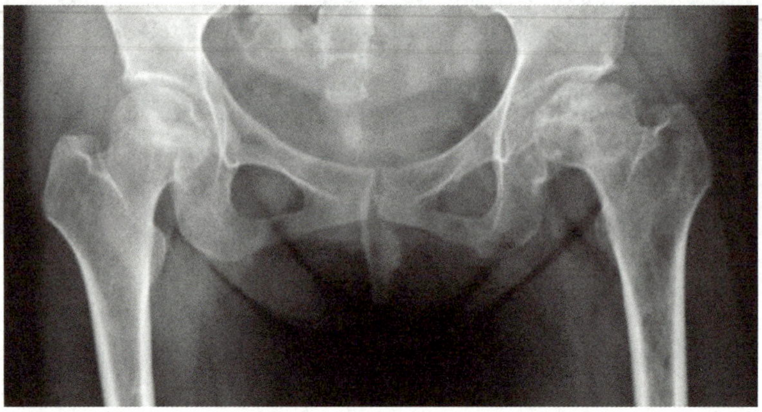

图 6-56　双侧股骨头坏死 X 线片

注：女，33 岁。双侧股骨头坏死。X 线片示股骨头内囊样变、局部骨质硬化，左侧为著、股骨头塌陷；右侧股骨头早期轻度坏死，股骨头外形和关节间隙基本保持正常，股骨头内少许囊变硬化改变。

（2）CT 表现

1）早期表现：早期 CT 表现为股骨头内出现斑片状、条带状的高密度硬化影，这些硬化影的边缘较为模糊。此时，正常的骨小梁结构变得模糊甚至消失，周围大多有由高密度硬化条带构成的边缘。

2）病程进展表现：随着病程的进展，在股骨头前上部高密度硬化周围和边缘部会出现条带状或类圆形的低密度区。少数类圆形低密度区内还可能含有气体。条带状低密度区外侧大多伴有并行的高密度硬化带。股骨头塌陷在 CT 上表现为股骨头皮质成角、双边征、裂隙征及股骨头碎裂等。CT 的优势在于能够发现 X 线平片无法显示的早期股骨头塌陷情况。

3）其他伴随表现：CT 检查还可发现伴有关节腔积液、关节内游离体、关节囊肥厚及钙化等情况，这些信息对于全面了解病情和制订治疗方案具有重要意义。

（3）MRI 表现：MRI 是诊断早期股骨头缺血性坏死最敏感的方法，能直接多方位确定骨缺血性坏死的位置和范围，对平片和 CT 阴性患者及时作出诊断。表现为股骨头内关节面下异常斑点、线条状 T_1WI 上为低信号、T_2WI 高低信号，呈双轨征［图 6-57（b）］。

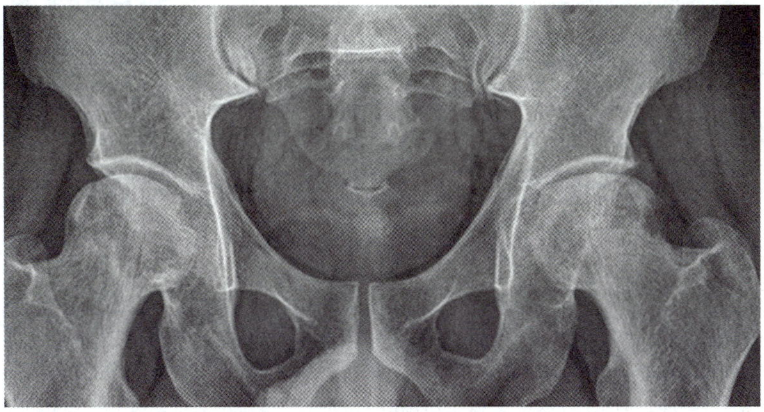

（a）

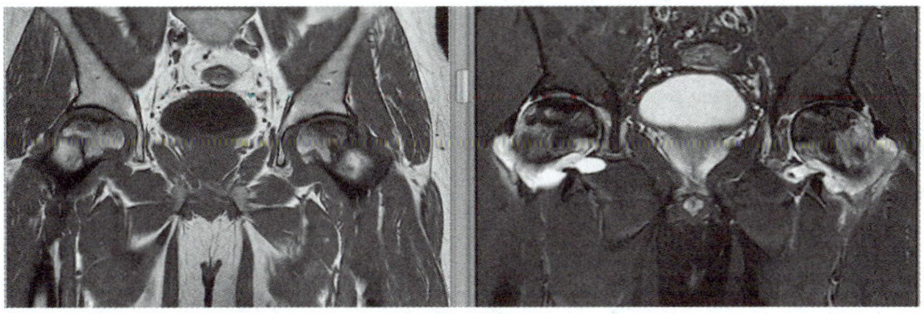

（b）

图 6-57　双侧股骨头坏死影像学表现

注：男，36 岁。双侧股骨头坏死。（a）DR 示双侧股骨头曲面略塌陷，左侧为著，股骨头囊样变，关节间隙变窄、左侧明显；（b）T_1WI 双侧股骨头斑点片状低信号；T_2WI 压脂序列示双侧股骨头斑片、地图样高信号，双侧关节积液。

3. 诊断与鉴别诊断

（1）诊断要点：平片见股骨头内出现边界模糊的硬化区，随后股骨头塌陷，其内密度混杂，继而混合性死骨形成；CT 检查见股骨头内正常骨小梁结构模糊或消失，周围多有高密度硬化条带状边缘的表现；MRI 出现双边征表现，结合临床髋部疼痛、压痛、活动受限、跛行及骶髂关节分离试验阳性表现，即可诊断为本病。

（2）鉴别诊断：①退变性囊肿。局限于骨性关节面下，形态规整，无明显股骨头塌陷。②暂时性骨质疏松。MRI 虽然可出现 T_1WI 低信号、T_2WI 高信号，与股骨头缺血性坏死早期改变相似，但短期随访信号可恢复正常。

—• 考试知识点总结 •—

—• 本章小结 •—

—• 协和云课堂…… 拓展练习及参考答案 •—

（蒋广亮　董　杰）

第七章　中枢神经系统影像诊断

教学课件

学习目标

素质目标

（1）具有严谨求实、精益求精的工作态度和规范的职业行为。

（2）具有人文关怀意识，具备一定的中枢神经系统疾病诊断分析及解决问题的能力。以“技术精准”筑牢诊断基石，以“仁心仁术”传递医学温度。

知识目标

（1）掌握：中枢神经系统正常、基本病变的影像学表现；颅内肿瘤、外伤、脑血管等常见疾病的影像学表现。

（2）熟悉：中枢神经系统常见疾病的临床表现。

（3）了解：中枢神经系统常见疾病的病因病理。

能力目标

能够对中枢神经系统常见疾病进行影像学鉴别诊断。

案例导入

【案例】

患者约 3 天前因高血压到当地医院就诊。行颅脑 CT 检查，发现右侧额顶部高密度影，考虑颅内占位，脑膜瘤可能。无头痛、头晕，无四肢抽搐及大小便失禁。为进一步明确诊断，患者行 MRI 检查，MRI 图像见图 7-1。

【问题】

1. 该占位性病变 MRI 平扫及增强上有哪些信号特征？
2. 如诊断为脑膜瘤，应与哪些疾病进行鉴别诊断？
3. 脑膜瘤起源于脑膜，常见的发病部位有哪些？

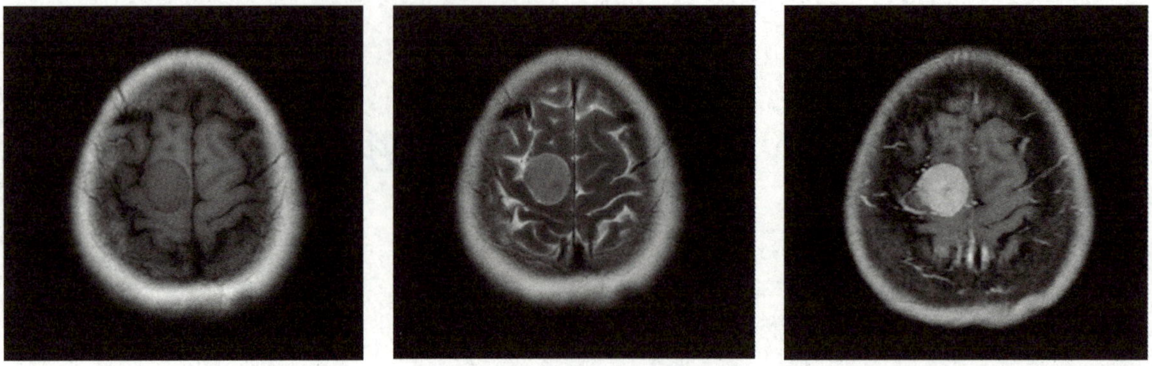

（a） （b） （c）

图 7-1 头颅 MRI 检查

注：（a）头颅 MRI 平扫 T_1WI；（b）头颅 MRI 平扫 T_2WI；（c）头颅 MRI 增强 T_1WI。

·核心知识拆解·

中枢神经系统主要包括脑和脊髓，常用的检查手段为 CT 和 MRI。影像检查在中枢神经系统疾病的诊断上发挥着重要作用。

第一节 中枢神经系统影像检查技术

微课：中枢神经系统影像检查技术

一、 X 线检查

（一）X 线平片

X 线平片简便、经济，一般采用正、侧位。可以发现颅骨和脊椎骨折、先天性畸形等骨质的改变，可以定位异物，也可以观察颅内钙化、蝶鞍扩大、椎间隙、椎间孔等改变，以上病变 X 线平片诊断有一定价值。X 线平片对颅内的大多数病变不能作出明确诊断，也不能直接显示脊髓，所以在中枢神经系统影像诊断中的价值不大，现应用较少。

（二）血管造影

包括脑血管造影和脊髓血管造影。脑血管造影通过观察脑血管的分布、形态、管径、静脉回流等变化，进一步分析，从而判断颅内疾病，并可行介入治疗。可选择颈内动脉造影、椎动脉和颈外动脉造影，常用数字减影血管造影技术，主要用于诊断脑动脉瘤、脑血管畸形等，也可了解颅内供血情况。由于 USG、CT 和 MRI 等无创性血管检查技术的发展，DSA 的应用已明显减少，但仍常用于疾病进行介入治疗的影像引导。脊髓血管造影可以显示脊髓血管畸形，也可用于脊髓肿瘤的辅助诊断及介入治疗。

（三）脊髓造影

脊髓造影需要将对比剂注入脊髓蛛网膜下腔，透视下观察对比剂的充盈及流动，以显示脊髓、神经根、鞘膜囊等情况，以此来达到发现或诊断疾病的目的。脊髓造影是一项侵袭性检查，已基本上被磁共振脊髓成像所取代。

二、CT 检查

（一）CT 平扫及增强扫描

对于中枢神经系统疾病的诊断，CT 检查有较高的价值。

对于颅脑病变，CT 平扫能发现钙化、骨化，能够对大多数颅脑病变，如肿瘤、脓肿、寄生虫病、颅骨骨折、脑积水、颅内及蛛网膜下腔的出血、发病 24 小时后的脑梗死、脑水肿、脑各类先天性畸形或发育不良等病变明确定位和定性诊断。CT 检查对脑部微小病灶及脑梗死发病 24 小时之内的改变检出不如 MRI 检查。

对于脊髓病变，CT 检查可作为椎管病变的初选，用于排除椎间盘突出和椎管狭窄。如怀疑椎管肿瘤和脊髓血管病变，可行增强扫描。但 CT 检查无法直接显示绝大多数脊髓病变。

（二）CT 灌注成像

可以评估正常及病变脑组织血流灌注情况，更敏感、更早期地发现局部组织血流灌注的异常变化。在脑梗死的诊断上主要用于发现缺血核心及缺血半暗带，为临床治疗方案的确定及治疗效果的评价提供直观的依据。

（三）CT 血管造影

为非创伤性检查，利用计算机三维重建方法合成，是血管疾病筛查的重要方法。主要用于脑血管性疾病的诊断，如动脉狭窄、脑血管畸形等。

（四）CT 脊髓造影

将对比剂注入蛛网膜下腔内，然后再行 CT 扫描，应用较少，可显示椎管内病变。

三、MRI 检查

（一）MRI 平扫及增强扫描

MRI 具有多方位和多参数成像的特点，对于中枢神经系统病变的空间位置和相互关系显示较好。常规采用 SE 序列或 FSE 序列 T_1WI 及 T_2WI，液体抑制反转恢复序列（fluid attenuated inversion recovery sequence，FLAIR sequence）在颅脑检查中应用也较多，脂肪抑制（short time inversion recovery，

STIR）序列在脊髓检查也常使用。MRI 检查可发现大多数颅脑病变，对于大脑灰白质对比显示优于 CT 检查，即使不使用对比剂也可借助血管流空效应观察病变与邻近血管的关系。对于脊髓病变，MRI 检查目前是诊断的最佳影像检查方法，可发现脊髓炎症、外伤、肿瘤、髓外椎管内的多种病变等。MRI 检查可直接显示脊髓的解剖和病变，对脊髓与椎间盘改变的显示优于 CT。

增强扫描可更清楚地显示病变的范围、血供，了解血脑屏障破坏程度，为病变的定性诊断提供更多的依据。

MRI 检查的应用有一些限制：如扫描时间长，不适用于急诊检查；需监护设备的危重患者不能检查；钙化及骨化显示欠佳等。

（二）MR 血管成像

MR 血管成像是使血管成像的 MRI 技术，通过对血液流动的信号进行成像，生成脑血管的三维影像，一般不使用对比剂，就能清楚显示脑血管，特别是大中血管，还可多角度观察。常用于脑血管狭窄和闭塞、动脉瘤、血管畸形等检查。MR 血管成像对脑血管的主干及主要分支的疾病显示较好，但小血管的显示欠佳，多作为脑血管疾病的初步筛选检查方法，临床中目前应用较广泛。

（三）MR 功能成像

利用功能变化来形成图像，用以早期诊断，也可用来研究更精确的结构与功能关系。包括扩散加权成像、灌注成像、波谱成像等。

（四）MR 脊髓造影

MR 脊髓造影为无创性检查，简便易行，成像效果类似脊髓造影检查。

四、各种检查方法的选择

各种影像检查技术均有其各自的优点和不足，对中枢神经系统不同疾病的诊断价值各不相同。

（一）外伤

X 线平片可显示颅脑外伤所致的多数颅骨骨折、颅缝分离，但对于颅底骨折的骨折线常显示不清，脑内血肿显示也欠佳。所以对于外伤患者仍需行 CT 检查，来了解颅内血肿、脑挫裂伤、脑水肿及颅内压增高继发脑疝等情况。目前临床中颅脑外伤一般都直接行 CT 检查。

脊柱外伤患者，可以先行脊柱 X 线平片检查，观察椎体有无变形、上下棘突间隙、椎弓根间距等改变，如发现异常后，应行 CT 检查，进一步明确骨折线形态、骨折碎片、移位和周围累及等情况。X 线平片和 CT 可以诊断多数外伤后脊柱骨折及移位，但对脊髓及椎管内的情况一般无法直接显示，如怀疑脊髓压迫和椎管内出血等改变，可以行 MRI 检查，以明确诊断。

（二）肿瘤

对于颅内肿瘤，X 线一般不能明确诊断。可以选用 CT 或 MRI 检查，平扫和增强扫描多能明确诊断。对于颅内肿瘤，MRI 具有明显的优势，结合多种功能成像的检查手段，可以显示肿瘤的形态、内部结构、侵犯范围、血供等多方面信息，为肿瘤的定性诊断及恶性程度分级提供依据。

对于脊髓肿瘤，首选 MRI 检查，MRI 可以直接显示脊髓的解剖和改变。增强扫描可更清楚地显示病变范围、边界及血供情况。

（三）炎症和脱髓鞘性疾病

对于炎症和脱髓鞘性疾病，可选用 CT 和 MRI 检查。CT 平扫和增强扫描可以诊断部分颅内炎性，但是，MRI 相较 CT 检查更具优势。MRI 对于炎症的范围显示更敏感，也可显示炎症内部及周围的改变，还可以显示脱髓鞘疾病的范围及病变的发展阶段。增强扫描和多种功能成像能提供更多的诊断依据。

（四）血管性疾病

急性期出血，CT 检查最敏感，可作出明确诊断，表现为高密度影；亚急性期和慢性期出血，CT 平扫表现为等或低密度，此时 MRI 能提供更多诊断和鉴别诊断依据，检查价值优于 CT。CT 检查脑出血可明确诊断，故脑卒中时可先行 CT 检查，但在脑梗死发病 24 小时内，CT 可无阳性发现，需行 MRI 检查，DWI 可诊断早期脑梗死。对于动脉瘤、血管畸形等，可采用 CTA、MRA 检查，可以显示病变血管的位置、范围等。血管造影一般用于上述检查不能明确诊断或需介入治疗时。

（五）先天畸形

MRI 具有多方位成像的特点，可更为清楚地显示畸形的形态学改变，为疾病诊断提供依据，因此对于颅脑和脊髓的先天畸形，应首选 MRI 检查。

第二节　中枢神经系统正常影像学表现

微课：中枢神经系统正常影像学表现

一、颅脑

（一）X 线平片表现

1. 头颅大小与形状　与生长发育有关。头颅的大小与形状个体间差异较大，仅作为一般参考。

2. 颅骨　成人颅骨由脑颅和面颅组成。脑颅骨又分为颅盖骨和颅底骨。

（1）颅盖骨：分为内板、外板和板障。内、外板为密质骨，呈线状致密影；板障位于内外板之间，为颗粒状较低密度的松质骨。颅板厚度有差异，额顶和枕骨粗隆部较厚，而颞骨、枕骨鳞部及额骨垂直部较薄。

（2）颅底骨：内面高低不平，由前至后以蝶骨嵴和岩骨嵴为界，分为前、中、后颅窝。

3. 颅缝与囟门　颅缝与囟门为颅骨与颅骨之间的缝隙，颅缝较窄，囟门相对宽大。

颅缝包括矢状缝、冠状缝、人字缝、颞鳞缝、枕乳缝、顶乳缝。X 线平片上，外板的颅缝为低密度锯齿状线影，内板的缝为线形，有特定部位。正位片上，矢状缝位于颅骨中线；人字缝在后面分两边向下外侧走行；冠状缝有时显示不清。侧位片上，冠状缝和人字缝呈上下方向走行。枕骨与顶骨间有时出现重叠或分离，不要误认是骨折（图 7-2）。新生儿颅缝较宽约 1mm，随年龄增长逐渐闭合，闭合顺序依次为矢状缝、冠状缝、人字缝。闭合后的颅缝边缘常见硬化。儿童颅缝周围出现硬化为异常改变，考虑颅缝提前闭合。大部分颅缝在 30 岁或更晚时开始闭合，而少数颅缝终生不闭合。颅缝间有时存在多余的骨块，称缝间骨。

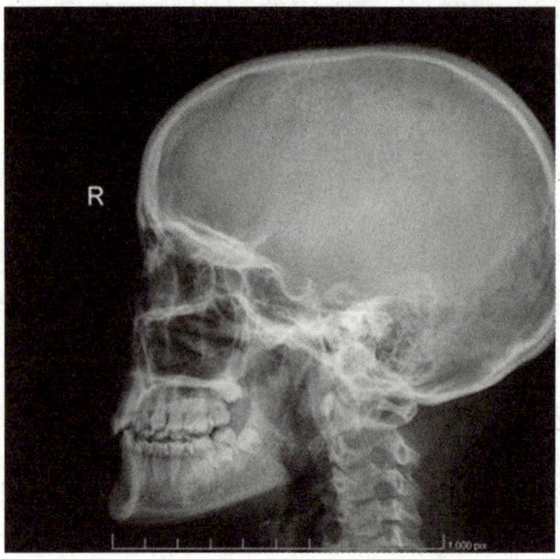

图 7-2　头颅平片（侧位片）

新生儿前、后囟门位于顶骨中线。前囟门为头顶部两侧额骨与两侧顶骨之间间隙，多为菱形。出生 6 个月后，前囟门随着颅骨缝逐渐骨化而面积变小，逐渐为骨质所取代。后囟门靠近头枕部，是两侧顶骨与枕骨之间的三角形间隙，一般出生时就很小或已闭合，最晚在 2~4 个月时闭合。囟门在 X 线平片上表现为边缘清楚不规则的菱形或三角形的透亮区。

4. 颅壁压迹

（1）脑回压迹：脑回压迫颅骨内板形成，导致局部骨质变薄，颅腔内面凹凸不平，与脑表面相适应。X 线平片表现为圆形或卵圆形的边缘不清的低密度区。儿童脑组织发育较快，脑回压迹较为明显；成人的脑回压迹浅，数目少，X 线平片上表现不明显。

（2）脑膜中动脉压迹：为颅骨内板上的浅沟，由脑膜中动脉压迫导致，侧位片清楚，X 线表现为树枝状透亮影，由下向上逐渐变细。注意不要将脑膜中动脉压迹误认为是线形骨折。

（3）蛛网膜颗粒压迹：为蛛网膜颗粒压迫所致，一般只累及颅骨内板，少数可累及板障及外板。X 线表现为边缘锐利且不规则的密度减低区，多位于矢状窦两旁，直径约为 0.5cm，但较大者可达 1~2cm。12 岁以下小儿一般不可见，随着年龄增长而逐渐明显。大的压迹需与颅骨破坏相鉴别。

（4）板障静脉压迹：系板障内的营养静脉对颅骨形成的压痕，X 线表现为粗细不均的树枝状低密度影，可跨越颅缝，多见于额顶部。

（5）导静脉压迹：导静脉贯穿于颅骨，压迫颅骨内板形成压痕。常在乳突后方汇入乙状窦，侧位片上表现为短小弯曲的线状低密度影。

5. 颅底　分为前、中、后颅窝，后前位片显示不佳，在颅骨侧位片上显示清楚。

（1）蝶鞍：内有脑垂体，位于颅底中央，前面为鞍结节，后面为鞍背。正常蝶鞍前后径为 7~16mm，平均 11.5mm；深为 7~14mm，平均 9.5mm。正位片上鞍底呈平台状；侧位片上可显示蝶鞍的大小、形态及骨质结构。鞍底光整，呈弧形致密影，厚薄有个体差异，与蝶窦的发育相关。侧位片上蝶鞍的形状有椭圆形、扁平形和圆形，鞍背与枕骨斜坡相连续。

（2）岩骨及内耳道：后前位片可在眼眶内观察到岩骨与内耳道。内耳道形状可呈管状、壶腹状或喇叭状，呈低密度影，位于岩骨内，两侧对称，一般宽 4~6mm。

6. 颅内非病理性钙化

（1）松果体钙化：常见于成人，随年龄增长出现率增高，其直径范围通常为 3~5mm，一般不超过 10mm，位于鞍背后上方约 3cm 处。如儿童见松果体钙化、面积大、伴移位，则应考虑到是否有松果体区肿瘤的可能性。

（2）大脑镰钙化：表现为位于中线的三角形或条带状高密度影，正位片显示清楚。

（3）侧脑室脉络丛钙化：脉络丛血管壁及间隙结缔组织退变、钙盐沉积，多为对称分布。

（4）其他：包括前后床突间韧带钙化、基底核、小脑齿状核及硬脑膜钙化等。

（二）脑血管造影

脑血管造影是将含碘对比剂注入脑血管，使脑血管系统显影，观察脑血管的分布、形态、位置、管径大小等变化，进行分析，进而判断颅内疾病的检查方法。正常脑血管管径光滑，走行自然，呈树枝状由近端到远端逐渐变细。各支位置也较为固定，并与脑叶有一定对应关系。

1. 动脉期

（1）颈动脉系统：颈总动脉是头颈部的主要动脉干。分为颈外动脉和颈内动脉，约在甲状软骨上缘水平分支。

1）颈外动脉：与头颅相关的主要有脑膜中动脉、颞浅动脉及枕动脉三大分支。

2）颈内动脉：先在颈外动脉的后外侧，然后转向后内侧上升至颅底，经颈动脉管入颅腔。分 7 段，包括颈段、岩骨段、破裂孔段、海绵窦段、床突段、眼段和交通段。两侧大脑前动脉从颈内动脉发出后并行在正中沟内，从前向后包绕胼胝体，分 5 段，为水平段、上行段、膝段、胼周段和终段（临床称为 A1~A5 段）。大脑中动脉是颈内动脉的直接延续，主要行走在外侧沟中，可以分为 5 段，分别为水平段、回转段、侧裂段、分叉段和终段（临床称为 M1~M5 段）。

（2）椎-基底动脉系统：脑的重要供血动脉系统，由椎动脉、基底动脉及其分支组成。

1）椎动脉：是锁骨下动脉最大的分支，左右两侧各有一条。椎动脉从第 6 颈椎横突孔穿入上行，在寰椎后方向内侧弯曲，穿过枕骨大孔进入颅腔，在脑桥下缘，两侧椎动脉汇合形成基底动脉。

2）基底动脉：由两侧椎动脉汇合而成。在脑桥延髓交界处开始上行，主要分支有小脑前下动脉、内听动脉、脑桥支及小脑上动脉，最终分为两条大脑后动脉。大脑后动脉又向后分出颞支和枕支。

2. 微血管期　此期动脉排空，静脉尚未充盈，碘对比剂存留在微血管内，一定程度上反映了脑皮质的形态和脑实质的血液供应情况。

3. 静脉期　脑静脉系统包括浅静脉和深静脉，在皮质下相互交通形成丰富的静脉网。

1）浅静脉：包括大脑上、中、下静脉，分别汇入上矢状窦、海绵窦、横窦、岩下窦，其间有吻合静脉相沟通。

2）深静脉：两侧的大脑内静脉在松果体的后方汇合成大脑大静脉。

3）静脉窦：上矢状窦和直窦汇入窦汇，再经横窦、乙状窦引流入颈内静脉。

（三）CT 表现

1. 平扫

（1）颅骨及含气空腔：用骨窗观察。可显示颅盖诸骨的内外板和颅缝。在枕大孔上方层面可见颈静脉结节、岩骨、蝶骨小翼、蝶鞍和视神经管等结构，岩骨的内侧可见内耳道。在颅底层面可以观察到颈静脉孔、破裂孔、枕骨大孔等。

（2）脑实质：皮质的 CT 值为 32～40HU，髓质的 CT 值为 28～32HU，皮质密度稍高于髓质。髓质分布于皮质下方广泛的脑实质之中，包括联络纤维（弓状纤维、扣带等）、连合纤维（胼胝体、前联合等）和投射纤维（内囊、外囊等）。内囊在豆状核与尾状核、丘脑之间走行，分为前肢、膝部和后肢。外囊为豆状核与屏状核之间的带状白质结构。皮质分布于大脑表面的皮质，在脑回上较厚，在脑沟内较薄。还有一部皮质位于包埋于髓质内的灰质核团。灰质团块主要包括尾状核、豆状核及屏状核。尾状核头部位于侧脑室前角的外侧；豆状核位于尾状核与丘脑的外侧，呈楔形，包括苍白球和壳核；豆状核外侧近岛叶皮质下的带状灰质为屏状核。第三脑室的两侧为丘脑。延髓、脑桥和中脑组成脑干，在环池和桥池的衬托下可清楚显示，但其内部的神经核团难以分辨。

（3）含脑脊液的间隙：在脑室系统、脑池、脑沟、脑裂内含有脑脊液，呈低密度区，CT 值为 0～20HU。包括侧脑室、第三脑室、第四脑室、枕大池、桥池、桥小脑角池、鞍上池、环池、侧裂池、四叠体池及大脑纵裂池等（图 7-3）。

（4）非病理性钙化：CT 检出率较 X 线平片高，主要包括松果体钙化、脉络丛钙化（主要位于侧脑室三角区，常对称出现）、大脑镰钙化、基底节钙化、小脑齿状核钙化等。

2. 增强扫描 正常脑组织在增强检查后，会有不同程度的密度增高。包括血管增强和血管外增强。前者出现脑血管明显强化，后者与血脑屏障通透性有关。正常脑实质因血脑屏障允许少量的对比剂渗入，而表现为轻度强化，硬膜、垂体、松果体这些结构缺少血脑屏障，故强化明显。蛛网膜正常时无强化。

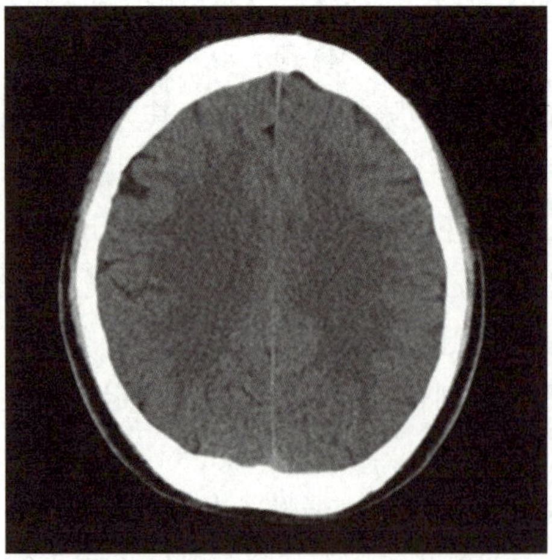

（a）

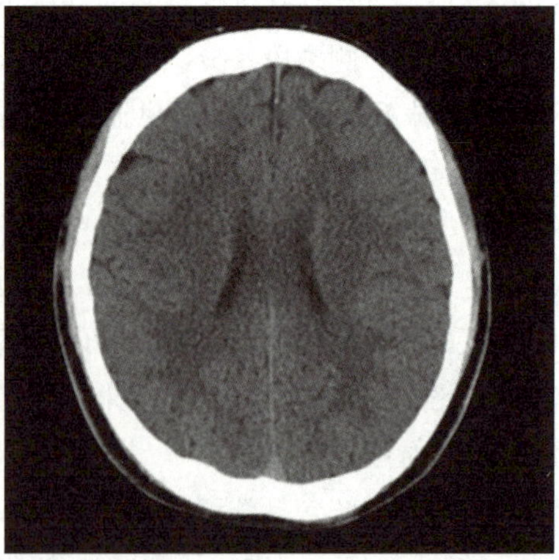

（b）

图 7-3 正常脑 CT 表现

注：（a）半卵圆中心层面；（b）侧脑室体部层面；（c）基底节层面；（d）第三脑室层面；（e）鞍上池层面；（f）脑桥层面。

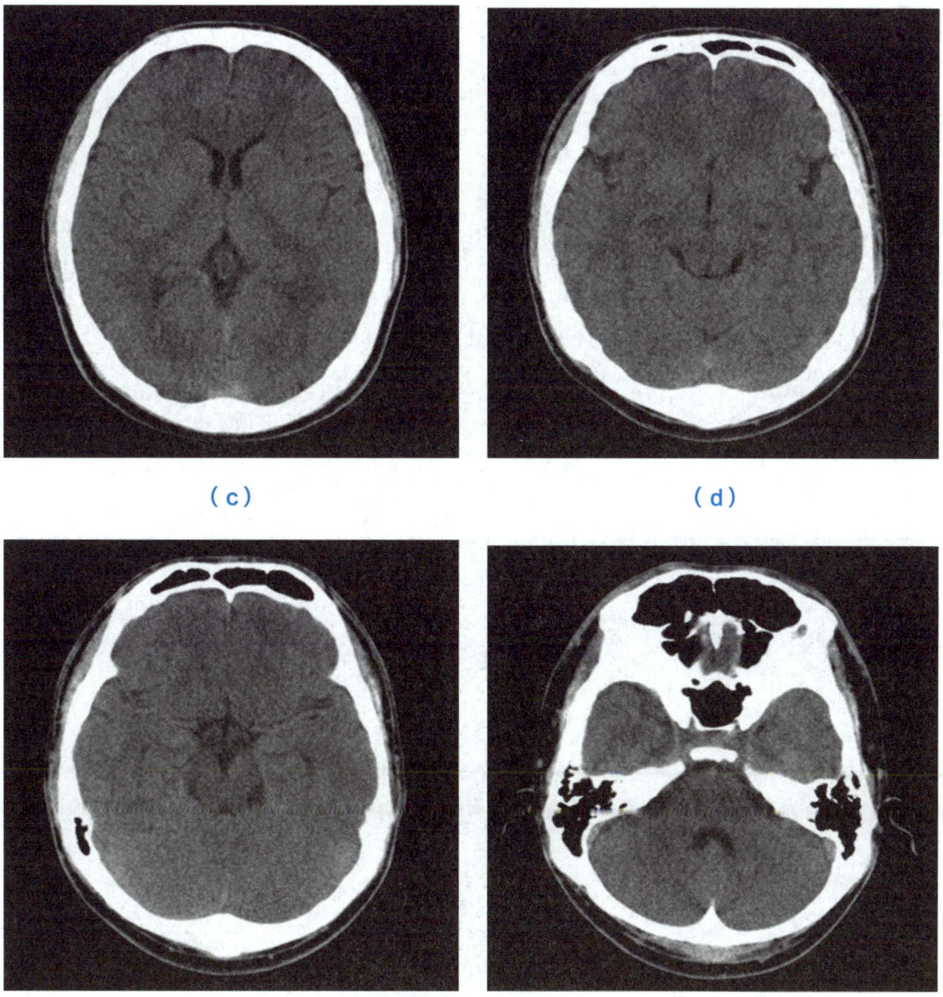

（c）　（d）　（e）　（f）

图 7-3　（续图）

（四）MRI 表现

1. 颅骨与软组织　颅骨内外板在 T_1WI 及 T_2WI 上呈低信号、颅骨板障内含脂肪较多，T_1WI 及 T_2WI 上呈高信号。乳突气房、鼻窦腔等含气结构呈无信号；头皮和皮下组织含大量脂肪，在 T_1WI 及 T_2WI 上均呈高信号；硬脑膜主要由致密的结缔组织构成，其质子密度较低，因此在 MRI 上呈低信号。

2. 脑实质　脑髓质与脑皮质相比，含水量少而含脂量多，在 T_1WI 上脑髓质信号高于脑皮质，在 T_2WI 上则脑髓质信号低于脑皮质。脑实质内一些铁质沉积较多的核团如苍白球、红核、黑质及齿状核等，在高场 T_2WI 上呈低信号。

3. 脑室、脑池、脑沟　其内均含脑脊液，在 T_1WI 上呈低信号，在 T_2WI 上呈高信号。FLAIR 为低信号，但在双侧孟氏孔附近可有局部高信号（图 7-4）。

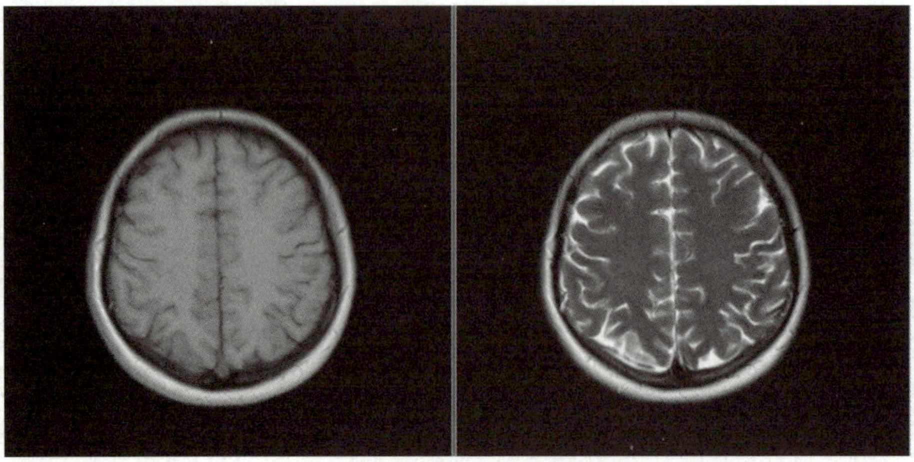

（a）

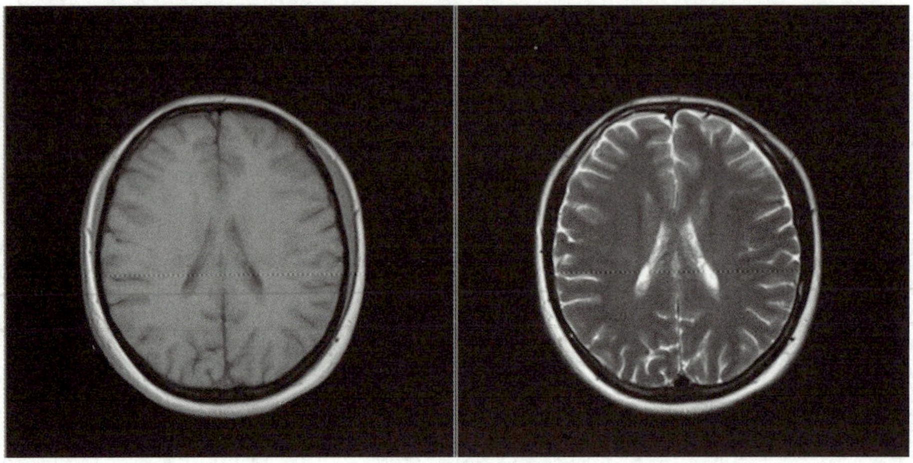

（b）

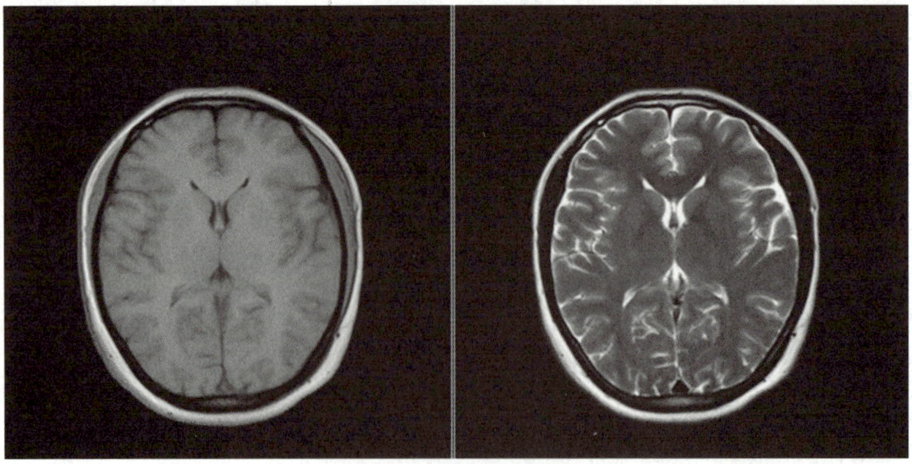

（c）

图 7-4　正常颅脑横断面 MRI 表现

注：（a）半卵圆中心层面；（b）侧脑室体部层面；（c）基底节层面；（d）鞍上池层面；（e）脑桥层面。

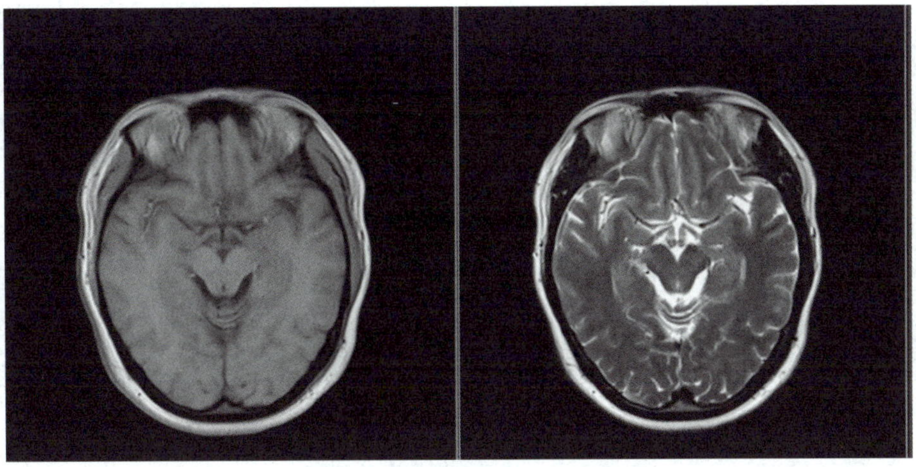

（d）

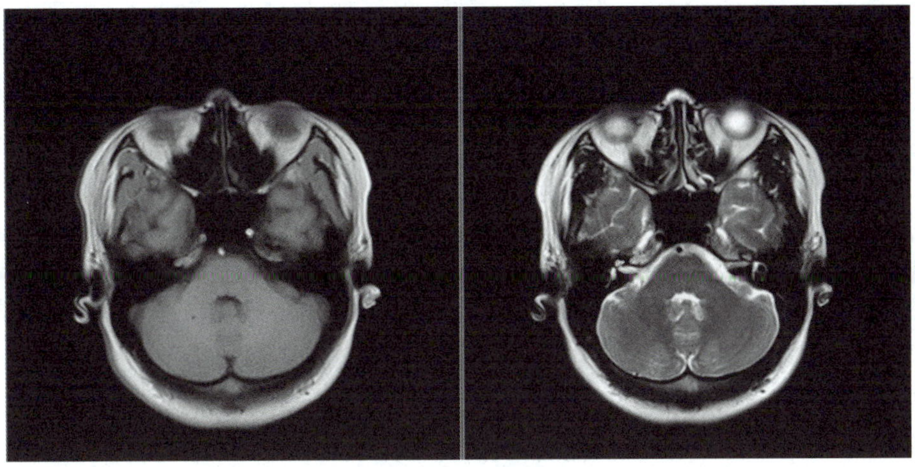

（e）

图 7-4　（续图）

4. 脑血管　流速较快的血管内血液在成像过程中离开成像层面，导致信号丢失，这就是“流空效应”，常表现为 T_1WI、T_2WI 均呈低信号。而血流缓慢或梯度回波成像时则呈高信号。MRA 和 MRV 对脑血管狭窄、脑动脉瘤和脑血管畸形等疾病可以做一个初步诊断和评估。该检查无创、无辐射，不需要插管，虽然对某些复杂病变的显示不如 DSA，但可作为脑血管疾病的筛选及长期随访的检查方法（图 7-5）。

完整的 Willis 环由颈内动脉的床突上段、大脑前动脉的 A1 段、前交通动脉、后交通动脉、大脑后动脉的 P1 段组成。变异较多，大多数 Willis 环不完整，常见的有大脑前动脉 A1 段、前交通动脉或后交通动脉缺如。

5. 脑神经　在常规的 T1 加权成像和 T_2 加权成像中，空间分辨率和对比度有限，脑神经的显示较为困难，通常表现为低信号。高分辨率 MRI 多能清晰显示脑神经。

扫码看彩图

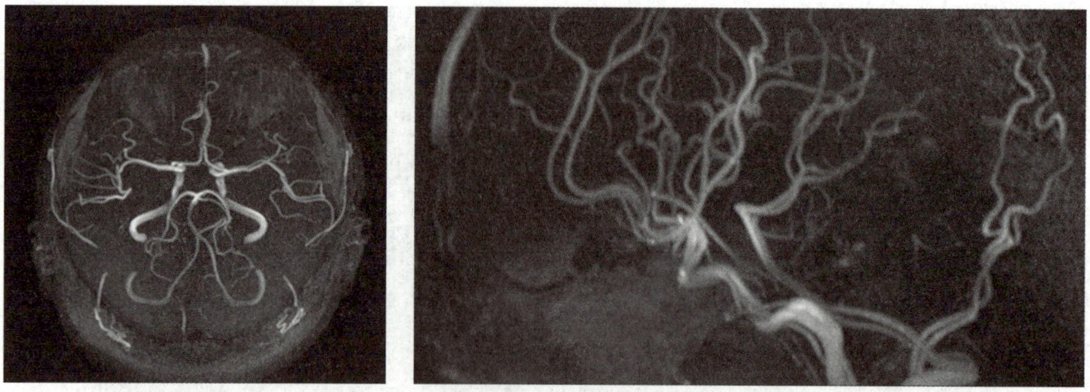

（a） （b）

图 7-5 正常颅内 MRA 表现

注：（a）横断面；（b）矢状面。

二、脊髓

（一）X 线表现

1. X 线平片 脊髓在平片上不显影。

2. 脊髓造影 对比剂在蛛网膜下腔内流动顺畅，没有阻塞或异常积聚。正位片见椎管内碘柱形态正常，没有弯曲或扭曲，中央相对低密度的宽带状影为脊髓影，有颈膨大及腰膨大两个膨大部位。椎间孔处近似三角形的向外突出的致密影为神经根袖，两侧对称。第一腰椎平面以下脊髓已经终止，形成脊髓圆锥。侧位片见椎管内对比剂呈柱状，在椎间隙后方略凹陷，深度较浅，凹陷程度 2~4mm。

（二）CT 表现

1. 平扫 硬膜囊位于椎管内，呈类圆形软组织密度影。硬脊膜外间隙可见低密度脂肪影（图 7-6）。

2. CT 脊髓造影（CTM） 是一种结合脊髓造影和 CT 扫描的影像检查方法，目前已较少应用。在高密度的脊髓蛛网膜下腔衬托下，脊髓、神经根和马尾能清楚地显示。

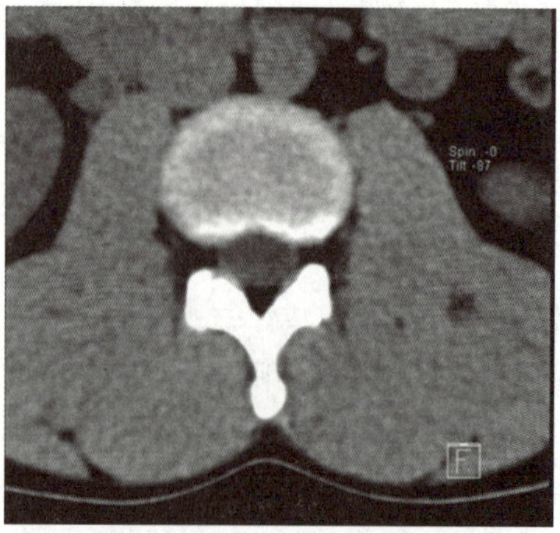

图 7-6 正常腰椎 CT 表现

（三）MRI 表现

脊髓 T_1WI 及 T_2WI 均呈中等信号，在 T_1WI 上脊髓信号高于脑脊液，在 T_2WI 上脊髓信号低于脑脊液，位于椎管中央。脊髓圆锥位于 L1 上下水平，向下圆锥逐渐变细，长度约为 3cm，呈圆锥形。矢状位上显示纵行的脊髓为条带状；横轴位可清楚显示硬膜囊及脊神经根（图 7-7）。

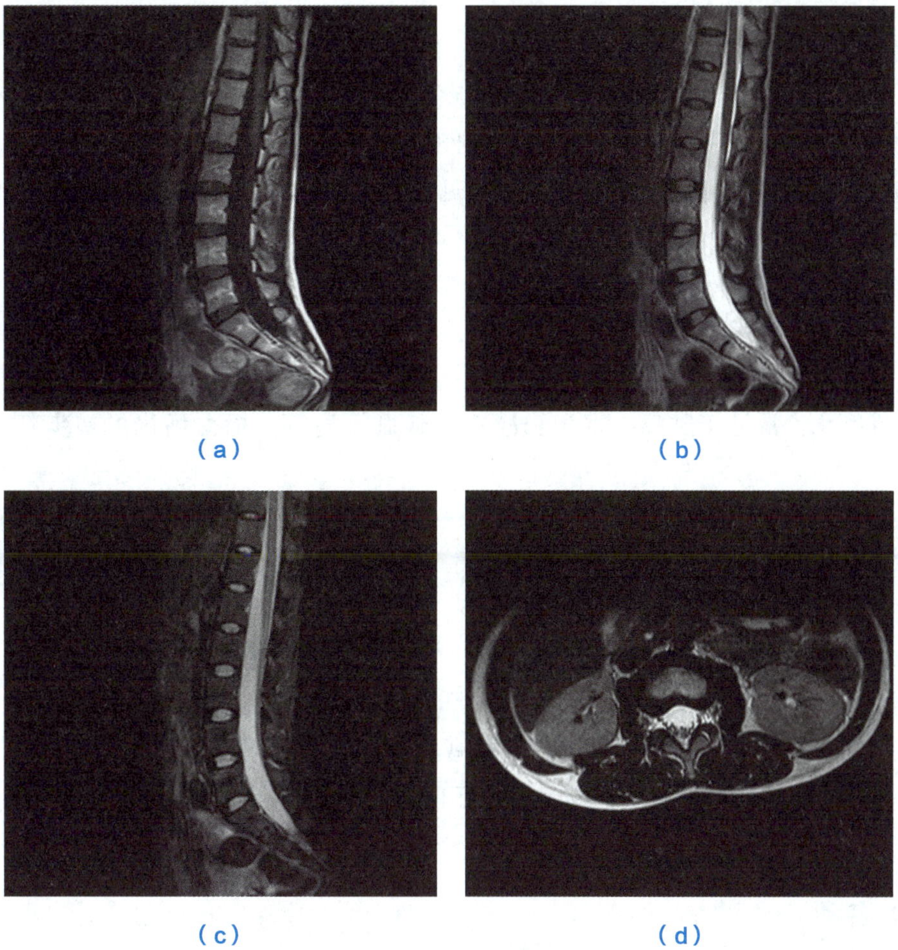

图 7-7　正常腰椎 MRI 表现

（a）矢状位 T_1WI；（b）矢状位 T_2WI；（c）矢状位 T_2WI 脂肪抑剂；（d）横轴位 T_2WI。

第三节　中枢神经系统基本病变影像学表现

微课：中枢神经系统基本病变影像学表现

一、颅脑

（一）X 线表现

1. X 线平片

（1）头颅形态变化：舟状头见于狭颅症、黏多糖病；偏头畸形见于狭颅症、一侧大脑发育不全。

（2）头颅大小变化

1）头颅增大：婴儿脑积水可有头颅增大，常伴有颅骨变薄、囟门增宽，颅缝分离、脑回压迹加深，骨纤维异常增殖症可见头颅增大伴局部颅骨增厚。

2）头颅变小：头颅小但不伴有颅内压增高征象，多见于小头畸形及脑发育异常；如果颅缝闭合合并有颅内压增高征象，多为狭颅症。

（3）颅骨骨质结构变化

1）颅骨增生：颅骨增生多表现为颅骨密度和厚度的增加。弥漫性颅骨增生常见于畸形性骨炎、石骨症、肾性佝偻病、肢端肥大症等；局限性颅骨增生多由局部骨质病变引起或继发于邻近病变刺激如脑膜瘤、慢性骨髓炎等，骨折愈合过程中可能出现局部骨质增生。

2）颅骨破坏：常见于肿瘤性病变。X 线片上见良性病变骨质破坏区边界清楚，有硬化边；恶性或急性病变破坏区边界不清、无硬化。

3）颅骨连续性中断：多见于外伤性颅骨骨折。

（4）颅内压增高：可由颅内占位性病变引起，常见颅板变薄、脑回压迹增多、颅缝变宽。还可见蝶鞍改变，表现为蝶鞍增大、变形，鞍背模糊。

（5）病理性钙化：常见于肿瘤、寄生虫感染、脑血管病等。根据钙化可初步判断病变的大致部位。

2. 脑血管造影

（1）脑血管移位：多由于颅内占位病变及周围水肿的推挤，移位的程度不一。脑血管移位可向一侧移位或上下移位，也可表现为聚拢或相互分开。

（2）脑血管形态改变：可表现为脑动脉增粗、迂曲，多见于脑血管畸形、动脉瘤。也可表现为均匀或不均匀性狭窄或走行僵直，多见于血管炎、动脉粥样硬化等。

（3）脑血管循环改变：可有循环血流速度的减慢与增快，也可有血流方向的改变。如动静脉畸形，可有血流速度的加快；血管腔狭窄或闭塞，可有血流速度的减慢。动静脉瘘会导致动脉血直接流入静脉，形成逆向血流。

（二）CT 表现

1. 颅骨改变 可有骨质连续性中断、颅缝分离、骨质破坏、骨质增生等改变。如良、恶性骨肿瘤可有局部骨质破坏；脑膜瘤可出现邻近颅骨骨质增生、颅骨变厚；外伤性骨折可见骨连续性中断或颅缝分离（图 7-8）。

2. 脑实质密度改变 可出现密度的增高或减低。密度高于正常脑实质的病灶为高密度灶，CT 值常大于 40HU，如钙化、出血、肿瘤等病变；密度类似于正常脑实质的病灶为等密度灶，CT 值常在 28~40HU 之间，如亚急性出血、某些脑肿瘤、脑梗死的模糊效应阶段等，等密度灶不易判断，但可根据结构的移位和变形及水肿带来判断病灶大致范围；密度若低于正常脑实质的病灶为低密度灶，CT 值常小于 28HU，如脑梗死、囊肿、某些脑肿瘤、脑水肿、炎症（图 7-9）；同时高、等、低中两种或两种以上密度改变的病灶为混杂密度灶，如颅咽管瘤、畸胎瘤等。

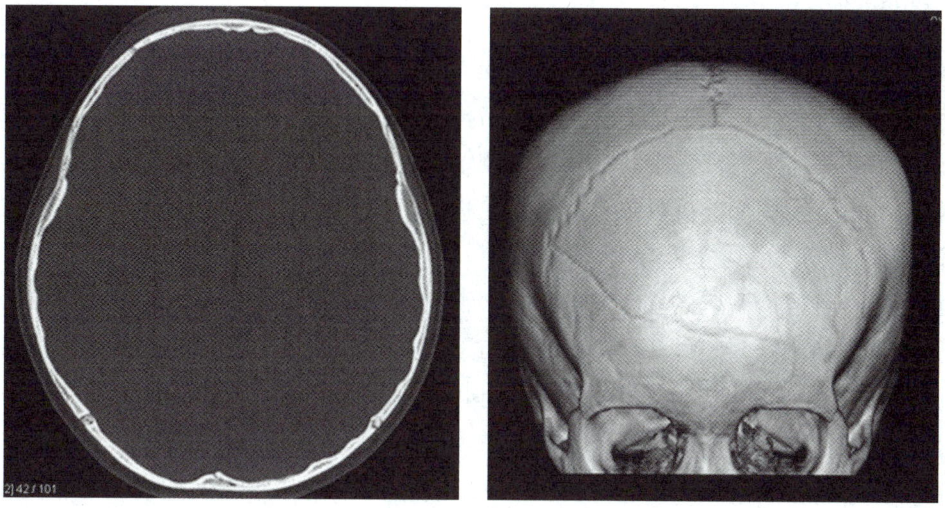

（a）　　（b）

图 7-8　骨质连续性中断－额骨骨折 CT 表现

注：（a）CT 横轴位骨窗；（b）CT 三维重建额骨线样骨折。

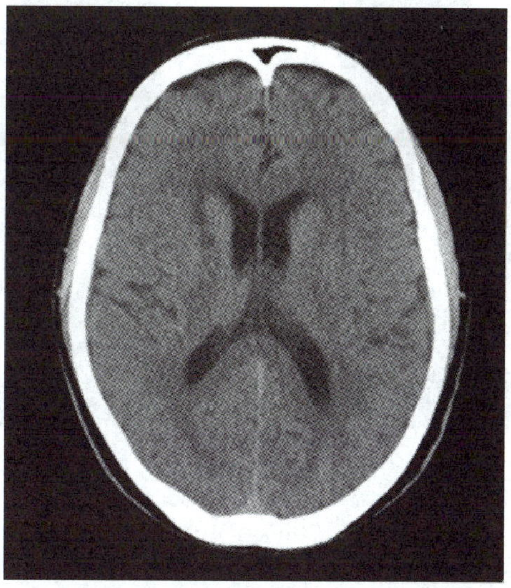

图 7-9　脑实质密度改变 CT 表现

注：CT 平扫示右侧内囊前肢椭圆形低密度影。

扫码看彩图

3. 脑水肿　是指脑细胞和/或脑组织内含水量的增加，包括细胞毒性水肿、血管源性水肿和间质性水肿，血管源性水肿为血-脑屏障发生障碍致血中富含蛋白质的血浆渗入细胞外间隙，多见于肿瘤、炎症、外伤、出血等，平扫表现为白质密度减低，呈指状分布。细胞毒性水肿为细胞外间隙的水分子进入细胞内引起的细胞肿胀，多见于脑梗死超急性期，表现为脑回增宽，脑沟变窄，脑实质密度减低不明显或轻度减低。间质性水肿是指脑脊液进入了脑室周围白质内，多见于脑积水，表现为侧脑室周围条形低密度区。

4. 脑积水　是各种原因导致的脑脊液增加，脑室系统扩大。分为梗阻性脑积水和交通性脑积水。前者最为常见，为第四脑室出口梗阻导致梗阻以上平面的脑积水，原因可以是先天性的，如中脑导水管狭窄，也可以是后天性的，如肿瘤、感染或出血。交通性脑积水为脑脊液循环和/或吸收障碍，或脑脊液产生过多而导致，表现为脑室系统普遍性扩大，常见原因为蛛网膜下腔出血或感染，脉络丛乳头状瘤分泌过多等。

5. 占位效应 由于颅腔容积固定，占位性病变本身或其引起的周围水肿都可挤占原有的结构，导致原有结构变形、移位。主要表现如下。①中线结构移位：中线结构包括大脑镰、第三脑室、第四脑室、透明隔、松果体等，可表现为中线结构向一侧偏移，也可出现中线结构扭曲变形。②脑室及脑池改变：脑室脑池外占位性病变推挤可致脑室与脑池移位、变形、闭塞，脑室与脑池内占位性病变可引起脑室与脑池扩大。

6. 脑萎缩 指各种原因引起的脑组织的缩小，而继发的脑室和蛛网膜下腔扩大。分为局限性脑萎缩和弥漫性脑萎缩。CT 平扫普遍表现为脑回变平或变小、脑沟、脑池增宽和脑室扩大，一般认为脑沟宽度超过 5mm 为扩大。常见于老年人及退行性脑病（图 7-10）。

7. 脑内出血 包括脑出血、蛛网膜下腔出血、硬膜下血肿和硬膜外血肿等。常见于高血压、肿瘤、动脉瘤、外伤、脑血管畸形等。急性出血在 CT 上呈高密度，亚急性期密度逐渐减低到等密度，慢性期一般呈低密度（图 7-11）。

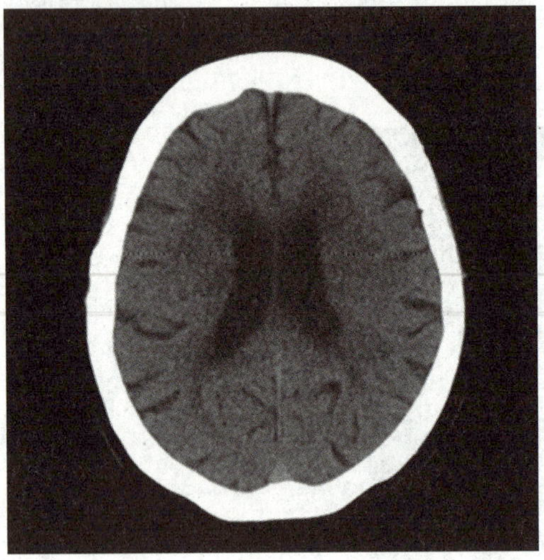

图 7-10 脑萎缩 CT 表现

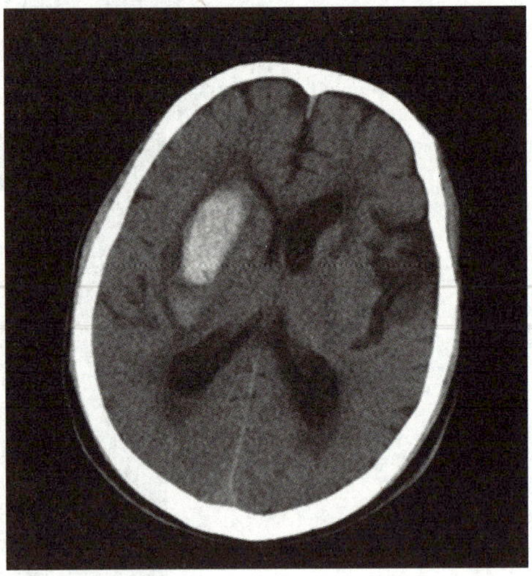

图 7-11 右基底节区脑出血 CT 表现

8. 增强扫描 病灶部位血供情况及血脑屏障被破坏的程度，会影响到病灶强化的程度和类型。强化程度分为明显强化、中度强化、轻度强化和无强化。强化类型又分为均匀强化、环形强化、不规则强化及脑回状强化。无强化多见于脑炎、脑水肿等；均匀强化多见于脑膜瘤、生殖细胞瘤等；环形强化常见于脑脓肿、转移瘤、星形细胞瘤等；不规则强化常见于星形细胞瘤、炎症等；脑回状强化多见于脑梗死。

（三）MRI 表现

1. 脑实质信号异常

（1）T_1WI 低信号，T_2WI 高信号：多见于脑肿瘤、脑梗死、脱髓鞘病变、脑软化等。

（2）T_1WI、T_2WI 均为低信号：多见于动脉瘤、动静脉血管畸形、钙化、烟雾病、纤维组织增生等（图 7-12）。

（3）T_1WI、T_2WI 均为高信号：多见于亚急性期脑出血、含脂肪类肿瘤等。

（4）T_1WI 高信号，T_2WI 低信号：多见于急性出血、黑色素瘤等。

（5）T_1WI、T_2WI 均为混杂信号：多见于动脉瘤出现湍流，动静脉畸形伴血栓形成，部分脑肿瘤等。

2. 形态、结构异常 MRI 多方位成像可更清楚显示病变与邻近结构的关系，有助于颅内病变的定位诊断。多种 MRI 功能成像的检查，还可以显示病变的形态、内部结构、范围、血供等多方面信息，有助于病变的定性诊断。MRI 不使用对比剂也可借助血管流空效应观察病变与邻近血管的关系。

3. 增强扫描 按强化程度分为明显强化、中度强化、轻度强化和无强化。按强化类型分为均匀强化、环形强化、不规则强化及脑回状强化。

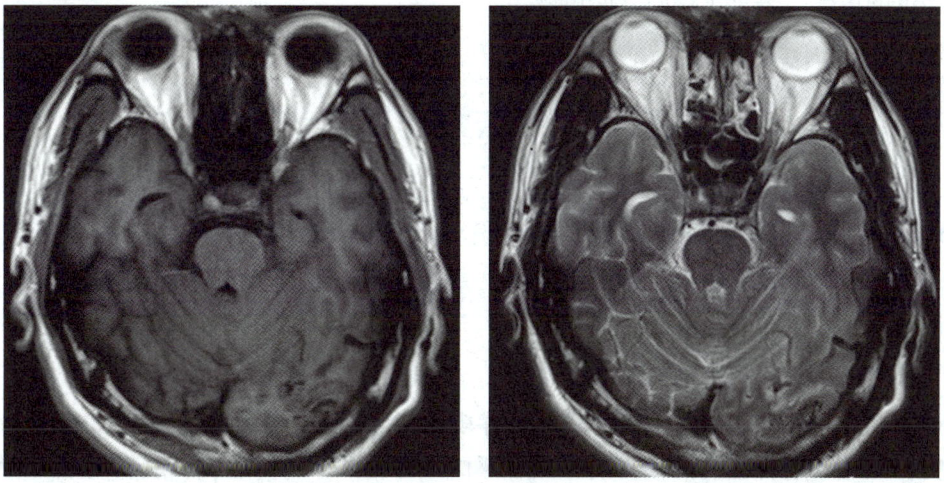

（a） （b）

图 7-12 左枕叶区动静脉畸形 MRI 表现

注：（a）横轴位 T_1WI 示流空信号；（b）横轴位 T_2WI 示流空信号。

二、脊髓

（一）X 线表现

1. 平片 脊髓在平片上不显影。

2. 脊髓造影

（1）脊髓内占位：对比剂于病变处出现不全或完全梗阻，两侧脊蛛网膜下腔呈均匀变窄或闭塞。

（2）脊髓外硬脊膜内占位：脊髓受压变窄并向一侧移位，受压侧脊蛛网膜下腔增宽。

（3）硬脊膜外占位：脊髓及脊蛛网膜下腔均受压向一侧移位，受压侧脊蛛网膜下腔增宽。

（二）CT 表现

CT 能显示脊髓的形态、大小，目前应用较少。

（三）MRI 表现

1. 脊髓信号改变

（1）T_1WI 低信号，T_2WI 高信号：多见于脊髓感染及脱髓鞘病变、水肿等。

（2）T_1WI、T_2WI 均为低信号：多见于脊髓血管畸形、钙化、纤维组织增生等。

（3）T_1WI、T_2WI 均为高信号：多见于亚急性期出血等。

2. 脊髓形态改变 可有脊髓的增粗或变细改变。脊髓增粗多见于脊髓空洞症、肿瘤、血肿、水肿等。脊髓增粗时，邻近的蛛网膜下腔可出现对称性狭窄甚至闭塞。脊髓变细多见髓外硬膜内肿瘤，以及各种原因引起的脊髓萎缩，如外伤。

3. 脊髓移位 脊髓局部移位，多见于髓外硬膜内占位，常同时伴有病灶一侧上下方蛛网膜下腔的增宽。脊髓移位程度轻但移位范围长，多见于硬膜外占位，常伴有病灶上下方蛛网膜下腔的变窄。脊髓受压向后移位的情况，多见于椎间盘向后脱出。

第四节 颅脑损伤影像诊断

微课：颅脑损伤影像诊断

颅脑损伤（craniocerebral injury）是由于外力作用于头部所致的各种损伤，其类型和严重程度因外力的性质、方向、强度及作用部位等因素而异。一般可分为头皮软组织损伤、颅骨骨折和脑实质损伤。三种损伤常合并发生，其中脑实质损伤对于预后影响大。早期可出现颅内血肿、脑挫裂伤、脑水肿和脑疝，晚期可出现脑积水和脑萎缩等。

影像检查能够为颅脑外伤的诊断提供直观、详细的影像信息，帮助医生准确评估损伤的类型、范围和严重程度，从而制定合理的治疗方案和预后评估。X 线平片简单经济，能发现颅骨骨折，但对颅内病变显示不佳。DSA 可以诊断脑动脉瘤，也是介入常用方法，但对于颅脑损伤诊断价值有限，仅能显示较大血管损伤。对于颅脑损伤，可首选 CT 检查。CT 可准确显示颅骨骨折的类型、范围和程度，帮助判断骨折是否影响到脑组织。对急性期的脑出血（如硬脑膜外血肿、脑内血肿、蛛网膜下腔出血）非常敏感，能够清晰显示出血的位置、范围。怀疑颅脑损伤伴颈椎骨折时，应先对颈椎采取固定措施，然后可首选 MRI 检查。对于亚急性和慢性血肿等脑损伤，MRI 的显示效果优于 CT，有利于预后判断。但 MRI 检查对于颅脑损伤的应用有局限性，因 MRI 成像时间长、运动伪影重，一些急救设施不能进入 MRI 检查室，对于危重难以配合的患者应用较难。

一、颅骨骨折

1. 概述 颅骨骨折（fracture of skull）在颅脑外伤中较常见，是指颅骨受暴力作用所致骨结构改变，可发生于颅骨任何部位，以顶骨骨折最多见。

根据骨折的外观、位置、凹陷程度及其是开放性还是闭合性，颅骨骨折可以分为不同的类型。按骨折部位分为颅盖骨骨折和颅底骨折，颅盖骨骨折最常见，约占 4/5，多发生于额、眼、顶骨等处，颅底骨折又包括颅前窝、颅中窝及颅后窝骨折；按骨折形态分为线样骨折、凹陷骨折、粉碎骨折，各种骨折类型可同时存在；按骨折与外界是否相通分为开放性与闭合性骨折。颅骨骨折常合并其他颅内损伤，如脑实质挫裂、脑血管和脑神经损伤、脑膜损伤等。

临床表现有局部肿胀、压痛，合并颅内其他损伤还可出现颅内压增高及神经系统体征。颅底骨折临床表现因骨折部位不同而有所差异，可有脑脊液耳漏及鼻漏、嗅觉和听力障碍，面瘫、熊猫眼征，眼鼻出血等，颅后窝骨折当骨折线通过颞骨岩部后外侧时，伤后可出现耳后瘀血斑。

2. 影像学表现

（1）X 线表现：①线样骨折。平片表现为边缘锐利的线条状透亮影，走向和长短各异。位于颅盖骨者一般能直接显示，位于颅底骨者常显示不清（图 7-13）。②凹陷骨折。凹入部位呈圆锥状向颅内凹陷，骨折线呈环状或放射状；3 岁以下儿童由于颅骨骨质较软，仅有骨质凹陷，而不出现明显骨折线。③粉碎骨折。颅骨碎裂成数块，形成不规则骨碎片，碎片可重叠或向颅内移位。④颅底骨折。普通 X 线检查常显示不佳，骨折线显示不清，如有颅内积气和窦腔混浊，可考虑颅底骨折。

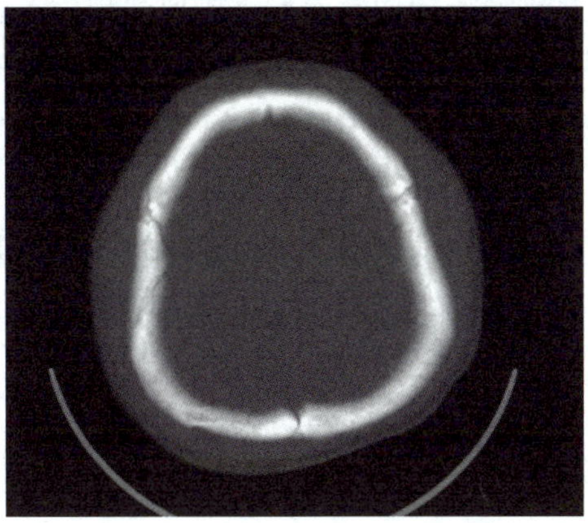

图 7-13　颅骨骨折 X 线表现

注：右侧额顶骨局部骨质不连续，可见线样低密度影，断端未见明显移位，局部累及冠状缝。

（2）CT 表现：是颅骨骨折的主要检查方法，骨窗可见骨质的连续性中断、移位，各型表现同 X 线检查，还可见颅缝分离增宽及颅缝不对称。相较 X 线检查，CT 能更清楚地显示骨折的部位，骨碎片的大小、数目等，并能显示颅内其他损伤，如血肿的位置、范围和周围的脑水肿，以及占位效应等情况。颅底骨折多为线性骨折，CT 上可显示为锐利而清晰的透亮低密度影。但由于颅底的解剖结构复杂，骨折线可能不易直接观察到，CT 检查时应注意用薄层高分辨力扫描仔细观察颅底，以免漏诊颅底骨折。CT 可观察到颅底骨折间接征象，如长条状或圆形低密度积气影、鼻窦和乳突气房积血。CT 还可显示颅底孔道的损伤情况，如视神经管、眶上裂、圆孔、卵圆孔、棘孔和破裂孔等。

3. 诊断与鉴别诊断　颅骨 X 线平片对细微骨折及颅底骨折显示不清，但可发现颅盖骨的骨折。CT 检查能发现颅底骨折的同时，还可以发现并存的其他颅脑损伤，如脑挫裂伤、周围脑水肿及占位效应等，还可显示窦腔积液积气。如影像检查发现颅骨连续性中断，结合患者外伤病史，即可诊断本病。

但骨折需与颅缝、血管压迹、蛛网膜颗粒压迹等正常解剖结构鉴别。颅缝有特定部位，呈锯齿状，有硬化边。血管压迹呈树枝状分支，表面光滑，有硬化边。蛛网膜颗粒压迹表现为颅骨内板局限性或颗粒状凹陷，颅板光滑、有硬化边，多在旁矢状窦和横窦。

二、颅内血肿

（一）硬膜外血肿

1. 概述　颅内出血积聚于颅骨与硬脑膜之间，称为硬膜外血肿（epidural hematoma）。好发于小脑幕上半球凸面，约占外伤性颅内血肿的 30%。按其病程和血肿形成的时间不同，可分为急性、亚急性和慢性硬膜外血肿，以急性最多见。

硬膜外血肿其形成主要与颅骨损伤有关，尤其是颅骨骨折或颅骨的短暂变形，导致硬脑膜动脉或静脉窦撕破，引起出血。多发生于头颅直接损伤部位，损伤局部多有骨折（约占 90%）。硬膜外血肿以脑膜中动脉出血最常见，该处出血多发展急速，血肿迅猛增大，可在数小时内引起脑疝；若出血源于脑膜静脉、板障静脉和静脉窦等静脉，则病情发展稍缓，呈亚急性或慢性病程。血肿常见于颞、额顶和颞顶部，也可发生于颅后窝等部位，可单发或多发，可合并脑内其他损伤。

临床表现可因出血速度和血肿部位不同而有差异，主要表现为意识障碍，典型病例表现为头外伤后原发昏迷（时间较短）→中间清醒期→继发性昏迷。可有颅内压增高，严重者出现脑疝。早期较少出现神经受损体征，仅在血肿形成压迫脑功能区时，才有相应的阳性体征。

2. 影像学表现

（1）X 线表现：血肿合并颅骨的骨折，平片中可见骨折线。脑血管造影可确定硬膜外血肿的位置及范围，可见颅骨内板下形成局限性梭形或凸透镜形无血管区，还可见血管破裂处对比剂外溢等表现。

（2）CT 表现

1）平扫：①因硬膜与颅骨粘连紧密，故血肿的范围局限，形成双凸透镜形。血肿急性期表现为颅骨内板下双凸形高密度区，密度多均匀，边界锐利，血肿范围可跨越硬膜附着点，但一般不跨越颅缝。如骨折超越颅缝，血肿亦可超过颅缝。部分血肿内可见小的圆形或不规则形的低密度区，是由于外伤时间较短，仍有新鲜出血，或者与血块退缩时溢出的血清混合所致，还可见中线结构移位、侧脑室受压等占位效应和其他颅内损伤。骨窗可显示常伴发骨折，大部分骨折位于血肿的同侧。②亚急性期及慢性期：血肿密度逐步减低至等、低密度。血块完全液化时血肿呈低密度（图 7-14）。

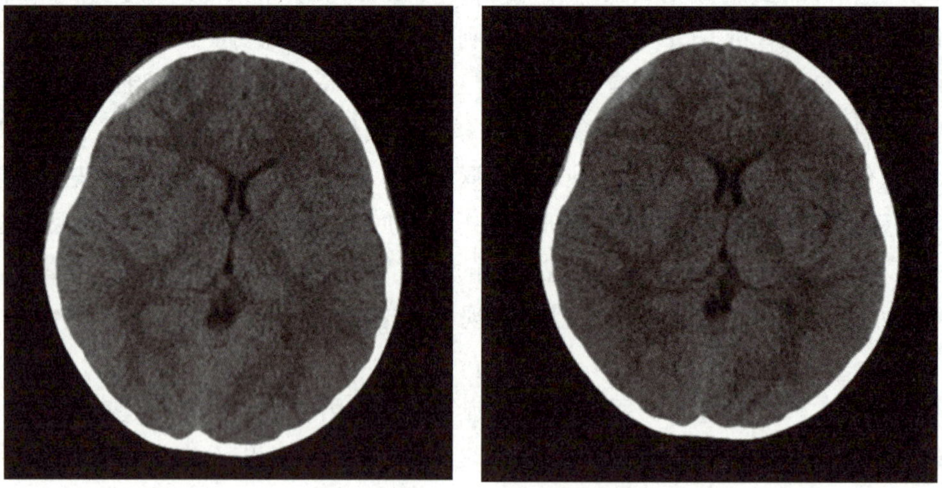

（a）　　（b）

图 7-14　硬膜外血肿 CT 表现

注：（a）CT 平扫右额部颅板下见双凸透镜形高密度影，为硬膜外血肿；（b）7 天后复查 CT，血肿密度较前有所减低。

2）增强扫描：一般不作增强扫描，慢性硬膜外血肿增强扫描可见血肿内缘包膜增强。血肿密度与周围组织相近时，增强扫描可以更准确地显示血肿的形态和范围。

（3）MRI 表现：MRI 显示血肿形态与 CT 类似的异常信号灶，血肿呈梭形或凸透镜形，边界锐利。血肿内缘可见低信号的硬膜。血肿信号强度变化与血肿的分期有关：具体如下。①急性期血肿：

红细胞内以脱氧血红蛋白为主，T_1WI 呈等信号，T_2WI 呈低信号。②亚急性期血肿：细胞外游离正铁血红蛋白使得 T_1WI 和 T_2WI 均呈高信号。③慢性期血肿：T_1WI 信号减低，但高于脑脊液，T_2WI 呈高信号，但周边因含铁血黄素沉积呈明显低信号。MRI 还可多轴位成像，对于确定血肿的范围优于 CT 检查。

3. 诊断与鉴别诊断 结合外伤病史及临床“中间清醒期”表现，CT 显示颅骨下双凸透镜形高密度影，边缘锐利、清楚，一般不超过颅缝，可有骨折，MRI 显示血肿形态与 CT 类似的异常信号灶，可诊断本病，对亚急性和慢性期血肿的显示，MRI 显示优于 CT。

硬膜外血肿要注意与硬膜下血肿鉴别。硬膜下血肿也表现为紧贴颅骨内板下方的异常密度或异常信号影，区别是：①后者呈新月形，而前者呈梭形或凸透镜形。②后者范围较广泛，可跨越颅缝，前者较局限，一般不跨颅缝。③后者常不伴有颅骨骨折，而前者常伴有血肿同侧颅骨骨折。硬膜外血肿也要注意和蛛网膜下腔出血鉴别，前者血肿边缘清晰，而后者 CT 上表现为脑沟、脑裂及脑池内高密度影，出血可随脑脊液扩散，边缘较模糊。

（二）硬膜下血肿

1. 概述 颅内出血积聚于硬脑膜与蛛网膜之间称为硬膜下血肿（subdural hematoma）。在创伤性颅脑损伤中较常见。血肿好发于额、额颞部，可在外力作用点的相应部位或对冲部位。根据血肿形成时间不同可分为急性、亚急性和慢性硬膜下血肿。

硬膜下血肿多为单侧性，双侧硬膜下血肿在老年人和婴幼儿中更为常见。无颅骨骨折，少数患者可合并颅骨骨折，但骨折部位与血肿部位的关系不如硬膜外血肿密切。硬膜下血肿多为静脉、小动脉或由大脑向上矢状窦汇入的桥静脉撕裂出血。血肿位于脑凸面硬膜与蛛网膜之间。由于蛛网膜柔软无张力，与硬脑膜间有潜在间隙，血液可沿脑表面分布到硬膜下腔的广泛腔隙，故血肿范围较广泛，可跨越颅缝，甚至可覆盖整个大脑半球，形状多呈新月形。硬膜下血肿常合并脑挫裂伤。

临床表现上，急性者本病病情危重，患者常出现昏迷，且昏迷程度逐渐加深，很少有中间清醒期。恶心、呕吐等颅内压增高症状出现早，严重者并发脑疝。还可出现偏瘫、失语等神经系统症状。亚急性硬膜下血肿症状出现较晚，患者可能在伤后 3 天至 3 周内逐渐出现头痛、呕吐、意识障碍等症状。慢性硬膜下血肿外伤史较轻微，易被忽略，颅内压增高及脑压迫的症状出现较晚，呈慢性过程，预后多良好。硬膜下血肿合并严重的脑挫裂伤者往往预后较差。

2. 影像学表现

（1）X 线表现：脑血管造影可发现血肿推挤脑表面血管移位，离开颅骨内板及硬膜，形成颅骨内板下方的新月形无血管区，范围较广泛。

（2）CT 表现

1）平扫：①急性硬膜下血肿表现为颅板下方新月形高密度影；多数密度均匀，范围广泛，不受颅缝限制，中线结构偏移、脑室受压变形等占位效应明显，常合并脑挫裂伤（图 7-15）。②亚急性和慢性硬膜下血肿可表现为高、等、低或混杂密度；平扫早期血肿仍呈高密度，以后随血红蛋白逐渐破坏、溶解和吸收，可呈均匀等或略低密度。由于血块沉淀，血肿上方为低密度，下方呈高密度；血肿的形态可由新月形逐步发展为双凸状，与血肿内高渗状态有关。少数慢性硬膜下血肿，可见血肿内机化粘连所致的分隔。

2）增强扫描：增强扫描可见到远离颅骨内板的皮质和皮质表面血管强化，血肿包膜也可呈线状强化，从而可清楚地勾画出硬膜下血肿的轮廓。有助于判断亚急性或慢性期的等密度硬膜下血肿。

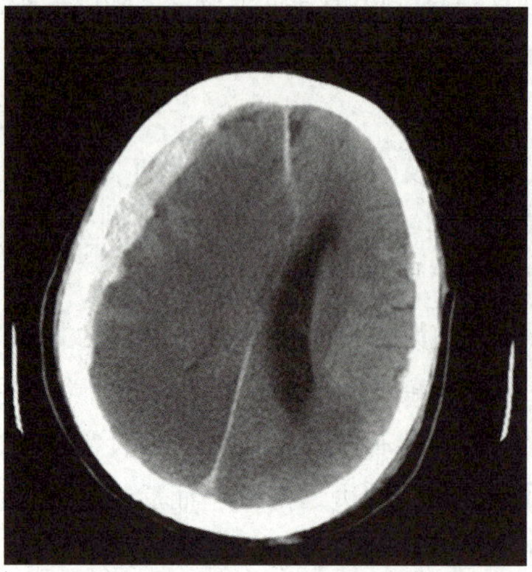

图 7-15 硬膜外血肿

注：右侧额颞顶部颅内板下见新月形高密度影，相应脑组织受压内移改变，侧脑室受压变小，中线结构向左移位。

（3）MRI 表现：MRI 所见硬膜下血肿形态上与 CT 相似，为颅骨内板下的新月形异常信号灶。信号的改变与硬膜外血肿相似，随各期而异。急性者 T_2WI 呈低信号，T_1WI 呈等信号。亚急性者 T_1WI 及 T_2WI 均可呈高信号。随着时间推移，T_1WI 信号逐渐减低，但高于脑脊液，T_2WI 高信号，但周边因含铁血黄素沉积呈明显低信号。

3. 诊断与鉴别诊断 影像学表现为颅骨内板下方新月形高密度影或异常信号影，结合外伤史及临床典型表现，可诊断本病。

慢性硬膜下血肿 CT 显示为等密度时，MRI 多序列成像能显示血肿的异常信号，相较于 CT 检查更敏感。低密度的慢性硬膜下血肿还需与硬膜下积液鉴别，后者 CT 及 MRI 表现为水样密度或信号。硬膜下血肿还要和硬膜外血肿鉴别，参见“硬膜外血肿”的相关内容。

三、脑挫裂伤

1. 概述 脑挫裂伤（contusion and laceration of brain）是指颅脑外伤所致的脑组织器质性损伤，包括脑挫伤和脑裂伤。脑挫伤是外伤引起的皮质和深层的散发小出血灶和脑水肿，软脑膜保持完整；脑裂伤则是脑及软脑膜血管的破裂。两者多同时发生，称为脑挫裂伤。当头部受到外力直接冲击时，这时损伤可发生在受力点及其周围区域。当外力作用于头部时，脑组织在颅内也可发生反向运动，导致远离受力点的脑组织与颅骨内壁相撞，也有可能形成对冲性脑挫裂伤。

病理改变包括脑外伤引起的局部脑水肿、坏死、液化和多发散在小出血灶等变化，伤后早期脑组织以出血、水肿、坏死为主要变化。随后逐渐出现坏死区组织液化，瘢痕组织修复。小病灶由瘢痕修复，大病灶偶尔可形成囊腔，相邻脑组织萎缩。

临床表现的病情轻重与脑挫裂伤的部位、范围和程度直接相关。多有意识障碍，伤后多立即昏迷，可有头痛、呕吐、颅内压增高及脑疝。可能出现偏瘫、失语、感觉障碍、偏盲等，这些症状与损伤的脑组织部位有关。脑挫裂伤还可伴有硬膜下血肿、硬膜外血肿和蛛网膜下腔出血表现。

2. 影像学表现

（1）CT 表现

1）损伤区改变：早期可无或仅有轻微异常发现，典型表现为额叶、颞叶的大小与形态不一，边缘模糊的低密度区，其中可见散发点片状高密度出血灶，有些出血灶可融合为较大血肿。当出现脑组织软化时，低密度区发展为更低密度区。挫裂伤重并且范围大者，晚期可出现脑内囊性病灶，表现为局部水样低密度灶，邻近脑沟增宽，脑室扩大。

2）占位及脑萎缩表现：表现为脑室受压变窄变形，中线结构向对侧移位，严重的占位效应可导致脑疝，如小脑幕切迹疝，表现为瞳孔散大、对光反射消失、生命体征变化。脑挫裂伤后的水肿高峰期通常在伤后 3~5 天，此后，水肿会逐渐消退，占位效应减轻。后期出现脑萎缩，广泛性脑萎缩表现为患侧半球体积变小，中线结构移向患侧；局限性脑萎缩表现为相邻脑沟、脑池和脑室扩大，蛛网膜下腔增宽。

3）合并其他征象：如蛛网膜下腔出血、脑内血肿、脑外血肿、颅骨骨折、颅内积气等。较重的脑挫裂伤常合并有蛛网膜下腔出血，表现为脑池、脑沟密度增高，但数天后高密度即减低、消失（图 7-16）。

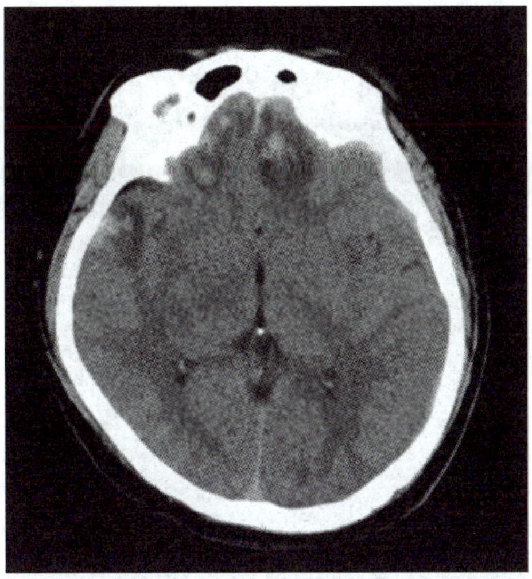

图 7-16　脑挫裂伤 CT 表现

注：CT 平扫示双额部，右颞部脑脑挫裂伤，多发形态不一，大小不一的低密度区中见大小不等的高密度出血区。

（2）MRI 表现：病灶信号强度变化大，常随脑水肿，出血和液化的程度而异。脑水肿 T_1WI 为低信号，T_2WI 为高信号。点片状出血与脑出血信号变化一致。晚期，脑挫裂伤可以不留痕迹，也可以形成软化灶，表现为 T_1WI 低信号，T_2WI 高信号，FLAIR 呈低信号，伴局部脑室扩大和脑沟增宽。

3. 诊断与鉴别诊断　根据明确的外伤史，伤后患者多立即昏迷，有颅内压增高和局灶性神经功能障碍，CT 平扫，急性期表现为脑内低密度病灶，伴有点片状高密度出血及明显占位征象。MRI T_1WI 低信号，T_2WI 为高信号，即可诊断本病。对于出血部分的显示，CT 优于 MRI，对于水肿及脑软化灶的显示，MRI 优于 CT。

注意要和其他颅内血肿鉴别。

四、弥漫性轴索损伤

1. 概述 弥漫性轴索损伤（diffuse axonal injury，DAI）是通常由头部遭受钝性打击、甩鞭样受力等引起剪切力或旋转力作用于颅脑的损伤，表现为脑部轴索的大面积损伤。

主要病理改变为脑皮髓交界区、胼胝体、脑干及小脑等部位的神经元轴突肿胀、断裂，局部出现点片状出血和水肿，常合并其他类型的脑损伤。

临床常有伤后即刻昏迷且持续时间长，可达数周至数月，存活者常有严重的神经系统后遗症。

2. 影像学表现

（1）CT 表现：双侧幕上大脑半球的多个脑叶呈弥漫性肿胀，密度减低，灰、白质界限不清；脑室、脑池受压而变小，脑池和脑沟界限模糊；大脑半球灰白质交界处、基底节区、胼胝体、脑干及小脑可见单发或多发点状及小片状出血灶，直径多小于 15mm；中线结构少有移位或仅轻度偏移。部分病例合并蛛网膜下腔出血或脑内出血；对于临床症状严重，而头颅 CT 未发现异常或改变轻者，要考虑到 DAI 的可能（图 7-17）。

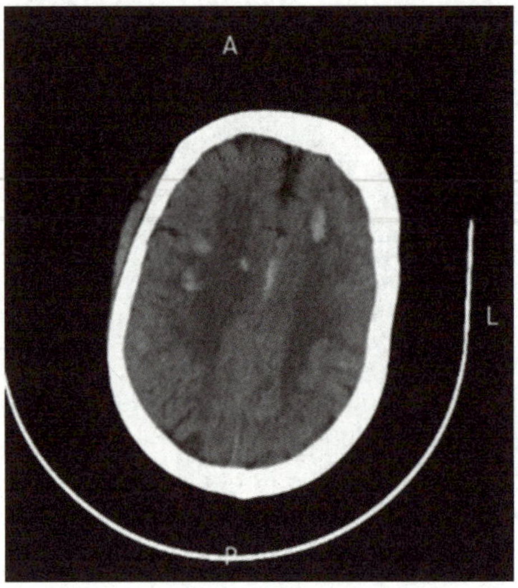

图 7-17 弥漫性轴索损伤 CT 表现

注：CT 平扫示颅内多发斑片状小出血灶。

（2）MRI 表现：MRI 对 DAI 的诊断敏感性明显优于 CT，MRI 能够显示更微小的病灶，特别是对胼胝体和颅后窝的病变显示更清楚。如病变为非出血性，T_1WI 呈等或低信号，T_2WI 表现为脑白质、灰白质交界处、胼胝体、脑干及小脑散在、分布不对称的点片状异常高信号。出血性病灶急性期呈 T_2WI 低信号，T_1WI 等信号，周围可见水肿信号；亚急性和慢性期出血的信号强度随时间而异。DWI 对诊断超急性期及急性期 DAI 具有很高的敏感性，显示出血为低信号而非出血灶为高信号；SWI 对微小出血检出率高，形态上为甩鞭样或串珠样。

3. 诊断与鉴别诊断 根据严重的脑外伤史，CT 表现为多灶性低密度及小片状出血灶，MRI 见 T_2WI 点片状异常高信号，T_1WI 呈等、低信号或小出血灶，且患者病情危重，但无颅内大的血肿或不能用颅内血肿解释临床表现，提示本病的可能。MRI 对非出血性 DAI 检出比 CT 敏感，DWI 及 SWI 对诊断脑 DAI 具有很高的敏感性。需要与多灶性出血性或非出血性病变鉴别，根据病史及病灶的分布可以鉴别。

第五节 脑血管疾病影像诊断

一、脑梗死

脑梗死为脑血管闭塞所致脑组织缺血性坏死，其发病率在脑血管病中占首位，主要可分为脑动脉闭塞性脑梗死和腔隙性脑梗死。

（一）脑动脉闭塞性脑梗死

1. 概述 主要是因脑的大或中等管径的动脉粥样硬化，继发血栓形成，导致管腔狭窄、闭塞。以大脑中动脉闭塞最多见，引起病变血管供应区脑组织坏死。

（1）临床表现：因梗死区部位不同而异，常见的临床症状和体征为偏瘫、偏身感觉障碍、偏盲、失语等，小脑或脑干梗死常出现共济失调、吞咽困难、呛咳等症状。

（2）病理：多见于中老年动脉硬化、高血糖、高血脂患者。脑缺血发作4~6小时，脑组织代谢异常，继而脑组织出现坏死，1~2周后脑水肿逐渐减轻，坏死脑组织液化，同时有胶质细胞增生，髓鞘脱失变性，坏死区变为囊腔，牵拉脑室及脑沟，致局部脑室扩大、脑沟增宽。

2. 影像学表现

（1）X线表现：脑血管造影早期可见血管闭塞。

（2）CT表现：①脑梗死在24小时内，CT检查可无阳性发现，或仅显示模糊的低密度区，邻近脑沟变浅；部分病例可显示动脉致密征、岛带征。②24小时后CT可显示清楚的低密度病变区，其部位和范围与闭塞血管供血区一致，皮髓质同时受累，多呈扇形，基底贴近硬膜，可有占位效应（图7-18）；缺血区血管重新恢复血流灌注，导致梗死区内出现继发性出血，称为出血性脑梗死。③2~3周时出现“模糊效应”，病变变为等密度。④1~2个月后形成边界清楚的软化灶，而导致脑萎缩。

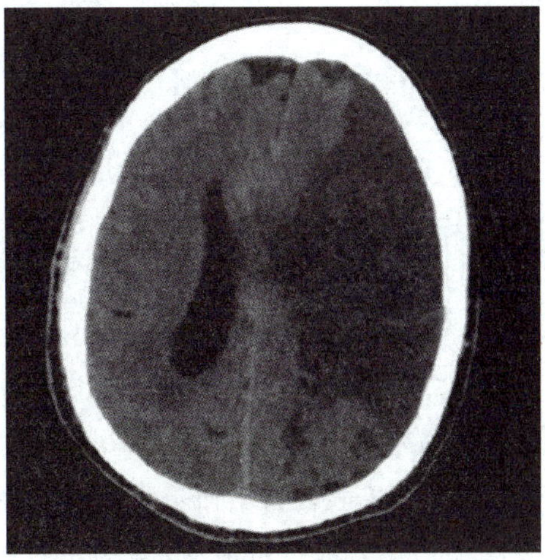

图7-18 脑梗死CT表现

注：CT平扫示左侧额颞叶大片低密度区，有明显占位效应。

增强扫描：梗死后可出现强化，可表现为不均匀、脑回状、条状或环状强化，梗死区强化是由于血脑屏障破坏，新生毛细血管和血液灌注过度所致。CT灌注成像对血流灌注状况的判断有参考意义。

（3）MRI表现：①在脑梗死6小时内，T_1WI、T_2WI可无异常，但DWI可显示为异常高信号，此后呈T_1WI低信号、T_2WI及FLAIR高信号（图7-19）。②梗死1天后至一周，水肿逐渐加重，占位效应明显，病变仍表现为T_1WI低信号、T_2WI高信号，有时可见血管流空消失。③梗死后期，小病变可不显示，大的病灶形成软化灶，信号改变似脑脊液，并出现局限性脑萎缩。

增强扫描：MRA 可直接显示血管的狭窄或中断情况。PWI 结合 DWI 可判断梗死周边缺血半暗带（复血供后可存活的区域）的存在。通常认为 PWI 异常信号区大于 DWI 异常信号区时，不匹配区域即为半暗带。

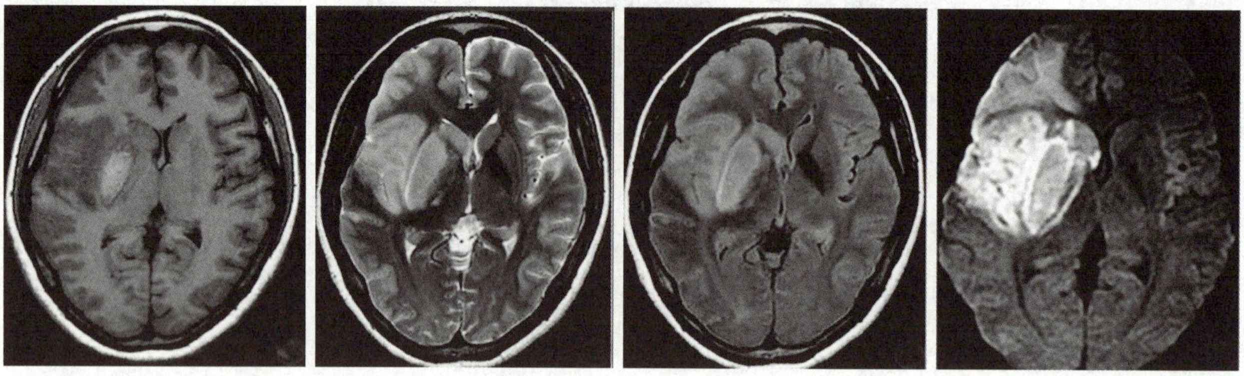

（a） （b） （c） （d）

图 7-19 脑梗死 MRI 表现

注：（a）T_1WI 呈片状低信号，内侧可见片状高信号出血灶；（b）（c）T_2WI 及 FLAIR 呈不均匀高信号；（d）DWI 呈明亮高信号。

3. 诊断与鉴别诊断 根据对侧偏瘫、偏身感觉障碍、偏盲等临床表现，脑实质内出现扇形低密度或呈长 T_1、长 T_2 信号且 DWI 为高信号的病变区，与某一血管供应区相一致，同时累及皮质、髓质即可诊断脑梗死。

不典型脑梗死应与脑胶质瘤、转移瘤、脑炎、脱髓鞘病等鉴别。脑肿瘤占位表现常较脑梗死更显著，胶质瘤多呈不规则强化，转移瘤常多发，呈均匀或环形强化，脑脓肿常呈规则的环形强化，脱髓鞘疾病的病灶形态更不规则，多位于侧脑室周围等。

（二）腔隙性脑梗死

1. 概述 腔隙性脑梗死是指脑穿支小动脉闭塞引起的深部脑组织较小面积的缺血性坏死。病因多为高血压、长期吸烟、糖尿病等，好发于基底节、内囊、丘脑、脑干等部位，梗死灶直径在 5~15mm。

（1）临床表现：可表现为轻度偏瘫、偏身感觉障碍、下肢运动受限等，梗死部位不同，临床表现各异，总体表现为症状轻且局限，预后较好，也可以没有明显的临床症状。

（2）病理：脑穿支小动脉闭塞引起的深部脑组织较小面积缺血坏死，约 1 个月后形成软化灶。

2. 影像学表现

（1）CT 表现：平扫基底节、丘脑或脑干类圆形低密度灶，边界清楚，直径在 5~10mm，无水肿及明显占位效应，可多发。4 周左右形成低密度软化灶。增强扫描：梗死 3 天~1 个月可出现均一或不规则强化。

（2）MRI 表现：MRI 显示病灶比 CT 敏感，表现为 T_1WI 低信号、T_2WI 高信号，新近梗死 DWI 表现为高信号，陈旧梗死或梗死后软化灶 DWI 为等或低信号，无占位征象（图 7-20）。

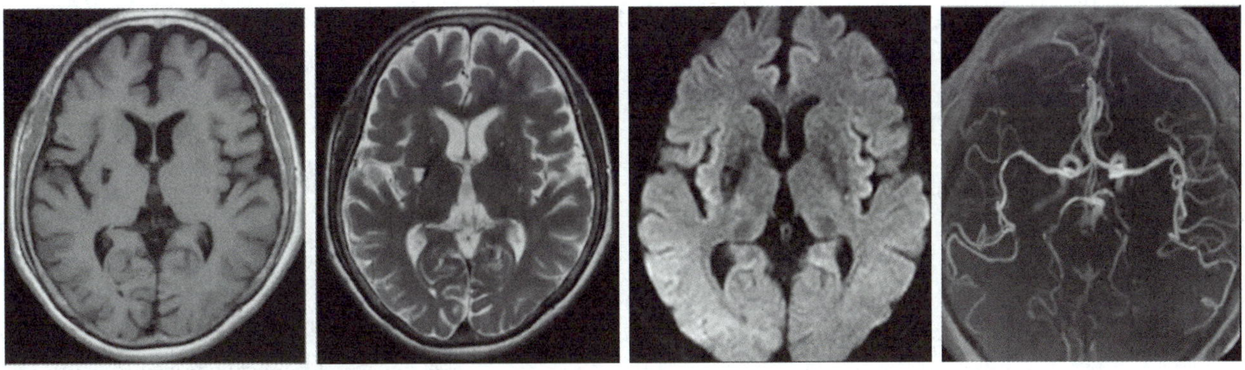

(a)　(b)　(c)　(d)

图 7-20　腔隙性脑梗死 MRI 表现

注：MRI 平扫示两侧基底节多发点片状异常信号灶。(a) T_1WI 呈低信号；(b) T_2WI 呈高信号；(c) DWI 呈高或低信号，提示病灶新旧不等，无明显占位效应；(d) MRA 未见明显异常。

3. 诊断与鉴别诊断　基底节区、丘脑或脑干单发或多发类圆形小病灶，CT 上呈低密度或 MRI 上呈长 T_1、长 T_2 信号，边界清楚，无明显占位表现，结合临床症状较轻，可以明确诊断。

腔隙性脑梗死有时需与脑软化灶、血管周围间隙鉴别，临床上要结合病史，必要时行增强扫描。

二、颅内出血

颅内出血主要继发于高血压动脉硬化破裂、脑血管畸形出血、脑梗死或脑栓塞后再灌注所致的出血性梗死等。以高血压脑出血最常见，多发于中老年患者。出血可发生于脑实质、脑室内和蛛网膜下腔，儿童及青壮年以脑血管畸形出血多见，颅内出血起病急、病情重，诊断主要依据影像检查。

（一）高血压性脑出血

微课：高血压性脑出血影像诊断

1. 概述　高血压性脑出血是颅内最常见的出血，为高血压病患者在血压骤升时导致的小动脉破裂出血。发病率仅次于脑梗死，但死亡率占脑血管病的首位。

（1）临床表现：起病急骤，常有情绪激动、体力活动过度诱发，表现为剧烈头痛、频繁呕吐，病情迅速恶化，可出现不同程度的意识障碍、肢体偏瘫、失语或昏迷状态，24 小时内达到高峰。其神经定位体征，随出血部位而异。

（2）病理：高血压所致脑小动脉的微型动脉瘤或玻璃样变，是脑血管破裂出血的病理基础。出血好发于基底节、丘脑、脑干、小脑，易破入脑室或蛛网膜下腔，亦可由血肿压迫室间孔、导水管或第四脑室而引起脑积水。脑内血肿在不同时期有不同的病理学改变。

1）超急性期（≤6 小时）：血肿红细胞完整，主要含有氧合血红蛋白，3 小时后出现灶周水肿。

2）急性期（7~72 小时）：红细胞明显脱水，氧合血红蛋白逐渐变为脱氧血红蛋白，灶周水肿及占位效应明显。

3）亚急性期（3 天~2 周）：亚急性早期（3~6 天）从血肿外周向中心发展，红细胞内的脱氧血红蛋白转变为正铁血红蛋白；亚急性晚期（1~2 周）红细胞破裂，正铁血红蛋白释放到细胞外，血肿周围出现炎性反应，有巨噬细胞沉积，灶周水肿、占位效应减轻。

4）慢性期（2 周后）：血块周围水肿消失，反应性星形细胞增生，巨噬细胞内含有铁蛋白和含铁血黄素；坏死组织被清除，缺损部分由胶质细胞和胶原纤维形成瘢痕；血肿小可填充，血肿大则遗留囊腔，成为囊变期。

2. 影像学表现

（1）CT 表现

1）平扫：①急性期及超急性期。脑内肾形或不规则形均匀高密度影，CT 值 50~80HU，周围水肿及占位效应明显（图 7-21）。②亚急性期。血肿向心性吸收，密度逐渐降低，边缘模糊；周围水肿及占位效应由明显逐步减轻。③慢性期。病灶呈圆形、类圆形或裂隙状低密度影，病灶较大者呈囊状低密度区。此期周围水肿及占位效应消失。④其他表现。血液可破入脑室、蛛网膜下腔，表现为脑室、脑沟及脑池密度增高；若血肿压迫或阻塞室间孔、中脑导水管或第四脑室，可引起脑积水。

2）增强扫描：急性期不作增强扫描，慢性期周围可见环形强化。

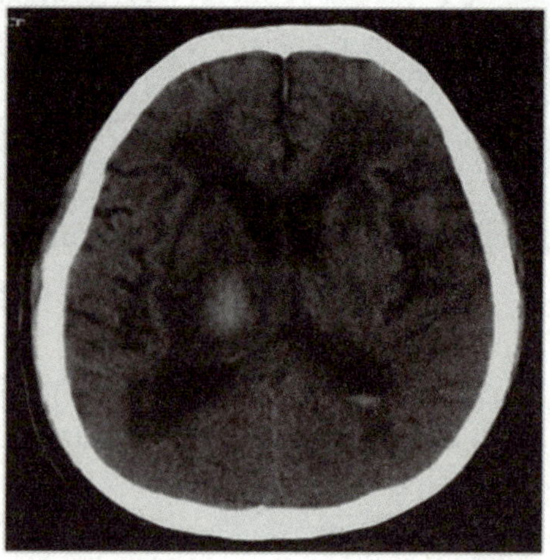

图 7-21　急性高血压脑出血 CT 表现

注：右侧基底节区不规则形高密度灶，灶周可见低密度水肿带环绕。

（2）MRI 表现：脑出血的 MRI 表现比较复杂，其信号强度随出血期的不同而异。

1）平扫：①超急性期。T_1WI 为等信号，T_2WI 为高信号。②急性期。T_1WI 为等或略低信号，T_2WI 为低信号。③亚急性期。亚急性早期 T_1WI 为周边高信号环，中心低信号，T_2WI 为低信号；亚急性晚期 T_1WI、T_2WI 均呈高信号（图 7-22）。④慢性期。T_1WI 为低信号，T_2WI 为高信号，血肿周围 T_2WI 可见低信号的含铁血黄素环。

2）增强扫描：强化情况与 CT 表现相似。有些高血压患者，用 SWI 可显示脑内微小出血灶，表现为直径 1~5mm 大小的圆形低信号，而这些病灶用 CT 或 MRI 常规则序列难以显示。

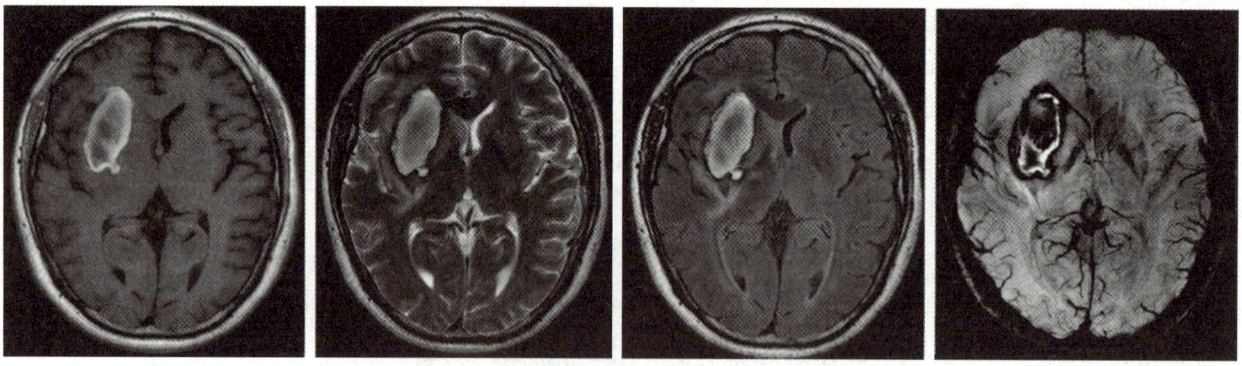

（a）　（b）　（c）　（d）

图 7-22　右侧基底节亚急性期出血 MRI 表现

注：（a）T_1WI 为不规则环状高信号，中央信号与脑实质相同；（b）（c）T_2WI 及 FLAIR 为高信号，边缘可见环形低信号带，周围脑实质轻度水肿，右侧侧脑室受压变窄，中线轻度左偏；（d）SWI 示病变呈明显混杂信号，边缘低信号带，中线也可见片状低信号影。

3. 诊断与鉴别诊断　急性起病，出现意识障碍、肢体偏瘫、失语等症状，CT 表现为脑内肾形高密度伴周围水肿，可以明确诊断。临床症状不明显的出血吸收期 CT 检查可能为等密度，需和脑肿瘤鉴别，肿瘤起病缓慢，病灶的形态、部位与脑出血常不同，以及脑肿瘤增强扫描多有不同程度强化，一般均可鉴别。

对急性脑出血不建议做 MRI 检查，亚急性脑出血 MRI 检查有一定特征性，可见 T_1WI、T_2WI 均呈高信号。

（二）蛛网膜下腔出血

1. 概述　蛛网膜下腔出血是由于颅内血管破裂，血液进入蛛网膜下腔所致。分外伤性和自发性，后者以颅内动脉瘤破裂出血最常见（占 51%），可发生于任何年龄段。

（1）临床表现：出现剧烈头痛、脑膜刺激征、血性脑脊液三联征。

（2）病理：具体如下。①无菌性脑膜炎：由脑积液中的氧合血红蛋白引起。②脑血管痉挛：使脑组织水肿。③脑积水：急性期过后形成正压性脑积水，慢性期由于蛛网膜颗粒受阻所致。

2. 影像学表现

（1）CT 表现

1）平扫：SAH 的直接征象为脑沟、脑池和脑裂内被高密度影充填（图 7-23），随着时间延长，出血被脑脊液冲淡及血红蛋白的降解，密度逐渐减低，3 天后呈等密度，1 周后 CT 检查为阴性。CT 图像上大脑中动脉破裂，血液多积聚于同侧外侧裂附近；大脑前动脉破裂，血液多积聚于视交叉池及侧裂池的前部；椎基底动脉破裂，血液主要沉积于脚间池。间接征象有：脑积水、脑水肿、脑梗死、脑内血肿、脑室内出血、脑疝等。

2）增强扫描：平扫可确诊，一般不做增强扫描。

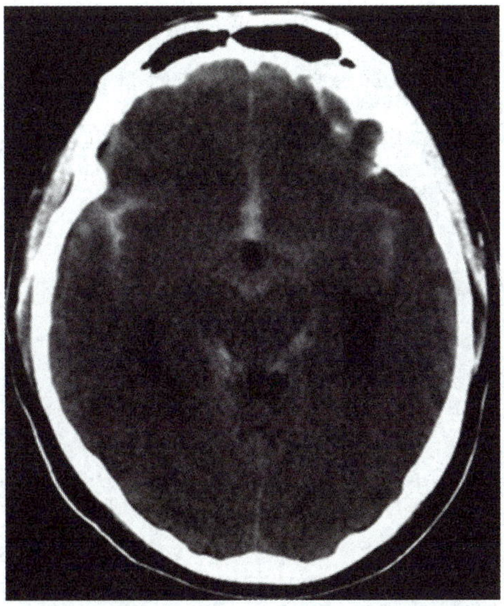

图 7-23　蛛网膜下腔出血 CT 表现

注：CT 平扫示幕上半球灰白质分界模糊，双侧外侧裂、环池被高密度影充填。

（2）MRI 表现：由于脑脊液的稀释作用及含氧量较高，急性蛛网膜下腔出血无论在 T_1WI 还是 T_2WI 上都难以和正常脑脊液区分；FLAIR 可表现为蛛网膜下腔内线样高信号（图 7-24）；SWI 可表现为低信号。亚急性期 T_1WI、T_2WI 及 FLAIR 均可表现为高信号。慢性期在 T_2WI 上可出现低信号的含铁血黄素影，较具特征性。

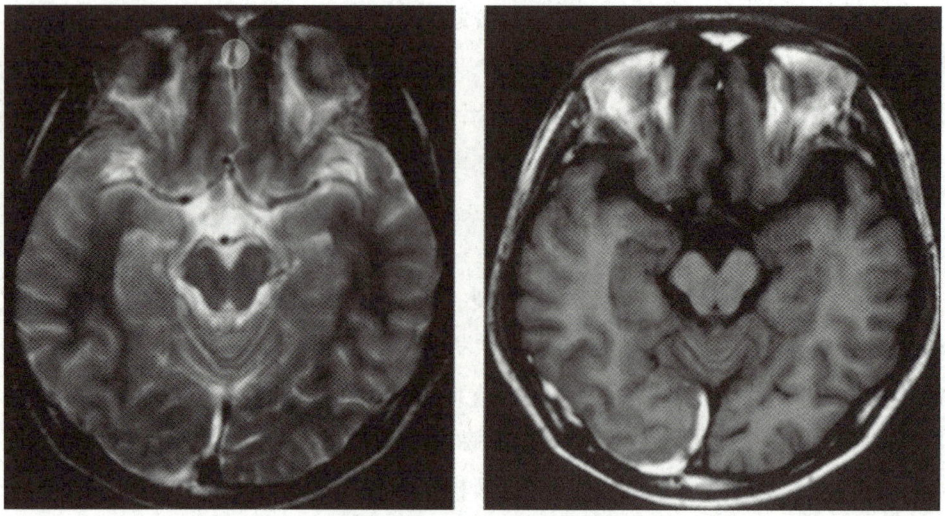

(a)　　　　(b)

图 7-24　蛛网膜下腔出血 MRI 表现

注：MRI 平扫示右侧枕部及纵裂池后部可见长条形异常信号影，T_2WI（a）及 T_1WI（b）均为高信号，边界清楚。

3. 诊断与鉴别诊断　根据头痛、脑膜刺激征和血性脑脊液三联征，CT 表现为蛛网膜下腔出现高密度影充填即可诊断。MRI 上 FLAIR 发现蛛网膜下腔内线样高信号，也要考虑到蛛网膜下腔出血。

三、脑血管畸形

脑血管畸形是脑血管的先天发育异常，包括动静脉畸形（AVM）、海绵状血管瘤、毛细血管扩张症和静脉性血管瘤。其中 AVM 最多见，常为单发。毛细血管扩张症又称毛细血管瘤，病理上为一团扩张的仅有一层内皮细胞的毛细血管被正常的神经组织分开，CT 和 MRI 很难显示。

（一）脑动静脉畸形

1. 概述　脑动静脉畸形由一条或多条供养动脉、畸形血管团、一条或多条引流静脉组成，占脑血管畸形的 50%。

（1）临床表现：可发生于任何年龄，约 72%在 40 岁前起病，主要表现有头痛、急性脑出血和癫痫等症状。

（2）病理：脑动静脉畸形常见于大脑中动脉分布区的脑皮质，大小不一，病变中畸形的血管粗细不一，呈团块状，其内血管可极度扩张、扭曲、出血，部分可见动脉与静脉直接相通，血管区内夹杂正常或变性神经组织，病灶周围脑组织常有变性和胶质增生，而继发脑萎缩。有些部位还可以有脑水肿、梗死、钙化和出血。

2. 影像学表现

（1）X 线表现：脑血管造影是诊断 AVM 最可靠、最准确的方法。在动脉期可见粗细不等、迂曲成团的血管，有时表现为网状或血窦状，供血动脉增粗，并有引流静脉显现，约 20%AVM 脑血管造影为阴性，称隐匿性 AVM。

（2）CT 表现

1）平扫：脑表浅部位不规则形高低混合密度病灶，无占位效应（图 7-25）。其中出血、钙化为高密度影，软化灶为低密度。周围脑组织常有脑沟增宽等脑萎缩改变。

2）增强扫描：可见点、条状血管强化影，亦可显示粗大引流血管。CTA 可见异常血管团，并可见增粗的供血动脉和引流静脉。

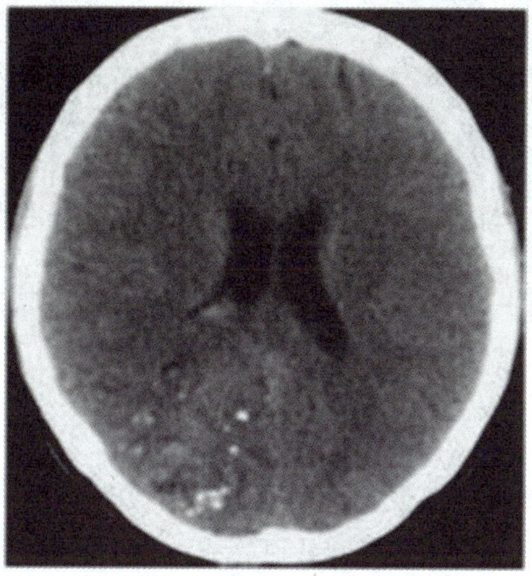

图 7-25　脑动静脉畸形 CT 表现

注：CT 平扫显示右侧枕叶不规则点片状高密度影。

（3）MRI 表现

1）平扫：①异常血管团在 T_1WI、T_2WI、SWI 上均显示流空的无信号影；供血动脉为低或无信号区；其引流静脉由于血流缓慢，T_1WI 为低信号，T_2WI 为高信号。②病变区常可见新鲜或陈旧的局灶性出血信号。③周围脑组织萎缩，病灶内及周围胶质增生，FLAIR 显示高信号。

2）增强扫描：可显示异常血管明显强化。MRA 可直接显示 AVM 的供血动脉、异常血管团、引流静脉及静脉窦（图 7-26）。

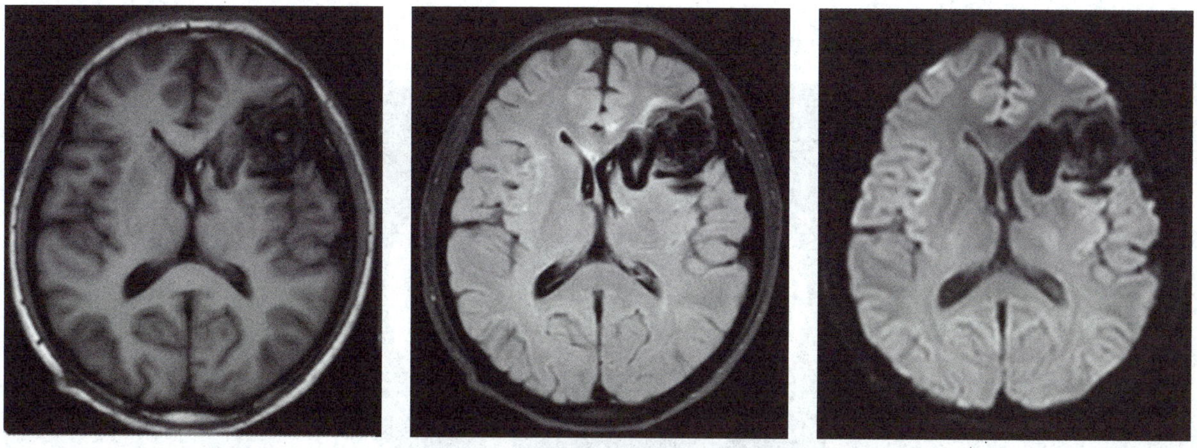

（a）　（b）　（c）

图 7-26　脑动静脉畸形 MRI 表现

注：（a）~（d）MRI 平扫显示左侧额叶见不规则异常信号灶，均呈蜂窝状流空信号改变，无占位效应；（e）增强扫描后病灶内见条状、蚓状强化血管；（f）MRA 显示排列紊乱的异常血管团，并可见增粗的供血动脉和迂曲的引流静脉。

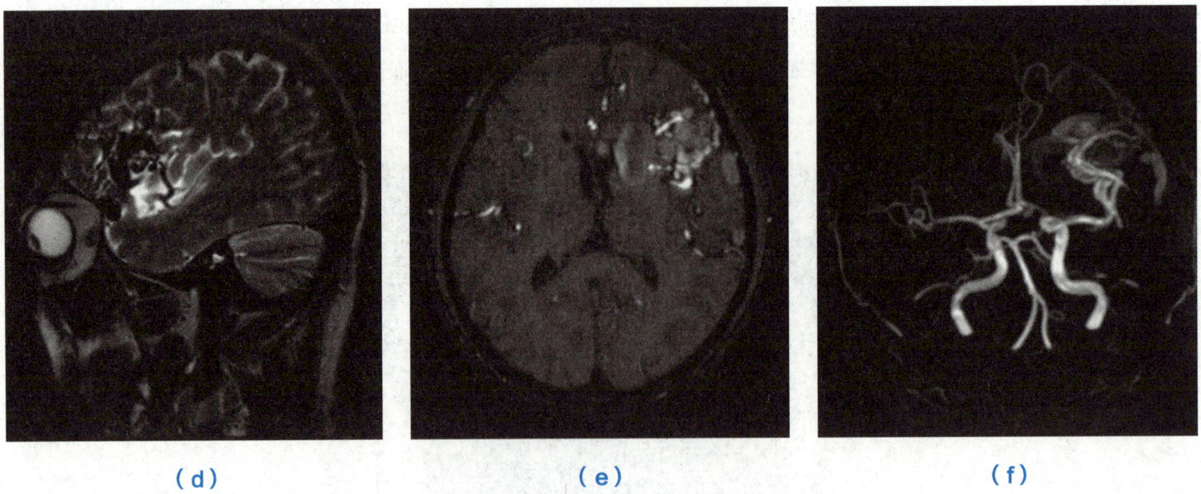

图 7-26 （续图）

3. 诊断与鉴别诊断 CT 上脑表浅部位不规则形混杂密度灶，无占位表现，增强扫描显示出点状或弧形状血管影；在 MRI 上见毛线团状或蜂窝状血管流空影，均可诊断为脑动静脉畸形。

（二）海绵状血管瘤

1. 概述 海绵状血管瘤占脑血管畸形的 7%，多发生于幕上，并有 50%病例为多发。

（1）临床表现：可无症状和体征，亦可表现为癫痫、头痛和局灶性症状。

（2）病理：肿瘤由许多大小不等的血管间隙构成，断面呈海绵状，边缘清楚，周围有包膜，内有钙化、出血和含铁血黄素沉着及胶质增生。

2. 影像学表现

（1）CT 表现

1）平扫：为等密度或略高密度肿块，可伴钙化，周围水肿及占位效应不明显（图 7-27）。

2）增强扫描：可有明显强化或轻度强化，有时无强化。

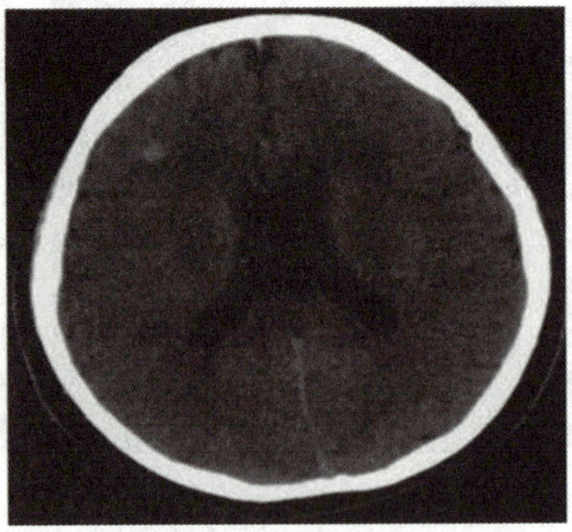

图 7-27 海绵状血管瘤 CT 表现

注：CT 平扫显示右侧额叶类圆形稍高密度影。

（2）MRI 表现：MRI 是诊断海绵状血管瘤的最佳影像检查方法，反复出血使 MRI 图像表现为 T_1WI 等高混杂信号，T_2WI 中心是高低混杂信号，周边是低信号的含铁血黄素环，形态不规则，呈“爆米花”状，具有特征性。病灶在 SWI 中显示尤为清楚，呈低信号。增强扫描：与 CT 表现类似（图 7-28）。

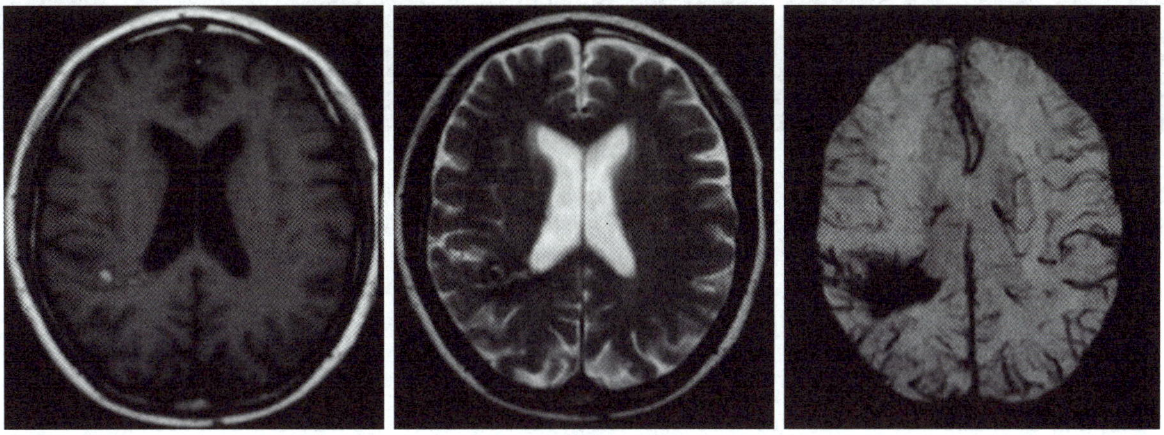

（a）　（b）　（c）

图 7-28　海绵状血管瘤的 MRI 表现

注：（a）MRI 显示 T_1WI 右侧颞叶见点片状略高信号；（b）（c）T_2WI、SWI 呈低信号。

3. 诊断与鉴别诊断　根据在 CT 上脑实质深部单发或多发等，或略高密度结节，周围无水肿、占位效应，可提示本病；在 MRI 上呈“爆米花”样改变，周边见低信号环，可明确诊断。

（三）静脉血管瘤

1. 概述　静脉血管瘤又称静脉畸形，因胚胎发育异常形成引流静脉的解剖变异，没有动脉成分。

（1）临床表现：常无症状，偶因伴发的海绵状血管瘤出血引起癫痫、头痛等症状。

（2）病理：组织学发现中央静脉干周围有许多放射状的扩张静脉排列，血管由一层扁平内皮细胞组成。好发于侧脑室额角或小脑半球。

2. 影像学表现

（1）X 线表现：DSA 动脉期无异常发现，静脉期可见畸形的静脉血管贯穿脑实质流入静脉窦、浅静脉或深静脉，许多髓静脉呈轮辐状集中，即所谓的伞状或水母头（或称海蛇头）表现。

（2）CT 表现：平扫多无阳性发现，少数呈略高密度灶，无占位征象，周围无脑组织水肿。增强扫描可见点状或线样强化，向引流中央静脉集中。

（3）MRI 表现

1）平扫：表现扩张的髓静脉及中央静脉可因血管流空或流入相关增强而在 MRI 上显影为低或高信号，呈放射状或星芒状排列。SWI 扫描显示更清楚（图 7-29）。

2）增强扫描：扩张的髓静脉呈放射状，或呈伞状汇集并经集合静脉汇入静脉窦或室管膜静脉，呈水母头状。MRA 无阳性发现。

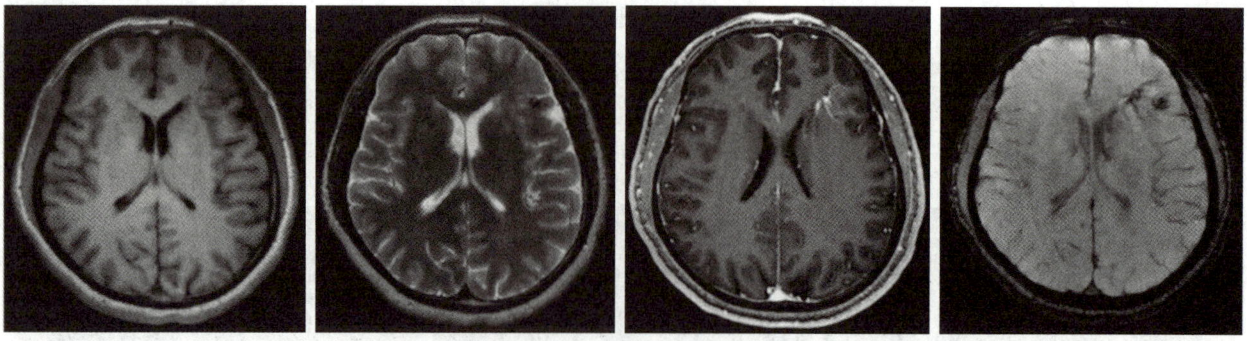

(a)　(b)　(c)　(d)

图 7-29　脑静脉血管瘤 MRI 表现

注：(a)(b) T_1WI、T_2WI 示左侧侧脑室额角旁条片状异常信号；(c) 增强后呈放射强化；(d) SWI 呈放射状低信号。

3. 诊断与鉴别诊断　SWI 及 MRI 增强扫描示脑内病灶呈水母头状改变可确诊断静脉性血管瘤。

四、颅内动脉瘤

1. 概述　颅内动脉瘤是指颅内动脉的局限性扩张，占脑血管病发病率的第三位。病因包括先天性因素、动脉粥样硬化、感染性因素、外伤。

(1) 临床表现：临床上动脉瘤未破裂时常无症状，偶有头痛、癫痫、脑神经压迫症状等，破裂时造成蛛网膜下腔出血、脑内出血的相应症状。

(2) 病理：病理特点包括动脉壁呈病理性局限扩张，与载瘤动脉腔有一颈部相连。起自前交通动脉者最常见，依次为后交通动脉、颈内动脉及椎基底动脉，影像学依据其形态分五种类型：粟粒状动脉瘤、囊状动脉瘤、假性动脉瘤、梭形动脉瘤、夹层动脉瘤。

2. 影像学表现

(1) X 线表现：脑动脉造影可见动脉瘤起源于动脉壁一侧，突出呈囊状，多为圆形、卵圆形或不规则形。

(2) CT 表现：具体如下。①无血栓动脉瘤：为类圆形稍高密度影，边界清楚。②部分血栓动脉瘤：血流部分呈稍高密度区，血栓部分呈等密度。③完全血栓动脉瘤：呈等密度灶，其内可见点状钙化，瘤壁可有弧形钙化。

增强扫描：无血栓动脉瘤均匀强化；部分血栓动脉瘤血流部分明显强化，血栓部分不强化，如果血栓位于血管腔内周边，则强化可呈“靶征”；完全血栓动脉瘤仅瘤壁呈环形强化，其内血栓不强化；CTA 可清晰显示动脉瘤部位、大小、形状及与邻近血管的关系（图 7-30）。

(3) MRI 表现：平扫无血栓动脉瘤由于存在流空效应，在 T_1WI 和 T_2WI 上均为圆形低信号；动脉瘤内的涡流会导致信号不均匀；动脉瘤内有血栓时，其信号随血栓形成时间不同而变化。增强扫描：无血栓部分明显强化，血栓不强化。MRA 上显示为与载瘤动脉相连的囊状物，其显示动脉瘤内部结构，如血栓、夹层及瘤周出血等方面有优势。

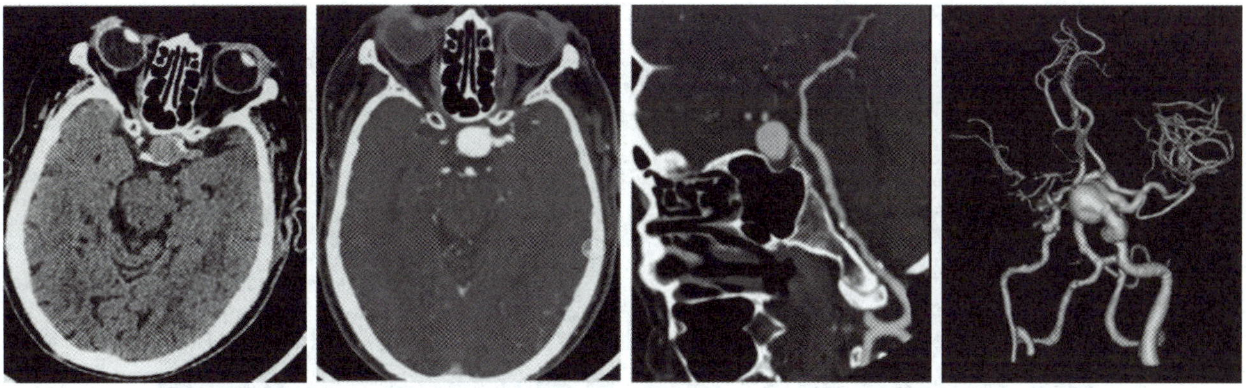

扫码看彩图

（a）　（b）　（c）　（d）

图 7-30　脑动脉瘤 CT 表现

注：（a）（b）CT 平扫鞍区偏左侧可见一结节状略高密度影，边缘见钙化；（c）（d）MIP 重组及血管造影 VR 重组显示右侧大脑中动脉起始段动脉瘤。

3. 诊断与鉴别诊断　CT 见等或高密度影，MRI 见流空信号，增强扫描呈血管样强化，与邻近血管相连，可明确诊断。

鞍区附近的动脉瘤有时需与鞍区肿瘤如垂体瘤、颅咽管瘤和脑膜瘤鉴别，根据增强扫描表现可以鉴别。

五、脑白质疏松症

1. 概述　脑白质疏松症是多种不同病因引起的一组以脑室周围及半卵圆中心区脑白质的弥漫性斑点状或斑片状缺血性改变为主的临床综合征。可由皮质下动脉硬化性脑病、阿尔茨海默病、血管性痴呆及一氧化碳中毒等多种疾病引起。

（1）临床表现：表现为记忆、情绪、计算、定向等认知功能障碍。

（2）病理：表现为脑室周围深部脑白质、半卵圆中心、放射冠区出现脱髓鞘、室管膜层细胞脱失、反应性胶质增生及轴突减少；皮质下白质穿动脉内膜增厚、脂质沉积、小血管玻璃样变或淀粉样变；小血管周围间隙和脑室周围间隙扩大。

2. 影像学表现

（1）CT 表现：平扫两侧大脑皮质下，脑室周围斑片状或弥漫性互相融合的低密度灶，边界模糊，呈月晕状，常两侧对称［图 7-31（a）］；常合并两侧室扩大和脑萎缩；皮质下弓状纤维和胼胝体很少受累，脑干尤其是脑桥中上部、中央部易受累，较少累及延髓、中脑和小脑。增强扫描病灶无强化。

（2）MRI 表现：在 T_1WI 上呈低信号，T_2WI 及 FLAIR 上呈高信号［图 7-31（b）］，DWI 呈等或低信号，病灶部位与 CT 相一致，但较 CT 显示更敏感，对脑室壁参差不齐显示更为清楚，增强无强化；DTI 可了解脑白质纤维束的微细结构改变，有助于认识白质病变部位和皮质功能活动。

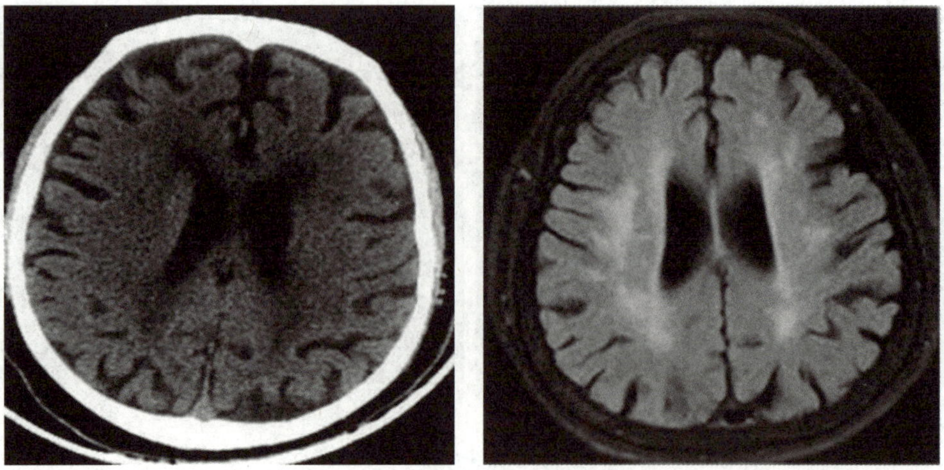

（a）　　　　（b）

图 7-31　脑白质疏松的 CT、MRI 表现

注：（a）CT 平扫示两侧侧脑室旁、半卵圆中心可见对称性斑片状低密度灶，部分病灶融合，边界模糊；（b）MRI FLAIR 呈高信号。

3. 诊断与鉴别诊断　根据老年人，出现认知功能障碍，脑内对称性分布的脑白质病变，影像学表现为模糊低密度或长 T_1、长 T_2 信号，合并脑萎缩，可明确 LA 诊断。

应与以下疾病相鉴别。①多发性硬化：发病以 20~40 岁女性多见，急性期有强化。②腔隙性脑梗死：多为基底节区的多发点状或小圆形低密度影，病灶可发生于一侧或两侧，一般不对称。③炎性病变：范围较广泛，部位不固定。④肾上腺脑白质营养不良：病灶分布以侧脑室后角及三角部为主。

第六节　颅内肿瘤影像诊断

一、神经上皮肿瘤

神经上皮肿瘤，曾称神经胶质瘤，是各种神经上皮细胞起源肿瘤的总称，为脑内最常见的原发性肿瘤。依据 WHO 分类，可分为星形细胞性肿瘤、少突胶质细胞肿瘤、混合性胶质瘤、室管膜肿瘤及髓母细胞瘤等。

（一）星形细胞瘤

1. 概述　星形细胞瘤是最常见的神经上皮肿瘤，占颅内原发肿瘤的 60%，可发生于中枢神经系统的任何部位，主要位于白质内，可侵犯皮质及脑内深部结构，并可沿胼胝体侵及对侧。成人多发生于大脑半球，儿童多发生于小脑半球。

（1）临床表现：最重要的临床表现为局灶性或全身性癫痫发作，且在诊断前数年就可出现。其他还可出现运动及智力障碍和颅内压增高等表现，常在病变后期出现。

（2）病理：星形细胞瘤分类复杂，按 2007 年 WHO 脑肿瘤分类法，分为毛细胞型星形细胞瘤

（Ⅰ级）、弥漫性星形细胞瘤（Ⅱ级）、间变性星形细胞瘤（Ⅲ级）和胶质母细胞瘤（Ⅳ级）。Ⅰ级为良性，分化良好；Ⅱ级为低度恶性；Ⅲ~Ⅳ级为恶性，分化不良。Ⅰ~Ⅱ级肿瘤边缘较清楚，多表现为瘤内囊腔或囊腔内瘤结节，肿瘤血管较成熟。Ⅲ~Ⅳ级肿瘤呈弥漫浸润性生长，边界不清，易发生坏死、出血和囊变，肿瘤血管丰富且分化不良。高度恶性星形细胞多由低度恶性的Ⅱ级星形细胞瘤转化而来。

2. 影像学表现

（1）CT 表现

1）平扫：Ⅰ级星形细胞瘤表现为低密度病灶，密度较均匀，境界相对清楚，占位表现不明显；Ⅱ、Ⅲ、Ⅳ级星形细胞瘤表现为低、略高或混杂密度病灶，有时可见高密度钙化和出血，形态不规则，边界不清，瘤周水肿明显，有不同程度的占位征象。

2）增强扫描：Ⅰ级星形细胞瘤多无强化；Ⅱ级不强化或轻度强化；Ⅲ、Ⅳ级通常呈环状或不规则强化，环壁上可见强化的壁结节；若肿瘤沿胼胝体向对侧生长则呈蝴蝶状强化。

（2）MRI 表现：平扫肿瘤在 T_1WI 上呈低、等信号，T_2WI 及 FLAIR 呈高信号。Ⅰ级星形细胞瘤信号较均匀（图 7-32），Ⅱ、Ⅲ、Ⅳ级信号多不均匀。DWI 上Ⅰ级星形细胞瘤多呈低信号，Ⅱ级呈等信号，Ⅲ、Ⅳ级通常呈混杂高信号。MRS 上 Cho 峰升高，NAA 峰降低。低级星形细胞瘤（Ⅰ~Ⅱ级）还可见 MI/Cr 增高（0.85±0.25）。Cho/Cr 在Ⅲ~Ⅳ级星形细胞瘤中也升高。

增强扫描：Ⅰ级星形细胞瘤多无强化；Ⅱ级不强化或轻度强化；Ⅲ、Ⅳ级通常呈环状或不规则强化，环壁上可见强化的壁结节（图 7-33）；若肿瘤沿胼胝体向对侧生长则呈蝴蝶状强化。

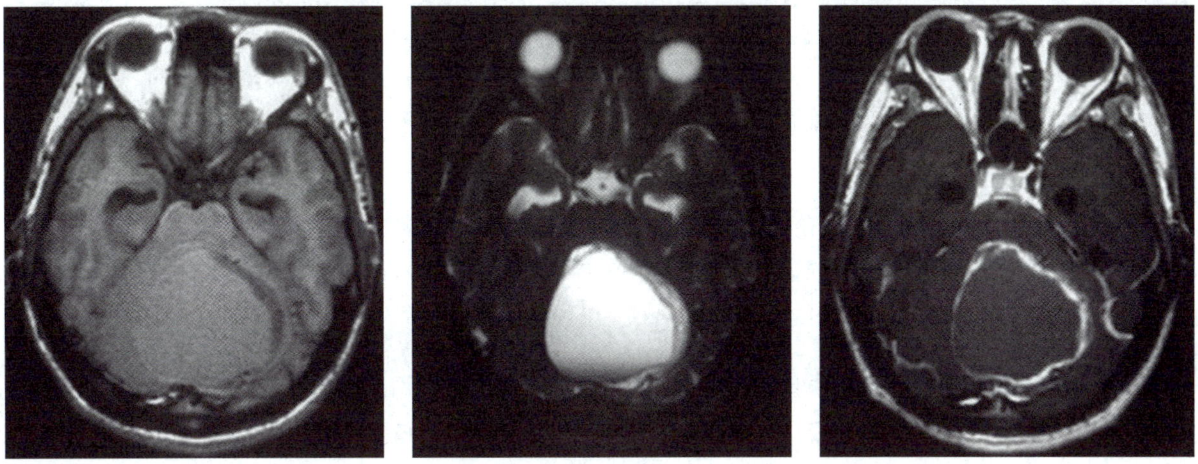

（a）　　（b）　　（c）

图 7-32　小脑蚓部毛细胞型星形细胞瘤（Ⅰ级）MRI 表现

注：（a）MRI 平扫 T_1WI（A）小脑蚓部占位性病变，边界清，主要为低信号，信号均匀；（b）T_2WI 呈高信号；（c）增强扫描病变不强化。

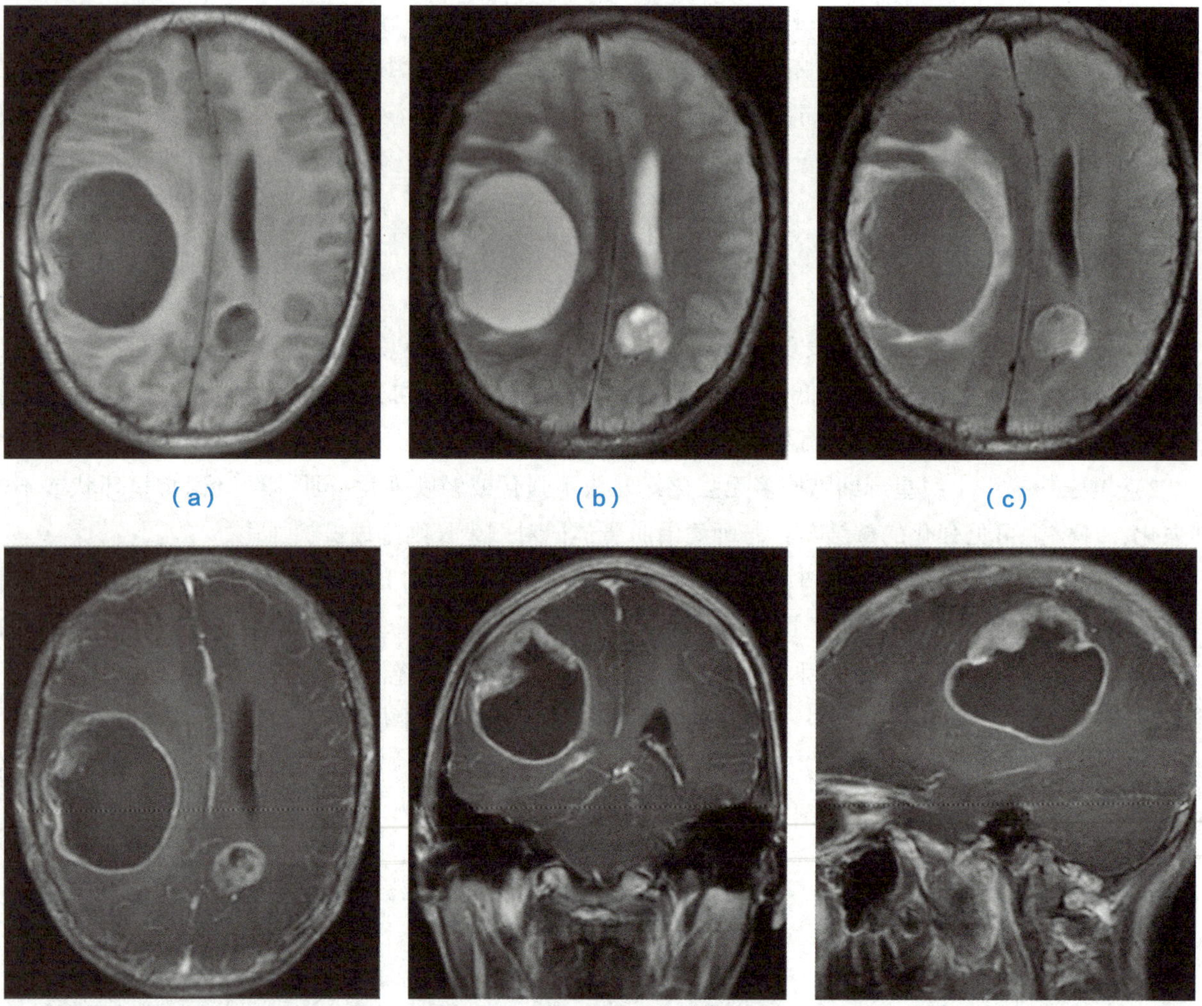

（a）　（b）　（c）

（d）　（e）　（f）

图 7-33　右侧颞顶叶、左侧顶枕叶胶质瘤病（Ⅲ级）MRI 表现

注：（a）T_1WI 为均匀低信号；（b）T_2WI 为均匀高信号；（c）FLAIR 为均匀等信号，边缘可见轻度瘤周水肿；（d）～（f）增强扫描肿瘤呈明显环形强化，瘤壁可见结节样强化。

3. 诊断与鉴别诊断　根据患者的癫痫等症状、病变主要发生于白质区域，CT 呈低密度，MRI 上 T_1WI 呈低信号、等信号，T_2WI 及 FLAIR 呈高信号，MRS 上 Cho 峰升高，NAA 峰降低，增强扫描无强化或环状、不规则强化，可诊断为星形细胞瘤。

（1）Ⅰ级星形细胞瘤应与脑梗死鉴别，脑梗死的特点是：临床上有突发偏瘫病史；病灶多呈楔形，同时累及皮质、髓质；增强扫描病灶呈脑回状强化。

（2）环状强化的星形细胞瘤要与脑脓肿、单发脑转移瘤等鉴别。

1）脑脓肿：临床上有高热病史；环状强化的壁厚薄一致，无壁结节；DWI 上呈高信号，而星形细胞瘤在 DWI 信号可呈高低混杂不等。

2）单发脑转移瘤：临床上有原发肿瘤病史；壁结节多不明显，而瘤周水肿明显；老年人多见。

（二）少突胶质细胞瘤

1. 概述　少突胶质细胞瘤起源于少突胶质细胞瘤。90%以上发生于幕上大脑半球，以额叶多见。

（1）临床表现：与肿瘤部位有关，50%～80%以癫痫为首发症状，1/3 有偏瘫和感觉障碍，另有患者出现偏瘫和感觉障碍，还可出现颅内压增高及精神症状等。

（2）病理：肿瘤一般为实性，质硬易脆，但无包膜。肿瘤常波及皮质，可向外生长，有时可与脑膜相连。肿瘤易钙化，钙化形态多样，多为点状或斑片状钙化，为该肿瘤的重要特征之一。肿瘤深部囊变出现率随恶性程度增加而增加，偶见出血和坏死。

2. 影像学表现

（1）X 线表现：平片常显示肿瘤区呈条带状或团絮状的钙化。

（2）CT 表现：平扫肿瘤位置表浅，位于皮质或皮质下区，呈混杂密度肿块，多呈类圆形，边界不清，囊变者为边缘清楚的低密度区。内有钙化是其特征性改变（图 7-34），钙化可呈点片状、弯曲条索状或团块状钙化，良性钙化多见，恶性钙化不明显。瘤周水肿及占位征象多较轻。增强扫描可呈不同程度的强化。

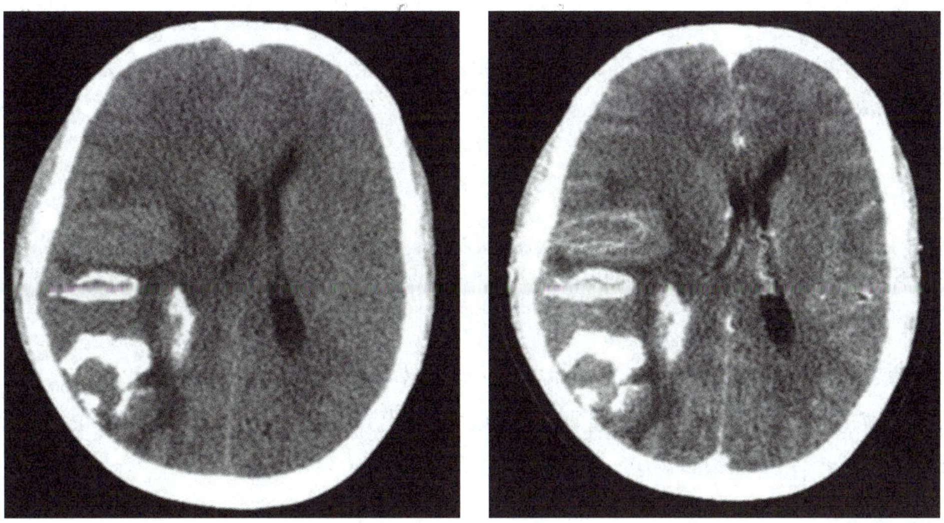

（a）　　　　（b）

图 7-34　右侧颞顶少突胶质细胞瘤 CT 表现

注：（a）CT 平扫（A）显示右侧颞顶叶大片钙化；（b）肿瘤强化不明显。

（3）MRI 表现：平扫肿瘤呈团块状，在 T_1WI 上呈低信号、等信号，T_2WI 及 FLAIR 呈高信号，信号多不均匀。钙化在 T_1WI 与 T_2WI 上均为低信号。良性肿瘤边缘清晰、锐利，瘤周无水肿或仅为轻度水肿，占位征象轻。恶性肿瘤钙化不明显，水肿与肿瘤边界不清，占位征象明显。少突胶质细胞瘤在 DWI 上信号多样，可呈稍高信号、高信号或等、低信号。MRS 对肿瘤的定性诊断有帮助，高级别少突胶质细胞瘤较低级别少突胶质细胞瘤 Cho/Cr 比值增高 4.23±2.46 和 2.03±2.05，并可出现显著的脂质及乳酸峰。增强扫描良性肿瘤不强化（图 7-35），恶性肿瘤实体部分呈不均匀中等强化。MRA 可显示肿瘤与大血管的关系。

3. 诊断与鉴别诊断　额叶或其他脑叶病灶，位置表浅，水肿及占位效应轻，CT 或 MRI 显示钙化，增强后无明显强化或不均匀强化，可提示本病。

应与脑膜瘤、星形细胞瘤及钙化性脑动静脉畸形等鉴别，鉴别诊断如下。

（1）脑膜瘤：为颅内脑外肿瘤，广基底与颅骨或硬膜相连；肿瘤强化明显，有脑膜尾征；邻近颅骨骨质增生等改变；MRI 上 T_1WI 和 T_2WI 多为等信号；瘤内多无条带状钙化。

（2）星形细胞瘤：CT 平扫呈低密度；瘤内多无条带状钙化。

（3）脑动静脉畸形：无占位效应；增强扫描可见增粗迂曲的血管团；MRI 上可见流空血管影。

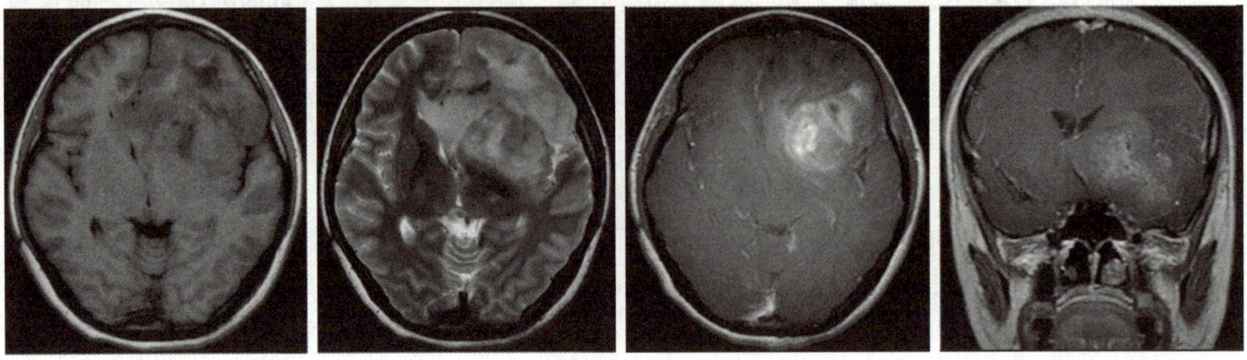

（a）　　（b）　　（c）　　（d）

图 7-35　右侧颞顶少突胶质细胞瘤 MRI 表现

注：（a）T_1WI 呈不均匀等低信号；（b）T_2WI 呈不均匀等高信号，边界不清，内部可见片状极低信号钙化；（c）（d）增强扫描呈不均匀强化，中线结构轻度右偏，侧脑室受压变窄。

（三）室管膜瘤

1. 概述　室管膜瘤占上皮源性肿瘤的 12.2%，多见于小儿及青年，可发生于脑室系统的任何部位，但多位于第四脑室内。

（1）临床表现：常有头痛、恶心、呕吐、共济失调和眼球震颤等。

（2）病理：该病起源于脑室内的室管膜细胞或室管膜残余。肿瘤可突入脑室内或向脑室外跨越脑室和脑实质生长，常伴发梗阻性脑积水，可随脑脊液播散。

2. 影像学表现

（1）X 线表现：平片多正常，也可出现颅内高压征象。

（2）CT 表现：平扫肿瘤呈等密度或稍高密度，密度均匀或不均匀，可出现囊变、钙化等，瘤周无水肿，位于第四脑室内的病灶，可见侧脑室和第三脑室扩张积水。增强扫描肿瘤呈均匀或不均匀强化。

（3）MRI 表现：平扫肿瘤在 T_1WI 上为低或等信号，T_2WI 及 FLAIR 上为高信号，常伴脑积水。DWI 多呈等或低信号。MRS 上室管膜瘤 NAA/Cho、Cr/Cho 较星形细胞瘤高。增强扫描呈均匀或不均匀明显强化（图 7-36）。

3. 诊断与鉴别诊断　CT 示小儿或青年第四脑室内等密度病灶，MRI T_1WI 上为低或等信号，T_2WI 及 FLAIR 上为高信号，伴有脑积水，增强后均匀或不均匀明显强化，可考虑室管膜瘤。

主要与髓母细胞瘤及脑室内脑膜瘤鉴别，鉴别诊断如下。

（1）髓母细胞瘤残留的第四脑室常位于肿块的前方或前上方，室管膜瘤残留的第四脑室常位于肿块的四周或后方；髓母细胞瘤位于小脑蚓部，而室管膜瘤位于四脑室内；DWI 上髓母细胞瘤常为高信号，而室管膜瘤常为等或低信号。

（2）脑室内脑膜瘤好发于侧脑室三角区；CT 平扫为等或稍高密度，钙化多见；T_1WI 及 T_2WI 上呈等信号；DWI 上信号多变，可为高、等、低或混杂信号。

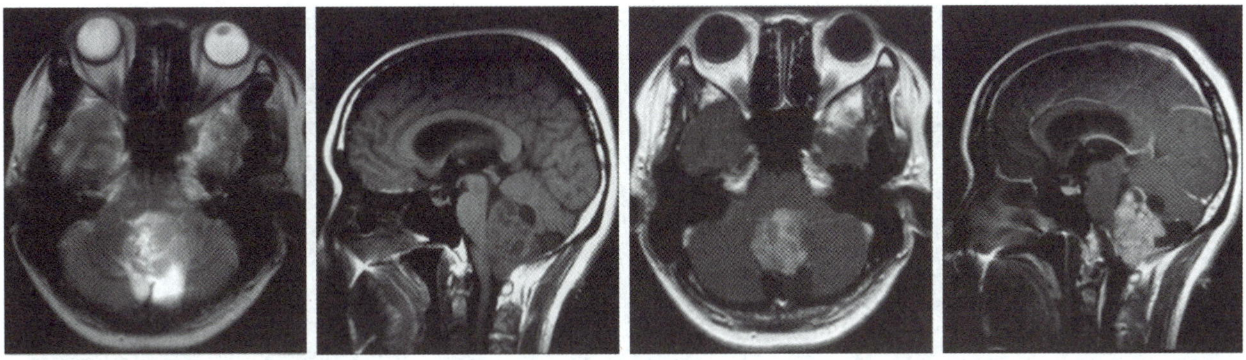

(a)　(b)　(c)　(d)

图 7-36　第四脑室室管膜瘤 MRI 表现

注：(a) MRI T_2WI 示四脑室区高信号为主的异常信号；(b) 矢状面 T_1WI 肿瘤呈不均匀略低信号，幕上脑室扩张、积水；(c)(d) 增强扫描肿瘤呈斑片状明显强化。

(四) 髓母细胞瘤

1. 概述　髓母细胞瘤占神经上皮肿瘤的 4%～6%，是儿童最常见的后颅窝肿瘤。

(1) 临床表现：常见共济失调及头痛、恶心、呕吐等颅内高压症。

(2) 病理：其恶性程度高，主要发生于小脑蚓部，可向前压迫第四脑室，引起梗阻性脑积水，肿瘤易沿脑脊液种植播散。本病对放疗敏感。

2. 影像学表现

(1) X 线表现：可正常，或出现颅内高压表现。

(2) CT 表现：平扫可见小脑蚓部类圆形略高密度肿块，密度均匀或不均匀，半数周围有水肿，第四脑室受压变形移位，侧脑室、第三脑室扩张积水。增强扫描肿瘤明显强化，呈快进快出表现。若环绕侧脑室周围出现带状强化影，提示肿瘤发生了室管膜下转移。

(3) MRI 表现：平扫肿瘤 T_1WI 呈低信号，T_2WI 及 FLAIR 呈高信号，信号均匀或不均匀，伴有脑积水。DWI 上呈高信号。增强扫描肿瘤明显强化（图 7-37）。

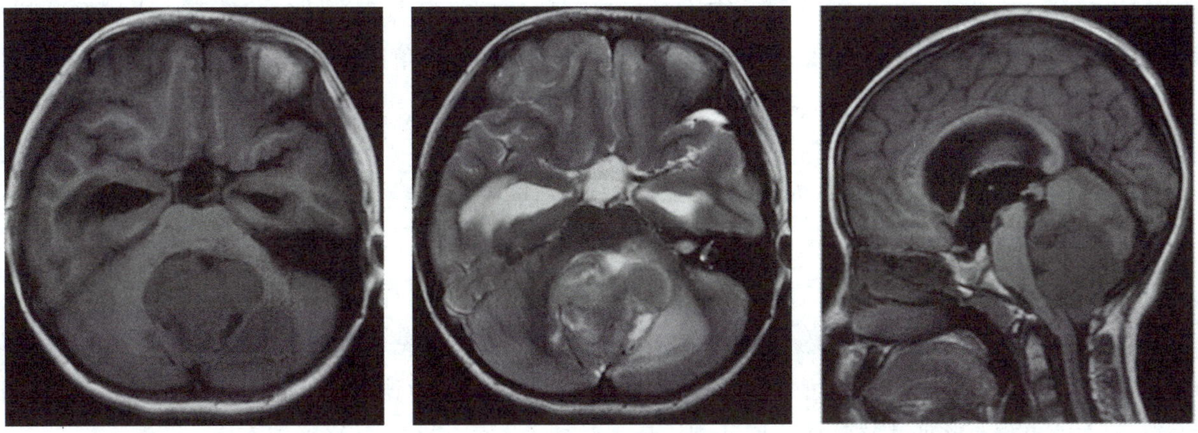

(a)　(b)　(c)

图 7-37　小脑蚓部髓母细胞瘤 MRI 表现

注：(a)(c) T_1WI 呈不均匀低信号；(b) T_2WI 呈稍高信号；(d)～(f) 增强扫描呈轻度不均匀强化，四脑室受压闭塞，幕上脑积水。

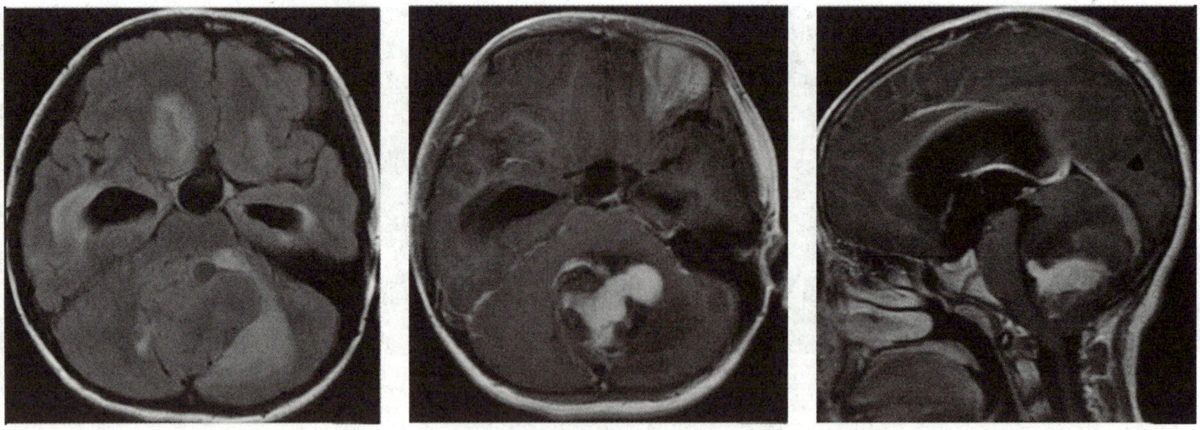

（d）　　（e）　　（f）

图 7-37 （续图）

3. 诊断与鉴别诊断 儿童小脑蚓部占位，CT 平扫呈略高密度，T_1WI 呈低信号，T_2WI 及 FLAIR 呈高信号，DWI 上呈高信号，增强扫描明显强化，伴脑积水，可考虑髓母细胞瘤。

但需与室管膜瘤和小脑星形细胞瘤鉴别，鉴别诊断如下。

（1）室管膜瘤见“室管膜瘤的鉴别诊断”。

（2）小脑星形细胞瘤好发于儿童，肿瘤位于小脑半球；CT 平扫为低或等密度；增强扫描病灶呈环状强化，可见壁结节。

二、脑膜瘤

微课：脑膜瘤影像诊断

1. 概述 脑膜瘤起源于脑膜，位居颅内肿瘤的第二位，占颅内肿瘤的 15%～20%。多见于 40～60 岁的中年人，女性发病率约为男性的两倍。大多数为良性，极少为恶性。

（1）临床表现：起病缓慢，病程长，可有头痛、头晕，位于大脑凸面者常有皮质缺血或癫痫发作，位于功能区的脑膜瘤，可有局限性体征及神经功能障碍。

（2）病理：其发病部位与蛛网膜分布有关，典型部位按频率顺序为：矢状窦旁、大脑镰、脑凸面、嗅沟、鞍结节、蝶骨嵴、三叉神经半月节、小脑幕、桥小脑角区、斜坡颅颈连接处等。多为单发，偶为多发，并可与听神经瘤或神经纤维瘤并发。肿瘤有完整包膜，多为结节或颗粒状，可有钙化或骨化，少数可出现囊变、坏死和出血。肿瘤生长缓慢，可长大嵌入脑内，造成脑皮质受压，但除恶变者外，一般不浸润至脑实质内，极少数可恶变成脑膜肉瘤。脑膜瘤因紧邻颅骨，易引起颅骨增生、破坏或变薄。肿瘤多数由脑膜动脉分支供血，血运丰富。

2. 影像学表现

（1）X 线表现：平片常见颅内压增高和松果体钙斑移位。可见颅骨骨质增生、破坏、肿瘤钙化和血管压迹增粗等。脑血管造影可显示肿瘤引起的脑血管移位，动脉期可见来自颈外动脉和颈内动脉的脑膜分支，毛细血管期或静脉期可见肿瘤染色，肿瘤周围的正常脑血管受压变形。

（2）CT 表现：平扫肿瘤呈圆形或类圆形，边界清晰，呈等或略高密度，以广基底靠近颅板或硬脑膜，瘤体可见钙化。可见瘤周水肿，程度不一，多较轻。占位征象明显。有时可见颅板增厚、破坏等。出血、坏死和囊变少见。增强扫描多呈明显均匀强化（图 7-38），边缘锐利，未强化区代表坏死、囊变。

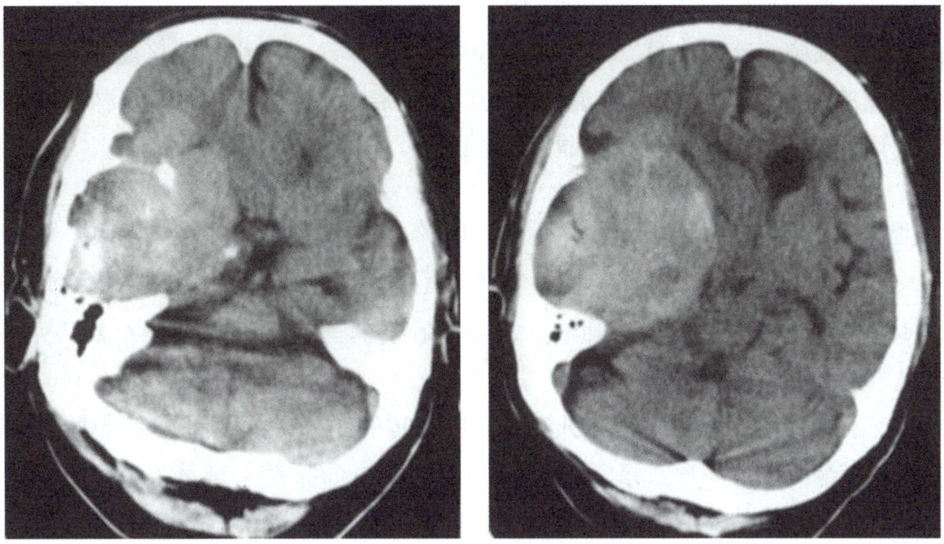

图 7-38　右侧中颅窝底部脑膜瘤 CT 表现

注：CT 平扫示右侧中颅窝底部高密度影，边缘较清楚，可见小片状钙化灶，以宽基底与颅骨内板相接触，占位征象明显，周围脑组织水肿不明显。

（3）MRI 表现：平扫信号多与脑灰质接近，T_1WI 多为等信号，T_2WI 及 FLAIR 多为等或稍高信号（图 7-39）。内部信号可不均匀，囊变呈长 T_1、T_2 信号，钙化在 MRI 上无信号。肿瘤周围可见低信号环，以 T_1WI 明显，介于肿瘤与水肿之间，称为肿瘤包膜。肿瘤侵及颅骨内时，正常的颅骨结构消失，骨结构不规则。DWI 上脑膜瘤的表现较为多样性，可表现为稍高信号、等信号或稍低信号。由于脑膜瘤属于脑外肿瘤，不含正常神经元，MRS 表现为 NAA 峰缺乏，Cho 峰升高，Cr 峰下降，可出现丙酸（Ala）峰。

增强扫描：肿瘤多呈明显均一强化，出现囊变、坏死时强化不均匀。相邻脑膜可呈鼠尾状强化，称为“脑膜尾征”（图 7-39）。MRA 可显示肿瘤血供，并帮助了解肿瘤与大血管的细致关系。

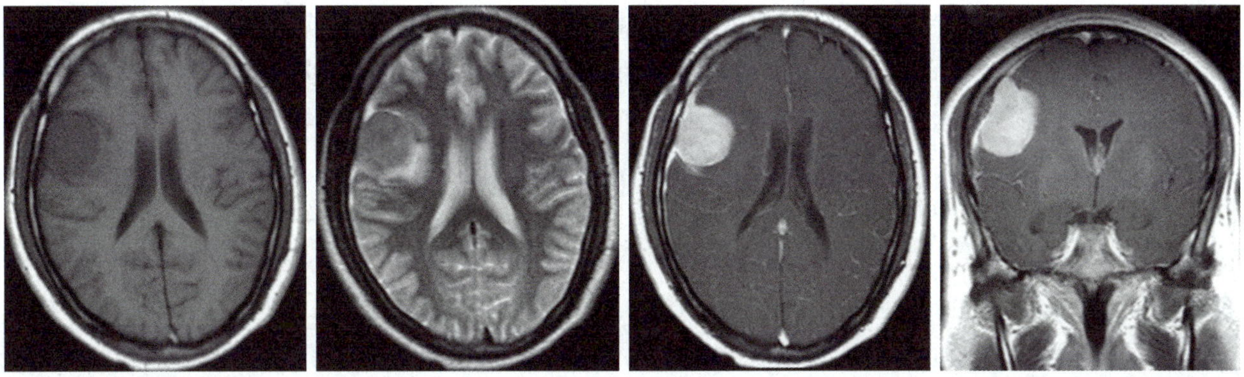

（a）　（b）　（c）　（d）

图 7-39　右侧额顶部脑膜瘤 MRI 表现

注：MRI 平扫右侧额顶部见一类圆形占位性病变，边界清楚。（a）T_1WI 呈略低信号；（b）T_2WI 呈等信号，与灰质信号相同。病灶以宽基底与颅骨内板相连。周围水肿较轻；（c）（d）增强后病变均匀明显强化，并见脑膜尾征（c）。

3. 诊断与鉴别诊断 矢状窦旁、大脑镰、脑凸面等蛛网膜分布区域见等密度、等信号的肿块，增强扫描明显强化，且见脑膜尾征，可诊断脑膜瘤。

脑膜瘤需与星形细胞瘤鉴别（见“星形细胞瘤鉴别诊断”），桥小脑角区脑膜瘤要与听神经瘤鉴别（见“听神经瘤鉴别诊断”），鞍区脑膜瘤要与颅咽管瘤鉴别（见“颅咽管瘤鉴别诊断”），脑室内脑膜瘤要与室管膜瘤鉴别（见“室管膜瘤鉴别诊断”）。

三、垂体腺瘤

1. 概述 垂体腺瘤是鞍区最常见的肿瘤，占颅内肿瘤的第三位。本病成人多见，男女发病率相等，但分泌催乳素的微腺瘤多为女性。

（1）临床表现：多样，与肿瘤类型和肿瘤对周围结构的压迫有关。催乳素腺瘤出现闭经、泌乳，生长激素腺瘤出现肢端肥大，促肾上腺皮质激素腺瘤出现 Cushing 综合征等。巨大垂体腺瘤可出现压迫症状，如视力障碍、垂体功能低下、头痛等。

（2）病理：根据有无激素分泌，可分为功能性（75%）和无功能性（25%）两类。前者包括催乳素腺瘤、嗜酸细胞瘤和嗜碱细胞瘤等，后者为嫌色细胞瘤。根据其大小可分为微腺瘤（≤10mm）和大腺瘤（>10mm）。垂体腺瘤属脑外肿瘤，包膜完整，与周围组织界限清楚。肿瘤较大时可出现出血、坏死和囊变。偶可钙化。

2. 影像学表现

（1）X 线表现：蝶鞍扩大，前后床突骨质吸收、破坏，鞍底下陷。部分患者可见颅高压征象及颅骨增厚等。

（2）CT 表现

1）垂体大腺瘤：平扫时鞍区等密度或稍高密度肿块，呈圆形或椭圆形，边缘光滑，密度均匀或不均匀，蝶鞍扩大，鞍背变薄后移。肿瘤可侵犯四周结构，向上突入鞍上池，侧方可侵及一侧或双侧海绵窦，冠状位扫描显示肿瘤呈哑铃状。增强扫描多为均匀强化或周边强化。动态 CT 扫描时垂体腺瘤使垂体内毛细血管床受压、移位，称血管丛征。

2）垂体微腺瘤：平扫冠状位薄层扫描约半数患者无异常表现，有时可见垂体高度增加（正常垂体高度男性<7mm，女性<9mm），上缘膨隆，垂体柄偏移及鞍底骨质变薄凹陷等。增强扫描必须行冠状位薄层增强扫描，快速注入对比剂后迅速扫描肿瘤为低密度，延迟扫描为等密度或高密度。

（3）MRI 表现

1）垂体大腺瘤：平扫矢状、冠状或周围可见鞍区内肿块，T_1WI 呈较低或等信号，T_2WI 及 FLAIR 呈等或较高信号，信号均匀或不均匀，若肿瘤内部发生囊变或坏死，在 T_1WI 上肿瘤内部出现更低信号，T_2WI 则呈更高信号，伴出血则在 T_1WI、T_2WI 上均呈高信号，正常垂体多不能显示。DWI 上肿瘤可表现为弥散运动受限或不受限。肿瘤可侵犯四周，向上生长，由于受鞍膈束缚，可见“束腰征”。增强扫描呈均一强化，坏死、囊变、出血和钙化部分不强化（图 7-40）。MRA 可显示肿瘤对 Willis 环的形态和血流的影响。

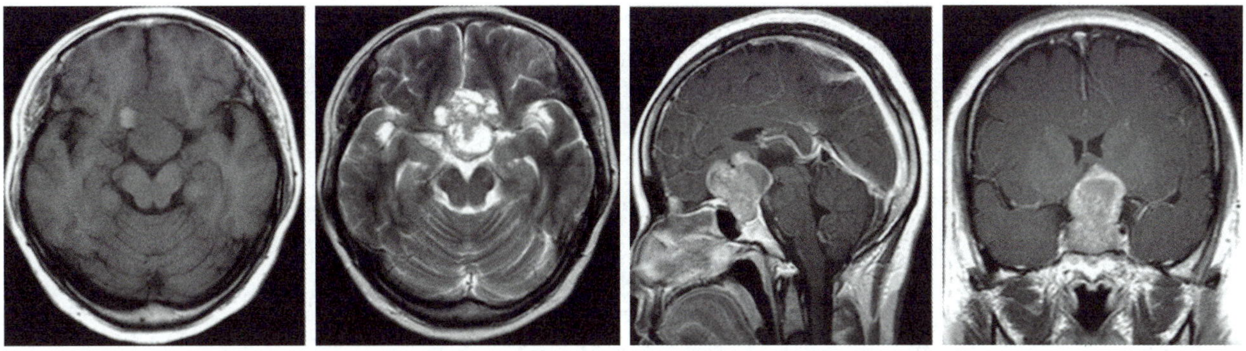

（a） （b） （c） （d）

图 7-40 垂体大腺瘤 MRI 表现

注：MRI 平扫鞍区见一较大肿块，形态不规则。（a）（b）T_1WI 及 T_2WI 均呈不均匀信号；（c）（d）增强扫描病灶不均匀强化，冠状面和矢状面上可见典型“束腰征”。

2）垂体微腺瘤：平扫冠状位及矢状位薄层扫描时 T_1WI 呈低信号，伴出血为高信号；T_2WI 及 FLAIR 呈高信号或等信号（图 7-41）。肿瘤通常位于垂体一侧，可见垂体高度增加，上缘局部膨隆，垂体柄偏移，鞍底下陷或局部骨质吸收破坏。增强扫描肿瘤早期信号强度低于正常垂体（图 7-40），1 小时后高于正常垂体。

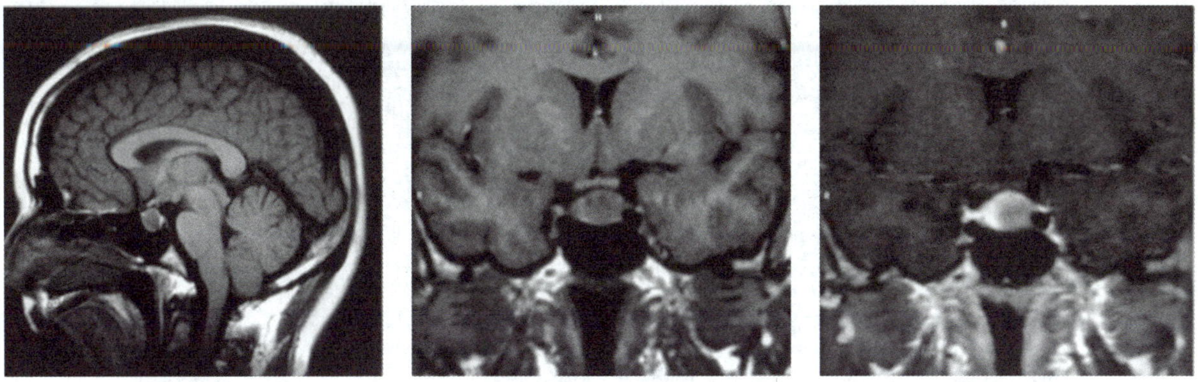

（a） （b） （c）

图 7-41 垂体微腺瘤 MRI 表现

注：（a）（b）MRI 矢状、冠状面 T_1WI 平扫示垂体高度异常，上缘隆起，于垂体左侧见一低信号结节；（c）增强扫描正常垂体明显强化，肿块呈低信号。

3. 诊断与鉴别诊断 鞍内或鞍上类圆形略高或等密度肿块，MRI 上 T_1WI 为等信号，T_2WI 为高信号，均一或周边强化，伴蝶鞍扩大、破坏等影像学改变，结合内分泌紊乱可诊断垂体大腺瘤。垂体内低密度或 T_1WI 低信号小病灶，伴垂体柄偏移，增强后强度低于正常垂体，结合内分泌紊乱可诊断垂体微腺瘤。

大腺瘤需与发生于鞍区的其他肿瘤进行鉴别，如脑膜瘤、颅咽管瘤及动脉瘤等，能否见到正常垂体为主要鉴别点。微腺瘤需与青春期或哺乳期妇女正常垂体鉴别，后者也可表现为垂体高度增加，垂体饱满，上缘局部膨隆，但垂体左右对称，垂体柄居中，鞍底无下陷。

四、颅咽管瘤

1. 概述 颅咽管瘤多位于鞍上，是鞍区仅次于垂体腺瘤的常见肿瘤。多见于儿童和青少年。

（1）临床表现：肿瘤可因压迫垂体、下视丘而出现内分泌紊乱症状，包括发育停滞、侏儒、尿崩等；压迫视交叉出现视力、视野障碍；部分患者可有精神异常及垂体功能低下。

（2）病理：肿瘤可分为囊性、囊实性和实性三种，但多为囊性。囊内可为单房或多房，囊液黄褐色并漂浮胆固醇结晶。囊壁和肿瘤实性部分多有钙化。

2. 影像学表现

（1）X 线表现：平片常显示鞍区钙化、蝶鞍异常和颅高压征象等。

（2）CT 表现：平扫多为鞍上区圆形、类圆形或分叶状肿块。CT 值变动范围大，含胆固醇多则 CT 值低，含钙质或蛋白质多则 CT 值高。囊壁可见蛋壳状钙化（图 7-42），实体肿瘤内为点状、不规则或团块状钙化。一般无脑水肿，可出现脑积水。增强扫描：囊壁可出现环状强化，肿瘤实性部分可呈均匀或不均匀强化，低密度囊液不强化。

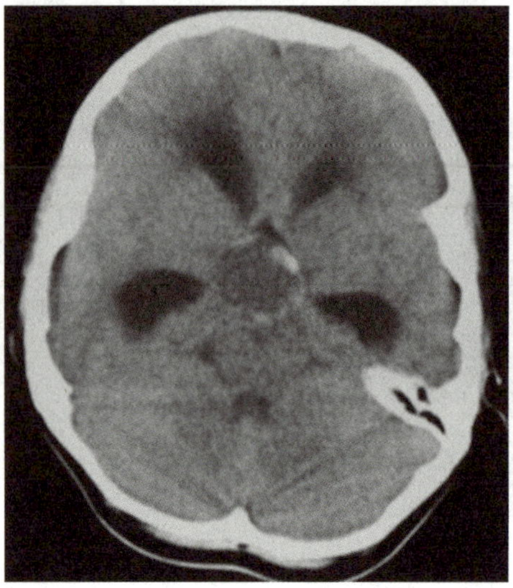

（a）

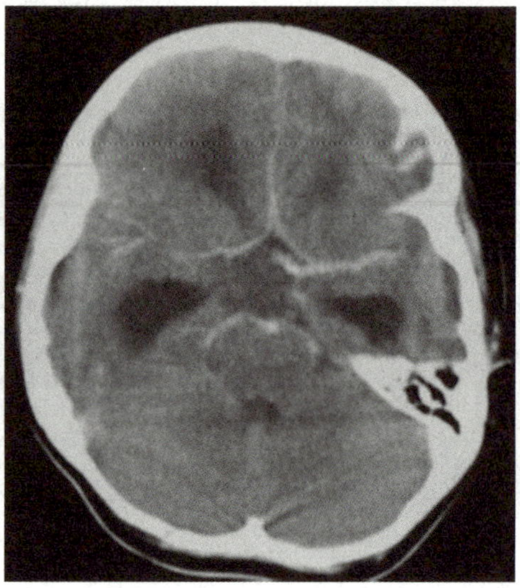

（b）

图 7-42 颅咽管瘤 CT 表现

注：（a）CT 平扫鞍上池扩大，内见低密度占位，病灶边缘可见不规则钙化灶；（b）增强扫描病变无明显强化。

（3）MRI 表现：平扫 MRI 表现变化多样。T_1WI 上可呈高信号、等信号、低信号或混杂信号，这与病灶内蛋白、胆固醇、正铁血红蛋白、钙化及散在骨小梁的含量多少相关。T_2WI 以高信号多见。实性肿瘤 T_1WI 为等信号，T_2WI 及 FLAIR 为高信号。囊变在 FLAIR 上亦表现为高信号。肿瘤在 DWI 上呈高信号。增强扫描：同 CT 增强表现。

3. 诊断与鉴别诊断 儿童鞍上肿块有钙化及囊变，增强扫描可见实体部分均匀或不均匀强化，囊壁可出现环状强化，结合临床表现可诊断颅咽管瘤。

需与鞍区脑膜瘤及胶质瘤鉴别，鉴别诊断如下。

（1）鞍区脑膜瘤鞍旁骨质增生硬化；MRI 上 T_1WI 和 T_2WI 肿瘤均呈等信号；增强扫描肿块明显均一强化。

（2）胶质瘤与实性颅咽管瘤较难鉴别，但胶质瘤好发于青壮年，肿块多无钙化。

五、听神经瘤

1. 概述 听神经瘤（acoustic neurinoma）是桥小脑角区最常见的肿瘤，好发于中年人。

（1）临床表现：主要表现为单侧耳鸣、听力减退或耳聋等。

（2）病理：起源于听神经前庭支内听道段，属神经鞘瘤，为生长缓慢的良性肿瘤。多为单侧，也可以两侧同时发生，甚至与其他肿瘤如脑膜瘤等并发（属于神经纤维瘤病）。肿瘤质地坚硬，有包膜，境界清楚，易发生囊变。常伴有内耳道扩大。

2. 影像学表现

（1）X 线表现：平片可见内耳道扩大和邻近骨质破坏。

（2）CT 表现：平扫桥小脑角区等密度或低密度或混杂密度肿块，以内耳道为中心，与岩骨接触面呈锐角。骨窗显示内耳道呈漏斗状扩大，骨质吸收模糊，甚至有骨质破坏（图 7-43）。增强扫描示肿瘤明显均匀或不均匀强化，病变边界清楚。

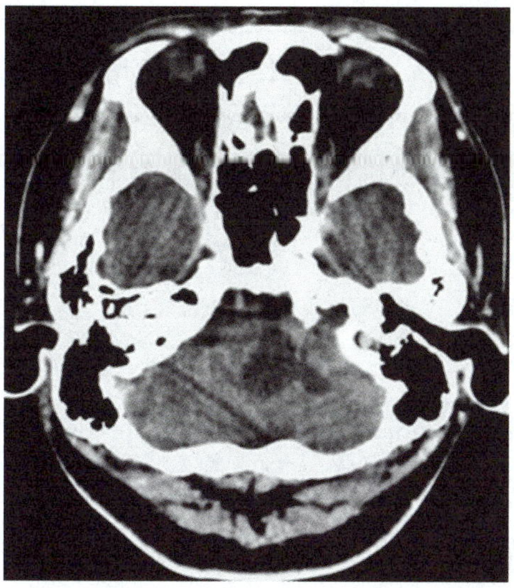

（a）

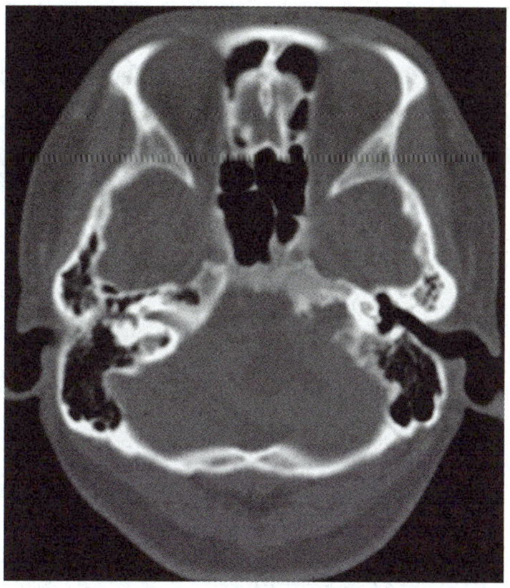

（b）

图 7-43 听神经瘤 CT 表现

注：（a）CT 平扫见左侧桥小脑角区较大混合密度病变，内听道骨质破坏和扩大，并见一蒂伸入内听道，第四脑室闭塞；（b）骨窗像左侧内听道骨质改变更显清楚，右侧内听道显示正常。

（3）MRI 表现：平扫桥小脑角区肿块，T_1WI 上呈等、低信号，T_2WI 上呈高信号（图 7-44），FLAIR 上呈高信号。瘤体若为实性，则其信号均匀，若内部发生囊变，囊变区 T_1WI 呈低信号，T_2WI 为高信号，FLAIR 上呈低信号。若合并出血，T_1WI、T_2WI、FLAIR 上均表现为高信号。DWI 上肿块呈等信号。增强扫描瘤体实质部分明显强化，囊变区无强化，紧贴内耳道口处肿块呈漏斗状指向内听道口。微小听神经瘤（<10mm），表现为听神经增粗且明显强化。

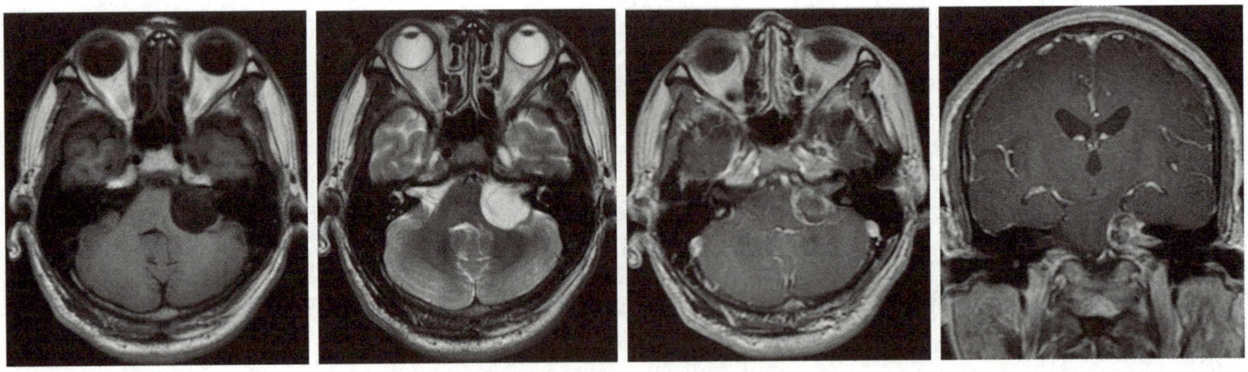

(a) (b) (c) (d)

图7-44 听神经瘤MRI表现

注：(a) T_1WI 呈不均匀低信号；(b) T_2WI 呈不均匀高信号，以左侧内听道为中心，边界清；(c)(d) 增强扫描呈明显不均匀强化，左侧面听神经束增粗强化。

3. 诊断与鉴别诊断 根据听力障碍，桥小脑角区实性或囊实性肿块伴有听神经增粗、内耳道扩大，可诊断听神经瘤。如为双侧发病要考虑为神经纤维瘤病。

要注意与发生在桥小脑角区的脑膜瘤、表皮样囊肿（胆脂瘤）等鉴别，鉴别诊断如下。

（1）脑膜瘤肿瘤与岩骨接触面呈钝角；无内听道扩大；邻近岩骨可有骨质增生；MRI 上呈等 T_1 等 T_2 信号改变，增强扫描有脑膜尾征。

（2）表皮样囊肿呈脑脊液样密度或信号肿块，形态不规则，沿蛛网膜下腔生长；增强扫描不强化；无内听道扩大；DWI 上呈高信号。

六、脑转移瘤

1. 概述 脑转移瘤在中老年人中较常见，占脑肿瘤的20%，男性稍多于女性。

（1）临床表现：多有原发恶性肿瘤病史，但部分患者可以颅脑症状为首发症状。颅脑症状主要有头痛、恶心、呕吐、视乳头水肿等颅高压表现，进一步加重可出现意识障碍及脑疝等症状。5%～12%的患者也可无神经系统症状。

（2）病理：血行转移者，多来自肺癌、乳腺癌等；直接蔓延者可来自鼻咽、鼻旁窦、眼眶的恶性肿瘤。60%～70%病例为多发，以幕上多见。好发于皮-髓质交界区。肿瘤中心常发生坏死、出血、囊变。瘤周水肿明显，水肿程度与肿瘤大小无关，但与肿瘤类型及部位相关，位于白质区肿瘤水肿较灰质区肿瘤明显。肿瘤血供多较丰富。

2. 影像学表现

（1）CT 表现：平扫可呈类圆形高、等、低或混杂密度肿块，多发或单发病灶。多位于皮髓质交界区，其内可有出血、坏死、囊变等。瘤周水肿较明显，“小肿瘤，大水肿”为特征性表现。脑膜和室管膜转移平扫时仅可见脑池、脑沟增宽。增强扫描多呈均匀或环形强化，环壁较厚，不规则，可有壁结节。肺癌多为环形强化，乳腺癌多为实性结节状强化。脑膜和室管膜转移增强时可见脑膜或室管膜强化，有时还可见模糊的肿块。

（2）MRI 表现：平扫绝大多数表现为 T_1WI 低信号，T_2WI 及 FLAIR 高信号。肿瘤在 T_2WI 及 FLAIR 上表现为低信号或等信号者，多半是结肠癌、骨肉瘤和黑色素瘤。瘤周可见广泛水肿，占位效应明显。DWI 上可表现为低、等或高信号。增强扫描：肿瘤呈明显强化，呈结节状、环状或花环状等多种形态（图 7-45）。

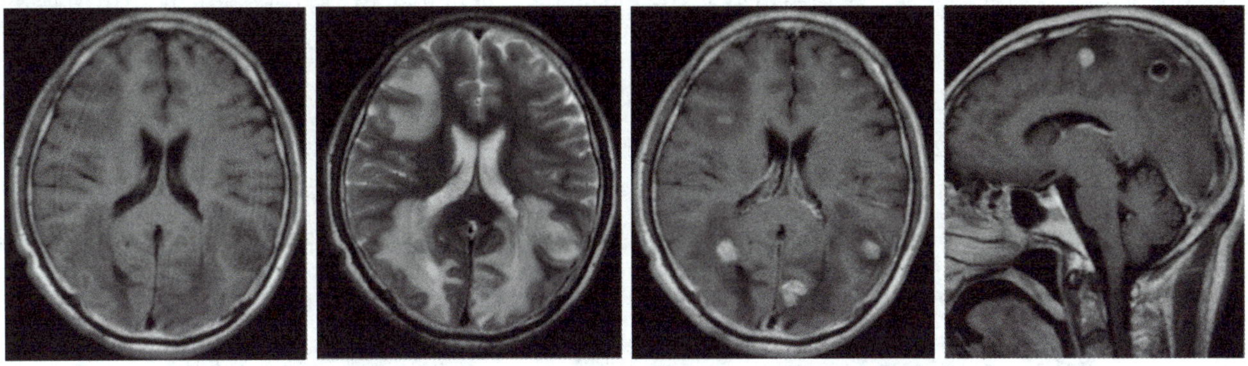

（a）　（b）　（c）　（d）

图 7-45　脑转移瘤 MRI 表现

注：（a）T_1WI 呈不均匀低信号；（b）T_2WI 呈不均匀等高信号，瘤周可见明显水肿；（c）（d）增强扫描呈明显强化，呈“小肿瘤，大水肿”的特点。

3. 诊断与鉴别诊断　有原发恶性肿瘤病史，脑内多发皮-髓质交界区病灶，病灶周围水肿明显，有均匀或环状强化，可明确诊断转移瘤。

环状强化的脑转移瘤要与星形细胞瘤、脑脓肿鉴别，详见“星形细胞瘤鉴别诊断”和“脑脓肿鉴别诊断”。

第七节　颅内感染性疾病影像诊断

一、脑脓肿

1. 概述　脑脓肿是由化脓性细菌进入脑组织引起炎症，进而形成脓肿。脑脓肿以幕上多见，最常见于颞叶，其次为额叶、顶叶、枕叶，小脑少见。病变可单发或多发。感染途径以邻近感染蔓延至颅内居多，其次为血源性感染。

（1）临床表现：脑脓肿初期，一般都有急性全身感染症状。当包膜形成以后，上述症状好转或消失，并逐渐出现颅内压增高和脑脓肿的局灶体征和症状。

（2）病理：病理分期可分为如下三期。①急性脑炎期（3 天至 2 周）：病变多位于白质，有充血、水肿、炎性细胞浸润、斑点状出血，伴有小静脉炎和血栓形成。②局部化脓期（3～4 周）：脑炎进展，坏死液化区扩大，脓腔形成，周围肉芽组织和胶原组织增生，脓肿壁逐渐形成，外周水肿明显。③包膜形成期（4～8 周）：脓腔增大，脓肿壁内层炎症细胞，中层为肉芽和纤维组织，外层是神经胶质层。脓肿中心多坏死，脓肿破溃外溢，可形成多房脓肿或卫星脓肿。

2. 影像学表现

（1）CT 表现

1）平扫：①急性炎症期，表现为边界不清的低密度区，也可为不均匀的混合密度区，周围脑水肿，有占位效应。②化脓期和包膜形成期，平扫约 50%的病例可显示低密度的脓腔和等或略高于脑组织的脓肿壁，壁环可不完整。有些脓腔内可见气-液平面，水肿逐渐减退。

2）增强扫描：具体如下。①急性炎症期：一般无强化，也可有斑点状强化。②化脓期和包膜形成期：增强扫描脓肿内仍可为低密度。化脓期包膜轻度强化，一般环壁略厚而不均匀，外缘模糊；包膜形成期包膜显示为环状强化，环完整、光滑、均匀、薄壁，且强化明显（图 7-46）。

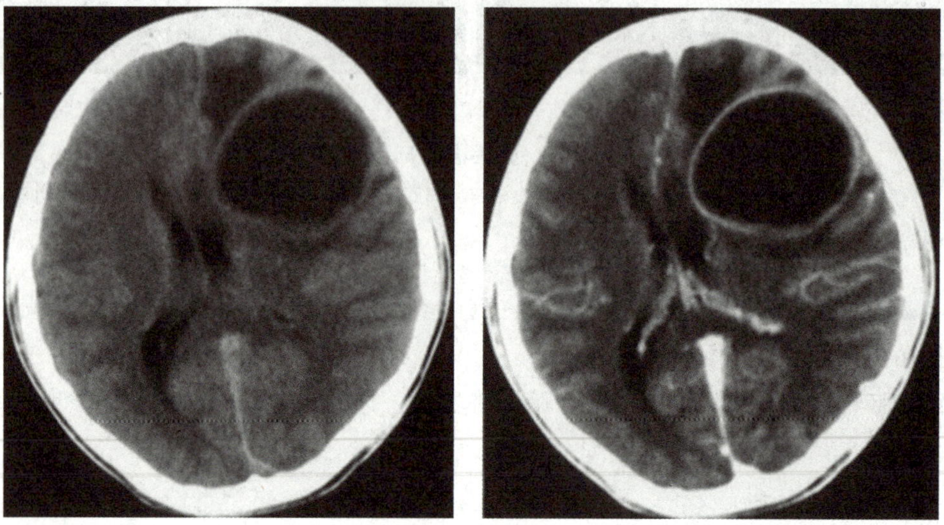

（a）　　　　（b）

图 7-46　脑脓肿 CT 表现

注：（a）CT 平扫左额叶见囊性低密度区，囊内密度均匀，囊壁光滑；（b）增强扫描囊壁明显强化，未见壁结节，病灶有明显占位征象，周围脑质呈片状水肿。

（2）MRI 表现

1）平扫：①急性脑炎期，病变范围小，位于皮质或皮髓质交界处，T_1WI 为低信号，T_2WI 呈略高信号，FLAIR 为高信号，DWI 上呈等信号，病变进一步发展，范围增大，占位效应明显。②化脓期和包膜形成期，T_1WI 上脓肿和其周围水肿为低信号，两者之间的脓肿壁为等信号环形间隔。T_2WI 脓肿和周围水肿为高信号，脓肿壁为等或低信号。FLAIR 上为高信号。DWI 上脓液为明显高信号，壁呈低信号，周围水肿带呈等或略高信号。

2）增强扫描：具体如下。①急性脑炎期，一般无强化，或有斑点状强化。②化脓期和包膜形成期，增强扫描脓肿壁显著环状强化，脓腔不强化（图 7-47）。

3. 诊断与鉴别诊断　根据感染史及白细胞升高，CT 平扫可显示等密度或高密度的环壁，内可见水样密度，MRI 为等信号环壁，内可见水样信号，DWI 呈高信号，增强扫描后环壁完整、光滑、均匀、薄壁及强化明显，可诊断脑脓肿。

需与星形细胞瘤、脑转移瘤及脑内陈旧性血肿鉴别，鉴别诊断如下。

（1）星形细胞瘤：也可表现为环状强化，不同点有：星形细胞瘤的强化环壁厚薄不一，有壁结节；星形细胞瘤无发热表现；星形细胞瘤内的坏死区在 DWI 上为低信号。

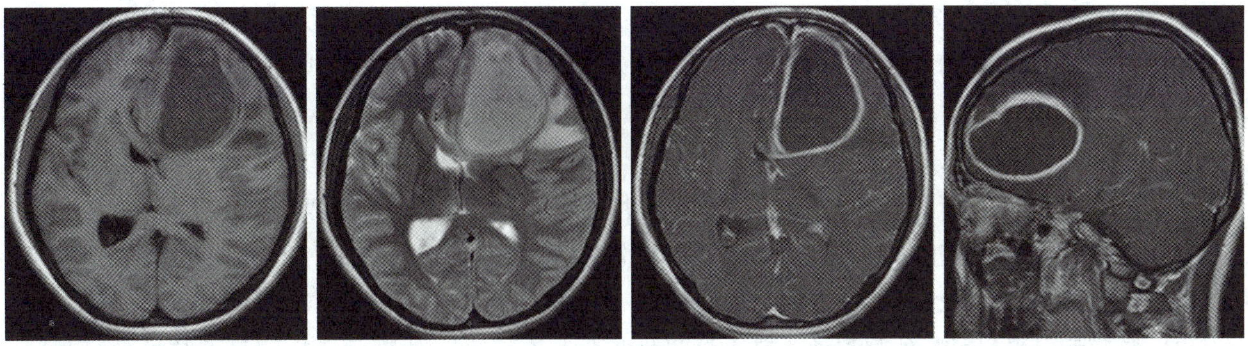

(a) (b) (c) (d)

图 7-47 脑脓肿 MRI 表现

注：(a) T_1WI 呈均匀低信号；(b) T_2WI 呈均匀高信号，边缘可见等信号环；(c) (d) 增强扫描呈明显均匀环形强化，囊壁厚薄均匀一致，内壁光滑。

(2) 脑转移瘤：也可表现为环状强化，不同点有：转移瘤病灶多发，强化形式多样，不仅有环状强化，还有结节状、斑状等多种形式的强化同时存在；转移瘤强化环小，而周围的脑水肿特别明显，呈“小病灶，大水肿”表现；转移瘤内的坏死区在 DWI 上为低信号；转移瘤多有原发瘤病史；转移瘤无发热表现。

(3) 脑内陈旧性血肿：也可表现为环状强化，不同点有：有脑出血史；周围水肿带轻；无发热表现。

二、脑寄生虫病

1. 概述 脑寄生虫病包括脑囊虫病、脑包虫病、弓形虫病、血吸虫病、脑型肺血吸虫病等多种，其中以脑囊虫病最常见，以下主要介绍脑囊虫病。脑囊虫病为猪绦虫的囊尾蚴寄生于人脑内所致的疾病。在我国，主要流行于北方地区。

(1) 临床表现：脑囊虫病的症状复杂多变，可出现癫痫，甚至意识障碍等。有时查体可触及皮下结节。囊虫补体结合试验多呈阳性，囊虫间接血凝实验呈阳性。

(2) 病理：囊尾蚴进入脑内形成囊泡，囊泡内含有液体和白色头节。虫体死亡后则由炎性细胞包裹，外层是富于血管的胶原纤维形成的肉芽肿。后期可由胶原纤维结缔组织修复变成瘢痕，死亡虫体发生钙化。按上述变化，病理分期分为①活动期：囊虫具有囊腔、囊壁和头节。②退变期：囊虫头节消失，虫体肿胀变形，周围出现炎症反应和水肿。③非活动期：囊虫死亡，局部反应消失，病灶钙化。

根据病变部位的不同又可分为脑实质型、脑室型、脑膜型和混合型。

2. 影像学表现

(1) CT 表现

1) 脑实质型：①活动期。分为脑炎型、多发小囊型和大囊型。脑炎型 CT 平扫呈散在低密度灶，多位于白质，全脑肿胀。多发小囊型 CT 表现为脑内多发圆形或卵圆形小低密度灶，其内可见致密的小结节影，为囊尾蚴的头节。大囊型表现为圆形或分叶状较大囊状低密度区，边界清楚，水样密度，无实性结节，有占位表现。②退变期。散在多发不规则的较大低密度影，病灶周围水肿，有占位现象。

③非活动期。脑实质内多发性钙化，圆形或椭圆形，直径2~5mm，有时可见钙斑。钙化周围无水肿。

增强扫描：①活动期。脑炎型增强扫描无强化。多发小囊型增强扫描病灶不强化或环形强化，周围有轻度水肿。大囊型增强扫描无强化。②退变期。平扫时的低密度影出现结节或环状强化。③非活动期。病灶无强化表现。

2）脑室型：平扫多位于第四脑室，呈圆形或类圆形囊样低密度区，近似脑脊液密度，囊壁菲薄，一般CT难以直接显示囊泡，仅表现为脑室形态异常或局限性不对称、阻塞性脑积水等间接征象。增强扫描可见囊壁环形增强。

3）脑膜型：平扫可见外侧裂池、鞍上池囊性扩大，有轻度占位现象；蛛网膜下腔扩大、变形；脑室对称性扩大。增强扫描有时可见囊壁强化或结节状强化，脑膜也可强化。

4）混合型：上述两种或两种以上的类型表现同时存在。

（2）MRI表现

1）脑实质型：平扫活动期表现为多发圆形囊性病变，T_1WI上呈低信号，T_2WI上呈高信号，其内有偏心的代表囊虫头节的小点状影附在囊壁上。DWI上呈高信号。脑囊虫存活期基本无水肿或轻微水肿。退变期为大片状长T_1、长T_2信号。头节显示不清。周围水肿加剧，在FLAIR上显示更清晰，占位明显。"白靶征"的出现，即在T_2WI中囊肿内囊液及周围水肿呈高信号，而囊壁与囊内模糊不清的头节呈低信号，低信号为囊虫逐渐纤维化、机化和钙化所致。FLAIR上囊液呈低信号，而水肿为高信号。DWI上囊液为高信号，水肿为低信号。囊虫钙化后出现"黑靶征"，即指在T_2WI上囊肿内除有一点状高信号外，均呈低信号。钙化在DWI上也为低信号。增强扫描活动期增强扫描囊壁可增强或不增强。退变期出现环状强化，非活动期病灶无强化表现（图7-48）。

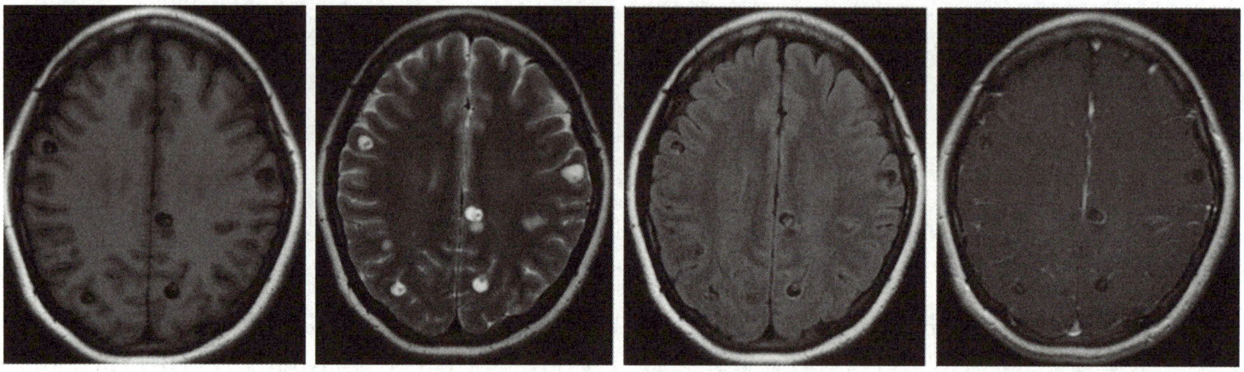

（a）　（b）　（c）　（d）

图7-48　脑囊虫病MRI表现

注：（a）T_1WI呈均匀低信号；（b）T_2WI呈均匀高信号，边缘可见等信号环；（c）（d）增强扫描呈明显均匀环形强化，囊壁厚薄均匀一致，内壁光滑。

2）脑膜型：平扫可见脑池扩大或脑积水表现，多是脑沟内的囊虫与脑膜粘连所致。增强扫描可见脑膜强化。

3）脑室型：平扫脑室、脑沟及脑池内的囊虫，大小为2~8mm，小圆形囊状，长T_1、T_2信号，常见不到头节，偶见头节位于边缘。FLAIR上也为高信号。邻近脑实质有光滑压迹。

4）混合型：上述两种或两种以上的类型表现同时存在。

3. 诊断与鉴别诊断　影像学发现脑内多发囊肿病灶，囊内有头节存在，结合疫区或有绦虫病感染史及囊虫补体试验阳性，可作出本病的诊断。

脑囊虫病需与以下疾病鉴别，鉴别诊断如下。

（1）脑囊虫病非钙化期需与下列病变鉴别：①脑转移瘤多为不规则的厚环状或结节状强化，瘤周水肿较明显，有原发肿瘤病史。②脑结核瘤一般为小结节状病灶，无头节，好发于脑底部，脑脊液检查及治疗随访有助于区别。③细菌性脑脓肿有发热、头痛等炎性症状和体征，囊内无头节。

（2）脑囊虫病钙化时需与下列病变鉴别：①生理性钙化发生于基底节区，小脑齿状核区。②结节性硬化钙化多在脑室旁。③甲状旁腺功能减退钙化以两侧基底核或小脑齿状核为主，形态不规则。

第八节 脊髓与椎管内疾病影像诊断

一、椎管内肿瘤

椎管内肿瘤按其生长部位可分为脊髓内、脊髓外硬脊膜内和硬膜外三种，并以脊髓外硬脊膜内最为多见。髓内肿瘤以室管膜瘤和星形细胞瘤多见；脊髓外硬脊膜内肿瘤以神经鞘瘤、神经纤维瘤和脊膜瘤多见；硬膜外肿瘤多为转移瘤和淋巴瘤。

（一）脊髓内肿瘤

1. 概述 脊髓内肿瘤占椎管内肿瘤的10%~15%，主要为室管膜瘤和星形细胞瘤，其中室管膜瘤最为常见，约占60%。室管膜瘤多见于20~60岁，发生于中央管及终丝的室管膜细胞，好发于腰髓、圆锥及终丝，偶见于颈髓。

（1）临床表现：肿瘤生长缓慢，症状轻，就诊时肿瘤常已较大。可出现不明原因的脊柱疼痛、肢体感觉异常和运动障碍。

（2）病理：肿瘤呈膨胀性生长，边界较清楚，多为良性，约半数可囊变。星形细胞瘤占30%左右，发病年龄较轻，起源于脊髓的星形细胞，好发于颈胸段脊髓内，多呈浸润性生长，可累及多个节段，少数累及脊髓全长，肿瘤与正常组织多无明显分界，有时可继发脊髓空洞或囊变。

2. 影像学表现

（1）X线表现：平片多无异常表现，有时可见椎管扩大，椎弓根间距增宽，偶见肿瘤钙化。

（2）CT表现：平扫病变处脊髓不规则增粗，密度略低，出现囊变则密度更低。有时肿瘤边缘模糊与正常脊髓分界不清。周围蛛网膜下腔变窄、闭塞。增强扫描囊变部分无强化，实质部分轻度强化或不强化，有时可在室管膜瘤近中央管的部分见到异常强化影。脊髓造影CT（CTM）可见蛛网膜下腔变窄、闭塞。

（3）MRI表现：平扫矢状面可见脊髓局限性增粗，肿瘤T_1WI信号等或低于脊髓信号，T_2WI、FLAIR呈高信号，DWI上多为稍高信号，肿瘤较大时可因出血、坏死、囊变而使其信号强度变得不均匀。周围蛛网膜下腔变窄、闭塞。增强扫描肿瘤实质强化，以室管膜瘤的强化明显（图7-49），瘤周水肿及囊变无强化。增强扫描还能确定术后是否残存或复发，并能发现小肿瘤。

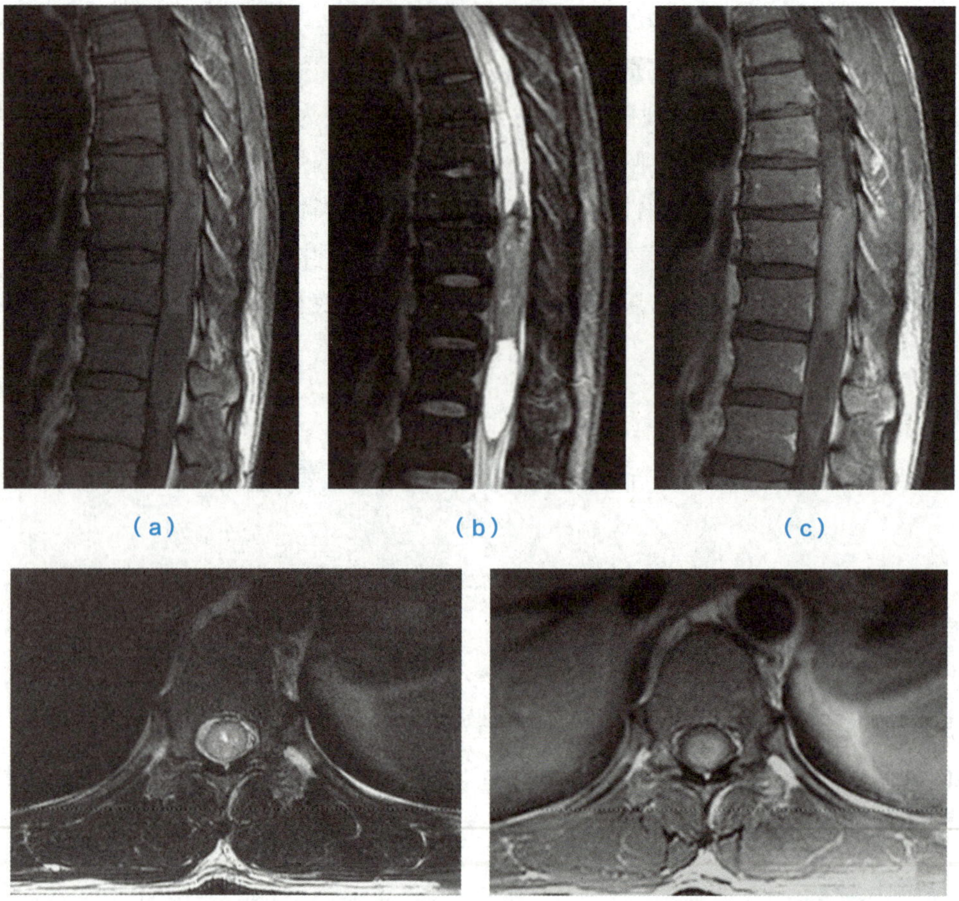

（a）（b）（c）（d）（e）

图 7-49　室管膜瘤 MRI 表现

注：（a）T_1WI 肿块实性部分为等信号；（b）T_2WI 显示 T9 下缘-L1 上缘髓内占位，信号不均匀，肿块下方为囊性部分，上方为实性部分，实性部分为等高信号，肿块上方脊髓中央管扩张；（c）~（e）增强扫描肿块实性部分轻度不均匀强化，囊性部分囊壁有强化，肿瘤层面蛛网膜下腔隙变窄。

3. 诊断与鉴别诊断　根据脊髓内异常密度/信号肿物，伴发蛛网膜下腔变窄、阻塞可诊断脊髓内肿瘤。鉴别诊断如下。

（1）星形细胞瘤和室管膜瘤的鉴别：前者以颈、胸段最为常见，较少累及马尾、终丝，累及范围较大，伴发囊肿机会较少。而后者较大，呈边界清楚的结节状，并伴发广泛的囊肿。

（2）脊髓内肿瘤与脊髓外硬膜内肿瘤的鉴别：脊髓外硬膜内肿瘤表现为局部脊髓受压变细，病灶同侧蛛网膜下腔增宽。

（二）脊髓外硬脊膜内肿瘤

1. 概述　脊髓外硬脊膜内肿瘤以发生于脊神经根的神经鞘瘤和神经纤维瘤最常见，其次为好发于软脊膜及蛛网膜的脊膜瘤，其他肿瘤甚少见。此类肿瘤占全部脊髓肿瘤的 60%～70%。

（1）临床表现：根性痛多见，为早期较突出的症状。随肿瘤生长，逐渐出现脊髓受压表现，出现身体不同水平的感觉障碍。

（2）病理：神经鞘瘤占所有椎管内肿瘤的 29%，起源于神经鞘膜的施万细胞，故又称施万细胞瘤。神经纤维瘤起源于神经纤维母细胞。此两类肿瘤可发生于脊髓的各个节段，以颈胸段略多，多生长于脊神经后根，多为有完整包膜的孤立结节状病灶，当肿瘤沿神经根生长，穿过椎间孔长至椎管外时，常呈哑铃状。

脊膜瘤起源于脊髓上皮蛛网膜细胞，发病年龄较神经纤维瘤晚，女性多见。主要发生于胸段，其次为颈段。大多数位于髓外硬膜内，少数可向椎管外发展呈哑铃状。肿瘤多呈类圆形，基底宽，紧贴与脊髓表明，质地较硬，约10%病例可出现钙化。

2. 影像学表现

（1）X线表现：可无异常表现，也可见椎管扩大、椎间孔扩大、肿瘤钙化等。

（2）CT表现：平扫肿瘤呈圆形实质性肿块影，常较脊髓密度略高，脊髓受压向对侧移位，其上、下方的蛛网膜下腔扩大。神经鞘瘤易部分向椎管外生长而呈哑铃状外观，神经孔扩大，骨窗像可见椎弓根骨质吸收。脊膜瘤常见于胸段蛛网膜下腔后方，邻近骨质可有增生性改变，瘤体内可见不规则钙化，增强扫描肿瘤呈中度强化表现。

（3）MRI表现：平扫神经鞘瘤常位于脊髓背侧，T_1WI上呈等低信号，T_2WI、FLAIR呈高信号（图7-50）。DWI上以稍低信号为主。横断层或冠状位往往可见瘤体从椎间孔穿出，有时呈哑铃状表现。脊膜瘤常位于胸段蛛网膜下腔，在T_1WI上呈等信号，少数呈低信号，T_2WI、FLAIR呈稍高或等信号，DWI上呈等或稍高信号，肿瘤与肿瘤之间有一黑线状界线。脊髓压迫移位，同侧蛛网膜下腔增宽，对侧蛛网膜下腔变窄。增强扫描肿瘤均呈明显强化，脊膜瘤增强时亦可见“硬脊膜尾征”（图7-51），即肿瘤邻近的硬脊膜明显强化并与肿瘤相连。

3. 诊断与鉴别诊断　根据椎管内肿块，推挤脊髓移位，同侧蛛网膜下腔增宽，对侧变窄，肿块呈明显强化效应等，可诊断脊髓外硬膜内肿瘤。

但脊膜瘤与神经鞘瘤需相互鉴别，脊膜瘤常发生于胸段，女性多见，钙化率高，且增强后可“有硬膜尾征”；而哑铃状肿瘤及椎间孔扩大常见于神经鞘瘤。

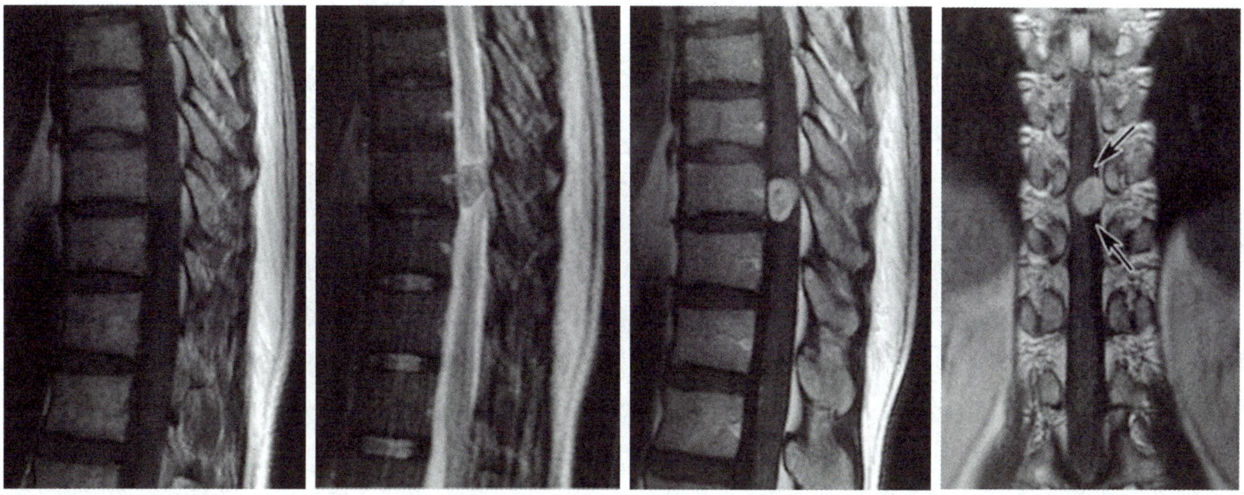

（a）　（b）　（c）　（d）

图7-50　神经鞘瘤MRI表现

注：（a）T_1WI肿瘤为等信号；（b）T_2WI显示T10层面椎管内类圆形肿瘤，边界清晰，信号略高；（c）（d）增强扫描明显不均匀强化，脊髓受压向右侧移位，肿瘤上下方蛛网膜下腔隙增宽。

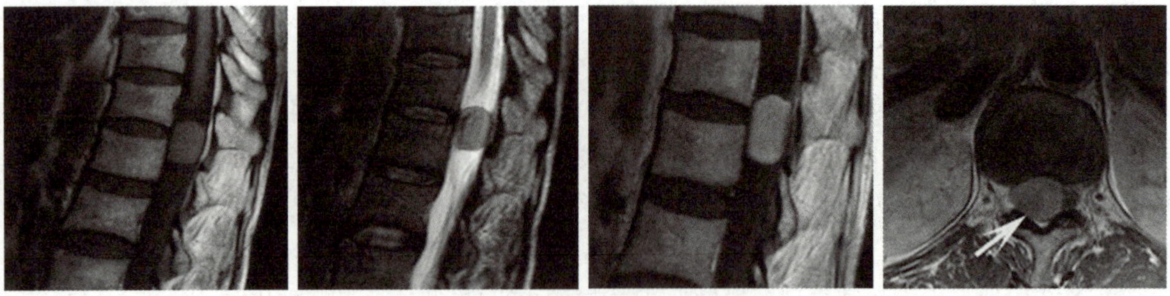

(a) (b) (c) (d)

图 7-51 脊膜瘤 MRI 表现

注：MRI 平扫 T12/L1 层面髓外硬膜内见卵圆形异常信号。(a) T_1WI 呈等信号；(b) T_2WI 呈稍高信号，以宽基底与硬脊膜相连；(c)(d) 增强扫描明显均匀强化。

（三）硬脊膜外肿瘤

1. 概述 硬膜外肿瘤包括起自硬脊膜外的原发肿瘤、脊柱骨质和邻近软组织的原发肿瘤和各种转移性肿瘤，其中以转移性肿瘤最为多见。

（1）临床表现：多数患者以疼痛为首发症状，继而出现运动和感觉障碍。

（2）病因病理：肺癌、乳腺癌、肾癌、甲状腺癌和前列腺癌易经血行转移至硬膜外间隙而形成肿块。也可由邻近椎体和附件的转移灶向椎管内侵入形成。

2. 影像学表现

（1）X 线表现：平片可显示椎体骨质破坏，多伴有椎弓根和椎板的破坏，椎间隙一般不受累。

（2）CT 表现：平扫可见椎体、椎弓根骨质破坏，伴有边缘规则的硬脊膜外肿块，蛛网膜下腔变窄、阻塞，脊髓受压向对侧移位。增强扫描肿瘤呈不均匀强化。

（3）MRI 表现：平扫可见硬脊膜外单发或多发肿块，T_1WI 上呈等信号、低信号，T_2WI 及 FLAIR 上呈等、高信号，DWI 上以高信号为主。蛛网膜下腔变窄、阻塞，脊髓受压向对侧移位。邻近椎体、椎弓根可出现骨质信号的异常。增强扫描肿瘤呈明显强化。

3. 诊断与鉴别诊断 根据患者原发肿瘤病史，结合 CT、MRI 上椎管内多发肿块，蛛网膜下腔变窄、阻塞，脊髓受压向对侧移位等可诊断椎管内转移瘤。

转移瘤需与脊柱结核鉴别，主要依据原发病史、椎间隙是否受累及增强扫描表现等鉴别，鉴别点为：①转移瘤有原发肿瘤的病史，而脊柱结合常有结核病史。②转移性肿瘤常见有多个椎体的骨质破坏，可呈跳跃性分布，椎间隙多无狭窄，椎间盘一般不累及。而脊柱结核椎体破坏累及相邻椎体及椎间隙，椎间隙变窄，甚至消失，椎间盘多受累。③转移性肿瘤在硬膜外可见到不规则软组织块影，增强扫描多均匀强化，而脊柱结核在椎旁形成寒性脓肿，增强扫描呈环状强化。

二、脊髓外伤

脊髓外伤是非常严重的损伤，且往往同时累及脊椎与脊髓，构成联合性损伤，亦可单独累及其中一部分。车祸、工伤、运动及火器伤是脊髓外伤的主要原因。

1. 概述

（1）临床表现：脊髓损伤的早期节段出现脊髓休克，损害平面以下功能丧失，肢体呈弛缓性瘫瘓，感觉、反射和括约肌功能部分或全部丧失，轻者如脊髓震荡可在短期内恢复，脊髓挫伤可不完全恢复，完全横断时其损伤平面以下的运动和感觉均消失。

（2）病理：病理上按损伤轻重程度分为脊髓震荡、脊髓挫裂伤、脊髓压迫或横断及椎管内血肿。脊髓震荡属最轻的类型，为短暂的脊髓功能超限抑制所致，脊髓形态一般正常。脊髓挫裂伤常伴有较严重的脊柱骨折和脱位，脊髓内可见点片状或局灶性出血，常合并水肿、液化坏死及蛛网膜下腔出血，病变可上下累及数个节段。严重者脊髓可呈部分或完全断裂。

2. 影像学表现

（1）X 线表现：平片可观察椎体及附件有无骨折或脱位，椎管内有无碎骨片等。

（2）CT 表现：平扫可清晰显示椎体及附件骨折、滑脱等。脊髓震荡多无阳性发现，挫裂伤表现为脊髓膨大，边缘模糊，其内密度不均，有时可见点状高密度区。脊髓内血肿呈高密度，髓外血肿常使相应脊髓受压移位。

增强扫描：三维重建结合 CTM 对神经根撕脱和脊髓横断诊断意义较大，前者可见对比剂经撕裂的硬膜囊溢入撕脱的神经根鞘内，呈囊状或条状高密度，硬膜囊撕裂时边缘模糊不清，严重者可见对比剂溢出至周围软组织中；后者表现为脊髓结构紊乱，高密度对比剂充满整个椎管。

（3）MRI 表现：平扫时脊髓震荡多无阳性发现。脊髓挫裂伤在 T_1WI 上见脊髓外形膨大，信号不均，可见低信号水肿区，也可无信号异常改变，而仅见脊髓外形改变，但 T_2WI 及 FLAIR 均可见不均匀高信号（图 7-52）。DWI 高信号，显示脊髓受损较 T_2WI 更早、更准确。合并出血时，急性期 T_1WI 可正常，T_2WI 及 DWI 呈低信号，亚急性期 T_1WI、T_2WI 及 FLAIR 均呈高信号，DWI 以高信号为主。脊髓横断时 MRI 可清晰观察横断的部位、形态及脊柱的损伤改变。T_2WI 上不需对比剂就可直接观察到神经根撕脱和硬膜囊撕裂。

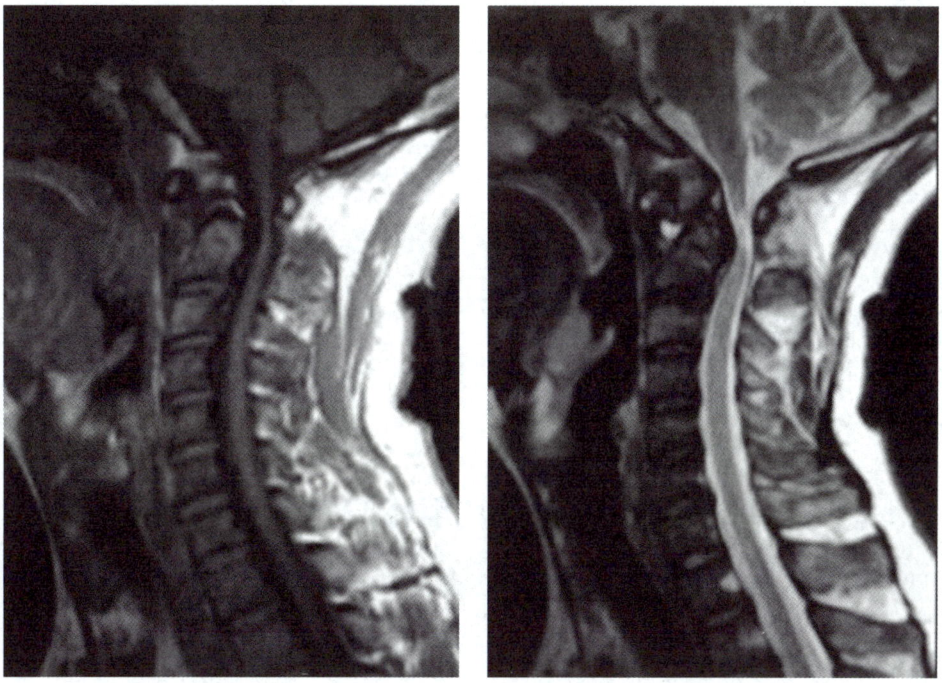

（a）　　　　（b）

图 7-52　脊髓损伤

注：MRI 平扫 T_1WI（a）、T_2WI（b）齿状突骨折伴寰枢关节脱位，脊髓受压变扁，局部挫伤水肿。

3. 诊断与鉴别诊断 根据明显的外伤史和典型的 X 线检查、CT 椎体骨折表现和 MRI 脊髓受损水肿、出血、断裂等表现，可明确诊断脊髓损伤。

外伤后脊髓空洞症需与脊髓软化灶及髓内肿瘤囊变鉴别，主要依据外伤史、脊柱骨折表现等鉴别。

▶知识拓展

DWI 在神经系统疾病鉴别诊断中的作用

①鉴别细菌性、真菌性、结核性脑脓肿及炎性脱髓鞘疾病。②鉴别真菌性脑炎与血源性、细菌性及病毒性脑炎。③鉴别毛细胞型星形细胞瘤、血管母细胞瘤与其他低级别胶质瘤（毛细胞型星形细胞瘤与血管母细胞瘤 DWI 均不受限）。④低 DWI 高 ADC 信号：胶质瘤突变型与野生型鉴别。⑤ADC 值：低级别胶质瘤>高级别胶质瘤。⑥ADC 值：中枢神经细胞瘤与低级别肿瘤鉴别。⑦颅内高级别肿瘤间鉴别，ADC 值：淋巴瘤 < 高级别胶质瘤 < 转移瘤（并不明显）。

中枢系统 DWI 和 ADC 信号异常的常见病变，见表 7-1。

表 7-1 中枢系统 DWI 和 ADC 信号异常的常见病变

DWI 高信号、ADC 低信号	DWI、ADC 均高信号	DWI 等信号、ADC 高信号
急性/亚急性梗死	急性播散性脑脊髓炎	慢性梗死
脓肿、多发性硬化、表皮样囊肿	静脉性梗死	肿瘤坏死
海绵状脑病、病毒性脑炎	星形细胞瘤	颅咽管
弥漫性轴索损伤		蛛网膜囊肿
淋巴瘤、脑膜瘤		血管源性水肿

—• 考试知识点总结 •—

—• 本章小结 •—

—• 协和云课堂…… 拓展练习及参考答案 •—

（甘 甜 王 飞）

第八章　五官和颈部影像诊断

教学课件

学习目标

素质目标

（1）树立严谨认真、实事求是的工作态度，培养良好的职业道德，尊重患者隐私，以患者为中心，增强团队协作意识，具备良好的沟通与合作。

（2）具备自主学习和终身学习的意识，关注医学影像领域的前沿技术和研究成果，不断提升自身专业水平，以适应不断发展的医学影像诊断需求。

知识目标

（1）掌握：五官和颈部常见病与多发病的影像诊断要点及鉴别诊断方法，能够准确识别异常影像学表现，并结合临床资料作出初步的影像学诊断。

（2）熟悉：五官和颈部正常结构及异常病变的基本影像学特征；五官和颈部影像检查技术的原理、适应证、禁忌证及优缺点，能够根据患者的具体情况选择合适的检查方法。

（3）了解：五官和颈部常见疾病的病理生理知识，理解疾病发生发展过程对影像学表现的影响；医学影像报告的书写规范和要求，能够准确、规范地书写五官和颈部影像诊断报告。

能力目标

（1）能够熟练操作五官和颈部的影像检查设备，按照操作规程进行规范化检查，获取高质量的影像图像。

（2）能分析和解读五官和颈部影像图像，能够准确识别正常与异常影像学表现，判断病变的部位、范围、形态、密度或信号特点等。

（3）能够根据患者的临床症状、体征及其他相关检查结果，结合五官和颈部影像学表现，进行综合分析，提出合理的影像学诊断意见，并能够对常见疾病进行鉴别诊断。

（4）能够与临床医生进行有效的沟通，解答临床医生对影像检查及诊断的疑问，为临床治疗提供有力的影像学支持。

案例导入

【案例】

患者，男，43 岁。两年前无明显原因及诱因出现鼻塞，夜间加重，伴嗅觉下降，睡眠打鼾，有憋气、无憋醒，偶有头痛，无喷嚏、流涕，无头晕、恶心、呕吐。拍摄鼻窦 CT 如图 8-1 所示。

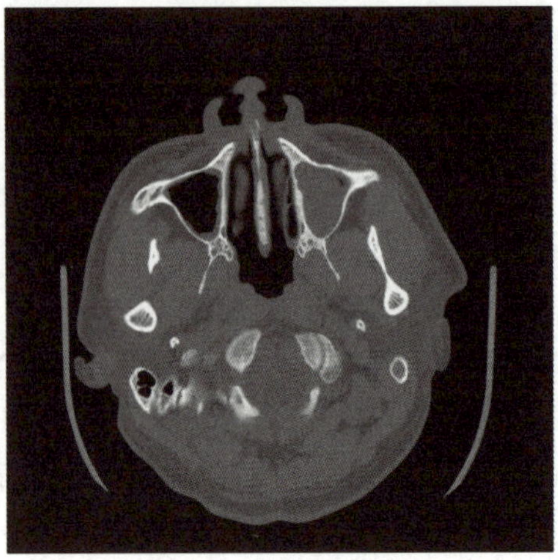

图 8-1　副鼻窦 CT 表现

【问题】

1. CT 平扫有无异常影像征象？如有，是什么？
2. 请问考虑什么疾病，其诊断依据是什么？

· 核心知识拆解 ·

第一节　五官、颈部影像检查技术

一、 X 线检查

五官和颈部影像检查中，X 线平片是基础且常用的检查手段。X 线平片不仅能清晰地展示五官和颈部的基本解剖结构，还能有效显示病变的范围和程度，对于某些疾病的定性诊断具有重要价值，尤其适合观察鼻窦炎、中耳炎等疾病的钙化灶及骨质破坏情况，并对疾病的跟踪随访提供有力支持。五官和颈部的 X 线检查一般采用正位、侧位或特殊体位进行投照。但是，值得注意的是，在五官和颈部疾病的早期阶段，如某些炎症或肿瘤的初期，X 线平片的表现可能滞后于病理改变和临床症状，初次检查可能无法明确显示病变。在这种情况下，需要进一步采用 CT、MRI 等更为敏感的影像检查手段进行诊断。对于五官的检查，X 线平片能够较好地显示鼻窦、中耳等部位的骨性结构，但对于黏膜、软组织等结构的显示效果有限。例如，在鼻窦炎的诊断中，X 线平片可以观察到鼻窦的骨质破坏和钙化灶，但难以准确评估黏膜的炎症程度。颈部 X 线检查则主要用于观察颈椎的解剖结构和病变情况，如颈椎骨折、颈椎病等。但 X 线平片对于颈部软组织，如肌肉、血管、神经等结构的显示效果不佳，因为这些组织在 X 线片上的密度差异不大，难以分辨其组织结构。因此，对于颈部软组织的病变，一般需要采用其他影像检查方法，如超声、CT 或 MRI 等。

二、 DSA 检查

在特定情况下，数字减影血管造影检查也是不可或缺的重要工具。DSA 检查能够清晰地显示五官和颈部区域的血管结构和血流动力学变化，对于血管性疾病的诊断和治疗具有重要意义。DSA 可以利用计算机处理技术，将血管造影图像中的骨骼和软组织等背景影像消除，仅保留血管影像，从而实现了对血管结构和血流动力学变化的精确观察。在颈部和五官的 DSA 检查中，可以清晰地看到血管的形态、分布和走行，以及是否存在狭窄、扩张、畸形、动脉瘤等病变。这对于血管性疾病的诊断、治疗方案的制定及手术操作的指导都具有重要的价值。

DSA 检查虽然具有高度的敏感性和特异性，但并非所有五官和颈部的疾病都需要进行 DSA 检查。对于非血管性疾病，或者血管病变较为轻微、无须进行精确血管评估的情况，可以选择其他影像检查方法，如 CT、MRI 等。此外，DSA 检查作为一项有创检查，需要在专业医生的指导下进行，并严格掌握适应证和禁忌证，以确保检查的安全性和有效性。在检查过程中，医生还需要密切关注患者的生命体征和反应情况，及时采取必要的措施处理可能出现的并发症。

三、 CT 检查

CT 检查在五官和颈部疾病的临床诊断与治疗中扮演着重要角色。作为常规 X 线检查的补充，它能够提供更多、更有价值的信息。当五官和颈部的疾病在 X 线平片上难以明确诊断时，CT 检查成为有力的进一步诊断工具。对于解剖结构复杂的五官区域，如内耳、鼻窦、鼻咽腔等，以及颈部的重要结构，如颈椎、颈动脉鞘、甲状腺等，CT 检查是首选的影像检查方法。CT 能够清晰地显示这些区域的解剖关系，准确地区分不同密度的组织，如软组织、骨骼和血管等，从而便于医生观察病变的形态、大小和位置。

在五官和颈部的 CT 检查中，通常需要进行平扫和增强两种检查方式。平扫检查主要用于观察病变的基本情况和解剖关系，而增强检查则能够显示病变的血供情况，帮助医生确定病变的范围和性质，以及判断病变是否存在坏死等变化。CT 检查还提供了软组织窗和骨窗两种观察方式。软组织窗主要用于观察五官和颈部的软组织结构，如肌肉、血管、神经等，而骨窗则主要用于观察骨骼的细微结构和病变情况。这种双窗观察方式使得医生能够更全面地了解病变的情况，提高诊断的准确性。

四、 MRI 检查

MRI 是五官和颈部病变诊断中不可或缺的检查方法，尤其在临床和使用 X 线平片、CT 检查难以明确诊断时，MRI 可作为进一步评估的首选工具。对于早期微小病变，如五官和颈部的软组织炎症、微小肿瘤及血管病变，MRI 的敏感性远高于 X 线平片和 CT。MRI 在显示五官和颈部复杂解剖结构方面具有显著优势，它能够清晰地描绘出鼻腔、鼻窦、中耳、内耳、咽喉、甲状腺、颈动脉鞘及颈椎等区域的精细结构，有助于医生准确判断病变位置、范围及其与周围组织的关系。特别是在脊柱病变中，MRI 能够直观显示脊髓、神经根及椎管内其他结构的受压情况，对于指导治疗方案的选择至关重要。

MRI 对于五官和颈部软组织的显示效果尤为突出，它能够清晰区分脂肪、肌肉、血管、神经、韧带、肌腱及软骨等组织，并准确识别这些组织中的病变，如肿块、坏死、出血和水肿等。对于临床怀疑的咽喉癌、鼻咽癌、甲状腺癌等肿瘤性病变，MRI 能够提供详尽的肿瘤形态、大小、位置及与周围组织关系的信息，有助于肿瘤分期和治疗方案的制定。在评估五官和颈部病变的血供情况、确定病变与水肿界限、区分肿瘤活性成分和坏死成分方面也具有重要意义。通过增强扫描，医生可以更加准确地判断病变的进展情况和治疗效果，为临床决策提供有力支持。

在 MRI 检查中，自旋回波和快速自旋回波的 T_1WI 和 T_2WI 是基本扫描序列，而脂肪抑制也是五官和颈部检查中常用的基本序列。根据病变部位和性质，可以选择横断面、冠状面、矢状面或任意方位成像的斜切面，以获得最佳的图像质量和诊断信息。需要注意的是，虽然 MRI 在五官和颈部病变的诊断中具有显著优势，但对于钙化、细小骨化及骨皮质的显示，MRI 的敏感性不如 X 线平片和 CT。因此，在选择检查方法时，应根据患者的具体情况和病变特点，综合考虑各种影像检查方法的优缺点，以制定最佳的检查方案。

五、超声检查

超声检查是五官和颈部病变诊断中常用的无创检查方法。对于早期的软组织肿胀、炎症及微小病变，超声检查较 X 线平片和 CT 更为敏感；超声检查能够清晰显示五官和颈部的解剖结构，特别是甲状腺、腮腺、颌下腺、颈动脉、颈静脉及颈部淋巴结等，对于了解病变与周围组织的关系具有独特优势；超声检查对液体成分如囊肿、脓肿、血肿及水肿等的显示尤为突出，明显优于 X 线平片和 CT。临床怀疑颈部血管病变或甲状腺结节时，超声检查是首选的检查方法。但超声检查在显示钙化、骨结构及细小骨化方面存在一定的局限性，不如 X 线平片和 CT 清晰。对于深部的五官和颈部结构，如内耳、鼻咽腔等，超声检查也可能会受到骨骼和气体的遮挡，影响诊断的准确性。

在五官和颈部的超声检查中，常用的基本扫描模式包括二维灰阶成像、彩色多普勒血流成像及频谱多普勒成像。通过调整探头的频率、扫描角度及深度，可以获得不同层面和方位的图像，以满足不同病变的诊断需求。增强超声技术，如超声造影，虽然不如 MRI 和 CT 在五官和颈部病变中的应用广泛，但在某些特定情况下，如评估肿瘤的血供情况、区分肿瘤活性成分和坏死成分时，也具有一定的价值。此外，超声检查还具有操作简便、价格低廉、无辐射等优点，使其成为五官和颈部病变筛查和随访的重要手段之一。

第二节　五官、颈部正常影像学表现

一、正常 X 线表现

（一）眼眶

眼眶是一个复杂的骨性结构，是底朝前外、尖向后内的四棱锥形骨性深腔，它由额骨、筛骨、蝶骨、上颌骨、颧骨、腭骨及泪骨这七块骨骼共同构成（图 8-2）。

眶壁由顶壁、内壁、外壁、下壁构成。

（1）顶壁：也称为上壁，眶顶壁的前部是由额骨的眶部构成，而后部则是由蝶骨的小翼组成。在前外侧有泪腺窝，容纳泪腺。其内侧与蝶骨体的内侧相连，连接眶顶和颅中窝，内含视神经及其鞘突和眼动脉。

（2）内壁：眶内壁的前半部分是由上颌骨的额突与泪骨所组成的，而后半部分，则是由筛骨的眶板及蝶骨体来构成。两内侧壁几乎是平行的，在其前下方为泪囊窝，此窝向后下经鼻泪管通鼻腔。

（3）外壁：眶外壁的前侧区域，是额骨的眶部和颧骨的额突一同拼接而成，至于后侧部分，由蝶骨的大翼眶面占据主导，完成这部分的构造。外侧壁和上壁在眶前部持续相连，在后部被眶上裂分开，眶上裂位于蝶骨大翼和蝶骨小翼之间，其内侧是蝶骨体。

（4）下壁：眶下壁构成要素主要有上颌骨的眶面、颧骨的眶面，还有腭骨的眶突，这三块骨头相互配合，组合成了眶下壁。眶下裂上方为蝶骨大翼，下方为上颌骨和腭骨眶突，外侧是颧骨；向后通入颞下窝和翼腭窝，有上颌神经、眶下神经及其伴行血管通过。

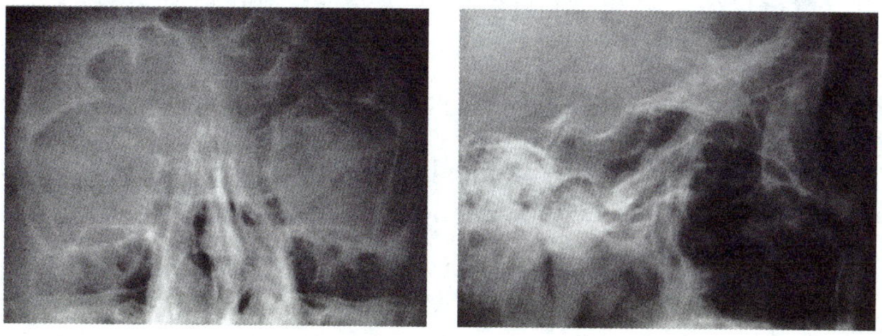

（a）　（b）

图 8-2　眼眶平片

注：（a）正位；（b）侧位。

（二）眼球

眼球是眼的主要部分，位于眶内前部。

1. 眼球壁　由三层组成，自外向内依次是眼球纤维膜、眼球血管膜和视网膜。

（1）眼球纤维膜：由角膜和巩膜组成外膜，前 1/6 是透明的角膜，而后 5/6 则是坚韧的巩膜结构。

（2）眼球血管膜：又称葡萄膜，是由虹膜、睫状体和脉络膜共同形成的一个连续结构，具有营养眼球内组织和遮光的作用。

（3）视网膜：位于眼球后内面，是视觉感知的关键部分。

2. 眼球的内容物 包括房水、晶状体和玻璃体。

（1）房水：是由睫状体上皮产生的无色透明液体。

（2）晶状体：是一被囊包着的透明的双凸体，具有调节视觉焦距的作用。

（3）玻璃体：填充在晶状体后方，为眼球提供支撑并帮助维持眼球的形态。

3. 眼副器 为保护、运动和支持眼球的结构，主要包括眼睑、结膜、泪器、眼外肌、眶脂体和眶筋膜等。

（1）泪器：主要由两大部分构成，分别是泪腺与泪道。泪腺负责分泌泪液，而泪道则负责将泪液引流至鼻腔，包括泪点、泪小管、泪囊及鼻泪管等结构。

（2）眼外肌：是眼的运动结构，共 7 块，包括上睑提肌、4 个直肌和 2 个斜肌。

（三）鼻

鼻是呼吸道的起始部，分为外鼻、鼻腔和鼻窦（图 8-3）。

1. 外鼻 由额骨的鼻突部、鼻骨及上颌骨的额突共同构成外鼻的骨性基础。

2. 鼻腔 鼻腔被细分为鼻中隔、鼻前庭和固有鼻腔三大区域。鼻中隔将鼻腔分为左右两侧，鼻前庭则位于鼻腔的前端，固有鼻腔则占据了鼻腔的大部分空间。

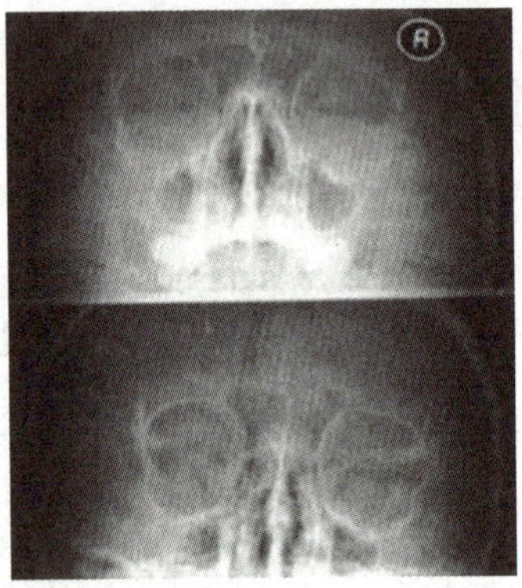

（a）

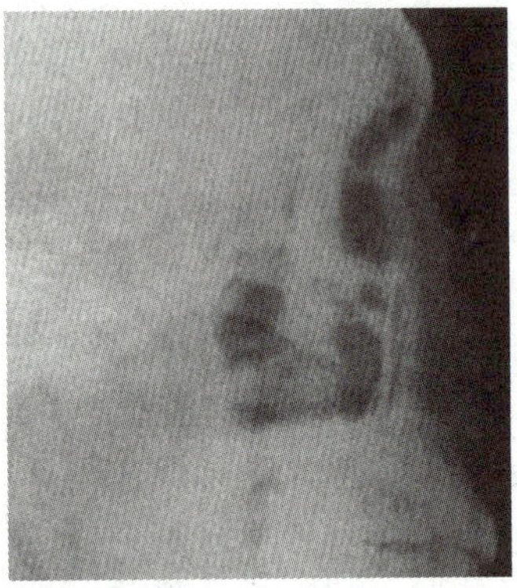

（b）

图 8-3 鼻部解剖

注：（a）鼻窦柯瓦位；（b）鼻骨侧位（箭头所示为鼻骨）。

3. 鼻窦 包括额窦、蝶窦、筛窦和上颌窦。

（1）额窦：左右各一，大小不等，其开口位置在中鼻道，是额骨内的一个空腔。

（2）蝶窦：是位于蝶骨体内的两个大而不规则的空腔，每侧蝶窦从其前壁较高的位置开口于同侧的蝶筛隐窝。

（3）筛窦：分为前组和后组，前组的开口位于中鼻道，而后组的开口则在上鼻道。

（4）上颌窦：作为鼻旁窦中最大的一对，上颌窦位于上颌骨内，其开口在中鼻道的半月裂孔处。上颌窦具有复杂的结构，包括内壁、后外壁、前壁、顶壁和底壁。

（四）咽

咽上起于颅底外面，下至环状软骨下缘（与第 6 或第 7 颈椎椎体水平）（图 8-4），与食管相续。为鼻咽、口咽、喉咽三部分。

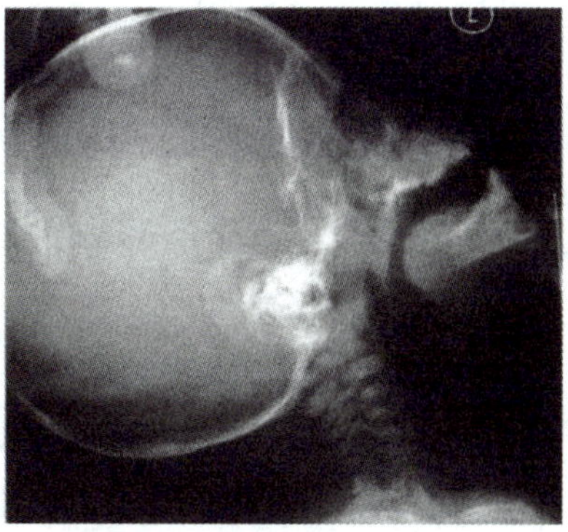

图 8-4　咽部解剖，咽部侧位

1. 鼻咽部　其上方边界为颅底，下方和软腭相互连接。其顶部主要由蝶骨体与枕骨斜坡共同组成。前方紧临鼻后孔及鼻中隔靠后的边缘部分；后方与枕骨基底部，还有第一、第二颈椎的椎体相互邻近。在颅底的外侧壁上，有咽鼓管口、咽鼓管圆枕存在，另外还分布咽侧隐窝。

2. 口咽部　其上方界限是软腭，下方与会厌的上缘相接。前部由舌根后部及舌会厌正中翼组成。这一区域，还包括会厌谷与腭扁桃体这两个重要的结构。

3. 喉咽部　上方边界是会厌的上缘，下方则与第 6 颈椎体的下缘相接。在喉口两侧，存在梨状隐窝和环咽后间隙。

4. 咽旁间隙　从颅底的下方开始，一直延续到舌骨的上方，其所处位置在咽括约肌和翼肌之间。其内部包含重要的结构，如颈内动脉与颈内静脉、从第 9 对到第 12 对脑神经、交感神经干，以及颈深淋巴结。

（五）喉

喉的上方界限与会厌上缘重合，下方则达到环状软骨的下缘，位置位于第 3 至第 6 颈椎体之间。

1. 喉软骨　包括不成对的甲状软骨、环状软骨、会厌软骨和成对的杓状软骨。

（1）甲状软骨：是喉部的重要组成部分，由两侧板在前面愈合而成，主要结构有前角、喉结、上切迹、上角和下角。

（2）会厌软骨：表面覆盖有黏膜，被称为会厌，起到喉口的活瓣作用。

（3）环状软骨：是喉软骨中唯一完整的环形软骨，也是喉部结构的关键一环。

（4）杓状软骨：呈三棱锥体形，声韧带及喉肌都附着在其声带突和肌突上。

2. 喉腔　上经喉口与喉咽相通，下连气管与肺相通。根据声带的界限，可以划分为以下区域。

（1）声门上区：处于喉口与声带上缘的中间部分。包含喉前庭、喉室、室带及前庭裂。喉前庭是喉入口与前庭襞之间的部分；喉室是喉中间腔向两侧延伸的隐窝；室带是假声带；前庭裂是两侧前庭襞之间的裂隙。

（2）声门区：即通常所说的声门，由声带和声门裂组成。

（3）声门下区：从声带的下缘一直延伸到环状软骨的下缘。

3. 喉间隙

（1）会厌前间隙：位于舌骨下方与会厌体的前方。

（2）声门旁间隙：处于会厌前间隙的下方位置，同时这两个间隙相互连通。

（六）耳

耳又称前庭蜗器，包括外耳、中耳和内耳。

1. 外耳部　包括耳郭、外耳道和鼓膜三部分。

（1）耳郭：即人体外部的耳部结构，位于头部的两侧。

（2）外耳道：为从外耳门到鼓膜的弯曲管道，包括外侧的软骨部和内侧的骨性部。

（3）鼓膜：为薄而半透明的椭圆形膜，分为松弛部和紧张部，这是中耳的外壁。

2. 中耳 位于外耳与内耳之间，由鼓室、咽鼓管、乳突窦和乳突小房构成。

（1）鼓室：一个包含听骨、韧带和肌肉的空腔。鼓室的前壁是颈动脉壁，后壁为乳突壁，内壁是迷路壁，顶壁由鼓室盖壁构成，底壁对应的是颈静脉壁。

（2）咽鼓管：分为软骨部和骨部，是连接鼓室与鼻咽部的重要通道。

（3）乳突和鼓窦：乳突和鼓窦的形态是多样的，包括气化型、板障型、混合型和硬化型这几种不同的类型。

3. 内耳 位于颞骨岩部一系列相互连接的腔隙构成的迷路内，由骨迷路和膜迷路组成。

（1）骨迷路：是内耳的一个坚硬结构。由前庭、骨半规管和耳蜗组成，内含膜迷路。前庭位于骨迷路的中间部分；耳蜗是一个螺旋形的结构，位于前庭的前面，共有两周半；半规管是三个弯曲的管道，包括外半规管、上半规管和后半规管。

（2）膜迷路：是位于骨迷路内部的一个薄膜结构，与骨迷路相对应。

（七）颈部间隙

颈部间隙是指颈部组织和器官之间的潜在空间，是由不同的深筋膜分隔而成。这些间隙为颈部的神经、血管和淋巴管提供了通道。

1. 颞下窝部分 它与颞窝、颅中窝及翼腭窝相互连通。前缘与上颌窦的后与外侧壁相互毗连；后缘和茎突及颈动脉鞘膜相互连接；内侧缘由蝶骨翼板与翼外肌的内缘共同构成；外缘则与下颌骨的升支及咬肌相邻。上壁由蝶骨大翼与岩骨尖共同组成。在这个窝内，主要包含了颞肌的深头部及下颌骨的喙突。

2. 翼腭窝部分 位于上颌窦后壁与蝶骨翼板之间的狭窄纵行间隙。它与多个区域相通，包括颞下窝、颅中窝、颅底的外面、眼眶、鼻腔及口腔。窝内主要包含蝶腭神经节、三叉神经的上颌支及颌内动脉的分支等结构。

二、正常头颈部血管解剖

头颈部动脉和静脉系统包括颈外动脉、颈内静脉、锁骨下静脉和颈前静脉。

1. 颈外动脉

（1）甲状腺上动脉：为甲状腺提供血液供应。

（2）舌动脉：平舌骨大角处发自颈外动脉的前方，滋养舌。

（3）面动脉：负责面部区域的血液供应；面部出血时可压迫咬肌前缘绕下颌骨下缘处止血。

（4）颞浅动脉：供应颞部及头皮的血流。

（5）上颌动脉：主要供应上颌区域及邻近结构的血流。

（6）脑膜中动脉：是脑膜的重要血液来源。

（7）枕动脉：负责枕部区域的血液供应。

（8）耳后动脉：为耳后区域提供血流。

（9）咽升动脉：向上穿行并供应咽部及邻近结构的血液。

2. 颈内静脉

（1）乙状窦：为颅内静脉引流的重要通道。

（2）岩下窦：位于颅底，参与静脉血的回流。

（3）面总静脉：收集面部区域的静脉血。

（4）舌静脉：负责舌及其周围组织的静脉回流。

（5）咽静脉：引流咽部区域的静脉血。

3. 锁骨下静脉　包含了颈外静脉。这意味着颈外静脉是锁骨下静脉系统这个“大家族”中的一员，它在整个静脉循环的架构里发挥着自己相应的作用。浅显于颈部皮肤下，参与颈部静脉回流；下颌后静脉收集下颌后部的静脉血。

4. 颈前静脉　位于颈部前方，参与颈前区域的静脉回流。

三、正常 CT 与 MRI 表现

1. 眼部结构解析　在眼部的 CT 与 MRI 图像中，可清晰显示晶状体、玻璃体、内直肌、视神经、外直肌、视神经管、泪腺、眼眶内壁、眼眶外壁、眼眶上壁、眼眶下壁、上直肌、下直肌、上斜肌及眼上动脉等结构的特征。眶腔呈现出锥形结构，边界清晰，由条状高密度影构成眶壁。具体而言，眶的内壁和下壁相对较薄，外壁最为厚实，上壁的厚度则呈现出不均匀的特点。眼球壁在影像中表现为环形的等密度区域，即眼环。眼环内部，低密度的玻璃体区域与高密度的晶状体结构清晰可见，二者共同构成眼球的内部结构，保障视觉功能的正常运作。在眼球的外上方，有一个等密度的区域，此为泪腺在影像中的表现。泪腺负责分泌泪液，对维持眼球的湿润和清洁具有重要作用。眼球后方可见一个低密度的脂肪间隙，这是眼眶内的一个重要组成部分。在脂肪间隙的周边，可以观察到条状的眼外肌结构，它们负责眼球的运动和调节。在这些眼外肌的中间，则是视神经的所在，它负责将视觉信号从眼球传递到大脑进行处理。在眶尖部位，还可以观察到通向颅内的眶上裂和视神经管结构。这些结构是眼球与颅内相连的重要通道，对于视觉信号的传递和颅内压力的调节具有重要作用（图 8-5）。

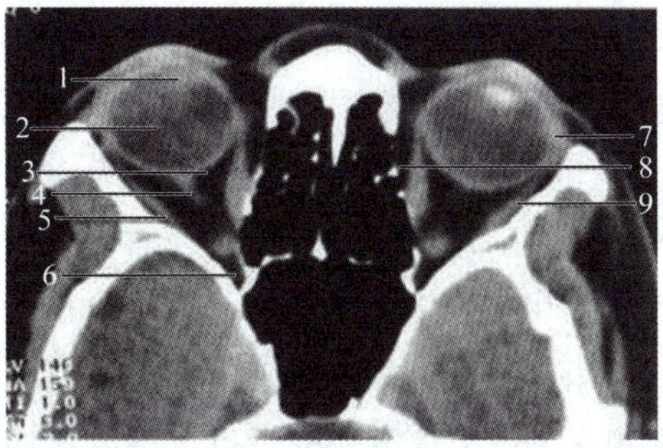

（a）

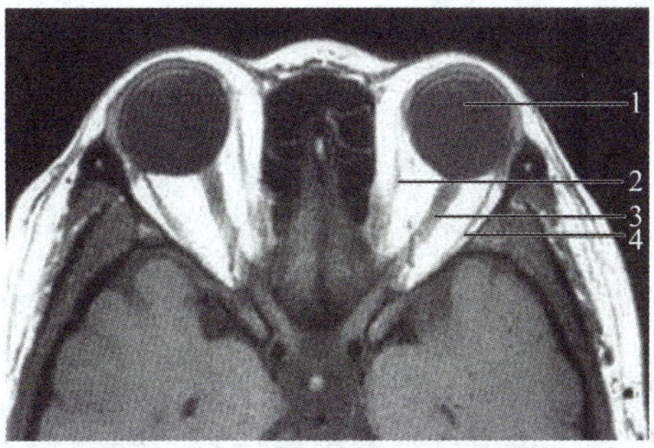

（b）

图 8-5　眼眶 CT、MRI 表现

注：（a）CT，横断位；（b）~（c）T_1WI，横断位；（d）T_2WI，横断位；（e）~（f）CT，冠状位；（g）~（h）T_1WI，冠状位。1. 晶状体；2. 玻璃体；3. 内直肌；4. 视神经；5. 外直肌；6. 视神经管；7. 泪腺；8. 眼眶内壁；9. 眼眶外壁；10. 眼眶上壁；11. 眼眶下壁；12. 上直肌；13. 下直肌；14. 上斜肌；15. 眼上动脉。

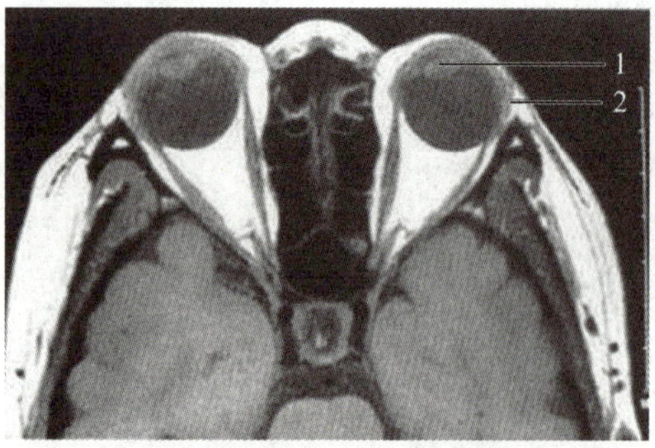

（c）

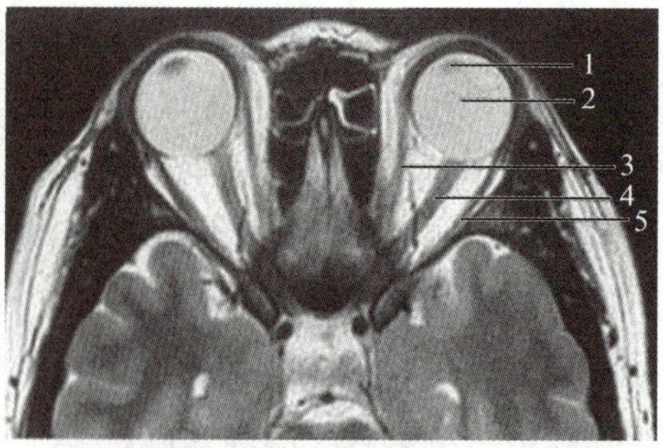

（d）

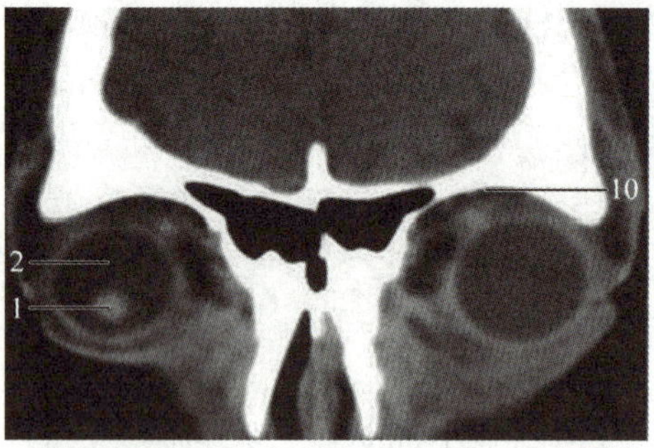

（e）

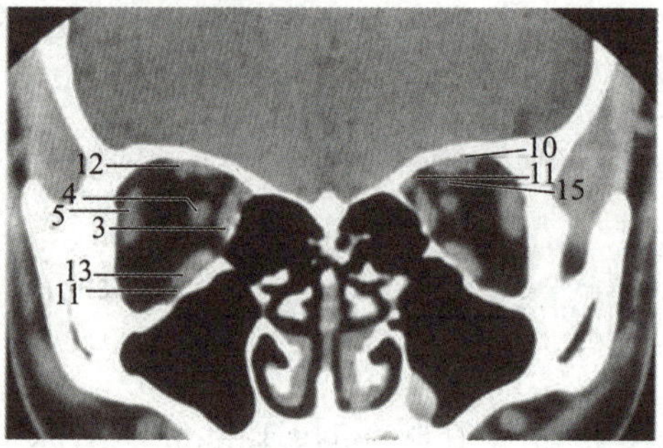

（f）

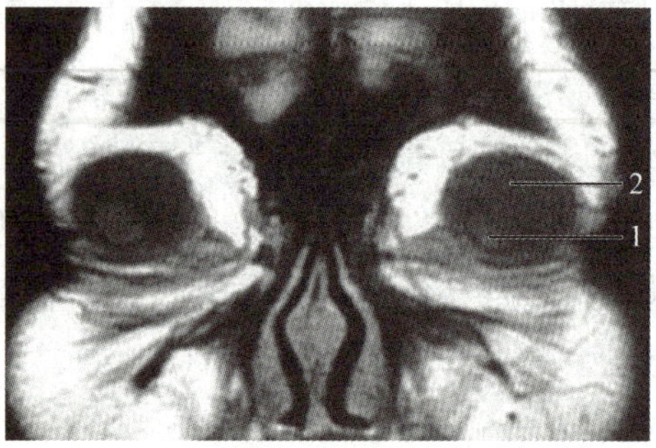

（g）

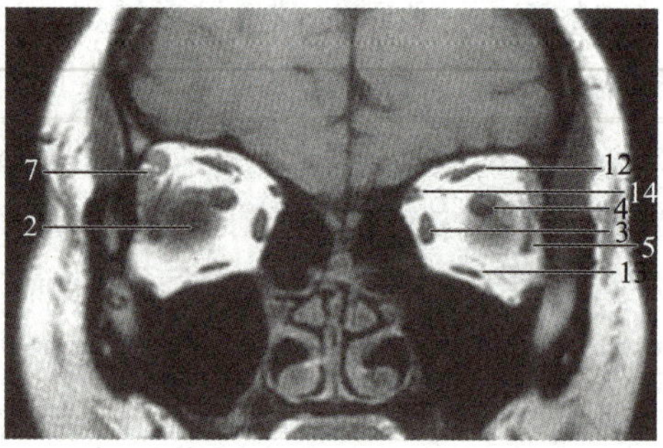

（h）

图 8-5 （续图）

2. 鼻部解剖探索 通过 CT 与 MRI 图像，能够深入了解额窦、筛窦、蝶窦、上颌窦、鼻中隔、窦口鼻道复合体、中鼻甲、下鼻甲等鼻部的解剖结构。在常规高分辨力 CT 检查中，通过多方位观察，可以详细查看鼻腔、鼻窦及周围组织的形态和密度。一般而言，将参考窗位设定为 200HU，窗宽为 2000HU，这样的设置有助于更好地观察骨性结构和部分软组织。对于炎症和肿瘤性病变，还需要进行软组织窗的观察，以便进一步评估病变的性质和范围。在特定情形下，为实现更准确的诊断，还需要进行增强扫描。另外，仿真内镜技术可以模拟内镜视角，清晰地显示鼻腔和鼻窦的开口及鼻窦的黏膜面，为医生提供更为直观的影像信息。随着技术不断发展，CT 导航技术也已被广泛应用于鼻窦病变的内镜手术治疗，为手术的精确性和安全性提供有力保障。在常规的横断位 T_1WI 和 T_2WI 检查中，可以清晰地观察到鼻腔、鼻窦及周围软组织的结构和信号变化。根据实际需要，还可以辅以冠状位和矢状位的检查，从而获取更为全面的影像信息。增强检查在 MRI 中亦是常用手段，尤其是在鼻腔鼻窦肿瘤的诊断和鉴别诊断方面，增强检查能够提供更为准确的影像信息，有助于医生判断肿瘤的性质、位置和范围。此外，有时还可以运用水成像技术，通过显示脑脊液鼻漏等病变，为医生提供更加丰富的诊断依据（图 8-6）。

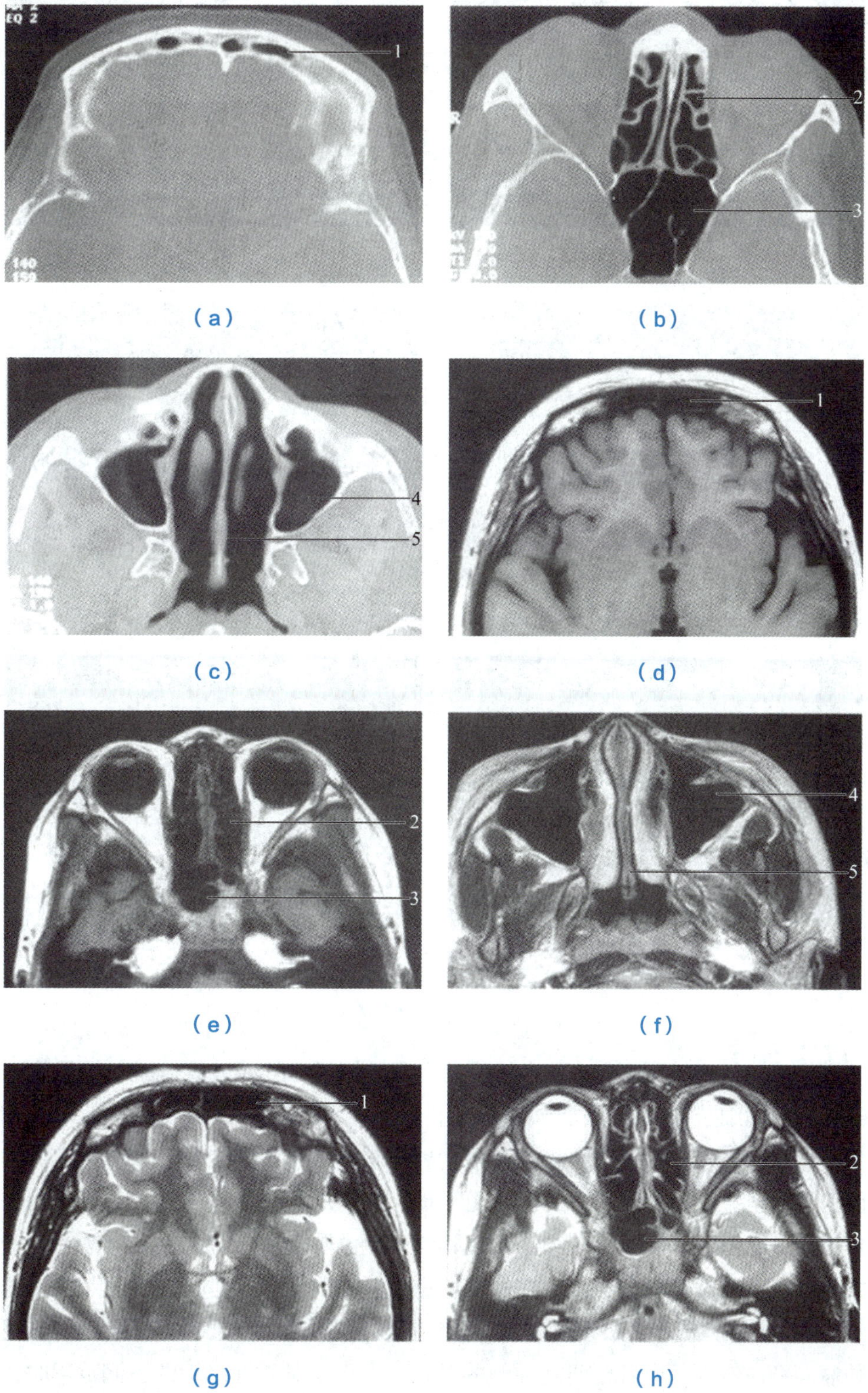

图 8-6　鼻窦 CT、MRI 表现

注：(a) ~ (c) CT，横断位；(d) ~ (f) T_1WI，横断位；(g) ~ (i) T_2WI，横断位；(j) ~ (l) CT，冠状位；(m) ~ (n) T_1WI，冠状位。1. 额窦；2. 筛窦；3. 蝶窦；4. 上颌窦；5. 鼻中隔；6. 窦口鼻道复合体；7. 中鼻甲；8. 下鼻甲。

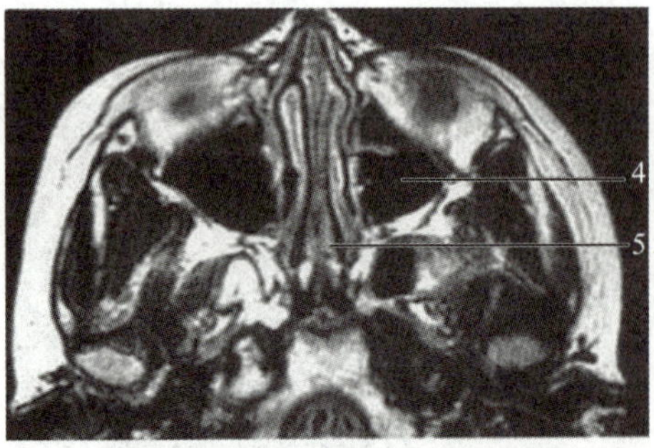

(i)

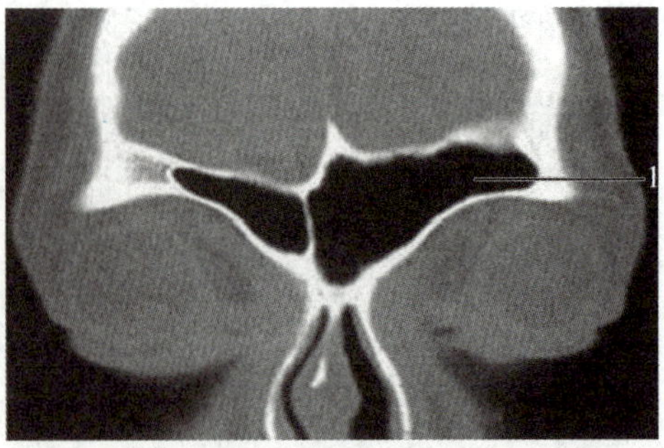

(j)

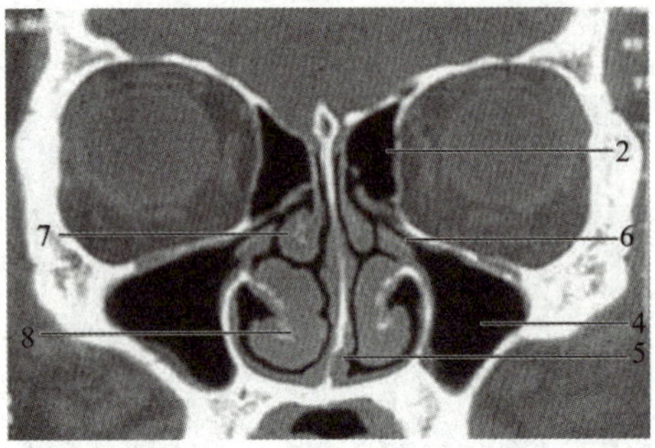

(k)

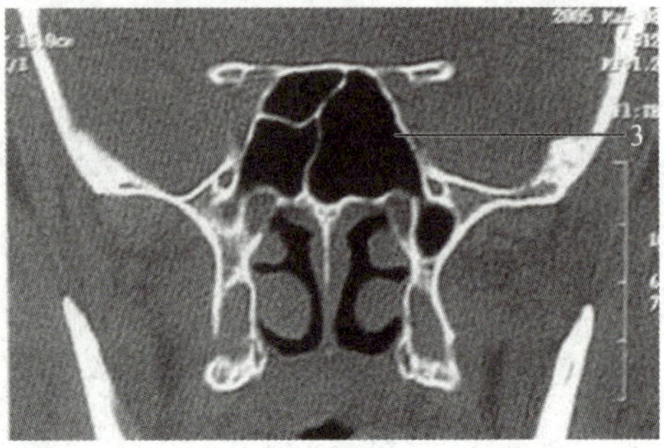

(l)

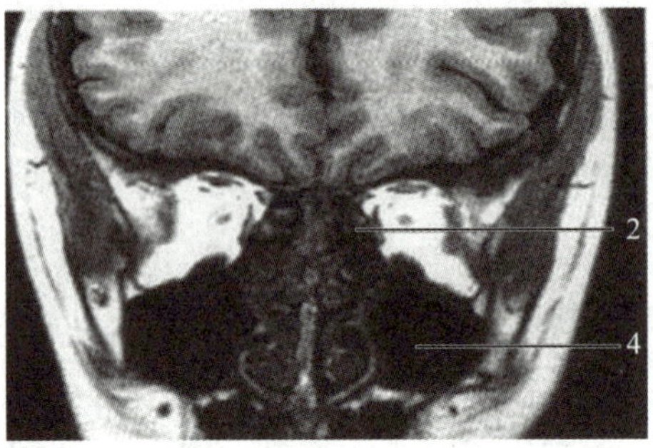

(m)

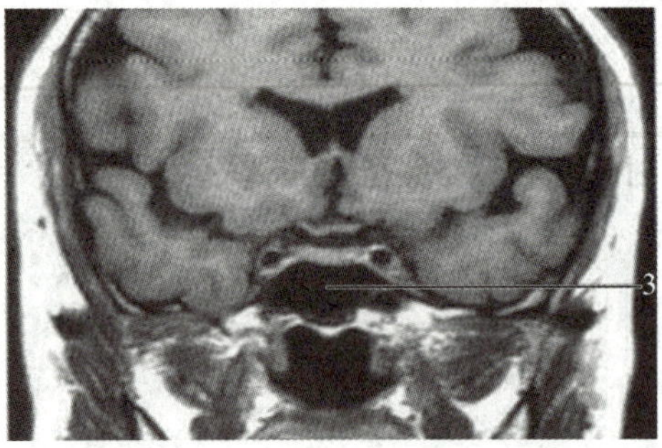

(n)

图 8-6 （续图）

3. 咽部构造分析 利用 CT 与 MRI 技术能够揭示咽鼓管咽口、咽鼓管圆枕、咽隐窝、头长肌、腮腺、咽腔等咽部的解剖细节。CT 检查能够清晰地显示出咽腔、咽壁及咽周间隙的结构变化。在检查过程中，通常会运用薄层多方位重建技术，并借助软组织窗进行观察工作。这种观察方式对于冠状位及矢状位图像的分析至关重要，能够帮助医生更全面、深入地获取咽部结构信息，从而作出更准确的诊断。当需要观察颅底部时，切换到骨窗进行观察，可更清晰地显示骨骼结构。MRI 检查则以其高软组织分辨力成为临床上的常规检查技术。在咽部检查中，MRI 通常会进行矢状位、横断位和冠状位的 T_1WI、T_2WI 检查，这些不同角度和参数的图像能够提供更丰富的咽部结构信息。当医生怀疑存在血管性病变、肿瘤向颅内侵入，或者要明确肿瘤的形态、大小及对邻近组织的浸润范围时，通常会建议进行增强检查。通过增强检查，医生能够更准确地判断病变的性质和范围，为制订治疗计划提供有力依据（图 8-7）。

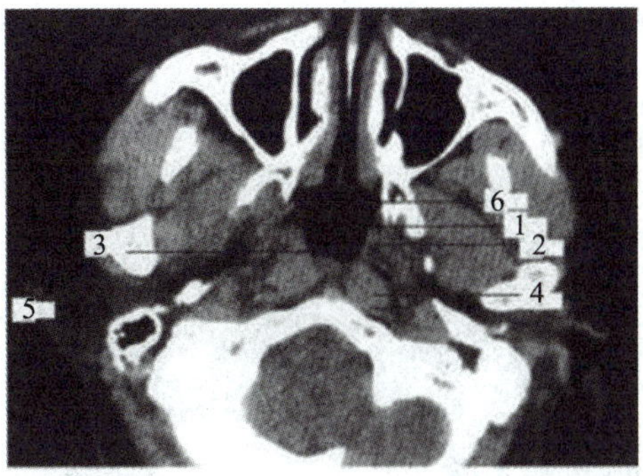

（a）

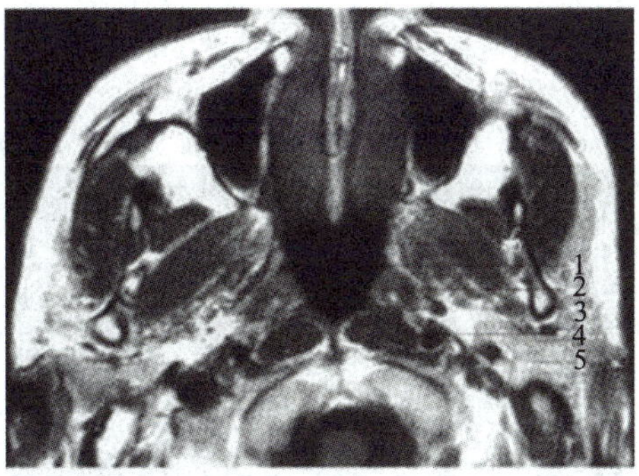

（b）

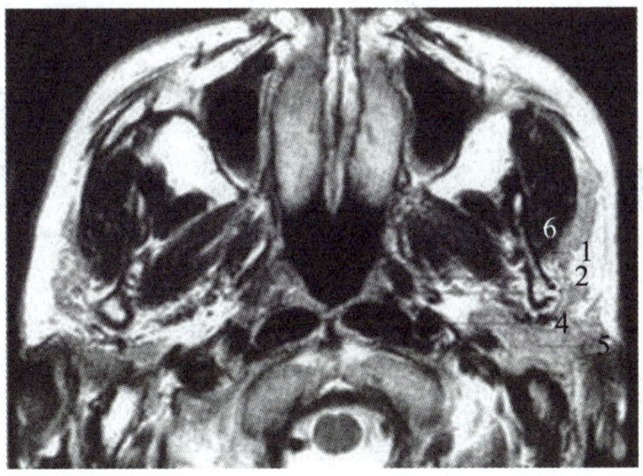

（c）

图 8-7　咽部 CT、 MRI 表现

注：（a）CT，横断位；（b）T_1WI，横断位；（c）T_2WI，横断位。1. 咽鼓管咽口；2. 咽鼓管圆枕；3. 咽隐窝；4. 头长肌；5. 腮腺；6. 咽腔。

4. 喉部及颈部结构　影像学技术为解析喉部和颈部解剖提供了关键手段，可清晰呈现会厌前间隙、会厌、下颌下腺、咽腔、颈内动脉、颈内静脉、舌骨体、甲状软骨、杓状会厌襞、梨状隐窝、咽后间隙、喉口、声襞、杓状软骨、环状软骨板、前联合、甲状软骨、声门下腔、甲状腺等解剖细节。CT 喉部平扫能够清楚呈现出会厌、喉前庭、杓会厌皱襞、梨状隐窝、喉室、室带、声带及声门下区的形态结构，明确舌骨、甲状软骨、杓状软骨、环状软骨的位置、形态及空间关系，并能对喉旁间隙及喉周肌肉的形态、密度特征进行有效的分析与评估，从而为相关的医学判断等提供重要依据。增强检查后，正常的喉黏膜会出现强化现象。MRI 检查在喉部成像中也发挥着重要作用。喉软骨在钙化前，于 T_1WI 和 T_2WI 上均呈现为等信号；钙化后则表现为不均匀的低信号。喉周肌肉在 T_1WI 和 T_2WI 上均显示为略低信号。喉黏膜在 T_1WI 上呈现等信号，而在 T_2WI 上则表现为明显的高信号。喉旁间隙在 T_1WI 和 T_2WI 上均呈现高信号影。而喉前庭、喉室及声门下区在 MRI 检查时，呈现出来的影像全都是极低信号。CT 平扫能够清晰分辨颈部软组织，皮下脂肪及组织间隙内的脂肪组织，呈低密度影。而肌肉、血管、神经、淋巴结等呈中等密度。但筋膜这一结构比较特殊，在 CT 平扫时不易分辨。增强扫描，可进一步观察颈部大血管的形态和走行。甲状腺因含有高碘，CT 平扫时密度要明显高于肌肉组织，且密度均匀、边界清晰。增强扫描时呈现均匀且明显强化的特征。甲状旁腺因腺体较小，CT 检查通常难以清晰辨认。颈部淋巴结按照位置分成七个区域，CT 影像中一般通过位置关系推断其具体分区，正常淋巴结呈类圆形，密度中等，边界清晰。MRI 检查中，颈部肌肉、神经、淋巴结等软组织在 T_1WI 或 T_2WI 上呈现等信号或低信号。颈部动脉和静脉血管则由于流空效应呈无信号。颈部间隙内的脂肪组织在 MRI 检查时呈高信号或相对较高信号。甲状腺及甲状旁腺在 T_1WI 和 T_2WI

上分别略高于和显著高于肌肉信号，这与其内部结构和成分有关。甲状旁腺同样因腺体较小而在 MRI 中难以明确识别（图 8-8）。

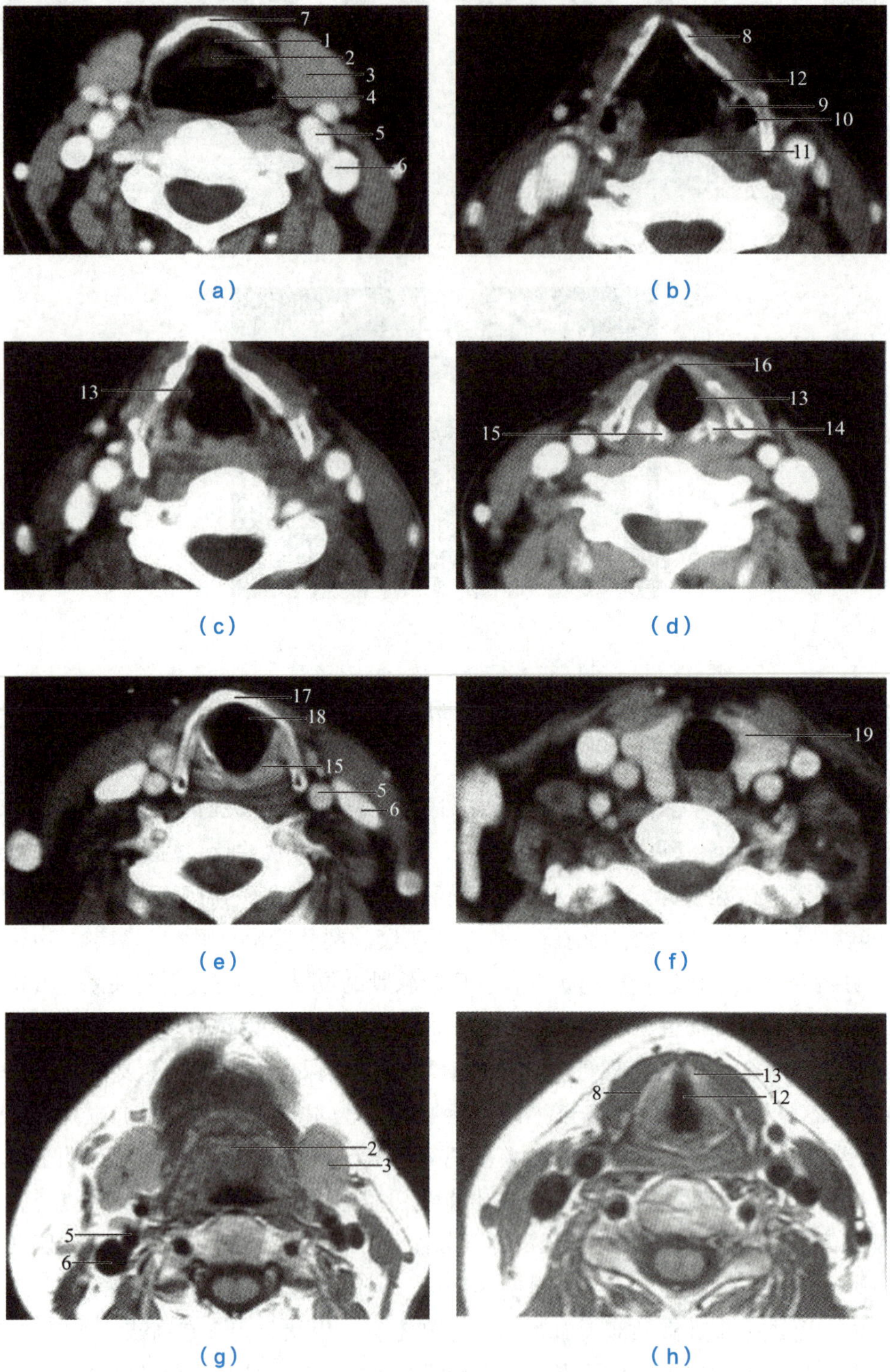

图 8-8　喉部、颈部 CT、 MRI 表现

注：(a) ~ (f) CT，横断位；(g) ~ (j) T_1WI，横断位。1. 会厌前间隙；2. 会厌；3. 下颌下腺；4. 咽腔；5. 颈内动脉；6. 颈内静脉；7. 舌骨体；8. 甲状软骨左板；9. 杓状会厌襞；10. 梨状隐窝；11. 咽后间隙；12. 喉口；13. 声襞；14. 杓状软骨；15. 环状软骨板；16. 前联合；17. 甲状软骨；18. 声门下腔；19. 甲状腺。

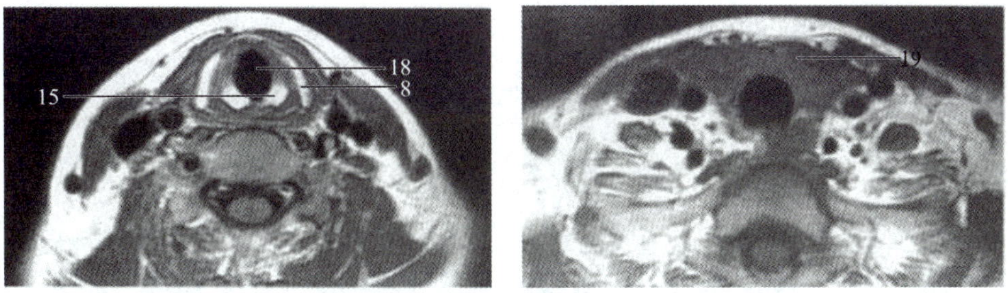

(i) (j)

图 8-8 （续图）

5. 耳部解剖研究 借助 CT 与 MRI 图像，可细致观察耳部前半规管、乳突气房、乙状窦、后半规管、内耳道、外半规管、前庭导水管、前庭、锤骨、砧骨、面神经管鼓室段、耳蜗、乳突窦、鼓室、耳蜗顶周、耳蜗基底周、颈内动脉管、锤骨柄、外耳道、颈静脉窝等解剖结构。高分辨力 CT 能够精确展示颞骨的复杂结构，包括其五个主要组成部分：鳞部、鼓部、乳突部、岩部和茎突。通过 CT 扫描，外耳结构清晰可见：外耳道的长度一般在 2.5~3.0cm，结构上，外侧 1/3 为软骨部，内侧 2/3 为骨部。中耳由鼓室、鼓窦（即乳突窦）、咽鼓管及颞骨气房共同组成。鼓室是一个形状不规则的气腔，按照其内部空间位置等，可进一步细分为上鼓室、中鼓室和下鼓室这几个部分，在鼓室内部还包含听小骨，其由锤骨、砧骨及镫骨组成，这些结构在 CT 影像中均清晰可辨。内耳位于岩部内部，又称迷路，其涵盖了多个重要的结构，包括前庭、前庭窗、前庭水管、半规管、耳蜗及耳蜗水管等。面神经在颞骨内穿行，其总长度平均约 30mm，存在膝状神经节和锥曲两个弯曲，依据其走行路径和所在位置等情况，面神经又可被划分为迷路段、鼓室段（水平段）及垂直段这几个不同的部分。内耳道位于迷路内侧。除此之外，CT 检查还能显示颞骨内部及其周边的其他一些重要结构，如乙状窦、颈静脉窝、颈动脉管等。对于具有临床意义的解剖变异，如乙状窦沟呈现前位、颈静脉窝处于高位伴憩室、颈动脉管出现异位等情况，也能够通过相关检查手段发现，CT 检查能提供详细观察，这对避免耳部或颅底手术中的损伤至关重要。在 MRI 影像中，颞骨骨质及其所含的气体在 T_1WI 和 T_2WI 上均呈现为低信号。内耳结构则表现出不同的信号特征，迷路淋巴液及内耳道内脑脊液在 T_2WI 上呈高信号，这有助于区分这些结构与周围低信号的骨质。听神经和面神经在 T_1WI 和 T_2WI 上均呈现为线条状的等信号，其走行和形态在 MRI 影像中清晰可辨。由于 MRI 对软组织的分辨率较高，能够更准确地显示内耳结构、面神经和听神经等细节，为耳部疾病的诊断提供重要信息（图 8-9）。

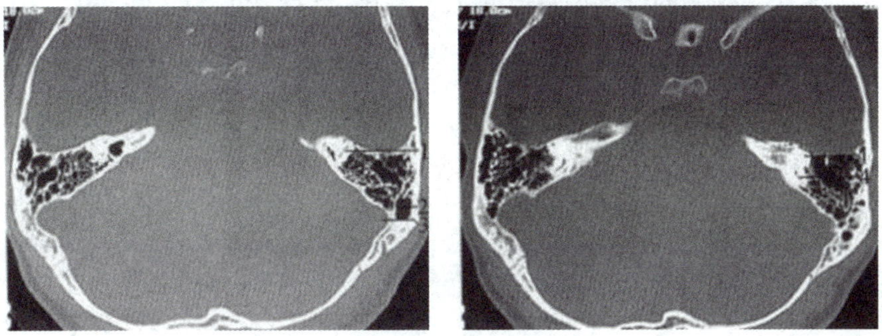

(a) (b)

图 8-9 耳部 CT、MRI 表现

注：(a) ~ (g) CT，横断位；(h) ~ (k) T_2WI，横断位。1. 前半规管；2. 乳突气房；3. 乙状窦；4. 后半规管；5. 内耳道；6. 外半规管；7. 前庭导水管；8. 前庭；9. 锤骨；10. 砧骨；11. 面神经管鼓室段；12. 耳蜗；13. 乳突窦；14. 鼓室；15. 耳蜗顶周；16. 耳蜗基底周；17. 颈内动脉管；18. 锤骨柄；19. 外耳道；20. 颈静脉窝。

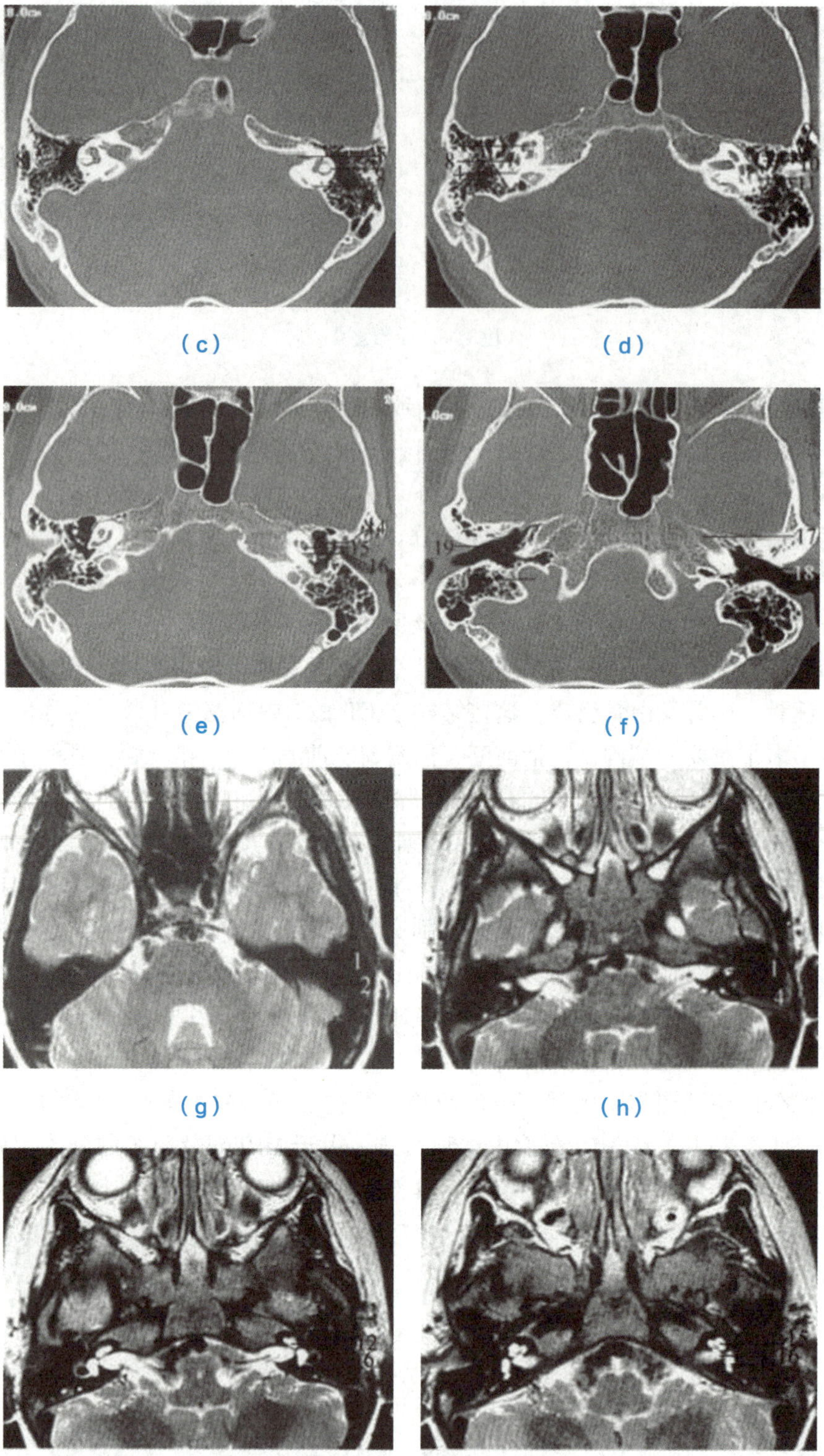

图 8-9 （续图）

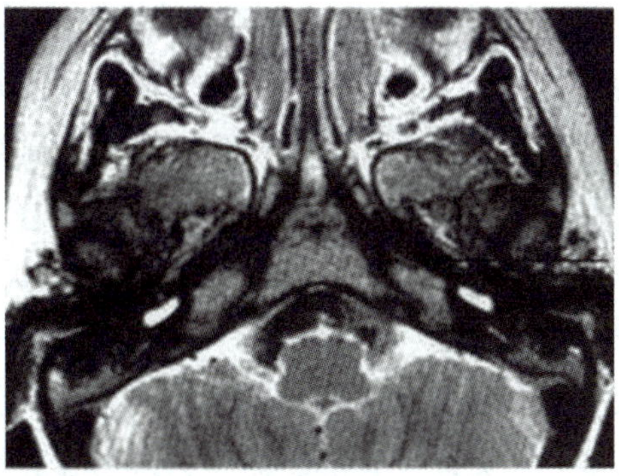

（k）

图8-9 （续图）

第三节 五官、颈部基本病变影像学表现

一、眼部

微课：五官颈部基本病变影像学表现

眼部的基本病变表现涉及眼部各解剖结构在形态、位置、大小、密度及信号强度等方面的多种变化，这些变化对于揭示眼部疾病的本质具有重要意义。

1. 眼球 眼球的形态变化是诊断眼部疾病的重要依据。眼球出现缩小的情况，可能是先天性小眼球所导致的，也可能是因多种因素引发眼球萎缩而造成。反之，眼球增大可能与球内出现肿瘤、晚期青光眼或高度近视等病理状况相关。眼球突出时通常提示球后存在占位性病变，如Graves眼病、动静脉瘘或眶内血肿等。眼球内陷多因外伤后眶内脂肪脱出或静脉曲张等引起。另外，眼环局限性增厚可能预示视网膜母细胞瘤、脉络膜黑色素瘤等恶性肿瘤；弥漫性增厚则多是与炎性病变相关。需注意，球壁钙化现象可能在脉络膜骨瘤或者眼球失用性萎缩等情形下发生。眼球内钙化在视网膜母细胞瘤中较为常见。

2. 眼外肌 眼外肌的形态变化同样具有诊断价值。眼外肌萎缩通常与眼球运动神经麻痹密切相关；眼外肌增粗多由炎症、Graves眼病、动静脉瘘或外伤等因素诱发。在各类病症表现中，炎性病变有个突出特点，它在发作时，通常会累及眼外肌的整个行程，从肌腹一直到肌腱无一例外都会被累及；而Graves眼病的典型特征则是常常累及多条眼外肌，且主要影响肌腹部位，肌腱部分受累较少。

3. 视神经 视神经结构、形态变化是眼部病变的重要表现之一。视神经增粗可能是由视神经胶质瘤、视神经鞘脑膜瘤等肿瘤性病变引起，也可见于炎性病变及颅内压升高时。视神经发生变性时，其在T_1WI呈现高信号，强化时情况不定，存在不强化或强化的可能。而视神经变细一般与视神经萎缩相关，目前，主要通过MRI检查诊断，但对视神经变细与视神经萎缩关系的判断上，还没有形成一个被广泛认可、统一的标准。视交叉和视束增粗可能因胶质瘤、炎性病变或邻近病变累及所导致。

4. 眼眶 眼眶的形态变化不容忽视。眶腔呈现出浅小的状态，可能因颅面骨发育畸形；眶腔扩大多与巨大肿瘤、神经纤维瘤病等病变相关。当眶壁的骨质出现中断及移位现象时，通常是外伤引发骨折的典型表现；骨质增厚硬化可能由骨纤维异常增殖症、扁平型脑膜瘤等病变引起。骨质破坏可由各类恶性肿瘤导致，其中转移瘤引发骨质破坏的情况尤为常见。眶壁骨质缺损可能与神经纤维瘤病、皮样囊肿、朗格汉斯细胞组织细胞增生症（Langerhans cell histiocytosis，LCH）等病变相关。眶腔肿块多见于肌锥内间隙，可能因海绵状血管瘤、淋巴管瘤、神经源性肿瘤等引起。

5. 泪腺 泪腺结构的形态变化也可提示眼部病变。老年人或者受眶内肿瘤推挤作用时，泪腺易出现前移现象。泪腺弥漫性增大多数与炎症或者淋巴瘤相关。泪腺肿块常见于泪腺眶部，且以恶性混合瘤、腺样囊性癌等恶性肿瘤最为常见。

6. 眼睑 眼睑的形态变化具有诊断意义。眼睑呈现弥漫性增厚多与炎症、Graves 眼病及眼静脉回流障碍等病变相关。眼睑有肿块存在时，可能由毛细血管瘤、基底细胞癌、睑板腺癌等良、恶性肿瘤所导致，准确诊断这些病变需要综合考虑患者病史、症状及影像检查结果。

二、耳部

耳部的基本病变表现涵盖外耳道、中耳鼓室、迷路、内耳道、面神经管及颞骨区血管等重要结构的变化。

1. 外耳道 外耳道狭窄或闭锁通常因先天性发育畸形所导致，此类畸形可影响患者的听力。外耳道内出现肿块时，可能预示着胆脂瘤或外耳道癌等病变的存在，需及时诊断和治疗。骨质破坏是外耳道病变的重要表现，主要见于恶性肿瘤或恶性外耳道炎，这些病变可威胁患者生命。

2. 中耳鼓室 鼓室狭小多由先天发育畸形造成，可影响鼓室的功能和结构。鼓室扩大可能与胆脂瘤、肿瘤等病变相关，这些病变占据鼓室的空间，导致鼓室形态的改变。鼓室内出现软组织影时，可能表示存在多种情况，如各类炎性病变、外伤后出血、鼓室相关病变或颈静脉球瘤等疾病。听小骨异常多为先天发育畸形所致，常伴有外耳道或鼓室畸形，可影响患者的听力。听骨链脱位或不连续通常由外伤或手术后引起，可导致听骨链功能丧失。听小骨侵蚀可见于胆脂瘤、骨疡型中耳炎或肿瘤等病变，可破坏听小骨的结构和功能。中耳区骨质破坏也常见于胆脂瘤、骨疡型中耳炎或肿瘤等病变，这些病变会破坏中耳区的骨质结构。

3. 迷路 耳蜗、前庭、半规管的形态异常主要见于先天性发育畸形，即胚胎发育时期出现畸形而导致这些结构、形态的改变，影响患者的平衡和听力。耳蜗、前庭、半规管的骨质受到侵犯时，可能出现在炎性病变、肿瘤、骨纤维异常增殖症或者畸形性骨炎等病变过程中，破坏迷路的结构，进而影响其功能。迷路密度增高或信号异常，很可能是骨化性迷路炎的外在表现，可作为骨化性迷路炎的诊断参考依据，该病变导致迷路骨质化，影响其功能。

4. 内耳道 内耳道狭窄可能由先天性发育畸形或骨纤维异常增殖症等病变引起，影响内耳道内神经和血管的功能。内耳道扩大主要见于听神经瘤、面神经瘤等病变，这些病变会占据内耳道的空间，导致内耳道形态的改变。MRI 检查可以发现前庭蜗神经发育不良等病变，该病变会影响患者的听力和平衡功能。

5. 面神经管及颞骨区血管 面神经管可能由于原发病变或继发于其他类型疾病（如慢性炎症、肿瘤等）而发生管腔异位、扩大或管壁破坏等病变，这些病变会影响到面神经的功能。颞骨区血管也可能由于上述原因发生血管异位、发出异常分支或管腔的扩大、闭塞等病变，进而影响颞骨区的血液循环和神经功能。

三、鼻和鼻窦

1. **黏膜增厚**　鼻和鼻窦的黏膜增厚时，影像检查可以清晰地观察到条状的软组织影，其形态沿着窦壁的内缘进行延伸，厚度不均匀，这是多种鼻窦炎症的常见表现。黏膜增厚多因炎症的长期刺激，导致黏膜组织增生和肥厚。

2. **窦腔异常**　窦腔的异常表现主要包括大小和密度的改变。窦腔积液较为常见，表现为窦腔内呈现液体密度或者液体信号的影像，有时还可见气-液平面。窦腔积液常见于炎症、外伤等病变，由炎症渗出、出血或渗出物积聚所致。

3. **肿块与肿瘤**　鼻与鼻窦区域若出现肿块和肿瘤，其呈现形式多样。骨瘤或者骨化纤维瘤等良性肿瘤一般呈现高密度的肿块，边界清晰，易于辨别。内翻乳头状瘤呈软组织肿块的形态，多位于中鼻道，其具有一定的恶性潜能，需密切关注。黏膜囊肿、黏液囊肿或鼻息肉等病变，也会呈现出半圆形或者球形软组织影，多位于鼻窦或者鼻道内部。恶性肿瘤常表现为形状不规则的肿块，且具有向周边组织侵犯的特点，会对周围的组织产生侵袭、破坏，这是恶性肿瘤的典型表现。

4. **钙化现象**　鼻和鼻窦病变中的钙化现象主要见于真菌性鼻窦炎，可能是由真菌菌丝在窦腔内生长并沉积钙盐所致，影像检查可清晰地观察到钙化。

5. **骨质改变**　鼻和鼻窦的骨质改变也是病变的重要表现之一。窦壁骨质破坏常见于各种恶性肿瘤，肿瘤通过破坏骨质侵犯周围的组织。骨质增生常见于长期慢性炎症，因炎症长期刺激导致骨质代偿性增生。此外，骨质中断见于外伤骨折，由外力作用导致骨质断裂。

四、咽部

1. **咽腔狭窄与闭塞现象**　咽腔狭窄或闭塞是咽部病变较为常见的表现形式，可由多种病因引发。其中，肿瘤生长是导致咽腔狭窄或闭塞的重要因素之一，肿瘤细胞持续增殖，挤压并压迫咽腔空间，导致其功能受限。此外，外伤如咽部骨折、软组织损伤等也可导致咽腔结构的破坏和狭窄。同时，阻塞性睡眠呼吸暂停、低通气综合征等病变，同样可能引起咽腔狭窄或闭塞，进而对患者的呼吸和睡眠质量产生不良影响。

2. **咽壁增厚与不对称改变**　咽壁增厚与不对称改变是咽部病变的重要表现。长期炎症刺激可导致咽壁组织增生、肥厚。肿瘤生长也可能破坏咽壁结构，导致其出现不对称，使得咽壁形态出现异常。这些变化不仅影响咽部正常功能，还可能引发疼痛、吞咽困难等不适症状。

3. **咽腔及咽周异常密度、信号或肿块**　咽腔及咽周出现异常密度、信号或肿块影，是咽部病变中较为直观的表现之一。此类异常影像可由炎症或肿瘤等病变引发，表现为局部组织的充血、水肿、增生或坏死等。这些变化可导致咽腔形态改变，进而影响其正常功能。此外，异常密度、信号或肿块影的出现，还可能提示病变的恶性程度和扩散范围，为医生制定治疗方案提供重要依据。

4. **咽旁间隙移位与消失**　咽旁间隙是咽部周围的重要结构之一，炎症、肿瘤等病变的扩散、压迫，可导致咽旁间隙移位或消失。当咽部病变蔓延至咽旁间隙时，可使间隙缩小甚至消失，进而影响周围组织的正常功能。这种异常不仅可能引发疼痛、肿胀等不适症状，还可能损害邻近器官，如影响吞咽、呼吸等生理功能。

五、喉部

1. 喉腔狭窄或闭塞 喉腔狭窄或闭塞是喉部病变在影像检查中的常见表现之一。其可由多种原因引起，如肿瘤生长、外伤导致的喉腔结构破坏及声带麻痹等。在影像上，喉腔狭窄或闭塞通常表现为喉腔空间的缩小甚至消失，原本通畅的喉腔变得狭窄或完全堵塞。这种变化不仅影响患者的呼吸和发声功能，还可能引发一系列严重的症状。

2. 喉壁增厚 喉壁增厚同样是喉部病变在影像检查中的重要表现。增厚可累及喉壁、声带和室带等多个部位，其原因可能与慢性炎症的长期刺激、声带水肿、息肉及肿瘤等病变相关。在影像上，喉壁增厚通常表现为喉部软组织的增厚和肿胀，使得喉部结构变得更加复杂、不规则。这种增厚可能导致喉部功能异常，如发声困难、呼吸困难等。

3. 喉周围间隙的移位或消失 喉旁间隙的移位或消失是喉部病变在影像检查中的另一重要表现。急性炎症或恶性肿瘤侵犯等可导致其移位或消失。在影像上，喉旁间隙的移位或消失通常表现为喉部周围组织的位移或消失，使喉部与周围组织之间的界限变得模糊甚至消失。这种变化不仅影响喉部的稳定性，还可能压迫和损害周围器官。

4. 喉软骨破坏 喉部软骨破坏是喉癌晚期的典型影像学表现之一。在影像上，喉部软骨破坏通常表现为软骨结构变薄、断裂甚至消失。这种破坏不仅影响喉部的稳定性和支撑功能，还可能加速肿瘤扩散和转移。此外，喉部外伤也可能导致软骨断裂、移位，进而引发一系列严重的症状和并发症。

六、口腔颌面部

1. 形态改变 口腔颌面部形态改变是病变最为直观的表现形式之一，具体表现为原本结构变形、扩大、缩小甚至消失。口腔颌面部出现此类形态变化，通常提示可能存在外伤导致畸形、肿瘤等病变。例如，骨折可导致骨骼结构的变形、断裂，肿瘤生长则可使周围组织发生膨胀或受压迫，导致形态的改变。在影像检查中，可通过观察口腔颌面部各结构轮廓、大小和形状来识别这些形态的变化。

2. 位置改变 正常情况下，颌面部各结构的位置相对稳定，但在病变的影响下，可能发生移位。具体表现为上下、左右及前后这些不同方向上的位置改变。一般而言，出现这样的位置变化常提示存在占位性病变或畸形的情况。例如，肿瘤生长过程中可能压迫周围组织，导致相邻组织结构移位。在影像检查中，可通过对比正常结构和病变结构的相对位置识别这种变化。

3. 骨质改变 骨质改变是口腔颌面部病变常见类型。骨质中断通常是由外伤性骨折所致，表现为骨骼结构的断裂、移位。骨质破坏则提示可能存在原发恶性肿瘤或转移瘤等病变。在影像检查中，表现为骨骼结构的模糊、不规则或缺失。此外，骨质增生在影像上表现为骨密度增加、结构增厚。

4. 异常密度和信号 口腔颌面部病变在影像检查中还可能表现为异常密度和信号。此类异常可由多种病变引发。例如，低密度病变可能提示存在含脂肪性病变或者有积气的情况，如脂肪瘤、囊肿等。等密度病变多见于炎性病变或者肿瘤性病变，如牙周炎、骨髓炎或口腔癌等。高密度病变可能由骨瘤、钙化等病变导致。在磁共振成像检查时，异常信号常呈现 T_1WI 低信号、T_2WI 高信号等特征表现，有助于区分不同类型的病变。

七、颈部

颈部作为人体的重要部位，其病变在影像检查中展现出多样化的特征，对疾病的诊断、临床分期及治疗方案的制定具有重要意义。

1. 淋巴结增大　淋巴结是颈部重要的免疫器官，其大小、形态和密度等特征在影像检查中至关重要。正常情况下，颈部淋巴结的短径<5mm。当淋巴结短径达到5~8mm时，提示淋巴结存在可疑增大；若短径超过8mm，可明确判定为淋巴结增大。淋巴结增大的常见病因包含炎症、结核、转移瘤及淋巴瘤等。超声检查时，增大的淋巴结多表现为类圆形低回声肿块，边界清晰或模糊，内部回声均匀或不均匀。CT平扫时，增大的淋巴结呈现等密度肿块，位于颈部各间隙内，与周围组织分界清晰或模糊。增强扫描后，淋巴结可呈现均匀、不均匀强化或环形强化。磁共振成像检查时，增大的淋巴结在T_1WI上呈现相对较低的信号，在T_2WI呈现较高信号。

全面、精准分析颈部淋巴结，对恶性肿瘤的临床分期有着极为重要的意义与价值，能为后续的诊断、治疗方案制定等提供关键依据，在恶性肿瘤的发展过程中，淋巴结出现增大及发生转移是重要标志，对判断恶性肿瘤是否处于进展状态具有重要指示作用。

2. 软组织肿块　颈部软组织肿块是颈部病变的常见表现，可由各类的肿瘤以及炎症引发。不同病变位置、形态各异，在超声检查中的回声表现、在CT检查的密度情况及在磁共振成像检查中的信号特征等方面均具有不同的影像特征。例如，颈动脉体瘤通常位于颈动脉分叉处，呈圆形或类圆形肿块，边界清晰，内部回声均匀。神经源性肿瘤多位于颈动脉间隙，肿块长轴呈上下方向，与周围组织分界清晰。囊性淋巴管瘤通常占据多个间隙，表现为无回声肿块，密度呈水样密度，信号强度类似水样，边界模糊，内部可见分隔。炎性病变一般累及多个颈部间隙，呈现为不规则形肿块，边界模糊，内部回声、密度或信号强度不均匀。

3. 软组织间隙回声、密度和信号强度异常　颈部软组织间隙的回声、密度和信号强度异常是颈部病变的重要表现。可由炎症、肿瘤放疗治疗后和外伤等病变引起。超声检查中，单一或邻近多个间隙可能呈现为回声增强、减弱或杂乱。CT检查可能显示间隙内密度增高、降低或存在异常钙化。MRI检查则可能表现为信号强度增高、降低或存在异常信号区域。这些异常表现有助于医生判断病变的性质和范围。

4. 甲状腺及甲状旁腺增大　甲状腺和甲状旁腺是颈部重要的内分泌器官，其增大在影像检查中具有重要意义。双侧甲状腺出现弥漫性增大可能由甲状腺肿或慢性炎症所致。从外观表现来看，甲状腺的体积相较于正常状态明显增大，形态饱满，内部回声、密度或信号强度均匀或不均匀。若甲状腺出现肿块，可能由甲状腺腺瘤、甲状腺癌、淋巴瘤及多结节性甲状腺肿等病变引起。表现为甲状腺内圆形或类圆形肿块，边界清晰或模糊，内部回声、密度或信号强度不均匀。甲状旁腺增大可见于甲状旁腺腺瘤、腺癌及增生等病变，表现为甲状旁腺体积增大，形态不规则，内部回声、密度或信号强度不均匀。

第四节　五官影像诊断

一、眼常见疾病

（一）眼眶异物

1. 概述　眼眶异物主要是外力作用导致异物进入眼眶，如意外伤害、职业暴露或自然因素中的微粒进入眼睛。在各类外伤引发的疾病中，有一种属于最为常见且情况最为严重的就是眼眶异物相关疾病。进入眼眶内的异物一方面能够直接对眼球造成伤害；另一方面，异物若长时间存留在眼内或眶内，还极有可能引发感染或造成化学性损伤，更为严重的是，还有出现交感性眼炎的风险。

（1）分类：按异物所处位置可分为球内异物、球壁异物及眶内异物这几种类型；按照异物的种类可归类为金属类和非金属类两大类；按照异物吸收 X 线的程度可分为不透光、半透光及透物三种。

（2）临床表现：有眼眶外伤异物史，表现为眼球疼痛、视力障碍等症状，可伴有眼球破裂、出血、晶状体脱落等情况。

2. 影像学表现　见图 8-10。

（1）X 线表现：X 线检查是眼部异物首选的筛选性检查方法，它能有效显示直径>0. 5cm 的金属异物并实现异物定位，但需要注意的是，X 线检查无法显示透 X 线的非金属异物。

（2）超声表现：异物多呈强回声光电或光斑，后可伴声影。超声检查眼部异物具有定位准确、无辐射损伤等优势，但存在显示骨折方面效果不佳、部分患者无法耐受等缺点。

（3）CT 表现：金属异物表现为点状或片状高密度影，周围有放射状金属伪影；非金属异物需调整窗宽、窗位，因自身性质表现为高密度或低密度影。CT 检查眼部异物具有最高的异物及骨折检出率，能准确显示异物的位置、数目、大小、形态及并发症等情况，并提高了非金属异物的检出率。

（4）MRI 表现：MRI 检查在眼部异物诊断中具有独特优势，尤其适用于 CT 和 B 超未能检出的异物。铁磁性金属异物为 MRI 检查的禁忌证，检查前要咨询明确异物类别。对于非含磁异物，MRI 在 T_1WI 和 T_2WI 上均呈现为低信号；非金属异物在 T_2WI 上呈低信号，而玻璃体呈高信号，可清晰显示与玻璃体等密度的非金属异物。

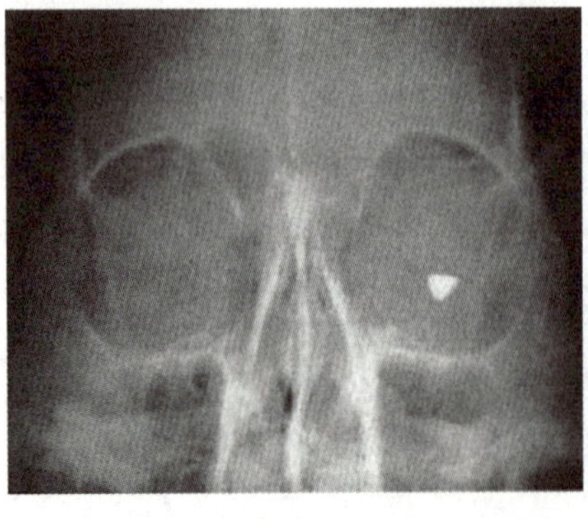

（a）

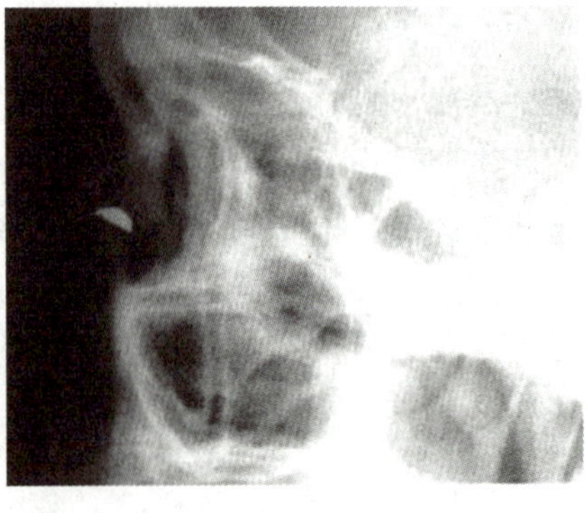

（b）

图 8-10　眶内异物影像学表现

注：（a）左眶内异物，平片正位；（b）平片侧位；（c）巴氏定位法；（d）右眶尖异物，CT 横断位。

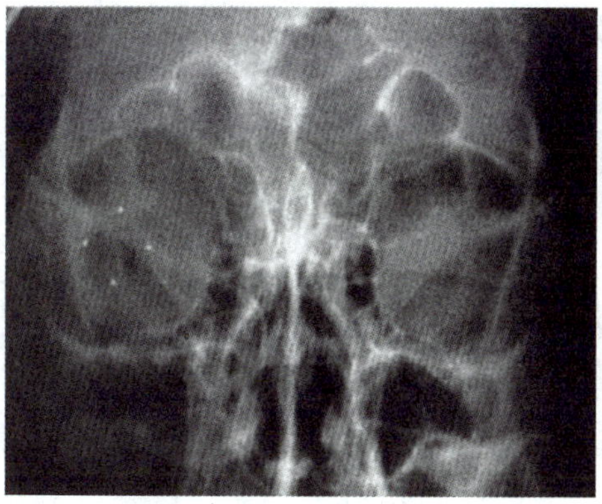

（c）

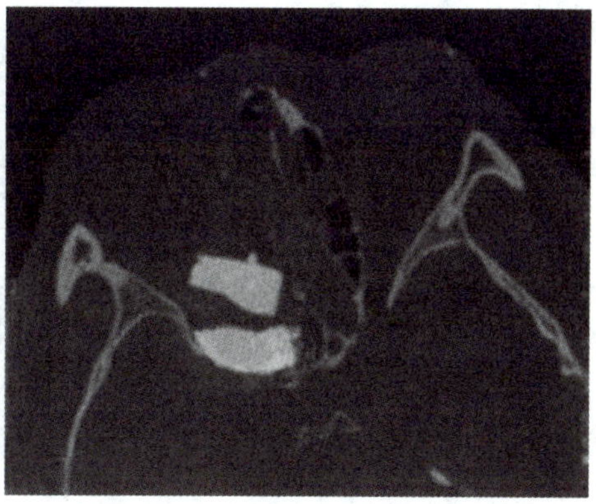

（d）

图 8-10 （续图）

3. 诊断与鉴别诊断　详细询问并记录患者是否有眼部受伤的经历，特别是涉及异物进入眼睛的情况。这是初步判断是否存在眼部异物的重要依据。利用医学影像技术（如 X 线检查、CT、B 超、MRI 等）进行检查，直接观察并确认眼部是否存在异物及其具体位置、形态等信息。影像检查结果是确诊眼部异物的直接证据。同时，注意全面观察，以免遗漏合并的其他损伤。

在眼部异物的鉴别诊断中，需注意以下几点：首先，低密度的异物，如某些非金属物质，需要仔细与眶内积气进行鉴别。眶内积气可能由于外伤导致眼眶骨折而产生，与异物在影像学上的表现相似，因此需要仔细分析。其次，对于高密度的异物，如金属碎片，则需要与眶内钙化进行区分。眶内钙化可能由多种原因引起，如眼眶炎症、肿瘤等，与金属异物在 X 线检查等影像检查上的高密度表现相似，容易混淆。

（二）视网膜母细胞瘤

1. 概述　视网膜母细胞瘤（retinoblastoma，RB）是一种起源于视网膜光感受器前体细胞的恶性肿瘤，好发于婴幼儿，具有高度的恶性潜能。好发于视网膜后部，随着肿瘤的发展，它会向玻璃体内或视网膜下方向生长，侵犯周围结构。

微课：视网膜母细胞瘤影像诊断

（1）病理：它的组织学类型主要是未分化的神经母细胞瘤。在显微镜下观察，视网膜母细胞瘤的肿瘤细胞常形成菊花团状排列，这是其最具特征性的病理改变。菊花团由多个瘤细胞紧密排列而成，中央区域可能含有坏死或纤维血管成分。

（2）临床表现：视网膜母细胞瘤常以一种引人注目的表现形式呈现，即白瞳症（leucocoria），此时，瞳孔区会呈现白色的反光，这一症状的形成，是由于肿瘤在眼内生长，致使光线无法正常通过视网膜反射。白瞳症的出现不仅标志着患儿视觉系统的严重受损，更预示着肿瘤可能已经发展至一定程度，对眼球结构和功能构成了直接威胁。随着病情进一步进展，视网膜母细胞瘤会导致患者视力逐渐下降，直至最终完全失明。

2. 影像学表现　见图 8-11。

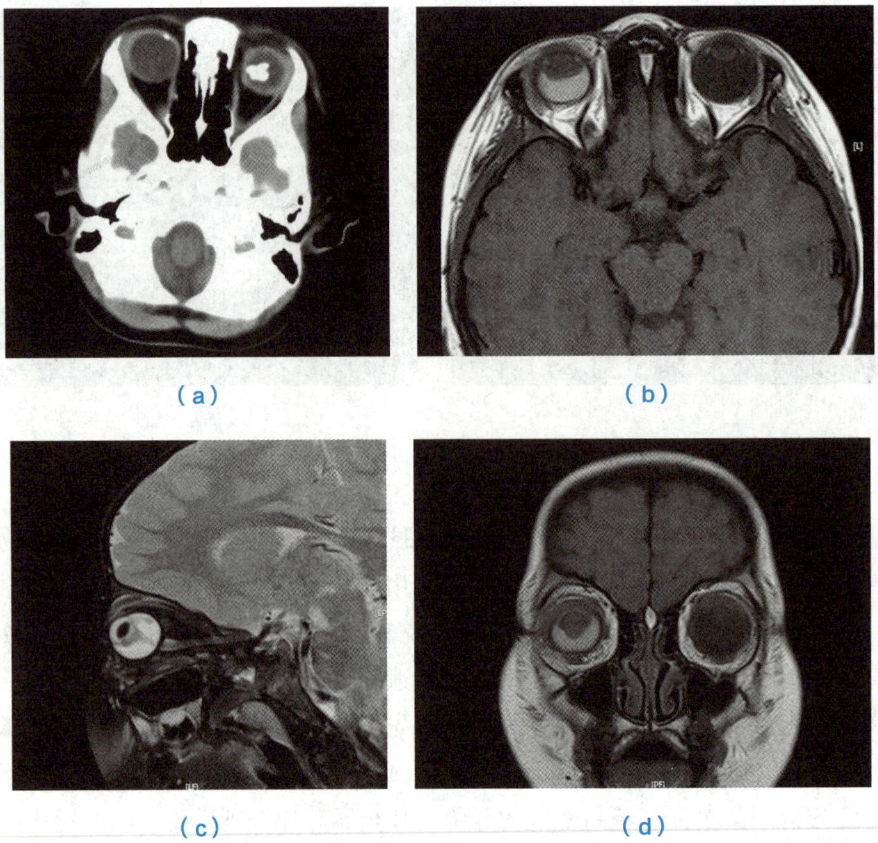

图 8-11　视网膜母细胞瘤影像学表现

注：(a) 左侧视网膜母细胞瘤，CT 横断位示左眼球体积缩小，其内可见软组织肿块及不规则钙化影；(b) 横断位 T_1WI；(c) 矢状位 T_2WI；(d) 冠状位 T_1WI。(b) ~ (d) 为同一患者右侧视网膜母细胞瘤、视网膜剥离、视网膜下出血的 MRI 表现，右眼球体积缩小，内见 13mm×7mm×10mm 较长 T_1、短 T_2 不规则异常信号影。视网膜剥离呈“V”形，视网膜下可见短 T_1、长 T_2 信号影。左眼未见异常。

(1) X 线表现：眼眶内可见砂粒状、斑块状钙化（绝大部分肿瘤会出现钙化这一特征性表现），肿瘤晚期侵犯视神经时，视神经孔呈变大变圆形态，并可伴随眶骨破坏。

(2) 超声表现：超声检查是视网膜母细胞瘤的首选诊断方法。超声下可见眼内呈现实性肿物，呈圆形、半圆形或不规则状，肿物常伴有钙斑反射，同时，还可能出现继发性视网膜脱离的相关征象。彩色多普勒血流成像可检测到高速、高阻型动脉血流信号。

(3) CT 表现：平扫可见眼球后玻璃体内高密度肿块及内部钙化斑块，肿块呈乳头状、扁丘状，边界清楚，密度不均匀；随着病变发展，可眼球增大、突出。增强扫描，肿瘤呈现出不均匀强化的特点。当肿瘤向球外侵犯时，视网膜会出现“V”形的脱离现象，并且视神经也会随之增粗，晚期肿瘤可突破眼环侵犯眶内组织，伴眶内或颅内肿块。另外，这种肿瘤的异位原发部位有可能出现在松果体或者鞍旁区域，也就是肿瘤最初可能是从松果体或鞍旁开始发病，之后才引发眼部的一系列症状，钙化程度小及强化明显者预后较差，是评估球外侵犯及预后的关键方法。

(4) MRI 表现：平扫，T_1WI 呈现轻至中度高信号，T_2WI 呈低信号（相较于玻璃体），钙化在 T_1WI 和 T_2WI 中均表现为低信号。增强扫描，肿瘤呈现中度以上不均匀强化。

3. 诊断与鉴别诊断　视网膜母细胞瘤幼儿患者眼球大小正常，出现白瞳症和斜视，玻璃体内可见肿块，MRI 检查显示肿块查 T_1WI 呈高信号、T_2WI 呈低信号特征，并伴随钙化斑块的存在。

视网膜母细胞瘤的鉴别诊断要点主要包括与永存原始玻璃体增生症（PHPV）和渗出性视网膜炎（Coats 病）的区分。PHPV 一般情况下，其表现为眼球偏小，整个玻璃体的密度出现上升的情况，而且能够观察到液平面，不伴有钙化现象。Coats 病患儿年龄多在 4~8 岁，钙化罕见，MRI 检查 T_1WI 和 T_2WI 显示视网膜下积液为高信号，且病变在较长时间内无显著变化。

（三）炎性假瘤

1. 概述

（1）病理：炎性假瘤主要表现为局部组织发生显著的水肿和炎性渗出过程，涉及多种炎症介质的释放，如细胞因子、趋化因子等，它们共同作用于局部组织，导致血管通透性增加，液体渗出至组织间隙形成水肿。同时，大量的炎性细胞，尤其是淋巴细胞，浸润至病变区域，参与炎症反应，进一步加剧局部组织的病理改变。后期伴有纤维结缔组织增生是一个尤为突出的特点。这是对炎症刺激的应答反应，也是疾病进展过程中的一个重要环节。增生的纤维组织可逐渐汇聚并形成肉芽肿样结构，显微镜下呈现出类似肿瘤的组织学特征，实际是由增生的纤维细胞和炎性细胞组成的，并无真正的肿瘤细胞。随着病程的延长，肉芽肿样结构可能进一步演变为纤维化改变，导致病变区域质地变硬，失去正常的组织结构特征。纤维组织的增生不仅影响了病变区域本身的结构和功能，还可能对周围邻近组织产生压迫或浸润作用，从而引发一系列继发性病理改变，如纤维化病变可能压迫神经、血管或其他重要结构，导致功能障碍；干扰周围组织的正常代谢和生理功能，进一步加剧病情。

（2）分型：炎性假瘤可以分为以下几种类型。①弥漫型：也被称为“冰冻眼眶”，具有全眼眶软组织弥漫性炎症浸润的特点。②眶隔前炎型：好发于青少年，表现为眼睑红肿及皮下组织炎症。③泪腺炎型：多见成人，单侧或双侧泪腺肿大。④神经束膜炎型：是炎性假瘤的一种特定类型，视神经鞘膜增厚。⑤肌炎型：以眼外肌炎症为特征。⑥巩膜周围炎型：邻近巩膜的纤维血管组织增生，可伴发葡萄膜炎。⑦肿块型：以纤维组织显著增生为特征。

（3）临床表现：炎性假瘤具有一系列较为典型的临床特征，其属于慢性非特异性炎症范畴。40~60 岁成人高发。急性发作期可见突发性单侧眼球突出，伴有疼痛、眼睑肿胀、球结膜充血水肿，甚至出现复视。慢性期后眼眶周围可触摸到质地坚硬、边界模糊不清的肿块，伴不同程度的眼球运动障碍。该病使用激素治疗能够取得一定的效果，若不经过特殊治疗，也可能会自然消退，但很容易再次复发。

2. 影像学表现　见图 8-12。

（1）X 线表现：眶内壁出现轻微受压变形或存在骨质破坏，眶内伴有软组织密度影，患侧鼻窦发现炎症病变。

（2）CT 表现：CT 是炎性假瘤诊断的首选方法，具体表现因病变类型不同而呈各自特点。①弥漫型：表现为患侧眶内弥漫性软组织密度影，边界模糊，可累及眶隔前软组织、肌锥内外间隙、眼外肌、视神经及泪腺等，视神经被病变包绕，并有明显的分界，增强检查病变明显强化而视神经不强化。②眶隔前炎型：表现为眼睑肿胀增厚。③泪腺炎型：表现为泪腺增大。④视神经束膜炎型：表现为视神经鞘增粗，边界不清。⑤肌炎型：表现为眼外肌增粗，边界不清，常最易累及上直肌和内直肌，肌腱和肌腹同时增粗是其典型表现。⑥巩膜周围炎型：表现为眼环增厚。⑦肿块型：表现为眶内软组织密度肿块，边界模糊不清，形态不规则，多见于球后。

（3）MRI 表现：急性期 T_1WI 呈稍低信号，T_2WI 呈高信号；慢性期 T_1WI 呈等信号，T_2WI 呈低信号。增强扫描可见中度甚至明显强化。若病变恶化，则表现为不均匀信号，增强扫描呈不均匀强化的现象。病变主要朝后方生长，MRI 能清晰显示颅内累及情况。

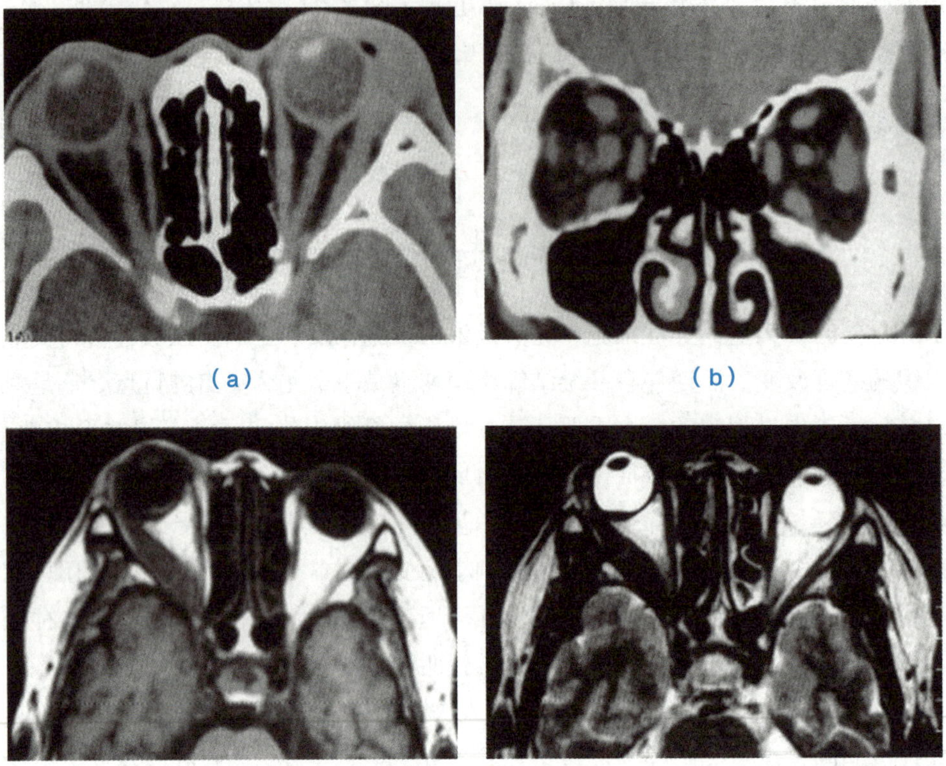

(a) (b) (c) (d)

图 8-12 炎性假瘤影像学表现

注：(a) 显示双侧眼肌型炎性假瘤，CT 横断位示内侧直肌、上直肌及下直肌增粗，且增粗累及了眼外肌的全长，同时波及视神经；(b) CT 冠状位显示相应的具体影像特征；(c) 右侧眼肌型炎性假瘤，T_1WI，横断位，病变呈中等信号；(d) T_2WI，横断位，病变呈明显低信号。

3. 诊断与鉴别诊断 良性的炎性假瘤通常以眼眶外上方为好发部位，肿块边界清晰，密度均匀，病变局限于肌锥外间隙，眶骨受压变形，呈“扇贝样”压迹，骨皮质完整未破坏；恶性的炎性假瘤呈浸润性生长，肿块形状不规则，常跨越肌锥内外间隙，伴有眶壁骨质破坏，眶壁的完整性受损。

鉴别诊断时，不同病症存在各自的典型特征，需与其他眼前占位性病变如淋巴瘤、眼眶蜂窝织炎、Graves 眼病等鉴别。淋巴瘤的形态通常不规则，以包绕眼球的方式进行生长，增强扫描呈轻度强化，DWI 呈高信号、ADC 值较低。淋巴瘤不会侵犯眼眶骨质。急性蜂窝织炎病情发展快，症状严重，白细胞增高明显。Graves 眼病以眼外肌肌腹增粗为主，肌腱一般无变化。

（四）泪腺肿瘤

1. 概述 泪腺肿瘤的发生是多因素协同作用的复杂病理过程，涉及遗传、环境、免疫、内分泌等多维度调控机制。好发于中老年人群，占眼眶肿瘤的 15%～20%，是眼眶外间隙最常见的原发性肿瘤。

（1）病理：病理类型包括良性混合瘤（占 80%）和恶性混合瘤（占 20%）。恶性混合瘤中以高度侵袭性的腺样囊性癌最为常见，腺癌次之。

（2）临床表现：病变多位于在眶部外上象限泪腺窝区。良性肿瘤表现为泪腺区渐进性无痛性硬实肿块，生长缓慢，可致眼球朝着内下前方突出。恶性肿瘤表现为泪腺区快速生长的质硬包块，常伴有疼痛、复视及眼球运动障碍。

2. 影像学表现

（1）X 线表现：泪腺窝及眼眶轻度扩大。良性肿瘤骨皮质光滑完整，无骨质破坏征象；恶性肿瘤表现为虫蚀状骨质破坏，骨小梁结构消失，原有形态和结构发生改变，眼眶容积扩大。

（2）CT 表现：良性肿瘤表现为眼眶外上象限出现类圆形或哑铃状肿块，边界清晰，与周围组织的分界明显，不会对周边的骨质造成侵蚀破坏。增强扫描肿块呈轻至中度均匀强化。恶性肿瘤表现为不规则分叶状肿块，边界模糊不清，呈高低混杂密度影，可见坏死囊变区。眶骨出现骨质破坏，可伴有周围软组织浸润。增强扫描呈中等至明显的强化（图 8-13）。

（3）MRI 表现：良性肿瘤呈现 T_1WI 呈稍低信号，T_2WI 呈高信号，增强扫描呈轻至中度的强化。恶性肿瘤 T_1WI 呈混杂低信号，T_2WI 呈稍高信号，可见低信号的纤维间隔。增强扫描呈不均匀强化。生长方向以向后为主，即朝着身体后方的区域不断延伸，MRI 能很好地显示其颅内累及情况。

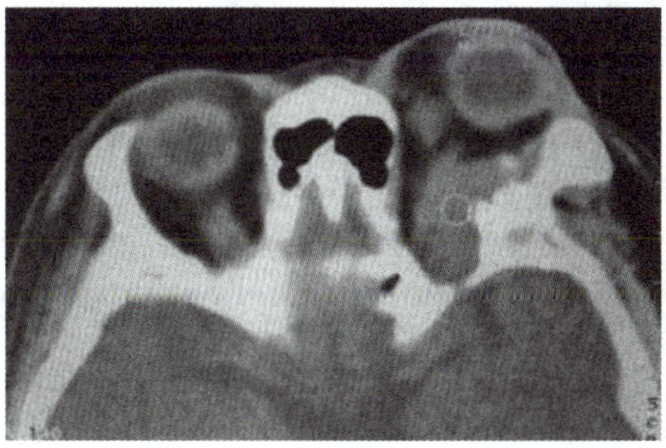

（a）

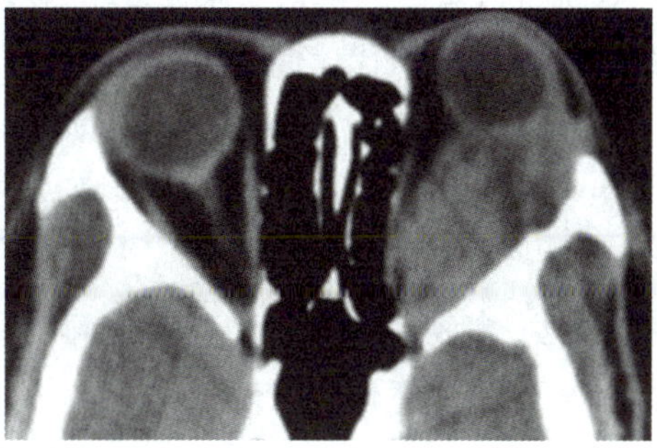

（b）

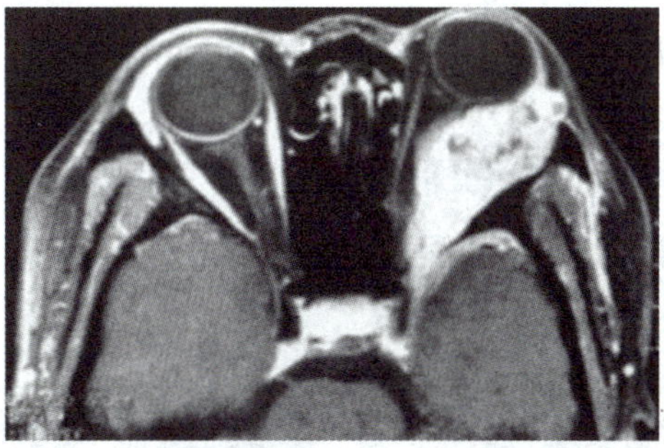

（c）

图 8-13 泪腺肿瘤影像学表现

注：（a）左侧泪腺混合瘤，CT 横断位；（b）左侧泪腺样囊性癌，CT 横断位；（c）T_1WI 增强扫描，横断位，左侧泪腺窝明显强化肿块，泪腺窝扩大，骨质破坏。

3. 诊断与鉴别诊断 良性泪腺肿瘤的诊断要点是肿块位于眼眶外上方，边界清晰，密度均匀，病变局限于肌锥外间隙，不侵入肌锥内，眶骨仅受挤压而轻微变形，骨质完整无破坏；恶性泪腺肿瘤的诊断要点是肿块的外形通常毫无规则可循，常波及眶壁，突破边界进入肌锥内，伴有眶壁骨质破坏的，使眶壁出现破损、断裂等现象。

鉴别诊断要特别注意区分泪腺型炎性假瘤与淋巴瘤。泪腺型炎性假瘤具有眼环的厚度增加的显著特征，不会侵入眼球内部造成损害，以眼眶前部区域向前方生长。淋巴瘤是不规则软组织肿块，以包绕眼球的奇特方式生长。增强扫描呈轻度均匀强化。淋巴瘤不会造成眼眶的骨质破坏。

二、鼻及鼻窦常见疾病

（一）化脓性鼻窦炎

1. 概述

（1）病因病理：化脓性鼻窦炎的病因复杂多样，以微生物感染最为重要，尤其是肺炎链球菌、流感嗜血杆菌等入侵，破坏鼻窦黏膜引发炎症反应；鼻腔和鼻窦的解剖结构异常，如鼻中隔偏曲或鼻窦口狭窄，导致分泌物滞留，为细菌繁殖提供温床；环境和宿主因素，如空气污染、吸烟等可降低黏膜屏障功能，增加感染风险，免疫系统功能低下或全身性疾病降低机体对感染的抵抗力，促进鼻窦炎的发生。化脓性鼻窦炎急性期因炎症刺激，鼻窦黏膜血管通透性增加，导致组织间隙内液体增多，形成水肿，同时有炎性渗出物渗出。慢性期因长期炎症刺激，细胞增殖和纤维组织增生，鼻窦黏膜逐渐肥厚，此外，在炎症环境下，鼻腔、鼻窦黏膜的上皮细胞、纤维组织等过度增生而形成息肉。窦壁骨质因炎症长期刺激，骨组织代偿性增生硬化。

（2）临床特点：好发于上颌窦与筛窦。典型的症状主要表现为鼻塞、流脓涕、头痛、感染鼻窦的压痛，部分患者还会出现全身症状，如发热、乏力、食欲缺乏等。

2. 影像学表现　见图 8-14。

（1）X 线表现：窦腔呈现密度增高影，鼻窦黏膜呈对称性环带状增厚，窦腔内存在气-液平面。鼻窦周围还伴有骨质增生硬化的表现。

（2）CT 表现：CT 检查对化脓性鼻窦炎诊断具有重要意义。平扫可见鼻甲肥大、黏膜增厚，且多与窦壁平行，窦腔密度增高，长期慢性炎症可导致窦壁骨质增生肥厚，窦腔容积变小。部分患者可并发鼻窦囊肿和炎性息肉。增强扫描呈非常明显强化。这对准确判断炎症的范围和程度等信息有重要价值。

（3）MRI 表现：增厚的黏膜在 T_1WI 呈等信号，T_2WI 呈高信号，增强扫描呈环形或花边状强化。脓液含蛋白成分少时 T_1WI 呈低信号，T_2WI 呈高信号，含蛋白成分多时 T_1WI 呈等或高信号，T_2WI 呈高信号。

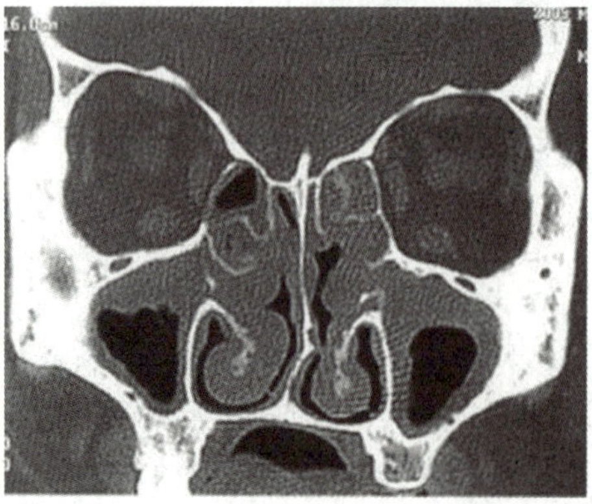

（a）

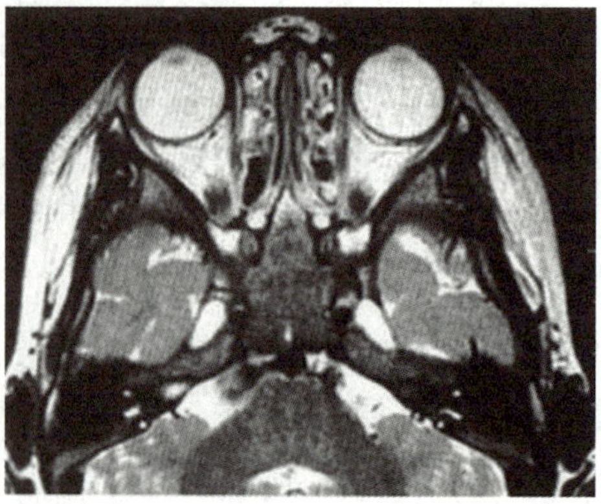

（b）

图 8-14　鼻窦炎影像学表现

注：（a）双侧筛窦、上颌窦炎，CT 冠状位；（b）双侧筛窦炎，T_2WI，横断位。

3. 诊断与鉴别诊断 化脓性鼻窦炎的诊断要点包括窦腔密度增高、黏膜肥厚、积液及窦壁骨质增生硬化。

鉴别诊断要仔细关注以下几种情况：首先是真菌性鼻窦炎，影像学表现为窦腔内出现边缘清晰的斑点状钙化灶；其次是鼻窦良性肿瘤，呈现为鼻窦内膨胀性的占位病变，无软组织浸润；最后是鼻窦恶性肿瘤，典型特征是对窦壁骨质进行侵袭性破坏，肿瘤向周围组织浸润、蔓延。

（二）鼻窦囊肿

1. 概述

（1）病因病理：鼻窦囊肿的形成机制可分为先天性和获得性两大类。先天性因素是源于胚胎发育时期鼻窦黏膜上皮组织异常增生或折叠，形成含液体或黏液的囊袋样结构。后天性因素包括炎症，如鼻窦炎反复发作、鼻腔手术创伤或外伤，引起鼻窦黏膜水肿、炎症反应，黏液腺导管阻塞，导致分泌物积聚，进而形成囊肿；感染、过敏反应等亦可刺激鼻窦黏膜增生，促进囊肿的形成。

黏膜下囊肿没有囊壁上皮，由疏松结缔组织内液体聚集而成，其内部包含的是浆液成分。黏液腺囊肿的囊壁实际上就是腺腔壁，囊内膜就是鼻窦黏膜，内部含有黏液，囊肿内多含有胆固醇结晶。黏液囊肿的囊壁内衬鼻窦黏膜上皮，主要是鼻旁窦的自然开口被堵塞，导致窦腔内的黏液无法正常排出，从而在窦腔内潴留，最终导致黏液囊肿的出现，囊液含胆固醇结晶。

（2）临床表现：临床多无症状，较大时可引起头痛或患侧额部闷胀感，往往单纯上颌窦发病。治疗后易复发作。好发部位以上颌窦为主，因导管系统易再阻塞而反复发作，可伴有鼻息肉。黏液囊肿常表现为局部有隆起现象，患者自身能直观感受到或者通过触摸发现异常。同时，还会伴有头痛症状，头痛程度因人而异。由于囊肿的占位以及生长扩张，周围的组织器官会受到挤压，进而产生一系列相应的受压症状。黏液囊肿多见于额窦和筛窦区域。

2. 影像学表现 见图 8-15。

（1）X 线表现：黏膜下囊肿与黏液腺囊肿存在相似之处，表现为上颌窦腔内半球形软组织影，边缘的光滑锐利，无骨质破坏。黏液囊肿表现为窦腔扩大呈“气球样”改变，窦壁压迫性吸收变薄甚至缺损，周围组织受到挤压而被迫移位。

（2）CT 表现：黏膜下囊肿及黏液腺囊肿表现为窦腔内类圆形软组织影，边缘光滑且呈水样密度，无钙化现象，骨壁变薄，呈“气球样”改变，周围的组织受压而移位。在增强扫描显示囊壁呈轻度强化，囊液无强化。黏液囊肿表现为窦腔膨胀性扩大，窦壁变薄，囊内容物因蛋白含量不同而异。

（3）MRI 表现：黏膜下囊肿和黏液腺囊肿表现 T_1WI 呈低信号，T_2WI 呈显著高信号。增强扫描显示囊壁环形强化。黏液囊肿的信号表现比较复杂多样，可因囊肿内成分的变化、有无出血、有无感染等多种因素而出现各种各样的情况，早期表现 T_1WI 呈高信号，T_2WI 呈显著高信号，随时间推移信号逐渐降低，有助于对其进行定性诊断。

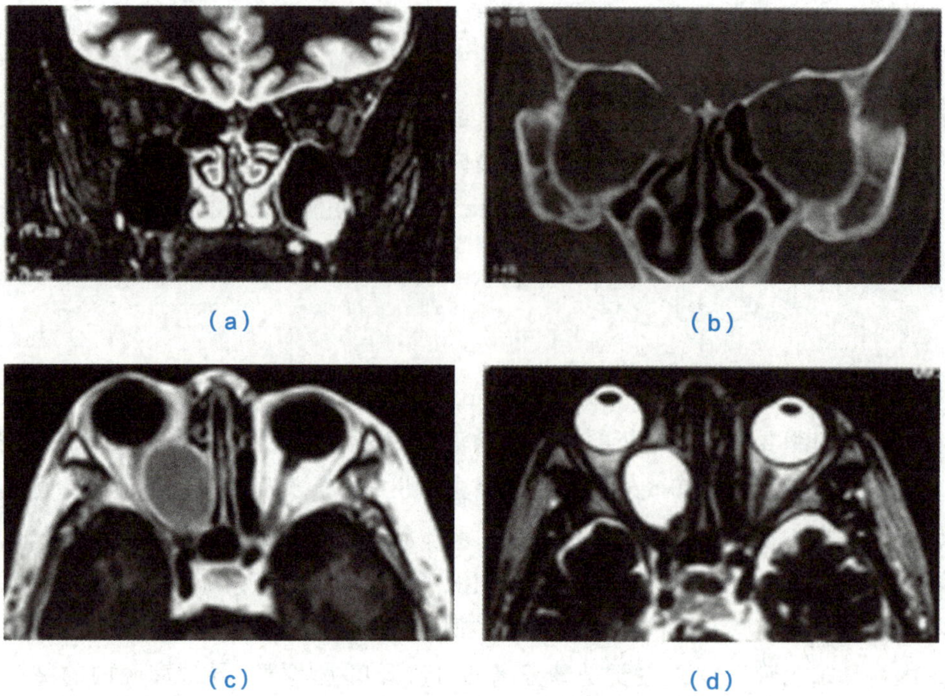

图 8-15 鼻窦囊肿影像学表现

注：（a）左上颌窦黏膜下囊肿，T_2WI，冠状位；（b）右筛窦黏液囊肿，突入右眶，CT 冠状位；（c）T_1WI 增强扫描，横断位；（d）T_2WI，横断位。

3. 诊断与鉴别诊断 黏膜下囊肿和黏液腺囊肿诊断要点是窦腔内出现半球形或类圆形低密度影，密度和水相似，无骨质破坏，增强扫描仅囊壁强化。黏液囊肿是窦腔膨胀性扩大，伴骨质吸收，周围组织受压。MRI 典型信号演变过程是其特点。

鉴别诊断着重关注以下几种病症的不同特点。首先是乳头状瘤，肿块呈菜花状软组织影，骨质增生与破坏并存，增强扫描明确强化。鼻息肉呈现多发息肉样软组织影，窦腔扩大不明显，无骨质破点。鼻窦恶性肿瘤表现为溶骨性骨质破坏，边界不清，病程进展快，伴有鼻出血。眼眶恶性肿瘤以眶腔扩大为显著表现，增强扫描呈侵袭性生长特征。

（三）乳头状瘤

微课：乳头状瘤影像诊断

1. 概述

（1）病因病理：乳头状瘤病因涉及遗传、环境和内分泌等多方面因素。①遗传方面：特定基因变异如 *BRAF*、*RAS* 等点突变，以及 *RET/PTC* 等基因重排，增加了个体患病风险。②环境因素：电离辐射暴露，尤其是儿童期颈部接受过放射治疗是重要诱因。③内分泌因素：促甲状腺激素（TSH）水平升高，可促进甲状腺细胞异常增殖。

病理特征表现为上皮细胞呈乳头状或杵状高度增生。根据生长方式分为三种类型。①内翻性乳头状瘤：是最为常见的类型。具有内生性生长特点，术后易复发，可发生恶变。②外生性鳞状细胞乳头状瘤：多发生在鼻中隔，呈有蒂息肉状，与内翻性乳头状瘤不同的是，它复发及恶变的可能性都比较少见。③柱状细胞型乳头状瘤：是最少见的一种类型。不易复发，无恶变倾向，预后良。

（2）临床表现：好发于中老年男性。典型症状表现为鼻塞、流涕、鼻出血、失嗅、溢泪等。鼻腔检查可发现鼻腔内部存在着息肉状的肿块，呈红色或灰红色，质地较硬。乳头状瘤具有局部侵犯性，可向周围的组织发起“侵袭”，侵占周边区域，病变多见于上颌窦、筛窦及鼻腔外侧壁。

2. 影像学表现　见图 8-16。

（1）X 线表现：鼻腔鼻窦区呈现软组织密度影，可见其内部散在点状或条状钙化灶，伴有下窦壁的骨质吸收变薄或骨质破坏，出现缺损、断裂等情况，周围组织受压移位。

（2）CT 表现：呈现软组织密度的肿块，边界清楚，多起自中鼻道外侧壁，可突入鼻窦；阻塞窦口可引起继发性鼻窦炎改变；可侵犯眼眶或颅前窝等周围骨壁，造成骨质破坏。增强扫描呈不均匀轻度强化。

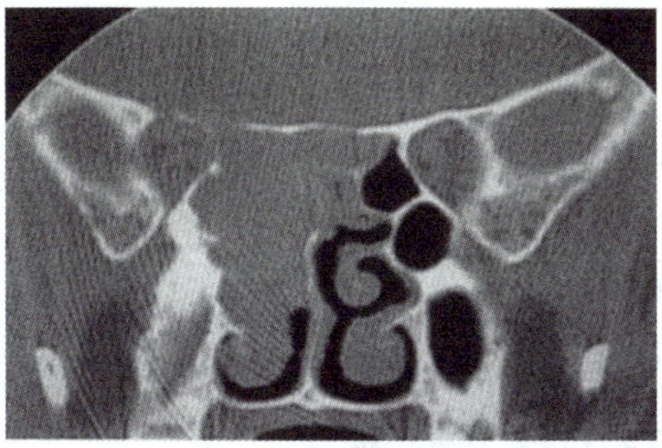

（a）

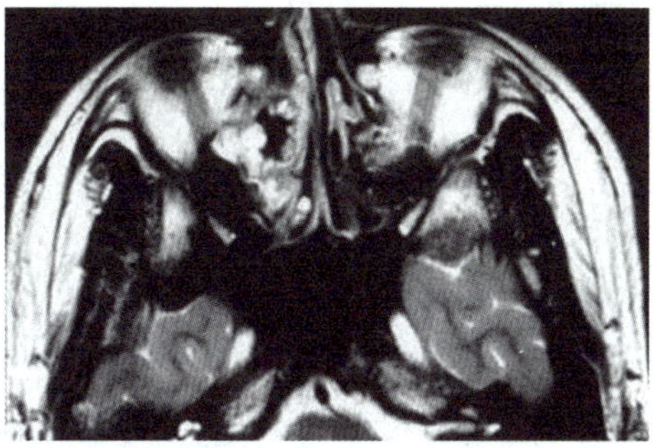

（b）

图 8-16　乳头状瘤影像学表现

注：（a）右鼻腔、筛窦乳头状瘤，CT 冠状位；（b）双上颌窦乳头状瘤，T_2WI，横断位。

（3）MRI 表现：病变在 T_1WI 呈等或低信号，T_2WI 呈混杂等或高信号，良性病变相对于恶性病变信号强度更高，是鉴别病变良恶性的重要表现。增强扫描呈轻度不均匀强化。T_2WI 和增强 T_1WI 可见特征性“脑回征”，T_2WI 相对低信号且增强 T_1WI 强化的部分为实质上皮，T_2WI 相对高信号且增强 T_1WI 强化的部分为间质成分。

3. 诊断与鉴别诊断　乳头状瘤诊断要点包括鼻腔鼻窦区出现混杂密度的结节影，肿块内散在点状或者条状的钙化灶，手术治疗之后，病情易再次复发，骨壁破坏甚至已经完全消失，提示恶变可能。

鉴别诊断需注意与以下几种情况的不同之处：鼻腔鼻窦息肉的肿块无钙化，极少骨质破坏，T_2WI 呈高信号；黏液囊肿，MRI 检查能够发挥关键作用，T_1WI 呈低信号，T_2WI 呈高信号，增强检查无强化表现；恶性肿瘤，最为突出的特征就是骨质破坏异常明显，骨质呈现缺损、断裂，并侵袭周围组织”，致使周围组织功能受损，增强检查呈明显强化。

（四）鼻窦恶性肿瘤

1. 概述

（1）病因病理：鼻窦恶性肿瘤的病因复杂，涉及遗传、环境、职业暴露及慢性炎症刺激等多方面因素。遗传因素中，特定基因变异和家族遗传倾向可能增加个体患病风险。环境因素如空气污染、吸烟及职业暴露于石棉、铬等致癌物质，均可促进肿瘤发生。鼻窦恶性肿瘤分为上皮性和非上皮性，前者包括鳞癌、腺癌和未分化癌等，后者含有嗅神经母细胞癌、横纹肌肉瘤、淋巴癌和软骨肉瘤等，以鳞状上皮细胞癌最为常见，尤其好发于上颌窦，此外还包括腺癌（好发于筛窦）及腺样囊性癌等其他类型。

（2）临床表现：多见于男性中老年人，位于上颌窦和筛窦的恶性肿瘤占比超过 90%。因鼻窦部位隐蔽，早期症状不典型，偶尔见间断性涕中带血，随病情发展，患者常出现血性、恶臭的鼻涕，并伴有疼痛、面部肿胀、眼球突出等症状。

2. 影像学表现 见图 8-17。

（1）X 线表现：鼻窦内可见软组织密度肿块，窦腔扩大，肿瘤呈侵袭性成长，中晚期窦壁骨质侵蚀性破坏明显。

（2）CT 表现：鼻腔和鼻窦内可见不规则软组织肿块，密度较均匀，较大时可见低密度的液化坏死灶；部分病变可见钙化，如腺样囊性癌等；肿瘤呈浸润性生长方式，出现窦壁的溶骨性骨质破坏，多见于鼻腔内外侧壁，直接侵及邻近结构，如眼眶、翼腭窝、面部软组织等。增强扫描呈现出不均匀的中等或明显强化。

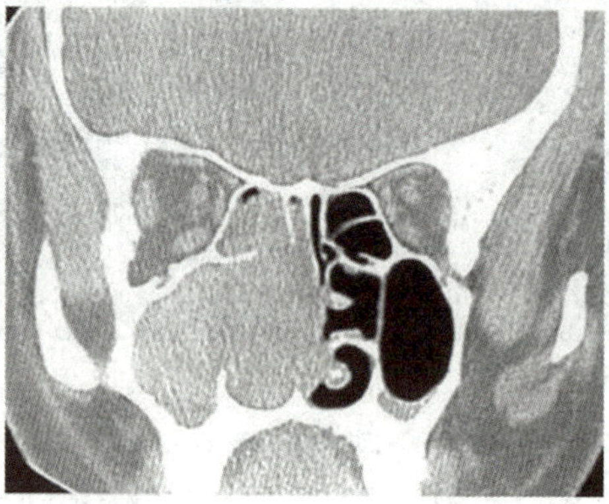

图 8-17　右侧上颌鳞癌影像学表现

注：CT 冠状位，右侧上颌窦内软组织肿块，窦壁明显破坏，肿瘤侵入鼻腔、蝶窦。

（3）MRI 表现：T_1WI 呈等或低信号，T_2WI 呈混杂等或高信号，信号可均匀也可不均匀。增强扫描呈不均匀中等强化。能够明确病变性质及清楚显示组织受侵状况。

3. 诊断与鉴别诊断 鼻窦恶性肿瘤的诊断要点包括鼻窦区不规则软组织肿块、血涕以及邻近组织结构广泛侵犯及窦壁侵蚀性骨质破坏。

鉴别诊断需与中线鼻破坏明显，且对激素治疗十分敏感的坏死性肉芽肿和骨破坏非常少见的淋巴瘤，以及原发于鼻腔顶部和外侧壁伴颅底破坏十分明显的嗅母细胞瘤相区分。

三、咽部常见疾病

（一）咽旁脓肿

1. 概述

（1）病因病理：咽旁脓肿病因主要涉及感染、解剖结构异常及免疫功能低下等因素。感染是最常见的原因，源于口咽、鼻腔或牙齿等邻近部位的细菌侵入，如溶血性链球菌、金黄色葡萄球菌及厌氧菌等。咽旁间隙的解剖结构复杂，若存在先天性或后天性异常，如茎突过长、咽旁间隙狭窄等，可能阻碍脓液引流，促进脓肿形成。免疫功能低下，如糖尿病患者或长期使用免疫抑制剂的患者，更容易发生感染并导致脓肿。常继发于鼻咽部和口咽部急性炎症扩散或穿入咽旁间隙所致，尤其是扁桃体周围脓肿扩散至咽旁间隙。化脓菌也可经血行感染。病理：咽侧壁红肿、充血，脓肿形成后触之柔软，有波动感，可合并颌下淋巴结肿大。

（2）临床特点：急性脓肿在儿童群体中较为常见，一般仅单侧发病，主要症状为进行性咽痛、吞咽困难、颈部肿胀，张口受限，还伴有发热、畏寒、乏力等全身性不适表现，咽旁及颈侧部位触诊有剧烈疼痛。慢性脓肿大多是由结核引发，症状各异，且多位于中央位置。

2. 影像学表现

（1）X 线表现：价值不大。咽后壁椎前及咽旁软组织增厚，表面光滑、清晰，可见气道变窄。若椎前脓肿因结核引起，可呈现椎骨破坏及椎间隙变窄。

（2）CT 表现：CT 是诊断咽旁脓肿的首选检查方法，平扫可见患侧咽旁软组织弥漫性增厚，间隙内正常脂肪组织减少或消失，提示蜂窝织炎；若肿胀软组织内呈边界不清的低密度区，则提示脓肿形成；若椎前脓肿因结核所致则可伴有钙化，并呈骨结核表现，如椎骨破坏、椎间隙变窄等；增强扫描：蜂窝织炎表现为增厚的软组织较明显强化；脓肿形成后可见脓肿壁呈环形强化，中央低密度区不强化。

（3）MRI 表现：蜂窝织炎在 T_1WI 呈低信号，T_2WI 呈高信号；脓肿在 T_1WI 呈等或低信号，T_2WI 呈等或略高信号，脓肿壁在 T_1WI 呈等信号，T_2WI 呈略低信号；咽旁间隙正常脂肪信号消失。增强扫描可见脓肿壁环形强化。

3. 诊断与鉴别诊断　咽旁脓肿的诊断要点包括急性咽部炎症症状、颈侧肿胀伴随压痛明显和咽侧壁肿胀并内含液性密度影。鉴别诊断需要与范围较广的头颈囊性淋巴管瘤（通过 MRI 鉴别）及导致其咽旁间隙移位的扁桃体的周围脓肿或咽后脓肿相区分，同时确认正常脂肪信号是否存在。

（二）鼻咽部纤维血管瘤

1. 概述

（1）病因病理：鼻咽部纤维血管瘤的发病机制尚未完全明确。发病因素可能与激素水平异常有关，青春期男性高发，雄性激素水平可能通过影响血管平滑肌细胞增殖参与肿瘤形成。遗传易感性也是一个重要方面，患者可能因携带特定的遗传基因而增加患病风险。此外，环境因素如长期接触木尘、粉尘或化学物质，以及长期精神压力或不良情绪等，都可能对鼻咽部纤维血管瘤的发生起到一定促进作用。鼻咽部纤维血管瘤是开始于鼻咽顶部枕骨结节及蝶骨翼突内板的骨膜部，呈膨胀性生长，向下突入鼻咽并向前生长，经后鼻孔进入同侧鼻腔。是一种良性但具有局部侵袭性的鼻咽部肿瘤。鼻咽检查表现为质地坚韧的淡红色肿物，易出血；电镜下由结缔组织、大量纤维组织和不规则的复杂血管构成，无包膜。

（2）临床表现：鼻咽部纤维血管瘤是鼻咽部最常见的良性肿瘤。好发于 10~25 岁青少年男性。临床症状以进行性鼻塞及反复鼻出血为主，可见鼻咽部肿物。肿瘤易复发，会对邻近的器官造成压迫，造成相邻结构畸形和功能障碍，如耳鸣、听力减退、面颊畸形等。

2. 影像学表现　见图 8-18。

（1）X 线表现：突向鼻咽顶后壁的软组织肿块，且其边缘清晰；肿瘤侵犯蝶窦时，可见蝶窦密度增高，颅底片显示蝶骨翼受压变形。

（2）DSA 表现：显示肿瘤血管丰富，明确肿瘤供血动脉（主要来源于颈外动脉）和引流静脉，供血动脉增粗迂曲，同时还可进行介入治疗。

（3）CT 表现：CT 是鼻咽部纤维血管瘤的首选影像检查方法，平扫可见鼻咽顶部不含静脉石或钙化灶的软组织肿块，呈不规则状，边界清楚，密度均匀；鼻咽腔狭窄变形；蝶腭孔、翼腭窝扩大，周围骨质受压、吸收破坏；肿瘤可充满鼻腔，并经后鼻孔长入同侧鼻咽腔。增强扫描呈显著强化，伴有延时强化。

（4）MRI 表现：T_1WI 呈稍低信号，T_2WI 呈高信号，信号分布不均匀，可见低信号的条状或点状血管流空影，呈“胡椒盐样”改变；增强扫描明显不均匀强化。

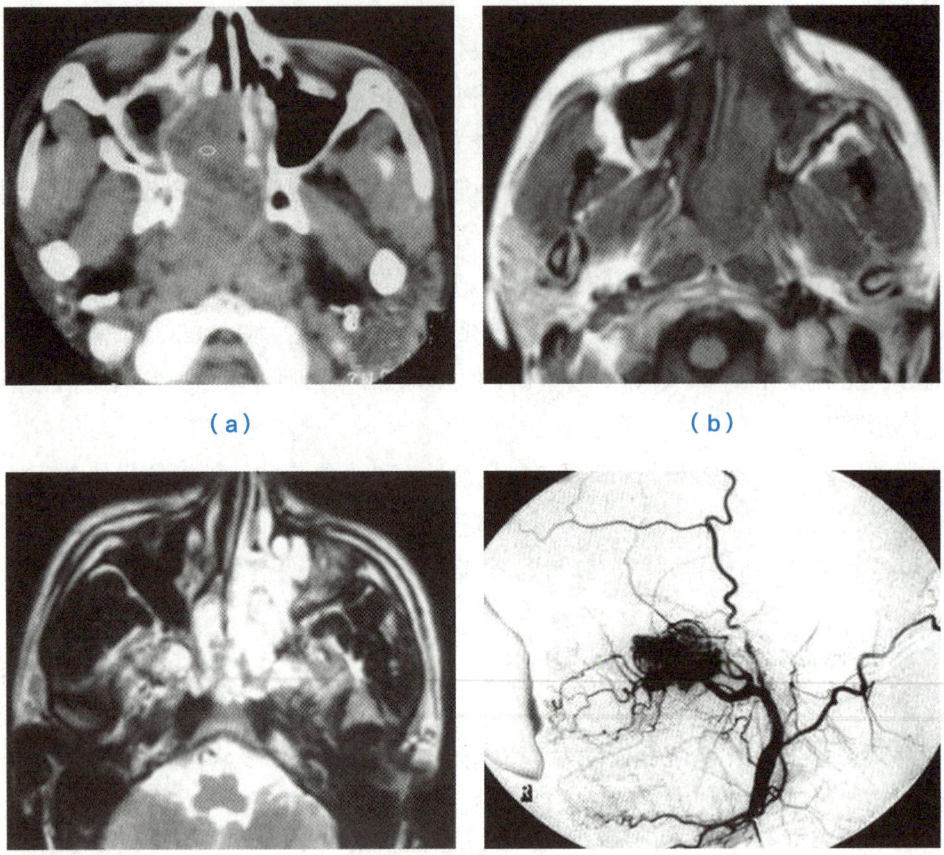

（a）（b）（c）（d）

图 8-18　鼻咽纤维血管瘤影像学表现

注：（a）CT 横断位；（b）T_1WI，横断位；（c）T_2WI，横断位；（d）颈外动脉数字减影血管造影（DSA）时，可发现鼻咽部存在占位性病变。病变向前突出，侵入后鼻孔区域；朝着外侧方向扩展，侵入翼腭窝及咽旁间隙；并且向上蔓延，对蝶窦造成侵犯。与此同时，在造影成像中该占位部位呈现出显著的强化特征，DSA 示颌内动脉供血。

3. 诊断与鉴别诊断　鼻咽部纤维血管瘤诊断要点包括肿瘤多见于青少年男性，反复顽固性鼻出血，肿瘤呈膨胀性生长，常沿着人体的自然孔道及裂隙向周边蔓延，侵入邻近组织，影像学可以明确肿瘤侵犯范围等。

鉴别诊断要和浸润性生长的鼻咽癌（伴有侵蚀性骨破坏与淋巴结转移）、CT 增强扫描无强化的鼻息肉进行区别。

微课：鼻咽癌影像诊断

（三）鼻咽癌

1. 概述

（1）病因病理：鼻咽癌的发病原因包括病毒感染、遗传因素、环境因素及个体因素等。EB 病毒感染是导致鼻咽癌发病的主要因素之一，其感染可能通过影响细胞的生长和凋亡机制而诱发肿瘤。遗传因素在鼻咽癌的发生中也具有重要作用，具有家族遗传病史的人群患病风险较高。环境因素如空气污染、水源污染、饮食习惯等也与鼻咽癌的发生密切相关。鼻咽癌主要起源于鼻咽部的黏膜上皮，按大体结构分为结节型、菜花型、黏膜下浸润型、溃疡型。按组织学分为鳞癌、腺癌、泡状核细胞癌、未分化癌。低分化鳞癌是最常见的鼻咽癌。

（2）临床表现：中年男性多见，在头颈部恶性肿瘤中发病率具首位，是我国南方地区最常见的恶性肿瘤之一。好发于咽隐窝区域。因解剖部位隐蔽，早期症状不典型，临床常以颈部淋巴节肿大为首发症状，无痛、质地较硬，活动度差；鼻出血及回缩性血涕是早期症状，随病情发展，可压迫咽鼓管引起单侧耳鸣及听力下降。晚期可出现鼻塞、头痛、张口困难、伸舌偏斜等。

2. 影像学表现　见图 8-19。

（1）X 线表现：临床少用。鼻咽侧位片显示鼻咽顶后壁软组织弥漫性增厚或肿块，气道变窄，颅底骨质破坏。

（2）CT 表现：CT 是鼻咽癌的首选影像检查方法。平扫可见咽隐窝变浅、消失，咽侧壁软组织增厚，失去正常对称的外观。中晚期鼻咽顶、后、侧壁软组织增厚形成肿块突入鼻咽腔。增强扫描呈明显不均匀强化；可见颈部淋巴结肿大。

随病情进展，肿瘤可向不同方向侵犯：向前经后鼻孔突入鼻腔，侵犯翼腭窝，破坏蝶骨翼板及上颌窦、筛窦后壁进入眼眶内；向后侵犯咽后间隙和椎前间隙、椎前肌、枕骨斜坡、颈椎等，需特别留意肿瘤是否侵犯颈动脉鞘、颈静脉孔及紧邻的舌下神经管；向外侵犯咽旁间隙、腭帆张肌、腭帆提肌、翼内外肌、咀嚼肌间隙、颈动脉鞘、茎突、腮腺；向上侵犯颅底，经卵圆孔、破裂孔入颅内进而累及海绵窦、颞叶、桥小脑角池等；向下侵犯口咽、喉咽、喉部等。

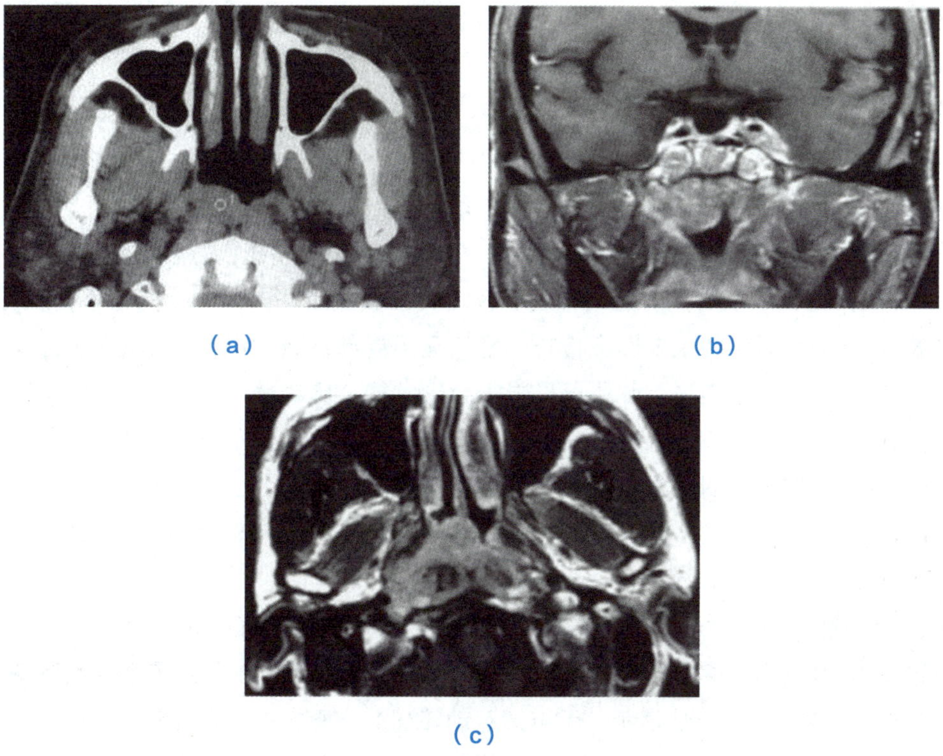

图 8-19　鼻咽癌影像学表现

注：（a）CT 增强扫描，横断位；（b）T_1WI 增强扫描，冠状位；（c）T_1WI 增强扫描，横断位鼻咽顶后壁及侧壁占位，双侧咽隐窝消失，鼻咽腔狭窄，病灶向前达后鼻孔，右侧侵入咽旁间隙，侵犯颅底累及左侧海绵窦，明显强化。

（3）MRI 表现：为鼻咽癌最有价值的影像检查方法。T_1WI 呈稍低或等信号，T_2WI 呈等或稍高信号，同时，可见患侧乳突气房呈高信号，为分泌性中耳乳突炎。增强扫描肿瘤呈轻或中度强化，肿大淋巴结呈均匀或不均匀强化。MRI 能清晰显示肿瘤侵犯软组织范围、沿神经播散及淋巴结转移等情况，且对放疗后随访具有重要意义。

3. 诊断与鉴别诊断 鼻咽癌的诊断要点包括鼻咽部局限性肿块、颈淋巴结肿大、侵蚀性骨质破坏、广泛浸润颅内颅外结构、易堵塞咽鼓管咽口导致乳突部炎症及咽旁间隙向外侧移位。

鉴别诊断时需与鼻咽恶性淋巴瘤（咽旁深部浸润、颅骨破坏，脑神经侵犯少见）、鼻咽黑色素瘤（T_2WI 呈低信号）、脊索瘤（骨破坏位于中线区，肿块内可有钙化）及颞下窝肿瘤（咽旁间隙向内侧移位）相区分。

四、喉部常见疾病

喉癌

1. 概述

（1）病因病理：喉癌的发病原因不明。吸烟和饮酒是两个主要危险因素，长期过度吸烟、饮酒显著增加喉癌的发病风险；空气污染、职业暴露于有害化学物质（如多环芳香烃、石棉等）也可能导致喉癌的发生；病毒感染，特别是乳头状瘤病毒感染，也与喉癌有一定的相关性；遗传因素同样起着重要作用，某些遗传基因变异可能增加个体对喉癌的易感性。喉癌是起源于喉黏膜上皮的恶性肿瘤，病理类型以鳞癌为主，占 90% 以上，其次为喉乳头状瘤癌变，其余类型少见，肿块多呈浸润型和菜花型。根据发生部位分为声门上型、声门型、声门下型、混合型（跨声门型）。声门型最常见，声门下型最少见。

（2）临床表现：喉癌多见 40 岁以上的中老年男性。临床表现主要为喉异物感、疼痛、声音嘶哑、呼吸困难、吞咽困难、痰中带血、喉部肿块和颈部淋巴结肿大等。

2. 影像学表现 见图 8-20。

（1）X 线表现：侧位片显示喉前庭或声门下区肿块，喉室闭塞或消失，偶见甲状软骨破坏。

（2）CT 表现：CT 为喉癌的主要影像检查。平扫显示局部性或弥漫性黏膜增厚或肿块，突向喉腔内，压迫梨状窝使其变小甚至消失。肿块可局限于会厌、杓会厌皱襞、室带、声带或声门下区；向前通过前联合侵犯对侧声带；向外侵入喉旁间隙，破坏甲状软骨板，侵犯喉外肌群；侵犯同侧颈部间隙可见肿大淋巴结。增强扫描呈明显强化，且多为不均匀强化。

（3）MRI 表现：肿瘤在 T_1WI 呈稍低或等信号，T_2WI 呈等或稍高信号；增强扫描呈明显强化。能有效区分肿瘤组织与未骨化的软骨。

3. 诊断与鉴别诊断 喉癌的诊断要点包括中老年男性、声嘶、喉痛、喉部肿块及周围广泛浸润。

鉴别诊断时需与喉息肉（多见于外伤后，常双侧，肿块带蒂，单个或多个，增强无明确强化）、乳头状瘤（多见于儿童，局限于黏膜面，无声带运动障碍）、喉结核（青壮年好发，可见浅溃疡，无周围浸润，无明显增强，常伴有肺结核）及淀粉样瘤（密度较高，可有钙化，T_2WI 为等或略低信号，增强无明显强化）相区分。

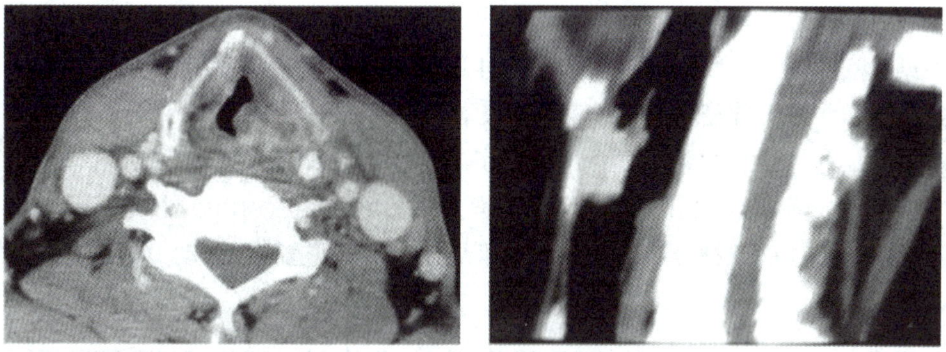

（a） （b）

图 8-20 喉癌影像学表现

注：（a）左侧喉癌，CT 增强扫描，横断位；（b）MPR 重建图像。

五、耳部常见疾病

（一）先天性耳畸形

1. 概述

（1）病因病理：先天性耳畸形的病因尚未完全阐明，目前认为主要包括遗传因素和环境因素。遗传因素中，家族遗传病史可能导致染色体异常或基因突变，从而引发耳部发育异常。环境因素方面，孕妇在妊娠期间感染病毒、服用致畸性药物、接触电离辐射或有毒物质，以及不良的生活习惯，如吸烟、饮酒等，都可能对胎儿的耳部发育造成不良影响，导致耳畸形。先天性耳畸形主要包括外耳畸形（如耳郭畸形、外耳道狭窄或闭锁）、中耳畸形（如听骨链畸形、面神经畸形等）和内耳畸形（如耳蜗畸形、前庭发育不全等）三大类。因在胚胎发育上外中耳与内耳胚胎原基不同，外耳畸形和中耳畸形多混合存在，而内耳畸形多单独存在。

（2）临床表现：以外中耳畸形多见，且以单侧多见。临床主要表现为自幼出现非进行性耳聋。外中耳畸形主要表现为传导性耳聋，可同时伴有颅面等其他部位的畸形；内耳畸形表现为感音性耳聋，严重者表现为聋哑，极少数患者伴有眩晕发作。

2. 影像学表现 见图 8-21。

（1）X 线表现：外耳道畸形显示为患侧外耳道气腔消失，鼓室狭小；X 线平片不能显示中耳畸形；内耳畸形显示为内耳道狭窄或扩大。

（2）CT 表现：HRCT 是该病最主要的影像检查。外耳畸形表现为耳郭小或缺如，外耳道狭窄（外耳道上下和前后径<4.0mm）、膜性或骨性闭锁。中耳畸形表现：①鼓室狭窄（鼓室宽径<4.0mm）；②听小骨畸形：包括听小骨数量、大小和结构异常，常表现为锤镫关节融合，听小骨部分或完全缺如等，以及面神经管畸形。内耳畸形分为以下几种。①Michel 畸形：为最严重的耳畸形，临床少见，表现为内耳迷路完全未发育，耳蜗、前庭、半规管均缺如，无内耳结构，多伴有内耳道狭窄或闭锁，岩骨短小。②Mondini 畸形：为最常见的耳蜗畸形，表现为耳蜗扁小、仅有耳蜗基底转，前庭扩大、外半规管较小。③前庭畸形：主要表现为前庭扩大（前庭横径>3.2mm），多伴有半规管发育异常；④半规管畸形主要表现为外半规管短小或缺如，一般与前庭扩大伴发。⑤大前庭水管综合征：为最常见的内耳畸形，表现为前庭导水管扩大（前庭水管中段>1.5mm）、内淋巴管和内淋巴囊扩大，双侧多见。⑥内耳道畸形：主要表现为内耳道狭窄（最大前后径及垂直径<3mm），也可表现为缺如或者扩大，常伴有听神经、面神经发育不良。

（3）MRI 表现：①水成像可清晰显示内耳形态异常，同时可直观显示听神经、蜗神经是否存在。②三维快速平衡稳态成像（3D-FIESTA）序列可通过多平面重组（MPR）技术进行多维重组，能清晰显示面神经解剖异常（膝状神经节低位、水平段缺如）。内耳道脑脊液动力学改变（大前庭水管综合征特征性表现）。

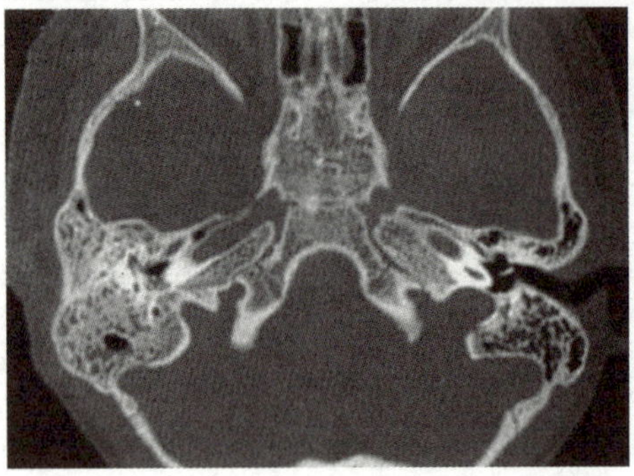

（a）

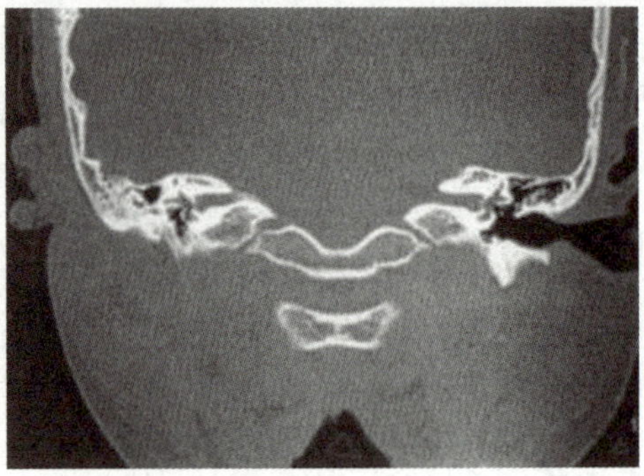

（b）

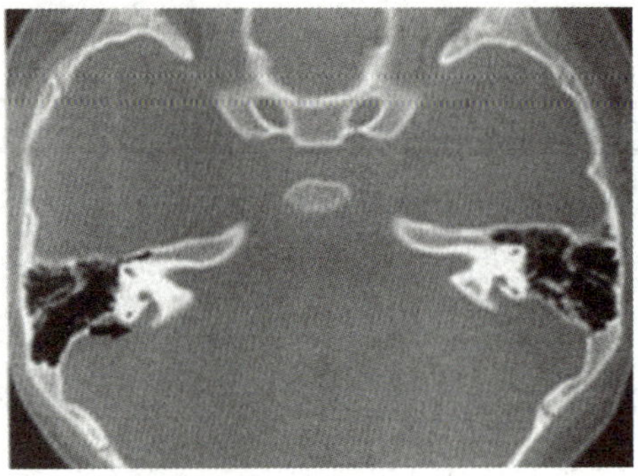

（c）

图 8-21　先天性耳畸形影像学表现

注：（a）右侧外耳道骨性闭锁，颞骨 HRCT，横断位，并鼓室狭小，听小骨畸形；（b）冠状位；（c）大前庭导水管综合征，HRCT，横断位，双侧前庭导水管扩大与总脚相通。

3. 诊断与鉴别诊断　先天性耳畸形的诊断需仔细分析影像检查结果，尤其耳部 HRCT 的异常表现，结合临床表现，一般可正确诊断。

（二）中耳炎

1. 概述　中耳炎是最常见的耳部感染性疾病。

（1）病因病理：病因包括细菌、病毒感染及咽鼓管功能障碍等。环境因素：气压变化（如航空旅行、潜水）、污水入耳、长期吸烟、耵聍堆积等可引发中耳炎；感染因素：上呼吸道感染会导致细菌、病毒等病原体逆行引起咽鼓管感染，诱发中耳炎；宿主易感因素：免疫力降低、咽鼓管功能障碍、相关家族史及耳部外伤等也可增加中耳炎的发病风险。根据病程可分为急性和慢性两种，急性时黏膜肿胀、渗出、积脓，主要由乙型溶血性链球菌、Ⅲ型肺炎球菌、铜绿假单胞菌及厌氧菌等引起；

慢性时则表现为骨质增生、破坏，可发展为化脓性骨髓炎。根据病变性质可分为单纯型、肉芽肿型（骨疡型）及胆脂瘤型。

（2）临床表现：急性者临床表现为耳痛、外耳道溢液、耳后软组织肿胀；慢性表现为长期外耳道分泌物，肉芽组织形成，听力下降、鼓膜穿孔。

2. 影像学表现　见图 8-22。

（1）X 线表现：在中耳炎诊断中较少使用，可见乳突气房透光度减低或不含气，以及骨质出现增生硬化或破坏的现象。

（2）CT 表现：HRCT 是中耳炎的首选影像检查方法，能清晰显示非气化型乳突、乳突气房及鼓室内软组织密度影、听骨破坏等细微骨质改变。胆脂瘤型中耳炎可见鼓室盖侵蚀破坏，提示颅内感染风险。增强扫描可见肉芽肿型可出现强化，胆脂型无强化。

（3）MRI 表现：①典型表现为 T_1WI 呈稍低信号，T_2WI 呈高信号，可见低信号的气房间隔；增强扫描呈黏膜线样强化。②炎性肉芽组织表现为 T_1WI 呈等或低信号，T_2WI 呈高信号，增强扫描呈明显强化。③胆脂瘤表现为 T_1WI 呈等或低信号，T_2WI 呈等或高信号，DWI 为高信号，ADC 图像信号降低，增强扫描无强化。MRI 相对于 HRCT 更能清晰显示炎症侵及颅内外的病变，如面神经炎、脑膜炎等。

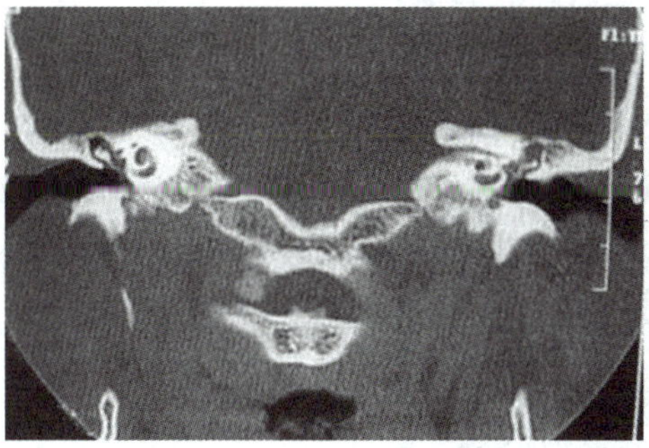
（a）

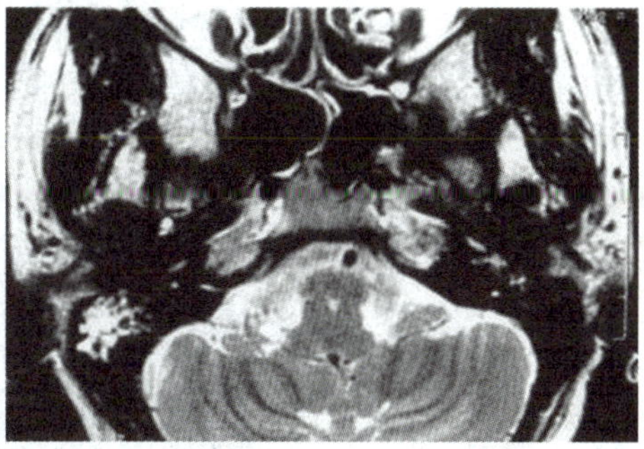
（b）

图 8-22　中耳炎影像学表现

注：（a）双侧中耳炎，颞骨 HRCT，冠状位；（b）右侧中耳炎，T_2WI，横断位。

3. 诊断与鉴别诊断　中耳炎的诊断要点包括乳突气房密度增高及听小骨骨质破坏。

鉴别诊断时需与结核性乳突炎（青少年多见，病变区无骨质增生硬化，听力减退明显且进展快，早期可出现面瘫、耳后瘘管等并发症）及中耳乳突癌（多见于 40 岁以上的中老年人，骨质破坏范围更大、更严重）相区分。

（三）中耳癌

1. 概述

（1）病因病理：长期慢性中耳炎（病史≥10 年）刺激是主要致病因素，大多数中耳癌患者存在此病史；病毒感染如腮腺炎病毒、麻疹病毒等可能通过影响耳部血液循环及诱导细胞凋亡异常等机制参与发病；遗传因素、长期电离辐射暴露（如鼻咽癌放疗后）及中耳内的良性肿瘤恶变也是中耳癌发病的重要危险因素。原发性中耳癌多起源于中耳乳突的黏膜上皮，以鳞癌为主，少数为腺癌，继发性癌则常来自鼻咽癌或腮腺癌等邻近器官恶性肿瘤直接侵犯。

（2）临床表现：中耳癌好发于 40～60 岁中老年人，其中 80%～85% 的患者有长期慢性中耳炎病史。早期表现为耳聋、剧烈耳痛、血性耳漏；肿块向周围侵犯可累及乳突、面神经管等，出现面神经麻痹、眩晕、张口困难；晚期侵犯颅底、颅内，出现头痛、复视、颈部淋巴结转移。该病具有易复发的特点。

2. 影像学表现 见图 8-23。

（1）CT 表现：中耳癌在 HRCT 表现为鼓室、乳突气房出现软组织肿块，听小骨骨质破坏，通常无骨质增生硬化，且广泛累及外耳道、内耳、岩尖、颞颌关节及颅内结构；增强扫描肿块呈现不均匀强化，颈内动脉管受侵提示肿瘤侵犯到颅底。

（2）MRI 表现：信号不均，主体表现为 T_1WI 呈稍低信号，T_2WI 呈稍高信号，DWI 为明显高信号，ADC 图像信号降低。增强扫描呈不同程度的强化。MRI 能清晰可见颅内受侵犯情况。

3. 诊断与鉴别诊断 中耳癌诊断要点包括长期耳流脓史、进行性耳聋、血性耳漏等临床表现，结合脑神经损害及鼓室、听骨为主的破坏性占位病变影像学特征。

鉴别诊断则需与外耳道癌（外耳道骨壁破坏更显著，听骨可部分残留，发病率较低，需病理鉴别）及中耳肉瘤（多见于儿童，生长迅速，横纹肌肉瘤最常见）相区分。

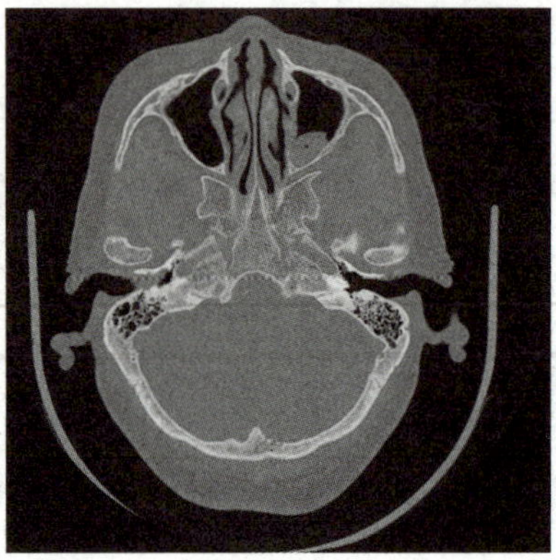

图 8-23　外耳道鳞癌影像学表现

六、口腔颌面部常见疾病

（一）舌癌

1. 概述

（1）病因病理：舌癌的发病原因涉及多种内外因素。外因主要包括长期吸烟、过量饮酒、口腔卫生不良以及牙齿残根、不良修复体等的长期慢性刺激。内因则包括营养不良特别是维生素 A、B 族维生素的缺乏、机体免疫功能下降、遗传因素、内分泌因素及精神因素等。这些因素共同作用，影响口腔黏膜的正常代谢和修复，从而增加舌癌的发病风险。舌癌多见于舌体中侧缘，且 98% 为高分化的鳞癌。

（2）临床表现：舌癌以进行性加重的舌部疼痛为首发症状，伴有舌体运动受限乃至固定，肿块形态多样，可呈溃疡状、外生性增长或浸润性生长，早期即可出现颈深上淋巴结转移，表现为无痛性肿大。

2. 影像学表现

（1）CT 表现：平扫显示舌体软组织增厚，呈等或低密度，境界模糊不清，增强扫描呈不均匀明显强化。可见肿瘤侵犯舌肌、口底及下颌骨。术后复发典型表现为术区不规则软组织影，强化方式与原发灶相似（图 8-24）。

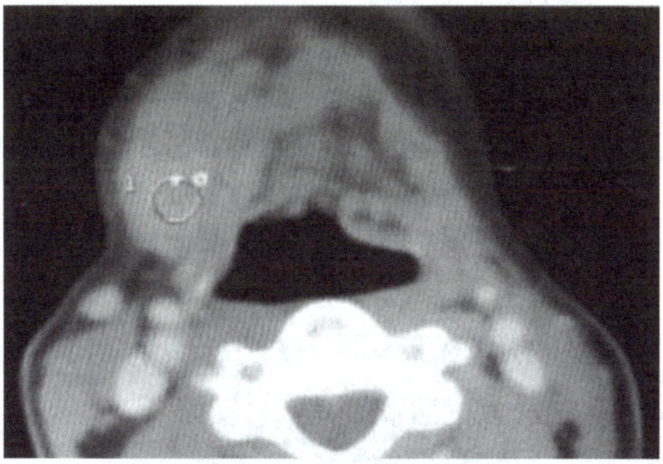

图 8-24　舌癌术后复发 CT 增强扫描，横断位

（2）MRI 表现：MRI 是舌癌的首选检查方法，表现为 T_1WI 呈等或稍低信号，T_2WI 呈高信号，内部信号不均，DWI 为高信号，ADC 图像信号降低。增强扫描呈不均匀明显强化。可清晰显示肿瘤侵犯范围及周围神经血管束受累情况。

3. 诊断与鉴别诊断　舌癌诊断要点包括进行性舌痛、活动受限、无痛性肿大的颈部淋巴结，以及影像学典型表现。

鉴别诊断需与边缘厚而不规则溃疡的舌结核及舌背舌根处境界清晰的包块型颗粒细胞瘤进行区分。

（二）成釉细胞瘤

微课：成釉细胞瘤影像诊断

1. 概述

（1）病因病理：成釉细胞瘤的病因主要包括先天性因素、遗传因素、环境因素和个体因素。先天性发育缺陷，如牙齿发育过程中的异常增生，是成釉细胞瘤的主要病因之一。遗传因素也起到重要作用，家族中存在相关基因突变可能增加患病风险。环境因素如长期慢性炎症刺激、电离辐射，以及吸烟、口腔卫生不良等不良的生活习惯，也可诱发成釉细胞瘤。成釉细胞瘤是一种无包膜的上皮性牙源性肿瘤，是最常见的牙源性良性肿瘤，可有少数发生恶变。主要是来源于牙板和造釉器的残余上皮，少数来源于牙源性囊肿或口腔黏膜上皮。分为实性、囊性和混合性。

（2）临床表现：最常见于下颌磨牙及升支区，好发于青壮年。生长缓慢，初期多无症状，后期主要表现为牙龈出血、颌骨膨大、唇颊侧膨出，甚至可见面部隆起、牙齿松动脱落。术后易于复发。

2. 影像学表现　见图 8-25。

（1）X 线表现：表现为颌骨内囊壁边缘硬化的囊状低密度灶，多向颊侧膨胀性生长，有多发切迹；局部骨皮质受压变形膨隆。可依据病灶表现分为四型。

1）多房型：最为常见，表现为分房大小不等，密度不均，成群排列，间隔不均、相互重叠；以牙槽侧骨皮质消失为多见的骨皮质破坏；牙根呈锯齿状破坏吸收；病灶内可含有牙齿，多为埋伏牙、阻生牙或额外牙；无钙化。

2）蜂窝型：较少见，分房细小密集，似蜂窝状。

3）单房型：少见，呈单一囊状透光区，边缘呈分叶状，有切迹。

4）恶性型：约占5%，下颌骨下缘或角部骨皮质破坏，房间隔断裂残缺，边缘不光滑，周围软组织膨隆。

（2）CT表现：多房型最常见，表现为大小不等的囊腔重叠并可见牙齿；蜂窝型则呈现沙粒状囊肿，密集如细小蜂窝状，多见于上颌骨；单房型内可见斑点状钙化灶；恶性型则表现为牙槽侧骨密质消失。较X线平片更能清晰显示肿瘤的内部结构、密度及邻近骨皮质改变。

（3）MRI表现：T_1WI呈低信号，T_2WI囊液呈高信号，囊壁和囊内间隔呈低信号；增强扫描后明显不均匀强化。

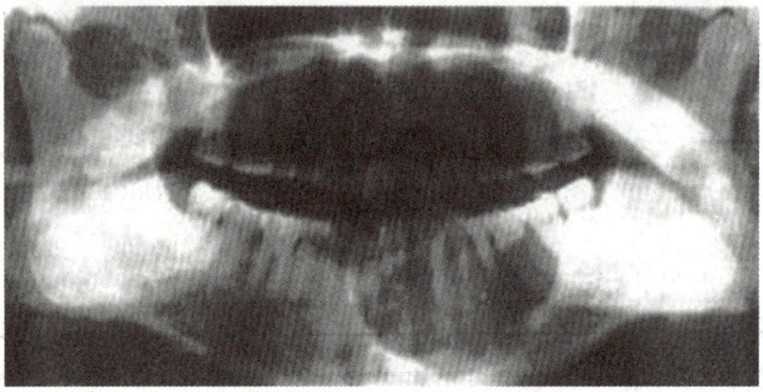

图8-25　成釉细胞瘤影像学表现

注：下颌骨角区单房椭圆形骨破坏区，边缘不规整呈半月形切迹，周围包绕一层致密骨带。

3. 诊断与鉴别诊断　成釉细胞瘤的诊断要点包括唇颊侧骨皮质出现膨胀性肿块，肿块内部呈现囊状或蜂窝状结构，并具有局部侵袭性。

鉴别诊断时需与骨皮质膨胀不明显且有病源牙的根尖囊肿，以及多房者呈泡沫状且破坏区边缘无硬化的骨巨细胞瘤进行区分。

（三）腮腺肿瘤

1. 概述

（1）病因病理：腮腺肿瘤的病因主要包括遗传易感性、病毒感染、放射线暴露、不良生活习惯及环境因素等。遗传方面，特定基因突变可能增加患病风险。病毒如腺病毒、EB病毒等感染，可能促进腮腺组织异常增生。放射线暴露，尤其是头颈部放疗，可能损伤腮腺细胞。长期吸烟、饮酒、熬夜等不良习惯，以及长期接触化学物质、辐射等环境因素，也可能诱发腮腺肿瘤。腮腺肿瘤病理特点是90%来自腺上皮。良性者以混合瘤（又称多形性腺瘤）多见，约70%，其次为腺淋巴瘤；恶性者则以黏液表皮样癌最为常见，其次为腺癌。

（2）临床表现：良性肿瘤发病缓慢，表现为耳垂下前后的无痛性肿块，质地软、边界清晰且与皮肤无粘连；恶性肿瘤病变进展快，肿块质地硬且边界不清，可侵犯脑神经，导致疼痛、面肌麻痹、开口困难。

2. 影像学表现　见图8-26。

(1) CT 表现：良性肿瘤呈圆形或分叶状，边界清晰的等或稍高密度影，体积较小；增强扫描可见混合瘤呈中度强化，静脉期比动脉期强化明显，腺淋巴瘤呈明显强化，静脉期比动脉期强化程度降低。恶性肿瘤呈边界不清稍高密度影，密度多不均匀，可见下颌骨溶骨性破坏或压迫性骨吸收，常伴有淋巴结肿大；增强扫描呈不均匀强化。

(2) MRI 表现：T_1WI 呈等信号，T_2WI 呈中等高信号；增强扫描良性肿瘤呈均匀强化、恶性肿瘤呈不均匀强化。

(3) USG：超声是腮腺肿瘤首选影像检查方法。表现为良性者多呈圆形或类圆形，内部回声均匀且边界清晰，肿瘤后方回声增强；恶性肿瘤形态不规则，边界不清晰，内部回声不均匀，可见簇状强回声或靶样回声。

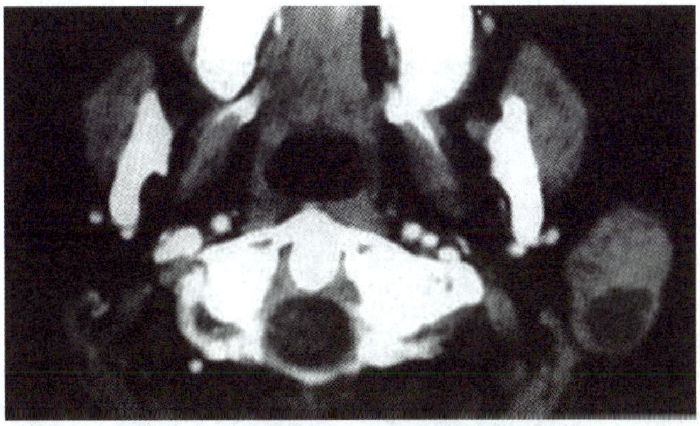

图 8-26　腮腺混合瘤 CT 增强扫描，横断位

3. 诊断与鉴别诊断　腮腺肿瘤的诊断要点包括：耳下无痛性包块且病史长提示良性混合瘤，包块硬、疼痛及面神经麻痹则提示腮腺癌。

鉴别诊断时需注意腮腺淋巴瘤，该病多发、双侧分布，且年老男性多见。

第五节　颈部影像诊断

一、颈动脉体瘤

1. 概述

(1) 病因病理：颈动脉体瘤的病因主要包括遗传因素、化学物质暴露、血管壁异常及炎症反应等。遗传因素中，特定基因突变可能增加患病风险，呈现家族聚集性；化学物质暴露，尤其是长期接触苯、甲苯等有机化合物，可诱导颈动脉体细胞恶变；血管壁异常如弹性纤维和平滑肌细胞数量不足，易导致血管扩张和瘤体形成；此外，身体感染或其他刺激引发的炎症反应，也可能导致血管壁受损并促进瘤体形成。肿瘤起源于颈动脉分叉部后上方颈动脉体的内分泌肿瘤，最常见的是起源于副神经节细胞化学感受器肿瘤，称为非嗜铬性副神经节瘤（良性肿瘤）。肿瘤呈类圆形，有包膜，血管丰富。

（2）临床表现：好发于中年女性，表现为上颈部无痛性肿块，并可伴随头痛、头晕、吞咽困难、声音嘶哑及脑神经或颈交感神经压迫症状（Horner 综合征）。

2. 影像学表现 见图 8-27。

（1）DSA 表现：颈动脉分叉角度扩大呈“高脚杯”样改变，分叉处可见富血供肿块，主要由颈外动脉供血且该动脉增粗迂曲，能明确定位诊断。

（2）CT 表现：平扫见颈动脉分叉境界清晰的类圆形软组织肿块；增强扫描早期即显著强化，密度接近动脉血管，且对比剂在肿块内存留时间较长。CTA 上颈内、外动脉分叉间距增大，形似杯状。

（3）MRI 表现：T_1WI 呈等或稍低信号，T_2WI 呈中等高信号；“椒盐征”，即 T_1WI 表现为亚急性期出血形成的片状高信号和血管流空信号形成的低信号相间，具有一定特征增强扫描呈明显强化。MRA 检查可见颈动脉分叉扩大，颈内、外动脉分离，同样可表现为“高脚杯”样改变。

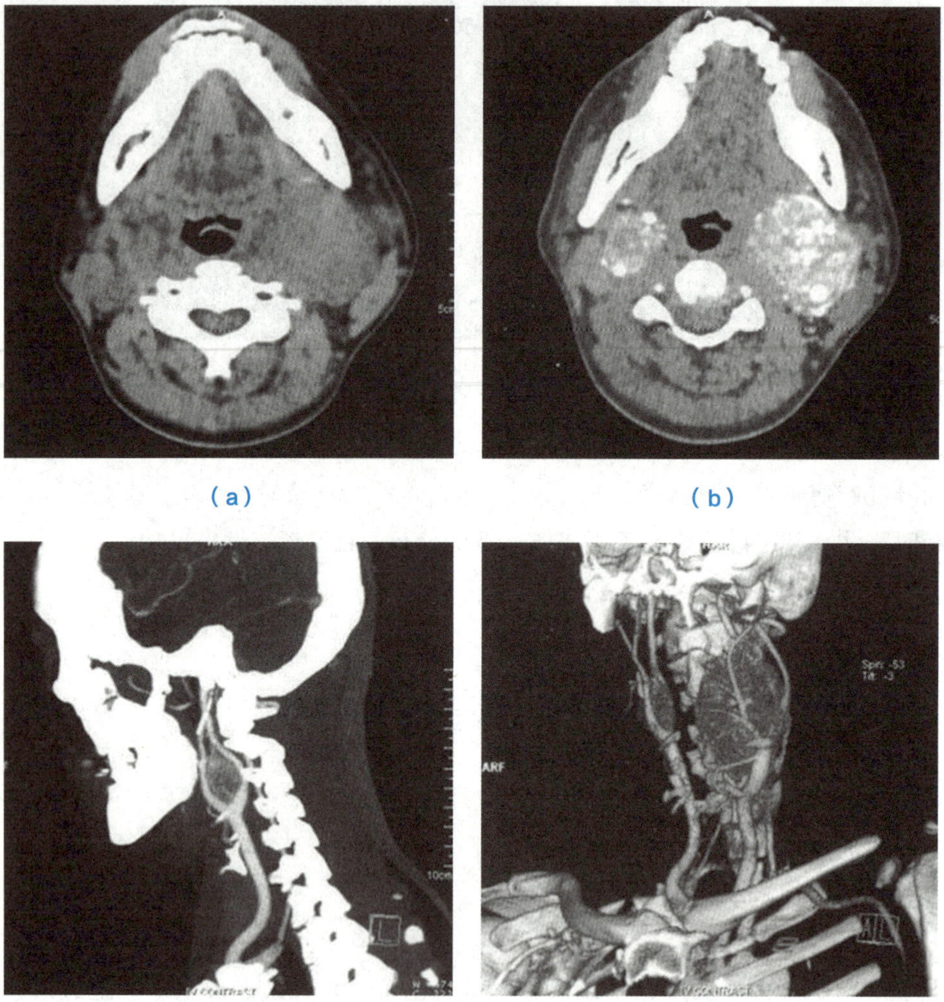

（a） （b）

（c） （d）

图 8-27 颈动脉体瘤影像学表现

注：（a）CT 平扫，双侧颈血管区软组织密度增多影，右侧显著；（b）CT 增强，双侧颈动脉分叉处异常强化团状影，左侧较大；（c）三维重建图像，示颈内外动脉间异常强化团状影，推压颈内外动脉呈杯状；（d）三维重建图像，示双侧颈动脉体瘤。

3. 诊断与鉴别诊断 颈动脉体瘤的诊断要点包括颈动脉分叉处实性肿块，血供丰富，CTA 及 DSA 表现为颈动脉分叉角扩大呈“高脚杯”样改变，以及 MRI 显示肿瘤内增粗流空血管。

鉴别诊断时需留意咽旁神经鞘瘤（较大，内部囊变坏死明显，增强扫描呈“靶征”，颈动脉分叉角度正常）和颈静脉球瘤（早期出现颈静脉孔附近骨质破坏，甚至可长入颅内，此征在颈动脉体瘤中少见）。

二、甲状腺肿瘤

微课：甲状腺肿瘤影像诊断

1. 概述

（1）病因病理：甲状腺肿瘤的发病原因包括：遗传因素是其中之一，有家族史的人群患病风险较高；碘摄入量的异常，无论是碘缺乏还是过量，都可影响甲状腺激素的合成，进而诱发肿瘤；放射性物质的长期接触或暴露于电离辐射环境中，也会增加甲状腺肿瘤的风险；部分甲状腺疾病如结节性甲状腺肿、甲状腺功能亢进等可诱发滤泡细胞癌变；内分泌紊乱，特别是雌激素水平的变化，也可能影响甲状腺的生长和肿瘤的发生。甲状腺良性肿瘤以腺瘤最为常见，起源于甲状腺滤泡细胞，形成大小不等的滤泡或囊腔，具有完整包膜，生长缓慢；恶性肿瘤以腺癌多见，分为乳头状腺癌、滤泡状腺癌、髓样癌和未分化癌。其中乳头状腺癌最常见，可伴有声嘶和颈淋巴结肿大。良性和恶性肿瘤均易发生囊变和钙化，恶性更容易出现钙化。

（2）临床表现：好发于20～40岁的中青年女性。主要表现为颈前区肿块，可随吞咽移动，可产生压迫症状，如声音嘶哑、吞咽困难等。

2. 影像学表现

（1）CT表现：甲状腺瘤表现为圆形或类圆形低密度结节，边界清晰，可伴有囊变和钙化；增强扫描呈轻度强化，可见强化的包膜。甲状腺癌表现为不规则低密度肿块，边界不清，可能出现囊变、坏死、砂粒样钙化，病变可突破包膜，颈部淋巴结肿大；增强扫描呈明显不均匀强化，肿大淋巴结呈环状强化或大囊小结节状强化（图8-28）。

（2）MRI表现：甲状腺瘤在T_1WI呈信号不一，可为低信号、等信号或等高信号，在T_2WI呈高信号；甲状腺癌在T_1WI呈低、等混杂信号，在T_2WI呈高信号。

（3）USG：超声是甲状腺肿瘤的首选检查方法。甲状腺瘤表现为囊实性、实性或囊性等多种回声结节，以囊实性混杂结节最常见，边界清楚，有完整包膜和伴有声晕，缺乏血流信号（血流不丰富）；甲状腺癌表现为内部回声不均匀的结节或肿块，边界不清，血流信号丰富。

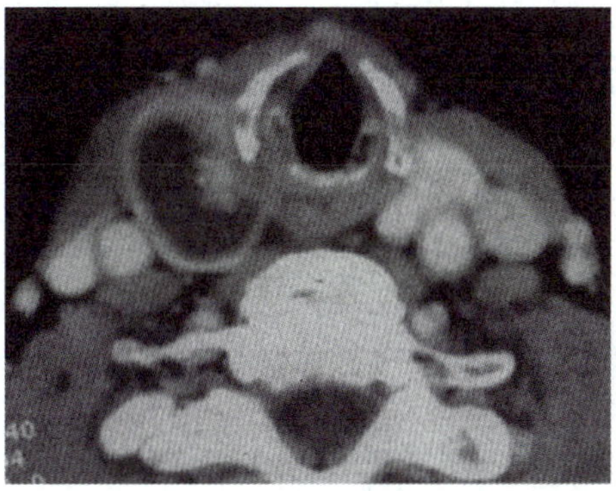

图8-28　甲状腺癌CT表现

注：CT增强扫描，横断位，右侧甲状腺内肿块影，密度不均匀。

3. 诊断与鉴别诊断 甲状腺肿瘤的诊断要点包括有完整包膜的单发肿物提示为腺瘤，伴颈淋巴结肿大者则提示可能为癌。鉴别诊断时需注意桥本甲状腺肿（两侧甲状腺对称性肿大，无钙化，激素治疗有效）、结节性甲状腺肿（两侧甲状腺肿大，出现多发结节、大小不等、多见粗大钙化）及甲状腺原发淋巴瘤（多见于老年妇女，与桥本甲状腺炎同时存在，双叶受侵）。

▶知识拓展

甲状旁腺腺瘤

甲状旁腺腺瘤是一种起源于甲状旁腺主细胞的良性肿瘤，是引起原发性甲状旁腺功能亢进症（甲旁亢）最常见的原因。

超声：表现为甲状旁腺区域的圆形或椭圆形低回声结节，边界清晰，内部回声均匀或不均匀，可有囊性变或钙化，彩色多普勒血流显像显示结节周边或内部有丰富血流信号。

CT：平扫可见甲状旁腺区等密度或稍低密度肿块，呈类似椭圆、接近正圆或者类三角的形态，直径常为1~3cm，边界清楚，密度多均一，类似颈部大血管的密度；增强扫描呈明显均匀或不均匀强化，但强化程度低于颈部大血管，能清晰显示肿瘤与周围组织的关系，对发现异位甲状旁腺腺瘤有重要价值。较大的腺瘤可能压迫邻近的甲状腺，使其受压、变形。

MRI：T_1WI上呈等信号或稍低信号，T_2WI上呈高信号，信号强度均匀或不均匀，增强扫描呈明显强化。

核素显像：常用的是^{99m}Tc-MIBI显像，表现为局灶性放射性浓聚，可用于定位诊断，尤其是对于异位甲状旁腺腺瘤或多发性腺瘤的诊断具有重要意义。

—• 考试知识点总结 •—　　　　**—• 本章小结 •—**

—• 协和云课堂……　拓展练习及参考答案 •—

（宿连政）

第九章　乳腺影像诊断

教学课件

学习目标

素质目标

（1）具备科学精神与学术品格，培养循证医学思维与批判性决策能力，终身学习意识与自主知识更新能力。

（2）提高学生对患者隐私及身心需求的重视程度，助力养成严谨负责、关爱患者的职业素养，促使技术的精准性与人文关怀深度融合、协同统一。

知识目标

（1）掌握：乳腺系统正常、基本病变的影像学表现；乳腺常见病、多发病的影像诊断和鉴别诊断。

（2）熟悉：乳腺影像检查方法的选择和综合应用。

（3）了解：正常乳腺的解剖基础和乳腺疾病的病理表现。

能力目标

能够识别乳腺常见病、多发病的影像学表现和鉴别诊断，合理根据临床表现作出正确诊断。

案例导入

【案例】

患者，女，43 岁。右侧乳腺疼痛伴肿块 3 个月。查体：右侧乳腺外上象限约 3. 1cm×4. 5cm，边缘不规则、质地硬、位置固定无活动的肿块，乳腺外上缘局部皮肤增厚。化验检查未见异常。影像检查如图 9-1 所示。

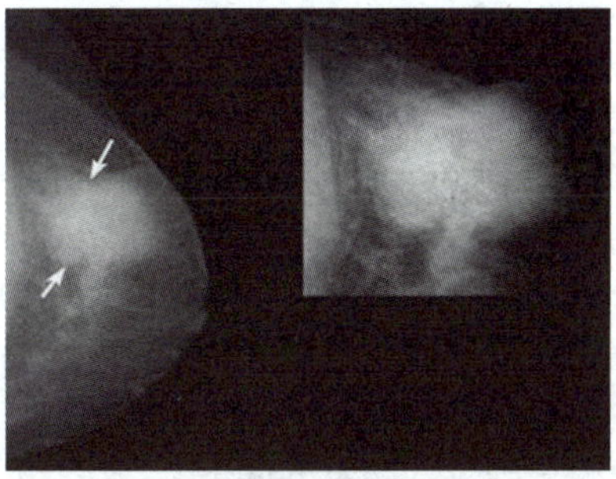

图 9-1　乳腺轴位片

【问题】

1. 图片中有哪些影像学表现？
2. 结合图片表现可以诊断为哪些疾病？

· 核心知识拆解 ·

在女性群体中，乳腺疾病较为普遍，是不容忽视的健康隐患，而影像检查在这类疾病的诊断中占据着核心地位，发挥着关键作用。影像检查精准地发现乳腺病变，对其性质作出精确判断并有效区分各类病变情况，同时对乳腺癌进行科学的分期，深入探究其生物学特性与预后发展趋势，此外还对治疗后的恢复情况进行持续监测与评估。

现阶段，乳腺影像检查领域主要以常规 X 线摄影为支柱手段。乳腺 X 线断层摄影、对比增强乳腺 X 线摄影及 MRI 检查也有着各自独有的技术优势，为传统的 X 线检查提供了不可或缺的有力补充，极大地提高了诊断的准确性与全面性。

乳腺 X 线摄影：凭借操作简易、成本低廉及诊断精准等优势，已成为乳腺疾病影像诊断领域的核心技术手段之一。在针对乳腺内钙化现象的探测上，尤其是乳腺癌所特有的微小钙化病灶，X 线摄影展现出极高的检出效能，这使其在 40 岁以上女性的乳腺常规普查工作中得以广泛推行与应用，成为不可或缺的筛查工具。乳腺 X 线摄影并非十全十美，其自身在一些特定情境下也暴露出局限性问题。即便处于最为理想的摄影条件及诊断环境中，依然会有 5%~15% 的乳腺癌病例，由于多种复杂因素的干扰，呈现假阴性的诊断结果，从而导致漏诊。鉴别乳腺病变良、恶性的关键环节，X 线摄影也时常陷入困境，这是因为乳腺病变本身存在着“同一种疾病却呈现出不同影像特征，不同疾病却又表现出相似影像特征”的复杂多变情况，极大地增加了准确诊断的难度。此外，乳腺 X 线检查会产生一定剂量的辐射。

CT 检查：乳腺组织对射线极为敏感，在各类影像检查手段里，常规 CT 检查释放的射线剂量要远远多于 X 线摄影，CT 检查的成本也更高。基于这些因素考量，当下并不主张将 CT 当作乳腺疾病的常规筛查手段。但在探查乳腺癌是否出现腋窝、内乳淋巴结，以及肺、肝、骨骼等部位转移时，CT 检查拥有不容忽视的临床价值。

MRI 检查：MRI 检查已成为继乳腺 X 线摄影、超声检查之后，极为关键的补充诊断方式。在乳腺疾病的检测领域，MRI 检查凸显出众多长处：①MRI 检查软组织分辨力强，对乳腺内病变敏锐，尤其是对于致密型乳腺中的肿瘤、乳腺癌术后局部复发状况，以及判定乳房成形术后乳腺组织有无肿瘤时。借助高精度成像技术，能够更清楚地显示病灶的形态、大小与位置。②MRI 的三维成像功能让病灶定位越发精准，呈现更为直观。三维成像技术能显示病灶的立体架构，还能提高诊断的精准度与可靠性。而且，MRI 检查对乳腺高位、深位的病灶也能清晰显示，有助于发现徒手难以触及，或是其他检查手段难以察觉的病灶。③MRI 检查在探测多中心、多灶性病变，观测胸壁受侵情况，以及呈现腋窝、胸骨后、纵隔淋巴结转移等方面，敏感度较高。这些优势使得 MRI 检查能为乳腺癌精准分期、临床拟订治疗方案供给依据。④MRI 检查还能精准鉴别乳腺囊肿、实性肿物，精确观测乳房假体的位置，以及排查有无破裂等并发症。借助动态增强检查，显示病变的血流灌注状况，这对辨别良、恶性病变意义重大。MRI 检查可同步为双侧乳腺成像，方便医生对比观察。⑤检查全程无辐射。

不过，MRI 检查也并非十全十美。①MRI 检查耗时较长，价格偏高，这在一定程度上制约了它在临床上的大规模普及。②虽说 MRI 检查用于乳腺疾病诊断时准确率不低，但良、恶性病变在 MRI 影像上存在部分重合之处。所以，针对 MRI 影像学表现不典型的病变，依旧得进行活检来确定最终诊断。总体而言，MRI 检查在乳腺疾病诊断里作用关键，可也存在局限性。医生运用 MRI 检查时，要周全考量其利弊，结合患者的实际状况综合权衡、审慎判断。

第一节 乳腺影像检查技术

一、X 线检查

（一）乳腺常规 X 线检查

乳腺疾病诊断与乳腺癌筛查工作中，检查时机的精准把控极为关键。乳腺腺体组织会随月经周期产生相应变动，鉴于此，X 线检查的黄金时段一般定在月经结束后的 1～2 周。此时，乳腺组织状态平稳，更利于抓取精准的诊断信息。

开展常规 X 线摄影时，为保障诊断的完整性与精确性，双侧乳腺影像都得囊括进来，方便直接比对分析。通常来讲，内外斜位与头尾位属于标准投照位置，这两个视角基本能把乳腺的结构，以及可能存在的异常之处较为完整地呈现出来。若遇特殊状况，医生会依据实际病情，额外选用侧位、上外-下内斜位、外内斜位等特殊投照位置，搭配局部压迫摄影、全乳或局部压迫放大摄影等辅助方法，以显示更细致的乳腺情况。

近年来，数字化乳腺 X 线设备在临床领域的应用越来越普遍。与传统设备相比，这类新型设备优势尽显。它能依照乳房尺寸、压迫厚度及乳腺组织的致密情况，自动调整投照的 X 线剂量，解决了传统乳腺 X 线摄影穿透致密型乳腺时的难题。数字化设备具有图像后处理，医生能按需调节图像对比度，将局部区域放大查看，提升诊断的精准度与显示效果。

尤为重要的是，数字化乳腺 X 线设备还大幅削减了因技术失误、图像质量不达标，或是需要局部放大而重复拍片的次数。如此患者承受的辐射剂量随之减少，提高了检查效率。借助影像归档与通信系统的传输功能，数字化乳腺 X 线图像还能实现远程会诊。

（二）乳腺导管造影

乳腺导管造影属于一类针对性极强的 X 线检查手段，适用于乳头溢液的患者。医护人员将对比剂缓缓注入乳腺导管的乳头开口部位，乳腺导管在 X 线照射下清楚地显现轮廓，显示导管内有无扩张、截断，或是充盈缺损等异常表现。

二、CT 检查

在乳腺疾病的影像检查手段里，CT 不是首选。但在乳腺癌的治疗流程中，尤其是在治疗前的分期评估及治疗后的效果评判上，CT 具有极大的应用价值。

究其原因，CT 能显示乳腺及其周边组织的解剖结构信息，以及乳腺癌的浸润范围、淋巴结是否转移等，以制订更为精确的治疗方案。完成治疗之后，CT 检查衡量治疗成效，显示可能存在的复发或转移。

（一）平扫 CT 检查

胸部常规平扫 CT 检查，能显示乳腺内部较为明显的病变以及乳腺癌腋窝、纵隔淋巴结及肺部有无转移迹象。头部、腹部、脊柱、骨盆等部位平扫 CT 检查，能显示骨转移瘤。

（二）增强 CT 检查

乳腺病变很少会单独行增强 CT 检查。但若乳腺疾病患者平扫 CT 检查显示脑、肝脏、肾上腺等部位出现异常，就需行增强 CT 检查以判定这些异常是否乳腺癌转移造成的。

三、MRI 检查

乳腺 MRI 检查在乳腺疾病的诊断与评估中很重要。①经乳腺 X 线检查、超声检查难以发现病变，或是无法确诊的患者，MRI 检查有助于显示病变的性质、位置。②若患者已出现腋下淋巴结转移，MRI 检查能显示乳腺内是否有尚未被发现的乳腺癌病灶。③对于乳腺癌术前分期，或要进行保乳手术的患者，MRI 检查可以显示乳腺结构，有助于医生判断能否手术、手术范围。④MRI 检查可区分乳腺癌术后或放疗后出现的纤维瘢痕与肿瘤复发，可评判治疗成效、预估病情走向。

在乳腺癌高危人群，MRI 检查是一种灵敏度高的筛查方式，能尽早显示潜在的乳腺病变，以利于早期干预与治疗。乳房成形术后，MRI 检查能显示假体位置是否正确、是否出现溢漏等问题，还能评估假体后方乳腺组织有无病变；对于正在接受新辅助化疗的乳腺癌患者，MRI 检查能衡量化疗效果，为调整治疗方案提供关键依据。

乳腺 MRI 检查的最佳时段一般是在月经结束后的 1～2 周。检查时，患者要摆出双乳自然悬垂的姿势，而且检查范围覆盖双侧乳腺，方便直接对比、分析两侧乳腺的影像。

（一）平扫 MRI 检查

1. 普通平扫 开展标准的 MRI 平扫检查时，常规操作是对横断面、矢状面进行 T_1 加权像（T_1WI）及 T_2 加权像（T_2WI）扫描，此为乳腺 MRI 检查的基础流程。

2. 特殊平扫 MRI 检查 脂肪抑制技术的 T_1WI 和 T_2WI 可更清楚地显示乳腺病变的细微之处，能精准判定病变内部有没有脂肪组织，这一点对于诊断含有脂肪成分的病变很有价值。

（二）增强 MRI 检查

乳腺增强 MRI 检查极为关键。检查时，一般将 Gd-DTPA 作为对比剂，同时运用 T_1 加权像（T_1WI）动态增强检查序列，该序列的优势在于既能快速成像，又兼顾了高时间分辨率与高空间分辨率。增强检查能显示平扫时难以确认的病变；且对病变在各个时间节点的强化方式、强化程度，以及相关变化展开精细分析，能为病变的定性诊断提供帮助。

（三）DWI 检查

DWI 检查可显示乳腺良性、恶性病变组织内部水分子扩散受限状况的差别。这种差别对辨别乳腺病变良、恶性有着很高的临床实用价值。

^{1}H-MRS 检测作为常规乳腺 MRI 检查的辅助方法能够清晰地显示良性病变与恶性病变在代谢方面的差异。

第二节　乳腺正常影像学表现

一、正常解剖结构

乳腺的基底位于前胸壁锁骨中线第 2~5 肋间，乳房呈半球形状，乳头处于其中心位置。环绕着乳头，有一片直径 3~4cm 的圆形区域，此处伴有色素沉着，即为乳晕。

乳腺内部主要包括输乳管、腺叶、腺小叶、腺泡，以及位于其间的各类间质。间质包含脂肪组织、纤维组织、血管、淋巴管等。①输乳管：在乳腺内部，以乳头为核心，呈放射状分布着 15~20 条输乳管，朝后方延伸。邻近乳头时，输乳管逐渐变粗，形成输乳窦。接着，输乳管持续分叉，分化出排乳管、小叶间导管与小叶内终末导管，这些导管协同运作，保障乳汁能够顺利排出。②腺叶：各个腺叶均由对应的输乳管及其分支负责引流，而腺叶还会进一步细分出众多腺小叶。每个腺小叶是由一群紧密排列的腺泡组成，腺泡是乳汁生成、储存的关键场所。

乳腺组织处于皮下浅筋膜的浅层与深层之间。皮肤及浅筋膜浅层的纤维，与浅筋膜深层的结缔组织纤维束，凭借网状束带紧密连接，此束带被称作乳腺悬吊韧带，又称 Cooper 韧带，其维持乳房的形态与位置。另外，在浅筋膜深层和胸大肌筋膜之间，存在一片组织较为疏松的区域，该区域有益于乳汁的生成与排出，称为乳腺后间隙（图 9-2）。

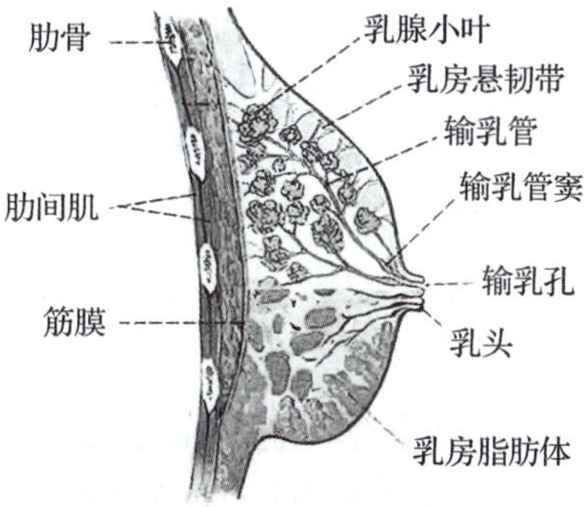

图 9-2　正常乳腺解剖示意

二、正常 X 线表现

乳腺是一个处于不断变化之中的器官，其在 X 线影像上的具体表现会受到发育状况、年龄、月经周期、妊娠经历、生育次数、哺乳情况及内分泌系统活动等诸多复杂因素的影响。所以，在对乳腺的 X 线影像进行观察与分析时，一方面要运用双侧对比的方法来评估，因为一般情况下，两侧乳房的 X 线影像学表现大致是对称的，但也有少数不对称的特殊情况存在；另一方面，还须极为细致地将患者的年龄、生育史、临床症状及体检结果等多方面的信息综合起来加以考虑。以下是正常乳腺各个组成部分在 X 线影像上的具体表现（图 9-3）。

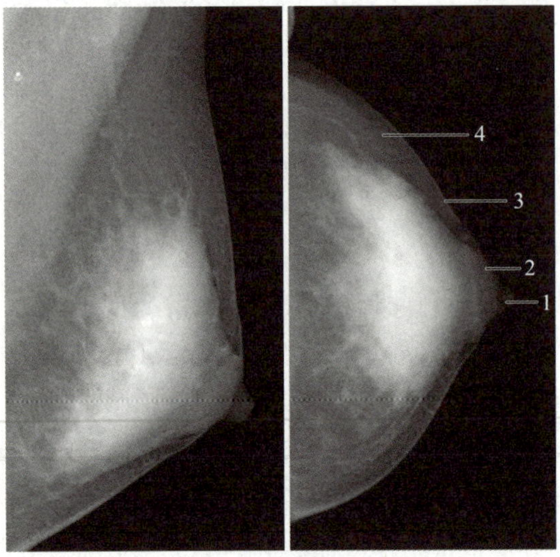

图 9-3　乳腺解剖结构 X 线表现

注：1. 乳头；2. 乳晕；3. 皮肤；4. 皮下脂肪层。

1. 乳头　准确地位于锥形乳腺结构的最顶端，处于乳晕区域的中心位置。在 X 线影像中，乳头呈现相对较高的密度，虽然其大小会有一定的个体差异，但通常两侧乳头的尺寸基本相等，展现出对称的特点。

2. 乳晕　呈现为盘状形态，紧密环绕在乳头的周边。在 X 线影像上，乳晕区的皮肤厚度在 1~5mm，相较于人体其他部位的皮肤，乳晕区的皮肤要稍厚一些，具有独特的生理结构。

3. 皮肤　在乳腺 X 线影像里，皮肤呈现一条清晰、均匀的线状阴影，其厚度在整个乳房区域大致维持一致。但在乳房的下后方，靠近胸壁反褶的区域，皮肤会稍微增厚，出现局部的变化。需要注意的是，皮肤的厚度并非固定，存在一定的个体差异，大致在 0.5~3.0mm。

4. 皮下脂肪层　在乳腺 X 线影像中，一般表现为位于皮肤之下的一层透明、低密度的区域，其厚度在 5~25mm。在这层透亮区域内部，交织着纤细且密度相对较低的线样影像，这些线样影像代表的是纤维间隔、血管以及 Cooper 韧带的结构。皮下脂肪层的厚度不是固定不变的，会随着年龄的增长及个体胖瘦程度的不同而发生变化，年轻且乳腺组织致密的女性，皮下脂肪层往往较薄，而肥胖的个体，这一层则会更厚。对于乳腺组织以脂肪为主的女性，其皮下脂肪层与乳腺内部的脂肪组织在影像上难以明确区分。

5. 纤维腺体组织　在乳腺 X 线检查时，纤维腺体组织影是大量乳腺小叶与周边密集的纤维组织间质彼此重叠、相互交织，最终融合形成的片状影像区域，该区域密度较高，边缘往往模糊不清。纤维腺体组织在 X 线片上的呈现，会因年龄增长产生明显改变，具体的变化历程分以下几个阶段。

对于年轻以及中年未生育的女性而言，她们体内腺体与结缔组织较为充沛，脂肪组织占比偏小。所以，从 X 线影像来看，整个乳腺呈现出致密状态，也就是人们常说的致密型乳腺（图 9-4）。

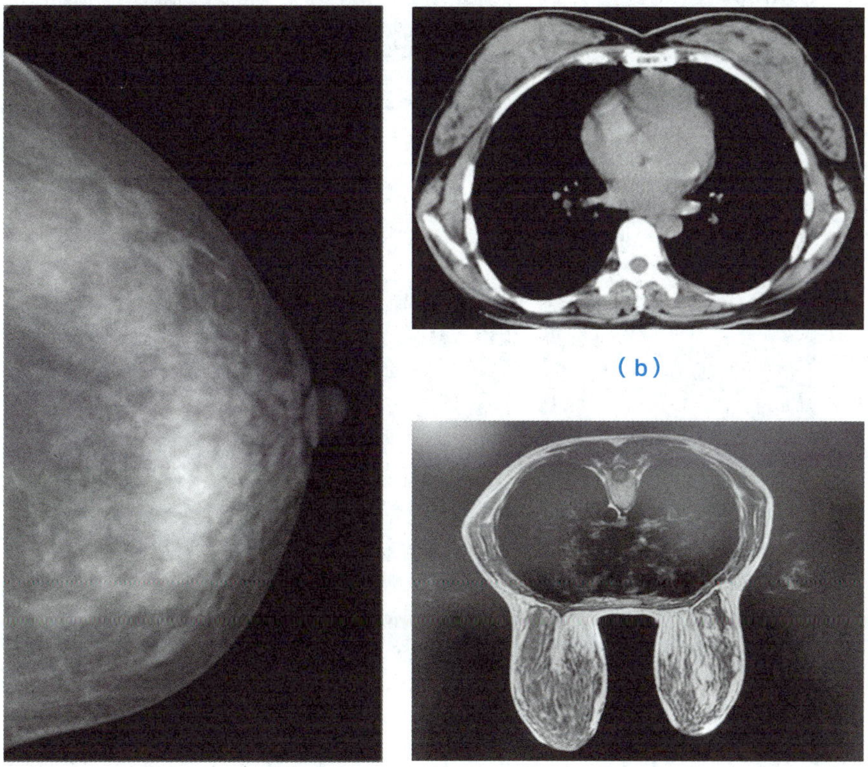

（b）

（a）　（c）

图 9-4　致密型乳腺影像学表现

注：（a）X 线平片；（b）CT；（c）MRI。

当女性步入中年后，腺体组织会慢慢萎缩，脂肪组织的量随之增多。此时，X 线影像能发现散在的片状致密影，这些致密影之间还穿插着透亮的脂肪区域，这类乳腺为中间混合型乳腺。

已经生育、步入老年的女性，其乳腺基本由脂肪组织、乳导管、残余的结缔组织及血管组成。在 X 线影像上，乳腺比较透亮，这类乳腺为脂肪型乳腺（图 9-5）。

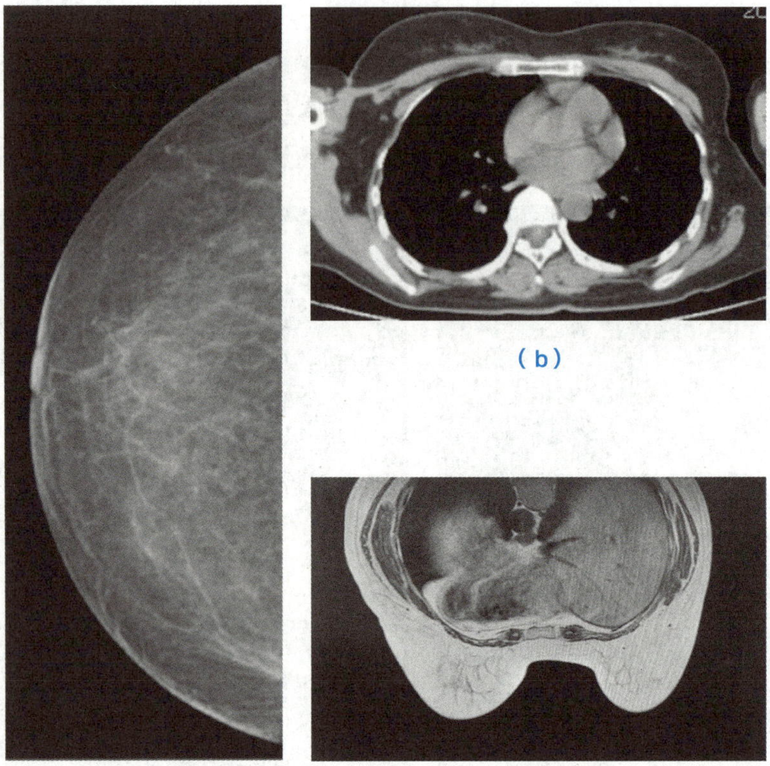

图 9-5　脂肪型乳腺影像学表现

注：(a) X 线平片；(b) CT；(c) MRI。

6. 乳导管　正常人体的乳腺结构里，分布着 15~20 条输乳管，它们合称为乳导管，所有乳导管都在乳头处开口，呈放射状向乳腺组织内部延伸。做 X 线平片检查时，可清楚看到比较大的乳导管，这些大导管从乳头下方起始，同样以线状模样，顺着放射状方向进入乳腺组织。但有些时候，乳导管在 X 线平片上会呈现均匀密度的扇形影像，无法将每条单独的导管区分出来。

注意，X 线平片上乳导管呈现的线状影像，与纤维组织形成的线状影像，外观极为相像，肉眼很难将二者区分开。所以，在医学影像学领域，通常将这两种线状影像都称为乳腺小梁。

若想更清楚、更细致地显示乳导管的构造，尤其是大导管及它们的分支导管的具体状况，须行乳腺导管造影。

7. 乳腺后脂肪　乳腺后脂肪指的是处于乳腺纤维腺体组织层后方的脂肪组织，它紧挨着胸大肌前表面，与胸壁呈平行排列。X 线检查时，乳腺后脂肪表现为线状的透亮区域，其厚度 0.5~2.0mm，该透亮区域能顺着影像朝上方一直延伸到腋部。但乳腺后脂肪可见性较差，于 X 线片难以显现。

8. 血管　X 线检查时，乳腺上部的皮下脂肪层区域通常会显现出线状的静脉影像。每个人的静脉粗细并不一样，但正常状况下，两侧乳房的静脉在粗细程度上较为接近。未婚女性的静脉普遍比较纤细，而有生育史、哺乳史的女性，相应的静脉就会显得粗一些。

致密型乳腺的乳腺动脉大多无法清晰呈现；脂肪型乳腺偶尔能看到迂回蜿蜒的动脉。若动脉壁出现钙化，X 线片上这些动脉就会呈现出双轨或者柱状的样子。

9. 淋巴结　乳腺内淋巴结在 X 线检查时，一般很难显示。只是偶尔会有例外，可能显示为圆形结节影，结节直径大多都在 1cm 以下。处在腋前区域或腋窝软组织里的淋巴结，在 X 线片上更容易被发现。这些淋巴结的形态会因投照位置不同而改变，可能是圆形、椭圆形，或是类似蚕豆的环形、半环形，其边缘通常较为规整、顺滑。淋巴结有一侧会有个相对下凹的地方，称为“门”部。在这个部位，淋巴结内部的组织结构比较疏松，主要是结缔组织，另外还有血管、神经及淋巴管穿梭往来，与淋巴结联通。正常状况下，淋巴结大小在不同个体间差异明显。若淋巴结里堆积了大量脂肪，出现脂肪化现象，体积大到几厘米都有可能。

正常乳腺在X线检查时，不同个体的表现差异很大，一直缺少一个通用、固定的X线类型分类标准，学术界对于乳腺的X线分型还没形成统一的定论。乳腺影像报告和数据系统（breast imaging reporting and data system，BI-RADS）将乳腺分成了脂肪型、散在纤维腺体型、不均质纤维腺体型及致密型四种类型。①脂肪型乳腺：乳腺内部基本全是脂肪组织，纤维腺体组织所占比例不到25%；②散在纤维腺体型：乳腺内的纤维腺体组织占比25%~50%；③不均质纤维腺体型：乳腺组织呈现不均匀的致密状态，纤维腺体组织占比在51%~75%；④致密型乳腺：指乳腺组织极为致密，纤维腺体组织占比超过75%。这种分型关键在于说明X线检查针对不同乳腺类型，对病变的显法能力是不一样的。确切地说，X线检查发现脂肪型乳腺里病变的概率比较高，但面对致密型乳腺时，病变的检出率较低。

三、正常MRI表现

乳腺的MRI表现会根据所使用的脉冲序列类型而有所不同。

1. 脂肪组织 脂肪组织在T_1WI和T_2WI上通常会显示为高信号或中高信号，脂肪抑制技术的序列中会呈现低信号的特点。增强检查时，脂肪组织几乎不会出现强化效应。

2. 纤维腺体组织和乳导管 在T_1WI与T_2WI影像里，纤维组织和腺体组织很难被精准区分开来。具体来讲，在T_1WI上，它们显现出较低或者中等的信号强度，与肌肉的信号强度相差不大；在T_2WI上，呈现中等信号，信号强度高于肌肉，低于液体与脂肪。若采用T_2WI脂肪抑制像，这些组织就会呈现中等偏高的信号强度。

不同类型乳腺在MRI影像上的表现各有不同。

（1）致密型乳腺［图9-4（c）］：主要是纤维腺体组织在乳腺中占了大半甚至是全部，在T_1WI上，它们会表现为低信号或者中等信号；在T_2WI上，表现为中等信号，或稍微偏高一点的信号。在这些纤维腺体组织四周，是信号强度较高的脂肪组织。

（2）脂肪型乳腺［图9-5（c）］：主要由有高信号或者较高信号特征的脂肪组织构成，还留存着少许乳腺小梁，呈索条状分布。不管是在T_1WI还是T_2WI上，这些残留的乳腺小梁的信号表现都是低信号或者中等信号。

（3）散在纤维腺体型与不均质纤维腺体型：这两种类型乳腺的表现处于脂肪型和致密型之间。动态增强T_1WI扫描时，正常乳腺实质通常会出现轻度、逐步增强的情况，其增强幅度一般不会超出增强前信号强度的1/3。但女性处于经期或者经前期时，乳腺实质的增强表现会更明显，能达到中度甚至重度强化的程度。

3. 皮肤和乳头 乳房皮肤的厚度基本均匀，增强扫描后会出现不同程度的渐进性强化现象。双侧乳头大致对称，而且都呈现轻度到中等程度的渐进性强化特征。

第三节　乳腺基本病变影像学表现

一、异常 X 线表现

1. 肿块　乳腺内出现的肿块，有可能是良性病变的表现，也可能意味着恶性疾病（图 9-6、图 9-7）。在对肿块展开分析时，需要注意以下几点。

（1）形状：肿块形状各异，常见的有圆形、卵圆形，还有不规则形。一般来讲，形状越趋近于圆形、卵圆形，良性病变的概率就越大；反之，形状越不规则，罹患癌症的可能性便越高。

（2）边缘：肿块边缘呈现出不同状态，清晰的、模糊的、带有微小分叶的，又或是毛刺状的。正常情况下，边缘清晰、利落又光滑，大多表明肿块是良性的；若边缘存在轻微分叶、模糊不清，或是带有毛刺，往往提示恶性病变。若碰到肿块边缘模糊的状况，需考虑是否因为和正常组织的影像重叠造成，此时可以在局部施压后做点片检查，以利精准判断。

（3）密度：将肿块与周围，或是对侧等量的正常乳腺组织的密度作对比，肿块大致能分成高密度、等密度、低密度、含脂肪密度。通常，良性病变的密度与正常组织差不多，或者稍低一点；恶性病变的密度一般较高，当然，极少数乳腺癌也会表现为等密度或低密度。只有良性病变才会出现含脂肪密度的肿块，如错构瘤、脂肪瘤、脂性囊肿等病症。

（4）大小：肿物大小并不能直接判定良性还是恶性。若是临床触诊摸到的肿块，比 X 线检查呈现出来的肿块更大，很可能是恶性肿瘤的信号。之所以会这样，是因为触诊的时候，往往会把肿块周边的浸润组织、纤维组织增生、肿瘤周边的水肿，以及皮肤等一并纳入触摸感知范围。X 线检查与临床触诊感知到的肿块大小之间的差距程度，和肿块的边缘特点紧密相关。通常而言，肿块边缘若有显眼的毛刺或浸润情况，差距就比较大；若边缘光滑锐利，差距就会相对小。

2. 钙化　乳腺的病变无论是良性，还是恶性，都有出现钙化的可能性（图 9-8）。通常而言，良性钙化比较粗大，如颗粒状、爆米花样、粗杆状、蛋壳状、圆形、新月形、环形等。这类钙化的密度偏高，且在乳腺组织里分布得较为零散［图 9-8（a）］。恶性钙化往往呈现细小砂粒的形状，或线样、线样分支状，钙化点的大小、浓淡都参差不齐。恶性钙化经常紧密地凑在一起，呈现线形、段形的走向［图 9-8（b）］。钙化既可能独自存在，也可能处于肿块内部（图 9-8）。钙化的大小、形态及分布特点，是区分乳腺病变良、恶性的关键依据。尤其是在临床上很难被发现的隐匿性乳腺癌，很多时候，医生正是凭借 X 线检查里呈现出的恶性钙化表现，才作出相应诊断的。依据美国放射学会推出的 BI-RADS 诊断系统，乳腺的钙化表现细分为典型良性钙化、中间性钙化及高度可疑恶性钙化。

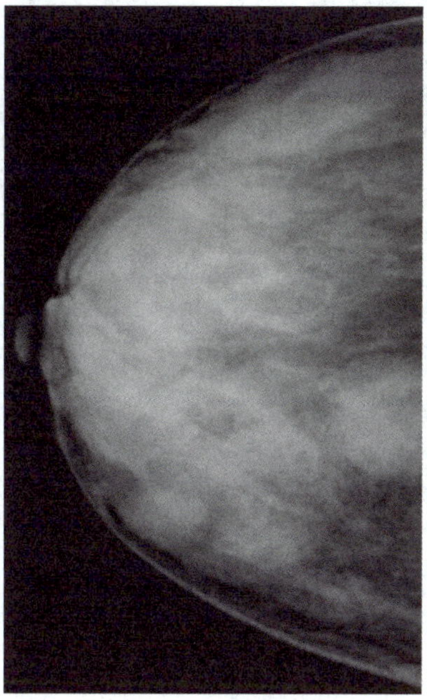

图 9-6　乳腺良性肿块 X 线表现

注：（纤维腺瘤）X 线表现肿块呈类圆形，轮廓清晰，边缘光滑，密度均匀并近似于腺体密度。

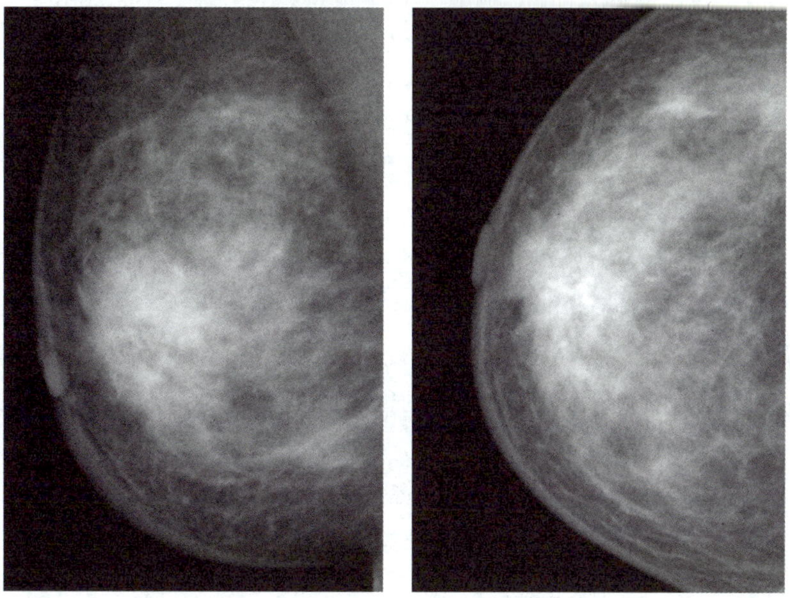

（a）　（b）

图 9-7　乳腺恶性肿块（乳腺癌）X 线表现

注：（a）右乳 X 线左侧斜位；（b）右乳 X 线轴位。肿块形状不规则，边缘毛刺，密度较高。

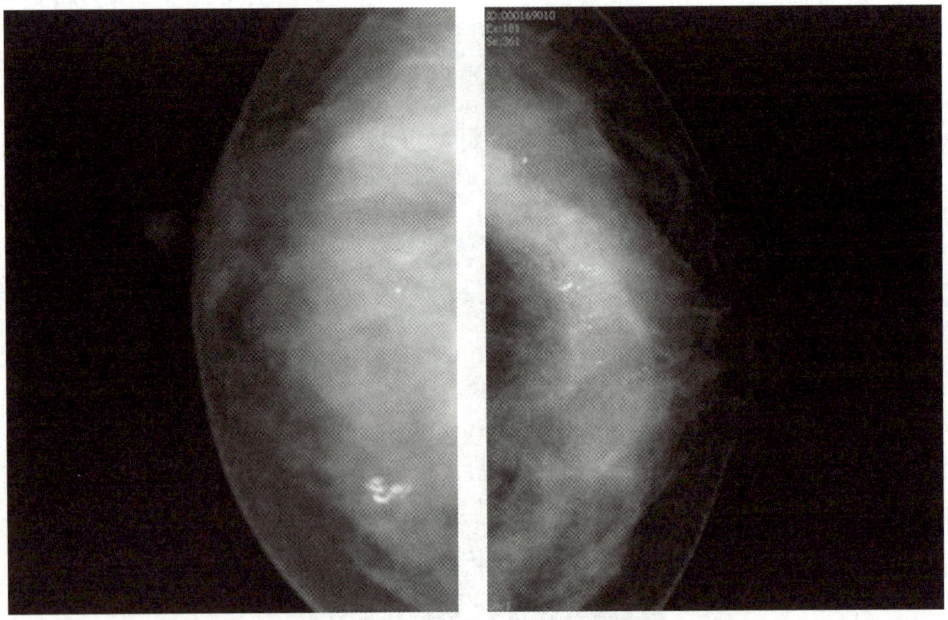

（a）　（b）

图 9-8　乳腺良、恶性钙化 X 线表现

注：（a）乳腺良性钙化 X 线表现，乳腺内多发大小不等粗颗粒状钙化，部分呈中空状，密度较高，分布较分散；（b）乳腺恶性钙化 X 线表现，乳腺内可见多发细小砂粒状钙化，密度较淡，沿乳导管方向行走。

3. 结构扭曲　结构扭曲（architectural distortion）是乳腺实质和周边脂肪组织之间的界面产生了扭曲、变形与紊乱，但并没有明显的肿块。结构扭曲既可见于乳腺癌患者，也可能与一些良性病变存在关联，如慢性炎症、脂肪坏死、术后形成的瘢痕组织，以及放疗后乳腺组织发生的变化等。

结构扭曲偶尔会和乳腺内部正常的纤维结构重叠影像混淆。为了保障诊断的精确性，唯有在两个不同的投照方向上都观测到结构扭曲的迹象，才能下结论。

若存在结构扭曲，排除手术或放疗引发的改变之后，为排除乳腺癌，一般建议患者活检。

4. 局限性不对称区域　在对两侧乳腺进行对比观察时，如果发现存在局限性不对称区域（focal asymmetrical)，即某一侧乳腺出现相对密集的组织区域，且这种不对称性在与之前进行的 X 线检查相比较是新出现的，或者该致密区域呈现逐渐增加的密度或扩大范围，须高度警惕浸润性癌的可能性。为了进一步明确诊断，通常建议进行活检检查。

5. 导管征　导管征（ductal sign）呈现的特征是，在乳头下方可以观察到一支或多支乳导管出现增粗、密度上升及边缘不规整的情况。虽然这种征象在乳腺的恶性病变中可能出现，但它并不具备特异性，在一些良性乳腺病变中也可被观察到。

6. 晕圈征　晕圈征（halo sign）是指在肿块周围形成的一圈薄而透明的区域，这个区域有时可能只显示出部分形态，它是由肿块对周围脂肪组织产生推压作用而形成的。这一征象通常更多地与良性病变相关联，比如囊性病变或纤维腺瘤。在某些恶性肿瘤的病例中，也可能会观察到晕圈征的出现。

7. 皮肤增厚、凹陷　皮肤变厚及下陷的现象在恶性肿瘤病例中多见，因肿瘤直接侵袭了浅筋膜的上层及皮下脂肪组织，从而对皮肤产生影响，致使局部皮肤的厚度增加。另外，皮肤变厚还可能源于血液供应量增多、静脉血液淤积及淋巴液回流不畅等，在此类情况下，皮肤变厚的范围可能会更为广泛。当增厚的皮肤向肿瘤所在的方向回缩时，就会形成“酒窝征”（dimpling sign）。但手术后留下的瘢痕也可能导致类似的皮肤凹陷现象。

8. 乳头回缩　当癌灶位于乳头后方并向乳头方向浸润时，乳头可能会因此出现退缩或内陷的情况，即乳头回缩（nipple retraction）也称漏斗征（funnel sign）。乳头回缩和内陷并非仅由恶性肿瘤引起，乳头内陷的表现同样可能由先天性发育不良所引发。为了精确评估乳头是否内陷，必须利用规范的乳腺头尾位或侧位 X 线摄影进行检查，保证乳头处于切线位置，以便能够清晰地观察到其形态变化。

9. 血供增多　在乳腺组织中，出现异常血管影的增多、增粗及迂曲现象，这通常是恶性肿瘤的一个常见表现。

10. 腋下淋巴结增大　病理性的淋巴结肿大多表现为圆形或形态不规则，轮廓鲜明且向外凸出，边缘模糊或带有毛刺状，整体密度上升，同时淋巴结内部原有的低密度脂肪影像不再显现。此类淋巴结的肿大既可能是乳腺癌转移的结果，也可能是由炎症反应所诱发。

11. 乳导管改变　乳腺导管造影术能显示乳导管的一系列非正常变化，包括但不限于导管的膨大、突然截断、充盈缺损、受外力作用而移位、行走变得僵硬不流畅、结构受损、分支减少及总体排列无序等。

二、异常 MRI 表现

通常来说，针对乳腺病变行 MRI 检查时，需要囊括多个关键要点：一方面是形态学特征，对病变的形状、大小、边缘等外观形态进行考察；另一方面则是评估信号强度，注意病变部位在不同序列下呈现出的信号强弱；还有对内部结构的细致观察，看清病变内部具体的构造情况。尤其要注意动态增强扫描后的状况，如强化分布模式，即对比剂在病变区域的分布规律，以及血流动力学特性，如早期强化速率有多快，时间-信号强度曲线属于哪种类型，这些指标都极为关键。若后续追加了 DWI 与 ^{1}H-MRS 检查，就能精准测量乳腺病变的表观扩散系数值，以及深度剖析总胆碱化合物浓度。

1. 形态学表现　乳腺 MRI 的常规平扫，T_1WI 可显示乳腺内部脂肪组织与纤维腺体分布这类解剖结构，能将这些组织的分布轮廓清晰展现出来。T_2WI 敏感度更高，如囊肿、扩张的乳导管这类乳腺内的液体成分能精准识别。不过，单靠乳腺 MRI 平扫检查，虽说可分辨病变是囊性还是实性，但病变的检出率、定性诊断的精准度，与 X 线检查相比无突出的优势。所以，为了更精准、更全面的诊断，MRI 增强检查就成了必不可少的常规流程。

依据乳腺影像报告和数据系统-磁共振成像（BI-RADS-MRI）诊断标准，乳腺异常强化指的是病灶的信号强度显著高于周边正常乳腺实质。分析这类异常强化病变的形态学特征时，要选在动态增强检查的早期时段进行，因为到了检查后期，病变内部的对比剂会慢慢廓清，周围腺体组织会渐进性强化，会干扰对病变形态学的精确判断。

乳腺异常强化的形态多种多样，可能是灶性、肿块或非肿块性病变。灶性病变一般表现为局部小范围信号强度异常升高；肿块性病变有清晰的边界与形态结构；非肿块性病变则是更显弥漫、边界相对模糊的强化区域。

（1）灶性强化：呈现为微小的点状强化区域，其形态、边缘特征很难精准描述，也没有明显占位效应，大小通常在 5mm 以内。这种灶性强化常是多发的，以点状分布在乳腺正常腺体组织或脂肪组织中，多数是检查时偶然发现的。灶性强化可提示腺体组织局部有增生性改变，若两侧乳腺出现对称分布的灶性强化，可提示这一改变是良性的，与激素水平有一定关联。

（2）肿块性强化：这属于有立体结构的异常强化，是乳腺内出现的占位性病变。从形态学评估乳腺肿块性病变，和 X 线检查有相通之处；若肿块形状不规则，呈星芒状、蟹足样，边缘模糊，还带毛刺特征，可提示恶性表现。反之，若肿块形态规则、边缘清晰，良性概率大。但要注意，有些小病变或者少数特殊病变会有不典型特征。

（3）非肿块强化：增强后的乳腺病变，若既不属于灶性强化，也不符合肿块强化特征，就属于非肿块性强化。其中，导管样强化（即朝着乳头方向的线状强化，可能有分支）或者段性强化（呈三角形、锥形的强化区域，尖端朝向乳头，契合乳腺导管或其分支走向），往往提示可能是恶性病变，特别是导管原位癌（DCIS）。与之相比，区域性强化（在非导管走行的大片区域出现强化）、多发区域性强化（涉及两个或更多区域的强化）或弥漫性强化（遍布整个乳腺的散在强化），在绝经前女性（表现还会随月经周期变动）及绝经后接受激素替代治疗的女性身上更常见，通常提示良性增生性改变。

2. 信号强度及内部结构　乳腺 MRI 平扫，T_1WI 检查时，多数乳腺病变呈现低信号或者中等信号。T_2WI 检查，病变的信号强度会因细胞组成、胶原纤维占比及含水量的差别而发生变化。一般来讲，胶原纤维成分占比较大的病变，在 T_2WI 上通常显示为低信号或中等信号；若病变细胞密集、含水量又高，T_2WI 上就很可能呈现高强信号。

正常来说，良性病变内部的信号较为均匀。但不少纤维腺瘤内部存在由胶原纤维构成的分隔，这些分隔在 T_2WI 上会呈现低信号或中等信号。而恶性病变内部状况更为复杂，可能出现坏死、液化、囊变、纤维化、出血等多种情况，所以在 T_2WI 上，这类病变的信号强度常是高、中、低混杂在一起的。

开展动态增强检查时，非肿块类的良性病变，强化表现通常均匀一致，或呈弥漫斑片状。若良性病变呈现为肿块形态，它的强化方式大多从中心朝着外围逐步扩散，也就是离心样强化，或者呈均匀且渐进性的强化（图 9-9）。恶性病变若表现为肿块，强化往往不均匀，或呈现边缘环状强化的模样，其强化过程一般是从边缘起步，慢慢向中心渗透，属于向心样强化。非肿块形态的恶性病变，更倾向于出现导管样或段性的强化特征（图 9-10）。

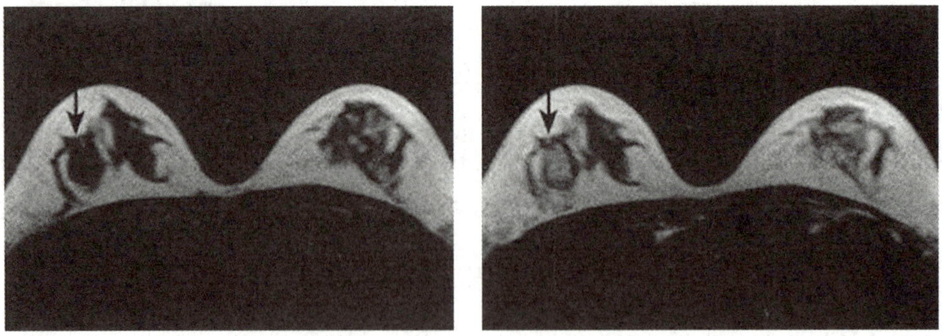

（a）　　（b）

图 9-9　右乳纤维腺瘤 MRI 表现

注：（a）平扫 T_1WI，右乳内可见类圆形低信号肿块（↑），形态规则，边缘光滑；（b）（c）（d）为增强后 1.5 分钟、3 分钟、7.5 分钟 T_1WI，显示肿块（↑）信号强度随时间延迟呈渐进性增高。

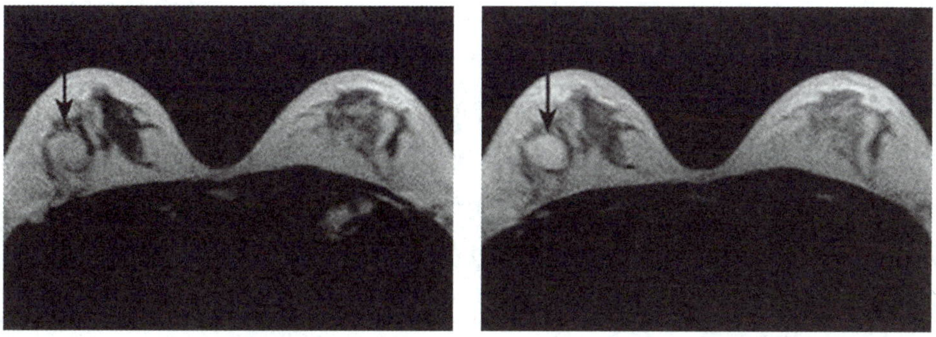

（c）　　　　（d）

图 9-9 （续图）

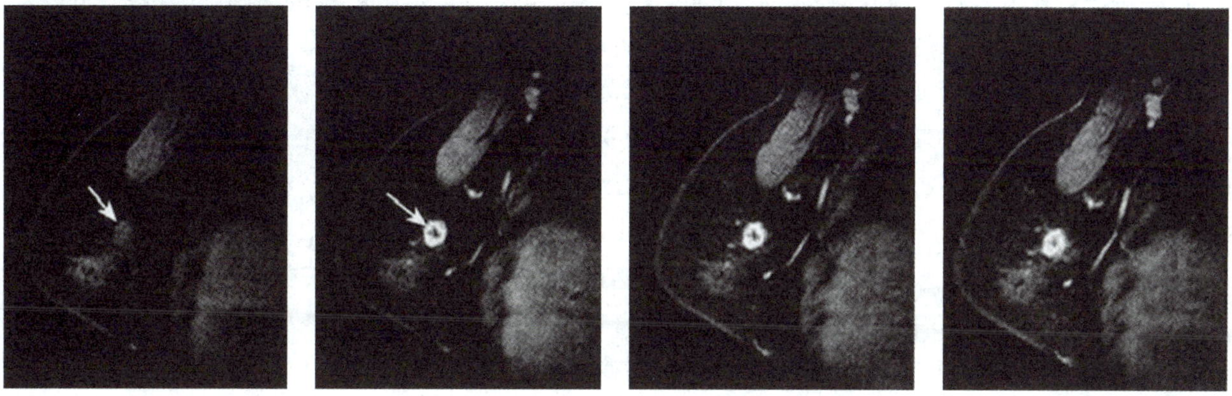

（a）　　　　（b）　　　　（c）　　　　（d）

图 9-10　右乳乳腺癌 MRI 表现

注：(a) 矢状面平扫 T_1WI，显示右乳内肿块（↑），边缘呈小分叶；(b) ~ (d) 为增强后 1 分钟、2 分钟和 8 分钟矢状面 T_1WI。右乳肿块（↑）于动态增强早期 (b) 呈不均匀强化且以边缘强化明显，随时间延迟肿块强化由边缘环形强化向中心渗透 [(c) (d)] 而呈向心样强化。

3. 动态增强后血流动力学表现　评估动态增强后的血流动力学表现，关键在于分析病变早期强化率，以及研究时间-信号强度曲线的类型。早期强化率的具体数值受所用 MRI 设备、扫描序列的影响，现并没有一个通用的标准。在剖析时间-信号强度曲线时，习惯上把它分成两个阶段：一是初期时相，指注射对比剂后的 2 分钟内，这个阶段里，信号强度的变化有慢、中、快三种上升情况；二是延迟时相，即注射对比剂 2 分钟之后，该阶段信号强度的走向决定了整条曲线的最终形态。

依据动态增强曲线呈现出的特点，大致能归为三类：渐增型、平台型与流出型。渐增型曲线意味着在整个动态观察过程中，病变的信号强度一直在缓缓上升；平台型曲线是指在动态增强的早期时相，信号强度攀升至最高峰，后续延迟期便维持在一个相对平稳的状态；流出型曲线则是在早期时相抵达信号强度峰值后，接着就出现信号强度下滑的现象。

通常来讲，渐增型曲线大概率和良性病变有关系，可能性在 83%~94%；流出型曲线往往被当作恶性病变的标志，出现恶性病变的可能性约为 87%；平台型曲线，既可能出现在恶性病变，也可出现于良性病变，其中代表恶性病变的可能性约为 64%。

4. MRI 扩散及波谱成像　借助磁共振技术开展的乳腺 DWI 和 ^1H-MRS 检查，为分辨乳腺病变良、恶性，提供了关键信息。DWI 检查能敏锐显示组织内部水分子运动受限的早期病变特征，这一点对判别乳腺病变的性质意义重大。一般而言，恶性肿瘤在 DWI 图像上呈现高信号，与之对应的是较低的 ADC 值；良性病变则在 DWI 上信号偏低，ADC 值更高。

^{1}H-MRS 属于无创检测手段，它能够探测活体组织里的代谢活动及生化成分构成，清晰呈现良、恶性肿瘤在代谢方面的差异。多数乳腺癌患者在接受^{1}H-MRS 检查时，能检测出胆碱峰，仅有一小部分良性病变才会出现胆碱峰。将动态增强 MRI 与 DWI、^{1}H-MRS 检查综合运用，能大幅提高诊断乳腺良性、恶性病变的精准度。

三、异常 CT 表现

1. 肿块 乳腺中的良性肿瘤与恶性肿瘤，在形态上的特征及 X 线检查所呈现的结果具有相似性（图 9-11）。此外，CT 凭借其卓越的密度分辨能力，能够探测到密度差异细微的病变。通过测量 CT 值，还可以进一步区分囊肿、肿块内部的脂肪成分，以及是否存在出血或坏死。增强 CT 检查时，良性肿块通常会呈现出中等程度的强化，其 CT 值通常会增加 30~40HU；而恶性肿块则往往表现出显著的强化，CT 值的增加通常超过 50HU。

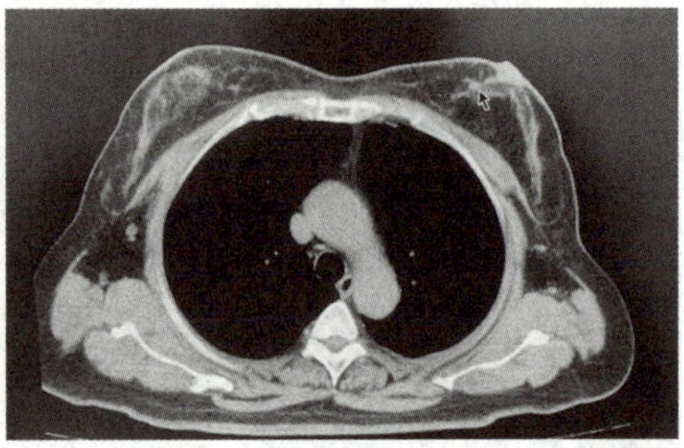

图 9-11　左乳结节 CT 表现

2. 钙化 CT 扫描中，乳腺良性病变与恶性病变的钙化特征与 X 线检查结果相吻合，但显示极其细小的钙化点时，CT 的清晰度不及 X 线摄影。

3. 乳头内陷及局部皮肤增厚、凹陷 当乳腺癌侵袭乳头或其表层皮肤时，CT 检查能够明确地显示出乳头内陷，以及局部皮肤厚度的增加和密度的提升，这些皮肤的变化会朝向肿瘤的位置呈现凹陷状。

4. 乳腺后间隙消失及淋巴结增大 恶性肿瘤若侵犯胸壁的肌肉，将会致使乳腺后间隙不复存在；此外，若伴有淋巴结转移，那么在腋窝或胸骨后区域能显示淋巴结的肿大。这些异常的变动在标准的乳腺 X 线摄影检查中通常难以被明确捕捉。

第四节　乳腺疾病影像诊断

微课：乳腺疾病影像诊断

一、乳腺增生

1. 概述 乳腺增生是女性常见的一种临床现象，在雌、孕激素周期性波动影响下，乳腺组织会不断经历增生与退化交替的过程。目前，由于这类疾病在病理诊断标准及分类上还无一致观点，所以它的命名相当繁杂。

从组织学角度来讲，乳腺增生指的是乳腺组织发生增生与退行性改变，同时伴有上皮组织和结缔组织出现异常组合的状况。这种病变类型丰富，囊括了囊性增生、小叶增生、腺病、纤维性病等。以囊性增生病为例，它还细分出囊肿、导管上皮增生、乳头状瘤病、腺管型腺病、大汗腺样化生等多种情况。虽说这些表现彼此存在一定联系，但并不一定会同时出现。

乳腺增生不属于炎症，也不是肿瘤类疾病，本质上是乳腺组织针对激素变化产生的生理性反应，多数时候并非真正意义上的病症。不过，仍有一小部分乳腺增生有发展成非典型增生的可能性，甚至后续还可能演变为原位癌或者浸润性乳腺癌，当然，这并非必然会发生的演变路径。

乳腺增生更容易在30~40岁的女性群体中出现，而且大多是双侧乳房同时发病。临床表现为乳房胀痛，以及乳腺内部能摸到多个“肿块”，这些症状和月经周期紧密相关，经前期表现得尤为显著。

2. 影像学表现 乳腺X线摄影是诊断乳腺增生的主要影像学手段。

（1）X线检查：乳腺增生的诊断中，X线摄影起到了关键作用，并且其X线表现会根据乳腺增生的具体构成成分而有所不同。通常而言，乳腺增生的X线征象可以总结为以下几个方面。

1）乳腺会显示阴影，这些阴影呈局限性、弥漫性的片状，或如棉絮般，也有大小各异的结节状，边界大多模糊不清。这些阴影的形态反映出乳腺增生组织分布状况与密度差异。

2）乳腺组织一直在经历增生、退化的循环往复，这个过程中，钙盐有可能随之沉淀下来。由此产生的钙化点，边界清晰，大小从刚刚能显示的微小尺寸到2~4mm，轮廓清晰。这些钙化点既会单个存在，也能成簇聚在一起，还可能分散开来，大面积分布。若钙化分布得既广泛又零散，通常能明显与恶性钙化区分；若钙化点比较集中，凑成一簇，容易被误判为恶性钙化，须再做进一步检查。

3）乳腺内的小乳管一旦极度扩张，进而形成囊肿，在X线影像上，就会出现大小不一的圆形、卵圆形阴影。这类阴影的密度比纤维腺瘤稍淡一点或与之差不多，边缘光滑又锐利。有些囊肿的密度与纤维腺瘤相似，X线检查难以精准区分乳腺囊肿和纤维腺瘤。所以，临床实践时，往往需要综合患者的临床表现，再联合超声检查、MRI检查等。

4）若乳腺囊肿内部有钙化现象，这些钙化一般会呈现为囊壁的线样钙化，这是乳腺囊肿在X线影像上特有的表现形式。

（2）MRI：①在T_1WI平扫图像中，增生的导管腺体组织与正常乳腺组织的信号强度相近，均显示为中等信号强度。而在T_2WI图像中，信号强度的强弱主要取决于增生组织内部的水分含量，水分越多，信号强度相应越高。②当导管和腺泡扩张至一定程度，引起分泌物积聚时，会形成大小不一的囊肿。在T_1WI图像上，这些囊肿一般显示为低信号；而在T_2WI图像上，它们则显示为高信号。但需注意，少数囊肿因液体中蛋白质含量较高，在T_1WI图像上也可能呈现高信号。③进行动态增强扫描时，多数增生的乳腺组织会展现出多发或广泛分布的斑片状或斑点状轻度至中度逐渐增强的强化。随着强化时间的推移，强化的程度和范围均会逐渐扩大。强化的程度通常与增生的程度成正比，即增生越显著，强化越明显。在某些严重情况下，增生的强化表现可能与乳腺恶性病变相似。因此，为作出准确诊断，需结合其形态学特征进行综合评估。一般而言，囊肿在动态增强扫描中不显示强化，但少数囊肿若发生破裂或感染，其囊壁可能呈现强化。

3. 诊断与鉴别诊断 在乳腺增生的影像学诊断流程里，有几个关键要点需要注意。

（1）影像检查的时机。不少女性在月经前会有生理性的乳腺增生，因此建议在月经结束后的第一周开展影像检查，若能分别在月经前、后各做一次检查，再对比分析，效果更好。

（2）做影像诊断时，要紧密联系患者的临床信息，如年龄、具体的临床症状与体征、生育史及月经情况等。同样的X线影像学表现，年轻又无临床症状的患者，可能是正常的致密型乳腺，若是有生育史的中老年患者，还伴有临床症状，大概率是乳腺增生。

（3）乳腺增生包含多种组织成分，现在的影像检查无法像病理组织学检查精准，若难以分清是哪种组织增生占主导，那笼统地判定为乳腺增生。

（4）乳腺增生和乳腺癌，尤其是一些不典型的乳腺癌，在临床表现与影像学特征上有不少相似的地方，易误诊，诊断的关键在于精准区分二者。

乳腺增生的关键诊断要点如下：①患者大多是 30~40 岁的女性，双侧乳房常常同时发病。临床症状和月经周期关联性很强，每到月经前期，患者能明显感到乳腺胀痛，还能摸到乳腺里有“肿块”。②在 X 线检查、CT 扫描时，增生的乳腺组织一般会呈现弥漫性、片状或者结节状的致密影像，这是乳腺增生在影像学上的标志性特征。③借助 MRI 动态增强检查，能发现病变区域是缓慢、渐进性强化的。随着强化时间不断拉长，强化的程度会越来越高，范围也会越来越大，这是乳腺增生在 MRI 检查中的突出特点。④针对囊性增生里的囊肿，超声检查能够清楚展现出大小不一样的无回声区域，这些区域边界规整、清晰，后方回声会变强。

在区分局限性乳腺增生（特别是伴随组织结构异常的情况）与乳腺癌的过程中，应当关注以下几个关键的鉴别要点：①局限性乳腺增生往往不具备恶性肿瘤的典型特征，如血供增加、周围组织浸润及皮肤增厚等。②即便存在钙化现象，局限性乳腺增生的钙化点通常较为分散，与乳腺癌中密集分布的钙化点形成鲜明对比。③乳腺增生在双侧乳房中的出现频率更高。④动态增强 MRI 检查成为区分两者的重要手段。局限性乳腺增生的信号强度和强化区域会随时间逐渐上升和扩展，相比之下，乳腺癌则展现出信号强度迅速大幅上升并迅速下降的特性。另外，在 X 线检查中，囊性增生中的囊肿与纤维腺瘤之间的界限可能模糊不清。超声检查有助于精确区分这两者。

二、乳腺纤维腺瘤

1. 概述 乳腺纤维腺瘤是乳腺里最为常见的良性肿瘤，其构成主要包括增生的乳腺纤维组织与腺管两种组分，其中纤维组织往往占据主导地位，尽管在某些情况下，腺上皮可能成为主要成分。多见于 40 岁以下的女性群体，既可以影响单侧乳房，也可以影响双侧，并且存在多发性情况，约占全部病例的 15%。

多数患者最初察觉到乳腺纤维腺瘤，是因为触碰到了乳腺里的肿块。一般状况下，肿块无疼痛，无不适，仅有少数患者会在月经期感受到轻度的、一阵一阵的，或是偶尔出现一次的疼痛。触诊时，会发现肿块近似圆形，质地偏硬、韧性，其表面光滑，边界十分清晰，可移动。

2. 影像学表现 乳腺纤维腺瘤的主要影像学诊断手段是乳腺 X 线摄影，而 MRI 检查则能够提供更深入的信息，有助于进一步确认诊断及与其他乳腺病变进行鉴别诊断。

（1）X 线检查：典型表现如下。①从形态上看，它常表现为圆形或卵圆形的肿块形态，有时也会展现出分叶状的外观，其边缘呈现光滑且规则的特点。在密度上，它与正常腺体组织的密度相近或略高于之（图 9-5）。有时，在肿块周围可以观察到一种被称为“晕圈征”的现象，这是由于肿块推压周围的脂肪组织所形成的。②在一些肿瘤的内部，能够观察到钙化的存在，这些钙化点可能分布在肿块的边缘部分或是中心地带。钙化的形态各异，可能呈现为蛋壳状、粗颗粒状、树枝状或爆米花样。随着时间的推移，这些钙化点可能会渐渐增大并彼此结合，最终演化成大块的钙化区域或发生骨化，占据肿块的大部分甚至整个区域。

乳腺纤维腺瘤通过 X 线检查的成功率会受到多种因素的影响，包括肿瘤的生长位置、体积大小、病理特性、是否存在钙化及乳腺本身的类型等。例如，当纤维腺瘤生长在致密型乳腺中时，由于其密度与周围正常的腺体组织相近，缺乏足够的自然对比度，可能导致 X 线检查结果出现假阴性。在这种情况下，采用超声或 MRI 检查可以提供更为准确和可靠的诊断信息。

（2）MRI：乳腺纤维腺瘤的 MRI 特性和它内部的组织构成联系十分紧密。①在 T_1WI 平扫影像中，纤维腺瘤常见的形状是圆形、卵圆形，或是分叶状，呈现出低信号或者中等信号的肿块模样，而且边界很清晰。在 T_2WI 平扫影像中，因为肿瘤内部细胞、纤维成分及含水量不一样，信号强度也就有了差别。具体来讲，若纤维腺瘤里纤维成分占比高，在 T_2WI 上就会显示低信号或者中等信号强度；若细胞与水的含量多，信号强度就比较高。特别要注意，多数纤维腺瘤内部有胶原纤维形成的分隔，这些分隔在 T_2WI 上表现为低信号或者中等信号强度，这是纤维腺瘤一个很典型的特征。②钙化灶在 T_1WI 和 T_2WI 序列里都检测不到，这是由于在这两种序列下，钙化灶所在区域都呈现无信号状态。③做 DWI 检查的时候，纤维腺瘤的 ADC 值一般都比较高。④进行动态增强 MRI 检查时，纤维腺瘤的强化表现多种多样。多数时候，会缓慢、渐进性地均匀强化，或者呈现从中心往外围扩散的离心样强化（图 9-8）。但也有少数肿瘤强化速度快且很显著，此时很难与乳腺癌区分。因此，要想精准诊断乳腺纤维腺瘤，除了关注强化程度及时间-信号强度曲线的类型，还须综合考虑病变在平扫 MRI 和 DWI 上的表现，以此降低误诊的概率。

3. 诊断与鉴别诊断　诊断乳腺纤维腺瘤，关键注意以下几点。

（1）患者情况：40 岁以下的年轻女性群体里更为常见，她无明显的自觉不适症状，往往是偶然间才摸到乳房里有肿块。

（2）X 线检查结果：拍 X 线片时，乳腺纤维腺瘤一般会呈现类圆形的肿块，边缘光滑且锐利，有些肿块还带有分叶状的形态。密度通常比较均匀，和正常腺体组织的密度差不多，或略高一点。除此之外，一部分纤维腺瘤内部还能看到粗颗粒状的钙化点。

（3）MRI 的 T_2WI 表现：在 MRI 的 T_2WI 序列上，多数纤维腺瘤会显示出一种特征性的内部低或中等信号分布。

（4）MRI 增强检查状况：做 MRI 增强检查时，大部分乳腺纤维腺瘤会出现缓慢、渐进性的均匀强化，或是从中心朝着周边扩散的离心样强化。

以上这些要点组合起来，就成了诊断乳腺纤维腺瘤的主要依据。

三、乳腺癌

1. 概述　乳腺癌已然跃升为女性群体中发病率第一的恶性肿瘤。虽说相较于欧美国家，我国乳腺癌发病率没那么高，但近年来，大城市发病率逐渐上升。多数时候，乳腺癌是单发的，当然，也存在多发、双侧发病的情况，个别还会出现在副乳部位。

从病理学分类来讲，乳腺癌大体上分为三类：非浸润性癌、浸润性非特殊型癌及浸润性特殊型癌。乳腺癌更偏爱在绝经期前后，也就是 40~60 岁的女性，男性患乳腺癌的比例仅占约 1%。

乳腺癌患者的乳腺部位常常能摸到肿块，有时伴随疼痛，乳头回缩、乳头溢血也时有发生。若肿瘤大面积浸润，整个乳腺会变硬，位置也相对固定。可摸到腋窝、锁骨上淋巴结肿大，更严重的会出现纵隔淋巴结、肝脏、骨骼等部位的转移，进而产生一系列与之对应的症状与体征。

2. 影像学表现 乳腺X线摄影是乳腺癌诊断中的主要影像学技术手段。而MRI在乳腺癌的诊断、术前评估分期及制订合适的治疗方案方面发挥着至关重要的作用，它是对X线检查和超声检查的有力补充，提供了更为详尽和深入的信息。

（1）X线检查：X线检查在乳腺癌诊断中扮演着重要角色，其常见的X线表现涵盖肿块、钙化、肿块伴随钙化、乳腺结构扭曲或结构扭曲伴随钙化等特征：①肿块是乳腺癌在X线图像上的一个常见标志，但其显现程度会根据乳腺的类型（脂肪型或致密型）及肿瘤的病理类型而有所不同；在脂肪型乳腺中，肿块的显示率较高，而在致密型乳腺中则相对较低；肿块的形态多为分叶状或不规则状，边缘可能呈现小分叶状、毛刺状或浸润状，或这些特征兼而有之；肿块的密度通常高于同等大小的良性肿块，并且内部可能含有多个细小的钙化点。②钙化也是乳腺癌在X线图像上的一个显著特征，其形态多样，如细小砂粒状、线状或线样分支状，大小和密度各异；在分布上，钙化点常常聚集在一起，形成线样或段样分布；钙化可以独立存在，也可以位于肿块内部或外部；钙化的形态和分布模式对于区分良性和恶性病变具有重要意义，许多导管原位癌就是通过X线检查发现特征性钙化而得以确诊的，尽管在临床上可能无法触及肿块。③部分乳腺癌还可能表现为乳腺结构的扭曲或局部区域的不对称致密。④乳腺癌还可能伴随一些其他的异常表现，如导管征、血供增加、皮肤增厚和局限性凹陷、乳头内陷及淋巴结增大等。

（2）MRI：①在T_1WI平扫图像上，乳腺癌通常表现为低信号区。若病灶周边被高信号的脂肪组织环绕，其边缘将清晰可见；若被信号强度相近的腺体组织包围，则病灶轮廓可能变得模糊不清。乳腺癌的肿块形态多不规则，可能显示星芒状或蟹足样的形态，边缘可见毛刺状凸起。而在T_2WI图像中，肿瘤的信号往往不均匀，其强度与肿瘤内部成分相关。具体而言，胶原纤维比例越高，信号强度越低；细胞及水分含量高，则信号强度相应提升。②在进行动态增强MRI检查时，乳腺癌的信号强度显示快速大幅上升并迅速下降的特点，且强化多不均匀，或呈现边缘强化的模式。这种强化模式往往自边缘起始，逐步向中心扩展，形成向心性强化（图9-9）。对于以非肿块性病变形式表现的乳腺癌而言，这些特征同样适用。其强化可能呈现导管或段性分布的特点，这在导管内原位癌中尤为常见。③在扩散加权成像上，大多数乳腺癌呈现出高信号，且表观扩散系数值较低。④在氢质子磁共振波谱（^{1}H-MRS）检查中，部分乳腺癌在3.2ppm处可以观察到胆碱峰的存在。

动态增强MRI在乳腺癌的诊断及其与其他疾病的鉴别诊断中扮演着至关重要的角色。与平扫相比，它能够更清晰地显示病灶，有时甚至能够将那些平扫都没能发现的肿瘤检测出来。需要注意的是，MRI对比剂Gd-DTPA针对乳腺肿瘤并没有生物学层面的特异性，也就是说，病变在MRI中的强化模式，并非由其是良性还是恶性所决定，真正起作用的是微血管的数量，以及它们的分布状况。

正因如此，良性病变与恶性病变在强化表现上，存在部分重合之处。部分良性病变强化和恶性肿瘤的强化方式差不多；反过来讲，有些恶性肿瘤的强化表现，也会和良性病变类似。所以，诊断时，除评估病灶增强后的血流动力学特征外，还需要综合考虑其形态学特征、扩散加权成像及氢质子磁共振波谱（^{1}H-MRS）的检查结果，这样才能保障诊断的精准度。

3. 诊断与鉴别诊断 乳腺癌诊断有几个关键要点。

（1）患者情况：大多发生在40~60岁的女性群体里，患者一般会表现出一系列对应的临床症状。

（2）X线影像特点：从X线片来看，乳腺癌的肿块形状通常不规则，边缘不清，常常带有多个小分叶，或毛刺状的突起，且密度偏高。钙化也是重要的X线表现，一般是细小砂粒状、线样或线样分支状，这些钙化点的大小与密度都不尽相同，分布上常成簇、呈线样或者段样排列。

（3）MRI 增强及 DWI 检查特性：MRI 增强检查时，乳腺癌病变的信号强度常常迅速大幅升高，而后又快速下降。在扩散加权成像检查里，多数乳腺癌的表观扩散系数值比较低。这些特性加起来，就成了乳腺癌诊断的重要依据。

区分纤维腺瘤与乳腺癌要注意如下差别。①患者年龄与症状：纤维腺瘤在 40 岁以下的年轻女性身上更为常见，往往没有明显症状，多数是偶然间才被发现；乳腺癌则更多出现在 40 岁以上人群中，还时常伴有乳房疼痛、乳头溢液等临床症状。②X 线检查：在 X 线成像中，乳腺癌的肿块呈现不规则的形态，边缘不整齐，常伴有毛刺样突出物，其密度相对较高，且钙化点细小且密集分布。相比之下，纤维腺瘤的肿块形态则较为规则，边缘光滑，密度均匀且相对较低。③MRI 动态增强及 DWI 检查表现：在 MRI 动态增强扫描过程中，乳腺癌通常会表现出信号强度迅速大幅上升并快速下降的特点，其强化模式往往从边缘开始逐渐向内扩展，形成向心性强化。在扩散加权成像上，乳腺癌的 ADC 值通常较低。相比之下，在 MRI 动态增强检查中，纤维腺瘤大多展现出一种缓慢而逐步的均匀强化模式，或者表现为从中心向周围扩散的离心式强化，且 DWI 上的 ADC 值相对较高。这些差异有助于我们准确鉴别纤维腺瘤与乳腺癌。

▶知识拓展

乳腺癌

乳腺癌的发生是遗传、内分泌、生活方式及环境因素共同作用的结果。流行病学研究显示，5%~10%的乳腺癌病例与显性遗传基因突变相关，其中 *BRCA1*/*BRCA2* 基因突变携带者终生发病风险高达 60%~80%，具有明确家族聚集倾向。一级直系亲属患病史可使个体风险提升 2~3 倍，若存在双侧乳腺癌或早发型病例，遗传咨询与基因检测尤为重要。

内分泌系统紊乱是重要致病诱因，雌激素持续暴露时间与风险呈正相关。 月经初潮年龄≤12 岁者较≥17 岁者风险增加 30%，绝经年龄≥55 岁者较≤45 岁者风险升高 50%。 外源性激素影响同样显著，长期（≥5 年）口服避孕药可使风险增加 20%，绝经后激素替代治疗（HRT）超 3 年者发病风险上升 26%，且联合雌孕激素制剂风险高于单一雌激素治疗。

—• 考试知识点总结 •—

—• 本章小结 •—

—• 协和云课堂…… 拓展练习及参考答案 •—

（宿连政 王 钒）

参考文献

[1] 程志伟，胡亚飞. 实用医学影像学诊断 [M]. 长春：吉林大学出版社，2016.
[2] 龚启勇，金征宇. 医学影像学 [M]. 3 版. 北京：人民卫生出版社，2015.
[3] 姜中华. 医学影像诊断学精要 [M]. 西安：西安交通大学出版社，2014.
[4] 廖伟雄，孟祥，夏正超. 医学影像诊断学 [M]. 北京：科学出版社，2017.
[5] 梁长虹，胡道予. 中华影像医学·消化道卷 [M]. 北京：人民卫生出版社，2019.
[6] 刘林祥. 医学影像诊断学 [M]. 北京：人民卫生出版社，2004.
[7] 祁吉. 医学影像诊断学 [M]. 北京：人民卫生出版社，2002.
[8] 邵鸿生，毛世鸿，王团胜. 实用影像诊断学 [M]. 西安：西安交通大学出版社，2015.
[9] 王兴武. 医学影像诊断学 [M]. 2 版. 北京：人民卫生出版社，2006.
[10] 王兴武. 简明影像诊断学 [M]. 北京：人民卫生出版社，2004.
[11] 武乐斌，林祥涛. 影像诊断学 [M]. 济南：山东大学出版社，2009.
[12] 伍建林. 医学影像诊断学 [M]. 北京：科学技术文献出版社，2006.
[13] 吴恩惠，冯敢生. 医学影像学 [M]. 6 版. 武汉：湖北教育出版社，2008.
[14] 夏黎明，王承缘. 医学影像学 [M]. 北京：人民卫生出版社，2001.
[15] 邢健，刘挨师. 医学影像学 [M]. 北京：中国医药科技出版社，2016.
[16] 许乙凯，吴仁华. 医学影像学 [M]. 西安：西安交通大学出版社，2017.
[17] 杨海山. 医学影像学 [M]. 长春：吉林大学出版社，2005.
[18] 于春水，郑传胜，王振常. 医学影像诊断学 [M]. 5 版. 北京：人民卫生出版社，2022.
[19] SAHANI DV，SAMIR AE. 腹部影像学 [M]. 张国福，史景云，袁敏，译. 上海：上海科学技术出版社，2016.
[20] ZAGORIA RJ，DYER R，BRADY C. 泌尿生殖系统影像学 [M]. 张耀光，陈敏，译. 北京：科学出版社，2016.
[21] 周殿元，周正端. 现代临床疾病诊断学 [M]. 北京：人民军医出版社，1997.
[22] 中华人民共和国国家卫生健康委员会. 原发性肝癌诊疗指南（2024 年版）[J]. 肿瘤综合治疗电子杂志，2024，10（3）：17-68.